Annie Berner-Hürbin

Psyche – Energie – Ekstase

Annie Berner-Hürbin

Psyche – Energie – Ekstase

Sokratische Psychotherapie und aktuelle Bewusstseinsforschung

Verlag Huber
Frauenfeld Stuttgart Wien

www.verlaghuber.ch

Umschlaggestaltung: Barbara Ziltener, Frauenfeld
Umschlagbild: Sibyllengrotte in Cumae
Druck: fgb • freiburger graphische betriebe, Freiburg

ISBN 978-3-7193-1493-4

Bibliografische Information der Deutschen Bibliothek
Die Deutsche Bibliothek verzeichnet diese Publikation in der Deutschen Nationalbibliografie; detaillierte bibliografische Daten sind im Internet über http://dnb.d-nb.de abrufbar.

Es gibt zwischen Körper und Psyche einen Grenzbereich, den noch niemand erforscht hat, und die Aufgabe meiner Nachfolger wird es sein, sich auf diese Forschungsreise zu begeben.

S. FREUD

Inhaltsverzeichnis

Vorwort

Annie Berner-Hürbin, Philologin und Psychotherapeutin in freier Praxis, erforscht seit 25 Jahren altgriechische Texte. Unter der üblichen rationalen Ebene entdeckte sie eine tiefere, spirituelle, die sie für eine ganzheitliche Psychotherapie, aber auch für einen Weisheitsweg nutzbar macht, hin zu neuem Lebenssinn und Tiefenerfahrungen. Nach ihrer Neuinterpretation von Platons Symposion als Ritualtext (1989, *Eros die subtile Energie*), der mit asiatischen Vorstellungen wie dem Chakrensystem als wesentlichem Psyche-Modell und dem Energiefluss überraschende Übereinstimmungen hat, folgte 1997 *Hippokrates und die Heilenergie.* In diesem Werk untersuchte die Autorin eine Zeit, in der die Philosophie mit ihren Bewusstseinstechniken und Energiemodellen zum genauen Beobachten und Beschreiben psychischer und somatischer Leiden und dadurch zu einer ganzheitlichen, energetisch orientierten Heilkunde zusammenwuchs. Während die hippokratische Medizin wenig zu unserer Spitzenmedizin beiträgt, ist ihr Beitrag für komplementäres Heilen, Psychosomatik und Psychotherapie jedoch bedeutend und deckt sich im Wesentlichen mit anderen alten Heilkunden wie der chinesischen Medizin.

Im vorliegenden Werk nun weist die Autorin nach, dass die platonische Philosophie *Psychotherapie* und *Mystik* umfasst und mit einer Tiefenerfahrung beginnt. Dieser Prozess entwickelt sich über spezifische Therapiephasen, die am konkreten Fall des *Alkibiades* dargestellt sind. Sie folgen den Bewusstseinsstufen antiker Menschwerdung, jedoch in umgekehrter Reihenfolge: Die durch Verdrängung verstellte ewige Psyche soll nämlich durch den kathartischen Reinigungsprozess befreit werden und in höhere Bewusstheit münden. Diese Erfahrungen und Beobachtungen führten in der antiken Philosophie zur Ausarbeitung eines differenzierten *Bewusstseinsspektrums,* was heute eine therapeutische Ressource ist. Darstellung und Diskurs dieser *sechs sokratischen Therapiephasen,* Kernstück der vorliegenden Arbeit, verweisen in ihrer Grundkonzeption auf aktuelle tiefentherapeutische Erfahrungen und besonders auf die *Psychoanalyse.* Während Sigmund Freud sich nachweislich antiken Wissens um die Katharsis und Themen wie des Ödipus-Komplexes bedient, bleibt jedoch sein Therapieziel auf Symptomfreiheit und gutes Funktionieren des

Menschen beschränkt, also letztlich dem materiellen Weltbild verpflichtet: Die Seele als Teil einer kosmischen Realität, die Raum und Zeit transzendiert, existiert nicht, und jegliche spirituellen Bedürfnisse sind dann lediglich Projektionen. Für einen psychischen Entwicklungsweg braucht es dagegen *energetische Konzepte* und ein *holistisches Psyche-Modell,* wie sie die sokratische Philosophie einmalig ausgearbeitet und umgesetzt hat. Damit bekommen auch zahlreiche paranormale psychische Phänomene Sinn und Behandlungszugang. Besonders zu nennen sind hier telepathische und hellsichtige Phänomene, Wahrnehmungen in Pychose- und Drogenzuständen, Todesnäheerlebnisse, Ausserkörperzustände bei schweren Traumen, aber auch mystische Ekstasen. Einer Banalisierung von Gewalt, Macht und Sexualität, eines heutigen Notstandes, und der damit verbundenen Tabuisierung des Seelischen und des Sterbens steht der menschliche Entwicklungsweg gegenüber: in Eigenverantwortung können zeitlebens Nöte verarbeitet und neue, beglückendere Bewusstseinserfahrungen gemacht werden.

Die Erkenntnis des spirituellen Eingebundenseins des Menschen geht aber weit über die Psychotherapie hinaus und bietet dem heute in Oberflächlichkeit und Flüchtigkeit befangenen Menschen neue Tiefe. Authentizität, Liebe, Respekt und Schönheit werden zu Kostbarkeiten im Zwischenmenschlichen, die wiedergefunden und neu gepflegt werden. Hintergrund dieser Haltung ist das Ideal des *Guten und Schönen,* das in einer alle spirituellen Traditionen verbindenden Bewusstseinsentwicklung begründet ist und im Hier und Jetzt immer mehr Glückseligkeit erleben lässt. Unverkennbar ist das spirituelle Bedürfnis vieler Menschen, die heute wieder eine ihnen gemässe Form finden möchten. Die ‹Schmetterlinge im Bauch› sind bereits eine Erlebensweise subtiler Liebesenergie, die es zu vertiefen gilt. Dazu dienen immer auch Vergleiche mit anderen Kulturen. Besondere Berücksichtigung erfährt die christlich-jüdische Tradition und ihr Wandel vom Zwölferkreis Initiierter zur hierarchisch und dogmatisch strukturierten Volkskirche. Vielen, die an Einengendem und Unverständlichem in der angestammten Religiosität leiden, eröffnet das Werk neue Horizonte und Verwurzelung.

Das Werk wendet sich aber auch an Philologinnen, Philosophen, Ärztinnen, Anthropologen, Pädagoginnen, Kunsthistoriker und an alle, die unsere Zivilisation kritisch hinterfragen. Es ist deshalb mit einem sehr umfangreichen Anmerkungsteil, Register und Glossar versehen. Dem interdisziplinären Ansatz des Buches entsprechend werden gewisse Sachverhalte aus verschiedenen Perspektiven kaleidoskopisch untersucht, wodurch Wiederholungen nicht zu vermeiden sind. Textteile, die den Leser nicht betreffen oder interessieren, können deshalb übersprungen werden. Die modernen Aspekte und Übertragungen werden durch einen grauen Rasterton gekennzeichnet. Wichtige Statements sind eingerahmt. Aus Rücksicht auf die Leser, die des Griechischen unkundig sind, wurde auf die griechische Schrift verzichtet und die Begriffe in einem Glossar übersetzt und holistisch erweitert. Als Abbild und Zugang zum *bezogenen Welt- und Menschenbild* ist der Autorin die Pflege der klassischen Sprachen und Kulturen ein grosses Anliegen. Ferner werden die Texterfahrungen durch Reproduktionen von antiken Gemälden, Reliefs und Mosaiken ergänzt: Sie zeigen, wie gerade auch die Bildersprache die psychische Realität wunderbar darzustellen vermag.

Nun wünsche ich der Leserin, dem Leser eine abenteuerliche Entdeckungsreise.

Luzern, 19.9.2008 *Dr. med. Jean Berner-Hürbin*

Worte des Dankes

Die abenteuerliche Reise dieser Studie hat zehn Jahre gedauert und war zeitweise mit grösserer Übersetzungsarbeit der griechischen Texte verbunden. Viel zu meinem Verständnis des Bewusstseinsspektrums haben diejenigen Menschen beigetragen, die sich in meiner Praxis auf diese Welten einlassen mussten und sich auch darauf eingelassen haben. Eindrücklicherweise entstanden dabei Synchronizitäten: ich war in den griechischen Texten auf einen wichtigen Aspekt gestossen, der mir dann in der therapeutischen Situation sogleich bestätigt wurde. Dankbar bin ich auch den Supervisionsgruppen, die mit den hier dargestellten Modellen arbeiteten. Bereichernd waren ferner die Seminarien in Aurel (F), Pompeji, Süditalien und Kos (GR), wo die Teilnehmenden mit viel Interesse und Enthusiasmus auf Orte, Bilder und Themen reagierten. Besonders danke ich der Psychotherapeutin lic. phil. I. Rentsch, die mir freundlicherweise Fotos dieser Reisen für die Publikation zur Verfügung stellte. Dankend erwähne ich auch die Familie Niki und Eftimios Trakosa, sowie Nikos und Maria Hatziandoniou in Kos und die Familien Tzortzakis in Ferma/Kreta, die uns seit Jahren griechische Gastfreundschaft in einer wunderbaren und inspirierenden Umgebung erfahren lassen. Dank auch der Soprintendenz in Pompeji (Dr. P. G. Guzzo) für die Sonderbewilligungen und der Familie Falanga vom Hotel Forum für die familiäre Atmosphäre und die Hilfsbereitschaft für die Gruppen.

Herzlicher Dank gilt dem Supervisor Dr. theol. Richard Smith und auch unserem Freundeskreis, die sich immer wieder engagiert auf hier abgehandelte Themen einliessen. Mit ganz besonderem Dank erwähne ich Freunde und Kolleginnen, die das Manuskript kritisch lasen, sich damit intensiv auseinandersetzten und wertvolle Anregungen und Korrekturen anbrachten: die klassischen Philologen lic. phil. 0. Ackermann und Dr. phil. U. Breitenstein, die Germanistin S. Albrecht-Affentranger, die Historikerin und Philologin Dr. phil. M. Beckedorf-Gasser, die Psychologin lic. phil. G. Grimm-Montel, die Psychotherapeutin S. Müri, die Anthropologin Dr. phil. T. Rauch-Schwegler, die Historikerin E. Ritscher-von Scheliha und die Pädagogin U. Trachsler-Müller. Herzlicher Dank geht auch an unsere Tochter Simone Berner, MSc, die den

Anmerkungsteil digitalisierte und mir bereitwillig bei Computer-Pannen zur Seite stand. Einen ganz besonderen Einsatz aber hat mein Mann, Dr. med. J. Berner, geleistet, der das Werden dieser Studie während Jahren einerseits mit fachlichem Interesse, substantieller Kritik und Unterstützung mitbegleitete, andererseits mir aber auch den Freiraum zum Arbeiten liess. Die gegenseitig befruchtenden Begegnungen lassen ihn nun eine französische Übersetzung dieser Studie machen, wofür ich ihm besonders verbunden bin.

Schliesslich danke ich sehr herzlich Urs Breitenstein, der, neben dem Lektorat, mir auch in einer schwierigen verlegerischen Situation beistand. Ganz herzlicher Dank gehört entsprechend auch dem Programmleiter des Verlages Huber Frauenfeld, Hansrudolf Frey, für das Wohlwollen und die sehr freundliche Aufnahme des Textes. Für den schönen Druck danke ich ferner den Herren Arthur Miserez (Verlagshersteller) und Stephan Cuber (dipl. Arch. ETH), Letzterem für seinen grossen und freundlichen Einsatz um das Layout.

1. Anlass und Ziel dieser Studie: der Weg zur Glückseligkeit

Im Juni des Jahres 2000 ist der Genforschung ein entscheidender Durchbruch gelungen, der in den Schlagzeilen der Medien in Anlehnung an alte spirituelle Offenbarungen gefeiert wurde: *«Ich sah vor mir die Anfänge einer Grammatik der Biologie»*.

Der Text lautete[1]:

> «Gestern morgen um drei Uhr früh schickte Craig Venter uns den unten dokumentierten Datensatz. Er enthält die letzte Sequenz des menschlichen Genoms, die von Venters Unternehmen Celera Genomics entschlüsselt wurde. Erst mit diesen Kombinationen der vier Basen der DNA (ausgedrückt durch die vier Buchstaben C, G, A und T) wurde die grösste wissenschaftliche Sensation unserer Zeit ermöglicht: die Bekanntgabe der Zusammensetzung des Stoffs, *aus dem das Leben ist.* Die hier abgedruckten Kombinationen bilden das *Schlusskapitel im Buch des Lebens*, einen Text, der aus 3,2 Milliarden Basenpaaren besteht.»

Gewiss eine Erkenntnis, die Respekt einflösst! Sie lässt aber zugleich Fragen aufkommen wie: Was ist dieses Leben? Was für ein *Menschenbild* liegt diesen Aussagen zugrunde? Gibt es nur eine stoffliche Zusammensetzung des Lebens? Ist ein Schimpanse – mit 98 % identischen Genen – eigentlich Mensch?

Interessanterweise ist obige Meldung von pathetischen Bildern umrahmt, die nicht der rationalen Bewusstseinsebene naturwissenschaftlicher Entdeckung entspringen. Vielmehr ist hier ein Energieschub in eine andere Seinsebene festzustellen, eine *Sensation*! Das ekstatische Erleben dringt über die alte Bildsprache durch die naturwissenschaftliche Bekanntmachung hindurch, nämlich das schauende Vordringen bis zum *Anfang* und das Erfassen ganzheitlicher Zusammenhänge im *Buch des Lebens*[2]. Obiges Zitat ist paradigmatisch einerseits für die Welt unseres ernsthaften, d. h. *naturwissenschaftlichen Bemühens*, um vom *Baum der Erkenntnis* zu essen, und andererseits für das Durchscheinen der Welt *unserer Sehnsüchte* nach dem *Baum des Lebens* mit seinen unterdrückten, verbotenen Früchten[3].

Die vier Basen der DNA sollen unser Leben enthalten[4]. Auch in der antiken Weltentstehung definierte sich der Mensch über *vier Grundkonstituenten*, über die vier *Elementar-* oder *Energiephasen*[5]. Den Weg von der Energie zur Materie hat Sigmund FREUD folgendermassen postuliert[6]:

> «Es gibt zwischen Körper und Psyche einen Grenzbereich, den noch niemand erforscht hat, und die Aufgabe meiner Nachfolger wird es sein, sich auf diese Forschungsreise zu begeben.»

Diese Studie wird sich im Spannungsfeld zwischen unserer alltäglichen, materieorientierten Bewusstseinsebene, einem psychisch-geistigen ‹Flachland› (WILBER) und den potenziellen Möglichkeiten von Bewusstseinsentwicklung im Sinne spiritueller, ekstatischer Erfahrungen bewegen. *Ziel ist, den in unserer Kultur schlummernden Bewusstseinsweg aufzuzeigen.*

Das Bewusstsein steuert alle Entdeckungen und kreativen Akte, auch diejenigen, welche eine Schau in übergeordnete, holistische Ebenen öffnen. Dadurch erahnen wir mehr über unser Menschsein und auch mehr über unsere Vernetzung mit sichtbaren und unsichtbaren Welten[7].
Die Beobachtung verschiedener Bewusstseinszustände lässt ein *Bewusstseinsspektrum* postulieren. Dieser Bewusstseinsweg, in der Antike *Weg zur Glückseligkeit* genannt, ist mit zunehmender Identität und Lebenssinn verbunden. Darin müsste die tragende Antwort in der aktuellen Suche nach der *‹Glückspille›* liegen. Diese Studie soll dem Leser und der Leserin (ich gebrauche abwechselnd die männliche und die weibliche Form) theoretische und praktische Hilfestellungen auf diesem Bewusstseinsweg bieten: ***mein erstes Anliegen.***

1.1 Sisyphus im materialistischen Paradigma

Die Tendenz, die naturwissenschaftliche Sicht- und Wahrnehmungsweise zu verabsolutieren, psychisch-geistige Erfahrungen auf das *biologisch oder physikalisch Fassbare zu reduzieren*, kennzeichnet weite Strecken des 20. Jahrhunderts, nicht nur in der Biologie, sondern auch in den Neurowissenschaften, in den Kognitionswissenschaften, in der Verhaltensforschung und den durch sie wesentlich geprägten Modellen der universitären Psychologie, sogar der Geisteswissenschaften: Es wird als wissenschaftliches Kriterium der Linguistik empfunden, wenn sprachliches Funktionieren *in vivo* durch bildgebende Verfahren auf dem Gehirn abgelesen werden kann. Dieses prozesshafte Verfolgen des Gehirns bei der Arbeit birgt die grosse Hoffnung und Versuchung, dass irgendwann das Tiefste im Menschen ebenso auf dem Bildschirm erhascht werden kann, d. h. manipulierbar, reproduzierbar und zweidimensional reduzierbar wird. Die ‹weichen› oder *Geisteswissenschaften* bemühen sich paradoxerweise nicht um ihr Stammgebiet, sondern versuchen, ebenfalls dem naturwissenschaftlichen Paradigma konform zu werden, in einem bisweilen extremen *Reduktionismus*. Als wissenschaftliches Kennzeichen wird der Fachrichtung das attraktive *Neuro-* vorangesetzt, entsprechend *Neurowissenschaften*: *Neuro*philosophie, *Neuro*psychologie, *Neuro*psychoanalyse und sogar *Neuro*theologie etc.

Andererseits kann im Lager der sog. ‹harten› oder *Naturwissenschaften* allmählich eine Auflockerung des radikalen Materialismus beobachtet werden: Themen wie *Geist* und *Bewusstsein* sind seit der Relativitätstheorie und Quantenphysik nicht mehr tabu. Es gibt Stimmen von Neurowissenschaftlern, Gehirnforschern, die Hypothesen über das *die Hirnprozesse begleitende Bewusstsein* wagen, bis zur Aussage: das *«Selbst, das sein Gehirn steuert»,* gleichsam das wissenschaftliche Testament des Hirnforschers John C. ECCLES.

Solche Forscher beanstanden, dass den hochdifferenzierten Modellen und Forschungsergebnissen der Neurowissenschaften zwar die spannenden Modelle der Quantenphysik begegnen, dass diesen jedoch keine anerkannten Modelle der Bewusstseinswissenschaften gegenübergestellt werden könnten. Der Neurophysiologe J.R. SEARLE äussert sich folgendermassen[8]:

> «(es ist) ein Skandal, dass zeitgenössische Philosophen und Psychologen so wenig Interesse daran haben, uns etwas über das Bewusstsein mitzuteilen …» «Obwohl dies auf den ersten Blick nicht erkennbar ist, rühren der Bankrott in den Hauptströmungen der Philosophie des Geistes und die Sterilität der Schulpsychologie (= universitäre Psychologie) im letzten halben Jahrhundert … weitgehend vom permanenten Versäumnis her, die Tatsache zu erkennen und anzuerkennen, dass die Ontologie des Mentalen eine nicht reduzierbare Ontologie der ersten Person ist.»

Ich nehme diesen Vorwurf als Herausforderung für die vorliegende Studie. Zunächst soll das *Vakuum an Bewusstseinsmodellen* von der Psychologie her beleuchtet werden. Dann soll aber gezeigt werden, dass es sich um ein *generelles Phänomen* handelt: Unsere Kultur ist derart im materialistischen Weltbild verstrickt, dass in den verschiedenen Disziplinen immer wieder ein *Zurückschrecken vor dem Paradigmenwechsel* festgestellt werden kann. Und dieser wäre nötig, um in das fliessende Weltbild zu gelangen. So fehlt z. B. in Diskussionen um Drogen, Abort, Genmanipulation oder Euthanasie grundsätzlich ein *Modell der Seele oder Psyche*, entsprechend gr. *psyche* (2.7.1): Der Mensch ist nur mehr auf den sichtbaren Körper, das *Soma,* reduziert.

1.1.1 Die Entwicklung der Psychologie

Der Begriff ‹*Psycho-logie*› beruft sich darauf, eine ‹Wissenschaft der Psyche› zu sein, was eines geschichtlichen Rückblicks bedarf. Im antiken Griechentum gab es tatsächlich eine umfassende ‹Wissenschaft der Psyche›, die ein Bewusstseinsspektrum generierte und einen Bewusstseinsweg aufzeigte.

> Die ‹*psyche*› des Menschen war Teil der unendlich grossen Makroebenen und der unendlich kleinen Mikroebenen. Sie war die ‹*Masseinheit aller Dinge*›, gleichsam ein ‹*Urholon*›[9]. Über die ‹*psyche*› konnte sich der Mensch entscheiden, hin zum Körper und zum Materiellen, oder aber zur *geistig-spirituellen Entwicklung* (gr. *nous*).

Die ‹*psyche*› war Grundlage und Referenzmodell von heute getrennten Disziplinen einer ‹*kosmischen Anthropologie*›, welche die *Philosophie, Psychologie, Theologie* wie auch die *Heilkunst,* ferner auch *Mathematik, Musik, Astronomie* als unterschiedliche ‹Tore› auf dem Weisheitsweg subtil vernetzte (vgl. *Trivium, Quadrivium*). Psychisch-geistiges Wissen und Erfahrung waren hier zentraler Ausgangspunkt zur Erforschung des *energetischen Menschen- und Weltbildes:* Die sichtbare Realität generierte sich aus einem fliessenden, potenziell unendlichen Urgrund und löste sich wieder auf, in unendlichen Rhythmen, nach dem Energiegesetz gr. *panta rhei – alles fliesst*[10]. Dieses ewige Fliessen konnte jedoch durch den Menschen, der sich entwickelt, überformt werden.

Allen unseren späteren Wissenschaften lag ursprünglich dieses Welt- und Menschenbild zugrunde (vgl. Astronomie vs. Astrologie). Während die Antike hohes Wissen und Kompetenz bezüglich der psychisch-geistigen Ebenen hatte, *verstand sie jedoch die materiellen Gesetzmässigkeiten der Newton'schen Welt noch nicht*, auch wenn sie diese bisweilen ahnte. In der hippokratischen Heilkunde wurde demzufolge mit Energiemodellen behandelt, denn der Körper und die Gesetzmässigkeiten der Materie – wie z. B. Herzkreislauf und Atemphysiologie – waren noch nicht bekannt. Deshalb wurden für die somatischen Bereiche ebenfalls Energiemodelle verwendet, was heute als *falsch* erkannt wird[11].

Im Laufe der abendländischen Kultur wurde das *fliessende Weltbild* aber durch zunehmende *Materialisierung* abgelöst: Nur noch die messbaren, relativ statischen Entitäten erhielten Realitätswert. Nach DESCARTES' Begriffen wurde die *mentale Ebene* des Menschen *(res cogitans)* hauptsächlich als Dienerin zur Entdeckung der materiellen Welt *(res extensa)* eingesetzt, das *Geistig-Spirituelle war bereits durch das Denken abgelöst.* Diese Gewichtung ermöglichte erst die gewaltige Entwicklung der Naturwissenschaften, die breite Anwendung ihrer Erfindungen und die zunehmende Beherrschung der Schöpfung durch das *materieorientierte Welt- und Menschenbild.*

Seit dem 19. Jahrhundert begann sich dementsprechend an den Universitäten auch eine *Psychologie* zu etablieren, die wesentlich innerhalb dieses Newton'schen Weltbildes zu verstehen ist: Es galt, auch die psychischen Wirklichkeiten mittels naturwissenschaftlichen Instrumenten zu *messen*, zu *überprüfen* und zu *reproduzieren*: Diese *Bewusstseinspsychologie* definierte sich nun vornehmlich als *Verhaltenswissenschaft* (Behaviourismus[12]). In der radikalen Form klammerte man zunächst alles Psychische und *Unbewusste* als *‹black box›* aus. Gleichzeitig wurde *Bewusstsein* als *Wachbewusstsein* verstanden und wurden die gängigen veränderten Bewusstseinszustände wie *Schlaf, Traum, Koma* nur unter *neurowissenschaftlichen, hirnanatomischen und hirnphysiologischen Voraussetzungen* erfasst, im Gegensatz zu einer Erforschung der *Inhalte* in der aktuellen Hypnoseforschung[13]. In der Therapeutik werden *bildgebende Verfahren* für die Wirksamkeit etwa einer therapeutischen Methode überstrapaziert (EMD[13]), obwohl dieselben nur *Korrelate* des psychischen Geschehens sind.

> *Bewusstsein* wurde gleichsam zu einem *neurologischen ‹Abfallprodukt›*, zum *Epiphänomen*, die *Psyche* wurde eine *Konsequenz der Hirnfunktionen. Bis heute wird die Seele (= Psyche) über den messbaren Körper definiert, wenn auch nicht verstanden.*

Sogar in der *philosophischen Psychologie* des 19. und 20. Jahrhunderts hat sich, wenn psychisch-geistige Phänomene mit den herkömmlichen Theorien nicht mehr kompatibel waren, jeweils eine neue Welle eines *radikalen Reduktionismus* wiederholt: Man hat dann einfach solche Phänomene – im Sinne des naturwissenschaftlichen Paradigmas – als für nicht wissenschaftswürdig erklärt[14]. Dass das Psychisch-Geistige immer wieder neu hervordrängte, müsste geradezu eine *Falsifikation dieser reduktionistischen Theorien* sein[15].

> *‹Geist› verstehe ich fortan im platonischen Sinne als höchsten Bewusstseinsraum der Psyche* (= GEIST, 2.7.3). Die Schwierigkeit scheint mir daran zu liegen, *Körper* und *Psyche* zwar als innig verbunden, aber als verschiedenen Bewusstseinsebenen zugehörig anzuerkennen und zu leben. Der Mensch orientiert sich lieber auf *einer* Existenzebene, als sich in einem *Bewusstseinsspektrum* zu verstehen und sich je nach Situation immer wieder neu einzustellen.

Für eine Psychologie im umfassenden Sinne begann das 20. Jahrhundert zwar verheissungsvoll, mit den Entdeckungen nicht nur der *Relativität von Materie und Energie* durch Albert EINSTEIN, sondern auch der *Relativität unseres bewussten Erlebens im Entdecken immenser Möglichkeiten der unbewussten Psyche* durch Sigmund FREUD und die *Psychoanalyse*. Es folgten weitere Entdeckungen von psychischen Welten vornehmlich durch Carl G. JUNG, Leopold SZONDI und anderen späteren Forschern wie Stanislav GROF, um nur einige moderne *Pioniere im Bewusstseinsspektrum* zu nennen.

Der Psychiater und Neurologe FREUD musste für seine grossartigen Entdeckungen der Psyche jedoch ständig den Standpunkt wechseln, weil er zu statische, somatische Modelle benutzte (vgl. ‹metapsychologische Gesichtspunkte›). Obwohl er die Ebenen und Kräfte des Unbewussten von seinen *Hypnoseexperimenten* bei CHARCOT gut kannte (*Salpetrière*, Paris), blieb er in seiner Theoriebildung dem *naturwissenschaftlichen Paradigma* verpflichtet. Dies zeigt sich in Begriffen wie *‹psychischer Apparat›*. Das Fehlen eines integrationsfähigen *fliessenden Modells der Psyche* war ein wesentlicher Grund, warum FREUDs und JUNGs Libidotheorien nicht als einem *einzigen System psychischer Energetik* enstammend erkannt und rezipiert wurden. FREUDs Konzept der Sexualgenese neurotischer Störungen müsste heute in ein *umfassendes Psyche- und Bewusstseinsmodell* überführt werden, in dem der Energieweg im genitalen Bereich beginnen kann, dann aber bis in die hohen, von JUNG erforschten Bewusstseinsebenen führt.

Wird nämlich die körpernahe, triebhafte *‹Libido›* in einem umfassenden psychischen Energiekonzept zum *‹eros›*, lassen sich die beiden analytischen Ansätze problemlos verbinden[16]. Die persönlichen, nicht aufgelösten Probleme der beiden Pioniere der Tiefenpsychologie spalteten nicht nur ihre Schulen, sondern legten gleichsam ein *‹Spaltprogramm›* in die psychotherapeutische Forschung, das immer noch weiterwirkt.

Erschwerend für eine umfassende *energetische Konzeptualisierung psychischer Erfahrungen* im Sinne der antiken *psyche* ist der Tatbestand, dass FREUD Nichtmediziner als *‹Laien›* einstufte und deren *‹Laienanalyse›* letztlich tiefer bewertete. Ferner wurden und werden wesentliche psychotherapeutische Erfahrungen von Ärztinnen und Ärzten gemacht; in der Theoriebildung fallen sie dann aber vielfach auf die ihnen geläufigen *somatischen Modelle* als die einzig *wissenschaftlichen* zurück[17]. Psychologische Therapeutinnen ahmen diese Sprache nach, um ja wissenschaftlich zu sein: So wird z. B. immer wieder von *‹Körpertherapien›* gesprochen, wenn – vom Körper ausgehend – Wahrnehmungsübungen in den psychischen Feldern gemacht werden: Karlfried Graf DÜRCKHEIM hat dafür den Begriff *‹Leib›* und *‹Leibtherapie›* vorgeschlagen, was auch *konsequent verwendet werden müsste.* Denn Orientierung an *falschen Modellen*, z. B. am *Zentralnervensystem* statt an *psychischen Feldern,* macht wohl kaum Wissenschaftlichkeit aus.

Es besteht bis heute keine konsequente und umfassende Theorie, die der *nichtsomatischen Qualität psychischer Erfahrungen* angemessen wäre. Die Beschränktheit des somatisch-organischen Menschenbildes wurde weder genügend erkannt noch durch das *psychisch-energetische Menschenbild* ergänzt und korrigiert. Die grossen Pioniere der Therapieszene schauten zwar in die andere, fliessende Welt der alten *Psycho-logie*, in ihrem wissenschaftlichen Selbstverständnis blieben sie jedoch meist der medizinisch-somatischen Welt abgegrenzter, statischer Krankheitsvorstellungen *loyal* verpflichtet. Das Überwinden dieses allgegenwärtigen reduktionistischen Menschenbildes mit den *notwendigen sprachlichen Korrekturen*: ***mein zweites Anliegen.***

Vom tiefenpsychologischen Impuls ausgelöst, entwickelte sich, durch die Sprache der Pioniere wesentlich geformt, das *Spektrum therapeutischer Schulen* weiter. Stufe um Stufe wurden faszinierende neue Interventionsmöglichkeiten und letztlich Wahrnehmungs- und Bewusstseinsebenen entdeckt. Sie wurden jedoch nicht in einem *umfassenden und integrativen Psyche-Modell konzeptualisiert*, sondern oft in Rivalitäten und Ausgrenzungen ausgetragen[18]. SZONDI hatte schon in den späten 40er-Jahren erkannt, dass die *therapeutischen Schulen und Richtungen eine ‹Treppe seelischer Menschwerdung›*, also *verschiedene Stufen eines hierarchisch geordneten Bewusstseinsweges* generierten. Diese Sicht wurde als *‹Spektrum des Bewusstseins›* dann von WILBER entwickelt: Er integrierte nicht nur die Vielfalt therapeutischer Schulen, sondern auch die westlichen und östlichen Weisheitswege in dem für eine differenzierte Diagnostik und Therapie grundlegenden *Bewusstseinsspektrum (differentialdiagnostische Therapeutik).*

Die aktuelle Therapieszene dagegen ist immer noch durch einen ‹Wildwuchs› von Heilmethoden gekennzeichnet, die alle Wirksamkeit beanspruchen und sie zum Teil auch haben. Diese werden jedoch vielfach ohne sorgfältige theoretische Einordnung in einem *übergeordneten ganzheitlichen Konzept der Psyche* angewandt. Der Psychologe Mihaly CSIKSZENTMIHALYI beschreibt die Situation folgendermassen[19]:

> «Da sich kein Zweig der Wissenschaft direkt mit dem Bewusstsein befasst, gibt es auch *keine allgemein anerkannte Beschreibung, wie es funktioniert.* Viele Disziplinen beschäftigen sich mit diesem Thema und geben uns daher nur flüchtige, skizzenhafte Beschreibungen. Neurologie, Neuroanatomie, Kognitionswissen-

> schaft, künstliche Intelligenz, Psychoanalyse und Phänomenologie gehören zu den direkt beteiligten Disziplinen, doch wenn man versuchte, einige ihrer Erkenntnisse zusammenzufassen, erhielten wir eine Charakterisierung, als hätte eine Gruppe von Blinden einen Elefanten beschrieben: höchst unterschiedlich und ohne Zusammenhang … doch in der Zwischenzeit bleibt es uns überlassen, *ein Modell zu ersinnen,* das sich auf Tatsachen gründet, aber einfach genug ausgedrückt ist, dass jeder es benutzen kann.»

Dieser Forscher ersinnt für den alten Bereich umfassender psychischer Energiefelder den handlichen Begriff ‹*flow*›, d. h. ‹fliessen›. Denn einfache Lösungen sind heute in der Therapie gefragt. Genügen sie aber zur Erfassung der hochkomplexen Bewusstseinswelten? Ich meine nicht.

Kosten-Nutzen-Überlegungen im Gesundheitswesen, der Druck der Forderungen nach Wirksamkeitsnachweisen und Qualitätssicherung und die damit verbundenen (natur-)wissenschaftlichen Überprüfungsmethoden drängen leider in dieselbe Richtung: Therapien müssen kostengünstig und sofort wirksam sein. Psychotherapie muss in möglichst kurzer Zeit Erfolg zeitigen, ähnlich sicher und schnell wie eine *Pille*. Das bedeutet, dass für die längeren, analytischen Therapien in der Schweiz die Kostengarantie durch die Versicherer immer schwieriger wird. Anstelle einer spezifischen therapeutischen Indikation und Wirksamkeit, um die man sich auch lange wenig gekümmert hatte, wird den *Langzeittherapien* vielfach lediglich ein diffuser *Selbstverwirklichungswert* attestiert. Die aktuelle Psychotherapieszene bewegt sich folglich zunehmend auf *ausschliesslich lösungsorientierte* und *lösungsfokussierte* Therapieformen zu (vgl. DE SHAZER). Darin kann zwar eine Korrektur der langen analytischen Therapien gesehen werden, denen der Vorwurf gemacht wird, sich in der Vergangenheit zu fixieren: Sie würden sich fast ausschliesslich mit Negativem, zu Überwindendem beschäftigen und die *Ressourcen*, die *kreativen, heilsamen Möglichkeiten* übersehen.

Es scheint jedoch, dass mit dieser Gewichtung der Ressource ihrerseits die Vergangenheit und ihre Prägungen therapeutisch vernachlässigt werden, nach der Devise*: Es gibt keine Probleme, nur Lösungen!* Können wir in jedem Moment aber willentlich die Weichen unseres Lebens neu stellen? Gibt es absolute menschliche Freiheit ohne lebensgeschichtliche Prägung? Wo bleibt unsere Entwicklung ohne Verarbeitung[20]? *Der nur lösungsorientierte Ansatz stellt den therapeutisch und bewusstseinsmässig bedeutsamen Ansatz von FREUD in Frage, wonach wir unbewusste Prägungen in uns tragen, die uns bestimmen, vielleicht sogar über Generationen (SZONDI). Diese müssen wir aufarbeiten, damit sie nicht mehr krankheitswirksam sind.*

Gleichzeitig wird auch ein noch gar nicht genügend erkannter *psychischer Entwicklungsweg* verabschiedet: Das Jetzt als neuer Bewusstseinsraum entwickelt sich aus dem voangehenden. JUNG spricht davon, dass[21]:

> «jede neu errungene Stufe von kultürlicher Bewusstseinsdifferenzierung mit der Aufgabe konfrontiert (sei), eine neue und der Stufe entsprechende Deutung zu finden, um nämlich das in uns noch existierende Vergangenheitsleben mit dem Gegenwartsleben, das jenem zu entlaufen drohte, zu verknüpfen. Geschieht dies nicht, so entsteht ein wurzelloses, an der Vergangenheit nicht mehr orientiertes Bewusstsein, welches hilflos allen Suggestionen erliegt, d. h. praktisch für psychische Epidemien anfällig wird.»

Gemäss antiker Therapeutik kann das neue Bewusstseinsfeld erst umfassend aufgebaut werden, wenn alles Blockierende des vergangenen Feldzustandes aufgelöst ist.

Die aktuellen *ressourcenorientierten Therapien* arbeiten – nach psychoanalytischem Verständnis – statt durch *Auflösung* letztlich mit *Verdrängung und Gegenbesetzung*: Damit nämlich eine *problematische Repräsentanz* inaktiv wird, wird sie durch eine *lösungsorientierte gegenbesetzt*. Das Konzept der modernen Kurztherapien geht deshalb eindeutig in *Richtung Symptomfreiheit durch Einstellungsänderung (Verhaltensmodifikation) und nähert sich letztlich wieder dem Behaviourismus*. Und dies, obwohl die Psychotherapieszene sich ursprünglich scharf von der universitären Psychologie (als Verhaltenswissenschaft) mit ihren naturwissenschaftlichen Konzepten absetzen wollte.

Die Richtungsänderung *in der Therapeutik* – von der *Tiefenpsychologie wieder hin zur Bewusstseinspsychologie* – geschieht, bevor genügend differenzierte und hierarchische Modelle im Spektrum bewusstseinsmässiger Abläufe erarbeitet wurden. Es fehlen differenzierte Kenntnisse der energetischen Speicherungs- und Auflösungsprozesse, aber auch das Wissen um den *Übergangsbereich von den psychisch-energetischen Prozessen in die somatisch-neurophysiologischen Strukturen*. Erst dann könnten die revolutionären Erfahrungen der *Psychotraumatologie* ernst genommen und *umfassend konzeptualisiert* werden (im Gegensatz zum Totschweigen der Beobachtungen von *Ausserkörpererlebnissen, OOBE, und Nahtoderfahrungen, NDE*, vgl. 5.2.7.5). Wir wissen immer noch zu wenig, was wir tun und warum etwas wirkt. Wir wollen keinen Schmerz mehr in Kauf nehmen und vernebeln damit möglicherweise den Weg zu integrativen und spirituellen Erlebnissen.

Voraussetzung für ein dauerhaft wirksames psychotherapeutisches Vorgehen wäre ein umfassendes, schulenübergreifendes Modell der Psyche als Instrument einer Differentialtherapeutik und als Falsifikationsgrundlage. Sonst orientiert sich die Psychotherapie immer noch am medizinisch-somatischen Menschenbild!

Ich werde aufzeigen, dass FREUD in die Welt der antiken Therapeutik, in das Wissen um die Ebenen der Psyche und des Geistes und um subtilsten therapeutischen Umgang mit dem anderen Menschen vorstiess. In der griechischen Therapeutik waren seine Modelle vorgeformt; sie waren aber *bewusstseinsmässig viel umfassender*. Da FREUD jedoch die Quellen nicht angab, konnte die Nachwelt seinen Fund nicht verifizieren, besonders nicht das *schwerwiegende Fehlen der ursprünglich wichtigen spirituellen oder geistigen Ebenen*. Vermutlich hat er sie absichtlich ausgeklammert: Er ersetzte den griechischen Begriff *eros* durch lat. *libido*[22]. Damit wurde das Erforschen der Psyche bereits von Anfang an vom Entwicklungsweg abgeschnitten, d. h. *reduktionistisch* gefärbt, und die psychoanalytische Therapiebewegung nicht in energetischen Modellen verankert[23]. Als *‹nicht spirituell› programmiert* dürfte sie die erwähnte Sterilität der aktuellen Konzepte seit ihrem Anfang in sich tragen.

Zentral für diese Studie ist, dass FREUDs geniales Entdecken verschiedener psychischer Bewusstseinsebenen mit ihren Speicherungs- und Auflösungsprozessen *Teil des sokratisch-platonischen Modells der ‹psyche› und des Bewusstseinsspektrums* ist und ohne diese Grundlage nicht umfassend verstanden und konzeptualisiert werden kann. Alles Erlebte ist gespeichert und bleibt wirksam, nicht nur auf den individuellen, sondern auch auf familiären und kollektiven Ebenen. Das Aufarbeiten der Blockierungen, das Bewusstwerden von Unbewusstem und das Fortschreiten ins Überbewusstsein ist die eigentliche psychische Ressource. FREUDs Reduktionismus der Psyche ist im sokratischen Sinne aufzuarbeiten: ***mein drittes Anliegen***.

Heutige Therapeuten und Therapeutinnen müssten konzeptuelle Hilfe erhalten, insbesondere in folgenden Fragen:

- An welchem Psyche-Modell orientiere ich mich, wie stelle ich mir psychisches Funktionieren *psychisch* und nicht nur *neurophysiologisch* und *hormonell* vor?
- Auf welcher Ebene bin ich mit welcher Methode besonders wirksam, wo jedoch sind andere Zugänge und Schulen indiziert, d. h., wo sind meine Grenzen?

- Wie viel an Katharsis und Vergangenheitsbewältigung ist wann und auf welcher Bewusstseins- oder Therapieebene angezeigt?
- Wann ist eine Reaktivierung traumatischer Erfahrungen zur Auflösung wichtig, wann jedoch retraumatisierend?
- Wann ist eine Erfahrung therapeutisch aufgelöst, d. h., wie geschieht ein psychischer Reinigungsprozess *(Katharsis)*? Was ist notwendig und ausreichend?
- Wo ist ausschliessliche Ressourcenorientierung angezeigt? Was passiert dabei in der Psyche?
- Welche Therapieformen sind für welche Erfahrungsebenen indiziert?
- Wo sehe ich keine therapeutischen Möglichkeiten mehr?

1.1.2 Die Entwicklung der Naturwissenschaften

Die *Naturwissenschaften* werden auf die schon bei den Griechen zu beobachtende *analytische Tendenz* zurückgeführt, die Welt durch Teilung bis zum *letzten Unteilbaren (atoma somata)* oder dem ‹Urstoff› zu erkunden[24]. Im damaligen Modell der Schöpfungsprozesse entspricht dies dem *einen* Impuls, dem *‹Weg nach unten›* (gr. *katabasis*): Der Kosmos *differenziert* sich über unzählige Strukturebenen geistigen und psychischen Bewusstseins, bis sie sich zuletzt materialisieren (= gr. *physis*[25]). Dieser *‹Weg nach unten›* wurde jedoch in der Antike simultan durch die gegenläufige Tendenz der *Synthese* und Harmonie, durch den *‹Weg nach oben›* (gr. *anabasis*) in Balance gehalten. Dies wäre eigentlich die Aufgabe der nachmaligen *Geisteswissenschaften,* die die naturwissenschaftliche Materialisierungstendenz durch *Synthese* und *Spiritualisierung* hätten korrigieren müssen. Die spätere westliche Kultur hat sich jedoch gleichsam in der *Tendenz des Aufspaltens und Analysierens* unter naturwissenschaftlichem Primat *fixiert.*

> Nicht mehr die *universelle Psyche als Urholon oder Urstruktur,* sondern das *Atom* bzw. das *Elementarteilchen* wurde zur Masseinheit aller Dinge.

Der Wendepunkt und die Wendezeit: Dieser ‹Weg nach unten› *hat in der subatomaren Dimension schliesslich einen Grenzbereich zwischen Materie und Energie erreicht, der zu einem Umschlag der Forschungsenergie* geführt hat: eine Bestätigung des in der Antike bekannten Energiegesetzes der Entfaltung *zwischen einem Minimum und einem Maximum*[26]. Naturwissenschaftler, die mit ihrem Forschen bis an die Grenzen der Materie vorstiessen, sind gleichsam durch einen ‹Quantensprung› in der *energetischen Dimension* und in einer anderen Bewusstseinsebene gelandet: Das, was sie auf den Mikroebenen mathematisch errechneten und technologisch umsetzten, erlebten sie plötzlich in einer kosmischen Gesamtschau (EINSTEIN, HEISENBERG).

Die subatomare Welt offenbart sich als energetisches *Holon*, das auf das Konzept *‹psyche›* verweist: Der *Mikrokosmos führt auf den Makrokosmos zurück; alles hat Anteil an allem.* Dies hatte Konsequenzen, nicht nur in den Naturwissenschaften, die neben den alten materieorientierten Modellen oder *Korpuskeltheorien* nun auch mit anderen, fliessenden Konzepten, den *Feldtheorien,* umzugehen lernten. Der Physiker Hans-Peter DÜRR schreibt dazu[27]:

> «Als eine Beziehungsstruktur hat der Geist mehr Ähnlichkeit mit der Seele als mit dem Leib. Er ist nicht unbegreiflich, sondern nur ohne direkten Ausdruck, aber auch nicht das Nichts. In der Quantenphysik entspricht dem Geist das, was wir Potenzialität nennen. Ich könnte also in Analogie sagen, alles ist aus Geist aufgebaut, Wirklichkeit ist Geist. Die *Materie* ist eine greifbare Ausdrucksform und das *Feld* ist eine andere, wechselwirkende.»

Seit den 80er-Jahren postulieren Physiker wie der Einsteinschüler David BOHM, dass die Erkenntnisse der Relativitätstheorie wie der Quantenphysik *im Humanbereich* wirksam werden müssten. Auch der Mensch müsse nicht nur unter dem *materiell-körperlichen*, sondern auch unter dem *energetischen* Aspekt erfasst werden. *Feldmodelle* wären im Humanbereich dringend notwendig, damit das menschliche Energiepotenzial entwicklungsfähig würde[28]. Er geht sogar so weit, für die psychische Welt die Entwicklung einer neuen Sprache zu fordern, den *‹Rheomodus›* (d.h. ‹Modus des Fliessens›[29]). Eine solche Sprache gibt es jedoch bereits: Sie kann aus den antiken, holistisch verfassten *Weisheitstexten* aktiviert werden, jedoch nur von denjenigen, die mit den *holistischen* Begriffen in Resonanz kommen. Es ist dies die Sprache der *Dichter und Weisheitslehrerinnen*, eine *metaphorisch-bildhafte, fliessende Sprache* von *Gleichnissen* und *Mythen.* Hier müsste BOHM mit bewusstseinsmässig interessierten Sprachexperten ins Gespräch kommen. *Interdisziplinarität ist notwendig, damit nicht jeder Forscher ‹das Rad neu erfinden muss› und seine eigene Sprache entwickelt.*

Diese Neuorientierung in den bis anhin ‹exakten› Wissenschaften begann auf zahlreiche ‹Humangebiete› zu überspringen, so dass von einem ‹Paradigmenwechsel›, einer ‹Wendezeit› gesprochen wird (CAPRA u.a.). Mit der veränderten Perspektive wird das Bewusstsein erweitert und entsteht das Bedürfnis nach umfassenderen Bewusstseinsmodellen. Ich denke an das *‹Spektrum des Bewusstseins›* und verschiedene andere Studien des ursprünglichen Biochemikers und jetzigen Bewusstseinsforschers Ken WILBER. Hierher gehören auch Konzepte über *Morphogenese* und *morphische Felder* des Biologen Rupert SHELDRAKE, der die Tiefenstrukturen allen Werdens bis zum ‹*Geist der Materie*› beschreibt[30]. Für die *psychische* Welt besonders relevant sind Konzepte wie der ‹*Traumkörper*› *(Dreambody)* des Physikers und Psychotherapeuten Arnold MINDELL, der das *Seelenmodell* des *Yoga,* aber auch der antiken Bewusstseinslehren reaktiviert, oder Janine FONTAINE, Anästhesistin und Therapeutin mit ihrem Modell des ‹*Energiekörpers*›. Für eine umfassende Bewusstseinslehre sind Forschungen zu einer ‹*Topographie des Unbewussten*› mit hierarchisch-verschachtelten Ebenen oder zu einem Bewusstseinskontinuum ‹*Geburt, Tod, und Transzendenz*› im Sinne des Psychiaters GROF zu erwähnen, ferner Barbara BRENNAN, Physikerin und Psychotherapeutin mit ihrem ‹*Handbuch zur Heilung körpereigener Energiefelder*› (‹Lichtarbeit›), oder die Forschungen zu Bewusstseinserfahrungen in *Todesnähe (NDE)* und im *Sterbeprozess* (KÜBLER-ROSS, MOODY, JAKOBY). JUNGs ‹*Geheimnis der goldenen Blüte*› ist bereits ein Klassiker bezüglich der ‹*Energetik der Psyche*› und dem Entwicklungsweg in den alten Ritualtraditionen, für deren Verständnis JUNGs Kontakte zum Physiker Wolfgang PAULI wichtig waren. Hilfreich für diese Studie ist im Besonderen das Forschen von Oscar Marcel HINZE, Naturwissenschaftler und Psychotherapeut, mit seinen Verbindungen zwischen indischen und griechischen Bewusstseinswegen. Alle diese Forschungen beinhalten den Paradigmenwechsel vom materialistischen zu einem fliessenden Weltbild. Ihr Kennzeichen ist neben *Interdisziplinarität* meist *Meditationserfahrung* oder *erweiterte Bewusstseinserfahrung.* Dies bedeutet, sich in die fliessende Welt hineinzubegeben und sie nicht nur theoretisch zu reflektieren.

Das auf den subatomaren Ebenen erarbeitete und in Technologie und Informatik umgesetzte Wissen braucht – sofern auf den Menschen angewendet – unbedingt die Korrektur durch das Erleben, die Umsetzung und Verifizierung auf der *Ebene der menschlichen Person.* Die Theorien der Quantenphysiker und die Erfahrungen der Humanwissenschaftlerinnen können nur interdisziplinär interpretiert und vernetzt werden. Diese erweiterte Sichtweise: ***mein viertes Anliegen.***

1.2 Begegnung zwischen Geisteswissenschaften und Naturwissenschaften

Die Neurowissenschaften beanspruchen eine Brückenfunktion zwischen Geisteswissenschaften und Naturwissenschaften. Die von ECCLES[8] zitierten Neurowissenschaftler scheinen aber obige ‹wendezeitlichen› Modelle nicht zu kennen: Sie suchen nach Bewusstseinsmodellen, erwähnen jedoch *keinen* dieser Autoren. Ist es bloss Unkenntnis oder machen diese vielleicht Angst, weil sie die Grenze zu einem subtileren Welt- und Menschenerleben nicht nur spüren und deklarieren, sondern bereits zu überschreiten wagten? Lösen sie Widerstände aus, weil es doch zu weit Richtung *Esoterik* gehen könnte? Scheut man sich, das akademische Schaffen zu verändern, Schulmeinungen kritisch zu überprüfen? Viele wendezeitlichen Autoren sind zwar Wissenschaftler und Wissenschaftlerinnen, haben aber gerade Schulmeinungen in Frage gestellt, haben Ängste und Einsamkeiten durchgestanden, um neue Modelle formulieren zu können. Sie haben vielfach aus methodischen Gründen auf Experimente und Reproduzierbarkeit verzichten müssen.

Es ist zwar sehr begrüssenswert und fand weites Echo, dass der Neurophysiologe und Nobelpreisträger John C. ECCLES mit dem Philosophen und Nobelpreisträger Karl R. POPPER ein Buch über ‹*Das Ich und sein Gehirn*› schrieb. Beide Autoren blieben jedoch letztlich der *naturwissenschaftlichen Sichtweise* verpflichtet. Hören wir POPPERs rein rationalen Umgang mit Platons Erforschen höchster Bewusstseinserfahrungen, was als ‹vernichtende Platonkritik› gilt[31]:

> «Die wichtigsten Wesen oder Wesenheiten in seiner (Platons) Welt der intelligiblen Formen oder Ideen sind das Gute, das Schöne und das Gerechte. Diese Ideen werden als unwandelbar, zeitlos oder ewig und als göttlichen Ursprungs gedacht. Dagegen ist unsere Welt 3 (= bewusstseinsmässig die höchste Welt) ursprünglich *Menschenwerk* ... eine Auffassung, die Platon erschreckt hätte ... Spekulationen über die wahre Natur oder die wahre Definition des Guten oder der Gerechtigkeit führen meiner Ansicht nach zu *Spitzfindigkeiten* ... Meiner Ansicht nach spielen Platons ideale Wesenheiten demnach keine erkennbare Rolle in Welt 3. Das heisst, Platons Welt 3 scheint mir, auch wenn sie in mancher Hinsicht sicher eine Vorwegnahme meiner Welt 3 ist, eine *Fehlkonstruktion* zu sein.»

Innerhalb einer integrativen Bewusstseinsforschung ist es *falsch*, Platons ‹Ideenbegriff› mit ‹Intelligiblem› gleichzusetzen, um ihn innerhalb einer konstruktivistischen Sichtweise von ‹Menschenwerk› rational zu verwerfen (vgl. 2.7.3). Ohne die nötige *Selbsterfahrung* wird so ein Grossteil der *antiken Bewusstseinsforschung* in der gängigen philosophischen Rezeption nur reduktionistisch verstanden: ‹Spitzfindig› ist dann – angesichts unseres Defizits dem antiken Bewusstseinsspektrum gegenüber – vielmehr als *‹Spitze›* zu deuten, die wieder zu *finden* wäre! Denn POPPER interpretiert die antiken Texte innerhalb seines aufgeklärten philosophischen Weltbildes und mit entsprechender Reduktion der zu übersetzenden Begriffe (vgl. *synesis*[32]):

> «das Gehirn (ist) der Bote zum Bewusstsein *(synesis)*... und erzählt ihm, was geschieht... Natürlich kann das Wort *‹synesis›*, das hier mit ‹Bewusstsein› übersetzt wird, auch durch ‹Verstand› oder ‹Klugheit› oder ‹Verständnis› übersetzt werden. Doch die Bedeutung ist klar – und auch, dass der Autor der Abhandlung ausführlich das behandelt, was wir das Leib-Seele-Problem und die Wechselwirkung von Leib und Seele nennen.»

Auch der Standpunkt des Neurophysiologen ECCLES ist deutlich auf seine Modelle zentriert, während er mit den Begriffen der höchsten Seinserfahrung des Menschen laboriert[33]:

> «Menschliches Selbstbewusstsein ist eine Folge des wunderbaren Auftretens des Selbst, das seinen Ausdruck in der Erhöhung der geringen Exozytose-Wahrscheinlichkeit von Milliarden von Boutons des menschlichen Neokortex findet.»

Oder:

> «Nun wird von Beck und mir (1992)... zum ersten Mal die wissenschaftliche Hypothese der Art und Weise vorgelegt, wie das Selbst sein Gehirn steuern könnte, ohne die Erhaltungsgesetze zu verletzen.»

Die ‹Erhaltungsgesetze› sind die Gesetze der *klassischen Thermodynamik*, nach denen die Energiesumme konstant bleiben muss. Bereits EINSTEIN hatte erkannt, dass sie für sein Forschen nicht mehr gelten. Er hat dann nicht sein Forschen eingestellt, *sondern seine Theorien ändern müssen!* Hinsichtlich des *Selbst* und der *Bewusstseinswelten* stellt sich zunächst die Frage, ob Modelle für *geschlossene Systeme* – eben der Thermodynamik – letztlich ausreichend sind oder vielmehr nur definierte, überschaubare Persönlichkeitsbereiche – wie etwa den *Ich*-Bereich – einfangen könnten[34], im Gegensatz zu einer offenen Abfolge von Bewusstseinsebenen.

Mit ganz anderen Voraussetzungen vermag der LSD-Entdecker Albert HOFMANN seine eigenen *Erfahrungen* in den Welten erweiterten Bewusstseins zu beschreiben, etwa als ‹Zerfall der äusseren Welt›, als ‹Auflösung des Ichs›, als ‹Besessenwerden von einem Dämon›, aber auch als ‹mystische Ganzheitserlebnisse›[35]. Um damit auch wissenschaftlich umzugehen, ist eine energetische Sprache mit differenzierten Begriffen zu erarbeiten, wie *‹Bewusstseinswelten›*, *‹spirituelle Bewusstseinsqualitäten›* und besonders ein Begriffsspektrum von den *‹psychischen Mikrowelten›* (U. MOSER) bis zu den *‹spirituellen Makrowelten›*!

Überwinden des Reduktionismus in den psyche-relevanten Begriffen: ECCLES spricht davon, dass er lieber vom ‹*Selbst*› als von der ‹*Seele*› spreche oder dass er unter ‹*Selbstkontinuität*› das Zurückgehen «zu den frühesten Erinnerungen aus dem ersten Lebensjahr» meint, also den Begriff *ohne Stringenz* auch für ‹Seele› und ‹Ich› gebraucht[36]. Gemäss antiker Bewusstseinswissenschaft wäre aber anstatt seines Buchtitels ‹*Wie das Selbst sein Gehirn steuert*› hier der Begriff ‹*Psyche*› adäquater gewesen[37]. Denn während ECCLES in ‹seinem› Bereich die naturwissenschaftlichen Gesetze genau respektiert haben will, scheint es für ihn irrelevant zu sein, wie die Sprachwissenschaft oder die Philosophie ihre Begriffe definieren, ein unqualifizierter Umgang mit einer anderen Disziplin: *Psyche* (Seele) und *Selbst* haben eine je eigene geisteswissenschaftlich-philosophische Tradition, beruhen auf Erfahrung und Wissen und sind *nicht beliebig austauschbar*. Überhaupt beklagen sich *klassische Philologen*, dass die antike Kultur oft als ‹Steinbruch› gebraucht wird: Was der modernen Forscherin gerade passt, wird willkürlich aus seinem Zusammenhang herausgerissen und irgendwo als ‹hübsche› Bestätigung eingesetzt. Ein Beispiel: *Aristoteles* hätte gesagt, der Mensch suche vor allem *Glück*[38]. Schaut man genau hin, so muss es heissen ‹*Glückseligkeit*›: Dieser Begriff war in der Antike genau definiert für ein hohes Bewusstseinsniveau, das nur innerhalb der initiatischen Wege erreichbar war *(eudaimonia*[39]*)*. Treffend fasst der Psychiater und Schamanismusforscher Roger N. WALSH diesen *reduktionistischen Mechanismus*[40]:

> «Man erklärt das Unbekannte in den Begriffen des Bekannten und das Unvertraute in den Begriffen des Vertrauten und setzt stillschweigend voraus, dass wir von den grossen spirituellen Heroen und ihren Praktiken nichts zu lernen haben.»

So ist zu erklären, warum z. B. Platon und Aristoteles in Diskussionen um das *Leib-Seele-Problem* selbst von Geisteswissenschaftlern – im Gegensatz zu naturwissenschaftlichen Theorien – oft sehr oberflächlich und schnell erledigt werden. Sisyphus versucht in unserer Kultur gleichsam immer wieder, den materiellen Felsen hochzuschieben, ohne etwas Grundsätzliches zu verändern. Ist er oben angekommen, rollt der Felsen wieder runter. Hilfreicher wäre hier ein anderes Modell: Um weiterzukommen, müsste an der Grenze *innegehalten und erfahren* werden, *was dort ist.*

Für die Entwicklung des Bewusstseins gelten andere Gesetzmässigkeiten mit eigenen Methoden, also nicht mehr *diejenigen der Materie und der klassischen Physik*, die *Messbarkeit* und *Reproduzierbarkeit* verlangen. Im *energetischen Weltbild* gelten *subtile Energiegesetze*[41]. Als Forschungsmethoden sind der *intersubjektive und der transkulturelle Vergleich wichtig*: ***mein fünftes Anliegen.***

Die klassische Philologin und Theologin Christina SCHEFER zeigt in einer fundierten Studie, dass es für einen adäquaten Umgang mit der platonischen Bewusstseinslehre einerseits genügend *fachliche Vorbereitung* der Rezipienten bräuchte, aber andererseits auch *psychisch-geistige Erfahrungen,* die einem *Einweihungsprozess* vergleichbar sind[42].

- Erste Voraussetzung müsste also eine grosse *Vertrautheit mit der griechischen Sprache* sein. In der vorliegenden Arbeit hat mir z. B. erst ein grösstenteils *unübersetzter* griechischer Originaltext die entscheidenden Interpretationshilfen für die Evaluierung des Bewusstseinsprozesses gegeben.
- Ferner sind mir meine *therapeutischen* sowie *Meditationserfahrungen* für das Wahrnehmen und Verstehen des Bewusstseinsspektrums in den antiken Texten eine grosse Hilfe.
- Weiter habe ich mir als Sprachwissenschaftlerin in der *Lehnwortforschung* – also an einem Schneidepunkt verschiedener Wahrnehmung und Strukturierung der äusseren Realität – Erfahrungen des holistischen, psychischen Funktionierens erarbeitet, die ich nachher modellhaft in der Psychologie umsetzen konnte.

Die antiken Begriffe, die in den Übersetzungen dogmatisch fixiert und reduziert wurden, müssen ebenfalls einen Reinigungs- und Erweiterungsprozess im Bewusstseinsspektrum erfahren, um ihr Potenzial entfalten zu können. Ansonsten geben sie nur das her, was wir bereits wissen und erwarten: ***mein sechstes Anliegen.***

Ein gutes Beispiel für offene Interdisziplinarität hat GOLEMAN bezüglich einer Begegnung von verschiedenen Wissenschaftlerinnen in einem west-östlichen Dialog mit dem *Dalai Lama* referiert[43]. Die Offenheit ging hier so weit, dass auch Fragen gestellt werden konnten, wie *ob die höchsten Bewusstseinszustände überhaupt noch ein somatisches Korrelat hätten.*

Eigentlicher ‹Stein des Anstosses› ist aber das Konzept *‹subtiler Energie›*, das uns im Folgenden beschäftigen wird.

1.3 Der Begriff ‹Energie›

Naturwissenschaftler sind prinzipiell skeptisch, wenn für den Psyche-Bereich von *‹Energie›* gesprochen wird: Das dürfe nicht sein, denn ‹Energie› sei *physikalisch definiert* und reserviert. *Historisch ist dies jedoch falsch*: Das Auftauchen des Begriffs *‹energeia›* in der griechischen Antike umfasste ein *Spektrum von* *menschlich wahrnehmbarer psychischer Energie, Gestaltungskraft, Fliessen,* längst bevor die physikalischen Energien mit Instrumenten gemessen und die Gesetze der Energieerhaltung und der Thermodynamik formuliert wurden. Noch um 200 n. Chr. sagte der Arzt *Galen*, der die antike Heilkunde kodifizierte, man dürfe bezüglich der Psyche nicht von ‹Teilen› sprechen, sondern von *‹Energien› (energeiai*[44]*)*, was heute immer noch gilt. Wenn also Naturwissenschaftler den Begriff ‹Energie› für die gröberen physikalischen Energiemanifestationen beanspruchen, könnten Humanwissenschaftlerinnen ihrerseits fordern, holistische Begriffe wie *‹Energie›*, *‹Dynamik›*, *‹Synapse›*, *‹Metastase›*, die ursprünglich aus dem subtil-energetischen Erfahrungsbereich stammen, für die entsprechenden Bewusstseinsbereiche ‹patentieren› zu lassen[45].

Die Antike unterschied und erlebte bestimmte, heute vielfach unerkannte Manifestationsweisen und Qualitäten des *Energiespektrums*, die unterschiedlichen Ebenen des *Bewusstseinsspektrum* zu entsprechen scheinen. Ich nenne sie mit anderen Forschern *subtil-energetisch* (vgl. MINDELL). Es bestanden *subtile Generierungs- und Wandlungsschemata*, sog. *‹Triaden›*: gr. *ousia – dynamis – energeia.*

Dabei war die Erstere, die spirituelle Qualität *(ousia)*, für den Menschen nur über die *‹dynamis›* erfahrbar. Der Neuplatoniker Proklos bringt folgende algorithmische Defintion[46]:

> «In den geistigen Ebenen *(noera)* verbindet der Geist *(nous)* die Energien mit der Essenz, denn die Energie ist Spross der Potenzialität *(dynamis),* und die Essenz *(ousia)* ihrerseits bringt die Potenzialitäten *(dynameis)* hervor.»

Solche *triadischen Generierungsschemata*, wie sie übrigens ähnlich auch in der hebräischen *Kabbala* bestanden, führen unschwer *zu frühchristlichen Trinitätsvorstellungen*[47].

Die Erfahrungswelt der Antike ist also nicht unsere materielle, individuelle *Festkörperwelt,* sondern eine auf verschiedenen Ebenen vibrierende *energetische Welt.* In den alten Sprachen und Wörtern reflektiert sich die Wahrnehmung und Unterscheidung feinster Feld- und Energiequalitäten[48]. *Platon* spricht hier von den ‹Kräften des Leibes›[49]. Sein neuplatonischer Exeget *Proklos* definiert das Vorgehen im *Materiellen* nach *dem Endzustand,* im *Energiebereich* nach der *kunstvollen Vorgehensweise*[49]. Noch im 14. Jh. unterscheidet der orthodoxe Theologe und *Athos*-Mönch *Gregorios Palamas* in platonischer Weise zwischen der *‹ousia›* Gottes, zu der niemand vorstossen könne, und der *‹energeia›* Gottes, die sich als energiegeladenes Lichtfeld dem Mystiker erschliesse[49].

Werden *‹dynamis›* und *‹energeia›* nur rational als ‹Vermögen› oder als ‹Handlung› übersetzt, verlieren wir das Schlüsselwort zum feinen Erfassen jener Welt, deren erstes Gesetz *panta rhei,* d.h. ‹*alles fliesst*›, ‹*alles ist Energie*›, hiess[50]. Der Energiefokus generierte damals *extreme Fliesstheorien*, wonach gewisse griechische Philosophenschulen nichts mehr auszusagen wagten, um nichts *festzumachen*[51]. Das energetische Weltbild war so ausschliesslich – als Gegenpol zum heutigen materialistischen! –, dass die damalige hippokratische Heilkunde fälschlicherweise Energiemodelle auch für körperliche Zustände gebrauchte[11].

Gerade der *Energiebegriff*, der auf verschiedenen Ebenen *signifikant ist, weist deutlich auf ein hierarchisches Spektrum und auf Wandlungsmöglichkeiten hin*[52].

> Ich nehme folglich ein *Energiespektrum* an, das von den uns besser bekannten physikalischen Energien sich bis in die subtilen Energien verfeinert. Daraus folgere ich, dass es eine Bandbreite höchstsubtiler Energien gibt, deren Wahrnehmung der Mensch sich *erst* durch Übung aneignen muss, eine Herausforderung für alle Bewusstseinsforscher.

Gelingt es uns, diese *Energien* allgemeiner zu erfahren und uns auf sie hin zu öffnen, ist es völlig legitim und angezeigt, diese im Leib fliessenden Ströme wieder mit dem angestammten antiken Begriff ‹Energie› zu bezeichnen, sie im subtilen Energiespektrum genau zu orten und sie nicht durch neue Begriffe wie ‹*flow*› zu ersetzen (CSIKSZENTMIHALYI). Interessanterweise benennen sensible Menschen auch heute noch automatisch ihre Erfahrungen mit ‹Energie›, und hypersensitive (sog. psychotische) fürchten das ‹Energie-abzapfen›.

Eine ganzheitliche und mehrschichtige Energieerfahrung kann dazu führen, den viel beklagten *Dualismus* unserer Kultur (Körper-Seele-Spaltung) in den ursprünglichen *Holismus aufzulösen*: *Die Griechen, denen aus Unkenntnis Dualismus vorgeworfen wird, lebten noch in einem holistischen Bewusstseinsspektrum*[52]. Im energetischen Weltbild mit seinen Feldkonzepten handelt es sich nicht um Dualismus, sondern immer um eine *Spannung zwischen zwei Polen*: *So entstehen Strom, Dynamik, Energie, Lebendigkeit.* Es gilt, die vielfältigen Spannungsfelder zwischen *Körper-Psyche, verschiedenen Psyche-Ebenen, Körper-Geist, Psyche-Geist* auszuhalten. Auch Körper und seelische Felder kommen in ein Spannungsgeschehen, in dem nicht nur die beiden Pole, sondern das ganze Feld durch die Spannung aufrecht erhalten und *transformiert* wird (vgl. Triaden[47]). Wahrnehmung, Bewusstsein, Entwicklung laufen über Felder, wie sie etwa SHELDRAKE für die *Morphogenese* aufzeigt. Obwohl er postuliert: ‹*Die Psyche ist ein Feld*›, will er eigenartigerweise aber nicht von *Energie*-Feldern sprechen[53].

Die *Hemmung, von psychischen Energien zu sprechen*, ist auch in der *Psychologie* weit verbreitet. Da wird etwa von ‹über das Ich-Bewusstsein hinausgreifenden› Vorgehensweisen der *transpersonalen Psychologie* gesprochen. Es wird aber somatisch erklärt, dass beim *‹holotropen Atmen›* durch Hyperventilation der *Sauerstoff* das begrenzte Ich-Bewusstsein jäh öffne[54]: wiederum ein typisches Beispiel einer *Bewusstseinserklärung* im *somatischen, d. h. falschen* Modell. Auch SZONDI griff – in Ermangelung eines subtilen Erklärungsmodells – für das Funktionieren seines *psychologischen Bildertests* fälschlich auf eine materielle *Gentheorie* zurück.

Das *Atmen (psycho)* wurde in der Antike als *Energieträger im Energiefeld (psyche)* für *subtiles Wahrnehmen und Energetisieren verstanden und auch eingesetzt.* Dies erklärt, warum zu den alten, nicht nur griechischen, Weisheitslehren immer eine Form von *Atemenergiepraxis* gehörte *(Pneumatik[55]).* Mehr über Atemenergie in 2.7.1.

Wie in der Physik das Licht kann auf der Humanebene die *Atmung* als *Gasaustausch (im Körpermodell)* oder aber als *subtile Energie (im psychischen Feldmodell)* betrachtet werden. Der *Atem ist als zentrales psychosomatisches Übergangsphänomen* zu betrachten[56]. Diese Zusammenhänge zeigen sich nicht nur in der griechischen Wortgeschichte *(psyche/psycho)*, sondern auch im ind. *atman*, als Seelenerfahrung über den *Atem* (*atman* ist urverwandt mit *Atem*).
Es ist deshalb ein *Energiespektrum* anzunehmen, in dem die physikalischen Energien nur einen Teilbereich darstellen. Physiker wie BOHM u. a. erweiterten das physikalische Energiespektrum von *Materie-Energie* bis hin zum *Bewusstsein.* Dabei sind die verlorenen subtileren Manifestationen von Energie wieder zu *entdecken* und zu *konzeptualisieren*[57].

Sprechen wir von ‹psychischen Energien›, postulieren wir ein *Feld*, in dem diese formlosen, konvertiblen Phänomene überhaupt fliessen können. Dieses finde ich im antiken Begriff *‹psyche›*. Heutige Bewusstseinsforscher, die dieses Feld nicht spüren oder kennen, können folgerichtig auch den Energiebegriff nicht verwenden. Sowohl dem Feld wie der Energie habe ich je eine Studie gewidmet: *Eros, die subtile Energie* (1989) und *Hippokrates und die Heilenergie* (1997). Damit die Leserin dieses Buches die grösseren Zusammenhänge verstehen kann, werden gewisse Wiederholungen unvermeidlich sein. Ich werde aber auch hier ausgiebige Erklärungen und Querverweise auf die anderen Studien im Anmerkungsteil mitgeben.

1.4 Psychotherapie ohne Psyche-Modell im Erklärungsnotstand

Seit Jahren bemühe ich mich als Psychotherapeutin und Sprachwissenschaftlerin theoretisch um die *Integration* der riesigen Palette therapeutischer Verfahren einerseits und andererseits um die Erarbeitung von *Modellen*, die es erlauben, auch besonderen psychischen Phänomenen gerecht zu werden. *Paranormale, bewusstseinsveränderte und geisteskranke* Wahrnehmungen (Grenzerfahrungen) gehören zur psychischen Realität und können unsere beschränkten Modelle erweitern helfen. Ferner sind mir Erfahrung und Umsetzung eines psychischen *Entwicklungsweges* wichtig.

Im Folgenden sollen ein paar Nahtstellen aufgezeigt werden, wo die gängigen somatischen und neurophysiologischen Raster eindeutig nicht mehr ausreichen und wo sich ein umfassendes *Psyche-Modell* aufdrängt. *Dabei werde ich – zusätzlich zu den* ***Anliegen*** *–* ***Hypothesen*** *formulieren, die ich am Ende der Studie als* ***Thesen*** *wiederholen werde. Diese Hypothesen entsprechen weitgehend antiken Vorstellungen von Psyche und Bewusstsein.*

- Beim psychotherapeutischen ‹*Zurückspulen* der Lebensgeschichte› kann die Erinnerung *von sehr früher psychischer Speicherung*, z. B. des *Geburtsprozesses,* beobachtet und abgerufen werden, was neurologisch und über die sinnliche Wahrnehmung *nicht erklärbar* ist (vgl. 5.4.3.2; 5.5).
  Auch Menschen, die *Amputationen* erlebt haben, weisen mit ihren *Phantomschmerzen* darauf hin, dass ihr Wahrnehmungsfeld über den somatischen Körper hinausreicht.
  Meine ***Hypothese*** ist, dass *die Psyche ein Wahrnehmungssystem umfasst, das früher als die Sinneswahrnehmung bereits wirksam ist.*

- Hochinteressant ist das Phänomen des *Ausserkörpererlebens* (OOBE, *out of body experiences*) frühkindlicher traumatischer Erfahrungen. Bei zu hoher Angstintensität kann die *Psyche aus dem Körper hinausgehen* und dabei schmerzfrei die Situation um den zurückbleibenden Körper wahrnehmen und speichern. Diese Erfahrungen sollten in der Therapie angesprochen und ‹*im Körperzustand*› ausgehalten und verarbeitet werden, weil der Mensch sonst das *Austreten aus dem Körper* als Konfliktlösungsstrategie beibehält. Dies führt zu Symptomen wie Unkonzentriertheit, Träumerei, Depressionen, *burnout*, Selbstverletzungen. Sprachliche Bilder dafür sind etwa ‹neben den Schuhen sein›, ‹aus der Haut fahren›, ‹aus dem Häuschen geraten›, ‹Halbportion sein›.

Auch der psychiatrische Begriff ‹*Dissoziation*› ist als Erklärungsmodell *ungenügend*, weil er lediglich die *Desintegration* von (traumatischen) Erinnerungen, Identitätsbewusstsein, unmittelbaren Empfindungen und Kontrolle von Körperbewegungen beschreibt[58], nicht aber einen ‹*energetischen Substanzverlust*›. Selbst an psychotherapeutischen Fachtagungen werden *Ausserkörpererlebnisse* – auch von Psychotraumatologen – meist totgeschwiegen, weil man keine Erklärungsmodelle habe!
Meine ***Hypothese***: *Die Psyche kann sich unter bestimmten Bedingungen feldähnlich aus dem Körper hinaus- und wieder hineinbewegen. Da entsprechende Wahrnehmungen auch aus Träumen bekannt sind, ist das Traumerleben ebenfalls subtiler zu konzeptualisieren.*

- In *Todesnähe* erlebt die Psyche einen bewusstseinsmässigen ‹*Parcours*› mit einer bestimmten Regelmässigkeit (GROF). Die Reise ‹durch einen dunkeln Tunnel zu überhellem Licht› ist als *Todesnähe-Erfahrung* bekannt *(near death experience*, NDE; vgl. KUEBLER-ROSS, MOODY, JAKOBY, HINZE). *Ausserkörperzustände* können im Erwachsenenalter weiterlaufen, ohne dass die Person sich dessen bewusst ist. Es können ferner Persönlichkeitsanteile – als psychische Feldteile – nicht mehr zurückfinden und müssen therapeutisch wieder ‹zurückgeholt› und integriert werden. Das Phänomen *multipler Persönlichkeiten* gehört ätiologisch in diesen Zusammenhang. Aber auch *Drogenerfahrungen* und generell *aussergewöhnliche Bewusstseinszustände* (*non ordinary states of consciousness,* NOSC) weisen auf hierarchische Bewusstseinsebenen hin und bräuchten eine differenzierte Konzeptualisierung im Bewusstseinsspektrum.
  Meine ***Hypothese****: Die Psyche kann sich unter besonderen Bedingungen über Ebenen von Bewusstseinserweiterung bewegen, die einen folgerichtigen, anthropologischen Weg beinhalten. Die psychiatrischen Begriffe ‹Illusion›, ‹Halluzination›* und ‹*Dissoziation*› *sind nicht ausreichend.*

- *Organtransplantierte* sollen zum Teil psychische Wahrnehmungen der verstorbenen Spenderin haben, die offenbar mit dem transplantierten Organ im Empfänger aktiv bleiben. Dies untersuchte der Kardiologe und selber Herztransplantierte Paul PEARSALL an sich und weiteren Patienten.
  Meine ***Hypothese****: Das holistische Modell des Mikrokosmos im Makrokosmos, wonach das kleinere Organfeld das Feld des gesamten Organismus spiegelt, kann zum besseren Verständnis solcher Phänomene und auch zum Auflösen solcher ‹Restfelder› hilfreich sein*[59].

- *Psychische Extremsituationen* werden *hochenergetisch gespeichert* – von SZONDI ‹*Ad-hoc-Introjektion*› genannt – und können sich als plötzlich einbrechende Bilder manifestieren, sog. ‹*flash-backs*› (vgl. PTSD). Sie drängen nach Abreaktion und absorbieren die Person, von Lethargie bis zu Panikreaktionen. Sexuell missbrauchte Kinder sprechen etwa von ‹*Starkstromeinbruch*›.
  Meine ***Hypothese****: Die psychischen Speicherungsvorgänge werden bei zu hoher, traumatischer Energie gestört, wodurch die Inhalte nicht richtig assimiliert werden. Sie drängen nach Reinszenierung und Abreaktion, Wiederholungszwang genannt, und lassen sich mit besonderen therapeutischen Interventionen auflösen (Katharsis).*

- *Telepathische Phänomene* ereignen sich häufig in Therapiesituationen, die durch grosse Nähe und Durchlässigkeit gekennzeichnet sind. Beobachtungen telepathischer Verbundenheit an früh getrennten eineiigen Zwillingen, wie sie die *Minnesota-Studie* enthält, dürfen nicht totgeschwiegen werden, sondern enthalten wegweisendes Datenmaterial für ein *umfassendes psychisches Kommunikationsmodell*[60].
  Ferner kann das Phänomen der *Hochbegabung* als – meist sektorieller – Zugang zu höheren Bewusstseinswelten verstanden werden: Hier wären auch die anderen Persönlichkeitsebenen genügend zu entwickeln und zu integrieren.
  Meine ***Hypothese****: Die Psyche ist auch ein hochsubtiles Kommunikationssystem, das nach dem Prinzip von Sympathie (Ähnlichkeit der Schwingung) funktioniert, und zwar überräumlich und überzeitlich (vgl. prophetische Träume).*

- *Psychosen*, auch durch *Drogen* und häufig bereits durch *Cannabis* induzierte, weisen auf Bewusstseinswelten hin, die die Wissenschaftlerin ebenso wie der ‹Normalverbraucher› meist nicht kennen, die es darum aber *nicht* nicht gibt (vgl. GROF, HOFMANN, LSD-Entdecker). Die Modelle und Interventionen, die wir in der Betreuung *Drogenabhängiger* anwenden, sind daher oft *«ungeeignet, unzulänglich und ineffektiv»*[60]. Die in den Drogen gesuchten Zustände von ‹Glückseligkeit› nützen auch Gurus aus, mit den entsprechenden Sucht- und Dekompensationsgefahren.
  Meine ***Hypothese****: In aussergewöhnlichen Bewusstseinszuständen schauen wir in andere Bewusstseinsebenen, die hochenergetisch und kraftspendend sind. Es müssen Wege gefunden werden, die wissenschaftlich abgestützt, gefahrlos und psychisch nachhaltig zu solchen Erfahrungen führen.*

Es ist nicht mehr zulässig, nur einen *kleinen Bereich von psychischer Realität und von Bewusstsein als Normalität zu postulieren* und alle anderen Phänomene als inexistent, nicht relevant oder krank zu definieren. Ein *umfassendes Psyche-Modell als Bewusstseinsmodell* muss kohärente Antworten auf die eben genannten psychischen Randerscheinungen geben, sowie alle obigen Hypothesen integrieren:
Mein siebtes Anliegen: *Es ist ein umfassendes Psyche-Modell auszuarbeiten, das normale und paranormale Wahrnehmungs- und Ausstrahlungsphänomene integriert und so Grundlage einer ganzheitlichen Therapeutik wird.*

Interessanterweise stossen im psychischen Forschungsbereich oft Naturwissenschaftlerinnen zur Psychologie und werden sogar Psychotherapeutinnen: Der Schritt in das andere Weltbild scheint sich sowohl in den Naturwissenschaften wie auch in der Erfahrungswelt der Psyche aufzudrängen. Das, was in der Mikrodimension wichtig ist, kann in die Makrodimension übertragen werden (DÜRR[61]):

> «Die Seele hat qualitativ viele Eigenschaften von dem, was die Physik im subatomaren Bereich entdeckt hat. Eigentlich verschwindet das Teilchen auf Atomniveau. Es wird ersetzt durch das Wellenbild von de Broglie und Schrödinger. Es scheint also nur die *‹Seele› der Materie* übrig zu bleiben.»

Physiker in solchen Grenzbereichen könnten von Forschern auf der Humanebene profitieren: Die Leib- und Seelenebenen waren seit je erfahrbar, und die beiden zu Grunde liegende Sichtweise emergiert aus demselben Urgrund. Entsprechend nannte LEIBNIZ die im reinen Bewusstsein erfahrene Offenbarung – ewig gleichbleibend – *philosophia perennis*. Nach dem alten Energiegesetz ‹wie oben so unten› bestehen auf allen Ebenen der Schöpfung Ähnlichkeiten und lassen sich daher transponieren. Je innovativer und holistischer eine Wissenschaft arbeitet, umso eher gelingt ihr die Verbindung zu psychischen Entwicklungsmodellen. Die gegenseitige Befruchtung äussert sich in der Vision des Psychologen Gary ZUKAV[62].

> «Seien Sie nicht überrascht, wenn die Vorlesungsverzeichnisse über Physik im 21. Jahrhundert Vorlesungen über Meditation enthalten.»

Daneben ist aber ein fundamentaler Unterschied augenfällig, *der schon in der Antike verwischt wurde:* Es herrschen nicht auf allen Ebenen der Hierarchie *nur* dieselben Gesetzmässigkeiten[63]. Auf der subatomaren Ebene ist beispielsweise die *Unschärferelation* wesentlich, d. h., Impuls und Lokalisierung des Elektrons sind *nicht gleichzeitig* möglich. In der Übertragung auf die *Humanebene* jedoch ist der Körper zunächst mit Sicherheit einmal da, auch wenn er sich langsam verändert. Er bildet die *materielle Grundlage und Orientierungshilfe für aufbauende Seelenerfahrungen* wie z. B. im *Yoga.* Ja, die menschliche Bewusstseinsentwicklung braucht gerade die leibliche Verwurzelung, im Gegensatz etwa zu chaotischen, bewusstseinserweiterten Drogenerfahrungen, die zu Persönlichkeitsverlusten führen können. Transponieren wir die Unschärferelation auf die *Seelenebene,* passt sie bereits besser: Impulse, d. h. Energiewahrnehmung, -ausstossung und -ableitung, können nur mehr feldartig ausgemacht werden, nach *Zonen höherer Dichte.* Entsprechende Zonen erkenne ich in den *chakren* des *Yoga,* innerhalb derer Energie umgesetzt wird. *Der ‹Energieleib› mit den Zonen höherer Dichte entspricht dann dem transkulturellen Seelenmodell.*

Das als Lebensbaum mit zwei Schlangen bekannte Bild lässt sich als psychisches Feld mit zwei Energiekanälen entschlüsseln, als Feldmodell. Es müsste heute entsprechend gedeutet werden[65]: Dann offenbart uns der *caduceus* (Schlangenstab) mit seinen verschiedenen Ausprägungen als *Aeskulap-Hygieia-Stab,* als *Baum der Weisheit* der Bibel, als ägyptischer *Djet-Pfeiler,* als *indischer Lebensbaum* mit Schlangen *(kundalini[64]),* als *indianischer Lebensbaum* immer wieder dasselbe: den *Weg subtiler Energieprozesse* durch die *Strukturebenen der Psyche* (vgl. *caduceus,* Abb. 8).

> *Eine **Hypothese** ist:* Die Energie lässt sich sowohl *verfeinern* wie auch in höhere Feld- und Bewusstseinsebenen *entwickeln. Dafür hatten die antiken Philosophen ein bildhaftes Modell der Psyche, das transkulturelle Lebensbaum- oder Chakrenmodell* (2.7).

1.4.1 Modellbildung im Bewusstseinsspektrum

Zu seiner Orientierung in der inneren und äusseren Welt schafft sich der Mensch *Modelle.* Sie sind Hilfsmittel, regelhafte Ereignisse in einen Sinnzusammenhang zu bringen, und sind Abbilder, Annäherungen und Vereinfachungen eines jeweiligen Erfahrungs- und Wissensstandes. Wie Naturwissenschaftler Modelle zur Orientierung und Entwicklung brauchen, so beruhte auch die antike Bewusstseinslehre auf Modellen. Letztere Modelle sind in unserer Zivilisation verloren gegangen und damit auch das darin enthaltene Entwicklungspotenzial.

H.-P. DÜRR, Physiker und Träger des *Alternativen Nobelpreises*, vergleicht Modelle und Befunde mit Landkarte und Landschaft[66]:

> «Niemand würde auf die Idee kommen, die Landkarte mit der Berglandschaft zu verwechseln. Um das zu erkennen, begebe ich mich in die Wirklichkeit selber hinein, und was ich dann erlebe, ist reicher an Eindrücken, aber ungenauer im Detail. Warum ist es reicher? Es ist reicher, was die Beziehungsstruktur anbelangt.»

Modelle lassen sich von einem Erfahrungsgebiet in ein anderes übertragen, wo sie sehr fruchtbar sein, aber auch wesentliche Unterschiede kaschieren können.

In das Vakuum an Bewusstseinsmodellen begannen nun Quantenphysiker ihre Modelle zu übertragen und griffen zu Analogien aus der menschlichen Erfahrungsebene. DÜRR ist beim Übertragen der subatomaren Modelle auf *die menschliche Ebene* sehr vorsichtig[67]:

> «Darf ich denn das, was ich im subatomaren Bereich erkannt habe, wirklich auf den Leib-Seele-Bereich übertragen? Ich habe im Leib-Seele-Bereich doch die Mathematik nicht mehr. Zweifellos muss man die Argumentation umdrehen. Was wir mit Geist bezeichnen und was sich für den Menschen bewusst in Leib und Seele ausdrückt, wird die umfassendere Ansicht sein. Die Quantenphysik vollzieht diesen Zusammenhang dann nur in unserer Sprache nach, die sich dafür wenig eignet und sich primär als lebensdienlich in unserer materiell-energetisch erfahrbaren Lebenswelt herausgebildet hat.»

Indem er GEIST und Potenzialität vergleicht, begibt sich DÜRR an den Rand des sprachlich Fassbaren[68]:

> «Als reine Beziehungsstruktur hat der Geist mehr Ähnlichkeit mit der Seele als mit dem Leib. Er ist nicht nur unbegreiflich, sondern auch ohne direkten Ausdruck, aber auch nicht das Nichts. In der Quantenphysik entspricht dem Geist das, was wir Potenzialität nennen.»

DÜRR wird von der Geisteswissenschaftlerin M. OESTERREICHER dialogisch begleitet und hat keine Berührungsängste, psychisch-geistige Zusammenhänge zu definieren: Sein *Übertragungsversuch vom Subatomaren ins Geistige* ist eine naheliegende Hypothese, die aber berechtigterweise Fragen nach einem Entwicklungsspektrum aufwirft. Die Begriffe wie *Leib* (vs. *Körper), Sein* (vs. *Werden*) und vor allem *Geist* dürften nicht vorschnell definiert werden. Hier müsste die Philosophin das Thema mit Modellen der philosophischen Tradition und Bewusstseinsforschung beleuchten und ergänzen, damit nicht den hochkomplexen Modellen der Quantenphysik simplifizierende Begriffe von ‹Geist› und ‹Seele› oder die spontane und mechanistische Neuschöpfung ‹*Wirk*› gegenüberstehen[68]. In einem *dialogischen Vorgehen* sind *Rückfragen* oder auch sog. ‹*Ichbotschaften*› angezeigt, im Gegensatz zum einfachen Postulieren, also: ‹*Meiner Meinung nach könnte es sich so verhalten*› vs. ‹*Es ist so*›[69].

Auf dem Bewusstseinsweg der alten Weisheitstraditionen wurde alles erfahren und je sorgfältig geprüft. Man war sich aber auch klar, *dass sich die höchsten Erfahrungen dem sprachlichen Zugriff entziehen*[70].

Trotz löblichem Bemühen heutiger Naturwissenschaftler, die subatomare Mikroebene und die menschliche Makroebene im gleichen Modell zu verbinden, handelt es sich um verschiedene *Hierarchieebenen:* Ich bezweifle grundsätzlich, ob die subatomaren Modelle für die GEIST-Ebene überhaupt differenziert genug sind. Es könnte eine Diskrepanz entstehen, wie etwa zwischen höchster Ekstase und dem Niveau einer Kurzbotschaft (SMS) auf dem Mobiltelefon!

Hier schliessen wir den Kreis zur anfänglich erwähnten Malaise der Neurowissenschaftler, die von den Bewusstseinswissenschaftlerinnen berechtigterweise differenziertere Modelle erwarten.

Von den Naturwissenschaftlerinnen ist andererseits zu erwarten, dass sie nicht einfach diktieren, *wie Forschung im Bewusstseinsbereich auszusehen hat.* Der Reduktionismus in unserer Kultur sucht nach Schuldigen, müsste aber vielmehr innerhalb – und besonders zwischen – den verschiedenen Wissenschaftsbereichen aufgearbeitet werden. Ebenso sind die ökologische Krise und die kommunikative und spirituelle Verarmung unserer Gesellschaft zu erkennen, zu verarbeiten und zu korrigieren.

Aktuelle Bewusstseinsmodelle müssen die Integration aller Ebenen, von den Befunden der Neurowissenschaften bis hin zu den Zuständen höchsten Bewusstseins und *Glückseligkeit* ermöglichen. *Wer sich mit Bewusstseinsmodellen auseinandersetzt, sollte über erweiterte Bewusstseinserfahrung verfügen.*

Wo Forscher auf ihrem Erkenntnisweg an die Grenze des Verstehbaren stossen (Aporie), werden *Versenkung, Schau und Visionen unabdingbar.* Ob also von Biologie, Chemie, Mathematik, Medizin und Physik oder ob von Psychologie, Sprachwissenschaft, Geschichte, Philosophie oder Theologie ausgegangen wird, kommt der Punkt, wo sich ein bewusstseinsmässiger Sprung in neue Welten aufdrängt. Jeder Mensch, auch jeder Forscher, strebt letztlich nach der in ihm angelegten Bewusstseinserweiterung, der antiken ‹*Glückseligkeit*›, und bleibt nur so lebendig. Die verschiedenen Wissenschaften können als *unter-*

schiedliche Sprachen verstanden werden, die versuchen, in einer unbegrenzten Wahrnehmungswelt (gr. *apeiron)* die ihrem Fach entsprechende Deutung zu geben.

Die *Geisteswissenschaften* arbeiten mehr mit Orientierungshilfen in einem fliessenden *Zeitkontinuum* (vgl. Verb als Zeitachse*)*, die *naturwissenschaftlichen Sprachen* eher in Relationen in einem immer virtuelleren *Raumkontinuum* (z. B. Orbitalmodelle der Chemie). Wir können demnach von *unterschiedlichen Sprachen* und *unterschiedlicher Strukturierung der Wahrnehmungswelt* sprechen. Da höhere Bewusstseinszustände durch Überräumlichkeit und Überzeitlichkeit gekennzeichnet sind, wird der Unterschied jedoch irgendwann irrelevant. *Modelle, auch die unterschiedlichen Sprachsysteme, sind aber nie die Realität selber* und *müssen immer vorläufig bleiben.* Die absolute Wahrheit liegt in den antiken Erkenntnislehren immer nur im *Weg zum Ziel.*

Wie nahe sich heutige und antike Sichtweisen sein können, soll folgendes Textbeispiel zeigen. DÜRRs Auslegung von Aspekten der Quantenphysik beginnt mit dem subtilen Energiegesetz *‹Alles fliesst›, d. h., ‹Alles ist Energie›*[71]:

> «Alles fliesst. Hier zeigt sich schon das Wesen der Zeit, aber nur einer embryonalen Zeit, die noch keine Dauer kennt. Das, was im Untergrund ist, kommt und geht. Was wir dann sehen, real erfahren und beobachten, ist ein kooperatives Zusammenspiel von vielen Strömen. Es ist nicht so, dass die Ursache von etwas, das entsteht, von derselben Art zu sein braucht. Das heisst, die Ursache von etwas Realem braucht gar nichts Reales zu sein. Alles, was entsteht, hängt, schon bevor es entsteht, mit allem zusammen, es ist gewissermassen da, aber nicht in dieser konkreten Form. Aus dem umfassenden Zusammenhängenden entsteht das, was wir sehen.»

Sokrates formuliert das *Hin und Her* allen Fliessens aus dem Urgrund als subtile *Wahrnehmungstheorie*[72]:

> «Der *Urgrund* aber, an welchem … alles hängt, ist … der, dass Alles *Bewegung* ist – und daneben gibt es nichts – von der Bewegung aber zwei Arten, beide der Zahl nach unendlich, deren eine ihre *Energie* im *Bewirken* hat, die andere im *Erleiden,* und aus *dem Zusammentreffen und der Reibung dieser beiden miteinander* entsteht das unendlich aufgefächerte Werden, … immer zwillinghaft als Wahrnehmbares und als Wahrnehmung.»

Heute begegnen sich Natur- und Geisteswissenschaften mit ähnlichen Modellen, aus denen die Differenzierung zum energetischen bzw. materiellen Welt- und Menschenbild einmal ausgelöst wurde. Typischerweise werden diese Auseinandersetzungen häufig in *Dialogform* ausgetragen, wie sie schon in der Antike als wichtiges Instrument in der Bewusstseinsforschung genutzt wurde (vgl. DÜRR, GRAWE).

1.5 Sprache im Bewusstseinsspektrum

Der sprachliche Zugang zu den Bewusstseinswelten unterscheidet den Menschen, trotz seiner 98 % mit den Schimpansen gemeinsamen Genen, grundsätzlich von diesen nächsten genetischen Verwandten. In den gesprochenen und geschriebenen Sprachzeichen und -symbolen liegt die Möglichkeit, Welt zu fokussieren, zu ordnen und zu übermitteln. DÜRR umschreibt dies folgendermassen[73]:

> «Wie kann es sein, dass das, was überhaupt keinen Namen hat, sich uns erfahrbar macht, so als ob es verschiedene Namen trüge?»

Das *Bewusstseinsspektrum* bildet sich also besonders deutlich in den *Sprachen ab*, die so zu einer wichtigen *Forschungsgrundlage werden.* Der Philosoph Karl R. POPPER schreibt[74]:

> «Die Emergenz eines vollen, der Selbstreflexion fähigen Bewusstseins, das anscheinend mit dem menschlichen Gehirn und der Darstellungsfunktion der Sprache verbunden ist, ist eigentlich eines der grössten Wunder.»

1.5.1 Sprache als Ordnungsprinzip

Tatsächlich ist es wunderbar, wie menschliche Gemeinschaften im unendlichen äusseren und inneren Kosmos *(apeiron)* Orientierungszeichen, Ordnungsprinzipien, hierarchische Bewusstwerdungsformen prägten und benützen[75]. Es wird in dieser Studie aufzuzeigen sein, dass *rationale Selbstreflexion* jedoch nicht den höchsten Bewusstseinserfahrungen entspricht. Den alten Philosophien, auch den griechischen, lag eine Versenkungspraxis zugrunde, die ZUKAV folgendermassen fasst[76]:

> «Die Philosophie kann intellektuell begriffen werden, *Tantra* (= Praxis) dagegen nicht. Die buddhistische Philosophie ist eine Funktion der Ratio. Tantra transzendiert das Rationale. Die subtilsten Denker der indischen Zivilisation erkannten, dass Wort und Begriff sie nur bis zu einem bestimmten Punkt brachten. Jenseits dieses Punktes lag die eigentliche *Ausübung einer Praxis,* deren Erfahrung *unbeschreiblich* ist. Dies hielt sie nicht davon ab, die Praxis zu einer äusserst wirkungsvollen und hochentwickelten Reihe von Techniken auszubilden, aber es verhinderte, dass sie die Erfahrung, die diese Techniken bewirkten, beschreiben konnten.»

HUSSERL seinerseits, der sich zunächst phänomenologisch-erkennend in die Aussenwelt begab, fragte sich schliesslich wie *Sokrates*[77]:

> «*Wie* ist derjenige zuinnerst beschaffen, der in dieser Weise die Welt zu erkennen vermag?»

Die Alltagssprache ist vermutlich ebenso begrenzt wie die Alltagsrealität des Sichtbaren und Greifbaren, in *Bits* 1:1 Übermittelbaren. Im *Zeitalter der Informatik* und des *Cyberspace* vernetzen wir immer grössere globale, reale und virtuelle Systeme zum geschlossenen Informationsraum des *Internet*. Es ist dies eine künstliche Wunderwelt von Fenstern, die sich auf neue Welten hin öffnen, immer weiter, immer umfassender, immer mehr Sinne in die virtuellen Welten einbeziehend. Für mich ist diese technische Informations- und Kommunikationswelt von ‹Welten in Welten in Welten in Welten …› letztlich *virtuelles Abbild der subtilen Bewusstseins- und Kommunikationswelten und lässt sich nur entwickeln, weil wir sie bereits potenziell in uns tragen. Sprache ist somit mehr als reine Informationsübermittlung*, was im Folgenden thematisiert wird.

1.5.2 Sprachmodelle zwischen Potenzialität und Sprechakt

In der Antike wurde davon ausgegangen, dass alles, was der Mensch erschafft, Abbild seiner *schicksalhaften Anlage*, seiner Potenzialität ist *(physis*[78]*)*. Es kann nur das erfahren werden, was potenziell in den Programmen enthalten, und ferner, was vom Benützer durch *Resonanz* aktiviert werden kann. Entsprechend hat der Begründer der *modernen Linguistik*, Ferdinand DE SAUSSURE, *‹Sprache› (langue)* als einer Sprachgruppe *gemeinsame virtuelle Sprachmuster* und *‹Rede› (parole)* als deren *Konkretisierung in den Sprechakten* unterschieden. Weiterentwicklungen wie die *Wortfeldtheorien* (GECKELER), die *kontextuelle Semantik* (WITTGENSTEIN, ULLMANN) und die hierarchischen Modelle der *generativen Transformationsgrammatik* (CHOMSKY) lassen psychisches Funktionieren anhand *sprachlicher, räumlicher Energiemodelle* verstehen. Die heute entwickelten Übersetzungsprogramme funktionieren jedoch nur für einfache Zusammenhänge; kompliziertere Zusammenhänge sind mehrschichtig und übersteigen die Programmierbarkeit, wie wir noch sehen werden. Ähnlich werden mit Hilfe der *Quantenphysik* technologische Errungenschaften wie Atomkraftwerke AKWs berechnet und ausgeführt. Die dazu verwendete mathematische *Zahlensprache* ist eine virtuelle Realität, die nicht mehr unseren *Raum-Zeit-Begriffen* entspricht[79]. Für den Laien ist die *physikalische Grundlagenforschung* unzugänglich, *verschlüsselt*. Die Benützerin kann jedoch die technischen Produkte wie Mobiltelefon und Computer nutzen, ohne die zugrunde liegenden Erkenntnisse zu verstehen. *Ähnlich ist es auch mit unserer Sprache: Wir können sie alltäglich gebrauchen, ohne ihre Tiefen auszuloten.*

Die Sprache hat sich als *Wortsprache (Bildsprache) wie als Zahlensprache (Relationssprache) entwickelt, die unterschiedlichen Bewusstseinsvorgängen ent-*

sprechen. Zahlen und Buchstaben stammen ursprünglich aus dem *Sakralbereich.* Der Begriff *Hieroglyphen (‹heilige Kerben›)* weist auf den *hochenergetischen Ursprung* der Schriftzeichen im Sinne von ‹Energiegefässen› hin. Im Hebräischen werden für Buchstaben und Zahlen dieselben Zeichen benutzt. Ursprünglich bedeutete das Zeichen, das sich zum griechischen β entwickelte, zunächst einfach ‹Haus› (vgl. *Beit-lehem = ‹Brot-haus›)* und wurde dann auch als Laut gebraucht. Die ehemals holistische Strahlkraft sprachlicher Zeichen und Bilder hat sich in der *Kabbala,* der hebräischen Weisheitslehre, erhalten, wo neben der konkreten Realität immer auch weitere Bewusstseinsebenen mitschwingen und mitgedeutet werden.

In der ältesten griechischen geschriebenen Sprachstufe wird der menschliche Leib noch nicht als *statischer Oberbegriff* seiner Teile (wie ‹Gesicht›), sondern als sich manifestierende Energiewahrnehmungen und -flüsse fassbar[80], die sich allmählich zu Funktionen, zu Strukturen und schliesslich zu Körperteilen und Abstraktionen wie ‹Psyche› wandeln.

Während hohe Bewusstseinserfahrungen durch *Überräumlichkeit und Überzeitlichkeit* definiert sind, orientiert sich die alltägliche Sprache vorwiegend in *Raum und Zeit* (2.6.3).

- *Wortsprache:* Die Wortsprache mit der Zeitachse im Verb hat zunächst einen Schwerpunkt in der Darstellung von *Phänomenen* im *zeitlichen* Ablauf. *Drei* der sieben *‹freien Künste›* der platonischen Akademie – das *Trivium* mit *Grammatik, Rhetorik, Dialektik* – gründen auf der Wortsprache und bilden den *zeitbezogenen* Einstieg zur *Erforschung des Bewusstseins*[81].
- In der *Zahlensprache* ihrerseits kann eher ein Strukturprinzip des unendlichen *Raumes* nach *Verhältnissen und Relationen* gesehen werden. Als *Quadrivium – Geometrie, Arithmetik, Musik* und *Astronomie* – bildeten sie den *räumlichen Weltzugang* der platonischen Akademie[82]. *Platon* soll gesagt haben: ‹Gott *geometrisiert* immer›[83]. In der Antike gab es Weisheitssysteme, die ganz auf dem *Prinzip der Zahl* gründeten. *Pythagoras,* bei dem auch Platon lernte, baute seine Erkenntnislehre auf der Basis der Zahl auf[84]:

  «Die Zahl (Zahlenverhältnis) ist das Wesen aller Dinge; sie löst das Chaos ab und hilft dem Menschen, sein Leben wieder in die kosmische Harmonie der Sphären zu bringen.»

Überraschenderweise entpuppte sich die Verschiedenheit der *chemischen Elemente* als zahlenmässiger Unterschied von Kernteilchen.

Der Naturwissenschaftler und Psychotherapeut HINZE macht folgende Verbindung zwischen Zahl und indischer *Samkhya*-Philosophie[85]:

> «Wenn man ernst nimmt, dass Samkhya von … Zahl abstammt, dann rückt die Samkhya-Schule geistig, vielleicht sogar historisch, in die Nähe der griechischen Schule der Pythagoreer und Platoniker. Pythagoras war ein Erleuchteter aus der Zeit der Vorsokratiker (6. Jh. v. Chr.). Er war ein Eingeweihter in das Prinzip Zahl. Nach Pythagoras liess sich das Wesen der gesamten Wirklichkeit in Zahlen ausdrücken. Die Zahlen schaffen die Ordnung im Kosmos, indem sie das Unendliche, Unbegrenzte, Unbestimmte *(apeiron …)* begrenzen und bestimmen. … Auch das indische CAKRA-System zeigt eine solche Weltsicht aus der *Zahl* heraus. Man könnte das ganze CAKRA-System in sich als eine bestimmte pythagoreische Darstellung des Samkya-Systems betrachten. Das Wissen um die *Zahl an sich* war offenbar bis in jene Zeit hinein – sowohl in Griechenland wie in Indien – lebendig.»

Darstellungsmöglichkeiten dieser Zahlrelationen sind die *Chakren als Lotosblüten mit zunehmender Blütenblätterzahl* (2.7.1[86]). Eine *vergleichbare Systematik* scheinen m. E. auch die *‹Siegel des Pythagoras›* zu enthalten: Die Hauptbewusstseinsebenen werden hier mittels *Sternsymbolen* mit zunehmender Zackenzahl kodiert. Das bekannte *Hexagramm* (6-Zack-Stern), der *Davidstern,* entpuppt sich als subtiles Seelenmodell und lässt in der hebräischen *Kabbala* eine transkulturelle Weisheitsverbindung erkennen[87].

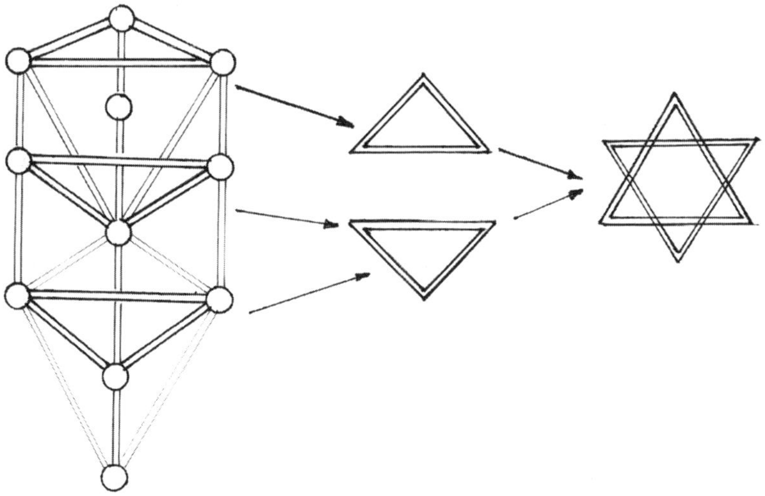

Abb. 1: Lebensbaum der Kabbala (hebr. otz cheim) wird zum Hexagramm (Davidstern).

Für die alten Bewusstseinswege scheint also das Erfassen nicht nur *zeitlicher*, sondern auch *räumlicher* Energierelationen, z. B. geometrischer Formen, bis in überräumlich-überzeitliche Visionen bedeutsam, vergleichbar mit den Grenzerfahrungen eines Albert EINSTEIN. Hermann HESSE hat im *Glasperlenspiel* einen solchen Weisheitsweg meisterhaft nachempfunden. Ein ebenfalls neueres Beispiel fand ich beim Musikwissenschaftler Hans KAYSER. Er beschreibt, wie er in einem *Tempel von Paestum* das Gefühl bekam, sich in einem Kristallgitter zu befinden, das sich dann mit ihm bewegte. Dabei spürte er die Resonanz zwischen Architektur und Spiritualität, die den Tempeln zugrunde liegt[88]. Seine Wahrnehmungen setzte er dann in musikalische Relationen um und entdeckte später ähnliche Strukturprinzipien in der Pflanzenwelt: Das Prinzip des *Goldenen Schnittes* finden wir bei Pflanzen, auch bei Ammoniten (Schnecken), aber auch am menschlichen Gesicht, nach der Proportion: *Der kleinere Teil verhält sich zum grösseren Teil wie der grössere Teil zum Ganzen.* Dieses Verhältnis wurde als kosmische Ordnung, als *‹gut und schön›* empfunden, wie uns z. B. die Statuen antiker Bildhauer offenbaren. Aber auch Schlüsselbegriffe wie ‹Gerechtigkeit› in platonischen Texten lassen oft *holistische Proportionen* erkennen[89]:

> «… wie Sokrates (dies) im ‹Staat› *(Politeia)* aufgezeigt hat, indem er einerseits *politike* (= Staatsführungs-Kunst) für Gerechtigkeit in der Stadt *(dikaiosyne poleos)*, andererseits ‹höhere› Gerechtigkeit *(dikaiosyne)* für die der Struktur der Psyche dienliche *politike* (= philosophische Kunst) setzte.»

In *therapeutischen Verfahren* ist uns die Wortsprache mit der *Zeitachse* geläufig: Man erinnert seine Lebensgeschichte dem Zeitfaden entlang. Die Antike therapierte zusätzlich mit *räumlichen Relationen,* wie in der *Tragödie* (5.4.5.6.1). Nach aussen projizierende räumliche Verfahren wie *Psychodrama, Familienskulptur* nehmen diese alte Tradition des *‹Dramatisierens›* mit Gewinn wieder auf. Räumliche Konfigurationen finden sich auch in aktuellen Konzepten des *Positionsfeldes der Traumforschung* wieder[90]. *Es scheint jedoch, dass in der Antike das Abrufen räumlicher Speicherung, z. B. als Wissen um die Sternenbahnen, viel ausgeprägter war als heute* ([91], 2.5).

1.5.3 Mehrfachdeterminiertheit und metaphorische Sprachform

In der Psychoanalyse sind Traumkompositionen als *mehrfachdeterminiert* erkannt: Ein bestimmtes Bild kann auf mehreren Erlebensebenen der Person signifikant sein. Schön zeigt der Psychologe Detlev von USLAR auf, wie sich ein Traum in verschiedene Bewusstseinsebenen derselben Person auffächern lässt. In einer holistischen Sichtweise ist letztlich alles, was wir tun, *Abbild der zahlreichen Bewusstseinsebenen, an denen wir teilhaben.* Dies muss vom Autor nicht einmal intendiert sein: Bezüglich des Kunstwerkes spricht WILBER von einer Grundstruktur, einem *Urholon*, das durch die Interpretinnen, durch die Gesellschaft und diejenigen, die dem Werk Resonanz geben, erfahren und weiterentwickelt wird[92].

> Wir müssen somit in allem menschlichen Ausdruck eine mehrdimensionale Bewusstseinswelt voraussetzen. Das Sichtbare, Greifbare ist der nächstliegende Sinn eines Werkes, auch eines Textes, schöpft ihn jedoch längst nicht aus.

Ein Beispiel für die Möglichkeit *holistischen Erlebens*: Der italienische Dichter Petrarca beschrieb im 14. Jahrhundert erstmals eine Bergbesteigung, diejenige des höchsten Berges der Provence, des *Mont Ventoux*. Dabei war für ihn ganz klar, dass das *Besteigen des Berges* symbolisch auch auf den *menschlichen Lebensweg* zu deuten war.

Bis zur *Aufklärung* kann wohl mehrdimensionales Bewusstsein im kulturellen Ausdruck vorausgesetzt werden; deutlich ist es noch in der Romantik, dann im 20. Jahrhundert vorwiegend in der Literatur (RILKE) fassbar.

Die Bewusstseinsentwicklung wurde bereits in der Antike als dialektischer Prozess dargestellt, wie er auch den historischen Materialismus inspirierte:

Synthese — *himeros*
/ \ — / \
These / Antithese — *eros* / *anteros*

Dieses Modell kann Stufe um Stufe – für eine kontinuierliche Bewusstseinsentwicklung – von den materiellen zu den spirituellen Ebenen vorausgesetzt werden[93]. Daher muss grundsätzlich bei antiken Begriffen überprüft werden, *welche Ebene sie im Sprechakt evozieren.* In der griechischen Klassik hat sich eine Bewusstseinsentwicklung vollzogen, in der *phänomenologisch-genaues Wahrnehmen, mystische Versenkung und zugleich Reflexion im hellwachen Bewusstseinszustand* kombiniert wurden, *wo also die eine Bewusstseinsebene mit den anderen validiert und interpersonal verifiziert wurde*[94].

Diese Vorgänge sind in den platonischen Dialogen sprachlich abgebildet und enthalten die Wurzeln zu all unseren Wissenschaften, zur Kunsterfahrung und zu höchster menschlicher Entfaltung. Allerdings war dieses Gleichgewicht sehr labil und hielt den Grobheiten der äusseren Welt nur wenige Jahrhunderte stand. Das Bewusstseinsspektrum liegt hier – innerhalb unserer *westlichen Kultur* – also bereits erarbeitet vor und harrt unserer Wiederentdeckung: ***mein achtes Anliegen.***

Die entsprechenden Schriften sind in einer für *psychisch-spirituelle Erfahrungen adäquaten Form und Sprache, im Mysterienvokabular,* verfasst. Daher sind sie für unseren heutigen Bewusstseinsstand weitgehend *kodiert*, was sich bei den Interpreten vielfach in Unverständnis, im Übergehen von Schlüsselstellen oder in Abwertungen herausragender Persönlichkeiten der antiken Geisteswelt äussert[95]:

> «Plotin, der grösste aller griechischen Religionsphilosophen lebte im 3. Jahrhundert (n. Chr.). … Das von ihm erdachte metaphysische System war von einer unerträglichen Vielschichtigkeit und sehr paradox wie die meisten metaphysischen Systeme …»

Solche und viele entsprechende Bemerkungen über antike Passagen, Werke und Autoren schrecken vor einer Auseinandersetzung mit ‹metaphysischen Welten› ab. Die betreffenden, nicht nur ‹erdachten› Texte, sondern Zeugnisse menschlicher Erfahrungen, könnten sehr wohl zur Ressource für Bewusstseinsforscher und -wissenschaftlerinnen werden (DÜRR[96]):

> «Das Geistige, das uns verbindet, ist gar nicht in dieser Sprache beschreibbar. Wir können davon nur metaphorisch reden, und das in vielen unterschiedlichen Gleichnissen. Die verschiedenen Kulturen entsprechen ja in gewisser Hinsicht verschiedenen Gleichnissen.»

Der adäquate Ausdruck *energetischer Welterfahrung* in den alten Weisheitslehren ist die *metaphorische Sprache.* Die höchsten Bewusstseinserlebnisse scheinen jedoch überhaupt nicht mehr sprachlich fassbar zu sein[70]. *Sprache ist zwar wesentliches Instrument unserer je kulturell geformten Wahrnehmungs- und Bewusstseinswelt, verändert und verdichtet sich aber, um schliesslich im ‹Unsagbaren›* (gr. *arrheton*), d. h. im *Mysterium,* zu verstummen.

Traditionsgut, das sich auf höhere Bewusstseinserfahrungen bezieht, zeigt transkulturell eine hohe *Konkordanz in Form und Inhalt*, in *Bildern, Symbolen*, bis hin zu komplexen *Ritualstrukturen.* Und dies so auffallend, dass der *transkulturelle Vergleich* ein *notwendiges wissenschaftliches Instrument im energetischen Weltbild und in der Bewusstseinsforschung* sein muss.

Weiter haben heutige Interpretinnen von Texten zur Bewusstseinserweiterung idealerweise *Eigenerfahrung*, um das *Alltagsbewusstsein* und die kulturspezifischen *Vorstellungen von psychischer Normalität* und *aktuellem Agnostizismus* zu transzendieren. Allmählich beobachte ich eine Sensibilisierung auf diese Zusammenhänge in der Philologie und Philosophie, länger schon in der Anthropologie (WALSH[97]):

> «Erstmals in der Geschichte haben wir heute Zugang zu den religiösen, heilkundlichen und ‹bewusstseinsverändernden› Disziplinen – wie Yoga und Meditation – die den Ausübenden lehren, zuträgliche oder heilsame Bewusstseinszustände zu erreichen, so etwa Zustände tiefer Konzentration und Ruhe, die das körperliche, psychische und geistige Wohl fördern.»

Die Weisheitstexte sind generell verschlüsselt, d. h., sie sind nur für diejenigen verständlich und nachvollziehbar, die die entsprechende *Resonanz (sympatheia)* entwickeln. Das Rüstzeug für heutige Interpreten ist *gelebte psychische Tiefenerfahrung, Interdisziplinarität und transkulturelles Wissen* (vgl. DREWERMANN): ***mein neuntes Anliegen.***

1.5.4 Allgemeines zu Kodierung und Dekodierung

Zunächst stellt sich die Frage nach dem *Wie*, nach dem *Wann* und nach dem *Warum* der Kodierung:

- *Wie wird kodiert?*
  Kodierung macht nur Sinn in einem Kommunikationsnetz mit einem gemeinsamen Kode. Sind ‹Senderin› und ‹Empfänger› im gleichen Bewusstseinszustand, kann eine hochkongruente Informationsübermittlung erfolgen. Ist die ‹Senderin› auf einem anderen Bewusstseinsniveau, versteht der ‹Empfänger› nur das, was er auf seiner Ebene dekodieren kann[98].
- *Wann wird kodiert?*
  In einem Kommunikationsnetz von hoher *Abstraktion*, wie in den naturwissenschaftlichen Grundlagenfächern, ist eine Kodierung für ökonomische Übermittlung unumgänglich: Chemiker können mittels ihrer kunstsprachlichen Formeln, z. B. mittels der Formel H_2O = ‹Wasser›, schliesslich auch eine Wasserstoffbombe produzieren, ohne die konkrete Realität von Wasser in einem Bergbach zu erleben. *Kunstsprachliche Kodierung* bildet sich folglich als Niederschlag einer fachlichen Kompetenz, in eigenen Kommunikationsräumen. Sie ist Verdichtung von Wissen in *Kürzeln*, *Konstrukten* und einer eigenen *Symbolsprache*.

- Kodierung entsteht aber auch *spontan* infolge von *sehr häufigem Gebrauch*. Dies wird deutlich, wo die Alltagssprache einen technischen Jargon und einen kodierten, ‹wissenschaftlichen› Stil verwendet: CU2 (= *‹see you too›*). Dichter, Kommunikationsforscherinnen und wachsame Zeitgenossen diagnostizieren eine Kultur von Sprechblasen mit einer allgemeinen Verarmung des sprachlichen Ausdrucks und vermutlich auch der dadurch ausgedrückten Erlebniswelt. Hierher gehört auch die damit einhergehende Identitätsbildung von *Subkulturen*, die von aussen beinahe unverständlich sind. Diese Art von Kodes stumpfen durch häufigen Gebrauch ab und müssen laufend durch Neuschöpfungen ersetzt werden.
- Schliesslich – und für uns am relevantesten – sind Texte von Kultgemeinschaften mit einer *gemeinsamen höheren Bewusstseinserfahrung* kodiert.
- *Warum wird kodiert?*
  Während in den vorausgehenden Beispielen die Gründe aus den sprachlichen Ökonomie- und Entwicklungsgesetzen erklärbar sind, herrscht bei der *rituellen Kodierung* die Sorge um *Erhaltung des Energiepotenzials* vor (vgl. *hippokratischer Eid*). Bei Platon wurden Voraussetzungen und Instrumente bereitgestellt, die uns erlauben, unseren bewusstseinsmässigen Reduktionismus zu erkennen, zu verarbeiten und menschliche Entwicklung auszulösen. Noch NIETZSCHE nannte *Sokrates* einen ‹*Mystagogen* der Wissenschaft›[99].

Im umgekehrten Sinne entspricht die *Dekodierung* antiker Texte nichts anderem als dem ‹*Ausfalten*› der darin enthaltenen Bewusstseinserfahrungen[100] und bestätigt letztlich das Bewusstseinsspektrum. Gemäss BOHM gibt es Kulturen und Zeiten, die mehr verdichten, *‹einfalten›*, und andere, die mehr *‹ausfalten›*, was nach menschenübergreifenden soziokulturellen Rhythmen abzulaufen scheint. Wir dürften uns jetzt in einer *Phase der Ausfaltung* befinden, wo alte Weisheitslehren verschiedener Kulturen ausgedeutet werden[101] und frappante Übereinstimmungen erkennen lassen.

Sprachliche Ausfaltung kann folgendermassen grob aufgefächert werden:

Unaussprechbare Erfahrung
Sprache als spirituelles Betroffensein
Sprache als rituelle Erfahrung
Sprache als Selbstreflexion
Sprache als Gefühle
Sprache als Gedanken
Sprache als 1:1-Kommunikation (SMS)

Die abendländische Philosophie wie auch die christliche Tradition sind zwar stark von der antiken Philosophie und Bewusstseinslehre geprägt, aber wir kennen viele Begriffe oft bloss noch in ihrer oberflächlichen oder materiellen Bedeutung. Wir haben uns daran gewöhnt, die Antike durch bestimmte kulturelle Verzerrungen von *Rationalität* und *Körper-Seele-Spaltung* zu sehen. Ferner wurden während Jahrhunderten die Unterschiede zur *christlichen Identitätsbildung betont*. Gelingt es uns, dies aufzulösen, kann sich das überzeitliche Potenzial der alten Weisheitslehren wieder entfalten. Dann müssen die *griechischen* nicht mehr gegen die *jüdischen Wurzeln der abendländischen Kultur* ausgespielt werden: Vielmehr ist dann das *Verbindende* dieser alten Kulturen – die *energetisch-psychische Wahrnehmungswelt* – mit ihrem gemeinsamen Ausdruck zu entdecken, im Sinne einer *‹vertikalen Ökumene›* (vgl. KEEL/SCHROER).

Zum Schluss erwähne ich den Mythologen und Religionswissenschaftler Karl KERENYI mit seiner Vision zu integrativem, interdisziplinärem Forschen[102]:

> «Zur Lösung der Krise der Altertumswissenschaft meldete ich die Möglichkeit eines Standpunktes an, von dem aus die durch die literarische Überlieferung bestimmte und eingeengte Sphäre der klassischen Philologie in der Richtung einer mehrdimensionalen Kulturforschung erweitert werden könnte, einer Wissenschaft, welche die *sinnliche Tradition samt der Natur* als Umwelt der Kultur grundsätzlich berücksichtigte. (Die Wahl dieses Standpunktes) … war wohl auch als Schutz vor jeder Einseitigkeit – sowohl der nicht-psychologischen, ja anti-psychologischen der Philologen als auch der panpsychologischen der Psychologen – berechtigt.»

1.6 Dekodierungsprobleme in den Weisheitstexten

Wie eben erwähnt, enthalten die Weisheitstexte der alten Hochkulturen Erfahrungen höherer Bewusstseinsebenen in kodierter Form und waren damit nur für *Initiierte* verständlich[103]. Je älter die Texte, umso mehr sind sie verdichtet[104], was mit dem Entstehen der Schrift im Sakralbereich verbunden ist (1.5.2). Dazu passt die platonische Sprachverwendung im Sinne einer *Sakral- oder Mysteriensprache*[105]. Auch SCHEFER erbringt den wissenschaftlichen Nachweis, *dass alle platonischen Dialoge Mysterienerfahrungen* enthalten.

Sokrates selbst bestätigt, dass die *Vorfahren* die *Weisheitslehren* durch Dichtkunst *verhüllt hätten*, dass jedoch kein Dichter die höchsten, *‹überhimmlischen›* Erfahrungen je würdig zu besingen vermöchte[106]. Weitere deutliche Hinweise von Kodierung finden sich mehrfach in den platonischen Schriften, wie im *Symposion:* Wer keine initiatischen Erfahrungen habe, solle sich die

Ohren zuhalten, denn er verstehe diesen Text nicht. Im *Theaitetos*-Dialog steht die modern anmutende Stelle[107]:

> *Sokrates:* «Sieh dich aber wohl um, und habe Acht, dass uns nicht einer von den *Uneingeweihten* zuhöre. Dies sind aber die, welche von nichts Anderem glauben, dass es sei, als von dem, was sie recht herzhaft mit beiden Händen greifen können, die *rituellen Handlungen (praxis)* und das *Entstehen* (aus dem Ursprung, *genesis*) und *alles Unsichtbare* gar nicht mit unter *dem, was ist,* wollen gelten lassen.»
>
> *Theaitetos:* «Dies sind ja verstockte und widerspenstige Menschen, Sokrates, von denen du redest.»

Es gab also bereits in der Antike Menschen, die sich den subtilen Erfahrungen verschlossen! Sie bildeten damals jedoch nicht die aufgeklärte Elite.

Die Mysterienerfahrung als Erfahrung des überräumlich-überzeitlich Seienden *konnte nicht mit Worten ausgedrückt* und durfte nur verhüllt angetönt an Initiierte weitergegeben werden.

Eine Stufung nach Initiationsgraden bestand bereits bei den *Platon* beeinflussenden *Pythagoreern*[108]. Diejenigen, die zu umfassendem Wissen und Erfahrung gelangten, bildeten den *inneren* Kreis um *Pythagoras*, genannt *‹eisoteroi› (= ‹die drinnen›),* die den anderen Schülern *‹draussen›*, den *‹exoteroi›*, durch einen Vorhang *verhüllt* gewesen sein sollen. *Der Begriff Esoterik hatte früher also mit umfassendem Wissen, d. h. ‹unverhülltem Sein› zu tun.*

Auch die Gruppe um *Sokrates* und *Platon* grenzte ihren Weg sehr deutlich von der nach aussen orientierten Masse ab (*hoi polloi*, ‹die Vielen›) und unterschied sich damit z. B. von der *Sophistik* und deren Überredungskünsten sowie auch von den späteren *Christen*. So kritisierte *Sokrates* den Trend sophistischer Lehrer, alles zu offenbaren, damit auch[109]:

> «... die Schuhmacher (die höchste) Weisheit hören und lernen, und aufhören, einfältig zu glauben, dass einiges des Seienden stillstehe (Materie), Anderes aber sich bewege, sondern von ihnen lernen mögen ..., dass *alles sich bewegt.*»

Die Initiierten wurden zum Schweigen verpflichtet, wobei es offenbar immer schwierig war, nichts vom Mysterienumfeld *‹auszuplappern›*[110]. Das sich etablierende Christentum hat später die Schwelle für *‹die Vielen›* heruntergesetzt[111]. Das *Abendmahl* wurde dann allen zugänglich gemacht, was dessen *initiatische Qualität* schwächte. Trotzdem haben sich immer wieder christliche Randgruppen gebildet, die Einweihungswissen tradierten (vgl. Klöster). Viele frühchristliche Theologen und Weisheitslehrer waren noch in die vorchristlichen Mysterien eingeweiht, und einschlägige Stellen in den *Evangelien* weisen auf einen ursprünglichen *Initiatenkreis* um *Jesus* hin (DIETZFELBINGER): Im Gleichnis vom *Sämann* werden den *Eingeweihten* die Gleichnisse ausgedeutet, der *Menge* jedoch nicht[112] (5.6.3.4):

> «Und die Schüler traten herzu und sagten zu ihm: Warum redest du in Gleichnissen zu ihnen (der Volksmenge)? (Jesus) aber antwortete ... : Weil es euch gegeben ist, die ‹Mysterien› des Reiches der Himmel (Bewusstseinswelten) zu erkennen, jenen aber ist es nicht gegeben. ... Deswegen rede ich in Gleichnissen zu ihnen, weil sie *mit sehenden Augen nicht sehen* und mit *hörenden Ohren nicht hören und nicht verstehen* ... So höret nun *ihr* das Gleichnis vom Sämann: ...»

Die Schwierigkeit der Bibeltradition ist, dass sie – im Gegensatz zur platonisch-initiatischen – *zwei Übermittlungsebenen* enthält, eine für die *Eingeweihten* und eine für das *Volk*. Mehr und mehr wurden Einweihungssymbole, wie z. B. die ‹Jungfrauengeburt› oder das ‹leere Grab›, *konkret* verstanden (5.4.3.1; 5.2.6). Der initiatische Entwicklungsweg ging dadurch früh verloren.

Die Übermittlung in den Weisheitstraditionen geschah in kleinen Zirkeln von *subtil Hörenden*[113]. Sie sind in Griechenland als ‹*Philosophenschulen*› bekannt, waren jedoch eigentlich *Mystikergemeinschaften.* Seit den frühesten Zeugnissen[114] ging es um *Versenkungsprozesse* einerseits und um ein *Einordnen des Erlebten* im Bewusstseinsspektrum andererseits: Nur dieser Teil ist uns als ‹Philosophie› bekannt, *der mystische Versenkungsweg* jedoch ging verloren. Ihre Begründer wurden lediglich als *rationale Naturwissenschaftler* rezipiert, wie etwa *Pythagoras, Thales, Heraklit, Anaximander, Hippokrates, Demokrit, Sokrates*[115]. Waren die Weisheitslehrerinnen dagegen Frauen, sind sie leicht zu *Hetären mit einem ‹Salon›* geworden, auch wenn sie Meisterinnen von *Sokrates* und *Perikles* waren, wie etwa *Aspasia von Milet*[116]!

Die Platoniker bereiteten den Zugang zu den subtileren Bewusstseinswelten sorgfältig vor, da die Psyche in ihrem Kräftehaushalt wie ein ‹verschachteltes Feld› empfunden wurde. Der Mensch musste fähig sein, den Energiestoss eines neuen Bewusstseinsraumes auszuhalten. *Initiation*, gleichsam ein bewusstseinsmässiger *Quantensprung*, durfte erst dann erfolgen, wenn jemand dazu reif war. Konzeptuell lassen sich Bewusstseinsebenen oder -felder annehmen, die durch die *Initiation* geöffnet werden *(initiare:* ‹Eingang gewähren›).

Die aktuelle *Drogenproblematik* – teilweise mit Psychosefolgen – bestätigt die Notwendigkeit einer sorgfältigen Vorbereitung auf die Bewusstseinswelten hin. Deutlich wird energetische Überforderung eines jungen Pianisten durch die Wucht einer ihn überrollenden Komposition im Film ‹*Shine*› (D. HELFGOTT).

Die initiatischen Texte *schützten* diese Vorgänge und *bildeten* sie zugleich in hoher Konkordanz von Form und Inhalt *ab* (vgl. *Symposion)*. Weisheitstexte enthalten im Wesentlichen[117]

- die Bewusstseinsebenen (*Leib – Psyche – GEIST,* z. B. als *3 Blüten,* Abb. 2).
- den Energieprozess (z. B. als *Wagengespann,* Abb. 3)

1.6.1 Die Abbildung der Bewusstseinsebenen Leib – Psyche – GEIST

Lehrmässig wurden Weisheitstexte mindestens von *drei Gesichtspunkten* her erfasst, von einem *körperlich-materiellen,* einem *psychisch-allegorischen* und einem *geistig-mystischen.* Die nahöstliche und auch die hebräische Mystik, aber auch die alte Kirche, setzte einen mehrfachen Schriftsinn für das Verständnis der Texte voraus: einen *intellektuellen*, einen *metaphorischen* und einen *universalen* oder *mystischen* (DOUGLAS-KLOTZ). Diese Ebenen wurden auch in Bildern symbolisiert:

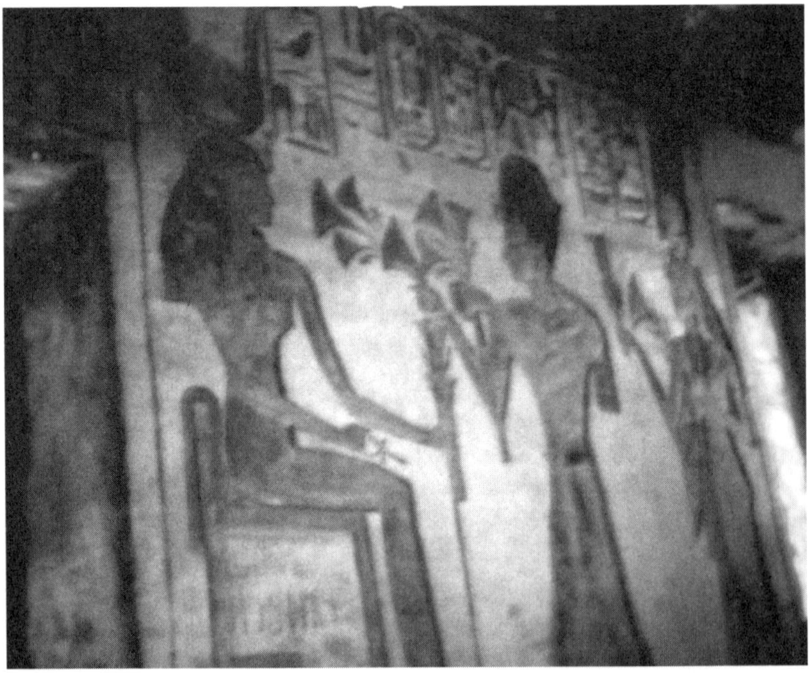

Abb. 2: Der Pharao Ramses II grüsst Hathor (Isis) mit je drei Blüten (Abu Simbel).

Ein bestimmter platonischer Text – so deutet auch der Neuplatoniker *Olympiodoros* an – könne auf der *konkreten* Ebene, ferner auf der Ebene der *Grammatik*, d. h. als *virtuelle Struktur,* und schliesslich auf der Ebene der *Philosophie,* d. h. *spirituell,* erfahren werden[118]. Diese Stufung wendet er aber auch für *einzelne Begriffe* wie ‹*Reichtum*› (gr. *ploutos)* an, wodurch er für uns gleichsam den ‹*Kode knackt*›[119]. Gerade er weist öfters darauf hin, dass bestimmte Begriffe nicht *wörtlich* zu verstehen seien[120].

Ein mehrschichtiges Textverständnis *muss auch bei* frühchristlichen Theologen wie *Origenes* vorausgesetzt werden (3. Jh.[121]):

> «*Dreifach* also muss man sich die ‹*Sinne*› *der heiligen Schriften* in die Seele schreiben: Der Einfältige soll von dem ‹Fleische› der Schrift erbaut werden – so nennen wir die auf der Hand liegende Auffassung –, der ein Stück weit Fortgeschrittene von ihrer ‹Seele›, und der Vollkommene … erbaut sich aus dem ‹geistigen Gesetze, das den Schatten der zukünftigen Götter enthält›. Wie nämlich der Mensch aus Leib, Seele und Geist besteht, ebenso auch die Schrift … »

Noch im 13. Jh. kann in der vom Platonismus geprägten theologischen *Schule von Chartres* auf verschiedene *Einweihungsstufen* geschlossen werden[122]:

> «Nicht mögen diejenigen es wagen, dieses Werk zu verschmähen, die noch in den Wiegen der unteren Disziplinen quäken und noch die Brustmilch des *Säuglings* geniessen. Auch diejenigen sollen sich nicht unterfangen es abzulehnen, die dem Dienst höherer Wissenschaft als *Rekruten* verpflichtet sind. Auch die brauchen dieses Werk nicht anmassend herabzusetzen, die schon mit ihrem Scheitel in den Himmel der Philosophie rühren. Denn in ihm wird die Lieblichkeit des *buchstäblichen Sinnes* dem Ohr des Knaben gefallen, die *moralische Unterweisung* wird den Fortgeschrittenen belehren, und die *schärfere Feinheit des bedeutungsvollen Bildes* wird den sich vollendenden *Geist* schärfen.»

1.6.2 Die Abbildung des Energieprozesses als Wagengespann

Der seelisch-geistige Entwicklungsweg wird oft im Bild des ‹*Seelenwagens*› mit *Führer* und *Pferdegespann* kodiert. Das Motiv des *Kampfwagens* wurde für die Darstellung der seelischen Entwicklung überhöht und erscheint transkulturell in verschiedenen Texten und auch in der *Sprache der Malerei*[123] (Abb. 3). *Parmenides,* ein spiritueller Lehrer des *Sokrates,* beschreibt den Entwicklungsweg der *Psyche* mit dem Bild des ‹*Seelenwagens*›, *der* ‹*weitab vom Pfade der Menschen*› *von göttlichen Mächten durch* ‹*Aethers Höhen*› *zum Licht geleitet wird.* Dies stellt einen Initiationsvorgang dar, wodurch der Myste zu höchster Schau und spiritueller Erkenntnis gelangt[124]. Auch bei Platon erscheint das Motiv im Umfeld von *Unsterblichkeit (athanasia)*[125]:

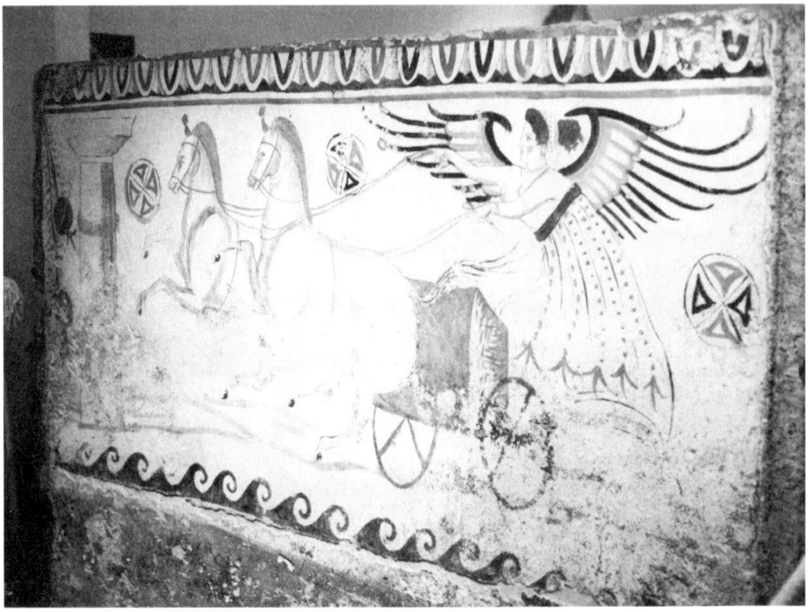

Abb. 3: Seelenwagen im Übergang in die Lichtwelten (Paestum).

> «Es gleiche daher (die *psyche)* der zusammengewachsenen Kraft eines *geflügelten Gespannes und seines Führers.* Der Götter Rosse und Führer nun sind selbst gut und guter Abkunft, die andern aber vermischt. Zuerst nun zügelt bei uns der Führer das Gespann, dann ist von den Rossen das eine gut und edel und solchen Ursprungs, das andere aber entgegengesetzter Abstammung und dem entgegengesetzt *(enantios).* Schwierig und mühsam ist daher infolge Zwangsschicksals *(ananke)* bei uns die Lenkung. Inwiefern die Tiere *sterblich* und *unsterblich* genannt werden, müssen wir auch versuchen zu erklären. Alles, was Seele ist, waltet über alles Unbeseelte und durchzieht den ganzen Himmel verschiedentlich, in verschiedenen Gestalten sich zeigend. Die vollkommene nun und geflügelte schwebt in den höheren Gegenden ... »

Das *Seelenwagen-Motiv* – hier mit der ‹*Beflügelung*› durch das *geflügelte Seelenpferd*[126] – ist bei *Platon* in Mysterienwörtern und Mysterienerfahrung eingebettet und endet mit einem Gebet *Sokrates'* an die göttliche Kraft *Eros*. Das Motiv erscheint auch transkulturell, z. B. in der *Bibel* als ‹Himmelfahrt› des *Elias* und später von Christus[123], ferner im ursprünglich persischen *Mithras*-Kult *(Heliodromos)* oder in den indischen *Upanishaden*. Im Gegensatz zu Platon werden die einzelnen Bildaspekte in der *Katha Upanishad* ausführlich gedeutet[127].

1.6.3 Weiterleben und Verlust von Initiatenwissen

Im Vergleich zu den asiatischen Weisheitslehren, mit deren Schlüssel ich die griechischen besser verstehen lernte, erscheinen die *platonischen Lehren also stärker kodiert*. In den indischen Weisheitstexten, den *Veden,* stehen auch genaue Ritualanleitungen, während wir dagegen von *Sokrates* und seinem Kreise meist nicht einmal mehr wissen, dass sie Initiationen und Rituale vollzogen (vgl. *Symposion). Dadurch werden auch die entsprechenden Verschlüsselungen in der alten Bildersprache nicht hinterfragt.*

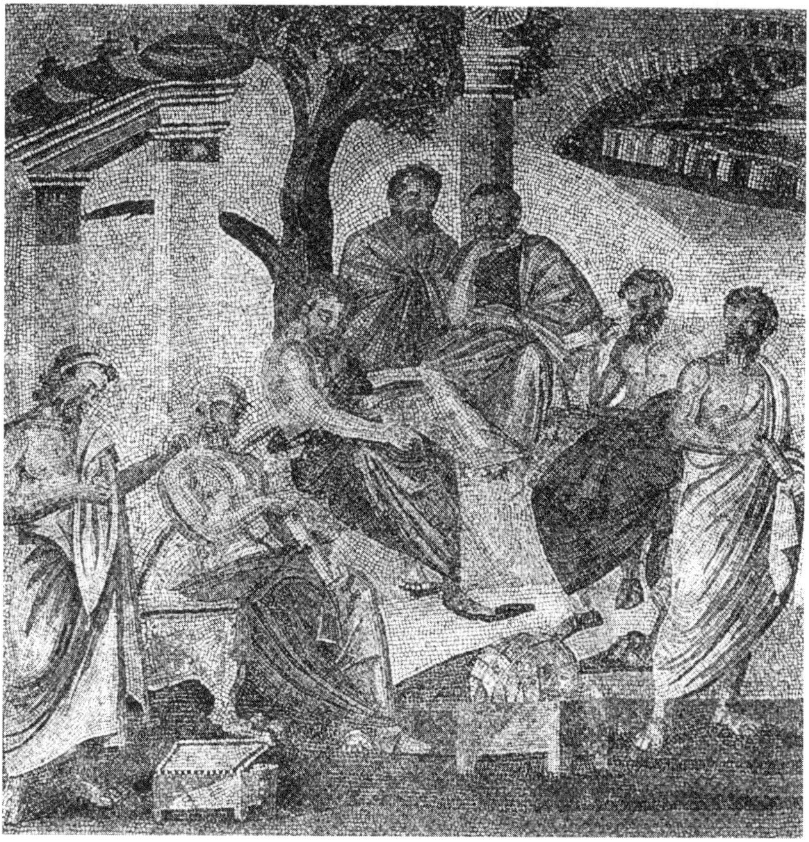

Abb. 4: Kreis des Sokrates mit Ritualsymbolen.

In der platonischen *Ritualgemeinschaft (thiasos*[128]*)* wurden Texte wohl wesentlich noch mündlich tradiert, wie denn auch *gewisse Textstellen* als *Mantras* imponieren[129]. Das Mantra entwickelt durch Wiederholung und gemeinsames

Rezitieren in der Ritualgemeinschaft eine *synchronisierende Kraft,* von der wir in den Gesängen aus *Taizé* noch eine Ahnung bekommen können (ökumenische Bruderschaft Burgund).

Die platonische Texttradition dürfte am stärksten in die *Klostertradition* eingeflossen sein, wo die ‹*Lectio der alten Codices*› nicht nur nahtlos antike *Weisheitslehre* tradierte, sondern damit wohl auch eine *spirituelle Praxis* weiterführte[130]. Auch die Sprache der mittelalterlichen Mystik war platonisch beeinflusst und mehrschichtig. Es wird vermutet, dass eine aus dem antiken Mysterienbereich stammende *Arkandisziplin* bestand, wonach Unberufenen das Wissen nicht einfach mitgeteilt werden durfte, auch zu ihrem eigenen Schutz, primär aber zum Schutz vor missbräuchlichem Umgang mit den Energiepotenzialen[131]:

> «Denn – wie die Schrift sagt – ist es nicht erlaubt, den ungetrübten Zauberglanz *geistiger Perlen* vor die Säue zu werfen.»

Seit der Aufklärung waren Weisheitstexte wie die platonischen Dialoge nur noch ein rationales Thema. Dass kodierte Texte jedoch ohne energetische Einbindung nicht mehr viel hergeben, hat JUNG selbst hinsichtlich eines *alchemistischen* Textes beschrieben[132]:

> «Dieses Buch blieb aber erst einmal beinahe zwei Jahre liegen. Gelegentlich schaute ich die Bilder an, und jedesmal dachte ich bei mir: *Herrgott, was für ein Unsinn! Man kann das ja gar nicht verstehen.* – Aber es liess mich nicht los, und ich nahm mir vor, das Werk gründlich zu studieren. Im nächsten Winter fing ich damit an, und bald fand ich die Lektüre faszinierend und aufregend. Der Text erschien mir zwar immer wieder als ein eklatanter Unsinn, doch stiess ich häufig auf Stellen, die mir bedeutsam vorkamen, und gelegentlich fand ich sogar ein paar Sätze, die ich zu verstehen glaubte. Schliesslich erkannte ich, dass es sich um *Symbole* handelte, die mir alte Bekannte waren. Das ist ja phantastisch, dachte ich, das muss ich verstehen lernen.»

JUNG hat dann den Weg gefunden und damit psychische Welten für unsere Kultur wieder geöffnet. Schlechter erging es den platonischen Texten wie erwähnt mit POPPERs vernichtender Kritik[31]: Bei ihm und ECCLES beginnen demzufolge Bewusstseinsmodelle erst mit *Aristoteles.* Besonders hinsichtlich *Platon* wiederholen sich abfällige Bemerkungen und Schuldzuweisungen in monotoner Weise, und dies auch bei Autoren, die im Osten die entsprechenden Weisheitslehren sehr wohl kennen und schätzen[133].

Diese Vorurteile entstammen verschiedenen Quellen. Eine wichtige ist das sich in der griechischen Kultur etablierende *Christentum,* und hier besonders die Amtskirche, die übrigens ohne die platonische Theologie ‹sprachlos› gewesen wäre! Der Kirchenvater *Augustinus,* ursprünglich vom Neuplatonismus geprägt, trat erst zum Christentum über, als er sah, dass die platonische Theologie mit dem christlichen Anliegen kompatibel war. Er und viele frühchristliche Theologen waren *Initiierte der alten Kulte.* Mit der Übernahme der antiken Theologie in die christliche wurden aber nicht nur Konzepte, sondern gleichzeitig auch eine mehr oder weniger heftige *Absetzung vom ‹heidnischen› Griechentum* mitübernommen[134].

Folgendes Beispiel des Kirchenvaters *Tertullian* zeigt, wie man im Frühchristentum mit antikem Wissen umging, das Gute für sich beanspruchte und die antiken Wurzeln abwertete[135]:

> «Schämt euch … Wenn ein Mithras-Initiand (Soldatengrad) in der Krypta eingeweiht wird (in jener Burg der Finsternis) … und wenn ihm die Krone angeboten wird … und wenn ihm, *unser Martirium nachäffend,* das Schwert angeboten wird, wenn ihm die Krone aufgesetzt wird und er sie zurückweist (Ritualgeste) … sprechend, Mithras sei seine Krone … Darin erkennen wir die *geniale Schlauheit des Teufels, der sich unsere heiligen Zeremonien angeeignet hat* (!), um uns mit der Treue seiner Anhänger zu verwirren … »

Tertullian war bereits nicht mehr klar, dass die *persische Kulttradition* viel älter war als die christliche[136]. Die Vorurteile gegenüber vorchristlicher Spiritualität hielten und halten sich hartnäckig, *weil sie nie aufgelöst, offiziell als falsch deklariert wurden* und zu den gebührenden *Entschuldigungen* geführt haben. Insbesondere hatte die römisch-katholische Hierarchie kein Interesse an einer *wahrhaftigen, spirituellen* Interpretation der *Platon*-Texte, sondern setzte Texte subtil-erotischen Inhaltes sogar auf den Index[137].

Den Energielehren zufolge müssten auch grosse Gemeinschaften wie Religionen, Staaten und Kulturen sich um *Katharsis*, um reinigendes Aufarbeiten der Vergangenheit, bemühen, ansonsten auch hier *Verdrängung* und *Wiederholungszwang* sich perpetuieren, wie es die Geschichte genügend bestätigt[138].

1.6.4 Heutige Anforderungen an die Übersetzung antiker Weisheitstexte

Die antiken Weisheitstexte werden meist wie heutige wissenschaftliche Texte in einem wörtlichen Sinne verstanden und interpretiert[139]. Entsprechend sei die historisch-konkrete Interpretation der Bibel – wo es auch um Seelen-Bilder, um

Symbole und Gleichnisse geht – ein wesentlicher Grund zum Verlust der Spiritualität[140].

Wir wollen anhand des Begriffes gr. *nous* sehen, wie wir uns die spirituelle Dimension der alten Texte wieder erschliessen können. Dieser Begriff wird fast durchwegs mit ‹Intellekt› statt mit ‹GEIST› wiedergegeben[141]. Im folgenden Übersetzungsbeispiel des antiken Autors *Proklos* stehen drei für die Bewusstseinslehre bedeutsame griechische Begriffe zur Diskussion[142].

> «Denn die *Wissenschaft* ist nicht der Gipfel der *Erkenntnisse,* sondern vor dieser ist der *Intellekt*...»

Derselbe Text müsste jedoch im Umfeld von *‹Erleuchtung› (ellampsis[143])* und *‹Mysterienschau› (epopteia)* etwa folgendermassen übersetzt werden:

> «Denn *(schauende) Erkenntnis* ist nicht das Höchste an *Bewusstheit,* sondern vor dieser ist der *GEIST.*»

In der französischen Übersetzung wird die folgende *Mysterienschau* mit *‹als ob›* eingeführt, einem häufigen *Übersetzungstrick,* der dieser Stelle die ganze Kraft nimmt. Denn im griechischen Originaltext geht es um den initiatischen Höhepunkt, die *Mysterienschau[144]*.

Erst zaghaft wird in der Sprachwissenschaft wie in der Philosophie von einem *Paradigmenwechsel* gesprochen, der nötig sei, um die platonischen Schriften mit ihren *‹ungeschriebenen Lehren›* zu verstehen[145]. Damit wird vorausgesetzt, dass in den *geschriebenen Lehren* eine *ungeschriebene Lehre* mit enthalten ist[129]. In der Wiederentdeckung *verschiedener Erkenntnisebenen* der platonischen Schriften sehe ich einen bedeutsamen Fortschritt der *Textexegese* (Textauslegung), ja den eigentlichen Schlüssel für ihre volle Bedeutung.

Die verschiedenen Grade und Stufen der Verschlüsselung alter Weisheitstexte bilden einen eigentlichen *Bewusstseinsweg* ab. Der sich darauf Einlassende wird durch die verschiedenen Ebenen des Textes geführt und erfährt dabei die Entwicklung seiner eigenen Psyche. Dies ist mit jedem verdichteten Text, auch einem modernen, möglich. Je *dichter* der Text, umso mehr Ebenen vermag er zu aktivieren: *Mehrfachdeterminiertheit* (1.5.3).

Mehrdeutigkeit oder Mehrfachdeterminiertheit eines Textes – und des künstlerischen Ausdrucks überhaupt – ist nicht nur ein Spezifikum der alten Weisheitslehren[146]. Sie ist potenziell in jedem *Schöpfungsprozess* enthalten, der sich zur konkreten Realität ausformt. Sie ist *Abbild des Schöpfungsprozesses* in einem *holistischen Weltverständnis,* wo alle Ebenen des Werdens in allem Gewordenen mitschwingen und im *synchronen* Moment aktualisiert werden (2.6.2[147]). In den altgriechischen Weisheitstexten wurde der psychisch-geistige Entwicklungsprozess ins Bewusstsein gehoben, reflektiert und in hoher Entsprechung von *Form und Inhalt* sprachlich ausgestaltet (vgl. *Symposion*[14]). Der moderne Mensch kann lernen, darin eine *für ihn zunächst kodierte Sprache* zu entdecken, die ihm zunehmend tiefere Erfahrungen vermittelt. Es wird in dieser Studie darum gehen, diesen verdichteten oder ‹eingefalteten› Bewusstseinsweg für unsere Kultur wieder ‹auszufalten› und erlebbar zu machen[100]. Ich werde versuchen, einen Dialog zwischen zwei Kulturen und Weltbildern, der antiken und unserer postmodernen, zu imaginieren. Dazu ein Beispiel[148]:

> «Die Psyche vollendet sich in der Zeit, der GEIST *(nous)* in der Überzeitlichkeit.»

Was kann das heute etwa heissen? Wir müssen zuerst das *Psyche-Modell* der alten Kulturen z. B. im Bild des ‹*Lebensbaumes*›, entschlüsseln, um dieses dann mit heute nachvollziehbaren Energiefeldmodellen zu deuten. Das darin enthaltene Entwicklungspotenzial wurde mittels ‹Schlangen› abgebildet. Als ‹*energeia*› benannt, wurde diese ‹*Schlangenkraft*› bis zu den höchsten Bereichen, der ‹*Krone*›, entwickelt, was energetisch ‹*Vollendung*› bedeutete. Ferner ist zu zeigen, wie der *GEIST*-Bereich durch Phänomene von *Überzeitlichkeit und Überräumlichkeit*, durch das *Göttliche,* definiert war und durch besondere Verwendung der Zeitformen signalisiert wurde (2.6). Eine moderne Übersetzung obigen Zitats könnte folgendermassen lauten:

> «Die menschliche Psyche hat einen sich mit dem Tod vollendenden Teil, hat aber auch Anteil am überzeitlichen göttlichen GEIST.»

Die antiken Bilder sind nach wissenschaftlichen Kriterien einer *holistischen Philologie* ebenso wie nach den Kriterien *psychologischer Feldtheorien* zu übersetzen, um sie so gegeneinander zu verifizieren oder zu falsifizieren. Dabei fällt uns das Verständnis des ‹fliessenden› Kosmos der antiken Kulturen besonders schwer[149]:

> «Heutzutage traut sich selbstverständlich jeder gebildete Mensch zu, alles und jedes beurteilen zu können. Wie schnell die Urteilsfähigkeit allerdings an ihre Grenzen kommt, wird zum Beispiel an einem Mathematikbuch deutlich. Weil sich die Mathematiker an ihre Zeichen und Symbole gewöhnt haben, bemerken sie gar nicht mehr, dass der esoterische Gehalt ihrer Bücher überhaupt nur von denjenigen verstanden werden kann, die sich befähigt haben, auch höhere Zusammenhänge denken zu können. Ohne eine solche Voraussetzung könnten sie nichts verstehen und diese Schriften auch nicht beurteilen.»

Gerade bezüglich *Philosophie* und *Psychologie* gibt sich heute jedermann als Experte: Neurowissenschaftler, ja sogar Verkaufs- und Krisenmanager, sprechen von ‹ihrer Philosophie›! Ärztinnen sind zugleich auch Psychologinnen, wer auch immer dem Menschen eine Psyche zugesteht, ist bereits schon Psychotherapeut oder prozessorientierte Therapeutin. Während in der Medizin

Fachwissen und Können gefragt und geschützt sind, hält sich in der Psychologie und Psychotherapie jedermann und jedefrau für Experte und kann fehlendes Wissen durch besonders gutes Spüren und Agieren verbergen. Die Psychoszene ist überflutet von Menschen, die selber zuerst Klärungsprozesse bräuchten, es aber vorziehen, sich bei anderen als *Coach* zu profilieren. Verglichen mit antiken Bewusstseinslehren und mit naturwissenschaftlicher Nomenklatur erschreckt unsere Armseligkeit im *psychischen Vokabular*[150]. Wenn z. B. der Physiker C. F. VON WEIZSÄCKER meint[151], dass man die platonische Philosophie unter drei Aspekten unserer Lebenserfahrung deuten könne, ‹moralisch-politisch, mathematisch-physikalisch, seelisch-mystisch›, dann ist zu ergänzen: *Falls man genügend Basiswissen in diesen verschiedenen Bereichen hat, wozu zusätzlich Kompetenz im Altgriechischen gehört.*

Platonische Texte enthalten gleichsam *fliessende Mosaiksteine* in einem *holistischen Kunstwerk* und die Begriffe ein *polares Feld:*

Bsp. *a-gnoia – gnosis:* ‹Unbewusstsein – Bewusstheit›;

Bsp. *lethe – aletheia:* ‹Verdrängung – Wahrheit›.

Werden die etymologischen Zusammenhänge übersehen und *a-gnoia* mit ‹Unverstand›[147], *gnosis* etwa mit ‹Erkenntnis› übersetzt, geht die *teleologische*, zielgerichtete Be-*deutung* im Bewusstseinsspektrum und im Begriffsfeld verloren. Ferner ist *agnoia* der *terminus technicus*, entsprechend dem *Unbewussten* der Psychoanalyse, das auch nicht beliebig mit ‹Unverstand› wiedergegeben werden darf!

In den Übersetzungen häufen sich solche Unstimmigkeiten und *Fehler*, die von Autor zu Autorin, von Edition zu Edition weitergereicht werden. Des Weiteren ist eine gute *Kenntnis der transkulturellen Weisheitstraditionen* erforderlich, z. B. der *ägyptischen, hebräischen, indischen.* Zudem braucht es als psychisches Rüstzeug *Eigenerfahrung im Unbewussten, therapeutische Tiefenerfahrung.* So können wir allmählich das eigene kulturelle Paradigma verfremden und korrigieren und damit kollektives Erbe bearbeiten. Dies bedeutet auch Verzicht auf die vermeintliche Sicherheit des gewohnten wissenschaftlichen Weltbildes. Durch diesen Paradigmenwechsel öffnen sich neue Horizonte, neue Ebenen des Welterfahrens.

Damit nehme ich die Beschreibung des Prozesses, den die Griechen mit *Katharsis* bezeichneten, vorweg[3], nämlich *die Infragestellung eines Paradigmas* oder *einer Meinung (doxa),* die ausgedient hat. Heute sind folgende Meinungen zu revidieren:

- *die Täuschung (apate)*, das materielle, statische Weltbild sei allein *wissenschaftlich* vs. das Wiederfinden der *energetischen Welt,*

- die *Reduktionismen* der *christlichen Religion* vs. das Aufarbeiten ihrer Wurzeln und das *Freilegen* des transkulturellen *mystischen Pfades,*
- die *Respektlosigkeit* vor anderen *Kulturen und Epochen* vs. eine Perspektive von *Weltethos* (KÜNG).

Die kathartischen Prozesse bezüglich *Einzelschicksal, Familiengeschichte* und kultureller *Gemeinschaft* (vgl. Platons ‹*Staat*›) bis zur *Menschheitsgeschichte* einzuleiten, war Aufgabe der sokratischen *therapeia*, die auch als *philosophia* bekannt wurde: Beide Begriffe gehören in eine kohärente, höchst subtile und um genaue Indikationen bemühte *Bewusstseinslehre und Psychologie* und waren letztlich eine ‹*heilige Kunst*›[152].

Die antiken Weisheitstexte können heute als elitär und das initiatische Umfeld als realitätsfern wirken. Deshalb entsteht die grosse Herausforderung, *die antiken Bewusstseinserfahrungen in die heutige Welt umzusetzen*: Der in einem buddhistischen Kloster ausgebildete Bewusstseinslehrer und westliche Psychologe jüdischer Abstammung Jack KORNFIELD vermag in eindrücklicher, ökumenischer Weise den Zugang zum Bewusstseinsweg zu öffnen und Einstiegsmöglichkeiten in unserer Gesellschaft aufzuzeigen. Heutige ‹Prüfungen› führen gleichsam wie frühere Initiationszeiten zu persönlicher Reifung, wo das eigene Schicksal wieder einen roten Faden erhält und in einen grösseren Zusammenhang kommt.

2. Wahrnehmungsspektrum – Bewusstseinsspektrum

2.1 Wahrnehmung konstruiert Welt

Da der platonische Bewusstseinsweg auf einer *Wahrnehmungsschulung aufbaut*, werden wir uns im Folgenden mit Wahrnehmung beschäftigen müssen.

Unsere Welt entsteht durch unsere Wahrnehmung; verändern wir die Wahrnehmung, verändern wir die Welt: *Wir* konstruieren unsere Welt, sagt der *Konstruktivismus,* und *wir* bestimmen, wie sie sein soll. Dies gilt auch für den therapeutischen Bereich und im Besonderen für die *ressourcenorientierten Therapien*, die mit konstruktivistischem Gedankengut stark verbunden sind, nach der Devise: *Es gibt keine Probleme, nur Lösungen.*

Aus der Sprachwissenschaft ist bekannt, dass Menschen nur einen begrenzten Ausschnitt des umfassenden Kosmos wahrnehmen und diesen entsprechend ihrer Sprach- und Kulturgemeinschaft strukturieren. Bekannte Sprachbeispiele sind die vielen Bezeichnungen der Eskimos für unterschiedliche Wahrnehmungsarten von ‹Schnee› oder die bereits im Kulturraum der romanischen Sprachen variierende Aufteilung des Farbenspektrums[153]. Menschen kennen und aktivieren mit anderen Worten immer nur einen Teil eines umfassenderen Wahrnehmungsspektrums. Gemäss dem Newtonschen Welt- und Menschenbild schärft unsere Kultur besonders Wahrnehmungen für *individuelle, materielle und eher statische Phänomene* und bildet sie in ihrem Tun ab. Entsprechend konnte beispielsweise die *Körpermedizin* Schmerz, Behinderung, Alterung und Tod Terrain abringen und in früher hoffnungslosen Situationen Lebensqualität einbringen. Vieles möchten wir nicht mehr missen. Die *Raumfahrt* vermag Satelliten ins Weltall zu senden und andere Planeten zu erforschen, *moderne Technologie* überwindet die Distanz zwischen Kontinenten und konkretisiert Globalisierung. Wir setzen immer mehr EDV für unbegrenzte Kontakte, aber auch für ehemals direkte zwischenmenschliche Kommunikation ein; über Mobiltelefone sind wir rund um die Uhr mit anderen Menschen verbunden, übers Internet können wir sofort weltweit aktiv werden und unsere Aussenwelt von unserem Schaltpult aus gestalten und konstruieren. *Cyberspace* oder virtuelle Welten beginnen zunehmend auch unsere Innenwelt zu programmieren. Die menschliche Fähigkeit zu konstruieren, ursprünglich ein Ordnungs- und Überlebensprinzip, macht sich selbstständig. Mehr noch: *reale Welt* und *virtuelle Welt* sind gleichwertig, Letztere sogar lustvoller, da nach Belieben manipulierbar. Der Respekt in der Begegnung mit dem Anderen kann dabei verloren gehen.

Dies geschieht äusserlich auf Kosten von Ressourcen, deren Nachhaltigkeit nicht beachtet und deren Abfall nicht mehr entsorgt wird. Es geschieht aber auch innerlich durch den *Verlust der feineren Wahrnehmungs- und Bewusstseinsebenen* und der sie durchwirkenden Energien. Als Atomphysiker begannen, immer weiter in das Universum der Materie vorzudringen, stiessen sie auf einen *Grenzbereich zwischen der materiellen und der energetischen Welt* und landeten im *Energiespektrum.* Nicht nur die Computerwelt, auch Telefon, Röntgenapparate, Fernsehgeräte können als unbewusste *Simulation der subtileren energetischen Welt* verstanden werden. Auf diese hin sind wir angelegt, und sie taucht immer wieder in uns auf, *emergiert. ‹Autopoiese›, ‹Klon› und viele wissenschaftliche Begriffe* kommen letztlich aus dem energetisch-geistigen Weltbild[154].

Vermag die Konstruktion virtueller Welten, mit extraterrestren Wesen, wiederauftauchenden kosmischen Mythen und Magie (*‹Herr der Ringe›*, *‹Harry Potter›*) die Sehnsucht des vereinsamten Menschen nach Geborgenheit zu überspielen? Offensichtlich sind ja viele virtuelle Konstrukte ausgesprochen angstmachend.

Das Beispiel eines *‹Bungee-Jumpers›* erlaubt uns zu sehen, dass dieser seinen *Energieschub*, das sog. ‹*flow*-Erlebnis›, erst nach Durchstehen einer Todesangst erlebt[155]. Es scheint, dass der Mensch seine Angst zuerst erleben und überwinden muss, um das Einfahren neuer Energie zu ermöglichen. (5.4.3.6.1). Denn Energiefluss setzt polar *Leere* voraus, *Fülle* die Bereitschaft zum Loslassen (5.2).

Auch therapeutisch entscheidend ist nun die Frage, die die Antike und die Neuzeit trennt: Entsteht bewusstseinsmässige Entwicklung durch *Neukonstruktion aus dem Nichts*, oder ist die *Struktur* alles Manifesten – inklusive unserer Psyche – *bereits da* und müsste lediglich aktiviert und erfahrbar werden?

2.2 Wahrnehmung ist Resonanz mit der Schöpfung

Während konstruktivistisches Vorgehen also annimmt, dass der Wahrnehmungsprozess willentlich beeinflusst, programmiert und neu gestaltet werden kann, vertreten die Weisheitslehren oder Philosophien der alten Hochkulturen den Standpunkt, dass die höheren Bewusstseinsebenen latent vorhanden sind und durch jeden Menschen aktiviert werden können. Sie enthalten Befreiungs-, Erlösungs- oder Erleuchtungswege über ein *hierarchisches Wahrnehmungs- und Bewusstseinsspektrum, mit dem der Mensch in subtile Resonanz* kommen muss. Der Willensakt liegt hier lediglich in der *Motivation zum Entwicklungsweg*, der dann über potenziell vorhandene Strukturebenen läuft.

WILBER meint, dass infolge integrativer transkultureller, transpersonaler und interdisziplinärer Studien[156]:

> «die allgemeine Evidenz für die Existenz eines Bewusstseinsspektrums mittlerweile so signifikant (ist), dass dieses heute nicht mehr ernsthaft angezweifelt werden kann. Darüber hinaus ist heute deutlich geworden, wie verblüffend gut dieses allgemeine Spektrum mit dem Kern der grossen Weisheitstraditionen der Welt übereinstimmt. Die ‹Hauptmatrix›, die diese modernen Forschungen erarbeiten, vermag daher eine Verbindung zum Kern der Weisheitstraditionen der Welt herzustellen und schafft zugleich die Möglichkeit, deren Einsichten … zu aktualisieren und zu modernisieren.»

Im Gegensatz zu HINZE und WILBER anerkennen bekannte kulturverbindende Mystiker wie ENOMYIA-LASSALLE die griechischen Philosophen weder als *Bewusstseinsexperten* noch ihre Schulen als solche einer hohen *Mystik*. Sogar Übereinstimmungen der *griechisch-orthodoxen Klostertradition* auf dem Berg *Athos* mit platonischem Wissen wird als direkter asiatischer Einfluss erklärt und nicht als *nahtlose Weitergabe aus der Antike*[157].

> Der Westen, der sich heute sehr nach fernöstlichem Traditionsgut ausrichtet und sich dort bedient, hätte gute Möglichkeiten, *die europäischen Grundlagen von Bewusstseinsentwicklung* von Grund auf zu erarbeiten und zu verstehen.

Auch die griechische Philosophie enthält geformte Wege von Bewusstseinserweiterung, die mit HINZE in einem grossen globalen Zusammenhang gesehen werden müssen[158]:

> «Die Entstehung (der ind. Philosophenschulen) ist Ausdruck eines grossen, mächtigen *weltweiten Impulses,* wodurch ein neuer Schub in der Individualisierung des

> Menschen und in der Entwicklung seines selbständigen Denkens ausgelöst wurde.»

Die philosophischen Schulen in Ost und West entstanden etwa gleichzeitig seit dem 6. Jahrhundert v. Chr[158]:

> «Das Samkhya von *Kapila* (etwas älter) ... (weiter) *Buddha* in Indien, *Zarathustra* in Persien, *Laotse* und *Konfuzius* in China. Im Westen haben wir diese Entwicklung in der Gestalt der alten griechischen Philosophie ... Zu erwähnen sind u. a. die *Vorsokratiker*, wie etwa *Thales von Milet, Anaximander, Anaximenes, Pythagoras, Parmenides* und *Heraklit* – um einige der wichtigsten Geistesriesen aus dieser Epoche zu nennen.»

Wie aber auch dieses Zitat zeigt, wurden hinsichtlich der Bewusstseinsentwicklung in Griechenland insbesondere die *Frauen vergessen:* Dichterinnen wie *Sappho von Lesbos*, die einem subtil-erotischen Frauenkreis vorstand, ferner die Lehrerinnen von Sokrates wie die ‹weise Frau› *Diotima* oder auch *Aspasia von Milet, von der sogar das sokratische Vorgehen stammen soll*[159].

Im platonischen Dialog *Alkibiades*, der uns im Folgenden beschäftigt, wird der *persische Weisheitsweg des Zarathustra* als Vorbild bedeutsam sein (5.4). Platon wusste nämlich um die *Vergleichbarkeit* unterschiedlicher initiatischer Traditionen.

Transkulturell entspricht der Bewusstseinsweg dem Modell der Weltentstehung, aber in umgekehrter Reihenfolge. Dieser Ansatz liegt auch dem *tibetischen Totenbuch* zugrunde und wird vom jüdischen Gelehrten und Mystiker Gershom SCHOLEM folgendermassen formuliert[160]:

> «Die Kabbalisten stimmen darin überein, den mystischen Weg zu Gott für eine Umkehrung jenes Weges zu halten, auf dem wir aus Gott hergekommen sind. Wer die Etappen des Weges kennt, auf dem die Schöpfung zustande gekommen ist, kennt damit auch die Etappen seiner Rückkehr zu den Wurzeln allen Seins.»

In der hippokratischen Umweltlehre und noch beim Neuplatoniker *Proklos* wird ganz entsprechend vorausgesetzt, dass die *Seinsstufen* den *Erkenntnisstufen* entsprechen[161].

2.3 Bewusstseinsebenen als Schöpfungsprinzipien *(logoi – LOGOS)*

In der Folge werden wir verschiedene Modelle kennenlernen, welche sowohl mit den Bewusstseinsebenen als auch den Schöpfungsvorstellungen zu tun haben. Nur scheinbar verlassen wir dabei das Thema Wahrnehmung, denn die griechische Schöpfungslehre (Kosmogonie) entstand als Wahrnehmungsweg par excellence.

2.3.1 Weg hinunter *(katabasis)* – Weg hinauf *(anabasis)*

Weltentstehung wie Menschwerdung wurden als *kontinuierlicher Prozess von Entstehen und Vergehen* verstanden, als Werden aus dem *letzten Einen* (‹Gott›, ‹Logos›) über viele Stufen des Geistigen (Kausalen), dann über psychische Ebenen sich bis ins sichtbare Materielle entfaltend. Die *Ausfaltung* der Welt geht bis zu einem Maximum und faltet sich dann in einem Rückfluss zum Göttlichen wieder ein[162]. Seit den homerischen Epen (um 700 v. Chr.) sind die beiden kosmischen Bewegungen zwischen *Sein* und *Erscheinung* als *‹Weg nach unten› (katabasis)* und *‹Weg nach oben› (anabasis)* fassbar[162]. Alles Manifeste trägt alle Durchgangsstadien potenziell in sich, darum können sie im Versenkungsweg als Bewusstseinsebenen aktiviert werden. Der *‹Weg nach unten›* wurde als das *männliche Prinzip* der *Differenzierung und Analyse* angesehen, gleichsam als *das Sein, das in Erscheinung tritt* (Satz von Heraklit[163]). Der *‹Weg nach oben›* seinerseits wurde als das *weibliche Prinzip* von *Harmonisierung und Synthese* verstanden: *Das Sein zieht sich aus der Erscheinung zurück*[163]: Die beiden Bewegungen sind dauernd am sich Ereignen, sind *nie abgeschlossen* und sind *synergistisch*[163]:

Weg nach unten *(katabasis)*	Weg nach oben *(anabasis)*
↓	↑
‹Krieg/Auseinandersetzung ist der Vater aller Dinge›[163]	Synthese/Harmonie ist die Mutter aller Dinge

In diesem unendlichen ‹Auf› und ‹Ab› vermöchte der Mensch als einziges Wesen den Sublimierungsweg zu beeinflussen, indem er die *Umkehr* der Energie vollbringt, d. h. den *Fokus von der Aussenwelt zur Innenwelt* aktiv wendet. So wird es ihm möglich, die Stufen des kosmischen Bewusstseins zu erklimmen und sie zu beseelen (= ‹Umkehr› in der Mystik). Unter Anleitung lernt er neue Bewusstseinsräume kennen: Durch wiederholte Erfahrung emergiert die inhärente Struktur, die dann ihrerseits zur Grundlage oder zum Sprungbrett für Erfahrungen der nächsthöheren Ebene wird (vgl. *Kabbala*). In den höchsten spirituellen Bewusstseinsräumen gibt es keine Illusion, keine Täuschung mehr;

entsprechend verläuft der Entwicklungsweg bei den Griechen auch sprachlich schön abgebildet zwischen den Polen von *Verschleierung* oder *Verdrängung* vs. *Wahrheit* (*lethe* vs. *a-letheia*[164]). Im besten Fall kann sich das Sein in der Welt der Erscheinungen unverfälscht manifestieren.

Konkret und gestützt auf therapeutische Auflösungsprozesse heisst dies, dass sich das höchst sensible psychische Feld ab Geburt zunehmend in schützende Hüllen von Fremdwahrnehmungen, Vorstellungen, d. h. in einen ‹Panzer› einhüllt. Das Kind hat dabei keine Möglichkeit, zwischen echter pädagogischer *Hilfe* oder *Verführung* zu unterscheiden. Der Befreiungsprozess des Erwachsenen besteht darin, diese verschleiernden ‹Hüllen› wieder aufzulösen. Es wird Stufe um Stufe *‹das, was ist›*, geschaut und Wahres vom Falschen gelöst[165]. Die Manifestation des Wahren hängt wiederum von verschiedenen Faktoren oder Modulatoren ab, z. B. von den *Energiephasen* im Zusammenhang mit der *Konstitution.* D. h.: Bei einem *‹Bluttyp› (Sanguiniker)* – in der fliessenden *‹Blutphase›* – tritt etwas leichter in Erscheinung als in der zäheren *‹Schleimphase›* (5.5.6.2). Die Wahrnehmungsfähigkeit des einzelnen Menschen selbst muss aber auch von ‹falschen Programmen› gereinigt werden, durch spezifische *kathartische Praktiken subtilen Unterscheidens des Wahren vom Un-wahren*[165]*. Dieses Procedere ist* – auch bei Platon – *am stimmigsten mit ‹unterscheidender Erkenntnis› wiederzugeben* (gr. *episteme*[166]):

> «Ehe wir also anfingen zu sehen oder zu hören oder die anderen Sinne (Wahrnehmungskanäle) zu gebrauchen, mussten wir schon irgendwoher die *‹unterscheidende Erkenntnis› des Gleichen an sich,* was es ist, bekommen haben, wenn wir doch das Gleiche in den Wahrnehmungen auf es (das Gleiche an sich) beziehen sollten ... Wie sich also zeigt, müssen wir sie (die unterscheidende Erkenntnis des Gleichen an sich) bekommen haben, ehe wir geboren wurden.»

Das Anliegen der platonischen Dialoge ist nun, durch kontinuierliches Unterscheiden von Wahrem und Falschem die verschiedenen Schöpfungsstadien oder Bewusstseinsebenen immer weiter zu durchdringen, um schliesslich zum Selbsterkennen im ‹göttlichen Kern› hingeführt zu werden[167].

Erfahrungen eines *‹mystischen Kerns›* werden mit Bildern wie ‹Wiedergeburt›, ‹mystische Vereinigung› (*unio mystica*), ‹Erleuchtung›, ‹chymische› oder ‹himmlische Hochzeit› (*hieros gamos*) ausgedrückt und lassen sich im Bewusstseinsspektrum vergleichen.

2.3.2 Die Rezeption des Auf und Ab in der Philosophietradition

Zwei Bewegungen oder Dynamiken, die je zu einer Wahrnehmung führen, werden und wurden in der Geschichte der Philosophie und der Wissenschaften oft als *‹entweder oder›*, als verschiedene, einander ausschliessende Standpunkte vertreten. WILBER meint[168]:

> «Der typisch angelsächsische (britische und amerikanische) Ansatz ist empirisch-analytisch; seine Väter sind John Locke und David Hume … G. E. Moore, Bertrand Russell und der frühe Wittgenstein. «Wir machen uns Bilder der (empirischen) Tatsachen», sagt Wittgenstein … und das Ziel einer jeden echten Philosophie ist für ihn die Analyse und Klärung dieser empirischen Bilder der empirischen Welt. … Dies wiederum erschien den grossen kontinentaleuropäischen Philosophen immer als unglaublich naiv, seicht und sogar primitiv. Mit Immanuel Kant beginnend, wurde nach ihm in unterschiedlicher Weise und in verschiedenen Ausgestaltungen von Schelling, Hegel, Nietzsche, Schopenhauer, Heidegger, Derrida und Foucault etwas ganz anderes verkündet: Die sogenannte ‹empirische› Welt ist in einer sehr bedeutsamen Weise nicht einfach *Wahrnehmung,* sondern *Deutung.*»

Beide Ansätze nun, der äussere und der innere, der objektivistische und der subjektivistische, haben sich auf allen menschlichen Wissensgebieten unabhängig voneinander durchgesetzt, sind beide zutiefst signifikant und müssen, gemäss WILBER, in einer integralen Sichtweise vereint werden[168].

Nach der griechischen Wahrnehmungsauffassung lassen sich beide Dynamiken des eben dargestellten Modells folgendermassen integrieren:

Weg nach unten *(katabasis):* ↓	Weg nach oben *(anabasis)* ↑
Bewegung vom Sein	zum Sein hin
über den Menschen	über den Menschen
in die manifeste Welt	Bewegung von der manifesten Welt

Die beiden Dynamiken ergänzen sich synergistisch und sind durch Resonanz (gr. *harmonia*) wahrnehmbar. Sie sind das Abbild des Weltschöpfungsprozesses, als ‹Weg nach unten› und ‹Weg nach oben›, auch als *‹Weg nach innen›* und *‹Weg nach aussen›*, was in einer *subtilen Phänomenologie* enthalten ist. Der Philosoph Edmund HUSSERL, der sich zuerst ‹erkennend› auf die Aussenwelt konzentrierte, gelangte schliesslich zum umfassenden Standpunkt mit der Frage[169]:

> «*Wie* ist derjenige zuinnerst beschaffen, der in dieser Weise die Welt zu erkennen vermag?»

Es lässt sich auch sagen: Das Schauen und das Geschaute bilden *ein gemeinsames Energiefeld* [170]. Bei *Platon* entsteht die Schöpfung durch zwei Energien, der Bewirkenden und der Erleidenden aus dem Unendlichen[171]:

> «Zwillinge zugleich, das Wahrnehmbare und die Wahrnehmung.»

Dazu noch eine einschlägige Passage, die *Wahrnehmung* als *unterscheidende Erkenntnis* bestätigt[172]:

> «So erwäge denn, oh Theaitetos, was das bisher Gesagte betrifft, auch noch dieses: Wahrnehmung *(aisthesis)* sei unterscheidende Erkenntnis *(episteme),* hattest du geantwortet. Nicht wahr?»

Der ‹Schüler› wird dann dahin geführt, dass *unterscheidende Erkenntnis* über Sein und Nichtsein energetisches *Wahrnehmen der Psyche* sei[173]. Die Wahrnehmungen über die *Sinnesorgane* ‹fliessen› gleichsam in die Psyche weiter: Hier werden sie zum Wahrnehmen als *unterscheidender Erkenntnis auf einer ‹Metaebene›*. Dies sei eine *Gesamtleistung der Psyche*[174]:

> «(dass es mir erscheint), dass die Psyche selbst durch sich selbst hindurch das gemeinsame (Sein) in allem prüft.»

Und *Sokrates* bestätigt den *übereinstimmenden Zustand der Resonanz von innen und aussen, von Sprechen und Wahrnehmen*[174]*:*

> «Schön *(kalos)* bist du, oh Theaitetos, denn wer so schön *(kalos)* spricht, der ist subtil schön *(kalos te kai agathos).*»

Zusammengefasst stehe für uns Westler das, was in Indien, aber auch in Altgriechenland von jeher gegeben war[175]:

> «dass wir nämlich im Grunde so viele Bewusstseinsstufen oder Bewusstseinszustände nötig hätten, wie es Etagen, Sphären, Niveaus der Schöpfung gibt. Wir versuchen immer *mit einem einzigen* Bewusstseinszustand, der gerade für unsere grobstoffliche Welt einigermassen geeignet ist, *alles* zu erklären, bis hin zu Gott.»

Daher finden wir die Hauptebenen des *psycho-kosmischen Bewusstseinsmodells* nicht nur als *Grundraster der antiken Philosophie*, sondern auch in der Architektur des *griechischen Tempels:*

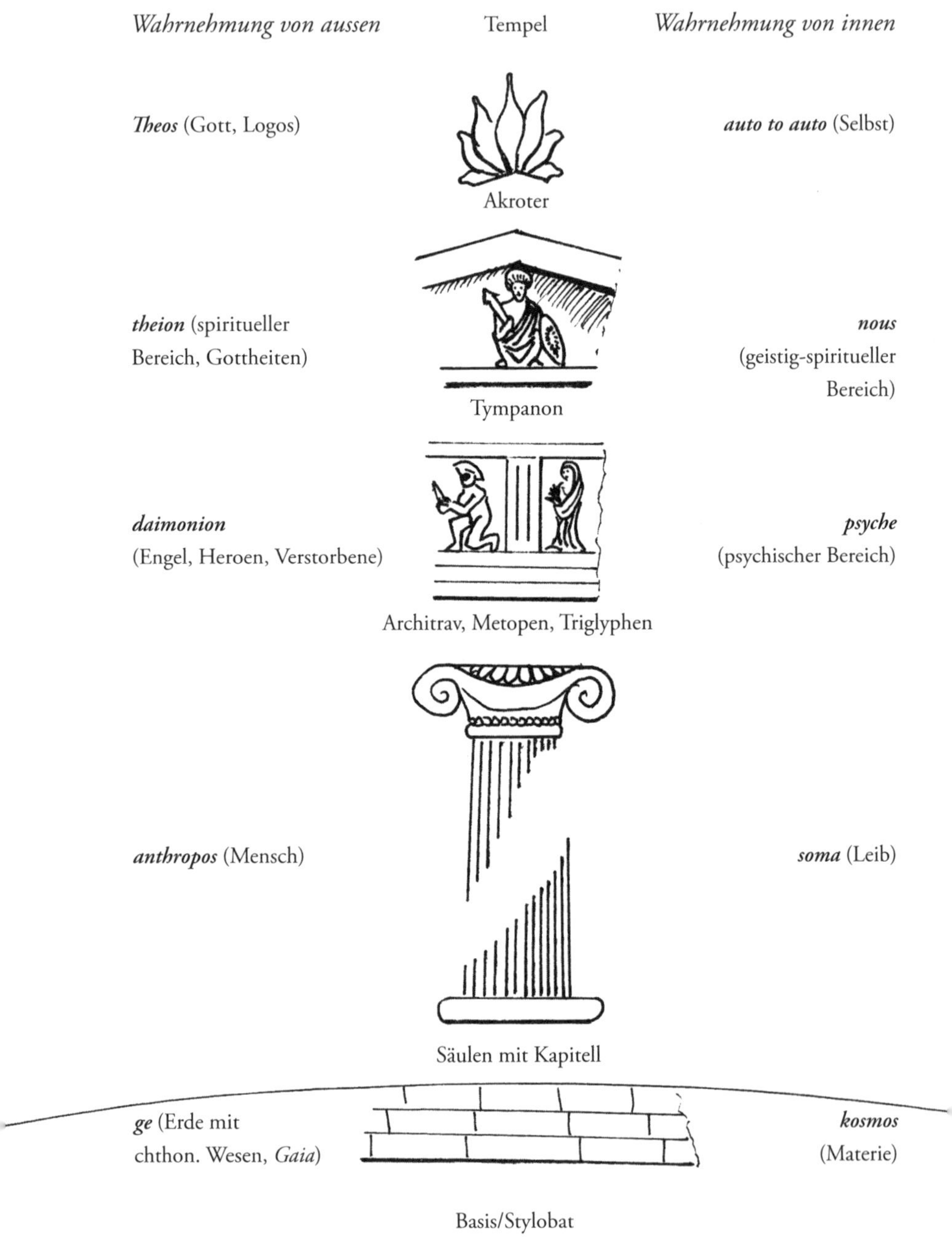

Abb. 5: Der Tempel als Abbild von Mikrokosmos – Makrokosmos.

Die Bewusstseinsbereiche wurden ihrerseits wieder in weitere Bewusstseinswelten aufgefächert, so dass z. B. im ‹spirituellen Bereich› *12 Klassen* von göttlichen Kräften (‹Gottheiten›) unterschieden wurden[176]. Platon tönt die höchsten Bewusstseinsräume als unbeschreibbare Mysterienerfahrung folgendermassen an[177]:

> «Das farblose, gestaltlose, stofflose, *wahrhaft seiende Sein (ousia ontos ousa)* offenbart sich nur dem Führer der Seele, dem ‹geistigen Bereich› *(nous),* um welches (Sein) herum die Gattung der *wahrhaftigen Erkenntnis (alethous episteme)* angesiedelt ist … »

- In der *philosophischen Tradition* wurde der *geistige oder spirituelle* Bereich (*nous*) *intellektualisiert* und müsste wieder – wie in engl. *spirit* (vs. *mind)* – von *Vernunft* und *Logik* unterschieden werden (DIETZFELBINGER[141, 178]). WILBER schlägt die Unterscheidung zwischen Geist vs. *GEIST* vor, *die ich übernehme.* In den aktuellen Übersetzungen wird meist der *Bereich psychischer Kräfte* (*daimonion)* und der *Bereich spiritueller* Kräfte (*theion)* nicht unterschieden oder sogar die *daimones* als ‹komplexe Fauna› gewertet[179]. Wohl gehen die spirituellen Kräfte in die *daimones* über[176], der sokratische Prozess führte jedoch vom unstabilen *‹daimonion›* – der Logoskraft entlang – ins *‹theion›* und wurde mit *‹eudaimonia›*, dem *geläuterten glückseligen Zustand,* bezeichnet (5.6.4).
- Auch die *christliche Systematik* beruht auf diesem Modell, aber verkürzt und mit Verschiebungen. Der Neuplatoniker *Olympiodoros* (5. Jh.) lässt durchblicken, dass das ursprünglich noch weiter differenzierte *daimonion* bei Platon bereits vereinfacht erscheint[180]. Die *polaren ‹daimones›* wurden dann als positive Wesen zu den christlichen *‹Engeln›* und negativ zu den *‹Dämonen›*. Ferner wurden der *mikrokosmisch-geistige Bewusstseinsraum* (*nous*) und die *Energiequalität* (*pneuma hagion*) nicht mehr unterschieden und in der *Trinitätslehre* zum *‹Heiligen Geist›*, ja sogar zur ‹dritten *Person* Gottes› hypostasiert. *ousia*[177] gar wurde zu ‹Substanz›! Die makrokosmischen spirituellen Kräfte (*theoi,* Plural*)* wurden zu ‹Heiligen› umbenannt (*hagioi*[181]). Die in den Weisheitslehren oft nur angetönte *Einheitserfahrung* (*Theos,* Singular), der *Monotheismus der antiken Spiritualität,* wurde so verkannt (vgl. 5.5.8): antiker Monotheismus vs. christlicher Polytheismus!

Wie der Versenkungsprozess der platonischen *Philosophie* als mystischer Weg der *Umkehr* – ‹wie über eine Leiter› – durch das Bewusstseinsspektrum führte, wird im folgenden Thema sein[182].

2.3.3 Verschiedene Wege zur Erleuchtung

Wichtig und für uns heute erschwerend ist, dass je nach *Konstitution* des Suchenden, aber auch gemäss *Tradition* der philosophischen Gemeinschaften, *unterschiedliche Wege der Bewusstseinserweiterung* bestanden. Wie in der Heilkunde allgemein wurden durch Berücksichtigung des Temperamentes Motivation und Resonanz erhöht (5.5.6.2). Eine vergleichbare Situation ist aus der *indischen Philosophie* bekannt[183]:

> «Die … ‹sechs orthodoxen Philosophieschulen› weisen auf sechs verschiedene Ausgangspunkte in der Betrachtung (Kontemplation) der einen Wirklichkeit hin und begründeten damit gleichzeitig sechs, u. a. *temperament- und charakterbedingte Wege,* auf welchen ein Mensch zur *Erfahrung* dieser Wirklichkeit kommen kann.»

Zu diesen sechs orthodoxen *Philosophieschulen* gehören *Yoga* und *Samkhya,* wobei im *Zen* der Samkhya-Impuls verwandelt weiterlebt[184]. Kaum bekannt dagegen sind die *temperamentmässig unterschiedlichen Bewusstseinswege der platonischen Dialoge – obwohl noch die Neuplatoniker deutlich darauf hinweisen*[185] –, was die Texte dann zum Labyrinth macht. Wir wollen im Folgenden einige Wege beleuchten, die allerdings auch kombiniert werden könnten (BRUNTON).

- *Der Weg der Leere:* Wenn in der westlichen Kultur vom ‹Weg zur Erleuchtung› gesprochen wird, denken die meisten Menschen an den *Zen-Buddhismus.* Es scheint, dass hier das ganze Wahrnehmungsspektrum durch ‹*Leerwerden*› übersprungen werden kann, bis zu einer Bewusstseinsebene von Lichterfahrung, eben ‹*Erleuchtung*› genannt. Da ein Mensch bewusstseinsmässige Leere meist nicht lange aushält, ist es das Anliegen von Meditationsanleitungen, ihm zu zeigen, wie er die Aufmerksamkeit von den Bewusstseinsinhalten abziehen kann. Im Kontext des *Yoga* und *Zen* werden hierzu ganz bestimmte leibliche und mentale Anweisungen gegeben, die es dem Übenden ermöglichen, immer erfolgreicher seine Aufmerksamkeit, die mit den fünf Sinnen und den Körpererfahrungen verbunden ist, von den *Sinnesobjekten abzuziehen* und zu sehen, wo er hinkommt, wenn er dies mit Ausdauer und Beharrlichkeit tut (HINZE, BRUNTON).

- *Der Weg des achtsamen Vorbeiziehenlassens*: Eine andere Versenkungsmöglichkeit ist die *Übung der Achtsamkeit auf verschiedenen Bewusstseinsebenen*: Stufenweise ziehen *Leibwahrnehmungen, Sinneswahrnehmungen, Gefühle* und *Kognitionen* vorbei, aber ohne dass man sie mit *Begierde* oder *Schmerz* besetzt. Dies wird im sog. *vipassana,* der *Klarblick*-Meditation, geübt.

Durch diese Praxis der sog. *Achtsamkeit* soll ebenfalls psychische Reinigung erreicht werden[186]:

> «Denn es geht darum, sich in *reiner, nicht reaktiver Achtsamkeit* zu üben, das heisst in einer höchstmöglich klaren und vollen Achtsamkeit auf das, was *im Augenblick* in dem zur Betrachtung (Kontemplation) ausgewählten Bereich gegenwärtig ist, unter Vermeidung jeglicher Abschweifung – zu welcher der unkonzentrierte Geist ständig neigt – in mehr oder weniger relevante Assoziationen (Gedanken, Gemütsbewegungen, Werturteile, Vorstellungen).»

- ***Der Weg des unterscheidenden Erkennens:*** Es gibt aber auch die Möglichkeit, den Weg über das *Wahrnehmen – Prüfen – Schauen (theorein) – Erkennen* der Wirklichkeitsstufen zu gehen, von Erfahrungsebene zu Erfahrungsebene. *Von diesem Vorgehen zeugen die kathartischen platonischen Dialoge.* Einen Hinweis darauf sehe ich bereits in dem *Heraklit* zugeordneten Satz: «Ich durchforschte mich selbst.» HINZE macht die Verbindung zwischen dem Vorgehen des indischen *Samkhya und der griechischen Philosophie*, indem er am Versenkungsweg des indischen *Samkhya* eigentlich die *sokratische Dialektik vorführt:* Durch das ‹prüfende Untersuchen und Sich-Vergewissern› wird jedes einzelne ‹Schöpfungsprinzip›, jede Bewusstseinsebene erfahren und durchforscht, für sich, wie auch im gegenseitigen Vergleich. So führt die *unterscheidende Erkenntnis* zur *unvergänglichen Psyche*[187]:

  > «Die Egoität des Menschen … ist das *Ichorgan* für unser tägliches Leben, und wir durchschauen, insofern wir (damit) *identifiziert* sind, unter Umständen nicht genügend, was da in unseren Wahrnehmungen und Anliegen alles mitbeteiligt ist. Deswegen ist im Samkhya *das* zentrale Wort: *die unterscheidende Erkenntnis.* Du brauchst nur das Gold vom Erz zu trennen – in diesem Fall: das (Unvergängliche) von dem, was … vergänglich ist: «Das ist das» und «das ist das»! Geh diese Linie entlang und du landest im *GEIST!*»

Auf entsprechendes Vorgehen weist auch der Psychologe, Psychotherapeut und Meditationslehrer Jack KORNFIELD[188]:

> «Man lernt die Identitätsfrage (‹Wer bin ich›) immer detaillierter stellen, sortiert alles aus, was im Körper und Geist vergänglich ist, bis man an ein zeitloses Bewusstsein jenseits von Geburt und Tod gelangt.»

Aus diesen Erfahrungen resultiert auch die grundsätzliche Unterscheidungsmöglichkeit der in den griechischen Übersetzungen verwischten *Ebenen Intellekt* und *GEIST*[189]:

> «(das griechische Wort) *‹theoria›:* ‹Anschauung› (Kontemplation!), (ist) im Sinne des plastisch farbenreichen und lichtvoll Anschaulichen aufzufassen. Denken und Erkennen im Samkhya, wie auch in der *griechischen Philosophie* sind nicht rational

> in unserem heutigen westlichen Sinne. Ihr Denken und Erkennen ist ... *kreativ, anschaulich, Lichtdenken* im Gegensatz zu *Dunkeldenken* ... (Man) ‹sieht› die Dinge, über die man nachdenkt, vor (inneren) Augen, man ‹tastet›, ‹schmeckt› sie ... Beim Lichtdenken geht es immer um *Einsichten* und letztlich um einen geistigen Durchbruch, und nicht einfach (um) ... rein intellektuelle Information ... (Es) wirkt *verwandelnd* und *befreiend* auf das ganze Wesen des Menschen und führt schliesslich zur Erleuchtung.»

Der Weg der *‹unterscheidenden Erkenntnis›* (*episteme*) muss als Methode *unendlich aufgefächerter Wahrnehmung* verstanden werden, als kontinuierliche Kette von *phänomenologischen Erkenntnisakten*[190]:

> «Nimm das Phänomen als das, was es ist, ganz in dich auf, und zwar so präzise wie möglich ... Dann sollst du in ruhiger Sammlung bei dem Phänomen verweilen und dieses innerlich möglichst nicht verlassen ... lass in aller Offenheit (und ganzheitlich atmend) das Phänomen sich in dir bewegen, dann wird es im gegebenen Augenblick seine eigene Antwort aussprechen! ... Auf diese Weise lassen sich Probleme aller Art lösen, physische, seelische, geistige – es formiert sich eine Antwort, sie wird auf diese Weise förmlich provoziert ...»

Es wird Stufe um Stufe *‹das, was ist›*, geschaut und dabei das *Seiende* (= Ewige) vom *Gewordenen* (= Vergänglichen) unterschieden. Bei *Sokrates* tönt der Weg der unterscheidenden Erkenntnis der *Polaritäten* folgendermassen[191].

> «Aber das Sein (von beiden), und was sie sind, und das, was sie von einander unterscheidet und wiederum das Sein dieser Gegenüberstellung, dies versucht unsere Psyche selbst für uns *(hemin)*, indem sie vertieft und vergleicht, zu unterscheiden.»

Die *unterscheidende Erkenntnis* können wir folgendermassen zusammenfassen: Sie analysiert nicht, sondern umkreist die Erscheinungen tiefer und tiefer in *hermeneutischer* Art, aber in verändertem Bewusstsein. Dieser Prozess wird durch *umfassendes, kontinuierliches Atmen* unterstützt (vgl. ‹holotropes Atmen›). Mittels *koan-artiger Fragen*[192] werden gezielt schauende Wahrnehmungen provoziert. Es wird gleichsam dem ‹Seinsfunken›, dem wahren Kern in den Erscheinungen, nachgespürt. Ursprünglich meinte denn *theoria ‹Kontemplation›* und müsste wieder so übersetzt werden. Der Prozess führt Stufe um Stufe zunehmend zum Wahren, zum Wirklichen, zu dem, was vom Gegenteiligen, vom Täuschenden, vom Schattenwurf getrennt wird. Dies wird bis zur *‹mystischen Kernerfahrung›* weitergeführt, die ich in der Ritualformel *‹Erkenne dich selbst›* angedeutet sehe (*gnothi sauton*). Diese Formel, mehr Erfahrung als Dogma, dürfte transkulturell derjenigen aus dem ind. *Vedanta* enstprechen: *‹tat tvam asi›* (= ‹Das bist du›[192]).

Mit Hilfe des bis in die heutige Zeit praktizierten und reflektierten indischen *Samkhya* lassen sich auch in den platonischen Dialogen *Wahrnehmungsprozesse unterscheidender Erkenntnis innerhalb eines transkulturellen mystischen Weges* erkennen. Das Ziel der platonischen Dialoge ist letztlich, *Sein vom Nichtsein zu unterscheiden.*

2.3.4 Die Ausrichtung vom Guten zum Besseren

Durch konsequentes Erforschen ‹*dessen, was ist*› werden die Schöpfungsstufen oder Manifestationsebenen des Seins durchwandert, gleichsam als subtiler *Parcours*[190]. Gemäss Resonanzgesetz vermag ich Gleiches wahrzunehmen und erhalte Verstärkung durch Gleiches (vgl. ‹*gleich und gleich gesellt sich gern*›[193]). Der schrittweise Versenkungsprozess wurde durch einen Übungsweg gefestigt: Denn zu den alten Bewusstseinswegen gehörte immer auch eine *Form von Meditation* oder *Yoga,* um das zunächst labile *Energieniveau zu halten* (2.8). Im Wesentlichen ging der Übungsweg über Phasen von *Leerwerden – nicht bloss Reizentzug* – zu grösserer *Fülle, d. h. in einen höheren Bewusstseinsraum.* Es ist dies letztlich ein glückorientiertes (!), holistisches Üben, *askesis* genannt. Im Gegensatz dazu ist die spätere ‹*Askese*› vielfach ein Verharren in *Verzicht und Vertröstung.* Denn *Energiefülle* (*pleroma*) – vgl. etwa ‹im *siebten Himmel sein*› – war subtile Orientierung, um auf einem möglichst hohen Energieniveau zu leben[194]. Während der Übende sich zwischen den Polen von Leere und Fülle bewegt, kann Ekstase jederzeit und im Hier und Jetzt als ‹Quantensprung› erfahren werden. Dadurch werden körperliche und psychische Schmerzen mehr und mehr irrrelevant, d. h., Resonanz findet zwischen höheren Zuständen statt (2.5.1). Wenn die Griechen von der *Geometrie des Genusses* sprachen, heisst dies, dass das Bessere in jedem Wahrnehmungsakt meditiert und erfahren werden konnte. Folgende subtile Unterscheidung möge als Korrektur christlicher Askesevorstellungen, aber auch für unsere suchtgefährdete, orientierungslose Zeit bedeutsam werden[195]:

> «Lebe jede Fähigkeit so, wie es *wirklich* genussvoll ist; dies bedeutet nicht minimal, aber auch nicht maximal, sondern *optimal,* das heisst *mit* den in ihr selbst liegenden *Einschränkungen,* sonst fliegst du aus der Genusskurve heraus, und – halte dich auch offen für die anderen in dir veranlagten Genüsse.»

Das Leben *in Fülle* (*pleroma*), Ziel des *Bewusstseinsweges,* ereignete sich im *überzeitlichen Moment der Ekstase* (*kairos,* 2.6.2). Hinter der Zeitachse war ursprünglich die *Entwicklungsachse* gemeint[196]. ‹Glückseligkeit› war der Begriff überräumlich-überzeitlicher Ekstase (ind. *an-anda* = *‹ohne Ende›*). Auch im platonischen *Symposion* wird dieses Erleben mit einer *transkulturellen Glückseligkeitsformel* angetönt[197]:

> «Ist doch das subtilste Lieben das wahrhaft Schöne, und *Fülle, Vollendung und Glückseligkeit*».

> In den mystischen Wegen bedeutet ‹Jenseits› also nicht *‹Zustand nach dem körperlichen Sterben›*, sondern *‹Erleben jenseits des Ichs›*: *Fülle* und *Glückseligkeit* sollen im Hier und Jetzt erlebt werden!

2.3.5 Die Ideenlehre und die Logoslehre

> ‹Ich habe eine Idee!›

Im Vergleich mit dieser heutigen Verwendung sagt HINZE[198]:

> «Selbst im sehr ernsthaften und von Würde erfüllten Denken empfangen wir im Höchstfall ein *Bild* der wahren Ideen».

Der griechische Begriff ‹Idee› *(idea, eidos)* gehörte ins Bewusstseinsspektrum und hatte demzufolge eine viel umfassendere semantische Strahlkraft als unser Lehnwort. Die ‹Ideenlehre› bildet den Kern der platonischen Philosophie[199]:

> «Diese rein geistigen, unzerstörbaren εἴδη bzw. ἰδέαι unterscheidet Platon von den wahrnehmbaren Dingen der vergänglichen Sinneswelt.»

Den Schöpfungsprozess wiederum differenziert Platon hinsichtlich *‹idea›* (‹Struktur›) und *‹dynamis›* (‹Kraft›[200]):

> «Soweit nun der Schöpfer auf das Immer-gleich-Bleibende hinblickt und sich davon als eines Urbildes bedient, um (Ur)struktur *(idea)* und (Ur)kraft *(dynamis)* hervorzubringen, muss sich auf diese Weise das Ganze subtil-schön *(kalon)* vollenden.»

HINZE erklärt etwas ungenauer, dass die platonischen unvergänglichen Ideen auch *logoi* und *dynameis*, ‹Urkräfte› genannt würden[198]:

> «Die *Ideen* werden von Platon auch LOGOI genannt. Es sind keine blassen Schemata, sondern immense *Realitäten.* Sie sind (auch) *wirkende Urkräfte (dynameis),* potenzielle, sehr leuchtende Kräfte, die in unserer Welt überall wirksam sind…»

Ferner zeigt er auf, dass GOETHEs Begriff der *‹Idee›* von Platon stamme. Im Unsichtbaren bilde sich dann etwa die Gestalt einer Blume, erst stengelhaft und dann sich in Blütenform Richtung Sonne ergiessend[201]:

> «(Die Ideen) … sind Mächte, die mit feuriger Gewalt wirken können. … die fortwährend neue Formen schaffen. Letzten Endes können wir die gesamte Natur und alles Menschenwerk auf sie zurückführen. Sie sind Urbilder alles dessen, was geschaffen ist und geschaffen wird.»

Wenn die Ideen von Platon sowohl als *‹logoi›* wie als *‹dynameis›* bezeichnet werden, müssen sie unter einem ***strukturellen*** ebenso wie unter einem ***phasischen Aspekt*** erfasst und unterschieden werden, nämlich

logoi als Struktur- oder Formprinzip,

dynameis als Energie- oder Schöpfungsprinzip.

Wie in der subatomaren Physik, wo ein Elementarteilchen unter dem *Korpuskelaspekt* oder unter dem *Feldaspekt* erfasst wird, sind auch die psychischen Phänomene je unter einem *Strukturaspekt* und einem *Energieaspekt* zu verstehen. So hat der Biologe Rupert SHELDRAKE die Theorie der *formgebenden oder ‹morphischen› Felder* und der *morphischen Resonanz* entwickelt, ohne allerdings den *energetischen* Aspekt gebührend zu berücksichtigen[202].

Die Aspekte *Feld* bzw. *Energie* führen ja in der christlichen Tradition immer wieder zu Konfusionen[203]. Auch die platonischen *Ideen* sind denn unter dem Aspekt der *‹Schöpfungsprinzipien›* wie unter dem Aspekt der *‹logoi›* als *‹Bewusstseinsstufen›* zu unterscheiden. Damit werden viele Textstellen klarer: Der Neuplatoniker *Proklos* weist darauf hin, dass der Mensch alle Schöpfungsebenen in sich trage und sie zu höchster *Fülle (Ekstase) aktivieren könne*[204]:

> «Aber die menschliche Psyche enthält in sich *alle Bewusstseinsstufen (logoi)* und nimmt (so) alle *unterscheidenden Erkenntnisakte (epistemai)* bereits vorweg, wird (aber) durch die Menschwerdung daran gehindert, das, was sie hat, zu schauen. Sie benötigt sowohl das *Lernen (mathesis)* wie das *Entdecken (heuresis),* um sich einerseits durch das Lernen zu den *geistigen Wahrnehmungen (noesis)* ihrer selbst hinaufzubewegen, und andererseits der entdeckenden Erfahrung *(heuresis),* um sich selbst und die höchste schöpferische *Fülle (pleroma)* ihrer *Bewusstseinsstufen* wieder zu finden.»

Hier werden wichtige anthropologische und bewusstseinsmässige Zusammenhänge aufgezeigt, die in der *rationalen* aktuellen Übersetzung keinen Sinn machen. Unter diesen beiden Aspekten lässt sich das *Lernen (mathesis)* als *Kennenlernen von bewusstseinsmässig Vorhandenem* verstehen. Ein Energieschub kann dann zu einer plötzlichen *Erfahrung (heuresis)* führen und gleichsam ein *‹heureka›-Erlebnis* auslösen[205]:

> «Wer als *Adept* auf dem hohen Erosweg bis zu diesem Punkt belehrt und begleitet wurde, der wird ... am Ziel des Erosweges *plötzlich* etwas von wunderbar schöner Art schauen ...»

Lernen (mathesis) und *(Wieder)finden (heuresis)* sind nämlich *Kodewörter der Mysterientradition* (5.4.4.3) und begleiten auch den platonischen Bewusstseinsweg. Sie stehen letztlich für das *Wiederfinden* des potenziell Vorhandenen, für das *Wiedererinnern des Verdrängten (‹heureka›!*[206]):

> «Denn die ganze Physis (menschlich und kosmisch) ist unter sich verwandt und die Psyche hat alles gelernt und eingeprägt *(mematheka):* so hindert nichts, dass wer nur an ein einziges *erinnert* wird, was bei den Menschen *lernen* heisst, alles übrige selbst *auffindet (aneurein),* wenn er nur *‹tapfer›* ist und nicht ermüdet im *Suchen.* Denn *Suchen und Lernen sind demnach ganz und gar Erinnerung (anamnesis).*»

Nur im Bewusstseinsspektrum und im Vertrauen, dass das unendliche Wissen Schritt um Schritt wieder erfahrbar werden kann, macht der Zusammenhang von *Lernen und Wiedererinnern (anamnesis)* Sinn.

In der indischen *Samkhya*-Philosophie ist ‹Erlösung› als *Wiederfinden* der *Ideen* folgendermassen definiert[207]:

> «Wer die 25 Schöpfungsprinzipien kennt, ... der erlangt die Erlösung.»

Seinen eigenen Bewusstseinsweg durch *Logoi und Ideen* beschreibt *Sokrates* mit dem Bild einer beschwerlichen *‹Seefahrt auf der Suche nach Grund›*. SCHEFER deutet folgendermassen[208]:

> «Er flieht in der ersten Phase der zweiten Seefahrt vor der verfinsterten Sonne, der sinnlichen Wirklichkeit, und wendet sich ihrem Spiegelbild im Wasser, den *Logoi und Ideen,* zu.» (...) «Die Logoi sind also Spiegelbilder bzw. Abbilder der Wahrheit, nicht die Wahrheit selbst. Sie sind Grundlagen der Erkenntnis *(hypotheseis),* aber nicht der Grund, der grundlagenlos ist ...»

Diotima, Sokrates' Lehrerin, beschreibt im platonischen *hohen Eros-Ritual* den *Stufenweg* durch die Bewusstseinsebenen[209]:

> «Wenn aber einer, emporsteigend von diesen irdischen Erscheinungen hienieden, auf dem Weg des ‹wahren Eros› jenes Urschöne selbst auftauchen sieht, dann ist er in unmittelbarer Nähe des Ziels; denn das ist der ‹wahre Erosweg›, um selbständig

oder von einem anderen geleitet vorwärtszugehen: beginnend mit dem sinnlich Schönen hienieden muss man dem Schönen an sich zuliebe immer weiter emporsteigen, als ginge es eine *Stufenleiter* hinauf…»

Der philosophische Aufstieg ist der Weg durch die *logoi* und vollendet sich im *höchsten Logos*, in der ‹*Idee des absolut Guten*›: *Schauen* wird zum strahlenden Erkennen des Selbst, vergleichbar der *Sonne*, die im Sonnenaufgang die sichtbare Welt hervorbringt und erstrahlen lässt[210]. HINZE fasst zusammen[211]:

«…die platonische Lehre (spricht) von *einer* höchsten Idee, die *über* allen anderen Ideen steht. Platon nennt sie die ‹Idee des Guten›. Sie wird als die ‹Sonne im Reich der Ideen› gesehen, als der erste Anfang des Seins und als das *Ziel der höchsten Erkenntnis.* Zuweilen wird sie auch dem Begriff der *Gottheit* gleichgesetzt. Diese höchste der Ideen *durchstrahlt* alle anderen Ideen… (als) ‹*Ideensonne des Guten*› …»

Form- und Energieprinzip verschmelzen dann in der rituell nur mehr angetönten Einheitserfahrung[212]:

«Schwört beim Vater, unserem Herrn, den wir in der wahrhaftigen Weise philosophierend alle deutlich *schauen werden (eisometha)* in der *Kraft (dynamis)* glückseliger Menschen.»

2.3.6 Zusammenfassung

Was können wir heutigen Menschen von der platonischen Ideen- und Logoslehre mitnehmen?

1. Wahrnehmung ist mehrschichtig. Zunächst geht es um die genaue, vorurteilslose Erfassung unserer äusseren und inneren Umwelt; dann werden subtilere Erfahrungen möglich, ein Entdecken tieferer Zusammenhänge, was ehrfürchtiges Staunen und Glück auslöst (thaumazein, heureka).
2. Die Vorstellung, dass die Erfindungen und Entdeckungen der Menschheit latent schon immer vorhanden waren, erscheint uns fremd und gewöhnungsbedürftig. Das Modell bestätigt sich jedoch in der Tiefentherapie, wo – bei geeigneter Methode – unbewusste, sehr frühe Erinnerungen mit unglaublichen Details wieder aufschiessen können. Diese ‹Erinnerungen› lassen sich zum Teil überindividuell in der Familiengeschichte und bis ins kollektive Gedächtnis zurückverfolgen und überprüfen.
3. Um dies zu erfassen, brauchen wir wieder ein holistisches Grundkonzept: Logos.

Wir haben den Begriff *Logos* hier verschiedentlich beleuchtet, vom konkreten ‹*Wort*›, zum ‹*Begriff*›, zur ‹*Bewusstseinsebene*›, zum ‹*Form- und Entwicklungsprinzip*›, zum *überräumlich-überzeitlichen* ‹*Urgrund*› hin, um nur einige Aspekte zu nennen. Gerade auch für Studierende der Philosophie ist *Logos* äusserst schwierig zu definieren, eine ‹Knacknuss› und *Crux*. Was all diese Facetten *logos – LOGOS* umspannt, *nennen wir heute ‹Feld›*. *Logos* hängt mit dem zusammen, was vor EINSTEIN *H-Feld* genannt wurde (gr. *eta* vs. *epsilon* = physikalisches Energiefeld), was JUNGs *Archetypen* umfasst, was BOHM *implizite Ordnung* nennt und SHELDRAKE *morphisches Feld: Logos kann als umfassendes Feld verstanden werden, worin alles potenziell enthalten ist, im Kleinen wie im Grossen, womit alles in Resonanz ist und was alles – als Lichtfunke – ins Unsagbare übersteigt.* In griechischen Worten ist dies vielleicht am dichtesten und eindrücklichsten im *Prolog des Johannes-Evangeliums* formuliert[278]. Damit ortet der *Logos* der platonischen Bewusstseinslehre – als *das* grundlegende holistische Konzept – unsere heutigen Bewusstseinsforschungen und könnte im Babylon der Begriffe Ordnung schaffen: Die Entwicklung geht von den *logoi* zum *LOGOS*.

2.4 Der Bewusstwerdungsprozess als Energiezyklus

Bevor wir das Spektrum der Wahrnehmung (2.5) genauer analysieren, wollen wir die *Phasenlehre* zusammenfassen, die mit der hippokratischen Medizin verbunden wird, aber auch im Bewusstwerdungsprozess in verschiedenen Variationen Bedeutung hat.

Gehen wir von den Bewusstseinsebenen aus, entwickelt eine Ebene (*logos*) durch ihren Energieprozess (*dynamis, energeia*) sich auf die nächste Ebene (*logos*) hin. Dies wurde als *Triade* bezeichnet[47]. Zur Bewusstseinsentwicklung gehören also Erfahrungen und Vorstellungen von Zuständen, die sich durch übendes Wiedererleben zu Strukturen verdichten, worin Energien fliessen, die sich wieder zu Strukturen der nächsthöheren Ebene verdichten (*Kabbala*). *Heute sprechen Forscher etwa von ‹Feld in Feld in Feld›* …

Dies führt uns zu *Prozessmodellen: Jegliches Geschehen in der Antike wurde als Prozess erfahren*. Die bekannten Begriffe der ‹*Elemente*› und ‹*Säfte*› können als *Energiephasen* verstanden und auch heute so wieder wichtig werden. Der Mensch lebte in *grossen Prozessbögen*, das ganze Leben umfassend, und *kleineren*, z. B. die Jahreszeiten, die Monatsspanne, die Wochentage (Planetarphasen), den Tagesablauf und schliesslich jegliche Tätigkeit umfassend[213]. *Die Wahrnehmungseinheit war nicht das statische Objekt, sondern eine Phasenabfolge, der Prozess, und wurde in der klassischen Zeit hauptsächlich durch Vier-Phasen-Modelle dargestellt.* So ist es völlig natürlich, dass das Wahrnehmen als Prozess mit einer *Anfangsphase*, einer *Aufbauphase*, einer *Konzentrationsphase* und einer *Abschlussphase* erlebt wurde, wie in der ‹*Säftelehre*›[213]:

- Sensibilisierungs-/Durchlässigkeitsphase = *melancholische* Phase
  - Phase des Einfahrens der Energie = *cholerische* Phase
    - Phase des liebenden Fliessens/Eros = *sanguinische* Phase
      - Phase des Abgrenzens/Konzentrierens = *phlegmatische* Phase

Auch FREUDs psychosexuelle Entwicklungsphasen verstehen sich so als erstes Durchschreiten folgender Bewusstseinsräume:

- des narzisstischen
  - des oralen
    - des analen
      - des ödipalen (als geschlechtsspezifischen)

In der Folge wurden phasische Entwicklungsmodelle mit Gewinn weiter erarbeitet und vertieft (E.H. ERIKSON). Allgemein lassen sich auch psychopathologische Phänomene besser verstehen, wenn wir sie als Fixierungen im Prozessablauf deuten, wie z.B. *Sucht* und *Zwang:* In einem phasischen Modell könnte Sucht als Appetenz- oder Öffnungsphase des Energieprozesses gedeutet werden, zwanghaftes Verhalten dagegen als Fixierung in der strukturgebenden Phase mit den dazugehörigen Kontrollmechanismen. *Therapie* wäre unter diesem Aspekt Übergangshilfe von einer Phase in die andere (z. B. in Paartherapien).

Mit Hilfe des obigen *vierphasischen Grundmusters* verstehen wir die in den platonischen Dialogen abgebildeten Schritte des sog. ‹*dialektischen*› *Wahrnehmungs- und Vertiefungsprozesses* besser. Entsprechende Phasen offenbaren sich nämlich auch im unten diskutierten *sokratischen* Dialogteil[214]:

- wahrnehmend empfinden *(aisthanomai)*
  - intuierend vertiefen *(dianoeomai)*
    - erforschend prüfen *(episkepsomai)*
      - offenbaren *(deloo)*

In diesen Zusammenhang gehören auch JUNGs vier ‹psychische Grundfunktionen›, die nicht nur den Typus, sondern – entsprechend den alten Typologien – immer auch einen phasischen Prozess darstellen[215]:

«Darum gibt es auch vier psychologische Aspekte der psychischen Orientierung, über die hinaus nichts Grundsätzliches mehr auszusagen ist. Wir müssen zur Orientierung eine Funktion haben, welche konstatiert, dass etwas ist (Empfindung), eine zweite die feststellt, was das ist (Denken), eine dritte Funktion, die sagt, ob einem das passt oder nicht, ob man es annehmen will oder nicht (Fühlen) und eine vierte Funktion, die angibt, woher es kommt und wohin es geht (Intuition).»

– empfinden
  – denken
    – fühlen
      – intuieren

Im Tiefenprozess muss jedoch *zuerst erfahren*, dann erst eingeordnet und benannt werden[216]. Entsprechend konnte *Sokrates* das *‹dialektische› Vorgehen*, wegen folgenden vier Hauptaspekten, als äusserst wirksam erklären[217]:

– Aufmerksamkeit hinführen *(prosoche)*
  – Suchen *(zetesis)*
    – Reinigen *(katharsis)*
      – Wiedererinnern *(anamnesis)*

Die Phasen lassen sich im platonischen *Erkenntnisprozess* wie auch *metapsychologisch* als *‹Begründung subtiler Wissenschaftlichkeit›* voraussetzen[218]:

– Rechenschaft ablegen *(logon didonai)*
  – Erfassen des Grundes *(logismos aitias)*
    – Feststellen der ersten Voraussetzungen *(protai hypotheseis)*
      – Abgrenzung und Bestimmung des Wesens *(diorizein)*

Phasen lassen sich, subtiler werdend, bis in die höchsten Bewusstwerdungsprozesse verfolgen und sind nicht bloss ‹Aspekte›, wie sie heute oft gedeutet werden. Man kann sich dem absolut ‹Guten› (‹Gott›) mittels untenstehender Schritte nähern[219]:

– umfassendstem Lernen *(manthanein, megiston mathema)*
  – intuitivem Erfassen *(aute noesei labein)*
    – wissendem Schauen *(eidenai)*
      – erkennendem Berühren *(episteme ephaptesthai)*

Über diesen *Prozessraster* werden schwierige Textstellen überraschend anschaulich, beispielsweise betr. sog. ‹Erkenntnismittel›[220]:

«Nur das Hindurchführen durch sie alle (die vier ‹Erkenntnismittel›), welches hinauf und hinab zwischen jedem einzelnen von ihnen hin und her wechselt, erzeugt mit Mühe im gut Gearteten die *Erkenntnis (episteme)* des gut Gearteten.»

und weiter:

> «Nur wenn jedes einzelne von ihnen (den vier) am andern gerieben wird, … , wird *spirituelle Einsicht (phronesis kai nous)* über jedem einzelnen aufleuchten.»

Da der Erkenntnisprozess nach Durchlaufen seiner vier Phasen wieder zu einem Neuanfang kommt, kann er durch die verschiedenen Bewusstseinsstufen als *hermeneutische Spirale* erfahren werden[221]:

> «Denn über das schauende Erkennen erfolgt die Höherentwicklung (*anagoge*).»

Jede Strukturebene generiert spezifische Energieprozesse, die sich anhand eines *Vier-Phasen-Modells* abbilden lassen: der Prozessraster, ein *holistisches Modell,* wird sowohl für die kleine Spanne eines aktuellen Vertiefungsprozesses, wie auch für die grosse Spanne eines initiatischen Lebensprozesses erkennbar. So setzt *Sokrates* höchste, unsagbare geistig-spirituelle Erfahrung folgendermassen in Aussicht[222]:

- die Psyche nährt sich in der Schau des ‹Wahren›
  - sie hat Gesamtschau *(kathora)* der ‹Gerechtigkeit selbst›
    - des ‹Gleichmuts›
      - der ‹Erkenntnis des Seienden›

In dieser ekstatischen Schau werden Phase und Struktur – jenseits von Form und Farbe, Raum und Zeit – ins *‹wahrhaft seiende Sein›* überstiegen.

2.5 Das Spektrum der Wahrnehmung

Wahrnehmung (aisthesis) wird in den hohen Bewusstseinszuständen zur *schauenden Erkenntis (episteme)* als einer *Gesamtleistung der Psyche.* Sie erstreckt sich über ein Spektrum von der sensorischen Stufe bis zu subtilsten schauenden Zuständen[223] (vgl. Abb. 6).

Der sokratische Weg in die Transzendenz orientiert sich an der Wahrnehmung *‹dessen, was ist›*, was in diesem Moment aus dem Bewusstsein emergiert[224]. Das ganze Universum wurde ja energetisch erfahren und konzeptualisiert, so auch in der Medizin jener Zeit[225]. Bevor wir uns dem antiken Wahrnehmungsspektrum zuwenden, wollen wir uns zunächst den Wahrnehmungsmodellen heutiger Forscher zuwenden.

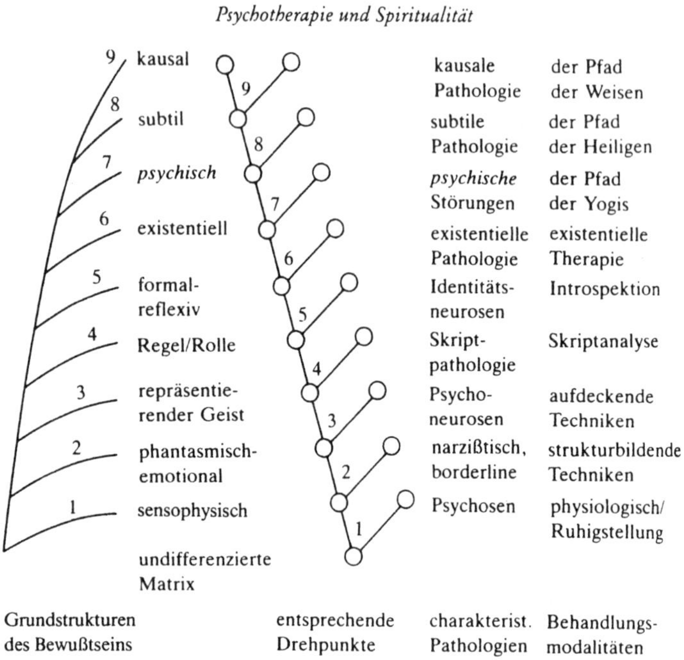

Abb. 6: Grundstrukturen des Bewusstseins in Korrelation zu Psychopathologie, Behandlungs- und Entwicklungsansätzen (WILBER).

Die beiden Forscher POPPER und ECCLES schlagen eine *‹dualistisch-interaktionistische Theorie›* vor[226]:

- Eine Welt 1 als «die gesamte materielle Welt… einschliesslich aller Untersuchungsgegenstände der Biologie, … sogar des menschlichen Gehirns, und aller von Menschen hergestellten Dinge».
- Eine Welt 2 als «Welt der bewussten Erfahrungen und/oder die geistige Welt» mit allen sensorischen Wahrnehmungen, den Erinnerungen, Vorstellungen, Gedanken, geplanten Handlungen.
- (– Eine Welt 3 als «Welt der menschlichen Kreativität», «ursprünglich Menschenwerk», wurde oben diskutiert[31]).

Wie *Welt 1* und *Welt 2* miteinander in Kontakt kommen, hat sich bereits die Antike gefragt (2.5.1). ECCLES schlägt einen Zwischenbereich, das *Liaison-Hirn*, als Arbeitshypothese vor. Als Neurophysiologe vollzieht er am Ende seines Lebens den lange vorbereiteten spektakulären Schritt in seiner *Gehirn-Geist-Problematik*: den *neurophysiologischen Nachweis* eines *nichtmateriellen Bewusstseins*[227]:

«Es gibt ein Bewusstsein, das nicht identisch ist mit der Materie der Gehirnmasse. Es verfügt frei und unabhängig über das Gehirn.»

Konzeptuell hat er diesen Schritt aber – im Gegensatz zum antiken Bewusstseinskontinuum – nicht konsequent ausgearbeitet[31, 228].

In der Antike wurde vor allem in *Welt 2* geforscht, *mit Übergangsbegriffen in einem ‹Liaison-Bereich›*, der zu *Welt 1* führte. Für Letztere bestanden jedoch weder genügende sinnesphysiologische und neuroanatomische Modelle, noch Technologien zu ihrer Erforschung. Während heute der *Welt 2-Bereich* als ‹subjektiv› empfunden wird, wurde er in der Antike objektiviert, wissenschaftlich erforscht und in einer subtilen, transkulturell breit abgestützten *‹Topodynamik›* verankert[229].

Die *wissenschaftlichen Parameter im subtil-energetischen Bereich* sind:
- die unmittelbare Erfahrung des Wahrnehmungsspektrums
- der intersubjektive Austausch
- der transkulturelle Vergleich

Die antike Philosophie hat wissenschaftliche Methoden dieser Art evaluiert, validiert und auch falsifiziert, in einer Art, die der aktuellen naturwissenschaftlichen Erforschung von *Welt 1* in nichts nachsteht. Methode und Resultate lassen sich heute wieder reaktivieren.

Im platonischen *Theaitetos*-Dialog wird – am Beispiel der Farbwahrnehmung – der *Übergang vom sensorischen zum energetischen Wahrnehmen*, von der Körperwahrnehmung ins Wahrnehmungsspektrum, feldartig vertieft. Interessanterweise enthalten solche Texte immer *Begriffe als Begriffsspektren*, wie wir sie in unserem heutigen Erleben kaum nachvollziehen können: Sie beruhen *auf energetischen Wahrnehmungsprozessen* mit *hohem Auflösungsvermögen*[230].

Im Folgenden soll *der sokratische* Vertiefungsprozess im Wahrnehmungsspektrum anhand einer *Theaitetos*-Passage dargestellt werden *(«Wahrnehmung sei Erkenntnis»[231])*:

Sokrates: «Womit sieht der Mensch das *Weisse und Schwarze,* und womit hört er das *Hohe und Tiefe,* würdest du, glaube ich, sagen: mit den *Augen* und *Ohren?*»

Diese Frage ist bereits *mehrschichtig*. Für uns heute geht es um die Farben *weiss* und *schwarz*; im Griechischen aber handelt es sich auch um *Energiequalitätenpaare*, die die Bandbreite eines Wahrnehmungsspektrums anzeigen und in die polare Energielehre führen[232]: *‹Hoch› und ‹tief›, ‹hell› und ‹dunkel›, ‹bitter› und ‹süss›, ‹warm› und ‹kalt›* etc. auszuhalten und den Gegensatz auszugleichen, war das Ziel energetischer Harmonisierungsübungen. Interessanterweise ist bei der sensorischen Wahrnehmung im Grenzbereich zwischen Polaritäten, etwa beim Horizont am Abendhimmel, eine Intensivierung des Dunkeln und des Hellen auch elektrophysiologisch nachzuweisen.

In den platonischen Texten ist Wahrnehmen ein energetischer Vorgang, ist *‹dynamis›*, und steht in Resonanz mit dem Wahrnehmungsspektrum. Unsere Gewohnheit, Wahrnehmung als *1:1-Input,* als blosse Aufnahme von Information zu verstehen, beraubt uns der Möglichkeit, uns mit dem Wahrnehmen zu *verändern.*

Philologischer Exkurs: Einen sprachlichen Hinweis auf energetisches Wahrnehmen fand ich früher ebenfalls in Zusammenhang mit dem Begriff ‹Auge›. Wie in obigem Zitat wird interessanterweise nicht das somatischere *ophthalmos* (vgl. *Ophthalmologie*) verwendet, sondern gleichsam ein Übergangsbegriff aus dem Körper-Psychebereich, gr. *omma*, etwa *‹Augenlichtzentrum›*[233]. Ferner wird auch bezüglich der Sinnesorgane von der wahrnehmenden ‹Energie› (*dynamis*) gesprochen (die nicht mit ‹Vermögen› übersetzt werden sollte). Damals gab es etwa folgende *energetische* Vorstellung des Augenlicht- und Sehprozesses[234]:

> «Das Auge, umschlossen von Wasser… und gefüllt mit Feuer, das ein Schlag entlocken könne, durch vorgelagerte Häutchen geschützt, nehme Wahrnehmungen auf und leite sie durch *lichtführende Kanäle* zum Gehirn weiter.»

Optische Wahrnehmung wurde also als energetisches Kontinuum vom sichtbaren organischen Sehen zum Schauen verstanden. Dies kennen wir heute von veränderten Bewusstseinszuständen (Trance, Drogenerfahrung, Psychosen, Hellsichtigkeit). Obige Zitatfrage müsste dann so formuliert werden:[231]

> «Sieht der Mensch das Weisse und Schwarze *nur mit den Augen oder durch den Sehkanal hindurch?* Hört er das Hohe und Tiefe *nur mit den Ohren oder durch den Hörkanal hindurch?*»

Wahrnehmungsqualitäten im Sehspektrum, Hörspektrum, Schmeckspektrum etc. werden zwar zunächst über die Potenziale der (körperlichen) Sinnesorgane wahrgenommen. Die eigentliche Wahrnehmung erfolge jedoch auf energetischer Basis[235], zunächst über das Energiepotenzial (‹*dynamis*›) der Augen, Ohren, oder der Zunge. Diese Wahrnehmungen würden dann aber nicht im Gehirn nebeneinandergelegt – wie etwa (die Griechen) im *trojanischen Pferd –* , sondern würden vielmehr in höhere Wahrnehmungsformen weitergeleitet[236]: Somit folgt nun die wichtige Vertiefungsfrage des *Sokrates*: Über welches Energiepotenzial (‹*dynamis*›) nun aber das allen Wahrnehmungen Gemeinsame – das allem Übergeordnete – die *Seinsqualität* offenbar werde[237]? *Das, was wir mit ‹Sinneswahrnehmung› bezeichnen, ist dann die unterste Ebene im Wahrnehmungsprozess und wird in die psychisch-energetische Wahrnehmung weitergeleitet.* Im psychischen Vertiefungsprozess ist die *Feldwahrnehmung der Psyche ausschlaggebend.*

Ferner basiert die energetische Wahrnehmung auf Ausstrahlung und Resonanz, wie sie dem ganzen Wahrnehmungsspektrum zugrunde liegen, bis zu den feinsten und tiefsten Wahrnehmungsbereichen[238]: *Wahrnehmen und Wahrzunehmendes* sind gegenseitiges Senden und Empfangen, was die alten Sprachen mittels ‹*Begriffsspektren*› ausdrücken konnten. Zum Teil sind sie auch in unserem Sprachgebrauch noch erhalten wie: *Schauen – Sehen, Lauschen – Hören*[239].

Die *Wahrnehmungspotenziale* treffen also auf die kosmischen *Wahrnehmungskategorien* und führen – ohne Verdrängungen geradlinig – bis in hohe Wahrnehmungsformen schauenden Erkennens (*episteme*). *Energetische Verbindungen* zwischen Wahrnehmungen und kognitivem System wurden übrigens damals bereits ‹*Synapsen*› genannt[240]. Im *Sonnengleichnis* schliesslich weist *Platon* auf die *Idee des Guten*, dass sie einerseits dem Erkennbaren seine Unverdrängtheit oder Wahrheit *(a-letheia)* verleihe, und andererseits dem Erkennenden seine Erkenntniskraft (*dynamis*)[241].

Auch die vom Säuglingsforscher René SPITZ beobachtete ‹coenästhetische Wahrnehmung› ist hier anzuführen, eine erste Stufe der beim Säugling unübersehbaren Tiefenwahrnehmung[242]. Ebenfalls hierher gehört die Wahrnehmung sehr langsamer Prozesse, etwa Beobachtung und Wissen um die *Sternenbahnen*[243]. Es muss angenommen werden, dass in alter Zeit die Menschen die Planetenbahnen über Jahre hinaus ‹kannten› und nicht – wie ich einmal erlebte – ein Mondscheinereignis anberaumt hätten, wenn der Mond erst zwei Stunden später aufging. Zu dieser subtileren Wahrnehmungsart gehören auch die *Jahreszeiten als Energieprozesse*, oder sogar die *Pflanzenentwicklung*[244]. Das, was uns filmisch im Zeitraffer präsentiert wird – etwa das Spriessen einer Knospe –, nahm man früher energetisch schauend wahr.

Wir verfolgen den sokratischen Vertiefungsprozess von ‹Sehen› und ‹Hören› noch etwas weiter[245, 214]:

> *Sokrates:* «Wenn du über beide (Sehwahrnehmung und Hörwahrnehmung) *nachsinnend* etwas *erahnst (dianoeomai),* dürftest du doch *das beiden Gemeinsame* weder vermittelst des einen Organs, noch des anderen wahrnehmen?»

Während der deutsche Text gr. ‹*organon*› mit ‹Werkzeug› wiedergibt, muss es gerade an dieser Stelle mit ‹Organ› übersetzt werden, ist doch in diesem Wahrnehmungsstadium das *Übersteigen der Sinnesorgane und der somatischen Zonen bedeutsam.* Der Prozess ist jetzt nämlich in das subtile *Wahrnehmungskontinuum* hineingeraten (vgl. ‹*Liaison*-Bereich›): Es geht um die Ausdifferenzierung des *Hörkanals*, des *Sehkanals* und aller anderen *Sinneskanäle* als *akustisches, visuelles … Energiekontinuum.* Dass der Wahrnehmungsprozess im energetischen Bereich abläuft, bestätigt der nächste Passus[246]:

> *Sokrates:* «Dann dürftest du über den *stimmlichen Klangkörper (phone)* und die *Aura (chroa)* wohl als erstes *nachsinnend erahnen (dianoeomai),* dass sie beide *sind?*»

Hier taucht das subtile Kodewort ‹*chroa*› auf, übrigens immer wieder ein Stolperstein der heutigen Übersetzerinnen[247]: Statt mit ‹Farbe› muss ‹*chroa*› hier mit ‹*Aura*›, der subtilen Energiefeldausstrahlung, übersetzt werden. Ebenso das *stimmliche Feld* (gr. *phone),* wie denn dieses Wahrnehmen beide Male durch das *feldartige* ‹*peri*› verdeutlicht wird. Mit diesen sprachlichen Beobachtungen wenden wir uns wieder der Psychologie zu.

Die *Seinsqualität* aber, ‹*das, was ist*› (d. h. ‹*nicht entstanden, ewig ist*›[248]), wird nicht mehr durch das System der Sinneswahrnehmung, sondern durch die *Tiefenwahrnehmung erfahren*[242]: Dabei gehen die Wahrnehmungs- und Klärungsprozesse in immer tiefere Ebenen meditativen Spürens. Die Seinsqualität wird auch nicht mehr mit dem rationalen Denken erfasst.

Die *abendländische Ontologie* (Lehre vom Sein) müsste sich mit dem subtilenergetischen Wahrnehmungskonzept auseinandersetzen! Ohne ein solches werden alle höheren Bewusstseinsphänomene – wie in vielen aktuellen Abhandlungen – immer wieder dem Rationalen zugeordnet. Je mehr sich Tiefenerfahrung dem Sein nähert, umso mehr entzieht sie sich diskursivem Denken, sprachlicher Definition und der Sprache überhaupt[249].

Die grosse Frage ist nun, mittels welcher ‹Organe› Wahrnehmung von *Sein* vs. *Nichtsein* erfolge. Nach den Sinneswahrnehmungen forscht *Sokrates* bei *Theaitetos* weiter[250]:

> *Sokrates:* «Mittels welchen *Energiepotenzials (dynamis)* aber wird dir das in allem und auch in diesen (Sinneswahrnehmungen) Gemeinsame offenbar, wodurch du ‹*es ist*› oder ‹*es ist nicht*› sagst, und wonach ich die Fragen lenkte? Welche *Organe (organa)* willst du für dies alles angeben, vermittelst derer *das, was in uns wahrnimmt,* jedes einzelne wahrnimmt?»

Das Wahrnehmen von ‹*Sein vs. Nichtsein*› ist, wie gesagt, das *platonische Anliegen in allen Dialogen.* Die subtile Prüfungsantwort lautet: Das Sein kann nicht mehr über die Sinnesorgane, sondern nur durch *die Psyche* qua subtiles Energiefeld wahrgenommen werden. Der Prüfling macht vermutlich nun einen bewusstseinsmässigen Durchbruch und sagt[251]:

> *Theaitetos:* «Aber beim Zeus, ich bin wohl nicht im Stande, dies zu sagen, ausser: dass es mir vorkommt, der Urgrund *(arche)* für dieses *(Wahrnehmen)* sei nicht so beschaffen – kein besonderes Organ wie für jenes (Sinneswahrnehmung) – sondern es erscheint mir *(moi phainetai),* dass die Psyche selbst durch sich selbst hindurch *(aute dia autes he psyche)* das allen Dingen Gemeinsame (Sein) schaut.»

Ich übersetze das Verb (‹*moi phainetai*›) nicht mit ‹mir scheint›, sondern – wie auch in vergleichbaren Stellen – mit ‹mir erscheint›. Wird dies nämlich *phänomenologisch*, als jetzt aufscheinendes ‹Phänomen› gedeutet, kommt der Wahrnehmungsprozess in diesem Moment zu einem Abschluss (vgl. *deloo*, 2.4): Dadurch besteht der Befragte die ‹Prüfungssituation› und erhält die *mantraartige Bestätigung*[252]:

> *Sokrates: «Schön* bist du, oh *Theaitetos,* … denn wer so *schön* aussagt, ist *subtil-schön› (kalos te kai agathos).»*

Obiges Zitat[251] lässt übrigens an KANTs *a-priori* denken, jedoch ist der platonische GEIST-Bereich (*nous*) – wie immer wieder betont werden muss – jenseits von *Vernunft* und *Verstand* anzusiedeln. Des weiteren sind wir im Begriffsfeld des heute in der Biologie gebrauchten *‹Autopoiesis›* (VARELA); platonische *autopoiesis* dagegen wurde als *selbstregulierender Prozess der höchsten Psyche* beschrieben und erlebt (5.5.8.5). Denn dieser spirituelle Bereich ist ‹Lenker› der Psyche (gr. *kybernetes*[253]).

Sensorische Wahrnehmungen macht die Psyche über die *Sinnesorgane, Sein oder Nichtsein,* die *Seinsqualität* jedoch nimmt die *Psyche ‹selbst durch sich selbst hindurch›* wahr, als *psychische Gesamtleistung.* Während JUNGs *Intuieren* noch als psychische Funktion vorkommt, fehlt sie in den Neurowissenschaften vollständig.

Die *zwei Wahrnehmungssysteme oder besser Wahrnehmungsstufen,* über die Sinnesorgane und über den *Selbstbereich der ‹psyche›* haben verschiedene Entwicklungszeiten beim Menschen. Die Eindrücke (*pathemata*), die *vom Körper sich in die Seele ausbreiten*, eignen Mensch und Tier von Geburt an[254]. Sie laufen nach den Gesetzen der *‹physis›*, d.h. des Werdens und des *Erscheinens*[25] und sind für die Bewusstseinsentwicklung irrelevant. Erst mit dem *Öffnen des Wahrnehmungsspektrums* beginnt der Erkenntnisweg: ein schwieriges, langdauerndes ‹Abwägen› (*ana-logisma)* der Wahrnehmungen – durch Vieles hindurch und mit subtiler Führung (*paideia)* –, um immer mehr im Leben *Seins-*

qualität zu verwirklichen[255]: Dies ist der *Erkenntnisweg der platonischen Philosophie.*

Ganz entsprechend gibt es in Indien die *Lehre von den zwei Wissenschaften*, von denen die eine, die ‹höhere›, die unmittelbare Wahrnehmung und Innewerdung des höchsten *Seins* zum Erkenntnismittel hat. Die ‹niedere› dagegen bezieht sich auf die Welt der *Erscheinungen* und *Meinungen* und stützt sich dabei auf die niederen Erkenntnismittel wie *sinnliche Wahrnehmung, logische Schlussfolgerung*, oder *überlieferte, göttliche Offenbarungen*[256]. In dem Moment, wo HINZE dies als *genaue Entsprechung* und Unterscheidung auch in der platonischen Philosophie erkannte, ging ihm ein ‹neuer› *Parmenides* auf[256]:

> «Er zeigte sich nicht als der Denker, der gleichsam ‹am Schreibtisch› seinen *tautologischen* Satz über das ‹Sein des Seienden› erdachte, sondern als einer, der auf Grund einer *stufenweisen Bewusstseinswandlung und Bewusstseinssteigerung* schliesslich zu einer umfassenden, alle täglichen Erfahrungen weit überragenden *Seinserfahrung* kommt. Auf der Höhe dieser Erfahrung erst wird der Satz geboren: ‹*Das Sein ist*›.»

Hier drängt sich der Vergleich mit der *Ichwahrnehmung* bei DESCARTES auf: *Das ‹ich denke also bin ich› (cogito ergo sum) spricht der Psyche die Fähigkeit der Selbstwahrnehmung gerade ab* und ersetzt sie durch das Denken, bei *Platon* einer niedereren Bewusstseinsebene zugehörig. Der *kartesianische Ansatz* ist also nur durch einen *Verfremdungsakt* möglich und hat den Reduktionismus von ‹*spirituell*› zu ‹*rational*› endgültig zementiert. Auf dem Hintergrund dieser abendländischen eigentlichen *Regression vom Spirituellen zum Intellektuellen* wurde die griechische Philosophie rational gedeutet und entsprechend *Parmenides* als ‹Vater der Logik› gewertet. Am Intellekt – und nicht mehr an der *erweiterten Wahrnehmungserfahrung* – wurden dann die nachmaligen philosophischen Texte gemessen.

Für eine ursprünglich philosophische Begleitung zu *erweiterter Bewusstseinserfahrung* stehe das eindrückliche Zeugnis von *Sokrates* über seinen Lehrer *Parmenides*[257]:

> «Denn ich habe Seelengemeinschaft *(symprosemeixa)* mit dem Manne gehabt – ich noch ganz Novize – mit dem ganz ehrwürdigen (Meister), und es offenbarte sich mir in ihm eine ganz seltene und herrliche Tiefe des GEISTES.»

2.5.1 Schmerz zwischen Körper und Psyche

Wo endet Körper, wo beginnt Psyche? Im Grenzbereich zwischen energetischen und somatischen Strukturen forscht die *Emotionspsychologie:* Sie beschäftigt sich mit der *Übertragung von Emotionen wie Freude, Trauer, Wut… in die biologischen Systeme* (SCHERER/EKMAN[258]). Heute sind es weniger Emotionen, als vielmehr der *Schmerz,* der ein Problemfeld zwischen Körper und Psyche bildet.

Die griechische Tradition um Heraklit – und das indische Samkhya – prägten für die Übergangszone zwischen Körper und Psyche das Bild von der *Spinne und ihrem Netz*[259]:

> «Wie eine Spinne in der Mitte ihres Netzes spürt, sobald eine Fliege einen der Fäden zerreisst, und darum schnell herzueilt, als wäre sie besorgt um den zerrissenen Faden, so wandert die Seele des Menschen, falls ein Körperteil verletzt ist, eilends dorthin, gleichsam empört über die Verletzung des Körpers, mit dem sie fest und in einem bestimmten ‹Verhältnis› verbunden ist.»

Die ‹Gretchenfrage› ist nun: Können wir unseren Körper unabhängig von psychischer Wahrnehmung überhaupt spüren oder ist Körperwahrnehmung bereits Energiewahrnehmung (vgl. 2.5)? *Einzelne Körperorgane wie Leber, Herz und Niere lassen sich nämlich nicht wahrnehmen und abgrenzen.* Es wird vielmehr eine Schmerzzone mit einem Fokus und zum Teil mit Ausstrahlungen perzipiert. Anatomische Modelle der nicht sichtbaren Organe entstanden nicht aufgrund von Sinneswahrnehmung, sondern aus Beobachtung bei Sektion (erst in der Spätantike möglich) und Kriegsverletzungen. Alle unsere Wahrnehmungen sind letztlich *Leibwahrnehmungen*, im Grenzbereich zwischen Körper und Psyche emergierend. *‹Schmerzphänomene›* und *‹Schmerzsyndrome›* bringen einerseits die Medizinerinnen heute in Hilflosigkeit, dort, wo Schmerzen ohne objektivierbare körperliche Ursachen wachsen und generalisieren. Andererseits hat die *Bioenergetik* über die körperliche Schmerzverstärkung Zugang zu den psychischen Korrelaten gefunden. Seither ist Schmerz ein *psychosomatisches Übergangsphänomen*, ein Bewusstseinsbereich, der in Tiefentherapien wahrgenommen, verstärkt und gleichsam ‹durchschwommen› werden muss, um ans nächste ‹Ufer› zu gelangen.

Die heutige Hilflosigkeit Schmerzen gegenüber generiert eigenartige Voyeurismen: Schwer Traumatisierte verkaufen sich etwa als Performance-Künstler, lassen sich Schmerzen bis zu Tötungsgefahr zufügen, um selbst den Kick des Ausserkörpererlebens zu haben (M. ABRAMOVIĆ). Oder anorektische Zwillinge, an der Letalgrenze, können sich als ‹Hungerkünstlerinnen› zur Schau stellen (A. & L. RAEVEN). Partizipation am Leiden bewirkt, dass dieses nicht mehr Entwicklungsanstoss, sondern zu einem kollektiven, ja ästhetischen Akt pervertiert und fixiert wird.

Schmerz ist zu einem wichtigen Forschungsphänomen zwischen Körper und Psyche geworden, lassen sich doch zahlreiche Schmerzphänomene mit den somatischen Modellen der Neurowissenschaften nicht erklären:

- topographische Verschiebung des Schmerzes, wie bei *Rheuma* (gr. = ‹Fliessen›)
- enorme individuelle Unterschiede der Schmerzempfindung
- Entwicklung chronischer Schmerzsyndrome bei Depression, frühen Persönlichkeitsstörungen und in bestimmten Ethnien
- Schmerzempfindung ohne somatische Grundlage
- extreme Schmerzen während Psychotherapien im Primärbereich
- Schmerzauslöschung in extremen Bedrohungssituationen oder in Trancezuständen

Hier führen energetische Modelle weiter. Vieles spricht dafür, *dass im Schmerz der psycho-somatische Zusammenhang gestört*, der gegenseitige Austausch integrierender Energieprozesse beeinträchtigt ist. Bei chronischen Schmerzsyndromen scheinen die Übergangszonen übermässig besetzt und fixiert, während die psychosomatischen Verbindungen in Zuständen von Selbstverletzung oder in Todesnähe sich bis zum Austreten aus dem Körper lockern (*Ausserkörperzustände OOBE*, 5.2.7.5). Schon die Wirkungslosigkeit der meisten somatischen Behandlungen ruft *nach Erweiterung und Vertiefung der Schmerzforschung von der Psyche her.* Vielleicht bewirkt die *Ablösung der Psyche vom Leib* und das *Wiederverbinden mit ihm* bereits Schmerzen, wie dies z. B. im platonischen *Menschwerdungs-Mythos* beschrieben wird (5.5.7.2). Bereits bei Organverletzungen gäbe es dann eine Lockerung der psychosomatischen Verbindungen mit sowohl körperlichen wie psychischen Schmerzanteilen. Bei unerträglichem Schmerz würde sich die Psyche vom Körper lösen. Entsprechend ist die Schmerzwahrnehmung in *Ausnahmezuständen* ausgeschaltet.

Schmerzen, insbesondere chronische Schmerzen, rufen nach Erweiterung des Verständnisses hin zum energetischen Weltbild und zum Bewusstseinsspektrum. Chronische Schmerzzustände lassen an einen Bewusstseinsraum von Schmerz denken, der nicht durchquert und überwunden wird (Fixierung).

Schmerz als Übergangsphänomen zwischen Körper und Psyche erinnern an Konzepte von *Übergangszonen* im Versenkungsprozess: Gemäss *Dalai Lama* wäre es Meditierenden prinzipiell möglich, bis in die Zellstrukturen vorzustossen[260]. Bei den griechischen Philosophen lassen sich in der mystischen Versenkung auch *schmerzhafte Passagen* – etwa von *grosser Hitze* – ausmachen (5.5.7.2, oder *‹Feueratome›* im *Timaios*-Dialog). Auch *Heraklit*s Versenkung in die Elementarphasen und *Demokrit*s Suche nach dem letzten Unteilbaren (*atoma so-*

mata) sollten nicht nur materiell – als Beginn der Erforschung der *chemischen Elemente* oder der *Atomforschung*[261] –, sondern holistisch immer auch als psychischer Vertiefungsprozess durch qualitativ unterschiedliche Bewusstseinszonen hindurch verstanden werden[262]. Im Vertrauen auf ein heute wieder erlebbares und tragendes Bewusstseinskontinuum könnten Menschen – mit therapeutischer Führung – vermehrt psychische Schmerzen kennen und ‹durchwandern› lernen, bis sie an neue Ufer auf ihrem Lebensweg gelangen: Umwandlung von Schmerzzuständen als Erfahrung von Befreiung, Lebendigkeit und Angstverminderung.

2.6 Besondere sprachliche Aspekte energetischer Wahrnehmung

Energetische Wahrnehmungsprozesse offenbaren sich – neben zirkulären und mehrschichtigen *Begriffen* – besonders deutlich im *Verbalbereich* (1.5). Das Griechische und andere alte indoeuropäische Sprachen wie das *Sanskrit* (Altind.) weisen ein, verglichen mit den heutigen Sprachen, *viel differenzierteres Verbalsystem* auf: Besonders die sog. ‹*Aspekte*› lassen den Energieprozess entweder *im Fluss* oder als *beendet* erkennen. Ich werde im Folgenden drei Auffälligkeiten im griechischen Verbalsystem und deren Anwendung diskutieren: die *Momentwahrnehmung*, das *göttliche oder spirituelle Bewusstsein* und die *Überzeitlichkeit.*

2.6.1 Die Momentwahrnehmung

Unsere sichtbare Welt wird mit *Raum- und Zeitkoordinaten* definiert, wobei das zeitliche Kontinuum als *Vergangenheits-Gegenwarts-Zukunfts-Achse* verstanden wird. Wer sich hier nicht einordnen kann, verliert sich im Chaos oder wird geisteskrank. Die Verbalsysteme des Altindischen und Altgriechischen enthalten zusätzlich die Abbildungsmöglichkeit oder das *Paradigma* der *Momentwahrnehmung*, was über das *Präsens* hinausgeht. Jenseits des Zeitflusses lässt sich gleichsam ein ‹Fenster öffnen›, wo ich ganz im jetzigen Moment *bin,* konzentriert, ganz in mir und wahrnehmungsbewusst. Dazu ziehe ich meine Aufmerksamkeitsenergie von den Bewusstseinsinhalten ab und gelange immer mehr ins reine Bewusstsein[263]. Die absolute Konzentration auf den Moment bedeutet Kontrolle, dann Verabschiedung der Assoziationsketten unserer

Denkprozesse, die sonst laufend am Fliessen sind. Man könnte vielleicht auch sagen, man *fliesst dann im vertikalen Bewusstseinsstrom* und nicht *horizontal*, ‹in der gleichen Rille›.

Die *Aufmerksamkeitspraxis* aus dem *Zen* (Buddhismus) wird mit ‹Achtsamkeit› *(*engl. *awareness, mindfulness)* übersetzt. Dieser Achtsamkeitspraxis entspricht in der platonischen Philosophie der Begriff *epimeleia*[264]:

> *Sokrates:* «Gut. Was gedenkst du nun für dich selbst zu tun? Es so zu lassen, wie du jetzt bist, oder einen *Achtsamkeitsweg* zu gehen?»

Der Übergang von der Momentwahrnehmung zurück in das Alltagsbewusstsein wird etwa so beschrieben[265]:

> «Kehrt der Enstatiker (Myste) aus der Versenkung in die Aussenwelt zurück, so wird das Alleine in die vielen (zehntausend) Dinge ‹zerschnitten›.»

Bei der ‹Zerschneidung› entstehen dann *Namen*, *Begriffe* und *Zeit*.

Den Übergang in den Bewusstseinszustand der Momentwahrnehmung *üben* die alten *Philosophien*[266]. Da die Momentwahrnehmung Ausdruck einer *bedeutsamen Seinsweise* ist, vermochte sie sich im Verbalparadigma des sog. *Aorist*-Stammes zu konkretisieren (= *‹unbestimmt›)*. Für Entsprechendes wird heute von *Ägyptologinnen* der Begriff ‹*Chronotop*› als Erfahrung einer *einzigartigen Verbindung von Raum und Zeit* – wir können sagen von ‹*Überräumlichkeit und Überzeitlichkeit*› – eingeführt. Dabei werde gleichsam in den Urzustand des Menschseins von *Unschuld, Reinheit, Frieden, Glückseligkeit, Sinn, Fülle* usw. zurückgefunden[267].

Aorist-Formen charakterisieren also Menschen ganz im Zustande des *Hier und Jetzt*. Interesssanterweise hat sich diese Erfahrung teilweise bis ins Neugriechische fortgepflanzt, wo der *Aorist*-Stamm – als Hürde für den Lernenden – grosse Teile unserer modernen *Präsens*-Formen abdeckt[268].

Man kann sich nun fragen, ob der Verlust des Aorists für unsere Kultur, in der viele Menschen nicht mehr im Moment zu leben verstehen, symptomatisch ist.

Momentwahrnehmung ist Voraussetzung für eine Erhöhung des Bewusstseinsniveaus und damit für Bewusstseinsentwicklung und wird transkulturell mit ‹Achtsamkeit› übersetzt.

2.6.2 Die Synchronizität *(kairos)*

Im Rahmen der Momentwahrnehmung soll noch ein weiteres interessantes Phänomen diskutiert werden: der *kairos,* der schicksalträchtige, geschenkte Moment. In der antiken Heilkunde wird das entsprechende Erleben koanartig *vom Zeiterleben unterschieden*[269]:

> «Es gibt die Zeit *(chronos),* in der der *kairos* ist, und es gibt den *kairos,* in welchem (nur) wenig Zeit ist; die Heilung jedoch braucht Zeit und jedes Mal auch den *kairos.*»

Unserer Kultur ist diese Erfahrung abhanden gekommen, so dass in den Übersetzungen meist fälschlich ‹Zeit› steht. Wiederum ein Beispiel aus der christlichen Tradition muss in diesem Sinne korrigiert werden[270]:

> «Der *kairos* ist erfüllt, das Reich der Himmel ist nahe.»

Den ‹*kairos*›, den Moment, wo sich Schicksal erfüllt, gilt es wahrzunehmen. Dadurch enstehen subtile Antworten, Fülle, Lebenssinn. Je nach Bewusstseinsebene ‹zündet der Funken› oder öffnet sich ein Fenster zum Paradies. Von solchen Erlebnissen zeugt die *Mystik* (SÖLLE). Der Franzose spricht von ‹*instants de grâce*›, Gnadenmomenten. Es sind dies subtile Resonanzphänomene: Das, was ausgestrahlt wird, kommt als Antwort zurück. JUNG nennt dies *Synchronizität.*

Unsere Kultur ist durch Beliebigkeit in der Zeitachse charakterisiert: e-financing morgens 2 Uhr, Shoppen am Sonntag, Erdbeeren im Winter, Verlust der Rhythmen wie Essenszeiten, Schlaf, Arbeit. Das Beachten von Synchronizitäten könnte uns wieder *Struktur* und *Geborgenheit* schenken, letztlich auch *Beziehungsfähigkeit* fördern.

2.6.3 Die Überzeitlichkeit *(Praesens divinum)*

Die ***Drei-Zeiten**-Formel:* Die Psyche hat die Fähigkeit, das *Zeitkontinuum zu übersteigen.* Das hellsichtige Überschauen von *Vergangenheit, Gegenwart und Zukunft* als *Drei-Zeiten-Formel* ist ein *transkultureller Topos.* In der *Ilias* wurde dies als Kunst eines *Sehers* beschrieben[271]:

> «Der schauend wusste, *was ist, was sein wird oder zuvor war.*»

Es handelt sich hier um eine *Formel für Hellsichtigkeit*, die wir immer wieder in griechischen, öfters in heilkundlichen, Texten antreffen, ferner in ägyptischen und jüdisch-christlichen. Interessant sind auch chinesische und indische Entsprechungen. HINZE referiert von einer bestimmten Stufe der *Yoga*-Entwicklung wie folgt[271]:

> «Der Yogin vermag hier die Vergangenheit, Gegenwart und Zukunft zusammen zu schauen. Es heisst u. a., ‹er sehe die *drei Zeiten*› *(‹trikala darshi›)*».

Dieser hellsichtige Bewusstseinszustand gehört zu den *subtilen diagnostischen Fähigkeiten* der hippokratischen Ärzte, aber auch der platonischen Bewusstseinslehrer: Danach setze die Psyche im Erforschen der Seinsqualität[272]:

> «in sich selbst das *Vergangene* und das *Gegenwärtige* ins Verhältnis zum *Zukünftigen.*»

Es heisst bei Platon, wenn wir in diesem Bewusstseinszustand wären, gäbe es keine falschen Meinungen mehr.

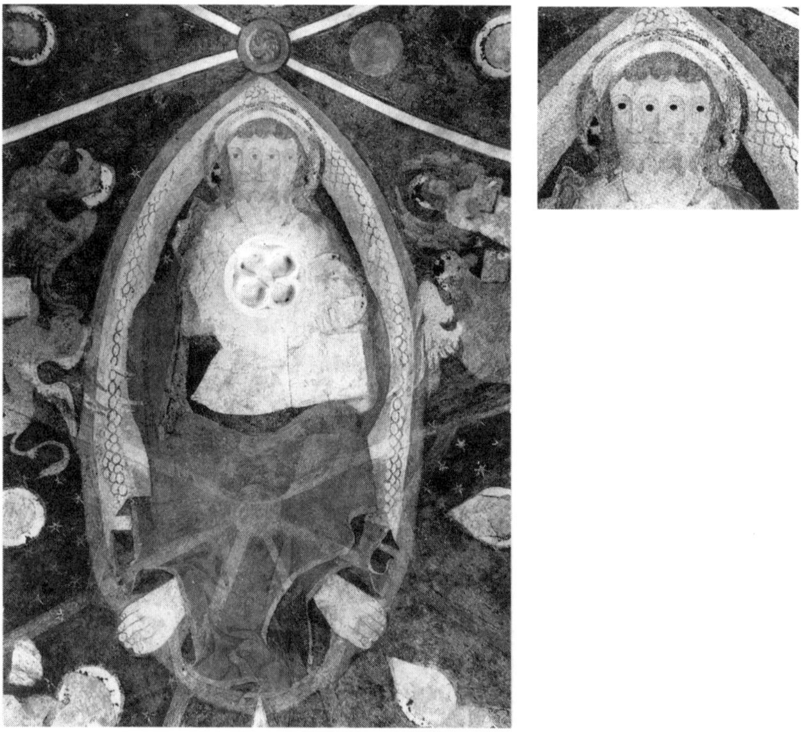

Abb. 7: Christus mit Drei-Zeiten-Gesicht (Lavin).

«Das, was die Mythen darstellen, geschah nie, sondern ist immer».

So charakterisiert der Neuplatoniker *Sallustios* in seinem Handbuch für angehende Platonschüler das Geschehen um *Gottheiten* in den Mythen (= spirituelle Kräfte). Es sei zu *unterscheiden* zwischen einer *historischen Zeit* und einer *mythischen Zeit* (bzw. Überzeitlichkeit), wie der klassische Philologe Michael ERLER aufzeigt[273].

Die ‹***Drei-Zeiten***› im Verb: Im ind. *Rigveda* werden *Handlungen* und *Eigenschaften* von Gottheiten als *Sein in Überzeitlichkeit* noch mit *besonderen Verbalendungen* statt mit der erwähnten Drei-Zeiten *Formel* bezeichnet[274].

Im Griechischen gibt es solche besonderen Verbalformen nur noch in Relikten[275], dafür wird eine bis anhin nicht erklärbare *Mischung von Zeitstufen* im *theologisch-philosophischen Kontext* signifikant. Bis anhin wurde von scheinbar *inkonsequenter Temporamischung* gesprochen, wenn im gleichen Text und für die gleiche Zeitstufe *Präsens-, Imperfekt- und Aorist-Formen gemischt sind.* ERLER konnte aufdecken, dass es sich regelmässig um Passagen von *Überzeitlichkeit*, von einer *Gegenwart des Göttlichen* handelt, genannt *Praesens divinum.* Damit sehe ich in dieser *Zeitenmischung* eine sinnmachende sprachliche Konkretisierung der ‹*Drei-Zeiten*›: Als *Übersteigen der Zeitdimension* ist dies wiederum ein Beispiel für die *Entsprechung von Form und Inhalt* in den griechischen Weisheitstexten.

Gerade in der platonischen *Ideenlehre* zeigt das *Praesens divinum*, dass es sich um einen *spirituellen Kontext* handelt[276].

Eindrücklich lässt sich eine solche Passage noch im *Prolog* des *Johannesevangeliums* entdecken, ursprünglich vielleicht ein vorchristlicher *ephesischer Hymnus*[277]. Wird die darin angetönte *Überzeitlichkeit* im Deutschen *richtigerweise* mittels *Gegenwartsformen* wiedergegeben, strahlt der bekannte Text in neuer Lebendigkeit[278]:

> «Im Anfang *(arche) ist* der Logos und der Logos *ist* bei Gott und Gott *ist* der Logos, wie er im Anfang bei Gott *ist.* Alles *entsteht* aus ihm und ohne ihn (Logos) *entsteht* nicht eines, das geworden ist. In ihm *ist* Leben und das Leben *ist* das Licht der Menschen. Und das Licht *leuchtet* in der Finsternis und die Finsternis *nimmt* es nicht *an.*» (infolge Verdrängung, Anm. d. V.)

Der ganze Prolog erhält durch die *Vergegenwärtigung* eine *überzeitliche Aktualität.* Bereits formal ist er als *spiritueller Text* gekennzeichnet, wie er auch inhaltlich auf höchstes Bewusstsein hinweist. Weltschöpfung ist nach alter Lesung immer im Vollzug und nie vollendet (2.3). Auch der Folgetext steht im *Praesens divinum* und wird durch die präsentische Übersetzung lebendig[278]:

- «Es ist das Licht der Wahrheit, das jeden Menschen *erleuchtet,* der in die Welt *kommt.* Es *ist* in der Schöpfung und die Schöpfung *entsteht* durch es, und die Schöpfung *erkennt* es nicht...»
- «Und der Logos *wird* Fleisch und *errichtet* seinen Tempel in uns, und wir *schauen* seinen Glanz... voll von Gnade und Wahrheit.»

Wir dürfen mit ERLER annehmen, dass diese spezifischen Zeitformen *eine Erfahrung* ausdrücken, deren wir in unserer Kultur offenbar kaum mehr fähig sind. Wiederum sind es die exakten Wissenschaften, die im Grenzbereich des Forschens auf entsprechende Zusammenhänge hinweisen: bei Lichtgeschwindigkeit ist – gemäss Relativitätstheorie – Zeitlosigkeit erreicht. Hier finden wir Anschluss an die Weisen wie Thales:

«Gott ohne Anfang und Ende.»

Überzeitlichkeit ist vom christlichen Verständnis vom ‹ewigen Leben› zu unterscheiden. Letzteres kann als Projektion von der *Bewusstseinsachse auf die Zeitachse* verstanden werden, wohl weil man die Erfahrungen im Hier und Jetzt meist nicht mehr kannte! ‹Ewigkeit› müsste heute als ‹Überzeitlichkeit› wieder erfahrbar werden, wie sie spirituellen Forscherinnen etwa als ein Aufleuchten des Moments neu aufgeht und in ‹Achtsamkeit› mündet[279]. Aus der transkulturellen Forschung gehört hierzu auch die ‹Gedächtnisspur› als *kollektives, überzeitliches Erinnern.*

Dass Menschen gerade heute in zeitrelativierende Erfahrungen gedrängt werden, glaube ich insbesondere bei älteren Menschen festzustellen. Oft geht für ihr Zeitempfinden alles zu schnell, das Leben zerrinnt, sie kommen nicht mehr nach. Vielfach ist das mit depressiven Zuständen oder Sinnlosigkeitsgefühlen verbunden. Könnte der alte Mensch nicht (positiv) in andere Zeitrelationen hineinwachsen, deren gewahr werden und sich in Richtung Überzeitlichkeit und Überräumlichkeit orientieren lernen?

Folgendes Beispiel stammt aus einer intensiven Meditationserfahrung, die KORNFIELD referiert[280]:

«Es kam kurz Angst auf, und dann verschmolz die Aufmerksamkeit mit dem Sein und alles war still, völlige innere Ruhe. Es gab kein Subjekt und kein Objekt mehr, nichts. Nur noch unbeschreibliche Gegenwart. Die Welt war von einer Stille durchtränkt, barst vor lebendiger Leere, in der alles entstand und verging. Es war überwältigend. Das Bewusstsein dieser Leere gab mir die Gewissheit, dass alles, was entsteht und vergeht, alles, was geboren wird und stirbt, Erscheinungsformen dieser ewigen Gegenwart sind, mich selbst eingeschlossen. Natürlich kam mein Subjekt-Objekt-Empfinden zurück, aber alles war leuchtender, transparenter, freudiger».

Momentwahrnehmung, Synchronizität und *Überzeitlichkeit* weisen auf unseren zeitlosen, spirituellen Urgrund. Auch heute können wir in der Meditation, im Kunsterleben, in der Natur, in zwischenmenschlicher Beziehung, in subtiler Erotik und in Ritualen entsprechende Erfahrungen machen, die uns *Momente der Glückseligkeit* schenken. Sie sind es wert, gesucht, vertieft und behutsam mitgeteilt zu werden.

2.7 Das transkulturelle Psyche-Modell

Wie schon im ersten Kapitel ausgeführt, existiert für die Übertragung psychischer Energie im Humanbereich *kein differenziertes Psyche-Modell*, keine Struktur, die verbindlich und *wissenschaftlich abgestützt über die sinnliche Wahrnehmung hinausführt.* In vielen Arbeiten über psychische Wahrnehmung, z. B. von Yoga Übungen, sogar in GOLEMANs Gesprächen mit dem Dalai Lama, wird bezüglich subtiler Wahrnehmungen immer noch von ‹Körper› und nicht von ‹Psyche› oder ‹Feld› gesprochen (wie bei SHELDRAKE/FOX). Psychologiestudenten absolvieren heutzutage ein ganzes Studium, ohne das Wort ‹Seele› je gehört zu haben. Auch WILBER benutzt kein Seelenmodell, um das Bewusstseinsspektrum und die psychischen Wahrnehmungswelten zu beschreiben. Entsprechend meint er auch, es brauche keinen Übungsweg[281]. Wenn bekannte Meditationsmeister wie ENOMYIA-LASSALLE noch nie ein *chakra* gespürt haben[281], heisst das nicht zwingend, dass es diese Energiezentren nicht ‹gibt›, sondern dass er nicht darauf *fokussierte.* Trotz Kontakt mit östlichen Weisheitstraditionen hat unsere Kultur eigenartigerweise das transkulturelle Psyche-Modell nicht wiederentdeckt und zurückerobert. Warum nicht?

Die Hauptströmung der den Westen beeinflussenden Meditationswege ist der *Zen*, eine *Leeremeditation*, wo Wahrnehmungen von Bewusstseinsstufen nicht relevant sind (2.3.3). Im Gegensatz dazu setzt der *platonische Weg*, wie auch das *indische Samkhya*, eine genaue Wahrnehmungsprüfung voraus: Es müsste also hier angesetzt werden, um Strukturinformationen zu erhalten.

HINZE sieht dann folgende Konsequenz und Perspektive, die die *sokratische Philosophie bereits eingelöst hat*, nämlich[282]:

«... eine Psychotherapie ganz auf der Basis des Samkhya aufzubauen, und vielleicht wird nach den vorbereitenden Phasen, die wir bereits hatten ... eine Zeit kommen, in der sehr umfassend auf der Basis einer solchen Samkhya-Psychotherapie gearbeitet werden kann.»

2.7.1 Das Energiefeld *(psyche)*

Sprechen wir von Energien, brauchen wir eine Struktur oder Form, in der Energien fliessen können, denn Energie selbst ist formlos und konvertibel. Ich spreche von ‹*Energiefeld*› und gebrauche damit Bilder der *Quantenphysik*, die sich als Modelle gut eignen (BOHM).

Wie oben erwähnt (1.3), nannten die Griechen das menschliche Energiefeld *psyche* (gr. *psycho* = ‹hauchen, atmen›): Denn beim entspannten Atmen kann der Mensch seine fliessende Dimension spüren und ‹Grenzenlosigkeit› entdecken. Daraus erklärt sich auch die Bedeutung des *Atmens* in vielen Entspannungs-, Meditations- und Therapiemethoden (ind. *atman*/Seele ist urverwandt mit *atmen).* Aus China ist ein sehr alter Beleg einer *Atemenergietechnik* überliefert[283]:

«Beim Atmen verfahre man (so): Man hält (den Atem) an und er sei gesammelt. Ist er gesammelt, so dehne er sich aus. Dehnt er sich aus, so gehe er hinab. Geht er hinab, so sei er ruhig. Ist er ruhig, so sei er gefestigt. Ist er gefestigt, so keime er. Keimt er, so wachse er. Wächst er, so werde er (nach oben) zurückgezogen. Wird er zurückgezogen, so erreiche er den Scheitel. Im Scheitelpunkt stosse er oben an. Am Tiefpunkt stosse er unten an. Wer diesem folgt, wird leben; wer diesem entgegenhandelt, wird sterben.»

In der alten Welt war vom *Atmen* das Phänomen des *Gasaustausches* noch nicht bekannt; die Menschen wussten und erfuhren jedoch bei jedem Atemzug, dass das Atmen *Energie aufbauen und ableiten* kann. So gehörte zur alten (= energetischen) Heilkunde immer eine *Atemenergiepraxis* (*Pneumatik*[284]). Das Atmen ist somit das *psycho-somatische Übergangsphänomen* par excellence, von dem die alten Völker gleichsam den *energetischen Aspekt* fokussierten, der moderne (westliche) Mensch den *somatischen* des Gasaustausches. Seit den ältesten Texten ist denn ein Menschenbild bezeugt, wo die *psyche* Lebensenergie aufnehmen, abgeben und beim Heilen übertragen kann. Sie ‹energetisiere› den Körper zeitlebens und verlasse ihn beim Tode ‹wie ein Schatten oder Traumbild› wieder[285].

Die alten Energiefeldmodelle finden wir nun nicht lehrbuchartig aufgelistet. Sie gehörten einst zum *Initiatenwissen* und sind *kodiert.* Auf diese Weise schützten die alten Hochkulturen ihre Heilpotenziale vor Missbrauch.

Meine Forschungsarbeit um alte Energievorstellungen und Feldmodelle führte mich zum *platonischen Eros*: Im Werk *Symposion* fand ich das aus asiatischen Traditionen bekannte *Psyche-Modell* wieder, und zwar innerhalb eines kodierten *Eros-Rituals*. Darin entspricht es genau den indischen *hohen Tantras*[286]. Dieses *Psyche-Modell* weist *transkulturell übereinstimmende Ebenen* auf: Wie die *chakras* der *Yoga*-Tradition bilden sie auch im Griechischen die Tiefenstruktur verschiedener – bis jetzt als solche unerkannter – Ritualtexte ab, wie des platonischen *Symposions* und des *hippokratischen Eides*. Auch die biblischen *Seligpreisungen* gehören hierher[287]. Die anthropologisch relevanten Bewusstseinsebenen werden im Folgenden mittels verschlüsselten Hinweisen aus dem *Symposion* und Konkordanzen aus dem *hippokratischen Eid* präsentiert. Diese ‹Leseart› wird teilweise auch in neuplatonischen Texten bestätigt[288]. Während die Grundstruktur in den Ritualen dieselbe ist, *variierte* die Reihenfolge ihres Durchgangs je nach Ritualgruppe und war streng *geheim*. Die Eros-Energie wurde in allen Zentren *synchronisiert*, um die je *feinste Qualität* zu erreichen. Im *Symposion* konnte ich die *psychischen Energiezentren* als *mystisches Bild* (*Yantra*) der aufsteigenden *‹Schlange›* oder *‹Schlangenkraft›* (*kundalini*) wie folgt entschlüsseln[289]. Die *Symposiasten* sind Repräsentanten der *chakren:*

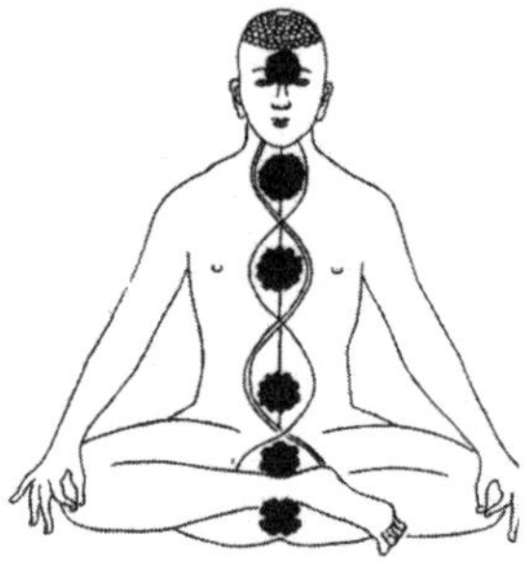

Abb. 8: Chakra-Modell (Yoga-Tradition).

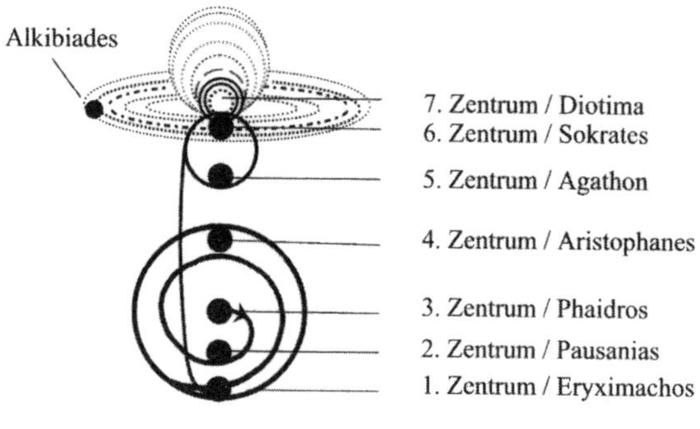

Ritualschema im platonischen Symposion.

1. Das *Wurzelzentrum liegt im Genitalbereich und kann – für unsere Kultur heute Neuland – nicht nur durch genitale Sexualität, sondern auch über subtilen Energieaustausch, d. h. ‹platonisch› erfahren werden.* Platon sprach vom *‹doppelten Eros›* (*diplous eros*) und unterschied diesen als ‹spirituellen Weg› klar vom ‹Allerweltseros› der ausgelebten Sexualität. Im *Symposion* wird dann nicht hier in den subtilen Energiekanal ‹eingetreten›, sondern im 3. Zentrum. Denn man müsse sehr umsichtig vorgehen, um nicht der

Suchtgefahr zu verfallen. *Diese subtil-erotische Erfahrungsmöglichkeit ging im Abendland verloren.* FREUD entdeckte sie als ‹*primäre erogene Zone*› wieder und blieb davon zeitlebens fasziniert. Er wollte aber nicht mehr den *platonischen eros* entwickeln, sondern die *sexuelle* ‹*Libido*› leben[290]. Ich erkenne hier die *männliche Leitzone*: Männer scheinen stärker über den *Genitalbereich* zu reagieren und zu kompensieren, Frauen dagegen über die *Oralzone* (5. Zentrum). Diese Sicht wird durch ein in der patriarchalen Gesellschaft erst allmählich wahrgenommenes *sexuelles Suchtverhalten von Männern*, ferner durch geschlechterspezifische Klagen in Paartherapien erhärtet. Diese Zone ist in den subtilen Eroslehren *eine unter sieben Zonen*, der Beginn des Entwicklungsweges! Im *hippokratischen Eid* wird die Energie hier von der ‹scharfen› Qualität geläutert und als Heilenergie, als dynamisierende Kraft des *Asklepios* weiterentwickelt[291].

2. Das *Nabelzentrum* (gr. *omphalos) ist die stärkste Zone für Vitalenergie*, die ‹Energiebatterie› des Menschen (vgl. DÜRCKHEIM). Im *Symposion* wird sie als erste Zone energetischen Austausches zwischen *Fetus und Mutter* bedeutsam; diese ursprüngliche feinste Qualität ist die subtil-erotische und muss wiedergefunden werden. Darum beginnt hier *die Entscheidung* für den subtilen Erosweg, und zwar als *männlicher* (= ‹platonischer›) oder *weiblicher* Entwicklungsweg (vgl. *Sappho von Lesbos!*[292]). Im *hippokratischen Eid* entspricht dieser Zone die Qualität des Arzt-Therapeuten, der durch sorgfältigste Berührung dem Leib eines Menschen und seinen energetischen Tiefen diagnostisch und therapeutisch begegnet und sie niemals mit sexuellem Begehren mischen darf.

3. Der *Solarplexusbereich* (gr. *phren):* Das *platonische hohe Eros-Ritual* beginnt hier – und nicht im 1. Zentrum – um den subtilen Genitalbereich zu schützen! Im Solarplexusbereich dagegen flammen Gefühlsenergien wie *Angst, Wut,* ‹*Galle*›, *Zorn, Trauer, Freude, Eros* leicht auf, *fahren ein* und müssen – vor dem Öffnen der höheren Bewusstseinsebenen – bearbeitet werden (5.5.6.2). Sonst bestimmen sie den Menschen, ziehen ihn immer wieder auf niedere Ebenen, lösen *Spaltungen* aus, bei Todesängsten sogar *Ausserkörperzustände* (5.2.7.5). Dies besagt eigentlich der Begriff *Schizo-phrenie.* (= ‹Spaltung im *Zwerchfell*-Bereich›[293]). Die Hippokratiker ihrerseits wurden im *hippokratischen Eidritual verpflichtet*, diesem emotional anfälligen Bereich heilend zu begegnen, mindestens aber nicht Schaden zuzufügen (*primum nil nocere*[294]). Im *Symposion* wird ‹subtiles Lieben› bereits gemäss den Entwicklungsstufen des *klassischen mystischen Weges* definiert[295].

4. Im *Herzbereich wird subtiler Eros als ‹Glückseligkeit› erlebbar* (Herzsymbol!). Bereits bei einem ersten Kontakt spürten die Griechen, ob die Herzenergie-Qualität *kompatibel* war: Dann wurde der Mensch zum ‹Gastfreund›, woher die griechische Gastfreundschaft abgeleitet werden kann (*philos* vs. *barbaros*). Sobald die emotionalen Verhaftungen im Solarplexus-Bereich gelöst waren, konnte die gereinigte Energie dem ‹Herzen› zufliessen und als gewandelter ‹*Eros*› verspürt werden[296]. So wird Liebe zum ‹*Herzblut*›, *der im Ritual angestrebten Energiequalität* (vgl. *Abendmahl*[297]). Entsprechend ist auch der *Herzvers* des *hippokratischen Eides* strahlender Mittelpunkt, wo höchste Licht- und Heilkraft in alle Heilebenen verströmt wird. Die *platonische* Entwicklung dieser ‹*Herz*-Resonanz› zwischen zwei Menschen hat in heutigen, von Egoismus bedrohten Paarbeziehungen, geradezu visionäre Aktualität[298]:

> «Was ich nun sage, bezieht sich auf alle, auf Männer und Frauen: unser Geschlecht würde dann *glückselig* sein *(eudaimon)*, wenn wir unseren Eros zur vollen Erfüllung bringen könnten und jeder den ihm entsprechenden *subtilen ‹Partner› (Partnerin)* träfe und so zur ursprünglichen, ganzheitlichen Konstitution *(physis)* zurückfände.»

5. Der *Kehlkopfbereich* ist die *orale*, die *weibliche Leitzone* der *nährenden, mütterlichen Energie*[299]. In diesem Bereich ist die subtile Erosqualität als diejenige definiert, die der *Säugling ursprünglich in höchster Zärtlichkeit* lebte. SPITZ wies denn auch die vorrangige Bedeutung dieser *nährenden und Geborgenheit gebenden Zone* experimentell nach. Viele Menschen erleben *Oralität* jedoch nur mehr im Reden, Rauchen, Essen, Trinken, Streiten. Subtilere Erfahrungen wie *gemeinsam essen, singen, atmen* bis zum *atemlosen Gerührtsein* sind zu wenig bekannt. *Bei Defiziten an Geborgenheit kann hier orales Suchtverhalten auftreten.* Orale sind überwiegend *weibliche Süchte* (männliche dagegen im 1. Zentrum). Als *übergriffig* wird der Bereich etwa im Bild der ‹Klatschtante›, der ‹verschlingenden Mutter› oder der ‹Knusperhexe› fassbar. FREUD hat diese Zone ebenfalls wiederentdeckt, sie jedoch als ‹*minderwertige erogene Zone*› definiert[300]. Die orale sollte als die der genitalen ebenbürtige Zone, als *weibliche Leitzone* subtiler Energieentwicklung angesehen werden. *In der Erotik müsste sie in einen Austausch mit der männlichen Energie der Genitalzone kommen* (= *männliche Leitzone*). *Dadurch liesse sich Sexualität in hohe Formen von Eroserleben überführen und bis zu Ekstaseformen, bis zur Glückseligkeit entwickeln.* In den alten Weisheitswegen war es die weibliche Kraft, die der männlichen in die höchsten Zustände verhalf (*Symposion: Diotima;* ind. *hohe Tantras*)!

6. Der *Augenlichtbereich* (‹drittes Auge›, gr. *omma) ist das Zentrum* des *sehenden Verstehens, Intuierens, des hellsichtigen diagnostizierenden Schauens* (vgl. *Facies hippocratica*[301]). Das aus der Seelentiefe Geschaute war *Mysterium* und hat zum therapeutischen ‹Berufsgeheimnis› oder ‹Schweigegebot› geführt[301]. Im *Symposion* ist entsprechend Sokrates der Repräsentant des subtilen geistigen Schauens[288]. SPITZ hat diese Zone als primär wichtig für das Werden des Menschen wiederentdeckt und experimentell nachgewiesen. Beobachtungen zeigen, wie Mutter und Säugling bis zu mehreren Stunden über diesen Kanal *verschmolzen* bleiben können. Im *Symposion* wie im *hippokratischen Eid* ist es der Bereich, der mit dem Erkennen der Seelenverwandten, der Ahnenwelt und der subtilen Tradition zusammenhängt.

7. Die *Scheitelzone ist die Zone höchster ekstatischer Erfahrungen, die ins Transpersonale führen.* JUNG hat hier geforscht. Aufgrund seiner Befunde hinsichtlich dieser *Energiequalität* kam es zum Bruch mit FREUD. Im subtilen *Eros*-Modell gehören die beiden Forscher der Psyche und der *Libido* jedoch zusammen, allerdings auf verschiedenen Bewusstseinsebenen beheimatet. *Durch die Aktivierung des ganzen Energiekanals wird die Zone etwa durch Flammen ‹erleuchtet› symbolisiert* (vgl. *Pfingstritual*, Abb. 9). Im *hippokratischen Eid* vollenden sich hier die vier Heilphasen und Temperamente in der spirituellen Qualität[302]. Es ist der Bereich des ‹Hauches des Göttlichen› und auch des *Überräumlich-Überzeitlichen.*

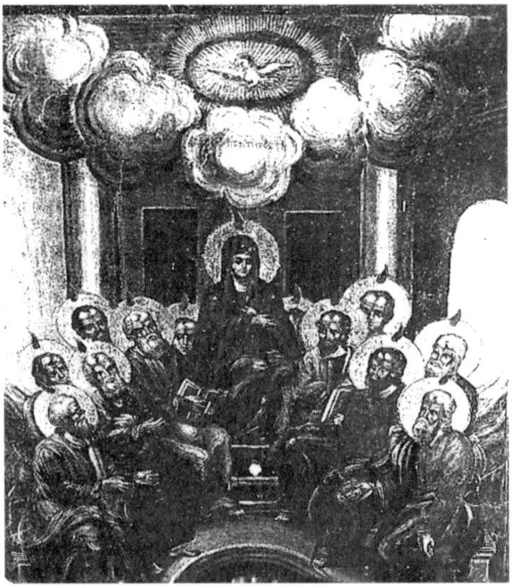

Abb. 9: Pfingstdarstellung mit Flammen, Maria als Ritualvorsteherin.

Dies ist eine kurze Skizze des alten *transkulturellen Psyche-Modells.*

Wir nehmen diese Energiezentren heute meist nur noch im Mangelzustand wahr, wie etwa als

- sexuelle Dauererregung
- Schmetterlinge im Bauch
- Übelkeit, wenn Wut oder Verletzung das Solarplexus-Zentrum überflutet
- Herzstechen bis zu Herzphobien
- Globusgefühl im Hals
- Brett vor dem Kopf bis Migräne
- Kopfhaut, die zu eng wird

Missempfindungen solcher Art – im Griechischen als energetische Ungleichgewichtszustände interpretiert *(noseo*[303]*)* – lassen sich heute leicht mit Energie- und Atemübungen auflösen. Sie sollten von Medizinerinnen erkannt und *nicht somatisch behandelt* werden. Mit den Voraussetzungen dieses Psyche-Modells könnten ferner Diskussionen über die *Suchtproblematik* vertieft werden und wirksamere Behandlungen gefunden werden.

Interessant ist nun, dass der Mensch über diese Felder und Kanäle das *Umfeld wahrnehmen,* mit anderen Menschen *kommunizieren* und *energetisch fusionieren* kann. Es entspricht dies also dem oben dargestellten *primären Wahrnehmungssystem* (2.5). Alle diese Ebenen lassen sich über Synchronisation der Schwingungen miteinander verbinden *(‹gleich und gleich gesellt sich gern›).* Verschiedene Menschen können einander infolge *Resonanz* wahrnehmen, verstärken und generell in subtilen Austausch kommen. Bei Platon wurde diese Energieentwicklung, wie gesagt, als *doppelter, subtiler Erosweg* gelebt, bei den Hippokratikern als *Weg des Heilens.* Diese Potenziale wurden in den alten Hochkulturen durch einen *psychisch-geistigen Entwicklungsweg* zeitlebens verfeinert. Wichtig war, dass ein Mensch, z. B. ein hippokratischer Therapeut, in höher entwickeltem Zustand einen anderen Menschen gleichsam ‹hochziehen› und positiv ‹umpolen› konnte[304]. Damit ergibt sich ein subtiles *Kommunikations- und Entwicklungsmodell,* das zugleich Schulen übergreifende Therapiekonzepte zu integrieren vermöchte, wie dies WILBER postulierte[305].

Der griechische Begriff *psyche* bedeutet auch *‹Schmetterling›* und weist sehr subtil auf das Potenzial der Psyche, ihre ‹Flügel› weit über die Materie hinaus zu entfalten.

Die menschliche Psyche wird transkulturell in den alten Hochkulturen als hierarchisches Feldsystem mit verschiedenen Ebenen immer höherer Schwingung dargestellt. Entsprechende Wahrnehmungen lassen sich auch intersubjektiv verifizieren. Es ist dies unsere primäre Wahrnehmungs- und Kommunikationsebene. Gefühle, Intuitionen, Kreativität, Telepathie, Empathie, subtile therapeutische Diagnostik und Interventionen, Synchronizitäten, Suggestionen, aber auch Ausserkörpererlebnisse, d. h., alle subtilen Wahrnehmungs- und Kommunikationsprozesse lassen sich mit diesem Wahrnehmungs- und Bewusstseinssystem erfassen. Der durchgeformte Aktivierungsprozess dieser Struktur war das *Ritual.*

Die Struktur der Psyche im *Ritual:* Viele alte Texte enthalten diese Seelenstruktur als *Ritual.* Auch im platonischen *Symposion* wird die *Eros-Energie* rituell über die verschiedenen Bewusstseinsebenen zur Vollendung geführt. *Eros-Rituale* sind aus dem indischen Kulturraum als *Tantras* bekannt. Anhand indischer *hoher Tantras* konnte ich die Ritualstruktur des *Symposions* erkennen: *Dieses ist sogar das älteste bis jetzt bekannte schriftliche Eros-Ritual,* und zwar nicht aus Asien, sondern aus Europa[306]!

Das transkulturelle Bild der Psyche und ihrer subtilen Energetik ist der caduceus, der ‹Lebensbaum mit den zwei Schlangen›, als männliche und weibliche Energiepotenziale. In den alten Hochkulturen wird er von Indien bis nach Griechenland, von Sumer bis nach Ägypten und bis in den *Paradiesmythos* der Bibel fassbar. *Bis jetzt unerkannt umfasst er das Urbild der Seele und das Programm vieler Rituale.* Dieser *Lebensbaum* war der ‹heilige Gegenstand›, den die hippokratischen Arzttherapeuten während des *Eides* rituell aufbauten und berührten: das Symbol subtilen Heilens und Heilwerdens durch die Psyche. Es ist dies noch heute das Wappen der Insel des *Hippokrates,* von *Kos.*

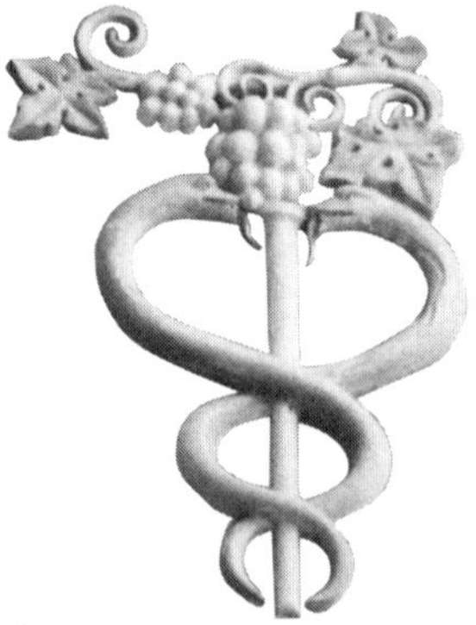

Abb. 10: Wappen von Kos.

2.7.2 Psyche und Urholon

Die alten Völker aktivierten die *psychische Grundstruktur* aber nicht nur in ihren *Ritualen,* sie realisierten sie auch baulich in ihren *Tempeln* (2.3.2), bildnerisch in *Kultstatuen* (*Artemis von Ephesos*) und *Ritualobjekten* (Gongs)[307]. Solche Darstellung der Psyche kann sogar im *alten Städtebau* und im Erleben der Landschaften als *Sakrallandschaften* nachvollzogen werden[308]. Einmal erkannt, lässt sich dieses Modell *im Kleinen wie im Grossen,* von der *psyche* zur *polis,* holistisch verfolgen[309]. Auch die *platonischen Dialoge* in ihrer Ganzheit wurden als *Gang zum Tempel* verstanden: der *Alkibiades*-Dialog als *Vortempel* (*Propylaion*) und der *Parmenides*-Dialog als *Allerheiligstes*[310].

Das *holistische Welterleben* ist heute schwer nachvollziehbar; jede Bewusstseinsstufe lässt sich in weitere Bewusstseinswelten auffächern[311]. Jede Ebene enthält holistisch also wieder das Ganze, *infinitesimal auffächerbar,* wie in der *Fraktalgeometrie* und *Chaosforschung*[312]. Wir fragen heute: Ist diese Struktur primär da, ‹*aussen*› vorhanden, oder projiziert sie der Mensch von ‹*innen*› in sein Tun (2.3.2)? Der gebildete Mensch der Antike würde vielleicht sagen: *Innen und aussen sind letztlich dasselbe in der mikro-makrokosmischen Perspektive.* Es könnte sich um eine holistische Urstruktur, ein *Urholon,* handeln, das sich in *mikro-makrokosmischen Feldresonanzen* auf allen Hierarchieebenen widerspiegelt[313]. Ganz ähnlich lässt sich auch die *Lebensenergie* als *links- und rechtsdrehende Spiralen* nicht nur im Psyche-Modell der Rituale erfassen, sondern holistisch von der *Doppelhelix* der Nukleinsäuren in den Zellkernen (DNS), über *Molekularstrukturen* (Zucker), ferner *Pflanzen* (Farne), zu *Schneckengehäusen* erstarrt und sich bis zu den *Spiralnebeln* offenbarend[314].

> Die strukturellen und energetischen Analogien zwischen innen und aussen, zwischen dem sehr Grossen und dem sehr Kleinen, zwischen Natur und Kultur sind auffallend. Sie lassen sich sowohl in Kunstwerken, Literatur und Ritualistik erkennen, aber auch durch Wahrnehmungsübungen *direkt erfahren:* als Schwingungen, Wolken oder spiralförmige Energieflüsse.

2.7.3 Psyche und GEIST *(nous)*

«Der GEIST vollendet sich in der Überzeitlichkeit, die Psyche in der Zeit.»[148]

Platon benützt für die spirituelle Sphäre je nach Aspekt verschiedene Begriffe, vor allem ‹*nous*› (GEIST), ferner ‹*auto to auto*› (*Selbst*, 5.5.8.5); er verwendet aber auch einfach ‹*psyche*› für den *vergänglichen* wie auch für den *unvergänglichen psychischen Raum*[315]. Die Neuplatoniker unterscheiden und definieren die verschiedenen psychischen Räume ausführlicher als Platon in Systematiken[316]. Dadurch wird die antike Kontinuität initiatischen Wissens heute oft nicht mehr erkannt und das Unverstandene etwa dem Einfluss der *Chaldäer* zugeschrieben[317].

Wir haben bereits diskutiert, dass der griechische Begriff für ‹GEIST› (*nous*) heute meist mit ‹Intellekt› oder mit ‹Vernunft› übersetzt wird und damit zu kurz greift (1.6.4). Der ‹*Heilige Geist*› der christlichen Tradition fusst, wie erwähnt, seinerseits auf einer Verwechslung von *Strukturebene (nous)* und *Energie* (*pneuma*). Entsprechend den neuplatonischen Vorlagen hat die christliche Tradition die hohen *triadischen Erfahrungen* zu *Strukturen* werden lassen und schliesslich zu ‹*göttlichen Personen*›[47].

Durch Philosophie und Wissenschaften ist ‹Geist› also unpräzis überliefert und konnte auch für niedere Manifestationsweisen wie ‹*Geister*› (gr. *phantasmata*), ‹*geistreich*›, ‹*geisteskrank*›, ja sogar ‹*Weingeist*› gebraucht werden.

Bestens vertraut mit antiken Textübersetzungen unterscheidet dagegen Konrad DIETZFELBINGER, Sprachwissenschaftler und Soziologe, GEIST deutlich vom mehr oder weniger ‹geist›-reichen Gedankenleben[318]:

> «Im Menschen insbesondere ist dieser GEIST das ‹wahre Selbst›: eine individuelle Kraftlinienstruktur, bei jedem Menschen verschieden, eben das ‹Programm›, das im Menschen ‹unter› den Schicksalsgesetzen und den bewussten Gedanken, Gefühlen, Willensimpulsen und Handlungen verborgen ist. Es ist jedoch, als ‹Entelechie›, als (zielgerichtete) Kraftlinienstruktur, bestrebt, sich trotz dieser Überlagerung immer mehr geltend zu machen und bewusst und wirksam zu werden. Das wahre Selbst eines Menschen steht mit dem wahren Selbst, mit dem GEIST aller anderen Menschen und mit dem GEIST im Universum in Verbindung.»

Platon weist bei diesem Begriff (*nous*) auf höchste menschliche Erfahrungen hin, wenn – über die richtige dialektische Methode – immer tiefer zum Wahren vorgerückt wird, dann:[319]

> «leuchtet nur mit Mühe … (schauende) Einsicht über jedem einzelnen und *GEIST (nous)* auf, so intensiv, wie dies in menschlicher Kraft *(dynamis)* möglich ist.»

Wir werden später das Phänomen der ‹Erleuchtung› eingehender behandeln (5.5.8.3). Im ähnlichen Umfeld von *‹Erleuchtung›* (*ellampsis*) und *‹Mysterienschau›* (*epopteia*) grenzt auch *Proklos* den Begriff in seiner höchsten Wertigkeit ein[320]:

> «Denn (schauende) Erkenntnis ist nicht das Höchste an Bewusstsein *(gnosis)*, sondern vor diesem ist der *GEIST (nous);* ich meine nicht den die Psyche transzendierenden GEIST *(nous)*, sondern die *Erleuchtung* selbst, die von dorther über die Psyche kommt.»

Der GEIST(-Raum) durchstrahlt einerseits die hohen Psycheebenen, wodurch der Mensch ‹Erleuchtung› erfährt. Andererseits transzendiert der GEIST aber auch die Bewusstseinsräume zum letzten Einen, Unsagbaren hin (vgl. *logos-LOGOS)*.

Eine *Sprachanalogie*: Wie im Neugriechischen hat auch im Französischen der ‹Blitz› zwei Aspekte, denjenigen des einschlagenden *Energiestrahls* (*foudre*) und denjenigen des *Lichtfeldes* (*éclair*). Auch der ‹Geistesblitz› hat zwei Aspekte: sowohl denjenigen des plötzlichen Aufleuchtens aus tiefster Persönlichkeit heraus, als auch denjenigen der plötzlichen Eingebung von ‹aussen›, von ‹oben› her.

Einen vergleichbaren *Begriff für den spirituellen Resonanzraum im Menschen* finde ich im *Begriff ‹PURUSA›* der indischen *Samkhya-Systematik*[321]:

> «Es gehört zum eigentlichen Wesen (des ‹PURUSA›) *unvergänglich* zu sein ... Das Wesen von ‹PURUSA› ist *Licht*, beziehungsweise *Bewusstsein*. Zusammenfassend auch *Bewusstseinslicht* ... Der ‹PURUSA› ist der *Mensch* im Menschen.»

Der Neuplatoniker Proklos gibt entsprechende Ergänzungen zur Entwicklung[322]:

> «Die Psychen können den GEIST *(nous)* dann erst geniessen, wenn sie zu ihm hin *umkehren (epistrepho)* und das Licht von dorther empfangen und ihre Energie auf jenen hin konzentrieren *(synapto)*.»

Wiederum ist es ‹Licht› (*phos*), wodurch ‹GEIST› sich in der Psyche manifestiert. ‹Erleuchtung› wäre demnach eine *subtile hochenergetische Lichterfahrung* (vgl. Nahtoderfahrungen). Dies ist nur möglich durch die ‹Umkehr› nach innen und durch zunehmende energetische Synchronisierungsprozesse. Dabei verfeinert sich die Energiequalität, wird mit einer höheren Schwingungsebene gleichsam kompatibel und vermag damit gleichsam zu ‹verschmelzen›. Durch subtile *‹Synapsen›* wird ein Abbild immer mehr an das Urbild angenähert[323]. Der *geistige Bereich* und die psychischen Ebenen liessen sich in Bezug auf das

Sein (ousia), die *Potenzialität (dynamis)* und das *energetische Fliessen* unterscheiden (1.3, [324]). Auch in der *hippokratischen Medizin* ist das wesentlich Andere des geistigen Bereiches, dass hier keine kathartischen Verfahren mehr nötig sind: Dieser Bereich ist so lichtvoll, dass er nicht mehr verunreinigt wird. Spirituelle Therapie erfolgt dann nur noch im *Energieaufbauen* (vgl. dagegen ‹geistiges Heilen›[325]).

Die Psyche, die ihre Energie dem spirituellen Bereich zuwende, sagt *Proklos,* werde ihm gleich, d. h., die Energie ist nun auf der höheren Ebene organisiert. Dann suche diese Psyche das Gute in *ihr selbst* als Verinnerlichungsprozess und werde *bedürfnislos*[326].

> «Die höchstentwickelte Psyche geniesst eine unvergängliche Verbindung mit dem GEIST und bleibt nun spirituell verankert.»

2.8 Der Übungsweg

Weil jedoch die menschliche Anlage schwach und unvollkommen sei, *komme sie nicht automatisch und von selbst zur Vollendung*. Lässt der Mensch sich einfach leben, sinkt das psychische Energieniveau infolge Attraktion der Materie wieder ab. In der platonischen Sprache verliert die Seele ihre *Flügel*, wenn sie nicht kontinuierlich aufbaut und *übt*[327]. Der Mensch hat deshalb die Aufgabe, die *Energie von der Aussenwelt auf die Innenwelt zu wenden* (*epistrephein*) und dies zu üben.

Menschen können nun zu ihrer Entwicklung eine Verstärkung, gleichsam einen psychischen *Feldverstärker* nutzen. *Durch Zusammenlegen ihrer psychischen Energie in Gemeinschaft lässt sich Synergie, durch synchronisiertes Atmen (sympnoia) ein gemeinsames Feld herstellen* (lat. *communio*). Auf diese Weise werden Defizite kompensiert und eine Intensivierung bis zu Formen von Ekstase erfahren[328]:

> «Sie vereinigen ihre ‹getrennten› GEIST(-Anteile) derart, dass sie sich bemühen, wie aus vielen Funken ein einziges Licht anzuzünden und das in jedem aufgeteilte Gute zum gemeinsamen Glück zusammenfliessen zu lassen.»

Die Menschen, die sich zu ihrer Entwicklung zusammenfinden (*synodos*), bezogen atmen und dadurch zusammenfliessen (*koinonia*), erfahren so eine Steigerung ihrer Energiepotenziale (*anaplerosis*[329]). Dies ist eigentlich die Beschreibung eines *Ritualprozesses:* Energetisch vollzieht sich im Ritual der Aufbau eines *verbundenen Feldes, wo sich die Energieprozesse der Einzelnen durch Resonanz verstärken* und gleichsam alle ‹*ein Licht werden*›.

Wenn eine Gruppe als pulsierende Einheit gleichförmig zu atmen beginnt, wird eine Verstärkung der Energie spürbar. Dies lässt an den ‹*kumulativen Effekt des Feldgeschehens*› denken (SHELDRAKE[330]).

Die Meisterin oder der Therapeut muss durch sein höher entwickeltes Energiepotenzial das verbundene Feld (*koinonia*) initiieren und eine *Energieübertragung* (*metadosis*) auslösen[331]. Dies wird im platonischen *Symposion* fassbar und mit dem Bild von Bechern, die durch einen Wollfaden verbunden sind, verglichen (= kommunizierende Gefässe). Dass solches Geschehen auch unseren *christlichen* Ritualen zugrunde liegt, sehen wir an vielen Symbolen und Begriffen wie ‹Kommunion› (gr. *koinonia):* Die subtile Verbundenheit des gemeinschaftlichen Feldes wurde auch ‹*ein Leib werden*› genannt[332].

Durch die – aus andern Traditionen ebenfalls bekannte *Umkehr* (vgl. Bibel) – vermag der Mensch auch heute für sich allein oder mit *Gleichgesinnten* einen Entwicklungsweg zu gehen und seine Potenziale zum geistigen Bereich hin zu verfeinern. Der *Übungsweg:* ***mein zehntes Anliegen.***

3. Kathartische Prozesse und Bewusstseinsentwicklung

Wie bereits erwähnt, ist in der aktuellen Therapieszene ein Schwinden *kathartischer, psychodynamischer* Methoden und eine fast ausschliessliche Tendenz nach *ressourcen-orientierten* Sichtweisen festzustellen (1.1.1). *Ich werde im Folgenden die aktuellen Fragen nach Katharsis und Ressource auf der Grundlage der platonischen Bewusstseinslehre und der Energiemodelle abhandeln.* Das Thema war bereits in der Antike kontrovers, wie dies aus dem *Disput um die Katharsis* zwischen der *platonischen* und der *aristotelischen* Schule hervorgeht[333].

Das energetische Welterleben – prägnant zusammengefasst im Satz: ‹Alles fliesst›[10] – wurde von den antiken Therapeuten und Therapeutinnen nach subtil-energetischen Gesetzen eingeordnet[334]. Der Mensch fliesst in seiner vielschichtigen Psyche mit jedem Atemzug in den Kosmos und wieder zurück (*diastole/systole*[335]). Er prägt und wird geprägt, er identifiziert und wird identifiziert, nach dem subtilen Resonanzgesetz des *‹Gleichen mit Gleichem›*. Denn der Mensch ist über seine Psyche mit dem ganzen Kosmos und all seinen Ebenen verbunden. Er ist in Resonanz – griechisch *‹in Sympathie›* – mit *Pflanzen, Tieren, Orten, Jahreszeiten, Tageszeiten*, mit dem *Lauf der Gestirne*[336] und natürlich besonders auch mit dem anderen *Menschen* (2.7). Er ist demzufolge auch vom anderen Menschen beeinflussbar: in *guter Resonanz* z. B. im unterstützenden Begleiten zur eigenen Entfaltung bis in ekstatische Zustände (vgl. *Sokrates*); in der *schlechten Resonanz* dagegen gerät er in Abhängigkeit und unter suggestiven Einfluss, bis zu Missbrauch und ‹aussaugendem› *Vampirismus. ‹Gesundsein›* im energetischen Welterleben bedeutet *Mass und gute Mischung (krasis).* Durch fortwährendes *Ausbalancieren* und *Harmonisieren* aller Einflüsse sollte der bewusste und *Musse* habende Mensch[337] auf möglichst hohem Energieniveau leben und dies ausstrahlen, gleichsam als *kosmischer Transformator*. Vermöge doch der Mensch als einziges Lebewesen seine *Energien zu entwickeln*, d. h. ihnen eine *Wende* zu geben. *Diese Wende nun war Ausgangspunkt der alten Weisheitswege und wurde transkulturell mit ‹Reinigung› (katharsis) und ‹Umkehr› (epistrophe, meta(g)noia) bezeichnet*[338]:

> «… es braucht zwingend sowohl den *Prozess der ‹unterscheidenden Erkenntnis› (epistemonikos logos),* um das durch den Umgang mit der Menschenmenge *Entstellte* in uns zu *‹gräden›,* wie auch um das *emotional Überflutete* zu *therapieren* und das mit

Unreinem Angefüllte zu *reinigen;* so dürften wir etwa in den erforderlichen Zustand *(epitedeioi)* gelangen für das *Wiedererlangen der Erkenntis...»*

Die antike ‹Philosophie› muss somit als therapeutischer Weg verstanden werden, um über die persönliche Reifung immer weiter in die kosmischen Zusammenhänge vorzustossen. Vorbedingung zum Entfalten der psychisch-spirituellen Ressourcen war das Reinigen von schlechten Energie-Mustern und deren möglichst nachhaltiges Auflösen. Reinigende Verfahren auf den verschiedenen Ebenen hiessen *katharsis/katharmos*[339]. *Kathartische Gesten durchziehen die gesamte antike Lebensgestaltung.* Am besten bekannt als sichtbare Waschung vor dem Eintreten in den Sakralraum (vgl. Weihwasser) signalisieren sie letztlich das *Eingehen in einen neuen Bewusstseinsraum*[339]. Höhere kathartische Verfahren, die *psychische Katharsis (katharsis tes psyches)*, machen jedoch nur als *energetische Therapie* Sinn. Transkulturelle Parallelen finden sich verschiedentlich. Walter BURKERT – der klassische Philologe mit *interdisziplinärem Interesse* – erwähnt neben der christlichen *Beichte*[340]:

> «Als Voraussetzung der Heilung erscheint im Isis-Kult, wie in gewissen anatolischen Kulten, eine *Art Beichte,* ein *Sündenbekenntnis.* Die gegenwärtige Notsituation muss auf eine Verfehlung zurückgehen, die es zu lokalisieren gilt. Dass dergleichen, als eine Art *Psychoanalyse,* durchaus therapeutische Wirkung haben kann, liegt auf der Hand.»

Die *platonische Philosophie* setzte ihr Wissen um verschiedenste Formen und Ebenen der *Katharsis differenzialdiagnostisch* und mit hoher Kompetenz ein. In der Neuzeit wurde der Begriff wieder aufgegriffen. Im Folgenden soll uns interessieren, welche Bereiche der Psyche damit erschlossen werden.

Unsere Zeit ist durch die Suche nach Bewusstseinsveränderung gekennzeichnet. Nicht nur *Drogen, Technomusik, Science-Fiction*-Filme, sondern auch asiatisches Traditionsgut werden breit konsumiert. Das Wort ‹Erleuchtung› ist mittlerweile im Westen ebenfalls geläufig. Eine ihr vorausgehende reinigende Therapiephase scheint dagegen kein Thema zu sein. Aus Unkenntnis werden z. B. Meditationserfahrungen *anstatt* einer notwendigen Psychotherapie propagiert, was dann etwa Stagnation, ungelöste Übertragungen auf Gurus oder gar bedrohliche Durchbrüche zwischenmenschlicher Konflikte – nicht nur in der Esoterik-Szene – nach sich ziehen kann. *Ein Grund ist, dass in den massgebenden asiatischen Weisheitswegen eine psychische Katharsis im sokratischen Sinne fehlt.* Auch in Abhandlungen über Mysterien (DIETZFELBINGER) und Weisheitslehren (CORBIN) werden zwar Läuterungen erwähnt, aber weder detailliert noch modellhaft fassbar: *Es wird nie gesagt, worin die psychische Reinigung bestand* (vgl. kryptische Tradition[341]).

3.1 Das ‹Erkenne dich selbst› im Spannungsfeld zwischen *Katharsis* und *Ressource*

Der heute bekannteste Ausläufer der alten Katharsis ist die *Psychoanalyse*. In deren Folge fächerten sich weitere kathartische oder psychodynamische therapeutische Verfahren auf, von den grossen tiefenpsychologischen Schulen bis in kleinere therapeutische Richtungen. Die Vorstellung des Unbewussten weckte aber auch das Interesse nichtqualifizierter Heiler und Heilerinnen, welche sog. ‹Reinigungen›, ‹Rückführungen› und ‹Initiationen› vielfach ohne fundiertes Wissen und kathartische Eigenerfahrung ausführen. Reinigende Verfahren leben auch in der Volks- und Komplementärmedizin weiter. *Zu falsifizieren sind diese energetischen Vorgehensweisen, wenn sie mit somatischen Erklärungen und Modellen angewandt werden:* So entsprächen die Blutreinigungskuren im Frühling etwa einer ‹Reinigung› der energetischen ‹Blutphase›, die im Frühjahr besonders gut ins Fliessen kommt[342]. Ferner gehört der noch im 19. Jahrhundert häufig praktizierte *Aderlass* hierher, der viele Menschen zu Tode erschöpfte, oder auch das in den USA Mode gewordene *Colon-cleaning*[342]. Für offensichtlich wirksame energetische Methoden wie *Atlaslogie, Kraniosakral-Therapie, Fussreflexzonenmassage* werden oft leider nur *somatische* Erklärungsmodelle benützt[343].

> Durch das Ableiten negativer und den Aufbau positiver Energie ist das kathartische Konzept ein *fundamental energetisches.* Es eignet sich nicht für die somatische Ebene des Menschen, wo erneuernde Vorgänge nach physiologischen Gesetzmässigkeiten permanent ablaufen (Zellerneuerung, Ausscheidung). Wir haben heute die Möglichkeit, das energetische Konzept der Antike nicht *fälschlicherweise* auf die ganze Heilkunde, sondern gezielt für die *energetischen Phänomene der psychischen Entwicklung* einzusetzen.

In der Psychologie übernimmt FREUD, der Entdecker des Unbewussten, für die damit zusammenhängende Explorationsmethode zunächst den antiken Begriff ‹Katharsis› und erst später denjenigen der ‹Psychoanalyse›, beide griechisch geprägt (*epilysis tes psyches*: 5.6.3). Er selbst deckt seine platonische ‹Inspiration› jedoch nicht auf, sondern erwähnt lediglich *Aristoteles*, der im Miterleben der Tragödie eine kathartische Wirkung angenomment hatte (5.4.5.6.1). Passiert diesem humanistisch Geschulten gleichsam eine ‹Freudsche Fehlleistung›, wenn er den in der Antike engagiert diskutierten Disput zwischen Platonikern und Aristotelikern um die Katharsis und vor allem die für ihn wichtigere *sokratische Form der Katharsis ‹vergisst›*? Er erwähnt auch nicht, dass dieser Disput am Beispiel der *Ödipus*-Tragödie expliziert wurde[344]. Durch keine Filiation gebunden war FREUD somit frei, seine Psychoanalyse auf die *Lust (Libido* vs. *eros)* zu beschränken und das ursprüngliche Bewusstseinsspektrum zur Glückseligkeit *(eudaimonia)* zu ignorieren[345]. Er verkürzte dadurch den Weg und verlor das Ziel: Die ursprüngliche Ressource, die Fülle menschlichen Seins, wurde konzeptuell nicht mehr verankert, ebenso wenig wie eine *Sublimierungs-* und *Entwicklungstheorie* erarbeitet wurde. Dieses Defizit lässt sich heute rational nicht kompensieren, etwa auf der Ebene des Qualitätssicherungsmanagements[346]. Als Folge empfinden sich immer noch viele Therapeuten und Therapeutinnen als aufgeklärt und therapeutisch korrekt, wenn sie einem Patienten sagen, für Spirituelles – für die ‹hohen Ziele› der alten Therapeutik – seien sie nicht mehr zuständig. Anders gesagt wird das *therapeutische Begleiten bis in die Ebenen der Spiritualität mit wenigen Ausnahmen* (GROF, JUNG, SZONDI, TOURNIER) *als ein unnötiger Ballast oder als Indoktrination empfunden* (vgl. 3.3).

Zwei Menschenbilder: In der westlichen Kultur bezeichnen sich viele intelligente Menschen als ‹agnostisch›. Damit meinen sie ‹areligiös›. FREUD hatte die Befreiung von religiösen Fesseln auf seine Fahne geschrieben und die psychoanalytische Methode damit verknüpft: Religiöse, wie kulturelle Betätigungen allgemein, verstand er als Sublimierung des Sexualtriebes[346]. Er hat jedoch nicht nur *therapiewürdige, neurotische Religiosität* demaskiert, sondern den Bewusstseinsweg zur Spiritualität für unsere Kultur erschwert, konzeptuell blockiert und damit möglicherweise seinerseits eine *spirituelle Neurose zementiert.* Heute haben denn viele Menschen ähnliche Hemmungen, über ihre spirituellen Bedürfnisse zu sprechen, wie frühere Generationen über die sexuellen.

Gerade die *spirituelle Neurose* aber – die gefürchtete gr. *hybris* – und nicht etwa der *‹Ödipus-Komplex›* war die *neurotische Verstrickung* (*megale hamartia*) des *Ödipus* von *Sophokles.* Allenfalls wäre das seinem *Vater Laios* wegen dessen Knabenmissbrauch prophezeite Schicksal zu diskutieren, als Verhaftung im *familiären Unbewussten*[346].

Hauptziel der *sokratischen Katharsis* war jedoch die *Auflösung* der menschlichen *Hybris*, und darum ging es im erwähnten platonisch-aristotelischen Disput. Entsprechend ordnet *Proklos* die Katharsis in der Bewusstseinsentwicklung folgendermassen ein[347]:

«Denn das Philosophieren ist weder für den Weisen, noch für den ‹Agnostiker›, sondern offensichtlich für denjenigen, der ‹weiss, dass er nicht weiss› (= Abschluss der Katharsis).»

In der *Antike* waren es gerade die fortschrittlichen Menschen, die um den Weg des erweiterten Bewusstseins, *‹gnosis›*, wussten[348].

«... wenn nämlich die Philosophie Bewusstwerdung *(gnosis)* des Seienden ist, insofern es seiend ist.»

Dieser Weg zu immer umfassenderer spiritueller *Bewusstheit* begann mit der *Katharsis, d. h. mit einer radikalen Neuorientierung.* Noch der christliche Begriff *‹metanoia›* für ‹Umkehr› stammt von *‹metagnoia›* (eigentlich ‹Überbewusstsein›). Bei der therapeutischen *Katharsis* mussten lebenslänglich fixierende Denk- und Fühlmuster, Konstrukte und Skripte überprüft und nötigenfalls aufgelöst werden. Insofern diese Muster dem Menschen eine *Pseudosicherheit,* einem ‹Schwimmring› vergleichbar, geben, ist deren Ablegen und Auflösen mit *Angst* und *Ichtod* verbunden. Diese *Angst* (*phobos*) war therapeutisch durchzustehen und nicht vorschnell durch *Mitleid (eleos)* zu stoppen, um vom Zustand der *Verdrängung* auf den Weg *erweiterten Bewusstseins* zu gelangen: Davon handelte der Disput zwischen platonischem und aristotelischem Verständnis von Katharsis[349].

In unserem materialistischen Welt- und Menschenbild wird die Perspektive höchster Seinserfahrungen als etwas Fremdes, ‹Esoterisches›[350], wohl auch Bedrohliches und Therapiebedürftiges angesehen (WALSH). Aus der platonischen Perspektive dagegen könnten die Hauptsymptome unserer Kultur wie Seelenbetäubung durch Mobilität, Lärm, orales und genitales Suchtverhalten bis zum häufigen Kindsmissbrauch, Sinnlosigkeitsneurose, egoistisch-aggressivem Verhalten, Medikamentenabusus – auch in den helfenden Berufen – sowie die häufigen depressiven Verstimmungen als *agnostisch* (im antiken Sinn) und daher als therapiewürdig imponieren: Wir fixieren uns auf den oberflächlichen Bewusstseinsebenen und reizen diese aus, statt sie zu *transformieren.*

Die Theologen ROHR und EBERT unterstreichen denn bedenkliche Defizite von Menschen in helfenden, heilenden und religiösen Berufen[351]:

«(Die Verbindung) von Psychologie, Spiritualität und Theologie mag jene stören, die auf eine ‹methodisch saubere› Trennung dieser scheinbar so unterschiedlichen Zugänge zur Wirklichkeit insistieren. Die Traditionen östlicher und westlicher Weisheit und Seelenführung... haben dagegen immer die Zusammengehörigkeit seelisch-charakterlicher und religiös-spiritueller Reifung betont. In diesen Traditionen wäre das undenkbar, was bei uns gang und gäbe ist: Menschen, die analytisch versiert und *psychologisch ‹integriert›* sind, aber *spirituell verkümmern,* oder *religiöse Menschen,* deren Charaktermängel und *psychische Instabilität* mit Händen zu greifen sind.»

Im interdisziplinären Dialog bräuchten wir also nicht nur eine *horizontale* Psychologie, sondern auch *vertikale* Vernetzungs-, Entwicklungs- und Bewusstseinskonzepte: Alle wissenschaftlichen Disziplinen, die sich im analytischen Paradigma individuell und autonom sehr weit differenzieren konnten, müssten in einem *integrativen, synergienfördernden Paradigma* wieder zusammengeführt werden, als die notwendige Korrektur unserer ganzen Kultur. Spirituelle Erfahrungen sollten nicht weitgehend dem Zufall oder konzeptlosen Gruppierungen und Gurus überlassen werden.

Auf der Suche nach umfassenderen Heilmodellen hatte ich früher in den hippokratischen Texten nach den angetönten *kathartischen Verfahren* für die Psyche gefahndet, sie jedoch *nicht ausgeführt gefunden*[352]. Dann bin ich FREUDs ‹Fährte› bezüglich der *Katharsis bei Aristoteles* gezielt nachgegangen und bin – über den aristotelisch-platonischen Disput – auf das *sokratische Konzept von Katharsis* gestossen. Damit glaube ich, diese Lücke schliessen zu können. Noch der Neuplatoniker *Proklos* versteht die *sokratische Katharsis* unter dem bekannten ‹*Erkenne dich selbst*›, also im Rahmen von *Tiefenerfahrung und Wissen*, den beiden Pfeilern jeglicher Bewusstseinsentwicklung[353].

> «Die platonischen Dialoge und sozusagen die gesamte philosophische Kontemplation *(theoria)* haben m. E. ihren gültigsten und sichersten Ursprung *(arche)* im Hindurcherkennen *(diagnosis)* und Bewusstwerden unseres Seins *(ousia).»* … «(im) reinen und unverstellten ‹Schauen› von uns selbst, das in wissenschaftlichen Begriffen erfasst ist und das zuverlässig mit kausalen Folgerungen *(tes aitias logismoi)* verbunden ist. Und wie sonst muss man die Reinigung *(katharsis)* seiner selbst und den Vollendungsweg *(teleiosis)* beginnen, wenn nicht von da her, wie es auch die Gottheit von Delphi *(= Apollon)* geboten hat.» (d. h. vom ‹Erkenne dich selbst› her)

Die überlieferten Konzepte und Schritte, zusammengefasst als ‹Katharsis bezüglich der Psyche› (katharsis peri ten psychen), sollen in dieser Studie Hauptfokus sein[354].

3.1.1 Katharsis ist ein energetisches Konzept

Katharsis im antiken Lebensentwurf: Katharsis war für den gebildeten Menschen mit genügend Musse unabdingbar[337], um mit sich und der Welt kontinuierlich ins Reine zu kommen. Reinigungsprozesse – vielfach in *Mysterienerfahrung* eingebunden – treten uns auf Schritt und Tritt, z. B. in den Zeugnissen *pompejianischer Wandmalereien,* entgegen: als *Lüften des Schleiers, Maske Ablegen* und *Selbstspiegelung* (5.5.8).

Der damalige Mensch lebte nicht in einer Welt, die erlöst war, aber auch nicht in einer, die den eigenen Untergang herbeiführen konnte. Die vornehme menschliche Aufgabe war, sich um seinen eigenen Erlösungsprozess (*soteria*) auf einem Weisheitspfad zu bemühen. *Interessant ist der sokratische Lebensentwurf eines fortwährenden Entwicklungs- und Selbstwerdungsprozesses über Erfahrungen, angetönt mit ‹umkehren›, ‹wach werden›, ‹wiedergeboren werden›*. Das ganze menschliche Leben wurde als *phasischer Prozess* empfunden, gleichsam als grosser Energiebogen, der wiederum durch viele kleine Energiebögen auf ein Ziel hin ausgerichtet war (2.4). Eine andere Vorstellung ist die des Menschen, der durch verschiedene *Hüllen* (Schleier) hindurchgehen muss und dabei immer mehr *‹sich selbst›* wird. Jeder Mensch bringt eine *schicksalmässige Konstitution (physis)* mit sich, die zunehmend transparenter wird, wenn die *Prüfungen des Lebens* durchgearbeitet, akzeptiert und die blinden Flecken ausgeleuchtet werden[355]. Erst dann wird das Schicksal persönlich bedeutsam (SZONDI[356]). Durch das Verarbeiten der je eigenen schicksalmässigen ‹Fesseln› gelangt der Mensch auf höhere Bewusstseinsebenen. *Die ganze Lebensspanne imponiert dann als kontinuierlicher Reinigungs- und Integrationsprozess zu mehr Klarheit, mehr Freiheit und Wahrhaftigkeit, mehr Eros und Weisheit.*

Im holistischen Erleben der Antike wurde Katharsis mehrschichtig vollzogen. Der Begriff reicht von der körperlichen bis zur psychischen Reinigung[357]. *Hier wird uns jedoch nur die psychisch-energetische Reinigung interessieren.* Läuterungsprozesse waren immer Voraussetzungen mystischer Wege (CORBIN, DIETZFELBINGER). Bewusstseinsmässig hat die psychische Reinigung, wie gesagt, mit *‹Umkehr›* zu tun *(epistrophe, meta(g)noia).* Richtet der Mensch normalerweise seine Energien zunehmend auf die *Aussenwelt*, wird durch den Reinigungsprozess eine *Energieumkehr* nach *‹innen›* vollzogen. Dies kann erst erfolgen, wenn *ichgesteuerte* und im *Haben* fixierte Energiemuster vorgängig aufgelöst und der Weg zum *Sein* spürbar wird (vgl. FROMM). Ein weiterer in verschiedenen Weisheitstraditionen gebrauchter Begriff ist *‹Erwachen›, ein Wachwerden der schlummernden Ebenen der Psyche*[358]. Durch den Weg entsteht immer mehr Bewusstheit: Es wird gleichsam Feld um Feld zu erweitertem Bewusstsein geöffnet. Vor dem Betreten des neuen Bewusstseinsraumes müssen jedoch die bereits ‹aktivierten› psychischen Felder gereinigt werden (vgl. schamanistische Praktiken bei Indianern). So war auch der sokratische Reinigungsprozess energetisch eine Vorbedingung zum *Initiationsprozess.* Ein Beispiel in *Bildsprache*: Im *orphisch-dionysischen Frauenritual* der *Mysterienvilla* (*Pompeji*) ist der Zyklus von *Reinigung, Vorbereitung, Prüfung* und dann das folgende *Initiationsritual* sehr schön abgebildet. Allerdings muss die – aus Unkenntnis der Ritualistik – gängige Interpretation des *letzten* Bildes als *Flagellation* korrigiert und als *erstes*, als *Reinigungsbild* zu Beginn des Prozesses gelesen werden[359]:

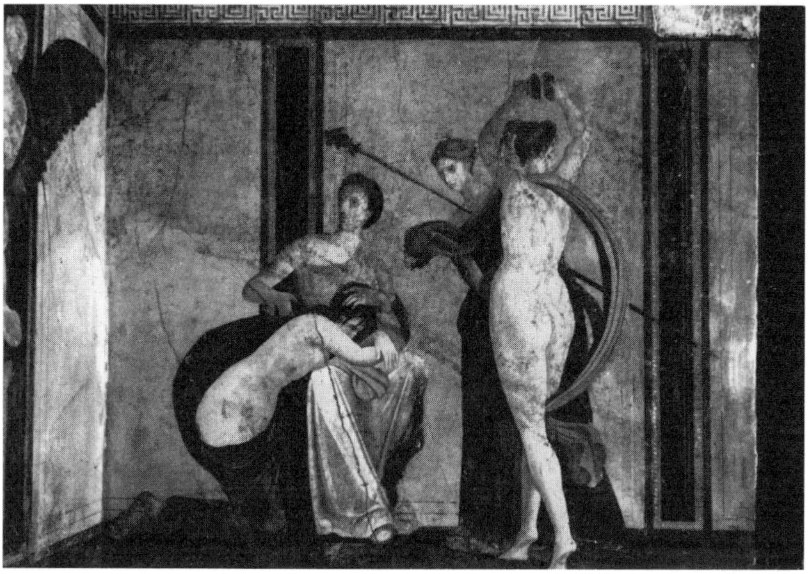

Abb. 11: Reinigungsbild Mysterienvilla Pompeji (vgl. 5.2).

Einen grossen Einfluss hatte die Philosophie auch auf die *antike Heilkunde:* Sie wurde als *hippokratische Medizin* wissenschaftlich, *indem sie die subtilen Psyche-GEIST-Modelle und Energielehren der Philosophie übernahm*[360]. Daher waren – sowohl in der sokratischen Philosophie, wie auch in der antiken (energetischen) Medizin – *kathartische Verfahren* auf allen Ebenen des Heilwerdens eminent wichtig, wie die Quellen zeigen[361]. In Griechenland gab es eigene *Sühnepriester* und herumziehende ‹*Katharten*›, die etwa ihre Fähigkeiten anpriesen, *persönliches wie familiäres Unrecht zu heilen* und dabei offenbar gut verdienten[362]. Solche Katharten genossen übrigens nicht den besten Ruf, ja, Platon wie die hippokratischen Ärzte setzten sich vehement von ihnen ab, weil sie *unwissenschaftlich* und vielfach *unethisch* vorgingen[363].

Ich stütze mich hier wesentlich auf die Studie des klassischen Philologen Alexandre NICEV: *L'énigme de la catharsis tragique dans Aristote – Das Rätsel der tragischen Katharsis bei Aristoteles.* Der Autor bringt nicht nur eine breite Zusammenstellung, sondern auch den *Diskurs antiker Autoren um kathartische Methoden*, wie den erwähnten *brisanten Disput zwischen aristotelischer und pla-*

tonischer ‹Schule›. Wie aus obigem Buchtitel ersichtlich, wird das Phänomen der Katharsis von Sprachwissenschaftlern immer noch als *‹Rätsel›* bezeichnet. Dieses Rätsel hat eine Flut von wissenschaftlichen Studien ausgelöst, möglicherweise sogar die *westliche Psychotherapiebewegung katalysiert.* Steht den modernen Interpreten jedoch nur das rationale, naturwissenschaftliche Menschenbild zur Verfügung, werden diese Zeugnisse – ursprünglich aus einem *holistischen Welterleben* – in ihrer *Wirkebene* nicht nachvollziehbar. Dann lassen sich die verschiedenen Formen von Katharsis weder miteinander vergleichen noch einordnen, geschweige denn als *therapeutische Vorgänge* verstehen [364]. Die hochinteressanten Prozesse subtiler *Energieverschiebungen in und zwischen den psychischen Feldern* – die bereits FREUD angenommen hatte (vgl. LAPLANCHE/PONTALIS) – müssen dann weiter ein Rätsel bleiben.

Da in unserer Kultur der *Initiationsweg* mit seinen den Menschen erschütternden und wandelnden Stufen *verloren ging*, erstaunt es nicht, dass die moderne Psychologie weder den kodierten Psyche-Lehren der *griechischen Philosophie* – mit ihrer offeneren Darlegung im *Neuplatonismus* – noch deren teilweisen Übernahme ins *Frühchristentum* als *Bewusstseinsspektrum* auf die Spur gekommen ist (1.6.3). *Katharsis* ist aber auch in der *jüdischen Tradition* erkennbar (vgl. Ritualbad), die ebenfalls wesentlich in *christliche Konzepte* eingeflossen ist: so in der Vorstellung von *Verstrickung und Schuld*, die *abgewaschen, gereinigt, aufgelöst* werden können (5.2.7.2.), sowie auch in den Ritualen von *Taufe* und *Fusswaschung*. Zu lange wurde unterlassen, solche rituellen Vorgehensweisen energetisch zu deuten: Haben wir nur das naturwissenschaftliche Paradigma zur Verfügung, müssen *Rituale unverständlich* und eigenartig wirken, mit ein Grund, warum die Kirchen sich immer weiter leeren. *Unkorrigierbare kirchliche Dogmatik*, und im Besonderen das päpstliche *Unfehlbarkeitsdogma,* müssen in diesem Zusammenhang als *Absage an Katharsis und psychische Entwicklung* verstanden werden (*dogma/doxa*, 3.3.2). Statt des *‹Alles fliesst›* darf sich ja nichts mehr bewegen[10].

Der kathartische Prozess gründet also auf der Einsicht in das eigene Schicksal: Ist ein Lebensthema abgeschlossen, muss es losgelassen werden, wie dies Hermann HESSE im Gedicht *‹Stufen›* eindrücklich beschreibt. In seinem Sterben vollendet Sokrates diesen Anspruch, wenn er keinen zeitlichen Aufschub will, wo nichts mehr zu holen sei[365]. Versteht sich das Leben als Entwicklungsprozess, wird die *Jugend nicht überidealisiert.* Der ältere Mensch erhält vielmehr Wertschätzung als *potenziell Weiser.* Dementsprechend transformieren sich die Charaktervarianten des antiken *Temperamentenmodells* und enden in der Integrationsphase, im *Zustand eines Weisen*[366]. Das Leben derart zu führen, dass man im Alter *weise* ist, ist noch im neugr. Wort für *‹Mönch›/‹Nonne›* enthalten:

ngr. *kalogeros/kalogria* gründen im *platonischen Programm subtiler Lebensführung* (*Kalokagathie),* die zu einem ‹schönen Alter› führt (*kalo-geras*). Dabei wird mit jedem Entwicklungsschritt das zugrunde liegende Lebenskonzept (*physis*) transparenter und das Leben sinnhafter, gemäss dem ‹*Erkenne dich selbst*› – ‹*gnothi sauton*›: Dieses stand nicht nur am *Apollontempel zu Delphi*, sondern es ist auch der ‹Orgelton› in den platonischen Dialogen und wird neuplatonisch mit *vollendetem kathartischem Weg* definiert[367]:

> «Und wie sonst muss man die Reinigung *(katharsis)* seiner selbst und den Vollendungsweg *(teleiosis)* beginnen, wenn nicht von da her, wie es auch die *Gottheit von Delphi (= Apollon)* geboten hat. Denn wie denjenigen, die den heiligen Bezirk der *eleusinischen Mysterien* betraten, eine Vorschrift ansagte, es sei den in die Mysterien Nichteingeweihten verboten, den Tempel zu betreten, entsprechend stand am Eingang des *delphischen Tempels* die Inschrift: ‹*Erkenne dich selbst*› und bezeichnete m. E. die Art des Sich-zum-Göttlichen-Erhebens *(anagoge)* und den vollendetsten Reinigungsweg *(hodos eis katharsin)*...»

Somit muss auch in der *delphischen Orakeltradition eine Form von kathartischer Psychotherapie* bestanden haben, wo fällige Entwicklungsschritte *geschaut* und therapeutisch unterstützt wurden[368]. Sokrates richtete sich in seinem Tun ausdrücklich nach dieser *Tradition des Selbsterkennens*. Der kathartische Prozess des Sokrates führte definitionsgemäss vom *Unbewusstsein* (*diple agnoia*), von der ‹agnostischen› Befindlichkeit, über die entscheidende kathartische Schwelle des *Ichtodes* und dem Erkennen des *fundamentalen Unbewusstseins* schliesslich zu *erweiterter Bewusstheit* (*gnosis*), «als ginge es eine Stufenleiter hoch»[369]. *Auf dieses kultische Motiv des ‹Erkenne-dich-selbst›, dem Programm kontinuierlicher Reinigung und Selbstwerdung, wird immer wieder in den verschiedenen platonischen Dialogen hingewiesen.*

Zur Bewusstseinsentwicklung braucht es also einen psychischen Reinigungsprozess, wodurch Ebene um Ebene geläutert und so das Bewusstseinsspektrum erschlossen wird. *Katharsis ist Voraussetzung zur Selbstwerdung, zum Weg der Ressource:* ***mein elftes Anliegen***.

Für das Entdecken der antiken Katharsis setze ich beim Leser, bei der Leserin Neugierde, Offenheit für Ungewohntes und kulturelle Bescheidenheit voraus. Ich nehme an, dass auch unser Welt- und Menschenbild nicht nur auf *Wahrheit*, sondern auch auf *Täuschungen und Falschprogrammen* aufbaut. Gelingt es, unsere Denkgewohnheiten zu hinterfragen und zu erweitern, können wir uns Ressourcen erschliessen.

3.2 Die Wiederentdeckung des Unbewussten und das antike Bewusstseinskonzept

3.2.1 Entdeckung oder Wiederentdeckung des Unbewussten in der Tiefenpsychologie?

In einer spannenden Zeit machte einerseits FREUD die epochale Entdeckung des *Unbewussten* und formulierten andererseits EINSTEIN und seine Frau die *Relativitätstheorie*. Sie alle brachten unser statisches *Weltbild ins Wanken*: Nicht nur *Materie, Energie, Raum und Zeit* wurden *relativ*, sondern auch unser *Ich*, das durch die unbewusste Psyche beeinflusst und gesteuert wird. *So wie der sichtbare mechanistische Kosmos als Ausschnitt eines umfassenderen Weltbildes relativiert wurde, so muss auch das Gesamt unserer bewussten, sinnengebundenen Person als Ausschnitt eines umfassenderen Menschenbildes verstanden werden.*

Dies ist die ‹Geburt› der Tiefenpsychologie, die weltweit sozusagen einen Bewusstseinsschub auslöste. Während FREUD das *Unbewusste* als den *individuellen* Bereich des in der Kindheit Verdrängten auffasste, erweiterte es JUNG um die *menschheitsgeschichtlich-kollektiven* Aspekte. Er machte mit dem Begriff *‹Archetypus›* bereits eine (verkürzte) Anleihe bei den Griechen (WILBER). SZONDI verband diese Bereiche mit dem durch die *‹Ahnen›* beeinflussten *familiären Unbewussten* und ging dabei wohl auf den *antiken Ahnenkult* zurück. Dem Durchbruch ins Unbewusste folgten zahlreiche (Wieder-)Entdeckungen weiterer Bereiche und *Ebenen des Unbewussten*, inklusive der damit verbundenen *Techniken* (vgl. ANCELIN-SCHÜTZENBERGER[370]): *‹soziales Unbewusstes›* (FROMM), *‹soziales und interpersonales Unbewusstes›* (HORNEY), *‹l'inconscient partagé›* (ZINKIN), *‹kulturelles Unbewusstes›* (SPECTOR-PERSON, KERNBERG, HOPPER). Besonders interessant sind die Entdeckungen von transgenerationellen, *‹fraktalen› Wiederholungen* von Familienmustern, für die bis heute noch *keine ausreichenden Modelle* vorliegen (ANCELIN-SCHÜTZENBERGER, BOSZORMENI-NAGY, MORENO).

GROF konnte – mittels LSD induziertem Vorgehen – die Bewusstseinsbereiche der Psychoanalyse, des familiären und kollektiven Unbewussten als Durchgangsstadien im transkulturellen Bewusstseinsspektrum überprüfen und bestätigen[371].

War nun das Entdecken des Unbewussten eine *creatio ex nihilo*, hat die Menschheit bis zum 20. Jahrhundert nichts von den Abgründen gewusst, über denen sie ihre Lebensakrobatik betreibt und deren Einflüssen sie letztlich ausgeliefert ist?

Das Wort ‹Psyche›, wie auch dasjenige von ‹Therapie›, führt uns zurück zu den Griechen. WATZLAWICK berichtet von einem gewissen *Antiphon* (480–411 v. Chr.), der eine ‹*Tröstungskunst*› entwickelte, Menschen von *Schmerz befreite* und mittels ‹*therapeutischer Kommunikation*› heilte[372]. In den *hippokratischen Schriften*, der antiken energetischen Heilkunde des Abendlandes, wird von Reinigungsprozessen in verschiedenen Bewusstseinsbereichen (Aurabereichen) gesprochen. Wo finden wir jedoch eindeutige Hinweise auf eine kohärente und kompetente *kathartische Psychotherapie* in der Antike?

> Es gab einen Psychotherapeuten, der einen jungen Mann von seiner narzisstischen Weltsicht über verschiedene *Schwellen* zum allmählichen Erkennen seiner behandlungsbedürftigen Situation führte. Er stützte und geleitete ihn mittels einer kraftvollen Gesprächstechnik durch Verunsicherungen in seinem Skript, durch Verstrickungen, Ausweglosigkeit, Verwirrtheit, bis zum *Einbruch seines Ichs* und schliesslich zur *Einsicht in seine Neurose* und dem *Bekennen seiner Hilflosigkeit.* Der Therapeut unterstützte den Prozess mit *sorgfältig gestellten Fragen,* um den Patienten durch Erfahrungen zu führen, derart, dass er Gefühle, Einsichten und die Antworten *selber fand.* Der Therapeut folgte ihm also nur auf den Fersen und setzte keine Suggestionen. Er unterstützte dabei Gefühlsreaktionen wie *Scham* und *Erröten* mit handfesten Deutungen, die Einsichten verstärkend. Der Prozess gipfelte in einer Art *Absolution* und in der *Motivation* des Patienten zu einer weiteren Therapietranche.

Diese Zusammenfassung stammt nicht etwa aus einem psychoanalytischen Protokoll: Es ist dies vielmehr meine Beschreibung der Therapie, die *Sokrates* mit dem jungen *Alkibiades* machte. Das bekannte, sokratische Vorgehen *(Sokratikos logos)* entpuppt sich nämlich als eine subtile Form kathartischen Therapierens, lesen wir diesen Dialog nicht nur mit einer philosophischen oder literarischen Erwartungshaltung. Sokrates selbst soll diese Technik von seiner Lehrerin *Aspasia von Milet* übernommen haben[373]. Dieses *dialogische Verfahren* – auch ‹*dialektike (techne)*› genannt – hat den platonischen Schriften den Namen ‹*Dialoge*› gegeben; man könnte heute von ‹*Therapieprotokollen*› sprechen[374]. Das Verfahren ist je nach Initiationsstufe und Bewusstseinsebene unterschiedlich und wechselt beispielsweise zwischen gewöhnlichen *Dialogpartien* und *Trancepassagen*[375].

Obwohl Philologen wie NICEV darauf hinweisen, dass wir ungenügende Informationen bezüglich des sokratischen kathartischen Vorgehens hätten[376], hoffe ich, aus meiner jahrelangen Erfahrung als Psychotherapeutin hier einige Lücken schliessen zu können: Wir werden zwar – ohne Mikroanalysen gefilmter Therapiesitzungen – nie genau wissen, was in diesen ‹*Dialogen*› tatsächlich gesprochen und getan wurde, aber wir können mit differenzierten Bewusstseinsmodellen und heutigen therapeutischen Quervergleichen nachempfinden, *worum es geht, in welchem Bewusstseinszustand der Prozess läuft und was in der antiken Therapie bedeutsam war. Denn bei der psychischen Katharsis handelt es sich tatsächlich um Psychotherapie, auch wenn sich unser Begriff nicht ganz mit dem griechischen ‹therapeia› deckt*[377]. Vieles, was – allerdings kodiert – beschrieben wird, lässt sich heute noch in der Psychotherapiesituation beobachten. Dass die Dialoge überhaupt kodiert sind, ist ein starker Hinweis auf eine höhere psychisch-geistige Bewusstseinsebene, die sich einer Beschreibung entzieht (*Einweihung und Mysterienwissen*, 1.6). Da m. E. verschiedene *platonische Dialoge* kathartische Prozesse abbilden *(Alkibiades, Menon, Protagoras, Sophistes, Theaitetos),* lassen sie aufschlussreiche Vergleiche zu. Bedeutsam wird aber auch immer wieder der Vergleich mit der *Psychoanalyse*, ihren Konzepten und Vorgehensweisen und ihren Begrenzungen sein.

Warum wurden die platonischen Dialoge, deren Ähnlichkeit zur psychoanalytischen Methode in die Augen springt, nicht schon längst unter einem therapeutischen Gesichtspunkt untersucht? Ein Hauptargument ist wohl unsere heutige Meinung über die *griechische Philosophie*, griechisch gesagt unsere *‹doxa›* (vgl. 3.3.2). Die platonische Philosophie wurde *doxographisch* festgelegt und *‹kanonisiert›*: Daher übernehmen viele Autoren einfach die Aussagen ihrer Vorgänger ohne Infragestellung ihrer Autorität. Durch solche kulturabgesegneten Meinungen können sich neue, weniger patriarchale und rationale Wertungen und Erkenntnisse kaum durchsetzen: *Gelehrte Frauen* beispielsweise, wie *Theano,* Frau des Pythagoras, die nach dessen Tod die ‹Schule› leitete, oder Sokrates' Lehrerin und Philosophin *Aspasia von Milet,* die u. a. auch ihren Lebensgefährten, den Staatsmann Perikles, auf dem Weisheitsweg unterwies *(gynaikodidaktos*), sind aus unserem *kulturellen Gedächtnis* verschwunden[378]. Noch immer und stereotyp werden die antiken griechischen Gelehrten wie *Demokrit, Heraklit, Hippokrates, Pythagoras, Sokrates, Thales…* als *rationale Wissenschaftler* interpretiert und nicht gleichzeitig als *Mystiker und Bewusstseinswissenschaftler*[379]. Diese *kollektive Verdrängung* gelingt, weil weichenstellende *holistische Begriffe* und Kodes wie *physis* (‹Schicksalsprogramm› vs. ‹Natur›), *nous* (‹Spiritualität› vs. ‹Vernunft›) oder *politike techne* (‹Gruppenprozess› vs. ‹politisches *Knowhow*›) nur linear und konkret übersetzt werden. Was dann gar nicht mehr in unser Weltbild passt, wird entweder verschwiegen (z. B. Platons spirituelle Passagen aus dem 7. Brief), oder aber entwertet, wie die *hippokratische ‹Säftelehre›:* Diese wird etwa als *‹abstruse Humoralpathologie›* statt als *hochdifferenzierte Prozesslehre* eingestuft. In Theologenkreisen wird griechisches rationales *Denken* in Gegensatz zu hebräischem vitalen *Erfahren* gesetzt, so dass die Griechen als Sündenböcke für unsere emotionalen Verluste und unsere heutige Leib-Seele-Spaltung erscheinen. Solche Meinungen werden heute noch in den meisten

Publikationen einfach *übernommen und abgeschrieben* (1.2). Gerade mit dem Auflösen ‹falscher Meinungen› *(pseudeis doxai)* auch des *‹kulturellen Unbewussten›* befasst sich die kathartische Methode der sokratischen Dialoge.

Weiter führen uns neue Sichtweisen, wo innovative Philologinnen etwa von einem *‹Paradigmenwechsel* hinsichtlich der platonischen *ungeschriebenen Lehren›* sprechen[380]. Insbesondere habe ich die Studie von Christina SCHEFER: *Platons unsagbare Erfahrung* als befreiend empfunden. Sie führt philologisch sorgfältig in die platonische Welt der *Mysterien* ein und belegt, dass *jeder platonische Dialog Einweihungserfahrung darstellt.*

Auch wenn wir uns äusserlich weit von jener griechischen Welt entfernt haben, thematisieren die platonischen Dialoge *anthropologische Nöte, Sehnsüchte und Ressourcen* und scheinen so oft *gerade für uns heute geschrieben.*

Ich werde im Folgenden den *Alkibiades*-Dialog als psychischen Läuterungsprozess darstellen, als *psychische Katharsis und Heilwerden (lysis kai iasis)*, wie er noch in den neuplatonischen Kommentaren bezeichnet wird. Er führte durch ganz bestimmte Phasen, wobei *Motivation, Aussprechen, Einsicht, Gefühlsreaktion, Auflösen, Loslassen* und *Integration* bedeutsam waren. Der Therapeut musste aus der Ressource heraus stützen und den Patienten über eine *bewusstseinsmässige Schwelle* führen[381]. Neben dem Text und weiteren kathartischen Dialogen Platons werden die *Alkibiades*-Kommentare von zwei neuplatonischen Weisheitslehrern *Proklos* und *Olympiodoros* wichtige Interpretationshilfe bringen[382]. Es wird interessant sein, was diese Gelehrten aus der frühchristlichen Zeit (5./6. Jh.) über die hier interessierenden Prozesse berichten: Modelle und Erfahrungen, Indikationen, Kontroversen, aber auch Verzerrungen und Vereinfachungen erscheinen innerhalb einer 900-jährigen Entwicklung. Sie werden auch Parallelen zur *Rezeption des platonischen Bewusstseinsweges in der christlichen Theologie* aufzeigen. Letztlich aber erhoffe ich mir *subtile Ressourcen und Modelle für unsere heutige Therapeutik.*

3.2.2 Die drei Bewusstseinsstufen der Katharsis

Die sokratische Katharsis ging – wie die *erste Topik der Psychoanalyse* – von verschiedenen *Bewusstheitsstufen* oder *-räumen* aus[347]:

> «Das Philosophieren ist nicht für die Weisen, noch für die am *doppelten Unbewusstsein (diple agnoia)* Leidenden, sondern offensichtlich für diejenigen im Zustand des *einfachen Unbewusstseins (haple agnoia).*»

Die Hauptstufen dieses *Wahrnehmungs-Bewusstseinskonzeptes* sollen nun gemäss der Reihenfolge ihres therapeutischen Durchlaufens dargestellt werden: *doppeltes Unbewusstsein, Zwischenzustand, einfaches Unbewusstsein* (2.5).

- Das ***doppelte Unbewusstsein*** (*diple a-gnoia*[383]):

> «... beim Beschauen *(idon)* des *Unbewusstseins,* ob es selbst der *Mitte entlang einen gewissen ‹Einschnitt›* hat. Ist es aber *doppelt,* muss notwendigerweise auch die Unterweisungsform *zwei Stufen (moria)* haben, für jede Art von jenem eine.»

Platon unterscheidet also ein *doppeltes* von einem *einfachen Unbewusstsein*, getrennt durch einen psychischen *Zwischenzustand* (5.2.5 [384]). Dies ist in der Therapie umzusetzen.

Das *doppelte Unbewusstsein* entstehe aus einem *Urverdrängen* oder *Vergessenmachen (lanthano/lethe)* der lichtvollen, ihrer selbst bewussten Psyche bei der Menschwerdung, durch ‹Abkoppelung› der Wahrnehmungsvorgänge (Proklos[385]):

> «Die Ursache (des doppelten Unbewusstseins) ist, dass die Psychen beim Hinuntersteigen in die Menschwerdung *(genesis)* zwar alle Erkenntnismöglichkeiten gemäss ihrem Sein voll haben, durch die Menschwerdung aber ein *Vergessen (Verdrängen)* erleiden: sie haben zwar einerseits die *logoi* von allem schillernd in sich und haben so gewisse Einsichten, sind aber unfähig – befangen vom *Trank des Vergessens (lethe)* – ihre Einsichten zu *artikulieren* und sie in Erkenntnis *überzuführen.*»

Oder, mit einem anderen Bild desselben Autors, würde die menschgewordene Psyche dann die spirituellen Zusammenhänge *(ta megista)* gleichsam in einem *‹gefrorenen›, inaktivierten Zustand* in sich tragen und diese kaum mehr ‹beatmend› aktivieren. *Der Vergleich mit Rupert SHELDRAKEs ‹morphischen Feldern› ist hier naheliegend.*

Es erscheint als *transkulturelles Erfahrungswissen*, dass die Psyche infolge Menschwerdung in eine *bewusstseinsmässige Verdunkelung*, in ein *zunehmendes Unbewusstsein* gerät. Dies wird oft mit *‹Schleier der geschöpflichen Natur›*[146] oder mit *‹Speisen des Vergessens›*, die gegessen werden, bzw. mit *‹Trinken des vergessen machenden Wassers›* bezeichnet[386].

Heutige Autoren sagen etwa, das Kind verzichte auf Ekstasen, um sich an die Welt anzupassen. Es verliere seine ‹Unschuld›[387].

Deutung: All diese Bilder weisen auf *gewaltige Umwälzungen* im menschlichen Werden, *vom energetischen ins materielle Leben, von der unsichtbaren in die sichtbare Welt*[388]. Dieser *bedenkenswerten Arbeitshypothese* zufolge kommt das Kind bei der Geburt gleichsam durch *einen Quantensprung definitiv in die*

Körperlichkeit. Die subtil-energetische Kommunikation funktioniert dann nicht mehr eindeutig, aber die sinnlichen Wahrnehmungskanäle sind noch nicht bereit (vgl. ‹Zwischenzustand›). *Eine grosse Umstellung,* nicht nur der Atmung und des Kreislaufs, sondern auch der *energetischen Wahrnehmung auf die sinnliche,* muss dann einsetzen (2.5). In der Folge wird sich der Mensch zunehmend an der sichtbaren, sinnlich wahrnehmbaren Welt orientieren. *Das Wahrnehmungsspektrum wird dadurch vom potenziell Unendlichen auf die Endlichkeit der materiellen Welt und der Sinneswahrnehmung konzentriert* und damit ganz wesentlich *verkürzt und fixiert.* Das *‹doppelte Unbewusstsein›*, die *‹Urverdrängung›* als Folge der ontogenetischen Umwälzung, ist durch folgende sokratische Formel gekennzeichnet: Der Mensch in der sichtbaren Welt glaubt zu wissen, aber *er weiss nicht, dass er nicht weiss.*

Das zunehmende Verdrängen unserer Tiefen und das notwendige ‹Gegenbesetzen› durch unsere bewussten, ichgesteuerten Lebensentwürfe wird auch *Persona* (Maske) genannt[389]. Deutlich wird die Verschleierung etwa in den ‹Memoiren› berühmter Persönlichkeiten, die auf diese Weise versuchen, ihr Lebensskript zu ‹schönen› und für die Nachwelt zu zementieren:

> Bsp. Farah PAHLAVIs Memoiren, die kein Wort einer Infragestellung, mindestens gewisser Aspekte des *Schah*regimes, enthalten, sondern im Bewusstsein des Weitergehens ihrer königlichen *Persona* und einer späteren Wiederinstallation des iranischen Königtums 2003 editiert wurden. Sowohl der Schah, als Sohn eines Mannes aus dem Volke, wie auch sie als seine Gattin, legitimierten sich als Nachfolger des persischen Königs Kyros, 600 v. Chr.

Das *doppelte Unbewusstsein* unterscheidet sich von FREUDs Konzept vor allem durch *familiäre* und *kollektive unbewusste* Bereiche, die den Menschen bestimmen. Bemerkenswert ist ferner, dass *Menschwerdung* (*genesis),* bei der *Konzeption* ansetzt, beim ersten ‹Verweben› von *Energie und Materie.* (Die Ostasiaten datieren die Lebenszeit ab Konzeption). Und dorthin zurück, bis zum *Urbeginn (arche),* soll die Läuterung erfolgen. Die Kräfte der *‹Urverdrängung›* – wahrscheinlich mit einem *Geburtsschock* in Zusammenhang – sind durch das ‹Bollwerk› gewaltiger *Widerstände* hindurch – durch die sokratische *Aporie-Erfahrung* – rückgängig zu machen. Für das *familiäre Unbewusste* hat SZONDI ein der massiven Verdrängung entsprechendes massives therapeutisches Vorgehen postuliert (‹Hammerschlagmethode›). Dann erst kommt der Mensch – über den erwähnten *Zwischenzustand* – ins *einfache Unbewusstsein. Erst hier sollte psychodynamisch von ‹Vergessen› gesprochen werden.*

Das *Verdrängen* als *‹Vergessen machen› (lanthano)* scheint qualitativ unterschiedlich vom bewusstseinsfähigen *‹Vergessen› (lanthanomai)*, bleibt – ohne bewusstes Gegensteuern – das ganze Leben hindurch potenziell wirksam und ist mit den unbewusst gebliebenen Anteilen der Person im Zusammenhang (vgl. ‹Dissoziationen›, 5.2.7). Solche psychischen Vorgänge können im *‹Leugnen›* von Tätern und Täterinnen erkannt werden, weiter in *familiären Tabuisierungen* bis hin zu *kollektiven Verleugnungen* (z. B. Naziverganenheit, Armeniergenozid).

- Das ***einfache Unbewusstsein*** (*haple a-gnoia*) *ist der Zustand des Menschen, der einen ersten ‹Einblick› in sein unendliches Sein hat.* Er ist erst jetzt in der Lage, die lebensgeschichtlich entstandenen *falschen Meinungen* (*pseudeis doxai*) und die dadurch falschgeleiteten Wahrnehmungen Schritt um Schritt zu korrigieren. Sowohl ein *Nichtwissender* – angesichts des sich öffnenden spirituellen Bewusstseinsweges – ist er nun auch ein *Wissender um diese seine menschliche Beschränkung*. Dies entspricht der sokratischen Formel*: ich weiss, dass ich nicht weiss.* Sie wurde von der *mittelalterlichen Mystik* nochmals eindrücklich als Befindlichkeit zwischen der *‹Wolke des Nichtwissens›* und der *‹Wolke des Vergessens›* bezeichnet[390]. Dies war der Beginn des platonischen Bewusstseinsweges: Erst nach Auflösung von Verdunkelung und Verhüllung der unendlichen Psyche *(condition humaine)* ist der Mensch für die *Bewusstseinserweiterung* vorbereitet. *Lernen* wird dann zum *Wiedererinnern* dessen, was hinter der Verschleierung immer da war.
  Auch FREUDs System *Vorbewusst* (Vbw) unterscheidet sich deutlich vom System *Unbewusst* (Ubw), indem dort die Inhalte dem Bewusstsein praktisch zugänglich, aber nicht aktualisiert sind. Das System ist durch den *Sekundärvorgang* – die Energie ist ‹gebunden› und durch die *Zensur* kontrolliert – und das *Realitätsprinzip* bestimmt[391].

- *Hinsichtlich des* ***Bewusstseins*** *bzw. dem* ***Weg zum Überbewusstsein*** *sind die Unterschiede zwischen antiker und psychoanalytischer Bewusstseinslehre am grössten.* Es ist für mich eindrücklich, wie FREUD mit ‹seiner› ersten Topik, dem *Unbewussten, Vorbewussten und Bewussten,* die *antike Einteilung von Bewusstseinsräumen* nachvollzieht, jedoch *verkürzt*: Auch in der Psychoanalyse besteht zum unbewussten Speicher, infolge *Verdrängung* ohne spezifische therapeutische Technik, kein Zugang, während im Vorbewussten bewusstseinsfähige Inhalte im Moment nicht *aktiviert* werden. *Dagegen*

kennt FREUD kein Überbewusstsein; sein Überich liegt – im Bewusstseinsspektrum – auf dem Niveau des Unbewussten.
Nach antiker Lesung bleibt FREUDs Modell also im Bereich des *doppelten Unbewusstseins*: Die ‹antike Neurose› (*pseudo-doxia)*, wie sie in der *Ödipus-Tragödie* erscheint, ist ja nicht auf Grund sexueller Verdrängung entstanden, sondern vielmehr infolge des menschlichen ‹*Narzissmus*›, der gefürchteten griechischen *Hybris* (5.5.6.2): *Diese Überheblichkeit hinsichtlich des Göttlichen bzw. Spirituellen ist nach antiker Anschauung das eigentlich Neurotische und Fixierende.* Durch die ‹Urverdrängung› mit der darauf folgenden Überlagerung falscher Lebensprogramme und Energiemuster verfehlt der Mensch letztlich seinen spirituellen Weg, auf den hin er angelegt ist. Infolge der ihn leitenden Falschprogramme oder *Falschkonstrukte* wird er auch *falsch handeln*. Diese falschen Handlungen wurden bei Platon mit dem Begriff bezeichnet, den die *christliche Tradition* mit ‹*Sünden*› übersetzte (*hamartiai*[392]): Im platonischen Modell galt es aber nicht bloss, die *Sünden aufzulösen* – die waren nach Möglichkeit wieder gutzumachen[391] – , *sondern vielmehr die darunterliegenden, falsch leitenden Programme* (5.6.3).

Als therapeutische Arbeitshypothese wird zu untersuchen sein, ob unsere *Konzepte der Neurosengenese* auf einem falschen, verkürzten Menschenbild beruhen. Vielleicht ist dann der Begriff des Unbewussten der Psychoanalyse mit allen Folgetheorien als teilweises ‹Falschkonstrukt› aufzulösen und zu erweitern: Damit könnte die moderne Psychotherapie wieder auf die ursprüngliche unendliche Psyche ausgerichtet werden. Dies aber kann nach altem Modell nicht nur durch Ressourcenorientierung, sondern muss durch einen *kathartischen Auflösungs- und Selbstfindungsprozess* erfolgen (*ex agnoias eis gnosin*[393]).

3.2.3 Neuere Forschung zum Urbeginn *(arche)* des Bewusstseins

Das Arbeiten mit Bewusstseinsfeldern kann heute bei verschiedenen Forschern ausgemacht werden. Der Kulturanthropologe Jean GEBSER sieht in der Geschichte der Menschheit eine entwicklungsmässige Reihe von der *magischen zur mythischen und zur mentalen Bewusstseinsstufe.* Karl KERENYI weist auf das Weiterwirken archaischer Bewusstseinszustände im *Mythos* wie auch auf das *Zurückgehen* zum ‹Urbeginn› (*arche*) in der *Philosophie*[394]:

«‹*Archai*› waren für die ältesten griechischen Philosophen etwa das Wasser, das Feuer oder das *apeiron,* das ‹Unbegrenzte›. Keine blossen ‹Ursachen› also, eher … Urzustände, die nie veralten, nie überwunden werden, sondern alles immer aus sich hervorgehen lassen. Ähnlich sind die Begebenheiten der Mythologie. Sie sind die *archai*, ... (die) unveraltet, unerschöpflich, unüberwindlich (bleiben): in einer zeitlosen Urzeit, die sich durch ihr Wiedererstehen in ewigen Wiederholungen als unvergänglich zeigt.»

Der Mensch in den früheren Bewusstseinsstufen war wohl noch weniger in den materienahen Feldern beheimatet. JUNG spricht davon, dass[395]:

«... die vorbewusste Struktur der Psyche ... war, als es noch *keine Einheit der Person und überhaupt noch kein Bewusstsein* gab.»

Forscher wie SNELL, DIETZ, GEBSER stellen dann eine bedeutsame ‹Wendezeit› *in der europäischen Bewusstseinsgeschichte* fest und sprechen etwa von einer *‹Mutation vom mythischen zum mentalen Bewusstsein›*[396]. Dieser ‹Quantensprung› soll sich seit Anfang des 6. Jahrhunderts v. Chr. in Griechenland durchgesetzt haben[397]. In der *vorphilosophischen mythischen* Bewusstseinsstufe brachte der *‹Mythenkünder›* oder *Rhapsode* der *homerischen Epen* die Menschen in Trance (*mimesis*[398]). Durch die gestaltende Kraft des Mythos, verstärkt durch das kollektive Mitschwingen[399], führte er sie in erweiterte Bewusstseinszustände, immer tiefer zum *‹Urbeginn› (= arche)* hin.

In der *philosophischen Versenkungspraxis* wurde *mystisches Schauen der kosmischen Welten (theoria) mit mentalem Bewusstwerden* kombiniert[400]. Eindrücklich deutet ein Neuplatoniker den Übergang von älteren Trancetechniken mittels ‹Zauberstab› zur sokratischen *‹dialektischen› Trancetechnik*[398]. Hier werden schliesslich die mit der *mentalen Stufe* zusammenhängenden Seelenfelder therapeutisch und entwicklungsmässig erfahren und konzeptualisiert. Im *Symposion* wechseln Bewusstseinsebenen zwischen *‹logos›* und *‹mythos›*.

Der Ägyptologe Jan ASSMANN erkennt *Erinnern*, wie auch V*erdrängen*, als mythenbildende Kräfte des *kollektiven Gedächtnisses*. Er unterscheidet die *‹Gedächtnisgeschichte›* vom Strang der *historischen Fakten*. Die Unterschiedlichkeit der *mythischen Bewusstseinsebene* zum *Alltagsbewusstsein* führt den Orientalisten und Theologen Manfred GÖRG zur Aussage, über den Mythos müsse man nicht sprechen, sondern in ihn *eintauchen*, er wisse aber nicht wie[401].

Die Griechen wussten wie und kamen weit über unsere *Logik* hinaus. Das kollektiv Erfahrbare wurde in einzigartiger Weise ins persönliche Schicksal integriert und damit verwoben: Der Mensch musste die *ontogenetische* und die *phylogenetische Entwicklung der Psyche* bis zum ‹Urbeginn› (*arche*) gerafft nachvollziehen: d. h. *seinen Erlösungsweg selber und einzeln gehen, so weit wie nötig und möglich* (5.4.5.6.1).

Im Zusammenhang mit *drogeninduzierten* psychischen Prozessen *(Psycholyse)* konnte der Psychiater Stansilav GROF eine regelmässige Abfolge bestimmter Bewusstseinsniveaus beobachten. Er entwickelte das Konzept eines mehrdimensionalen und mehrere Schichten umfassenden *Bewusstseinskontinuums* von sich gegenseitig überlappenden und interagierenden Erscheinungen; er stellte fest, dass LSD ein starker unspezifischer Katalysator ist, um ins *Bewusstseinsspektrum* zu gelangen[402].

Aufgrund seiner Forschungen postuliert er ein *Modell des Unbewussten* mit folgenden Ebenen und zunehmender ‹Tiefe›, wobei Bereich 2 «weitgehend mit den Grundkonzeptionen der klassischen Psychoanalyse» übereinstimme[402]:

1. abstrakte, ästhetische Erfahrungen
2. psychodynamische Erfahrungen *(Psychoanalyse)*
3. perinatale Erfahrungen
4. transpersonale Erfahrungen

GROF arbeitet mit einem Spektrum von Zuständen von Bewusstseinserweiterung und *bestätigt damit die transkulturelle und platonische Bewusstseinsforschung*. Nach meinem Verständnis *wäre die sokratische Katharsis in den Bereichen 2 und 4 anzusiedeln*, die ‹Geburtsphase› (*maieia,* 5.5) im Übergang zu *Bereich 4*. Besonders bedeutsam sind auch für GROF die Erfahrungen der *Übergänge von Geborenwerden und Sterben* – letztlich die Verbindungen von Materie und Energie! – aber auch *vorgeburtliche Phänomene* bis zu Zuständen der Ichauflösung und verschiedenartiger mystischer Erlebensweisen. Wie dieser Psychiater bei einer eigenen intensiven Bewusstseinserweiterung an seine Grenzen kommt, schildert er folgendermassen[402].

> «Der Gedanke, dass im Fötus ein scharfsinniges Bewusstsein existiert, und die Möglichkeit, dass der Fötus alle Nuancen seiner Interaktion mit der Mutter subjektiv wahrnimmt, standen natürlich in scharfem Gegensatz zu den Vorstellungen, die aufgrund meiner medizinischen Ausbildung in mir verankert waren… Dann tauchte ganz plötzlich die Lösung dieses Dilemmas auf; es wurde mir klar, dass es wichtiger war, die *Notwendigkeit einer Revision der gegenwärtigen wissenschaftlichen Überzeugungen ins Auge zu fassen…* als die Relevanz meiner eigenen Erfahrung in Frage zu stellen.»

GROF machte damit den ganz bedeutsamen Schritt *aus dem naturwissenschaftlichen Paradigma in das energetische*, oder aus dem *mentalen Bewusstseinsraum in einen supramentalen*, was gerade viele Mediziner nicht bereit sind zu tun, mindestens nicht, so lange sie als Wissenschaftler anerkannt werden wollen und an den Schaltstellen der Forschung sind. *Damit verhindern sie die Weiterentwicklung von Bewusstseinskonzepten.*

3.3 Gegenüberstellung der sokratischen und psychoanalytischen Therapeutik

Bis zu FREUD gab es noch keine eigenständige Psychiatrie. Psychiater waren zugleich Neurologen und umgekehrt. Deshalb wurde der Begriff der ‹*Neurose*› als ‹*Nervenkrankheit*› im Bereich der somatischen *Neurologie* lokalisiert, obwohl es sich *nicht um eine Krankheit der Nerven* und letztlich des *soma* handelt! Auch weitere psychoanalytische Vorstellungen sind materialistisch benannt, wie z. B. ‹*psychischer Apparat*› oder ‹*Neuronenapparat*› (entsprechend ‹*Genitalapparat*›) statt ‹*Energiefeld*›, ‹*Trieb*› statt ‹*Energie*›, ‹*Neuronenträgheit*› statt ‹*Fliesstheorie*› (1.3). Obwohl sein Werk von *energetischen Sichtweisen* wie ‹*Abfuhr*›, ‹*Besetzungsenergie*›, ‹*Energieumwandlung*›, ‹*Energieverschiebung*›, ‹*freie und gebundene Energie*› u. a. durchsetzt ist, fehlt *das konsequent durchkonzipierte Energie- und Entwicklungsmodell*[346]. *Ohne dieses theoretische Rüstzeug ins Unbewusste vorstossend*, war er gezwungen, seinen Beobachtungsstandpunkt ständig zu wechseln (vgl. ‹*metapsychologische Gesichtspunkte*›). Sein *grosser Fund* ist m. E. das *Verdrängungspotenzial* des Menschen, das er in der frühen Kindheit und insbesondere im Zusammenhang mit der sog. sexuellen ‹*Urszene*› ansetzte. Heute wird aus der Traumaforschung ersichtlich, dass seine *erste Neurosentheorie* – die eines *Missbrauchs des Kindes durch Erwachsene* – leider wohl seiner eigenen Verdrängung zum Opfer fiel. Ähnlich hat auch JUNG den *Inzest bagatellisiert* und ihn sogar mit ‹hochreligiösem Inhalt› verschleiert[403].

Die ‹*platonische Neurose*› oder ‹*Pseudodoxia*› dagegen wurde als *psychisch-energetisches Geschehen* mit *nichtmateriellen Modellen* konzipiert. Im sokratischen Therapieprozess musste die energetische Entgleisung bis zu ihrem Ursprung (*arche*) ‹zurückgefädelt› und so aufgelöst werden: Die *Menschwerdung* beginnt in der Antike aber, wie gesagt, *nicht erst nachgeburtlich* und mit der Sinneswahrnehmung (3.2.2; 5.5).

3.3.1 Das platonische neurotische Konstrukt *(pseudes doxa)*

Wie bereits angetönt ist das Entstehen der antiken ‹Neurose› mit den platonischen Vorstellungen der Menschwerdung engstens korreliert. Die Psyche kommt im Prozess des Verwebens mit dem Körpersubstrat von Lichtwelten in eine energetisch wahrnehmbare und bei der Geburt definitive ‹Verdunkelung›, was mit ‹*Urvergessen*› oder ‹*Urverdrängen*› benannt wurde. Eine gewisse Verdrängung sei allerdings überlebensnotwendig. Proklos führt dies folgendermassen weiter aus[404]:

> «(Die menschliche Psyche) ... steigt vom Vollendeten ins Unvollendetere hinab durch ‹Verdichten› *(synthesis)* der Bewusstseinsstufen *(logoi)* und gleichsam durch Zulegen ihr fremder Hemden *(chitones),* bis sie sich in der dichten und rigiden Verstrickung *(desmos)* einmauert; und umgekehrt geht sie wieder empor durch Auflösen *(analysis)* und Abtrennen dessen, was nicht zu ihr gehört, bis sie gleichsam wieder nackt wird und sich mit den nichtmateriellen *(ahylon)* und losgelösten *(choriston)* Bewusstseinszuständen *(eidos)* verbindet.»

Zu beachten ist, dass er den Körper – *nur für Initiierte (!)* – aus der Sicht von initiatischen *Ausserkörpererlebnissen* beschreibt, wie wir dies ganz ähnlich heutigen Darstellungen etwa von Nahtoderfahrungen entnehmen (NDE). Bei diesem ‹Inkarnieren› umgibt sich der Mensch mit ‹Konstrukten› (*doxai*[405]), mit *überlebensnotwendigen Konditionierungen und Orientierungshilfen* über sich und die Welt. Diese machen wesentlich das *Ich* und die bewusste *Persönlichkeit* aus, im Positiven wie im Negativen. Sie werden im Reinigungsprozess als ‹Maske› (lat. *persona)* entlarvt. Denn der Mensch vermag die Wahrnehmungsprozesse *umzukehren* und einen *Entwicklungsweg nach oben, zurück zu seinen spirituellen Wurzeln* zu initiieren (2.3.1). Dieser beginnt eben mit der *psychischen Katharsis* der ichnahen Strukturen (‹Hemden›) und dem ‹Achtsamkeitsweg›[406]:

> «Soviel ist uns (schicksalmässig) schon im Voraus bestimmt, was wir nämlich *sind*... Wir fürchteten aber, dass, wenn wir dieses verfehlten, wir infolge *Verdrängung (lanthano)* uns um etwas anderes mühen *(epimelomenoi)* als um uns.»

Neuplatonisch finden sich ausführlichere *energetische* Beschreibungen der antiken ‹Neurosenbildung›, wie auch ihrer Auflösung im entscheidenden Moment sokratischen schauenden ‹Erkennens›[407]:

> «Aber weil ja jedes *Falschkonstrukt (pseudes doxa)* seinen Anfang *(arche)* im Wahren hat – das Falsche ist ein Abfallen vom Wahren, derart, dass es sich unter das Wahre schiebt und an ihm hängen bleibt, da es nicht selbständig zu sein vermag. Denn das Wahre hat einen Überfluss an Energie *(dynamis)* und färbt das ihm entgegengesetzte Falsche durch sich; und so entsteht keine völlige Verdunkelung der allgemeinen Vorstellungen – deshalb erklärt sich, weshalb *Alkibiades* das erscheinende Gute für das Höchste hielt und seinen Sinn auf das Grosse richtete *(phronein).*»

Wahrheit, Licht, das höchste Gute wird bei der Geburt ähnlich wie bei einer *Sonnenfinsternis* verstellt (*‹Sonnengleichnis›* 3.4.2). Der Mensch, der ans ‹Licht der Welt› kommt, befindet sich plötzlich in einer dichteren, dunkleren Bewusstseinssphäre und muss irgendwie seine *strahlende Essenz über seine Psyche mit den Strukturen des Körpers* verbinden. Dies löst einen *Schock* aus, die *‹Urverdrängung›* (5.2). *Dadurch glaubt der Mensch, dass er erst jetzt entstanden sei* *und baut darauf sein Weltbild auf.* Dies war in den antiken Weisheitslehren die *‹Urtäuschung›* (*pseudodoxia).* Aufgrund dieser *‹schiefen› Urhypothese* entsteht ein Gebäude weiterer davon abgeleiteter falscher Meinungen, die von *Familie und Gesellschaft* getragen und ausgestrahlt werden und das Bewusstsein zusätzlich verfälschen. Platon spricht dann etwa von einer *‹deformierten Psyche›*[408], auf der der Mensch seine Konstrukte und Weltbilder aufbaut, auch von *‹Scheinweisheit›* (*doxosophia*), die durch seine spezifische Reinigungsart gereinigt werden kann (5.2). Seit der frühesten Kindheit gerät der Mensch also zunehmend in den Einflussbereich von trügerischen Vorstellungen (*phantasia*) und verwickelten, verfänglichen Gefühlen (*pathe*), die sich gleichsam vor das Licht des klaren Wahrnehmens schieben[409]:

> «... (die falschen) *doxai* ... sind verwickelt, grenzenlos und stürzen sich auf das Äussere, sie sind eine Mischung von Phantasie und Wahrnehmung und halten sich nicht rein vom Gegensätzlichen.»

Entsprechend dem *Bewusstseinsspektrum* (2.) entsteht nachgeburtlich eine hierarchische *Filiation von ‹Konstrukten›* (*doxai*) aus *Wahrnehmungen, Erziehungsprinzipien, Umweltresonanzen, Suggestionen, Phantasien,* die sich heimlich und unbemerkt vor die klare Wahrnehmung schieben und gleichsam einen *ichhaften Wahrnehmungsfilter* bilden. Der Mensch kommt so in einen Teufelskreis zwischen falschen Wahrnehmungen, die falsche Konstrukte bedingen, welche ihrerseits wieder falsche Wahrnehmungen generieren ... Daraus erwachsen auch falsche Handlungen (*hamartia*, 5.2.7.2). Der Mensch wird folglich das ganze Leben von falschen Meinungen und Konstrukten überflutet und lebt zunehmend *‹schiefer›*.

Heilung bringt die kathartische Therapie: Die Falschprogramme bleiben glücklicherweise mit dem Wahren, der Ressource verbunden[407]. Sie sind daher energetisch schwächer und deshalb therapeutisch *auflösbar.* Denn das Wahre ist gleichsam die Grundstrahlung unseres Bewusstseins, das wie ein *Hologrammspeicher* verstanden werden kann[410]. Gemäss diesem Weltbild ist es die Lebensaufgabe des Menschen, das Fehlgeleitete, Verdunkelte, durch die Strahlkraft der *unterscheidenden Erkenntnis* (*epistemonikos logos),* wieder in die richtige Bahn zu lenken. Dadurch vermochte der Mensch immer mehr auf die Spur des Wahren und folglich zu *geläuterten ‹Konstrukten›* (*alethes doxa*) zu gelangen. Der Lebensweg fordert dann aber kontinuierliches Entscheiden für Klarheit, Bereitschaft zum Überprüfen und zur *Revision* vs. *dogmatische* Fixierung im vermeintlich Richtigen (*orthe doxa*). Dies ist letztlich das Ziel des *subtilen Erkenntnisweges* (*episteme*) als *sokratische Aufklärung* (‹echte *Sophistik›*[408]). So kann noch in den *Evangelien* das Wort ‹*doxa*› die reine, strahlende *Aura* des geläuterten Menschen bezeichnen[411].

3.3.2 Der Konstruktivismus und die Doxalehre

Den Konstruktivismus haben wir als aktuelles Wahrnehmungskonzept bereits erwähnt (2.1). *Systemforscher* im Grenzgebiet zwischen *Anthropologie, Philosophie* und *Psychologie* haben den Ansatz zu einer konstruktivistischen Therapeutik entwickelt, die von Therapeutinnen und Coachs in grossem Umfang und mit Gewinn eingesetzt wird: Der Mensch konstruiert die Welt, wie er sie erlebt (WATZLAWICK). Indem ein unproduktives Konstrukt – z. B. mich als Opfer zu sehen – therapeutisch aus den Angeln gehoben und durch ein positives ersetzt wird, verändert sich meine Erfahrung der Welt und mein Handeln. Auf dieser Grundlage arbeiten die *ressourcen-orientierten Therapieformen* (De SHAZER). Definitionsgemäss ist die *Bearbeitung des Vergangenen*, die *Genese eines Konstruktes* nicht gefragt: Der therapeutische Fokus konzentriert sich auf die Änderung[412]. Ein Zug zum erfrischend Positiven ist unverkennbar und attraktiv. Denn *langes Verweilen im Negativen*, gleichsam ein ‹Fischen im Trüben›, ist therapeutisch kontraindiziert, da dadurch Negatives verstärkt wird (vgl. ‹negative therapeutische Reaktion›).

Der Konstruktivismus vermittelt im Hier und Jetzt Struktur, Orientierung und Hilfe: Minimierung der Ängste, der Isolation, der Ichschwäche vs. Maximierung des Wohlbefindens, des Ichgefühls und der Lustfähigkeit. Wenn sich in Zukunft die Umgebung so verändert, dass das jetzige Konstrukt nicht mehr taugt, wird es wieder verändert oder ersetzt. Dabei werden schon in der Antike verwendete Techniken wie *paradoxe Intervention* oder *spiegelndes Vorgehen* eingesetzt.

Der Konstruktivismus relativiert die antike entwicklungsmässige Hierarchie von Konstrukten (*doxai*). Er versteht letztlich die *condition humaine* als Geworfensein im Sinne des Existenzialismus (SARTRE), in der jedoch *Sinnlosigkeit* durch *Spass* und *Wellness* kompensiert werden.

Auf einer bestimmten Bewusstseinsebene haben ressourcenorientierte, kreative Vorgehensweisen einerseits therapeutische Wirksamkeit und stabilisierende Bedeutung. Andererseits muss das konstruktivistische Welt- und Menschenbild hinterfragt werden: Wie *nachhaltig* sind rein konstruktivistisch modellierte Therapien, können sie den Menschen in seiner *Tiefendimension* erreichen? Bringen sie momentanes Glück oder öffnen sie den Weg zur Glückseligkeit?

Den antiken Therapeuten nämlich würde das konstruktivistische Konzept geradezu als *therapiewürdig*, ja als *Hybris* vorkommen, insofern der spirituelle Urgrund des Menschen – erstes Ziel der Katharsis – verkannt wird: *Das Ich war nicht Mass seiner Welt, sondern wurde im Ichtod in die grosse Psyche hin überwunden. Konstrukte* (*doxai*) wurden einem progressiven Bewusstwerdungsprozess untergeordnet, der wie ein *roter Faden den labyrinthartigen Schicksalsweg* des Menschen begleitete[413].

Proklos zeichnet diese Aufgabe programmatisch wie folgt vor[414]:

> «... weil die Menge die Ursache unserer *Falschkonstrukte (pseudodoxia)* ist, indem sie uns seit Kindheit schlechte Vorstellungen *(phantasiai)* und verwickelte Gefühle *(pathe)* einflösst, braucht es notwendig den Prozess der *unterscheidenden Erkenntnis (epistemonikos logos),* um das durch den Umgang mit der Menge *Verdrehte* in uns wieder zu ‹*gräden*›, wie auch das *emotional Überflutete* zu therapieren *(therapeuein)* und das mit *Unreinem Angefüllte* zu reinigen; auf diese Weise dürften wir wohl in den *erforderlichen Zustand (epitedeioi)* kommen für das Wiedererlangen der Erkenntnis ...»

Die sokratische Tiefenerforschung führte zu Bewusstwerdungsschritten[415], die in der ‹*Gemeinschaft Gleichgesinnter*› gemessen wurden (*mathesis*) und in die wahrere *doxa* mündeten. ‹*Philosophie*› *hatte die uns nicht mehr geläufige Bedeutung einer erschütternden Tiefenerfahrung.* Daher[416]:

> «ist Philosophie Bewusstwerden des Seienden, wodurch das Seiende *ist.*»

Alles Wahrgenommene wurde am *Sein* gemessen und daran verifiziert oder falsifiziert[248].

Erfahren, Lernen, Üben gehörten zur Bewusstwerdungsspirale, korrigierten sich gegenseitig und vollendeten sich in der *Spiritualität.* Lebensbewältigung war zunehmende *Selbstwerdung* und nicht möglichst *problemloses Überleben* (5.5).

Zusammengefasst sind die Meinungen oder Konstrukte (*doxai*) *hierarchische, gewordene Strukturen der Psyche*, vergleichbar den ‹Ordnern› und ‹Dokumenten› im Computer. Wir können damit unsere Welt ordnen, sie greifbar machen, sie gliedern, sie durch Erfahrungen anreichern, sie aber auch als falsch erleben und ändern. Konstrukte sind Wahrnehmungsspuren auf verschiedenen Ebenen, bis zum ‹*kollektiven Gedächtnis*›. Unbewusst partizipieren wir also an *menschheitsgeschichtlichen, kulturellen, familiären, persönlichen ... Konstrukten*, die durch unsere Vorfahren konkretisiert, immer im kosmischen Speicher vorhanden und über das (holistische) Wahrnehmungssystem der Psyche abrufbar sind. Im Bewusstseinsweg werden die Zugänge zum virtuellen Wissen geöffnet, denn platonisch ist *alles Lernen Wiedererinnern* (5.5).

Ich werde im Folgenden die gr. *pseudodoxia* mit ‹Falschkonstrukt› bezeichnen, in Anlehnung an den Konstruktivismus.

3.3.3 Energetische Theorie des Unbewussten

Hier soll obige phänomenologische Darstellung energetisch untermauert werden.

Das *unendliche* kosmische Fliessen (*a-peiron*) kann im *‹Weg nach oben›* als ein hierarchisches Spektrum von differenzierbaren ‹Grenzbereichen› (*pera)* erlebt werden. Das, was wir als *psychisches Unbewusstes* bezeichnen, entspricht dem *kosmischen Unendlichen.*

Nach platonischer Lesung verliert die Psyche mit der Menschwerdung (*genesis*) die Möglichkeit von *unendlicher Bewusstheit, Schau und synchronem Wissen*, wie es etwa in Nahtoderfahrungen durchschimmert[417]. Sie passiert gleichsam die *Zone der Vergessenheit* (*lethe*), trinkt davon, wird davon ‹imprägniert› und *verdrängt*, was sie einst schaute. Der Mensch kommt ins erwähnte Kräftespiel von widersprüchlichen Energien aus dem Umfeld, aus Zeit und Kultur. Er verspürt vieles diffus, sowohl Gutes, wie auch Dunkles, Angstmachendes. *Daher braucht er einen Teil seiner psychischen Energie zur Aufrechterhaltung der Verdrängung zwecks Homöostase. Diese Energie fehlt ihm für die Entwicklung seines Bewusstseins.*

Im energetischen Auflösungsprozess wird ein Mensch sich dieser seiner Verdunkelung bewusst und motiviert, mehr zu erkennen. Er vermag über seine Psyche den labyrinthischen Verdrängungsprozess wieder ‹zurückzufädeln› und *unbeschadet den Verdrängungsbereich* zu überwinden[418]. Er wird dann Ebene um Ebene des kosmischen Unbewussten wieder zurückgewinnen, wird kontinuierlich bewusster, löst die Verdrängungstendenz auf und gelangt schliesslich in den Zustand der *‹Un-verdrängtheit› und ‹Wahrheit›* (*a-letheia*[419]), und damit auch zu den Quellen der *Kreativität.*

Wesentlich sind dabei unterstützende und energetisierende Massnahmen wie die *Begleitung durch eine Therapeutin, die diesen Bewusstseinsweg selbst bereits gegangen ist.* Ferner ist eine übende Versenkungspraxis unabdingbar (*askesis*, damals positiv konnotiert). Indem der Mensch sich kontinuierlich, z.B. durch Atemenergieübungen (*pneuma*), reinigt, wird er alle Wahrnehmungsphänomene, Bilder, Gedanken, Gefühle reiner erleben[420]. Er wird im Austausch mit anderen das Erlebte ‹verifizieren› und benennen. Dadurch entstehen *interpersonal* vergleichbare *Resonanzphänomene*, wie dies von den *platonischen Dialogen*, aber auch transkulturell in den ‹Philosophien› überliefert ist (vgl. *Samkhya*).

Eine Einbahnstrasse der Energetisierung sind heute Alkohol und Drogen, die zwar – durch Durchbrechen der psychischen Abgrenzung – sehr *rasch einfahren*, aber die Menschen ‹dünnhäutig› zurücklassen. Dagegen ist uns die alte Erfahrung, der Mensch könne seine Energie selbst vermehren und nutzbar machen, relativ fremd. Zu schnell haben wir Energiedrinks und Pillen zur Hand, stimulieren uns mit Suchtmitteln und besuchen *Wellness*-Wochen. Die von GROF beobachteten, durch LSD freigemachten, *psychischen Energien lassen sich jedoch ohne Drogen aufbauen und besser kontrollieren*[421]:

> «... Beispiele dafür lassen sich in C.G. Jungs *analytischer Psychologie* finden, in Roberto Assagiolis *Psychosynthese* und in Abraham Maslows Studien über *Gipfelerlebnisse,* ferner auch in *religiösen* und *mystischen Schulen* verschiedener Kulturen und Zeitalter. Viele dieser Systeme basieren *nicht* auf der Anwendung psychedelischer Drogen, sondern auf verschiedenartigen, hochwirksamen Methoden, *ohne Drogeneinwirkung* das Bewusstsein zu verändern.»

In der griechischen Philosophietradition wurden energetisierende Wege in einer äusserst subtilen und kompetenten Art erfahren und reflektiert, weg vom kollektiven Horizont schamanistischer Praktiken zum *Entwicklungsweg des Individuums* ausgearbeitet und *wissenschaftlich* abgestützt.

3.3.4 Ontogenese und Charakter

Hier soll der Begriff ‹*Charakter*› im antiken und modernen Verständnis diskutiert werden. Damit verwandt ist ‹*Typ*›. Beide Begriffe enthalten subtile psychische Generierungsreihen von *Urbild* zu *Abbild* zu *Abbild*... bis zu *konkreten* ‹*Abgüssen*› (vgl. Abb. 42). Die platonische Katharsis ging, wie bereits erwähnt, zunächst von *lebensgeschichtlichen Prägungen* aus[414]. Zeitkritisch äussert sich Sokrates über diejenigen, die nicht Zeit für einen *philosophischen Entwicklungsprozess* hatten und sogleich an die Macht gelangten[422]:

> «Kleinlich und nicht geradlinig sind ihre Psychen: Denn die seit der Jugend stattfindende Unterdrückung hat sie des Wachstums und des aufrichtigen, freien Wesens beraubt, indem sie sie zwingt, krumme Dinge zu verrichten und die noch zarte Psyche in grosse Gefahren und Ängste verwickelt, welche sie ohne Verletzung des Ge-

rechten und Wahren nicht überstehen können, und daher sogleich zur Lüge und zum gegenseitigen Unrechttun sich hinwendend so verbogen und verkrüppelt werden, dass schon nichts Gesundes mehr in ihren Psychen ist, wenn sie von Jünglingen zu Männern werden, wie gewaltig und weise sie auch geworden zu sein glauben.»

Andererseits war auch ein *konstitutioneller Anteil* bekannt, wie folgendes *Guss*-Beispiel aus dem gleichen Dialog zeigt[423]:

«(So sei nun) … in unseren Psychen ein *wächserner Guss,* welcher Abdrücke aufnehmen kann, beim einen grösser beim anderen kleiner, beim einen von reinerem Wachs beim anderen von schmutzigerem, auch härter bei einigen und bei andern feuchter, bei einigen auch gerade *im richtigen Mass.*»

Hier finden wir die polare Qualitätenlehre angedeutet, deren Mass die ‹gute Mischung› ist. Die heute immer wieder als *‹entweder oder›* je nach Schule gestellte Frage nach Anlage oder Umwelt wird platonisch durch die *unendliche Psyche* im Gegensatz zur *gewordenen Psyche* gelöst. Zu Letzterer folgt dann ein weiterer sokratischer Bildvergleich der Psyche mit einem *Taubenschlag*[424]:

«Bei den kleinen Kindern muss man sagen, sei dieses Behältnis *(angeion)* leer, und statt der Vögel muss man sich Erkenntnisse denken. Wenn nun einer sich eine Erkenntnis erworben und sie in seine Einzäunung eingeschlossen hat, davon sagt man, er habe sie gelernt *(memathekenai)* oder gefunden *(heurekenai)* und dies ist ‹Erkenntnis› *(episteme)* und ‹erkennen› *(epistasthai)* … »

Es gibt also nach Platon verschiedene Möglichkeiten, zu *Erkenntnissen* oder *Einsichten* zu kommen[425]: Die eine wird von Mensch zu Mensch *übertragen und gelernt*[424] (vgl. *doxa*), die andere *emergiert aus dem psychischen Urgrund* und wird *‹gefunden›*, *entdeckt* (vgl. *heureka).* Denn die Psychen seien letztlich nicht *unbeschriebene Tafeln* – erläutert Proklos das *Wiedererinnern (anamnesis)* –, nicht bloss von aussen geprägt, sondern *seit Ewigkeit und von innen her beschrieben.* Sie trügen dieses umfassende Wissen jedoch durch die *Menschwerdung verdrängt* in sich und bräuchten nur jemanden, der sie mit der *therapeutischen Fragetechnik* wieder ‹erwecke›[426].

Jeder Mensch hätte daher Sehnsucht nach dem Wahren, an dem er zutiefst teilhat, und müsste in dieser Hinsicht durch eine Form von *‹Erziehung› (paideia)* gefördert werden[427]. Der *therapeutische Weg* der Antike *(paideia,* 5.4.3.4) führte darum mehr und mehr zur ewigen Psyche, indem alles, was nicht *Sein* war, aufgelöst wurde. Somit war die *Typologie* zwar wichtiger Zugang zum Heilwerden, wurde durch den psychischen Entwicklungsweg aber überstiegen und *in der hohen Verfassung irrelevant*: ein Beispiel ist *Sokrates*, einst ein *Choleriker*, der schliesslich einfach ‹weise› war[428].

In der modernen Psychotherapie wird der Begriff ‹*Charakter*› kaum mehr gebraucht. In der ICD-10 und DSM-4 (psychiatrische Diagnostik-Manuale) ist von ‹Persönlichkeitsstörungen› die Rede. Am ehesten ist hier Wilhelm REICHs ‹Charakterpanzer› zu erwähnen, eine Abwehrleistung der verletzlichen Psyche. Diesen Panzer gelte es zu ‹knacken›, damit die Lebens- und Liebesenergie zwischen den Menschen und im ganzen Kosmos wieder zum Fliessen komme. Tragischerweise verfängt sich auch REICH wieder in materiellen Modellen, entwickelt Apparate zum Einfangen kosmischer Liebesenergie (Orgontherapie) und endet schliesslich in der Psychose.

3.4 Zusammenfassende Gegenüberstellung FREUD und Sokrates

Im Folgenden werde ich die wichtigsten Ansichten über den psychischen Prozess bei FREUD und Sokrates zusammenfassen und einander gegenüberstellen. Dabei sollen Ähnlichkeiten und Unterschiede deutlich werden.

- *Das therapeutische Ziel*

  FREUD: «Wo Es war, soll Ich werden».

  Sokrates: Wo Unbewusstheit war, soll Bewusstheit jenseits des Ichs werden *(ex agnoias eis ten gnosin*[393]*)*. Dieser Wandel erfolgt durch[429]:
  - Aufheben des Unbewussten und seiner Hindernisse
  - Tugendweg gehen
  - Wiedererinnern des wahren (spirituellen) Seins

- *Die Genese der Neurose*

  FREUD: 1. Neurosentheorie: Genese durch sexuelle Verführung des Kindes. 2. Neurosentheorie[430]: Psychogene Affektion, deren Symptome symbolischer Ausdruck eines psychischen Konfliktes sind, der seine Wurzeln in der Kindheitsgeschichte des Subjekts hat; die Symptome sind Kompromissbildungen zwischen *libidinösen Wünschen und Abwehr*. Wichtig sind die psychosexuellen Phasen oral, anal, ödipal und Fixierungen in diesen. Folgenschwere Umkehr FREUDs von der *ersten Verführungstheorie* (Erwachsene missbrauchen das Kind) zur nachmaligen Ödipustheorie, wonach das Kind die ödipale Konstellation nur *phantasiert und sich in diesen Konstellationen fixiert*.

Sokrates[431]: Konstitutionelle Varianten bei Geburt, frühkindlich beginnende Prägungen durch Gesellschaft und soziales Klima lösen falsche Weltbilder, neurotische Meinungen und verwirrende Begierden *(pathe)* aus, die sich der Psyche (qua Energiefeld) überstülpen und sie konditionieren. Das ganze Leben gründet dann auf falschen Wahrnehmungen und damit fehlgeleiteter Einordnung des eigenen Schicksals. Aufgrund der *pseudodoxia,* der Neurose als *Nichtwissen um die spirituelle Konstitution* des Menschen, ergeben sich in praxi Fehlhaltungen und Fehlhandlungen (vgl. *hamartiai),* ein Erstarren der menschlichen Entwicklung.

- *Das Unbewusste – das Bewusste*

  FREUD: Das persönliche Unbewusste ist mit der ontogenetischen Entwicklung im Zusammenhang. Infolge *frühkindlicher primärer Verdrängung von unbewältigten Situationen* sind die Vorkommnisse im *System Unbewusst* gespeichert und werden anhand von neurotischen Symptomen offensichtlich. Dieselben enthalten symbolisch den Grundkonflikt, bleiben also mit ihm verbunden. Durch die ‹psychoanalytische Kur› werden die unbewussten Inhalte bewusstgemacht.

  Sokrates: Der Mensch kommt durch die Menschwerdung in die Urverdrängung, die durch das Umfeld verstärkt wird. *Die Neurose besteht hier darin, dass der Mensch nicht mehr um seinen spirituellen Urgrund weiss* und somit seinen auf ihn zugeschnittenen Schicksalsweg nicht erkennt. Die therapeutische Katharsis muss ihn durch die Falschkonditionierung hindurch, vom ‹doppelten Unbewusstsein› ins ‹einfache Unbewusstsein› *wenden.* Dabei muss ein Grenzbereich zwischen sinnlicher und energetischer Wahrnehmung durchstanden werden, wodurch dem Menschen die kosmische Perspektive aufgeht.

- *Der therapeutische Prozess*

  FREUD: Verfremden der ichsyntonen Einstellung, Bearbeitung der Widerstände und Übertragungen, emotionales Erleben, Bewusstwerden und Einsicht, Integration und Freiwerden von den neurotischen Konditionierungen und Symptomen.

  Sokrates: Verfremden der ichsyntonen Einstellung, Durcharbeiten der Widerstände, emotionale totale Erschütterung (‹Aporie›) und Überwinden des Ichs (‹Ichtod›), Lösung und Lossprechung, Befreiung und Integration auf neuer Bewusstseinsebene. Je nach Anlage ist das sokratische Vorgehen verschieden *(erotike, maieutike, dialektike*[432]*).*

- *Die Dauer des Prozesses*

  FREUD: Bis die neurotischen Aspekte im *persönlichen Unbewussten* aufgearbeitet sind.

  Sokrates: Bis die falschen ‹Konditionierungen› im *persönlichen,* aber auch im *familiären* und im *kollektiven Unbewussten* aufgelöst sind, d. h. bis zum Bekennen: ‹Ich weiss, dass ich nicht schauend wusste.› Hier ist die Beendigung der Therapie möglich, im besten Fall aber beginnt damit der lebenslange initiatische Bewusstwerdungsprozess *(gnosis*[433]*).*

- *Das Ziel des therapeutischen Prozesses*
  FREUD: ‹liebesfähig – arbeitsfähig – genussfähig›

  Sokrates: Fundamentale Neuausrichtung *(epistrophe, metabole),* ‹Wachwerden› und Erkennen, dass die Lebensaufgabe kontinuierliches Bewusstwerden ist und zu immer intensiveren Glückszuständen, zur *Glückseligkeit* führt. Auch nach der Katharsis muss der Mensch zeitlebens an seiner Klarheit weiterarbeiten und einen *Übungsweg* gehen.

Diese wenigen Vergleichsaspekte fassen die unterschiedlichen therapeutischen Weltbilder zusammen.

Bei FREUD ist ein *zeitlich begrenztes, lebensgeschichtliches Aufdecken*, bei Sokrates eine *unbegrenzte Bewusstseinserweiterung* intendiert, die nie abgeschlossen ist. Der Hauptunterschied in den beiden Ansätzen ist jedoch, dass Sokrates' Wirken auf einem differenzierten Bewusstseins- und Seelenmodell basiert, im Gegensatz zu FREUD, der letztlich nur das *somatische* Modell zur Verfügung hatte und diesem auch verpflichtet blieb (1.1.1). Die Stagnation in der psychiatrischen Diagnostik und die therapeutische Hilflosigkeit hinsichtlich Psychosen, Chronifizierungen, Umgang mit Drogen, Traumabearbeitung, Ausserkörperphänomenen, Schmerzsyndromen sollten dazu führen, *umfassende Psyche-Konzepte* auf dem Hintergrund der antiken Therapeutik zu erarbeiten und zu konzeptualisieren: Ressourcen für die *Wirksamkeit in Psychotherapie, Psychologie und Psychiatrie.*

3.4.1 Der sokratische Initiationsweg in die Spiritualität

Es ist, wie bereits vermerkt, das grosse Verdienst der klassischen Philologin und Religionswissenschaftlerin Christina SCHEFER, die platonischen Dialoge als *Initiationswege* erkannt und *wissenschaftlich belegt* zu haben. Sie umschreibt die Funktion von Sokrates folgendermassen[434]:

> «Sokrates hat dabei meist die Funktion des ‹Wissenden›; er führt einen einzelnen ‹Lernenden› in einer Art ‹Reinigung› individuell zum Wissen des Nichtwissens, unterrichtet ihn im Mythos vom Guten … und geleitet ihn auf dem Weg zur höchs-

ten Erkenntnisstufe der ‹Schau› bis an die Grenze des schriftlich und mündlich Sagbaren.»

Entsprechend wird im Folgenden der spirituelle Initiationsweg als integrierter Bestandteil einer umfassenden Psychotherapie dargestellt.

Bekanntlich enthalten die platonischen Dialoge viele Schlüsselbegriffe aus den *Mysterientraditionen,* vor allem den *eleusinischen Mysterien* (LESKY[435]): SCHEFER weist *Mysterienwissen und -ablauf in allen platonischen Dialogen nach.* Die Mysterienterminologie ist somit nicht als *Metapher* einzustufen, sondern weist auf, dass der *gesamte philosophische Diskurs von der Mysterienerfahrung bis ins Innerste geprägt ist*[436].

«Platon ... hat somit nach dem Zeugnis seines Schülers (Aristoteles) die *Philosophie als Mysterieneinweihung* verstanden, die Stufe für Stufe zum Ursprung hinaufführt.»

Dieser bedeutsame Zusammenhang zwischen *platonischer Philosophie* und *Mysterien* ist jedoch bisher noch zu wenig erkannt und akzeptiert und soll uns im Folgenden beschäftigen. Wie bereits erwähnt ist das *‹Erkenne dich selbst›* das sokratische Ziel der *Katharsis* und die Voraussetzung zu weiteren Bewusstseinsprozessen (5.4.5.1). Die bekannte *Formel aus Delphi* wird neuplatonisch noch deutlich mit den *eleusinischen Mysterien* und mit dem *sokratischen Reinigungsprozess* verbunden[367]:

«Und wie sonst muss man die *Reinigung (katharsis)* seiner selbst und den *Vollendungsweg (teleiosis)* beginnen, wenn nicht von da her, wie es auch die *Gottheit von Delphi (= Apollon)* geboten hat. Denn wie denjenigen, die den heiligen Bezirk der *eleusinischen Mysterien* betraten, eine Vorschrift ansagte, dass sie *ohne kultische Reinigung (amyetos)* und *Einweihung (atelestos)* nicht ins Allerheiligste eintreten durften, entsprechend stand am Eingang des *delphischen Tempels* die Inschrift: ‹Erkenne dich selbst› und bezeichnete m. E. die Art des Sich-zum-Göttlichen-Erhebens *(anagoge)* und den vollendetsten Reinigungsweg *(katharsis) ...* »

Diese für alle drei Traditionen – auch die platonische – wiederholten Begriffspaare *‹Reinigung› (katharsis, amyetos)* und *‹Initiation› (teleiosis, anagoge)* sind hier deutlich als die je *zweistufige Mysterieneinweihung* (*myesis, telete*) zu erkennen[437]. Auch bei Platon ist *Reinigung* dann als *erste Bewusstseinsschwelle* (*myesis*) zu verstehen; erst danach konnte das *Hinaufführen* über weitere *psychisch-geistige Bewusstseinsschwellen* erfolgen *(telete*[438]).

Das *Überschreiten* von Bewusstseinsschwellen und das *Eintreten* in eine neue Energie- und Bewusstseinssphäre war mit *‹telete›* (‹zum hohen Ziel hinführen›) oder lat. *initiatio* (‹Eingang gewähren›) bezeichnet. *Um Bewusstseins-*

erweiterung ging es in den Mysterienkulten und auch der sokratische Weg gehörte zu den Mysterientraditionen[439]:

> «So scheint die platonische Akademie der antiken Mysteriengemeinschaft in allen wesentlichen Punkten entsprochen zu haben. Ihre Ausbildung stellte eine Mysterieneinweihung, ihre Stätte einen heiligen Bezirk dar.» – «... (obwohl nicht unbestritten) spricht doch manches dafür, dass Platon ‹die Philosophie als einen religiösen Dienst empfand›.»

In der platonischen Tradition wird jedoch auch ein neues, einzigartiges Vorgehen des Sokrates betont, die *sokratische Dialogtechnik.* Welches ist nun der Unterschied zwischen Mysterieninitiationen und der Mysterienerfahrung der Philosophengemeinschaft um Sokrates[440]? Gehen wir vom Bewusstseinsspektrum aus, so kann durch verschiedene Auslöser eine Bewusstseinsveränderung induziert werden, z. B. mit psychoaktiven Techniken und mit Drogen[421]. Auch DIETZFELBINGER weist bezüglich ‹Mysterienschulen› auf verschiedene Arten von Einweihungen hin, von der Übertragung von Geheimwissen bis zum ‹Prozess im Schüler selbst›[441]. Sokrates unterstreicht immer wieder, dass er keineswegs ein ‹Schatzkasten von Sprüchen› sei, mit denen er die andern suggestiv fülle (Kritik an der Sophistik). Jeder Mensch müsse vielmehr seinen eigenen Weg zu sich selbst gehen – auch die kollektive Erfahrung im Theater reiche nicht –, daher folge er dem ‹Novizen› bloss auf den Fersen[442].

Die sokratische Tiefenerfahrung unterscheidet sich grob etwa folgendermassen innerhalb antiker Mysterienerfahrungen:

- Mysteriengemeinschaften werden *kollektiv* oder *nach kollektiven Vorgaben* durch Geheimwissen, Suggestionen, Drogen, Mantren und Rituale in Trancezustände und Bewusstseinserweiterung gebracht. Es wurde also generell mit *kollektiven Verstärkern* gearbeitet, um Erfahrungen mit den Kräften der Bewusstseinswelten zu machen.
- Mittels der *neuen sokratischen Dialogtechnik* wurde der *einzelne Mensch* kathartisch durch seine eigenen Schicksalsverhaftungen sowie in neue Bewusstseinswelten begleitet. Erst im Initiationsritual wurden Erfahrungen höchster Glückseligkeit in der Gemeinschaft, also *kollektiv*, erlebt und verstärkt (vgl. *Symposion*[443]).

Die griechischen *Schlüsselwörter für hohe und höchste Bewusstseinszustände*, wie der Begriff der ‹Verzückung› (*mania),* erfuhren in unserer Kultur eine Zurückstufung auf ‹Wahnsinn›, infolge Verlustes der Bewusstseinswege (WALSH, 1.6). Auch der Begriff *‹enthousiasmos›* löst nicht mehr die *ekstatische* Konnotation aus, die er noch beim Neuplatoniker Olympiodoros hatte. Dieser unterscheidet nämlich in vier platonischen Dialogen vier Arten von *spirituellem Ergriffensein* (*enthousiasmos*):

- von den göttlichen, spirituellen Kräften *(theoleptos)*
- von den Musen *(mousoleptos)*
- von den Nymphen *(nympholeptos)*
- von der Philosophie als kontemplativem Weg *(theoretikos*[444]*)*

In den platonischen Dialogen wurden ja, gemäss Temperament, unterschiedliche Wege beschritten. Die Dialoge – je in *sakralem Umfeld lokalisiert* – bilden ferner den darin beschriebenen Bewusstseinsprozess ab[445]. *Er beginnt mit der Ausrichtung auf das Wahre, taucht in die Verdunkelung ab, erfährt Katharsis und vollendet sich in der Anerkennung des höchsten Guten. Form und Inhalt* stimmen also genau überein und potenzieren die Wirkung[446]. Transponieren wir die Mysterienbegriffe und rituellen Sprachformen in unsere rationale, agnostische Welt, wird der spirituelle Prozess auf ‹Sittlichkeit› reduziert[447], was in unserer Kultur offenbar das höchste Gut zu sein scheint. Ganz anders die antike Gesellschaft und Politik, die *kultisch* organisiert war und wo die Teilnahme am Kult noch wesentlich zur Identität des Bürgers gehörte (DE POLIGNAC). Damals wurde initiatisches Erleben – in mehr oder weniger bewusster und subtiler Form – von vielen gesucht (vgl. *Eleusinien*[448]). Der mystische Lebensweg ist in der ‹*Vita*› des Neuplatonikers Proklos folgendermassen überliefert[449]:

> «Als er diese Reihe der Tugenden (Initiationen) durchlaufen hatte, schritt er mühelos gleichsam auf mystischem Weg zu höheren und höchsten Tugenden empor, wobei ihn seine glückliche Veranlagung und seine für alles Geistige empfängliche Natur leitete. Er war bereits geläutert, überragte jegliches Werden und verachtete die Menschen, die den bacchantischen Stab, das Abzeichen göttlicher Begnadung, in dieser Welt nur zur Schau trugen. Die Art seines Bacchantentums vielmehr galt der *entrückten Schau* des Höchsten; in der *Kontemplation* all des Jenseitigen und Ewigen, das allein wirklich beglückt, fand er *Glückseligkeit.*»

Der antike *Weg der Philosophie* kannte höchste, *ekstatische Bewusstseinszustände*, die – nach Platon – nicht mehr mit Worten sagbar, noch in Schriften festzumachen wären[450]:

> «Denn sie (die Mysterienerfahrung) ist in keiner Weise sagbar, wie andere Lernerfahrungen *(mathemata),* sondern durch zahlreiches (rituelles) *Zusammensein* im Umfeld desselben und durch das *gemeinsame Leben* entsteht sie plötzlich wie ein von einem springenden Feuer entzündetes Licht in der Seele und nährt nunmehr sich selbst.»

Wie subtil die Bewusstseinsebenen signalisiert wurden, sehen wir im nächsten Zitat, wo Platon von seiner eigenen Mysterienerfahrung als Ausserkörpererleben spricht. Bereits formal wird *Überzeitlichkeit* umgesetzt *(Praesens divinum* 2.6.3; [451]):

> «Die Schönheit ist dann glänzend zu sehen, wenn ... wir in der glückseligen Schar einen seligen Anblick und ein seliges Schauen ... wahrnehmen und in die Mysterien eingeweiht werden, die man die allerseligsten nennen darf, die wir feiern, selbst unversehrt ..., in unversehrte, einfache, unzitternde, in glückselige Erscheinungen eingeweiht werdend und sie schauend in reinem Glanz, selbst rein und (!) nicht gezeichnet *(a-semaino)* von dem, was wir jetzt mit uns herumtragen und Körper nennen ... »

Noch *Paulus* erwähnt öfters ekstatische Zustände, wie *‹in Zungen sprechen›* und unterscheidet verschiedene Bewusstseinswelten: *Ekstase* und *Zurückkommen* in die Körperwelt[452].

Die Zeit der Neuplatoniker war dann bereits die Zeit des frühen Christentums, das – obwohl auf den antiken Weisheitslehren gewachsen (*Gnosis*) – die platonischen ‹Philosophieschulen› schliessen liess, die alten Kulte verbot und viele *Proselyten* (Übertreter) hatte[453]. Im Bestreben, noch etwas zu retten, gibt uns der letzte neuplatonische Lehrer Olympiodoros viele Hinweise und Deutungen ehemals kodierten Wissens und ermöglicht damit die *Übersetzung ins Bewusstseinsspektrum*[454].

> Aktueller Ausblick für eine spirituell orientierte Psychotherapie: Zahlreiche Psychotherapeutinnen stellen fest, dass eine länger dauernde Psychotherapie in der Regel zur Spiritualität hinweist. Es müssten Instrumente geschaffen werden, solche therapeutischen Übergänge initiatisch zu definieren und zu gestalten.

In den platonischen Texten finden wir die ausführlichste *Darstellung des initiatischen Weges* im *‹Höhlengleichnis›*, wo der ‹Mysterienraster› – einmal erkannt – unübersehbar ist (ähnlich noch in der *Zauberflöte*).

3.4.2 Das Höhlengleichnis als Therapiemodell

Das *Höhlengleichnis* in Platons *Staat* wird in der aktuellen philosophischen Rezeption vorwiegend zur Begründung der platonischen *Ideenlehre* herangezogen (2.3.5) und allgemeiner als *mythisches Bild* für das menschliche Dasein gedeutet[455]:

> «Sieh nämlich Menschen wie in einer *unterirdischen höhlenartigen Wohnung,* die einen gegen das *Licht geöffneten Zugang* längs der ganzen Höhle hat. In dieser seien sie von *Kindheit* an an *Hals und Schenkeln gefesselt,* so dass sie auf *demselben Fleck bleiben* und auch nur *nach vorne* hin sehen, den Kopf aber der Fesseln wegen nicht herumzudrehen vermögen. *Licht* haben sie von einem Feuer, welches von oben und von ferne her hinter ihnen brennt. *Zwischen* dem *Feuer* und den Gefesselten ist darüber ein Weg; längs diesem sieh da ein Mäuerchen aufgeführt, wie die *Schranken,* welche Gaukler vor den Zuschauern sich erbauen, über welche herüber sie ihre Kunststücke zeigen … sieh nun längs diesem Mäuerchen Menschen verschiedene *Gegenstände* tragen, die über die Mauer herüberragen, und Statuen und andere verschieden gearbeitete steinerne und hölzerne Bildwerke, wahrscheinlich *verkünden* einige etwas, andere *schweigen … Diese gleichen uns* … denn, meinst du nicht auch, dass solche Menschen zuerst *von sich selbst* und *von einander* etwa nichts anderes gesehen haben als die *Schatten,* welche das Feuer auf die ihnen gegenüberstehende Wand der Höhle wirft?»

Dieser Text enthält jedoch Kodebegriffe, die auf das Vorgehen des sokratischen *Katharsis-* und *Bewusstwerdungsprozesses* hinweisen. Gemäss Sokrates handelt er vom unentwickelten menschlichen Zustand (*apaideusia*) hin zum Entwicklungsweg (*paideia*), der schliesslich ins ‹Sonnengleichnis› mündet[455]. Noch neuplatonische Kommentare verwenden das *Höhlengleichnis* entsprechend als Orientierungsbild[456]:

> «Der Auszubildende *(paideuomenos)* muss sich dem Ausbildner *(paideuon)* anvertrauen und sich ruhig zum Wahren herumführen lassen, indem er sich von den Trugbildern entfernt und sich von der *unterirdischen Höhle zum Licht und zum wahrhaftigen Sein* hin ausdehnt.» – «In der *Metapher* sind die mit der Menge Gehenden und in der Enge sich Befindenden gleichsam wie Gefesselte.»

Die Mehrschichtigkeit der Begriffe und Bilder sowie die *kultische Verwurzelung der Antike* lassen neben der psychischen Deutung gleichzeitig auch nach einer konkreteren Interpretation fragen:

1. kultische Ebene
2. psychische Ebene

1. Die kultische Deutung: Die Bilder des *Höhlengleichnisses* scheinen denn auch ein konkretes *Kultgeschehen* mit *Brandopfer auf einem Feueraltar* darzustellen: die ‹Ungereinigten› wären von der Ritualgruppe (in Prozession) durch Schranken getrennt[457]. Zu verschiedenen Mysterientraditionen, auch den *Eleusinien,* gehörte ein *Feuer,* das – ebenfalls für Aussenstehende noch sichtbar – geradezu ein Kennzeichen für das *Mysterium* von Eleusis war. RIEDWEG spricht von diesem zentralen Geschehen, das[458]:

«vor dieser Kulisse eines grossen Feuers vom Hierophanten gezeigt und von den Epopten geschaut wurde…»

Im Mysterienkult, wie man ihn damals überhaupt andeuten durfte, zeigte der *höchste eleusinische Priester (Hierophant)* in der ‹Schau› (*epopteia*) die *heiligen Symbole* und sprach die *Mysterienworte,* währenddem *heiliges Schweigen* herrschte. Viele dieser Aspekte lassen sich auch im *Höhlengleichnis* ausmachen.

Weitere kultische Parallelen sind vielleicht Opferrituale auf (hochgelegenen) *Feueraltären*, wie sie von *persischen* Reliefs bekannt sind[459]. Ein später Abkömmling der persischen Tradition sind die *Mithras-Mysterien*, die um die Zeitenwende viele Anhänger hatten. Auf Mosaiken sind noch *(unterirdische) Kulträume* abgebildet, wo neben den Initiationsstufen auch die *heiligen Symbole* und der *Feueraltar* zu sehen sind.

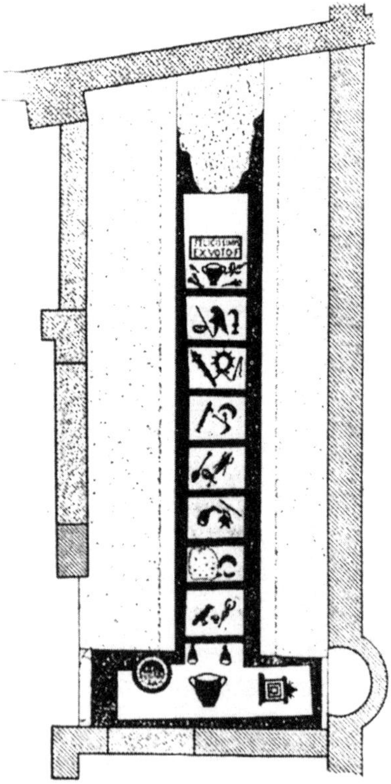

Abb. 12: Mithräum des Felicissimus mit Feueraltar und Ritualstufen (Ostia).

2. *Die psychische Deutung:*
   – *Schattenwelt 1 als sinnliche Welt:* Transkulturell bilden *Schatten und Licht* das Bewusstseinskonzept vom *Unbewusstsein zum Überbewusstsein* ab[460]:

   > «(Der Mensch) ist verantwortlich für die Finsternis in dem Masse, wie er das Licht unterbricht, aber er ist verantwortlich für das Licht in dem Masse, wie er die Finsternis daran hindert, es zu überschwemmen und zu beherrschen.»

   Entsprechend wird das Bild der Menschen in der Schattenhöhle zunächst als *Urverdrängung* der lichtvolleren Bewusstseinswelten verstanden[456].

   – *Schattenwelt 2 als Zwischenwelt:* Einweihungen führten aber auch durch einen bewusstseinsveränderten (doppelten) ‹*Schattenbereich*›, womit nicht (nur) die sichtbare Welt, sondern das *daimonion* als *Zwischenwelt*, Ort der ‹*psychokosmischen Kräfte*› sowie der *Verstorbenen* und *Heroen* bezeichnet wurde[461]:

   > «Die Funktion einer Mysterienschule ist, dass sie für ihre Schüler die Verbindung zwischen der Welt des GEISTES und der des Sinnenbewusstseins, quer durch die Welt der Dämonen, der Toten und des Schicksals herstellt.»

Der ‹Weg mit den Schranken, zwischen dem Feuer und den Gefesselten›[455], könnte für geübte Ohren diesen gefährlichen Schattenbereich andeuten (5.4.3.6.1).

Sicher ist im *Höhlengleichnis* aber das Modell von der *Urverdrängung der Psyche* enthalten, wonach der Mensch auf die *Erde hinunter* (‹*kata-geios*›), in *eine dunkle höhlenartige Behausung* kommt. Hier wird er *gefesselt*, und zwar über *Hals-* und *Schenkelbereich*, die beiden *Hauptaustauschzonen* mit der materiellen Welt (vgl. *chakren*, 2.7.1). Seine Wahrnehmung ist dann *linear*, nur noch auf die zweidimensionalen *Schattenbilder des Seins* in der Materie fixiert[462]. Hier ernten – heute immer noch aktuell – diejenigen Ruhm und Ehre, die die Schattenbilder am klarsten wahrzunehmen und vorherzusagen vermögen[463]. Sie wissen nicht um die umfassendere *mehrdimensionale Realität*, sitzen also gleichsam in einer *Sonnenfinsternis*, obwohl sie immer noch eine *Verbindung zur Sonne* haben[464].

Da setzt Sokrates nun therapeutisch an und lehrt über[465]:

> *«Lösung* und *Heilung* von ihren *Fesseln* und von ihrer *Torheit»*.

Ich sehe darin eine mögliche Gliederung in zwei therapeutische Schritte:

1. Lösung *(lysis = katharsis)* von den Fesseln *(desmos)* → *andreia:* ‹Tapferkeit› (5.4.3.6)
2. Heilung *(iasis)* von der Torheit *(a-phrosyne)* → *sophrosyne:* ‹Gleichmut› (5.5.6)

Sokrates scheint hier nämlich auf die beiden ersten Initiationsstufen *andreia* und *sophrosyne* anzuspielen, wie sie m. E. auch im unten dargestellten *Alkibiades*-Dialog vorhanden sind.

3.4.2.1 Die Stufe der Lösung *(lysis)*

Die entsprechende Passage wird folgendermassen übersetzt[465]:

> «*Wenn einer (der Gefesselten) etwa befreit würde und gezwungen würde, sogleich aufzustehen und den Hals umzudrehen, zu gehen und zum Licht zu sehen,* und indem er das täte immer Schmerzen hätte, und wegen der *flimmernden Beschleunigung* jene Dinge nicht recht zu erkennen vermöchte, wovon er vorher die Schatten sah: was meinst du wohl, würde er sagen …?»

Bei *holistischer Deutung* könnten die *Gefesselten* (*en desmois*) neben ‹psychischer Fixierung› ev. auch die konkret ‹mit der Ritualbinde Gebundenen› meinen[466]. Dieses ‹*Losbinden*› wird dann gleich weiter erläutert, so dass folgende etwas veränderte Sequenz entsteht:

> «Wenn einer etwa *gelöst würde* und *gezwungen würde,* plötzlich *hochzugehen…*»

Ein *Gezwungenwerden* belegen auch andere antike Autoren für die Mysterieneinweihung[467]. Die *Verbalaspekte* verweisen ferner auf ein unsagbares nichtreales Geschehen[468]. Etwas weiter unten wird das Loslösen nochmals erklärt mit ‹*Lösen und Hinaufführen*› (*lyein kai anagogein).*

Philologischer Exkurs: Da*s Hinaufführen* ist in diesem Kontext als *Kodebegriff* zu werten, etwa als ‹*Hinaufführen der Psyche in der Kontemplation*› oder als ‹*Erhebung des Herzens*›[438]. Es könnte sogar mit dem ‹*Hinaufführen auf die hohe See*› assoziiert werden (*anagogein*). Denn ein sprechendes Bild für Platons *Bewusstseinsprozess* ist die ‹*Seefahrt*› als das[469]:

> «‹grossartigste Symbol des platonischen Philosophierens›, das … sogar die gesamte abendländische *Metaphysik* begründet hat».

In obiger Passage wird das ‹Loslösen› einmal mit ‹Hinaufführen› (*anagogein*) und einmal mit ‹Hochgehen› (*anistamai*) erläutert: Letzteres muss nun über das *konkrete* ‹*Sich Erheben*› weiter als ein ‹*Ausweiten der ganzen Psyche über den Körper hinaus*› oder gar als ein ‹*Sich aus dem Körper Lösen*› verstanden werden. Entsprechend sagt Platon a. a. O., der Entwicklungsweg bestehe im möglichst langen *Verweilen der Psyche im ausgeweiteten, losgelösten Zustand*[470].

Noch heute wird dieses antike Begriffsfeld als ‹Aufsteigen›/‹Auferstehen› in der griechisch-orthodoxen Osterbotschaft gebraucht: *Christos anesti* (‹Christus ist auferstanden›), auch hier im Zusammenhang mit der Befreiung von den ‹Fesseln der Sterblichkeit›[471]. Dies wurde in den antiken Mysterien *vorerlebt* und mit dem gleichen Ritualbegriff bezeichnet, der – wie so mancher – im Christentum weiterlebt[472].

Mit diesen Parallelen ist also gr. *anistamai* mit *‹psychischem Hochgehen›* zu übersetzen, umso mehr, als der weitere Kontext dies nahelegt. Interessant ist die *Verbperspektive*: während der Mensch in der Höhle einfach ‹gesehen hat› (*horao*), sieht er nun ‹hinunter› (*kathorao*). Nach diesem ‹Hochgehen› wird er ferner gezwungen, nicht nur ‹den Hals zu drehen›, sondern auch ‹sich durch einen Engpass hindurchzuwinden›. Gr. *auchen* (‹Hals›) kann metaphorisch auch ‹Enge› (‹Flaschen*hals›)* bedeuten. Obiger Zitatteil[465] ist deshalb wie folgt zu übersetzen:

> «Wenn einer … dann irgendwie weiter *gezwungen* würde, *(sich) durch den Engpass hindurchzudrehen* und vorwärts zu gehen und zum Licht hinaufzuschauen …»

Diese sprachlichen Zusammenhänge erinnern an die Beschreibung von *Ausserkörpererlebnissen* (OOBE) z. B. bei *Nahtoderfahrungen* (NDE). Sterbeforscher weisen darauf hin, dass alte *Epen von Westen und Osten oft Nahtoderlebnisse* beschreiben, und dies bis zu Dantes *Divina commedia*[473]. Der Held, Schamane oder Initiierte geht durch einen dunkeln Tunnel, gelangt in das Reich des Todes und der Schatten, sieht Lichtwelten, macht Erfahrungen, erhält Unterweisung und kommt wieder auf die Erde zurück (5.4.3.6.1). Ähnlich wie die Unterweisung des griechischen Helden *Odysseus* enthält auch diejenige des römischen *Aeneas* die *Lehre vom Urverdrängen* und von dessen *Durchbrechen*. Auch das Anliegen des sokratischen Initiationsweges ist, dieses *Urverdrängen* gleichsam in *umgekehrter Richtung und therapeutisch begründet aufzulösen*[474].

Der Mensch wird also gezwungen, vorwärts zu gehen und zum Licht *‹hinauf› (ana)* zu schauen. Und dann erst, in diesem veränderten Zustand *flimmernder Beschleunigung* – aus der Mystik bekannt[475] – setzt der bekannte sokratische *Klärungsprozess* des *Fragens* und genauen *Antwortens* ein, der in den Zustand von *Verwirrung und Ausweglosigkeit* führt *(Aporie*[465]*):*

> «… und indem er das täte immer Schmerzen hätte, und wegen der *flimmernden Beschleunigung* jene Dinge nicht recht *hinab zu erkennen* vermöchte, wovon er vorher die *Schatten* sah: was meinst du würde er wohl sagen, wenn einer ihm versicherte, damals habe er lauter *Unsinn* gesehen, jetzt aber dem Seienden näher und zu dem mehr Seienden gewendet, sähe er richtiger? Und wenn er ihm jedes einzelne

> *auftauchende* (Phänomen) zeigte und ihn als *Fragender etwa zu antworten zwänge,* was es sei, meinst du nicht, er werde *ganz verwirrt sein (aporein)* und glauben, was er früher gesehen, sei wirklicher als das jetzt Gezeigte.»

Der psychische Zwischenzustand (‹Schattenwelt 2›, 5.2.5): Während ein Mensch in therapeutischer Begleitung auf diese Weise etwa vorwärts geht, leidet er und vermag wohl, infolge *flimmernder Beschleunigung,* nichts mehr klar (von oben) zu erfassen: Es scheint dies ein wahrnehmungsmässiger ‹*Zwischenzustand*› zu sein, nicht sichtbare Realität, sondern *Potenzialität*[468]: Zwischen dem *grossen Licht* und der *sinnlichen Wahrnehmung* muss ein *bewusstseinsveränderter* Zustand durchstanden werden, wie auch aus anderen mystischen Traditionen bekannt[460]. Laut *Höhlengleichnis* durchlaufe der Mensch den Zwischenbereich *zweimal, vom Licht in die Finsternis* und *von der Finsternis ins Licht*[476] – nämlich während der *Menschwerdung* und während *der Ichtoderfahrung* – und werde zweimal optisch verwirrt oder ‹geblendet›[475]. Denn das sokratische Verfahren der genauen *Wahrnehmungsprüfung* führte durch Verwirrungszustände, genannt *Aporie*[477].

> «Und wenn man ihn gar in das Licht selbst zu sehen nötigte, würden ihm wohl die Augen *(ommata)* schmerzen und er würde fliehen und zu jenem zurückkehren, was er anzusehen im Stande ist, fest überzeugt, dies sei weit gewisser als das letzt gezeigte? (Bejahung) Und … wenn ihn einer mit Gewalt von dort durch den rauen und steilen Weg hinauf schleppte *(anabasis)* und nicht losliesse, bis er ihn an das Licht der Sonne gebracht hätte, wird er nicht viel leiden und sich gar ungern schleppen lassen? Und wenn er nun an das Licht kommt und die Augen (lichtbereiche, *ommata)* voll Lichtglanz hat, wird er nichts sehen können von dem, was ihm nun für das Wahre gegeben wird. (Freilich nicht, sagte er, mindestens nicht sogleich) Gewöhnung also … wird er nötig haben, um das Hohe *(ta ano)* zu sehen.»

Zustände wie etwa das Schauen des ‹*Lebensfilms*› (NDE) wurden von Sokrates *therapeutisch* genutzt[478] und lösten bis zur Läuterung viel *Widerstand* aus[479]. Da der Proband am liebsten wieder umkehren und auf seine frühere Weltsicht regredieren würde, müsse der ‹Therapeut› ihn kraftvoll durch den steilen und rauen Weg *hinaufschleppen* und dürfe nicht locker lassen. Es brauchte Gewöhnung, bis alles im ‹richtigen Licht› wäre.

Der Mensch dürfte zunächst etwa ‹Schatten› am ‹*leichtesten*› *wahrnehmen* (‹Schattenbereich 2›[480]). Dann gelinge es, die ‹Abbilder› von Menschen und allem gleichsam wie ‹Spiegelungen im Wasser› wahrzunehmen: ‹Wasser› steht hier wohl für das *psychische Feld* als fliessendes Wahrnehmungsmedium[481].

Das Erkennen der *Bilder im Wasser* ist also eine Vorstufe, ein erstes undeutliches Erkennen des Wahren. Dies entspricht wohl der *Beendigung der Katharsis.* Die auffallend häufigen sog. *Narziss*-Darstellungen in *Pompeji* könnten diese ‹Wasserspiegelung› abbilden und wären dann als *initiatisches Bild beendeter Katharsis* zu diskutieren (Abb. 13)! Die ‹Spiegelung› eines Jünglings mit *Sokrates als ‹Silen›* (= Ritualgrad) findet sich ferner in der *Mysterienvilla* (Abb. 27).

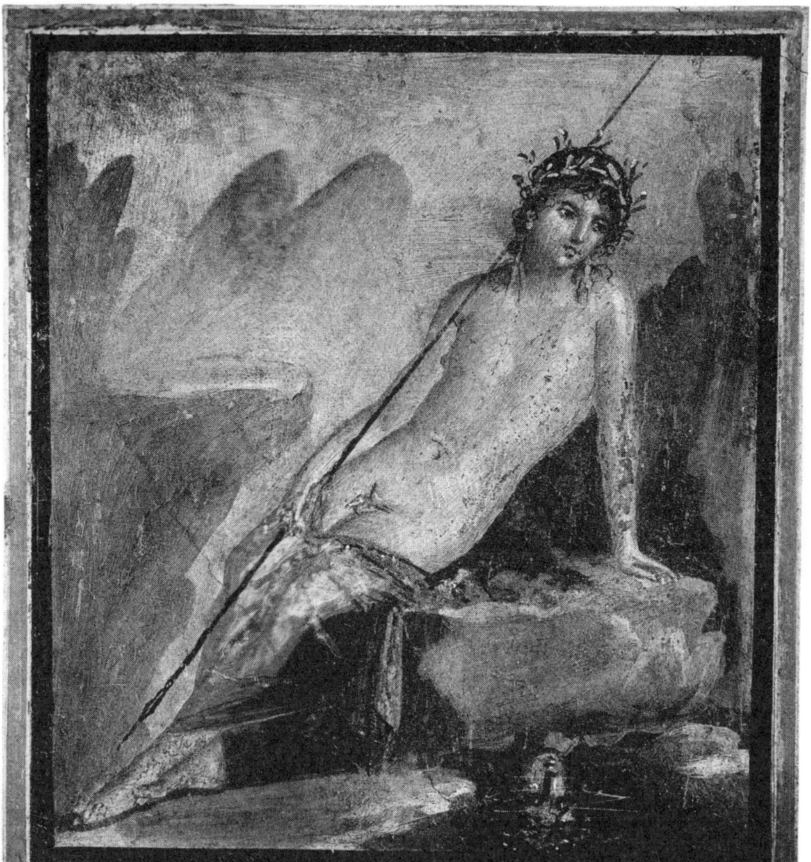

Abb. 13: Spiegelungsbild eines Geläuterten (Katharten), entkleidet, bekränzt, mit Stab (Pompeji)

Eine weitweisende Deutung *der zwei Bewusstseinsstufen* im *sokratischen Therapieprozess* macht der Neuplatoniker Olympiodoros: Während in der *reinigenden Stufe* (*kathartikos*) *die Psyche vom Körper zu lösen sei*, von den vorhandenen, nicht gelösten ‹Fesseln› (*psyche apolyomene tou somatos*), sei die *schauende Stufe* (*theoretikos*) durch die *vom Körper gelöste Psyche* gekennzeichnet (*psyche apolelymene*)[482].

3.4.2.2 Die Stufe der Heilung *(iasis)*

Es braucht Gewöhnung, um von der Stufe des *‹Schattensehens›* durch diejenige der *‹Spiegelungen› im psychischen Bereich* fortzuschreiten, denn der Proband[483]:

> «würde ... wohl lieber die *‹Phänomene des Himmels›* und den *‹Himmel selbst›* in der Nacht anstaunen, und so auf das Licht der *‹Sterne›* und des *‹Mondes›* hinblicken, als *bei Tage in die Sonne und in ihr Licht.*»

Hier erscheint die *‹Himmelssymbolik›* – gemäss damaligem heilkundlichem Usus – zusätzlich als *subtiles Wahrnehmen* von *unterschiedlichen Aurabereichen.* Der *‹Himmel›* des Menschen als *Grundaura* mit *‹Sternenbereich›* (*Astral*ebene*)*, *‹Mondbereich›* *(*mentales Feld*)*, *‹Sonnenbereich›* (geistiges Feld) ist transkulturell und noch in der *Homöopathie* bekannt. Die Systematik erscheint in der *hippokratischen Energielehre* (*diaita*)[484]:

> «In diesem hat das Feuer drei Umlaufbahnen (Hüllen) gemacht, die sich gegenseitig durchdringen, sowohl nach innen wie nach aussen; zur feuchten Bauchhöhle hin die (Umlaufbahn der) *Energie des Mondes (dynamis),* zur dichten Aussenwelt hin die (Umlaufbahn der) *Sternenenergie* und als mittlere, die nach innen und aussen dringt, die *Energie der Sonne.*»

Damit finden sich die *drei Hauptbewusstseinsstufen* (Leibebene – psychische Ebene – GEISTebene) als *therapeutische Systematik.* In diesen Feldern wurde *hellsichtig diagnostiziert und therapiert.*

Im nun folgenden *‹Sonnengleichnis›* wird die *schauende Stufe*, die *Erleuchtungserfahrung,* angetönt[485]:

> «Zuletzt aber, so glaube ich, wird er wohl die Sonne – nicht in ‹Wassern›, noch in sonstigen Strukturbereichen als Erscheinungsbilder von ihr – sondern *sie selbst durch sich selbst* in ihrem eigenen ‹Raum› schauen und staunend zu erkennen vermögen, so, wie sie ist.»

Dieses ‹Wahrnehmen der Sonne selbst›, ist spirituelle, mystische Erfahrung, und dahin tendiert wahres Heilwerden (iasis) in der Antike. Die Ausführungen zu dieser letzten Stufe sind stark kodiert, gehören zum ‹Unsagbaren› der Mysterienerfahrung[486] und sollen hier demzufolge nicht weiter ausgedeutet werden. Dies umso mehr, als diese Studie den *kathartischen Prozess* fokussiert.

Die Spannweite Höhlengleichnis-Sonnengleichnis ist das Programm der sokratischen Therapie und wird uns im Folgenden begleiten.

Der von FREUD postulierte ‹Grenzbereich zwischen Körper und Psyche› wurde also – entgegen seiner Annahme – bereits in der Antike umfassend erforscht und ist bloss wiederzuentdecken[487].

4. Grundlagen der kathartischen Psychotherapie nach Sokrates *(Sokratikos logos)*

Im *ersten Alkibiades*-Dialog sind der *kathartische Therapieprozess* und das *sokratische Vorgehen* am deutlichsten dargestellt.[1] Dieser Dialog wird im Folgenden nach Therapieschritten systematisch untersucht (5.), mit Querverbindungen zu anderen *kathartischen Dialogen Platons* und Vergleichen mit der *aktuellen Psychotherapie.*

4.1 Vorbemerkungen zur psychischen Katharsis im *Alkibiades*-Dialog

Sokrates hat eine *neue radikale Methode* der Tiefenerfahrung und -reinigung entwickelt, die als ‹*sokratische Methode*› *(Sokratikos logos)* bekannt wurde[2]:

> «Und bei fortschreitender *sokratischer Methode* wurde Alkibiades vom doppelten Unbewusstsein befreit.»

Diese revolutionäre Behandlungsmethode hat Platon besonders deutlich am schillernden *Alkibiades* im gleichnamigen Dialog festgehalten. Sie besteht aus verschiedenen *Vertiefungsschritten*, die sich, wie erwähnt, auf dem Raster der antiken Mysterientraditionen verstehen[3]:

> «So wie in den Mysterieninitiationen Katharsis, rituelle Waschungen und Entsühnungen als vorbereitende Handlungen den geheimen Mysterienzeremonien und der Gemeinschaft mit dem Göttlichen *(theion)* vorausgehen, ebenso vollzieht … auch die *philosophische Initiation* eine Vorreinigung und Vorbereitung für das Erleben unseres Selbst und die selbststrahlende Schau unseres Wesens an denjenigen, die sich dazu auf den Weg machen.»

Wie auch im *Höhlengleichnis* bestätigt, war die *psychische Katharsis* immer Vorbedingung zur *initiatischen Bewusstseinserweiterung*, auch derjenigen des ‹*philosophischen*› *Weges*[2]. Demnach öffneten sich erst dem *geläuterten Philosophen*[4] Fülle des Seins und ‹bacchische Ekstasen›, was heute nicht mehr ohne weiteres nachvollziehbar ist.

Entsprechend erwähnt Sokrates im *Menon*-Dialog, dass nach der kathartischen Stufe die Einweihung folge[5]. Er selbst hat sich in Delphi diesem psychischen Entwicklungsweg unterzogen und dort den therapeutischen Auftrag zum ‹*heiligen Tun dieser alten Tradition*› empfangen[6]. Folgerichtig deutet Proklos die sokratische Katharsis als wirksamsten Reinigungsweg auf das ‹*Erkenne dich selbst*› hin[7].

Während bereits viel ältere Verfahren und Formen von Katharsis bestanden (4.2), sei denn die sokratische *die gewaltigste und wirksamste* und letztlich eine *einheitliche und umfassende Heilmethode*[8]. Vermutlich hat Sokrates dieselbe von seiner Lehrerin *Aspasia von Milet* gelernt und übernommen[9]. Für dieses kathartische Vorgehen ist der *Alkibiades*-Dialog nun besonders relevant. Er wurde deshalb seit der Antike als *Voraussetzung und notwendige Vorbereitung für den philosophischen Weg* sehr geschätzt. Häufig kommentiert – hier werden vor allem *Proklos* und *Olympiodoros* erwähnt – war er ebenfalls frühchristlichen Autoren noch bekannt[10].

Sokrates also *vollzieht an Alkibiades einen exemplarischen kathartischen Therapieprozess,* der im Leben dieses Mannes jedoch keine *nachhaltige Wirkung* haben sollte. Dies wird Sokrates selbst später erwähnen, und es wird immer noch brisantes Thema in den neuplatonischen Kommentaren sein[11]. Daher liesse sich heute von einer *nicht gelungenen Therapie des abtrünnigen Alkibiades* sprechen, die möglicherweise das Todesurteil von Sokrates mit beeinflusst hat[12].

Olympiodoros nennt den *Alkibiades*-Dialog die ‹*Propyläen*› der platonischen Dialoge[13], denn er sei gleichsam das *Tor* auf dem Weg zum ‹*Allerheiligsten*› *(adyton)*. Proklos seinerseits weist auf den *Bewusstseinsweg über drei verschiedene Initiationsstufen*[14]:

dialektike > philosophia > telestike[36].

1. *Die dialektike-Stufe (= Katharsis)*: Ein *Adept* durchlief notwendigerweise als *erste Stufe* einen *therapeutischen Reinigungsprozess*, der durch das typisch *sokratisch-dialektische Vorgehen* gekennzeichnet war. Er gipfelte in der ‹*Umkehr*› oder ‹*Wende*› der psychischen Energie von der *Aussenwelt auf die Innenwelt*[15]. Diese *Neuausrichtung* des Menschen wird durch ein erstes ‹schauendes Erfahren› seiner *unendlichen Psyche* ermöglicht[16].
   Der *Alkibiades*-Dialog ist das Paradebeispiel psychischer Katharsis, konkret und übertragen, denn er symbolisiere als Ganzes die ‹*psyche*›[17]. Dies kann ikonographisch aus dem Bild der von *Eros begleiteten Psyche* herausgelesen werden, deren Gewand die ‹Wende› abbildet:

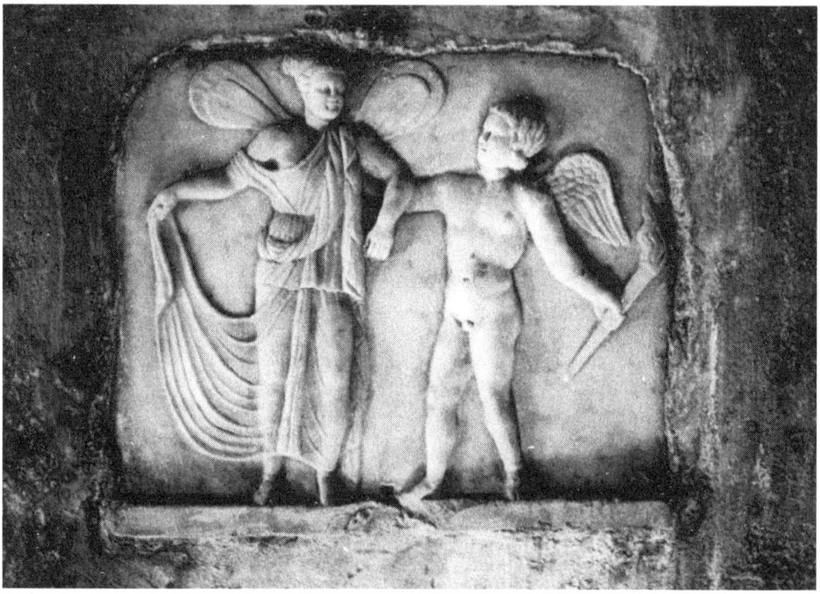

Abb. 14: Eros mit Fackel geleitet Psyche (Mithräum von Capua Vetere).

Diese Studie handelt – gemäss obiger Einteilung – von dieser ersten, also *kathartischen* Therapiestufe mit ihren dazugehörigen Schritten (5.).

2. *Die philosophia-Stufe:* Ein Adept konnte sich dann für eine *weitere Initiations-Stufe* zum sog. *‹Philosophen› entscheiden, was aber nicht jeder tat*[5]. *Alkibiades* wird auch in diese Erfahrungsebene – der *‹kleinen Mysterien›* (*myesis*) – geführt und wird dies später im *Symposion* erläutern[18]: Er sei vom Stachel der *philosophia* wilder gebissen als vom *‹Zahn der Natter›* (vgl. *kundalini*)[19]. Denn sie, die *Symposiasten* – inklusive Sokrates –, hätten in Gemeinschaft die *mania des Philosophen* und *bacchische Ekstase* erlebt. – Diese Stufe ist bereits durch das Leben auf einem höheren Bewusstseinszustand gekennzeichnet, wo der Mensch in eine wunderbare *Ruhe* (*hesychia*) und *‹stoischen› Gleichmut* (*sophrosyne*) kommt[20]. Als ‹Haupteigenschaft des *Philosophen*› bringt SCHEFER sie mit den *Dionysosmysterien* in Verbindung[21]. Sie wird aber auch transkulturell beobachtet – ferner mit *der Verlangsamung der Hirnstromwellen (EEG)* nachgewiesen – und wird in asiatischen Weisheitswegen folgendermassen beschrieben[22]:

> «... es (geht) bei der *samatha*-Meditation darum, veränderte Bewusstseinszustände zu erreichen, deren Merkmal ein hoher Grad an Geistesruhe und mentalem Frieden ist.»

3. *Die telestike-Stufe (mystische Stufe):* Darauf folgte die grosse *Initiationsstufe* in die spirituellen Welten, *als Vollendungsstufe. Der Myste avancierte dabei vom ‹Philosophen› zum ‹theophiles›* (‹*Gottgeliebten*›, vgl. *Symposion*). Diese Stufe ist durch die *überwältigende Lichtschau* (*epopteia*) oder *Erleuchtung* definiert. Am Ende des *Alkibiades*-Dialoges ist diese Stufe – entsprechend dem *Sonnengleichnis* – als Zukunftsvision erwähnt[23, III 289].

> «Und so werdet ihr ins Göttliche *(theion)* und hell Strahlende (Lichtebene) schauend handeln ... und dahin sehend werdet ihr euch selbst und euren Leib in Vollendung schauen und erkennen.»

Der Mensch konnte sich dann das ganze Leben hindurch weiterentwickeln und potenziell noch höhere Bewusstseinsstufen erreichen, was SCHEFER für die Meisterschaft eines Sokrates und Platon annimmt[24]. In verschiedenen Traditionen sind vergleichbare Stufen mystischer Erfahrung überliefert (vgl. SCHIMMEL[25]). Die christliche Einteilung in *via purgativa, via contemplativa* und *via illuminata* dürfte noch aus dem *platonischen Entwicklungspfad* stammen (vgl. HAAS).

4.2 Schwierigkeiten der platonischen Begriffsinterpretation

Es sei hier nicht verschwiegen, dass die platonischen Begriffe und damit auch die Stufen und die Methoden der sokratischen Therapie heute alles andere als einheitlich erscheinen. Eine Einsicht in die dabei entstehenden Deutungsprobleme schulde ich der Philologie. Wer daran weniger interessiert ist, mag direkt zu Kapitel 5 übergehen.

Begriffsverwirrung: Proklos nennt obige Initiationsstufen auch *drei Arten von Katharsis*, die für drei verschiedene platonische Dialoge je typisch seien.[14] Es muss sich daher um spezifische Vorgehensweisen in spezifischen Bewusstseinsbereichen handeln. Konstatiert *Proklos* ferner, Sokrates sei im *Alkibiades*-Dialog vorwiegend *erotisch,* aber auch *maieutisch* und *dialektisch,* entsteht Verwirrung, da dieser Dialog eben als *kathartisch* eingeteilt wurde.[26] Es handelt sich offensichtlich um unterschiedliche ‹wissenschaftliche Explorationsmethoden› (*epistemai*) oder *therapeutische Vorgehensweisen* des Sokrates. Dies wird jedoch noch komplexer, wenn *Olympiodoros* von vier Formen von *platonischen Ekstasen* in vier verschiedenen Dialogen spricht, nämlich: *‹von Gott ergriffen›* (*Timaios) – ‹von den Musen ergriffen› (Staat) – ‹von den Nymphen ergriffen›* (*Phaidros*) – und schliesslich die Hochform des Philosophen als *‹von der philosophischen Schau ergriffen›* (*Theaitetos*)[27]. Weiter kommentiert *Olympiodoros*, dass bei Alkibiades das Sich-selbst-Erkennen zunächst nicht auf kathartische Weise geschehe (*kathartikos*), sondern *‹politikos›*, was – meist etwa mit *‹politisch›* übersetzt – nun gänzlich verwirren kann[28]. Hier wird ‹kathartisch› m. E. als Bewusstseinsstufe in einer Folge *politikos* > *kathartikos* > *theoretikos* verwendet ([I 482, III 260]) und ev. zugleich mit der Systematik verschiedener Konstitutionswege vermischt. Denn je nach *Temperament* wurden in der Antike unterschiedliche ‹Tore zur Glückseligkeit› beschritten, die in diesen Begriffen ebenfalls anklingen[29]. Entsprechend variiert das sokratische Vorgehen je nach Temperament, wonach beim *konstitutionellen Erotiker Alkibiades* die erotische Methode – mit *spezifischer Terminologie* – anzuwenden war, was natürlich zur Komplexität beiträgt[30].

Grundsätzliche Interpretationsschwierigkeiten entstehen für uns heute:

1. Da *Sokrates* selber nichts geschrieben hat und *Platon* aus seinem Tun höchst *verdichtete* Kunstwerke schuf. Diese wurden von den *Medio-* und *Neuplatonikern* weiterbearbeitet und kommentiert.
2. Da Sokrates je nach Typus des Adepten unterschiedlich vorging (*erotisch, maieutisch, dialektisch*) und – gemäss Platon und den Neuplatonikern – verschiedene Vorgehensweisen auch im gleichen Dialog einsetzte. So scheint es den spezifisch *philosophischen Weg* über die Kontemplation zu geben, der wesentlich auf *schauende Art* (*theoretikôs*) erfolgte und zum *Grad theoretikos* führte. Im Gegensatz zur *kleinen erotischen Weihe* (*myesis*) im *Alkibiades*-Dialog enthält das *Symposion* eine *hohe erotische Initiation* (*telete*), wobei hier die *‹erotischen› Grade* des *tantrischen* Weges (*eromenos, erastes)* teilweise durch diejenigen des *philosophischen* Weges (*philosophos, theophiles*) ersetzt wurden[31].
3. Nicht nur die *Vorgehensweisen,* sondern auch die *Bewusstseinsstufen* und ferner die *Initiationsgrade* müssen also unterschieden werden[35], wurden aber andererseits je wieder *mehrdimensional (holistisch)* verwendet. Heutige Textinterpretation muss folglich zunächst definieren, auf welcher Ebene der Begriff gebraucht wird:
   ‹Katharsis› zum Beispiel konnte als *psychotherapeutische Tiefenreinigung zur Auflösung doppelten Unbewusstseins* verstanden werden, ferner auch als (dia-

lektisches) *Reinigungsvorgehen vor jeder Initiationsstufe* überhaupt, wodurch auch die *Initiationsstufen als Ganzes* wiederum mit ‹Katharsis› bezeichnet wurden[32]. Weiter war auch die somatische Reinigung der antiken Medizin *Katharsis.* Die *psychische Katharsis* konnte andererseits – nach der spezifischen Vorgehensweise des Sokrates – auch als ‹*Dialektik*› bezeichnet werden, wie auch verschiedene *dialektisch-fragende Verfahren* im Allgemeinen[33].

4. Die neuplatonischen Interpreten haben 900 Jahre nach Sokrates teils die Begriffe etwas anders konnotiert, teils auch andere Begriffe verwendet, oder sogar Verwechslungen gemacht[34]. Die antiken holistischen Bedeutungs- und Begriffsfelder müssen ferner in ihren Weiterentwicklungen und Materialisierungen erkannt werden. Beispielsweise *theoretikos:* ‹Kontemplation bis zur höchsten Schau› wurde zu ‹*theoretisch*›!
   In der nachmaligen ‹Philosophie› wurde nur mehr ein dialektisch-rationales Vorgehen als sokratisch und philosophisch weiterverfolgt. Das Bewusstseinsspektrum, wie auch die konstitutionsbedingten Entwicklungswege, besonders auch derjenige des *doppelten Eros* sind verloren gegangen (ind. = *hohes Tantra,* 5.4.3.8.1).

All diese Erörterungen führten mich zu folgendem *Entsprechungssystem nach Initiationsgraden oder Stufen,* mit denen die platonische Tradition verbunden ist[35]:

	Mysterien	Pythagoreer	Dialektik	Erotik	Maieutik	Neuplatonismus	christl. Mystik
I	*katharsis*	*akousmatikos*	*neos*	*paidika*	*politikos*	*dialektike*	*incipiens*
II	*myesis*	*mathematikos*	*philosophos*	*eromenos*	*kathartikos*	*philosophia*	*proficiens*
III	*telete*	*theoretikos*	*theophiles*	*erastes*	*theoretikos*	*telestike*	*perfectus*

Dass *Pythagoras* und seine mystische Lehre einen ganz wesentlichen Einfluss auf Platon gehabt haben, ist unbestritten[36].

Ausgestrahlt hat der Platonismus bis in die mittelalterliche christliche Mystik mit der platonischen Dreistufung. Sogar die Verbalformen *proficiens* (‹*auf dem Weg sein*›) bzw. *perfectus* (‹*vollendet haben*›) bilden die platonischen Formen *eromenos* bzw. *erastes* subtil ab[37].

Ferner weist noch heute die römische Theologen-Ausbildung formal auf eine ursprünglich initiatische platonische Stufung *philosophos – theophiles*[38]: Entsprechend erfolgt zuerst eine philosophische Ausbildung mit Abschluss, dann die theologische, wiederum mit Abschluss[39].

Der Begriff des ‹Propädeutikums› als Vorstufe im Medizinstudium ist ebenfalls platonischen Ursprungs (5.4.4).

4.3 Quellen

- Ich stütze mich im Folgenden auf den *Alkibiades*-Text Platons, d. h. den *Grossen Alkibiades (A. meizon)*, auf den sich auch die neuplatonischen *Alkibiades*-Kommentare von *Proklos* und *Olympiodoros* beziehen[40].
- Ferner verweise ich gelegentlich auch auf die platonischen Dialoge *‹Menon›*, *‹Protagoras›*, *‹Sophistes›* und *‹Theaitetos›*, deren kathartische Prozesse in entsprechendem Bewusstseinsbereich stattfinden[41], sowie auf das *Symposion*: Während nämlich im *Alkibiades*-Dialog der Reinigungsprozess beim 20-Jährigen dargestellt wird, erscheint Alkibiades als 34-Jähriger wieder im *Symposion* – einem Einweihungsritual auf höherer Ebene – und nimmt glücklicherweise auf seinen früheren kathartischen Prozess Bezug. Er geht auf das *sokratische Vorgehen* hinsichtlich seiner sexuellen *Übertragung* und seinem *Agieren* ein sowie auf das konsequente Hinführen auf den *doppelten Erosweg*. Eindrücklich beschreibt er die strahlende Seelenbegegnung mit Sokrates, die dadurch erfahrene *Umkehr* seines Weltbildes, aber auch seine Schwierigkeiten, auf dem philosophischen Weg zu bleiben und nicht abzuspringen. Im *Symposion* werden die weiteren Initiationsstufen, die am Ende des therapeutischen Prozesses im *Alkibiades*-Dialog bereits angetönt sind, aus der Sicht des nun *fortgeschrittenen Eingeweihten* beschrieben: Er hat im ‹Philosophenbund› bacchische Ekstasen und göttliche Schau erlebt[42].
- *Alkibiades*-Kommentare: Von den *medioplatonischen Alkibiades*-Kommentaren sind nur noch Fragmente und Hinweise bei den Neuplatonikern erhalten, obwohl die Anthropologie eines *Plotin* und *Porphyrios* noch deutliche Einflüsse des *Alkibiades*-Dialoges aufweisen[43]. Dieser Dialog hatte nämlich bei nichtchristlichen wie bei christlichen Gebildeten des 2. und 3. Jahrhunderts eine grosse Bedeutung[44]. Von mehreren *Neuplatonikern*, die sich mit dem Dialog beschäftigten, sind glücklicherweise noch zwei Kommentare erhalten:
- *Proklos* (412–485 n. Chr.), ein sehr vergeistigter Lehrer der Akademie von Athen (*Vita* [I 449]), der den Namen *Platon-Nachfolger* trug, kommentierte den ganzen *Alkibiades* im Detail. Leider ist davon nur noch etwas weniger als die Hälfte erhalten, d. h., der Kommentar bricht vor der ersten *Aporie*-Stelle, der ersten bedeutsamen Bewusstseinsveränderung ab[45]. Wichtig für diese Studie sind jedoch die *Therapieschritte*, die ich nur bei ihm fand.

- *Olympiodoros* (um 500 bis ca. 565) war Philosoph und Lehrer an der Akademie in Alexandria. Sein Kommentar vereinigt verschiedene kontroverse Traditionen, wie die Versöhnung von *Aristoteles* und *Platon*, die in eine Vereinfachung und auch in eine Reform der Metaphysik von *Proklos* münden. Dieser Kommentar – vermutlich eine Studentenabschrift – wurde infolge seiner Inkohärenzen ignoriert, philosophisch als nicht genial deklariert, auch nicht übersetzt und figuriert – vor NICEV –, leider in keiner Abhandlung über die Katharsis[46]. Der Vorwurf einer nur ‹*psychologisierenden Exegese*› ist für diese Studie nun gerade interessant, insofern hier eigenwillige und einzigartige Beschreibungen und Deutungen von *veränderten Bewusstseinserfahrungen* zu finden sind, die zuvor *tabu* waren[47].
- Von neuzeitlichen Kommentatoren ist NICEV mit seiner umfassenden Katharsis-Studie hervorzuheben (3.1.1). Allgemein wird der *Alkibiades*-Dialog heute jedoch rational-philosophisch eingestuft, wie[48]:

  «Dieser Dialog wurde in der Antike aufs höchste geschätzt und jahrhundertelang in der Akademie als Einführung in die platonische Philosophie verwendet; in der Spätantike wurde er mehrmals kommentiert und auch in der Renaissance bewundert und gepriesen wegen seiner umfassenden Thematik und der Zielgerichtetheit seiner Gedankenführung.»

4.4 Ältere kathartische Traditionen bei Sokrates

Sokrates war nicht nur ein *therapeutischer Erneuerer*, er stand auch in einer alten *heilenden Tradition*, was heute meist nicht verstanden wird[49]. Entsprechend führt Olympiodoros verschiedene kathartische Vorgehensweisen (*tropoi katharseos)* an, die im *Alkibiades*-Dialog überliefert würden: Bald sind es drei, die *pythagoreische*, die *sokratische* und die *aristotelische,* bald sind es deren fünf. Letztere sind stark verklausulierte *Therapieschritte* und *Interventionstechniken,* die ich aufgrund meiner therapeutischen Erfahrungen wie folgt deute[50]:

1. *Exerzitien, Retreat:* Die vollendete Katharsis *(katharthenai)* bestehe darin, dass man sich von einem bestimmten Moment an in einen ‹heiligen Schutzbereich› oder zu Meistern zurückziehe, oder sich mit dem beschäftige, worauf man in (heiligen) Schriften stosse. Im *Alkibiades*-Dialog erkenne man dieses Vorgehen im Lehrdialog mit der Übergabe der heiligen Formel ‹*Erkenne dich selbst*› durch den Meister[51].
2. *Die Vorgehensweise mittels Tadel:* Dabei attackiere Sokrates und reinige den *kognitiven Bereich* durch das doppelte Unbewusstsein (Verdrängungsschranke) hindurch, um anschliessend im *emotionalen Bereich* alles, was mit der Verdrängung zusammenhängt, herauszutherapieren. Olympiodoros beschreibt hier einerseits einen Therapieschritt als ganzen *(elenchos,* 5.2) wie auch die *aktive Methode* der

Durchbrechung der Verdrängungsschranke im Besonderen (Widerstandsbearbeitung).

3. *Die pythagoreische Art:* Sie sei heikel und bestehe darin, gleichsam ‹auf Zehenspitzen die Begierden *(pathe)* zu kosten›. Dieses Prinzip würden auch die (energetischen) Ärzte anwenden, wenn sie das kleinere Übel hinnehmen (holistische Sicht). Dadurch nämlich, dass Sokrates Alkibiades eine – jedoch subtil zu entwickelnde – Führungsgabe zugestanden habe, hätte er dessen *narzisstische Tendenz* auf eine höhere Ebene gehoben[52]. Es scheint sich um eine Form von *positivem Umdeuten* zu handeln, wo die ungeläuterten konstitutionellen Bedürfnisse therapeutisch auf die subtilere Ebene gehoben werden (5.1).
4. *Die aristotelische Art:* Hier heile man *Übles durch Übles,* indem man durch den Kampf der Widersprüche hindurch zum guten Verhältnis *(symmetria)* hinführe. Diese Art werde dort überliefert, wo Sokrates den Alkibiades bald durch Tadel zu Boden strecke, bald ihn wieder durch Ermunterung aufrichte *(‹stroke and kick›)*[53]. Auf diese Weise lasse er ihn die Grenzen der ‹Explorationsmethode in Gemeinschaft› erfahren (‹Gruppentherapie›).
5. *Die sokratische Art: Sie sei die vollendetste,* indem Sokrates *‹vom Gleichen bis zum Gleichen verändere›.* Dies könnte heissen: Sokrates arbeitet mit einem bestimmten Muster, das er bis zum Entstehen zurückfädelt, dann Stufe um Stufe – der Assoziationskette entlang – reinigt und in den geläuterten, aktuellen Bewusstseinszustand hinüberbringt. Es muss sich hier um das spezifische *sokratische Vorgehen* handeln, wo die *Katharsis* über verschiedene Therapieschritte und Therapieebenen hindurchführt (5.).

Während also unterschiedliche kathartische ‹Interventionsarten› vorbestanden, die auch von Sokrates angewandt wurden, ist für ihn die innovative, sehr wirksame *Auflösungsmethode des Verdrängten* typisch[8]: Sie ist – in den überlieferten Schritten – als *sokratische Psychotherapie* Kern dieser Studie (5.).

Aristoteles beschreibt ebenfalls verschiedene Formen von Katharsis in Kombination mit dem *Temperament des Probanden* ([30], 5.5.6.2). Er spricht von den *‹Enthusiastikern›,* die mittels *heiliger Melodien* in Trance (*katokochimoi*) Katharsis erfahren:[54]

> «Wir sehen diese *(Enthusiastiker)* unmittelbar nach den heiligen Klängen – wenn sie diese etwa anwenden, um die Psyche in Verzückung zu bringen – in den gleichen Zustand versetzt, wie diejenigen, die die *heilkundliche Katharsis* erhalten. Dasselbe müssen auf diese Art auch die *Empathiker (eleemones),* wie auch die *Ängstlichen (phobetikoi)* und kurz gesagt die *‹Sensitiven› (pathetikoi)* erleiden. Die andern, soviel wie es jedem gebührt; aber bei allen erfolgt eine bestimmte Katharsis und ein Befreitwerden verbunden mit Erleichterung …»

Die verschiedenen kathartischen Methoden sind in ihrer Wirkung also miteinander vergleichbar.

Auch heute wäre die Indikation zu unterschiedlichen Interventionsarten je nach Konstitution des Patienten und therapeutischer Phase stärker zu beachten. Der Einbezug des Temperamentes – auch desjenigen der Therapeutin – kann zur subtilen Ressource für die *Übertragungs-Gegenübertragungsdiskussion* werden.

4.5 Zusammenfassung

Die sokratische Therapeutik umspannt – entsprechend den antiken Mysterien – grundsätzlich *drei Stufen*: *Katharsis – kleine Initiation* (*myesis*) *– grosse Initiation* (*telete*).

- Durch *Sokrates* wurde die *erste, kathartische Stufe* als *subtile Psychotherapie* innovativ ausgearbeitet und von *Platon* exemplarisch – zu philosophischen Schulungszwecken – im *Alkibiades*-Dialog dargestellt[48].
- Der *Alkibiades*-Dialog wird ferner bis zur Initiationsstufe der *kleinen Mysterien (myesis)* weitergeführt (im Gegensatz etwa zum *Menon-* und *Protagoras-Dialog*, wo nur Katharsis stattfindet).
- Ziel der vorliegenden Studie ist *Darstellung* und *Vertiefung der kathartischen Stufe.*
- Der antike Weisheitsweg passte sich dem *Temperament* des Adepten an (5.5.6.2): Für den *konstitutionellen Erotiker Alkibiades* war der *subtil-erotische* Weg angezeigt[55].
- Die platonischen Dialoge *verdichten den psychotherapeutischen Prozess* – ähnlich wie die Tragödie – in zweifacher Weise: literarisch und als Zeitraffung. Sie sind keine *1:1 Therapieprotokolle.*
- Der *Alkibiades*-Dialog verdeutlicht die Notwendigkeit einer gründlichen psychischen *Tiefenerfahrung und Katharsis in den heilenden Berufen*, denn Alkibiades ist ein *selbsternannter Berater* ohne Ausbildung. Heute, wo *Coaching* und *Beraten* auf allen Etagen *in* ist, mag interessieren, was im platonischen Sinne von einem Menschenberater oder einer Therapeutin erwartet wurde, und welche Gefahr es bedeutet, sich einem inkompetenten Therapeuten auszuliefern[56]:

Erst wenn sich ein Mensch durch seine *dialektisch-diskursive Fähigkeit* auszeichnete – was neben Fachkenntnis auch die *therapeutische Tiefenreinigung* voraussetzte –, ferner durch *spirituell gegründete Menschenfreundlichkeit*, erst dann konnte er Anspruch erheben, andere Menschen zu beraten oder zu therapieren.

5. Die Phasen der sokratischen Psychotherapie

Einen einzigartigen *psychotherapeutischen Fund* sehe ich in Proklos' Einteilung des Dialogs in *sechs kathartische Therapiephasen.* Zwar interessierten dieselben ihn und andere Neuplatoniker weniger als die – ebenfalls aus der sokratischen Vorgehensweise abgeleiteten – *philosophischen Argumente und Syllogismen.* Denn nach der antiken *Entsprechungslehre – wo alles mikro-makrokosmisch vernetzt ist* – enthalten die platonischen Dialoge auch eine *hierarchische Abbildung vom Menschen im Kosmos*: Insofern verweisen die konkreten *Wörter* und *Sätze* wie auch das Bild der *Menschenmasse* auf die *Körperwelt (soma),* die erwähnten *Therapiephasen* wie auch die *Person Alkibiades* auf die *Psyche,* und schliesslich die *philosophischen Schauungen* wie auch die *Person Sokrates* auf den *GEIST (nous*[57]*).*

Die uns interessierenden *Therapiephasen* – einst *Propädeutik* zur spirituellen Entwicklung – dürften bereits in der Spätantike nicht mehr so strikt gehandhabt worden sein.[58] Sie wurden dementsprechend in der philosophischen Tradition früh fallengelassen. *Ihre Missachtung trug zur Überbewertung der Ratio und zum späteren Verlust von Katharsis wie von Spiritualität bei.* Als *‹Instrumente der Dialektik›* waren sie einst unabdingbar für das *Erkennen seiner selbst (‹sine qua non›). Olympiodoros* erwähnt sie ebenfalls, während *Proklos* sie mehrmals deutet, jedoch in *unterschiedlicher Reihenfolge*[59]:

–	*epainos:*	Lobphase um sich die *Einzuweihenden* vertraut zu machen *(teleioumenoi, neoi)*
–	*elenchos:*	prüfendes Vorgehen zur Reinigung vom doppelten Unbewusstsein
–	*apotrope:*	Abwendung vom wahrhaft Schlechten
–	*protrope:*	Motivation auf den Weg zum wahrhaft Guten
–	*maieia:*	‹Geburtshilfe› zwecks Durchbruch zu den unverstellten Bewusstseinsebenen *(logoi)*
–	*psogos:*	hilfreiche Ermahnung und Prävention der Rückfalltendenz

Diese Phasen werden heute auf eine medioplatonische Einteilung zurückgeführt[60]. Meiner Ansicht nach enthalten sie jedoch die *ursprüngliche sokratische Methode,* wie sie auch andere ‹kathartische› Dialoge kennzeichnet *(Menon, Protagoras, Sophistes, Theaitetos).* Durch diesen *gerichteten Therapieprozess* werden *ichnahe* unbewusste Bereiche für die anstehende psychische Reinigung und Heilung erst zugänglich.

Als Therapiephasen bilden sie den *roten Faden dieser Studie,* da sie – neben einem tieferen Verständnis der sokratischen Methode und der antiken Bewusstseinslehre – *für die aktuelle Therapeutik wesentliche Erkenntnisse und Umsetzungsmöglichkeiten aufzeigen*: Auch heute wird in den Tiefentherapien phasenweise gearbeitet. Der Prozess verlief und verläuft jedoch nicht linear: Ein Thema muss verschiedentlich aufgegriffen und vertieft werden, ein Gefühl oder Bild kann mehrmals auftauchen, bis es sich wandelt. Dies lässt sich gut an den zyklisch wiederkehrenden Phasen der *Trauerarbeit* ablesen (KÜBLER-ROSS).

Die nachmalige Tendenz, die *Dialoge auf der rationalen Ebene zu fixieren,* ist in der Psychotherapie bestens bekannt: Es wird lieber intellektuell über Erfolge und Probleme gesprochen, als sich auf das ‹Glatteis des Unbewussten› und auf den zunächst angstmachenden therapeutischen Prozess einzulassen. Religiöse Menschen andererseits bevorzugen vorschnelles Verzeihen oder Beten einem Aufarbeiten von Konfliktstoff.

Anklänge an die sokratische Vorgehensweise – sogar noch eine antike *Mysterienformel* (5.4.5.6.3) enthaltend – lassen sich in der christlichen *Beichttradition* erkennen, die ursprünglich ebenfalls in Phasen verlief: *beten, bekennen, bereuen, Absolution, büssen*[61]. Im *transkulturellen Vergleich* sind die *sokratischen Therapiephasen jedoch in ihrer Konsequenz und wissenschaftlichen Begründung einzigartig.*

Die sokratische Katharsis war eine *Explorationsmethode in Gemeinschaft (politike episteme),* eine Form von *Gruppentherapie, kombiniert mit Einzelsetting*[62] (5.2.6).

Der *Alkibiades*-Dialog lässt sich als *fortschreitender Bewusstheitsprozess* folgendermassen gliedern, indem *therapeutische Phasen* und *Bewusstseinszustände* nebeneinandergesetzt werden:

Therapeutische Phasen	***Bewusstseinszustände***
psogos – Integration und Schutz	Trance-Rücknahme – Neuvernetzung
maieia – Wiedergeburt	Schau
protrope (2. Aporie) – Motivationsphase	erhöhtes Gewahrsein
apotrope – Wegwendephase	Zwischenbereich
elenchos (1. Aporie) – Psychodynamik	Verdrängungsschranke durchbrechen
epainos – Arbeitsbündnis	Alltagsbewusstsein – Verdrängen

Im nach Sokrates' Tod geschriebenen *Alkibiades*-Dialog geht es um einen Mann, der negative Geschichte schreiben sollte: *Alkibiades* war später wegen Mysterienprofanierung angeklagt, zettelte den verheerenden Sizilienfeldzug an, wurde zum Landesverräter und Überläufer und wurde schliesslich ermordet[63]. Obwohl die therapeutische Erfahrung für Alkibiades nicht nachhaltig war, hat Platon die kathartische Methode gerade im gleichnamigen Dialog als *exemplarischen Tiefenprozess* dargestellt[48].

5.1 Arbeitsbündnis oder Joining[64] *(epainos)*

– Am Anfang der Therapieschritte erwähne ich jeweils die entsprechenden Textstellen im *Alkibiades*-Dialog: 103a1-106c3.
– Ab jetzt werden moderne Aspekte in einem grauen Rasteron erscheinen

Proklos referiert die Einteilung nach den erwähnten Therapieschritten oder -phasen, jedoch ohne explizite Textzuordnung. Er gibt bloss Informationen wie[65]:

> «Diejenigen, die den Dialog nach der Gesprächstechnik *(lektikon)* einteilen, ... sagen, der Philosoph brauche die *Lobrede (Umdeuten)*, um den einzuweihenden jungen Mann *(neos, teleioumenos)* für sich zu gewinnen.»

Diese erste oder ‹lobende Kontaktphase› *(epainos)* beginnt als *Rahmenerzählung (prooimion), welche das Ziel des Prozesses bereits enthalten musste*[66].

Ganz entsprechend wies der Psychoanalytiker Hermann ARGELANDER nach, dass sich bereits im Erstinterview die ganze Problematik des Patienten und der Therapieverlauf darstellen. Es lässt sich sagen: Das therapeutische Feld konstelliert sich.

Mit seinem *Loben* als *Umdeuten*[67] macht Sokrates also ein *reframing*, d. h., er setzt in der Rahmenerzählung einen *neuen Rahmen*.

5.1.1 Textzusammenfassung

(Kodewörter **fett**, mit Deutungen von Proklos und Olympiodoros)

Sokrates trifft den kaum 20-jährigen Alkibiades, der bei seinem ersten Auftritt als Volljähriger in der Volksversammlung die Athener bereits beraten will.

Gleich zu Beginn des Dialoges stellt sich Sokrates als *spiritueller Erosmeister* ***(protos erastes***[68]***)*** vor, der *‹guter Hoffnung›* ***(euelpis***[69]***)*** ist, mit Alkibiades einen *initiatischen Erosprozess* zu beginnen. Dies bestätigen Proklos und Olympiodoros ausgiebig.[68] Der Meister hat Alkibiades während Jahren aus der Distanz *beobachtet* und ihn ‹im Schweigen› geprüft ***(sigon***[70]***).*** Alle, die sich um ihn bemühten, liess Alkibiades abblitzen, *undifferenzierte Liebhaber* wie hochentwickelte *Erosmeister.* Während einzelne ihn bestürmten und in ein ausschweifendes Leben ziehen wollten, hält ihm Sokrates zugute, dass er sich nicht auf sie einliess: Alkibiades gebe vor, keines Menschen zu bedürfen, vom *Körper* anfangend bis zur *Psyche,* weil er alles in so reichem Masse besässe. Er *täusche* sich nicht ***(pseudo***[71]***),*** wenn er sich als jung, schön, reich, aus vornehmster Familie und mit besten Beziehungen darstelle. Verdeckt klingt jedoch an, dass Alkibiades sich über das menschliche Mass verstiegen hat, ferner auch, dass er Äusserlichkeiten zu stark bewertet (er beginnt beim Körper, nicht bei der Seele, 5.5.3). Sokrates entgeht nicht – und er sagt es verdeckt – dass Alkibiades mit seinem narzisstischen Dünkel alle anderen *Liebhaber* und *Erosmeister* ***(erastes***[68]***),*** die sich um ihn bemühten, vertrieben hat. Dreimal spricht Sokrates auch von seiner *Hoffnung, ja ‹guter Hoffnung›* für den gemeinsamen Prozess, da die subtilen *Hindernisse* für einen Therapiebeginn jetzt wegfielen ***(daimonion***[72]***).*** Was also Sokrates' Kontaktnahme bis anhin bremste und was zum subtilen Heilen unabdingbar ist, nämlich der ***kairos***[73] (2.6.2), ist erfüllt und ablesbar an der *Synchronizität der Begegnung.* Nach subtilen Heilkriterien darf der Prozess nun unter diesen erfolgversprechenden Zeichen eingeleitet werden[68]. Ferner hat Alkibiades das richtige Alter für den Initiationsweg.[74] Auch weiss der Meister genau um Alkibiades' *Erstauntsein* ***(thaumazein***[70]***,*** 5.4.4.4), dass er, Sokrates, sich durch das arrogante Verhalten nicht abspenstig machen lässt. Alkibiades wird neugierig und fordert Sokrates *dreimal* auf, auszuführen, was *‹Sache› sei* ***(pragma***[70]***):***

A: «Ich möchte deine Absicht, mit welcher Hoffnung du mir folgst und mich *prüfst,* gerne erfahren».

A: «(Ich werde zuhören und bleiben), sprich nur!»

A: «Oh Guter, sprich nur (auch wenn es lange dauern wird), ich werde zuhören!»

Sokrates nimmt die Aufforderung an:

S: «So sei denn gesprochen» *(lekteon an eie).*

Die dreifache Aufforderung bildet eine *eindeutige Zäsur.* Es könnte sich hier bereits um eine *ritualisierte Prüfung* der Bereitschaft des Probanden Alkibiades handeln*: Sokrates* geht nun tiefer und wird sein *‹reframing›* (Umdeuten[67]) von der äusseren auf die *innere, psychische Ebene* verlagern. Denn während er eben Alkibiades' Situation mittels äusserer Fakten schilderte, offenbart er sich nun mit seiner therapeutischen Kompetenz und *hellsichtigen Empathie* ***(ton noun diateteleka):*** Er weiss und sagt, was und wie Alkibiades *denkt und fühlt.* Hätte er ihn mit der geschilderten äusseren Situation als glücklich erkannt, hätte er von *seinem Eros* abgelassen. Aber er lässt sich nicht durch das äussere ‹Glück› des Alkibiades blenden, ist doch *‹seine Sache›* ***(pragma***[70]***)*** die innere wahre *‹Glückseligkeit›.* Und er fährt im gleichen Ton bei verdeckter Diagnose *Narzissmus* weiter, indem er aufzeigt, wie die Wünsche des kaum 20-Jährigen ins Unermessliche wachsen: Er rivalisiere nicht nur mit dem grossen Staatschef *Perikles,* seinem Vormund, sondern möchte mit seinem Namen und seiner Macht über die Griechen hinaus – den *persischen Grosskönigen* gleich (5.3.7) – gar alle Menschen des Erdballs erfüllen und sie beherrschen. Alkibiades wolle doch lieber *tot sein,* als nicht seine kühnsten

Träume erfüllt wissen ***(tethnanai,*** Hinweis auf ‹Ichtod›). Hinter seinem grenzenlosen *Machtstreben* ***(dynamis)*** meint Sokrates letztlich die *‹Kraftentwicklung›* ***(dynamis** (1.3),* mit der er Menschen *begegnen* und sie *erfüllen* soll (Energiepraxis). Es wird darum gehen, die *Hoffnung* auf äussere Ehre zur *‹guten Hoffnung›* des psychisch-geistigen *Vollendungsweges* ***(telos***[70]*)* werden zu lassen. Warum nun mit Sokrates? Weil nur er, Sokrates, die nötige *Kraft* hat, die ‹Angelegenheiten› des Alkibiades zur subtilen *‹Sache›*[70], zur *Vollendung* ***(telos***[70]*)* zu bringen, mit *Gottes Hilfe*[75]. So wie Alkibiades jetzt voller Hoffnung ist, sich bei den Athenern Ehre zu verschaffen, so ist der ihn spiegelnde Sokrates ebenfalls ‹guter Hoffnung›[69], bei Alkibiades Höchstes bewirken zu können. Jetzt ist der gute Moment[73], wo es möglich ist, mit Alkibiades in einen *dialogischen Prozess* zu kommen ***(dialegesthai).*** Alkibiades wird neugierig, und nochmals bringt Sokrates ihn zu einer dreimaligen Aufforderung[85], nun seine Methode des *‹Fragens und Antwortens›* hinsichtlich des Gesagten (der Diagnose) zu initiieren und sein *dialogisches Verfahren* zu beginnen.

Alkibiades will zu den konkreten Anspielungen nicht Stellung nehmen, ist aber noch neugieriger, wie er seine grenzenlosen Ziele mit Sokrates' Hilfe erreichen soll. Nochmals folgt eine *dreimalige Aufforderung,* mit dem ‹Fragen und Antworten›, also mit der *sokratischen Dialogtechnik* zu beginnen: Das *Arbeitsbündnis* ist hergestellt (GREENSON)[89].

5.1.2 Interventionstechniken

Die griechischen Rhetoriker waren Meister der Gesprächstechnik. So mag es nicht erstaunen, dass viele, gerade auch *systemtherapeutische Interventionsarten* damals bereits bekannt waren und von Sokrates meisterhaft angewandt wurden. Kommunikationsforscher wie Paul WATZLAWICK, Mitbegründer der Systemtherapie, haben natürlich die griechische Rhetorik studiert. [I 372]

- ***Positives Umdeuten*** *(epainos)* wurde diese Phase genannt: *Sokrates* geht mit der Wunschenergie des *Alkibiades*, tendiert aber auf die geläuterte, höhere Ebene (Ressource). Proklos deutet dies so, dass Sokrates sich dabei auf eine tiefere Bewusstseinsebene ‹einlasse›, was nach pythagoreischer Art für den Therapeuten ein Wagnis sei (Verletzbarkeit)[76].
  Während diese Technik bei den Platonikern grosse Überzeugungskraft besass, mündete das *Umdeuten* bei den Gegnern von Sokrates in Parodien im Sinne von: *Man kann alles positiv formulieren*[77]. Die Berechtigung, den diffamierten Alkibiades zu loben, wurde noch bei den Neuplatonikern diskutiert und von Proklos eindeutig als *Umdeutung* gewertet: Sokrates arbeite doppelbödig, einerseits lobend, letztlich aber konfrontierend, im Sinne von ‹Zuckerbrot und Peitsche› *(stroke and kick*[53]*).*

Der *Kern der Umdeutung* ist folgender: grundsätzlich ist die Sehnsucht von Alkibiades (und allen Menschen) nach Grossem gut, denn ihr Motor ist letztlich die *spirituelle Sehnsucht.* Nur subtile Vollendung *(telos)* ist jedoch ‹wahre Glückseligkeit› *(eudaimonia)*[78] und wahre Bedürfnislosigkeit *(autarkeia).* Während also für die sichtbare Ebene infolge materieller Attraktion ein *‹immer mehr›* zur *Sucht* führt, bedeutet im *Energiemodell ‹immer mehr› die psychisch-geistige Entwicklung.* Hier erst lohnt es sich, sich voll einzusetzen. *Sokrates braucht das Streben des Alkibiades – und der Menschen überhaupt – in einem umfassenden Sinn als Ressource, als Entwicklungspotenzial*[79].
Bereits hier kommen die *zwei Bewusstseinsebenen* der platonischen Philosophie deutlich hervor: die Ebene des *‹Scheins›* einerseits und die damit verbundenen ‹Meinungen der Vielen› (Alkibiades) und die Ebene des *‹Seins›* andererseits, des Erkenntnisweges zum höchsten *Sein* (Sokrates)[80].

- ***Gehen mit dem Widerstand*** *(‹down position›*[81]*):* Sokrates beginnt mit der therapeutischen Strategie der *‹down position›:* Er kommt als ‹abgewimmelter Liebhaber› vor den ‹grossen› Alkibiades. Kombiniert mit dem *Umdeuten* wendet Sokrates diese Strategie besonders zu Beginn der ersten Vertiefungsphase an, nach der ersten Aufforderungsserie[85]: Es sei schwierig für einen Erosmeister *(erastes),* sich an einen Mann zu wenden, bei dem alle Liebhaber (ebenfalls *erastes)* abblitzten. Sokrates *geht* also *‹mit dem Widerstand›* oder *‹übernimmt den Widerstand›* für Alkibiades, wodurch dieser leichter in die *Progression* kommt.

In der heutigen Therapeutik wird von Widerstand und Homöostase gesprochen. Statt den Widerstand frontal durch eine abrupte Intervention anzugehen wie: «Hier irren Sie aber ...», lässt sich der Patient durch das ‹Gehen mit dem Widerstand› leichter bewegen, etwa durch: «Sie haben gute Gründe, dass sich nichts verändert ...». Im subtilen Umgang mit dem Widerstand zeigt sich ‹ressourcenorientiertes Vorgehen›, besonders wichtig am Anfang des therapeutischen Prozesses: Ein Mensch wird dort abgeholt, wo er ist.

Insbesondere für Therapien in psychischen Grenzbereichen wie der *Traumatherapie* ist ein Klima von Vertrauen und Sicherheit ganz entscheidend. Bezüglich Traumakonfrontation bei PTSD (Post Traumatic Stress Disease) wurde beobachtet, dass erst bei genügendem Vertrauen jene Angst- und Schamgefühle ausgehalten werden können, die durch die Konfrontation mit den Erinnerungen hervorkommen[82]. Auch GROF, ein Psychiater, der mit veränderten Bewusstseinszuständen arbeitet, unterstreicht die Wichtigkeit, in der ‹einleitenden Periode eine gute therapeutische Beziehung herzustellen›[83].

- ***Spiegeltechnik:*** Sokrates *spiegelt* Alkibiades auf der höheren Ebene: Alkibiades ist voll Hoffnung, eine grosse Wirkung auf die Menge zu haben, und ganz entsprechend ist Sokrates ‹guter Hoffnung›, bei Alkibiades alles bewirken zu können. Sokrates wendet *Spiegeltechniken* auf verschiedenen Ebenen an, bis zum höchsten schauenden Erleben.[84]

Das einfache *sprachliche Spiegeln* wurde als *Gesprächstechnik* nach ROGERS bekannt,

findet sich aber schon bei Sokrates[84]:
«Du sagst, du hättest niemanden nötig ...»

Das Bild des Spiegelns hat auch FREUD für die Rolle des Analytikers geprägt.

- ***Sokratische Fragetechnik:*** Die *sokratische Methode* stellt *die Fragen so, dass der Gefragte in einen Vertiefungsprozess kommt* und *‹wahr› antwortet.* Jeder Mensch trägt alles zu seiner Entwicklung Erforderliche in sich, das er selbst zu finden vermag. Folglich stellt Sokrates bereits beim Initiieren des Therapieprozesses die Fragen so, dass er den Therapieauftrag auslöst, wieder mit einer *dreimaligen Aufforderung*:

A: *«... kannst du mir das wohl sagen?»*
S: «zeigen kann ich dir ... wenn du mir dabei nur etwas zu Hilfe kommen willst.»
A: «Wenn es nur keine schwere Hilfeleistung ist ... so will ich wohl.»
S: «Dünkt es dich schwer zu antworten, was gefragt wird?»
A: «Nicht schwer.»
S: «So antworte denn.»
A: *«Frage nur.»*
S: «Ich darf also fragen, als hättest du das im Sinne, was ich sage, dass du im Sinne hast.»
A: *«Das sei so, wenn du willst, damit ich nur erfahre (eido), was du doch sagen wirst.»*

Die *sokratische Regel*: *‹wer antwortet, bekennt›* ist das Kennzeichen subtiler Therapeutik, im Gegensatz zum *direktiven Beeinflussen* von aussen. *Die Psychoanalyse beruht somit auf der sokratischen Methode des Fragens und Antwortens.*

- ***Paradoxes Vorgehen***: Interventionstechnisch arbeitet Sokrates oft mit *Paradoxien (paradoxon),* wenn er überraschenderweise die Ebene wechselt, d. h., wenn er *auf das eine tendiert* und Alkibiades *das andere meint:* dies ist genau der Sinn von gr. *para ten doxan*, das als *‹Doppelbindung› (double* *bind)* in der *Kommunikationstherapie* bekannt wurde (BATESON)[86]. Durch Botschaften, die sich gegenseitig ausschliessen, entsteht eine ‹Zwickmühle› oder ‹Beziehungsfalle›, die nicht nur gehäuft in pathogener Kommunikation, sondern auch bei humorvollen und künstlerischen Aussagen eingesetzt wird. Die Einsicht, dass Doppelbindungen und kreative Neustrukturierungen eng miteinander verbunden sind, hat Methoden *therapeutischer Doppelbindung* in der Neuzeit wieder entdecken lassen.

In der obigen Textzusammenfassung *(epainos)* wirkt das *Umdeuten* und massive *Amplifizieren* der Grössenideen des Alkibiades *paradox*: kaum volljährig möchte er den ganzen Erdball beherrschen. Proklos interpretiert die Umdeutung folgendermassen: je mehr dieses ‹lobende› Fragen ins Detail ausgewalzt wird, umso *anklagender wird die Konfrontation*[87].

Sokrates wendet auch implizite Paradoxien an[71]:

«Du meinst zuerst sehr schön und wohlgewachsen zu sein, und das kann jeder deutlich sehen, *dass du dich hier nicht täuschst (pseudo).»*

Anstatt zu sagen:

«dass du hier Wahres sagst» (alethe lego),

formuliert Sokrates:

«dass du dich hier nicht täuschst» und intendiert:

«aber anderswo täuschst du dich» *(vgl. pseude doxa 3.3.2).*

Die *paradoxe Intervention* mit ihren kontradiktorischen Anweisungen konstelliert also eine ‹Zwickmühle›, eine *ausweglose* Situation, *Aporie benannt* (5.2.4.3): diese drängt nach einem Ausweg, nach einer Veränderung des *bewusstseinsmässigen Standpunktes.*

Unschwer ist hier eine Verbindung zum *hypnotherapeutischen Vorgehen* eines Milton H. ERICKSON zu sehen.

- ***Diagnose stellen*** bedeutet ‹Hindurcherkennen der Bewusstseinsebenen und ihrer schicksalmässigen Verhaftungen›[88]. Dies ist Voraussetzung für einen subtilen Heilprozess. Alkibiades ist *temperamentmässig* ein *Erotiker*: darum definiert sich Sokrates als *Erosmeister* für den spirituellen *doppelten Erosweg* (5.5.6.2). Der therapeutische Fokus wird aber vorerst seine *Ichbezogenheit (hybris)* sein, seine *Gier nach grenzenloser Macht*, und dieses Leiden muss vorgängig bearbeitet werden. Entsprechend gelingt es Sokrates, diese *narzisstische Verstrickung* diagnostisch so *umzudeuten*, dass Alkibiades nur durch Sokrates wahrhaft Grosses zu erreichen vermag und sich darauf einlässt[85].

Heute liesse sich hier etwa an *Narzissmustherapie* (KOHUT), teilweise auch an *strukturbezogene Psychotherapie* denken (RUDOLF).

Zusammengefasst geht es in diesem ersten therapeutischen Schritt um *Kontaktnahme (Joining),* wo Therapeut und Patient sich vertraut machen. Die zunehmende Nähe kann an Sokrates' Interventionen abgelesen werden:

> «Ich glaube, dass du dich wunderst»,

und später sich steigernd zu:

> «Ich weiss gewiss, dass du dich wunderst.»

Technisch wendet Sokrates hier hauptsächlich das *Umdeuten (‹reframing›)* an[67], welches die *erste Therapiephase* bestimmt *(epainos).* Der Interpretationsrahmen wird verändert, und zwar von der sichtbaren auf die unsichtbare Ebene. Ziel dieser Phase ist das *Zustandekommen des Arbeitsbündnisses*[89] (GREENSON).

Mit der dreimaligen Aufforderung gibt Alkibiades Sokrates die Erlaubnis für den *dialogischen Tiefenprozess.* Damit wird das *Arbeitsbündnis* oder der *therapeutische Auftrag* besiegelt[85].

5.2 Prüf- und Schamphase *(elenchos)*

Alkibiades-Dialog: 106c4–119a7[90]. Vgl. Abb. 11.

Nicht nur im *Alkibiades*-Dialog, auch in anderen platonischen Texten findet vor dem *Lehrdialog* ein *propädeutisches Prüfverfahren,* ein sog. *‹elenchos›* statt[90]. Dieser wurde analog zur *Reinigung* des Initianden bei der *Mysterieneinweihung* verstanden[3]. Diese *Initialkatharsis (elenchos)* wird auch als ‹prüfende Widerlegung› oder *‹Elenktik›* übersetzt. Für die Interpreten ein Rätsel[91], soll das Verfahren im Folgenden auf *therapeutischem Hintergrund* beleuchtet werden. Es nimmt seinen Anfang nach dem *Arbeitsbündnis* (5.1).

Proklos definiert diese *elenchos-Phase* folgendermassen[65]:

> «Es braucht den *elenchos* für die Reinigung des *doppelten Unbewusstseins.*»

Der Text lässt sich in *zwei Widerlegungs-* oder besser *Vertiefungsschritte* gliedern[92]:

5.2.1 Textzusammenfassung

(Kodewörter **fett**, mit Deutungen von Proklos und Olympiodoros)

1. **Widerlegungsschritt:**

Sokrates nimmt Alkibiades nun gleichsam *psychodramatisch* bei der Hand und geht mit ihm *mental* aufs Rednerpodium der athenischen Volksversammlung, wo dieser nächstens – bei seinem ersten Auftritt nach der Volljährigkeit – die Menschen belehren und beraten will.

Zugleich ist es ein Schritt auf eine andere *Ebene (**bema**[93])*, auf die ihn Sokrates begleitet. Ebenso ist die ‹*Volksversammlung*› eine *Metapher* für den in den *Meinungen des Kollektivs Verstrickten* und für die lärmenden Kräfte im Innern. Alles Äussere wird immer auch *innerpsychisch (enkosmion)* verstanden![94] Natürlich ist Alkibiades der Meinung, alles *besser zu wissen (**oida beltion**[95])* und deswegen sogleich als *guter Berater* zu erscheinen *(**agathos symboulos**[70])*. Sokrates zeigt dialogisch auf, dass es nun um *subtile Unterweisung (**mathesis**)* und um den *Versenkungsweg (**zetesis-heuresis**[96])* geht, auch wenn Alkibiades vorgibt, bereits ein ‹*Wissender*› *(**eidos**[97])* zu sein. Nur ein *Wissender, nämlich ein Initiierter, vermag das Gerechte vom Ungerechten zu unterscheiden* (Initiationsstufe) und kann daher andere beraten. Hier geht es also nicht um rationale Bildung wie *Rhetorik*, sondern um ‹Herzensbildung›, um den *dialogischen Tiefenprozess* als Tor zur ganzheitlichen Entwicklung. Daran gemessen ist Alkibiades letztlich *unwissend* im Sinne von *unbewusst (**me eidenai**[98])*.

Nur hinsichtlich der sokratischen *Tiefenerforschung (**koine boule**[99])* ist er kein ‹subtil Beratener› und so auch kein *subtiler Berater (**agathos symboulos**)*. Ein solcher müsste das *doppelte Unbewusstsein (**lanthanein**[100])* bearbeitet haben und den Weg der *Unterweisung (**mathein**[101])* sowie der subtilen *Selbsterforschung und -findung (**zetein-heurein**[96])* erfolgreich gegangen sein. Erst dann weiss er in jeder Lage guten Rat und kann von der höheren, *doppelten* Ebene her wirken. Es geht um das *Sich-Erheben*, nicht des Egos, sondern der *Psyche (**orthos anistemi**[102])*. Dazu braucht es die *philosophische Kunst (**techne**[103])*. Dazu gehört auch der ‹*Kampf*› *(**polemein**)*, jedoch ein innerer hinsichtlich subtiler *Gerechtigkeit (**dikaiosyne**[104])*, ein *Unterscheidenlernen von ‹Recht und Unrecht›*, von *‹richtig und falsch›* *(**eidenai peri dikaion kai adikon**)* als *psychischer Tiefenprozess*:

Sokrates geht nun mit Alkibiades zurück in die früheste Kindheit, bis zum Anfang seines ‹*Nichtwissens*›, d. h. bis dorthin, wo, gemäss griechischer Entwicklungspsychologie, die Urverdrängung beginnt[105]. Dabei wird offenbar, dass Alkibiades völlig in den *Meinungen der Menge (**para ton pollon**[106])* verstrickt ist und keine Klarheit über sich hat. Vielmehr befindet er sich im Zustand der *Urverdrängung (**sauton lelethas**[100])*. Es wäre daher lächerlich und zum *Schämen (**aischyne**[107])*, wenn einer andere belehren wollte und selber das Wesentliche nicht erfahren hätte. So bringt Sokrates Alkibiades durch seine Technik dazu zuzugeben, *dass er nicht weiss (**me eidenai**[98])*, und *dass er selbst dies bekennt*. Alkibiades akzeptiert nun zögerlich, verwirrt zu sein bezüglich dessen, was *recht und unrecht* sei *(**plane**[108])*.

Sokrates fasst das Gesagte erstmals als *Zustand totalen Unbewusstseins* zusammen *(ouden oida[109])*.

Und Alkibiades gibt zu: «*Es scheint so.*» Nun setzt Sokrates zur *ersten Deutung* an:

1. ***Deutung von Sokrates*** (= sog. *‹1. These›):*

«Du hast ein verrücktes Unterfangen vor, lehren zu wollen, was du selbst nicht ‹weisst› *(ouk oistha)*, nachdem du dir nicht die Mühe genommen hast, es zu lernen *(amelesas manthanein).»*

Und schon versucht Alkibiades wieder, sich herauszuwinden: Es gehe in der angestrebten Beratungstätigkeit nicht um *Recht und Unrecht (‹wahr* und *unwahr›*, d. h. Tiefenprozess), sondern um den eigenen Vorteil, wo man bisweilen auch Ungerechtigkeiten in Kauf nehmen müsse (vgl. Rhetorik). Alkibiades ist also noch nicht zur Transzendierung der materiellen Welt und ihrer Werte bereit, weswegen Sokrates zu einem *weiteren Vertiefungsschritt* ansetzt.

Der folgende Text zeigt die meisterhafte Art, mit dem *Widerstand* umzugehen. Denn Alkibiades möchte keine weitere Tiefenexploration mehr, sondern einfach rhetorische *Unterweisung*. Gemäss Mysterientradition, der ja die Platoniker ebenfalls verpflichtet sind, kann Unterweisung erst *nach* der *Katharsis (elenchos)* erfolgen, weswegen Sokrates die Widerstände von Alkibiades kreativ unterläuft.

2. Widerlegungs- und Vertiefungsschritt:

Auch bei diesem zweiten Vertiefungsschritt bedient sich Sokrates der *Dramatisierung*, in dem er im *Rollenspiel* Alkibiades nun nicht mehr begleitet, sondern den Gegenpart der Volksversammlung übernimmt; ihnen allen – durch Sokrates verkörpert – soll Alkibiades darlegen, dass das *Gerechte bisweilen nicht nützlich* sei. Wieder bäumt sich *Alkibiades* auf und bezichtigt Sokrates *narzisstischen Tuns* ***(hybristes, hybris***[110]***)***, welches dieser jedoch in *paradoxer* Weise zum Bumerang werden lässt. Sokrates bleibt also unbeirrt und führt *Alkibiades* liebevoll dialogisch in die Ausweglosigkeit. Immer mehr kreist das Vorgehen um die intendierte *Urangst* und deren Überwindung, d. h. um initiatische *‹Tapferkeit›* ***(andreia***[111]***)***. Wichtig ist das Unterscheiden von *gut oder böse* ***(agatha e kaka***[112]***)*** und *Aufrichtigkeit* ***(alethe legein***[112]***)***, ansonsten das Vorgehen *nichts nütze*. Schon hier verheisst Sokrates die *Glückseligkeit* ***(eudaimonia, eudaimon***[113]***)*** als *hohes Ziel* dieses Weges ***(Ressource)***, was einzig durch Bewusstseinsentwicklung erreicht wird ***(kalon k'agathon***[114]***)***. Auf diesem Hintergrund kommt *Alkibiades* in die *erste Aporie (Ausweglosigkeit):* Er weiss nicht mehr aus noch ein, gerät in *Panik*[115], verliert den Boden unter den Füssen ***(a-topos)*** und ist in tiefster *Verwirrung* ***(pathema);*** dieser Ausnahmezustand wird mit ***plane*** bezeichnet[116]:

Erst in diesem Ausnahmezustand erkennt er, dass er um die *letzten Dinge* – um die spirituelle Verwurzelung des Menschen – *nicht weiss* ***(agnoia, peletha)***, ja dass *er nicht weiss, dass er nicht weiss* ***(me eidos oiesthai eidenai***[117]***)****: Denn diejenigen, die wissen, dass sie nicht wissen* (da sie die Katharsis durchlebt haben) und *diejenigen, die Wahres wissen* (da sie weitere Initiationen erfahren haben), kommen nicht in diesen Verwirrungszustand. Sokrates bringt es auf den Punkt: Würde Alkibiades einen Mann nicht auslachen, der die Athener über Recht und Unrecht beraten wollte und sagte, bisweilen sei das Gerechte das Schlechte[118]? Dann werden noch die *Folgen* dieses *doppelten Unbewusstseins* im Handeln ausgeführt ***(hamartema***[119]***)***. Schliesslich folgt die sokratische Diagnose:

2. ***Deutung von Sokrates*** (= sog. *‹2. These›):*

«Weh also, oh Alkibiades, an welchem Leiden leidest du, was ich zaudere ***(okno***[70]***)***, aber doch, weil wir allein sind, es heraussagen muss: mit dem beschämendsten Unbewusstsein hausest du» (vgl. auch a. a. O. ***amathia… he eschate*** = *Urverdrängung, 3.2.2).*

Alkibiades wird hier gleichsam zum zweiten Mal des *Nichtwissens überführt*, ist also ein *doppelt Unwissender* ***(diplen amathian paschein):*** *Er weiss nicht, und er weiss nicht, dass er nicht weiss.* Er weiss nichts um die *Glückseligkeitserfahrung*[120], was für den Menschen das einzig *Erstrebenswerte* ist. Die zweite Deutung von Sokrates löst grosse *Scham* aus und wird deshalb unter vier Augen ausgesprochen. Sokrates prüft ihn weiter bezüglich seinem berühmten *‹Vormund›* Perikles, und prompt versucht Alkibiades abermals, sich über diesen zu rechtfertigen, steht aber schliesslich völlig nackt da; denn auch der grosse ‹Staatsmann› ***(politikos***[121]***)*** war ihm kein subtiler *‹Mysterienpate›* ***(epitropos***[122]***)***. Fazit: *Alkibiades* ist psychisch *unentwickelt* ***(apaideutos***[123]***)***, denn er hat noch *keinen subtilen Lehrer* gehabt.

Damit scheint ein Teil *lebensgeschichtlichen, psychodynamischen* Aufarbeitens erreicht zu sein[124]. Hier nun muss sich Alkibiades für den *Achtsamkeitsweg (epimeleia*[125]*)* entscheiden. Aber schon wieder flammen seine Widerstände auf. Daher geht es weiter mit der sokratischen *Tiefenanalyse (koine boule*[125]*):* Über die Wahrnehmung von *‹recht und unrecht›*[126] wird bis zum *Beginn* des Falschkonstruktes *(arche)* vorgerückt, korrigiert und neu verankert. *Dieses therapeutische Aufarbeiten der Lebensgeschichte zu Beginn des Entwicklungsweges nannten die Platoniker ebenfalls ‹paideia› (‹Erziehung›), gleichsam als Kode für die ‹therapeutische Nacherziehung› des Erwachsenen (paidika).*[127]

5.2.2 Zweistufige kognitive und emotionale Reinigung

Diese Therapiephase umfasst das, was wir seit FREUD mit *‹Katharsis›* bezeichnen: Die *kathartische Methode* der frühen Psychoanalyse suchte nach *Wiedererleben* und *Abfuhr der pathogenen Affekte* und nach *Wachrufen* der damit verbundenen *traumatischen Ereignisse* (LAPLANCHE/PONTALIS).

In der sokratischen Tiefenreinigung *(elenchos)* wurde die *Urverdrängung* oder das *‹doppelte Unbewusstsein› durchbrochen.* Diese Therapiephase wird durch unterschiedliche Interventionen bestimmt, mitunter sehr kraftvolle, besonders bei *narzisstischen* Charakteren: Hier beisse sich der Prüfende mittels seiner Fragetechnik am Probanden mehr fest als eine Natter am Körper[128]. Dies sind keine philosophisch-intellektuellen Übungen. Weit über den kognitiven Bereich hinaus führt der Prozess in ein die ganze Person erschütterndes *Durchstehen* von falschen Lebensskripten und Affekteinbrüchen. Der Patient befindet sich in Bewusstseinsräumen, die uns heute *therapeutisch kaum oder noch nicht zur Verfügung* stehen[129]. *Trance*-Zustände sind daran zu erkennen, dass er bloss ‹ja› oder ‹nein› sagt, um später wieder ins Wachbewusstsein ‹auftauchen›.[130]

Eine entscheidende Interpretationshilfe geben die Neuplatoniker, wenn sie hier nun *zwei Reinigungsebenen unterscheiden* und innerhalb dieser die Notwendigkeit zweier unterschiedlicher Vorgehensweisen je für *Kognitionen* und *Affekte* betonen[131]:

> «Da die Psyche zwei Ebenen *(moria)* hat, das *gnostikon* (kognitive Ebene) und das *zotikon* (Fühlebene), ist der *kognitive Bereich* durch das *widerlegende Prüfverfahren (elenchos)* zu reinigen, der *Fühlbereich* durch die *tadelnde Konfrontation (epiplexis)*. Das *gnostikon* reinigte Sokrates im Herausarbeiten des *doppelten Unbewusstseins* des Alkibiades *(diple amathainon)*, das *zotikon* im Herausbringen *(ektragodesai)*, wieviel und welches Schlechte diesem doppelten Unbewusstsein folgte.»

Zuerst steigt Sokrates bei den *Kognitionen* ein, um genaustens den Wahrnehmungen entlang in die psychischen Tiefen vorzustossen, bis zu dem Punkt – zur *Ausweglosigkeit oder Aporie – wo das erweiterte Fühlen möglich wird. Nur dieser erste Schritt wurde für die Nachwelt zum typisch sokratischen, allerdings als rein rationales Vorgehen verkürzt.* Der nächste Schritt – die *Reinigung des Gefühls- oder Vitalbereiches* – ging jedoch verloren. Dieser zweite Schritt war stark *ritualisiert* und knüpfte an, in der Antike noch bestens bekannte, *Ausserkörpererfahrungen* an (OOBE 5.2.7.5). Folglich muss *elenchos* ein Kodebegriff sein: Einerseits subsumiert *Olympiodoros* darunter zwei verschiedene Schritte, verwendet im obigen Zitat den Begriff dagegen nur für das *Kognitive (gnostikon)*, für den *Fühlbereich (zotikon)* jedoch denjenigen der *tadelnden Konfrontation (epiplexis)*. Ich erkläre die sprachliche Unklarheit durch eine verschlüsselnde *Homonymie* (Doppelsinnigkeit[132]) folgendermassen:

- gr. *elenchos* **m.** = Prüfverfahren im *kognitiven* Bereich (gr. *gnostikon*[131])
- gr. *elenchos* **n.** = Konfrontation mit dem *emotionalen* Bereich (gr. *zotikon*[131])

Auch *Proklos* unterscheidet hier die beiden Ebenen der *Kognitionen* und *Gefühle*, allerdings mit den Begriffen *phantasiai* und *pathe*[133]:

> «Da die (Meinungen der) Menge Ursache *(aition)* unseres Falschkonstruktes sind, indem sie uns seit unserer Kindheit unbrauchbare *Vorstellungen (phantasiai)* und verwickelte *Gefühle (pathe)* einflösst, ist es notwendig, dass der Bewusstwerdungsprozess *(epistemonikos logos)* das in uns durch die Gemeinschaft mit der Menge Verdrehte wieder ‹grädet›, das emotional Überflutete *(empathes genomenon)* therapiert *(therapeuo)*, das, was mit Unreinem aufgefüllt ist, läutert *(apokathairo)*.»

Unter der *elenchos*-Phase müssen also *zwei unterschiedliche kathartische Vorgehensweisen* verstanden werden. Ihnen entsprechen *zwei Bewusstseinsbereiche*, der kognitive und der emotionale. Was in der psychoanalytischen Therapeutik nie so klar formuliert war – obwohl empirisch immer wieder gefordert –, ist bei Sokrates ein Muss: Analyse und Auflösung der neurotischen Strukturen im kognitiven Bereich müssen zur Reinigung und Auflösung ihrer Folgen in den Gefühlsbereich führen. Dazu braucht es auf subtiler Beobachtung gründende Psyche-Konzepte und therapeutische Eigenerfahrung, sonst gleiten die Verfahren – wie bereits neuplatonisch beobachtbar – leicht ins Rationale und unter die Fittiche der Ich-Kontrolle.

Interessanterweise kommen heutige Traumaforscherinnen wieder zu diesen alten Bewusstseins- und Therapiekonzepten. Im sog. *Debriefing* werden bei schwer traumatischen Erfahrungen der kognitive und der emotionale Bereich therapeutisch in verschiedenen Schritten achtsam angegangen: Zuerst wird das traumatisierende Erleben auf der kognitiven Ebene rekonstruiert. In einer zweiten Phase wird nach Gedanken und Emotionen während dieses Geschehens gefragt. In einer dritten Phase dann geht es um den Wiederaufbau, die Integration der Person, wo das Erlebte eingegrenzt und dafür gesorgt wird, dass die Symptome gelindert und die Erinnerungen losgelassen werden können:

> «Dabei soll der ‹Leib› an den Ursprung der Person zurückgeholt werden durch respektvolle Behandlung und ausgewogenes Training. Am Ende der Intervention steht ein Abschlussritual.»[134]

Auch aus der psychoanalytischen Forschung und der Gedächtnistheorie wird immer klarer – wenn auch ohne Energiemodelle – erkannt (M. LEUZINGER-BOHLEBER[134]):

> «dass therapeutische Veränderung nicht durch das kognitive Aufdecken frühinfantiler Traumatisierungen … allein, durch ‹reine Erkenntnis im Kopf des Analysanden›, zustande kommen, sondern dass das Durcharbeiten in der Übertragungsbeziehung zum Analytiker (inklusive der sensomotorisch-affektiven, ‹embodied› Erfahrungen) in der therapeutischen Interaktion, d. h., der ‹Leib-Resonanz› zwischen zwei Personen das Entscheidende ist.»

Die *Übertragungsbeziehung* – verstanden als ‹*Resonanzphänomen*› oder *subtiler Energieaustausch* – ist immer Voraussetzung für die nun folgenden sokratischen Auflösungsvorgänge.

5.2.3 Energetische Darstellung psychischer Auflösungsvorgänge

Suggestive Techniken: Seit alters her waren verschiedene Techniken bekannt, um auf die Psyche-Felder einzuwirken (4.4). Schon die *Rhetorik* als ‹Kunst des Überredens›, aber auch *Suggestionen* und ‹*Besprechungen*› wurden zu Heilzwecken eingesetzt. Den energetischen Umwandlungsprozess einer Vorstellung *(doxa)* zeigt und kritisiert der Rhetoriklehrer *Gorgias* (483–375 v.Chr.) am Beispiel einer rituell-gesungenen *Besprechung*, eines ‹*Mantras*›. Dabei wird auch die Wechselwirkung von *Vorstellung* und *Gefühl* deutlich. Soll – durch *rituelle Besprechung (entheoi dia logon epodai)* – eine mit Trauer *(lype)* verbundene Vorstellung umgewandelt und durch Freude und Lust *(hedone)* ersetzt werden, geschehe Folgendes[135]:

1. die Energie des ‹Mantras› verbindet sich mit der psychischen Vorstellung*: Energie fährt ein,*
2. sie bezaubert sie *(ethelxe):* es tritt *Bewusstseinsveränderung im Gefühlsbereich ein,*
3. sie überredet sie *(epeise): Besetzung im kognitiven Bereich erfolgt,*
4. und sie ersetzt sie *(metestesen)* durch Täuschung und Tricks: *Vorbestehendes wird losgelassen.*

Gorgias, Zeitgenosse von Sokrates, denunziert diese der Psyche unangemessene Beeinflussung als ‹*zweideutige Techniken*›, als *Täuschungen* im kognitiven Bereich und als *Fehlleitungen* der (emotionalen) Psyche, wie sie auch im *Alkibiades*-Dialog Thema sind. Denn *Sokrates* verabscheut ebenfalls *suggestive* Methoden, welche *therapeutisch nur wenig bewirkten*[136]. Bei *Suggestionen* (auch *tiefer Hypnose)* wird ein Mensch von einem anderen Menschen *konditioniert*, wobei seine eigene *psychische Steuerung* unterlaufen wird. Dies kreidet *Sokrates Protagoras* an, dem Prototypen eines guruhaften Lehrers (vgl. *Protagoras*-Dialog). *Sokrates* dagegen ist kein ‹Macher›, kein ‹Sprücheklopfer›, der seine Weisheit über den andern Menschen ausgiesst[137]. *Platon* ist sehr darauf bedacht, die *wahre Philosophie* von derjenigen der berühmt-berüchtigten *Sophisten* zu unterscheiden. Noch die Neuplatoniker unterstreichen, dass *Sokrates* eine *heilige Therapie* durchführte *(theia therapeia)*, mit Kompetenz und Menschenliebe vorging und *nicht mit Zaubertricks*.

Obige Kritik am *suggestiven Verfahren* zeigt, wie differenziert psychische Heilmethoden damals reflektiert wurden: Wichtige energetische Prinzipien sind *Resonanz, Besetzung* des *emotional Stärkeren* und *Besetzungsentzug* am Schwächeren. Ohne genügend Achtsamkeit *ersetzt nämlich das Stärkere das* Schwächere, ob von ‹aussen› oder von ‹innen› kommend[138].

Wie ein Mensch mit starken hypnotisch-suggestiven Fähigkeiten einen anderen Menschen energetisch beherrschen und *manipulieren* kann, hat Thomas MANN in der Erzählung *Mario und der Zauberer* eindrücklich dargestellt.

Zusammengefasst erfolgte psychisches Heilen nach den Gesetzen von *genauem Wahrnehmen*, von *kathartischem Auflösen* von Negativem und *Neuvernetzen von Positivem*, bekannt als energetisches Heilprinzip von *‹Lösen und Binden›* *(solve et coagula*[139]*)*.

Hieher gehört auch das psychoanalytische Konzept der *‹Gegenbesetzung›:* Die Besetzung findet jedoch nicht nur bei Verdrängung statt, wie FREUD meinte, sondern ist ein ständiger Wahrnehmungs- und Evaluationsprozess. Es kann nicht *nicht besetzt* werden.

Besetzungsentzug und Gegenbesetzung bedingen sich also energetisch. Dieser Mechanismus psychischen Funktionierens beginnt seit Geburt, mit der Urverdrängung, und ist zeitlebens wirksam. Das Prinzip kann durch Suggestion manipuliert, aber auch durch Katharsis progressiv gewandelt werden. Erst im strukturlosen Bewusstseinsbereich GEIST scheinen keine Besetzungsvorgänge mehr zu erfolgen: hier ist Leere gleich Fülle.

Einordnung des sokratischen Auflösungsverfahrens *(elenchos)*

Olympiodoros nennt *Sokrates* – im Gegensatz zu suggestiv Agierenden – den *ersten Therapeuten, der Menschen durch den Tiefenprozess führte* und sie echte Erkenntnis erfahren liess[140]. *Platon* selbst preist den *elenchos* als das *‹grösste und stärkste aller reinigenden Verfahren› (katharsis)*, sehr effizient im *Ausstossen (ekbole)* hartnäckiger *Falschkonstrukte (sklere doxa)* und in der *gefühlsmässigen* Befreiung über das Erleben von *Scham*[141]. *Proklos* seinerseits rühmt die *universelle* therapeutische Anwendbarkeit des sokratischen Verfahrens als[142]:

> «einzigartige, sehr gut verständliche Methode *(mia methodos gnorimotate).*»

Warum ist diese Technik wirksamer als andere *Techniken der Gesprächstherapie (logois didaskalia)*, die mittels Tadel oder Zuspruch vorgehen? Diejenigen, die im Zustand von *Urverdrängung* oder *‹doppeltem Unbewusstsein›* sind, seien ja gerade überzeugt, alles zu wissen. Kein Mensch aber, der von sich überzeugt sei, wolle sich belehren lassen. Da die *Neurose* sich durch *unbewusste Steuerung* fixiert, sei hier eine wirksamere Methode notwendig[143]. Dem *Ichbollwerk (paraphragma*[144]*)* muss folglich eine starke *therapeutische Kraft* auf der *Gefühlsebene* entgegenwirken. Sie entsteht im Feld von Übertragung–Gegenübertragung und muss – in und durch die Therapeutin – zugleich von der *Meta-Ebene* her gesteuert werden[145].

Die Psychoanalyse weiss längst, dass sowohl Anklage wie suggestives Zureden therapeutisch wenig wirksam sind, weil die alten Widerstandsmuster fortbestehen. Zur Auflösung Letzterer braucht es eine emotionale Verbindung zu den traumatischen Ereignissen, induziert und erleichtert durch eine regressive Bewusstseinsveränderung (Couchlage), beides bereits Errungenschaften der platonischen Tiefentherapie.

Platon legt das *kathartische Verfahren (elenchos)* dar, indem er es definiert und zugleich umsetzt: ein typisches Beispiel für die Übereinstimmung von *Form und Inhalt*[146]:

> «So sei denn das therapeutische *Reinigungsverfahren (kathartike)* ein Teil unterscheidender (Wahrnehmungs-)Prüfung *(diakritike techne)*; vom Gesamt der reinigenden Verfahren soll das *psychisch-reinigende* abgesondert werden, von diesem wiederum das *lehrend-unterweisende (didaskalike)*, von letzterem das *erziehend-initiatische (paideutike* [147]*)* und von diesem wiederum das Prüfverfahren *(elenchos)*, worunter normalerweise die verlogene Scheinweisheit (der Sophisten*: doxosophia)* verstanden wird, dieses hier aber, in der jetzt aufscheinenden Gesprächsdefinition, nichts anderes ist als die von ihrer Herkunft her *echte Sophistik*.»

Dieses Zitat lässt sich auch als Algorithmus (generativer Stammbaum) darstellen[148]:

Gesamt der Reinigungsverfahren (kathartike)

↙ ↘

(körperliche) vs. psychische (tes psyches)

↙ ↘

(Mysterienformen[149]*) vs. individuelle Unterweisung (didaskalike*[150]*)*

↙ ↘

(suggestive[151]*) vs. analysierende (paideutike*[147]*)*

↙ ↘

(rhetorische) vs. psychotherapeutische (elenchos = philosophia)

↙ ↘

(Kognitionen: elenchos **m.** *vs. Gefühle: elenchos* **n.**[132]*)*

Dieser Stammbaum bildet das *sokratische Vorgehen* im Versenkungsprozess ab. Den Begriff ‹*elenchos*› scheint Sokrates – von einer *rationalen Prüfung, wie ihn die Philosophietradition als Elenktik verewigte*[152] – zu einem *Prüfverfahren im bewusstseinsveränderten Zustand umfunktioniert und uminterpretiert* zu haben. Mit kognitiv anmutenden Methoden *(elenchos* m.) drang *Sokrates* bis zu dem aus den Mysterieninitiationen bekannten Bewusstseinseinbruch im Zwischenbereich *(plane)* vor: Er *warf* den Probanden gleichsam in den andern Bewusstseinszustand[153]. Dann musste die Lebensgeschichte (‹Lebensfilm›) gefühlsmässig aufgearbeitet werden *(elenchos* n.). Denn der kognitive Bereich formt sich ab Geburt zum Ich, mit dem Preis der sukzessiven Abkoppelung von den tieferen, emotionalen Bewusstseinsebenen. Diese müssen in der sokratischen Tiefenarbeit wieder mit den Kognitionen verbunden werden.

5.2.4 Reinigung des kognitiven Bereiches *(gnostikon)*

Der sokratische Tiefenprozess beginnt also mit der *kognitiven Reinigung. Sokrates* setzte bei einem *Falschkonstrukt (pseude doxa)* an und ging dann gleichsam dem ‹Wahrnehmungsfaden› entlang *(kata gnosin*[I 165]*).* ‹*Suchen*› *(zetesis)* verstand Sokrates als *Versenkungstechnik*. Tiefer und tiefer drang er ins Unbewusstsein bis zum Entstehen des Falschkonstruktes vor *(arche)*. Dasselbe wurde dann aufgedeckt und mittels klarem Wahrnehmen des Richtigen gereinigt, d. h. korrigiert.[154] Hier endete die *Versenkung* mit dem ‹*Finden*› der korrektiven Energie *(heuresis)*. Beide – *Suchen* und *Finden* – weisen auf *Mysterienerfahrung:*

> Wie in den *Eleusinien* – und ähnlich auch in den *Isis-Mysterien* – das ‹*Suchen*› (*zetesis*) *Demeters* nach ihrer in der *Unterwelt* (bzw. *Unbewusstsein*) verschwundenen Tochter *Persephone*, ihr *Herumirren im Zwischenzustand* (*plane*) und schliesslich das *glückselige Finden (heuresis)* rituell miterlebt wurden, so intendierte auch Sokrates diesen Bewusstseinsweg mittels Versenkungspraxis und verwendete dafür dieselben Begriffe (5.4.4.3[96]).

Das *sokratische* Vordringen zur *ersten Ursache*[155] – in letzter Konsequenz bis zur Menschwerdung *(genesis)*[156] – führt in die Erfahrung höchster *Ausweglosigkeit (Aporie)*. In diesem *Schockzustand* verliert der Mensch den *Boden des Ichs (a-topos)*[157], ja, er wird gleichsam daraus hinausgeworfen *(ekballo)*. In diesem *labyrinthähnlichen Prozess* halte *Sokrates* jedoch den Novizen immer ‹an einem Faden› fest[158].

Der so induzierte Zusammenbruch der Ichstruktur kommt dem ‹Sterben des alten Menschen› gleich, wie dies in den mystischen Traditionen bekannt ist. Entsprechend wurde der Einweihungsprozess auch begrifflich mit dem *‹Sterben›* verbunden (vgl. Taufe):

gr. *telete* (Einweihung) ≈ gr. *teleute* (Sterben)[159]

Auf diesem Hintergrund lässt sich Sokrates' Definition der *Philosophie* als ‹Sterbenlernen›, oder besser als ‹Hinübergehenlernen› verstehen.[160] Der Weg zum Urbeginn *(arche)* ist so nicht einfach als *Gedächtnisleistung*, sondern als Versenkungs- und *Desintegrationserfahrung* zum Neubeginn hin zu verstehen. Zu Desintegrationsbildern wie im *Osiris*-Kult vgl. 5.2.7.5.

GROF beschreibt eine entsprechende Phase von ‹Ichtod›[161]:

«... von endgültiger biologischer Vernichtung, emotioneller Niederlage, intellektuellem Zusammenbruch und äusserster moralischer Demütigung. Dabei tauchen in der Regel schnell aufeinanderfolgende Bilder von Ereignissen aus seiner Vergangenheit wie aus seiner gegenwärtigen Lebenssituation auf. Er hat das Gefühl, in seinem Leben total und unter jedem denkbaren Gesichtspunkt versagt zu haben; seine gesamte Welt scheint zusammenzubrechen, und alle bisher sinnvollen Bezugspunkte gehen ihm verloren. Dieses Erlebnis wird gewöhnlich als Ich-Tod bezeichnet.»

Die sokratische ‹Gretchenfrage› ist daher, ob die *Auflösung der Urverdrängung*, der ‹Ichtod›, *bereits erfolgt ist*. Bei *Alkibiades* hatte der Durchbruch ins Bewusstseinsspektrum noch nicht stattgefunden und muss im Folgenden als *Aporie*-Prozess (‹Ausweglosigkeit›) erfahren werden.

5.2.4.1 Die Behandlungstechnik

Die sokratische Versenkungstechnik beginnt mit der nach innen gewandten *Konzentration*, und mit der Frage: «*Wie* hat etwas begonnen, *wo* hat es begonnen?»[162]. Dies ist die oben zitierte *universelle Technik*[142]. Jede Wahrnehmung muss genau nach Stimmigkeit überprüft und alles Falsche korrigiert und aufgelöst werden[163].

Im Folgenden Beispiel geht Sokrates gegen das Falschkonstrukt vor, das ‹Gerechte› sei bloss durch rationalen Diskurs (Rhetorik), *ohne Tiefenprozess* zu ‹erkennen›[164]:

S: Hast du entweder vor dir *verdrängt*, dass du dies *nicht verstehst*, oder hast du vor mir *verborgen*, dass du es erarbeitet und einen Lehrer besucht hast, der dich gelehrt hat, das Gerechtere vom Ungerechteren zu unterscheiden? Und wer ist doch dieser? Gib ihn mir doch auch an, damit du mich ihm als Studenten vermittelst.

A: Du spottest, oh Sokrates.

S: …wenn du kannst, sage wer es ist.

A: Und wie, wenn ich nun nicht kann? Glaubst du nicht, dass ich *anderswoher ‹wissen›* kann *(eidenai)*, was gerecht ist und was ungerecht?

S: Ja, wenn du es vielleicht durch Versenkung *‹gefunden› (heurois)* hättest.

A: Und du glaubst etwa nicht, ich könnte es *gefunden* haben?

S: Oh sicher, wenn du es vielleicht *‹gesucht›* hättest.

A: Also glaubst du etwa nicht, ich hätte es *gesucht*?

S: Ich wohl, wenn du geglaubt hättest, es *‹nicht zu wissen› (me eidenai).*

A: Also gab es etwa keine Zeit, wo es so mit mir stand?

S: Schön gesagt! Kannst du mir also diese Zeit angeben, wo du nicht glaubtest, das *Gerechte* und das *Ungerechte* zu *‹wissen› (eidenai)?* Hast du es vor einem Jahr *‹gesucht›* und *nicht geglaubt es zu ‹wissen›*? Oder glaubtest du es da schon? Und antworte die Wahrheit, sonst ist das dialogische Verfahren umsonst.

A: Da glaubte ich es zu *wissen.*

S: Und vor zwei, drei und vier Jahren nicht so?…A:…S:…A:…S:…A:… S:…(auch in den Schulen als Kind glaubtest du zu *‹wissen›,* nicht wahr?)…A:…S:…

A: Aber ich war ja gar nicht *unwissend*…

S: Also schon als ein Kind glaubtest du zu *‹verstehen›*, wie sich zeigt, was *Recht* und *Unrecht* ist?

A: Freilich, und ich *verstand* es auch.

S: Nachdem du es in welcher Zeit doch *‹gefunden›*? Denn gewiss doch nicht, als du es schon zu *wissen* glaubtest.

A: Allerdings nicht.

S: Wann also glaubtest du es *‹nicht zu wissen›?* Bedenke dich! Du wirst aber diese Zeit nicht finden.

A: Beim Zeus, Sokrates, ich weiss es nicht anzugeben.

S: Also durch Versenkung *(heuron)* ‹weisst› du dieses nicht.

A: Offenbar wohl nicht.

S: …noch durch Erlernen. Wenn du es weder durch Versenkung ‹gefunden› noch gelernt hast, wie *‹weisst›* du es denn und woher?

A: Das habe ich vielleicht nicht richtig geantwortet…es zu *wissen* durch mein eigenes Vertiefen.

S: Wie dann?

A: Ich habe es gelernt wie die andern.

S: Da kommen wir ja wieder auf dieselbe (frühere) Behauptung: von wem? Sage es mir denn.

A: Von den *Vielen.*

S: Nicht gerade zu hervorragenden Lehrern nimmst du deine Zuflucht, wenn du es auf die *Menge* bringst.

So wird also in die Tiefe – unter die Schwelle des Alltagsbewusstseins – vorgerückt, bis Alkibiades eingesteht, sein Wissen von der *Menge*, d. h. als *Kollektiv-Konstrukt* übernommen zu haben *(para ton pollon*[165]*). Sokrates* überführt ihn schliesslich mit der oben zitierten *ersten Deutung* (5.2.1[166]).

Da kommt Alkibades in die *erste Aporie* (Ausweglosigkeit), seine Ich-Struktur bricht ein, und er bekennt sein ‹*Unbewusstsein*› und seine *Verwirrung (plane*[167]*):*

A: «Aber, bei den Gottheiten, oh Sokrates, ich habe bis jetzt *nicht (schauend) gewusst*, was ich sage; vielmehr scheint es mir, dass ich gänzlich *den Boden verliere (a-topos).* Denn bald dünkt es mich so, wenn du mich frägst, bald anders.»

Mit dialogischen Interventionen führt Sokrates die *Wahrnehmungsprüfung nach innen* und drängt durch beharrliches Auffächern des Geschauten zum psychischen Wendepunkt. Die Meinungen werden Stufe um Stufe geprüft, bis die falsche Fährte offensichtlich wird[168]:

«Die ‹Therapeuten› fragen beharrlich nach dem, worüber einer wohl etwas auszusagen meint und doch *nichts aussagt.*»

Denn nur das, was *ist,* auch als *richtig (‹gerecht›)* zu erkennen, heisst im *Wahren* sein[169].

Sokrates führt sein Gegenüber meisterhaft bis an die Grenze normaler Orientierung, eben in die *Aporie.* Folgende Kostprobe solchen ‹aporetischen› Vorgehens wird wohl den Leser – auch beim langsamen Lesen – verwirren und als *hypnotherapeutisch* beeindrucken[170].

«Das (therapeutische) Gespräch muss so geführt werden, dass man vom Anfang her genau diesbezüglich unterscheidet: *Was* jemand *weiss*, indem er eine Erinnerung davon in der Psyche hat, was er aber nicht wahrnimmt, diese für eine andere zu halten, *wovon* er ebenfalls *weiss*, weil er davon eine Prägung hat, was er ebenfalls nicht wahrnimmt, dies ist unmöglich. Wiederum etwas, *wovon* er *weiss*, für etwas zu halten, *wovon* er *nicht weiss* noch dessen Prägung hat; ebenso *wovon* er *nicht weiss* für etwas, *wovon* er ebenfalls *nicht weiss*; oder etwas *wovon* er *nicht weiss* für etwas, das er *weiss.* Ferner etwas, das er wahrnimmt für ein anderes zu halten, das er ebenfalls wahrnimmt, oder was er nicht wahrnimmt für ein anderes, was er nicht wahrnimmt, oder auch was er nicht wahrnimmt für etwas, das er wahrnimmt…» (usw.)

Dies lässt an die Therapieprotokolle des virtuosen Hypnotherapeuten Milton H. ERICKSON denken. Das Bollwerk des Ichs lässt sich durch solche *hypnotherapeutischen Interventionen* effizient angehen, indem der Mensch über die *‹aporetische Zwickmühle›* in einen veränderten Bewusstseinszustand gelangt. Ähnlich entwickelte SZONDI die *‹Hammerschlag›*-Technik, das eindringliche Wiederholen eines Reizwortes, ähnlich auch JUNG den Umgang mit *‹Komplexen›*, um Aporie und Durchbruch zu provozieren. Auch im *meditativen Zustand* kann Verdrängung unterwandert werden, ebenfalls mit einer gewissen kathartischen Wirkung (vgl. *vipassana*[I 186]). Denn in der Meditation erlebt der Mensch heute etwa, wie das Ich das Erlebte dauernd bewertet, zurechtbiegt und zudeckt[171]. FREUD seinerseits hatte mit tiefer *Hypnose* experimentiert und diese – wegen geringerer Nachhaltigkeit – zugunsten der psychoanalytischen Technik im Zustand von Ansprechbarkeit aufgegeben.

Auch Sokrates hat den Probanden bei verändertem Bewusstsein und in Ansprechbarkeit durch die psychische Katharsis geführt.

5.2.4.2 Die Wahrnehmungsprüfung in Trance

Proklos spricht über die Vorteile der *dialogischen Gesprächsmethode*[172]*:* Sie fordere erstens hohe *Konzentration* des Probanden *(akouon*[273]*),* ferner arbeite sie mit einer äusserst wirksamen *Versenkungstechnik,* einem Fragen, das die Antworten *nach innen erforschen* lasse und von den Äusserlichkeiten zur *Umkehr zu sich selbst* hinführe *(epistrephein)*[173].

Das *Versenkungspotenzial (zetetike dynamis)* setzt jedoch eine Induktion *veränderten Bewusstseins* in verschiedene Grade von *Trance* voraus. Dies soll im Folgenden anhand von einschlägiger Primär- und Sekundärliteratur diskutiert werden:

- Im *Höhlengleichnis* wird die *Reinigung des kognitiven Bereichs* folgendermassen beschrieben[174]:

  > «... wenn (der Therapeut) ihm nun jedes einzelne vorüberziehende (Phänomen) zeigte und ihn als *Fragender etwa zu antworten zwänge,* was es sei, meinst du nicht, er werde *ganz verwirrt (aporein)* und glaube, was er früher gesehen, sei wirklicher *(alethestera)* als das jetzt Gezeigte?»

Hier wird ein Proband von seinem Therapeuten bei jedem auftauchenden Phänomen etwa gefragt, was es sei, und zu antworten genötigt. Auch der sokratische Tiefenprozess wird immer mit einer *minutiösen Wahrnehmungsprü-*

fung eingeleitet[175]. Dabei gerät der ‹Prüfling› in einen *Verwirrungszustand* – in die *sokratische Aporie* – und glaubt, sein früheres, ichhaftes Welterleben und seine Konstrukte seien doch wirklicher, als was ihm jetzt gezeigt werde. Er möchte am liebsten aus diesem Zustand wegrennen, was *Alkibiades* auch immer wieder versucht.

Durch die *Aporie* nähere sich der Mensch *zwar* der Wahrheit, habe jedoch *Schmerzen* und vermöge – infolge *flimmernder Beschleunigung* – das, was er früher als Schatten sah, noch nicht klar *von oben herab zu erkennen (kat-horan)*. Er muss folglich erst in einen *Ausserkörperzustand (OOBE)* versetzt worden sein, um überhaupt *Lebensbilder* – seine Täuschungen – vorüberziehen und das Ganze *von oben herab* zu sehen.[176]

- Auch im *Sophistes*-Dialog wird ein *Trancezustand* während der Reinigung erwähnt[177]:

  «(Die Therapeuten) fragen beharrlich nach dem, worüber einer wohl etwas auszusagen meint und doch nichts aussagt. Dann, weil diese ja *schwanken (planomai)*, erforschen jene *leicht und subtil (rhadios)* die Meinungen, benennen sie dann bezüglich etwas Bestimmtem *(tauton)* und vergleichen sie nebeneinander. Durch dieses Nebeneinanderstellen zeigen sie auf, dass sie (die Meinungen), eine der andern, zugleich *über dasselbe, hinsichtlich desselben, gemäss demselben widersprechen …*»

Hilfreich ist hier, den Kode des ‹*bewusstseinsmässigen Zwischenbereiches*› *(plane)* zu kennen: Es geht nicht um ‹*rational Schwankende*›, sondern um Menschen, die in diesem *mentalen* ‹*Zwischenbereich herumirren*› (5.2.5). In diesem Zustand lassen sich *auftauchende Meinungen*[172] subtiler prüfen, vergleichen und am Wahren ‹messen›. So wird das Inkongruente *(enantion)* evident: Bestürzung, Unwille, Scham gegen sich selbst und Toleranz den andern gegenüber komme dann auf. Dabei würden die hartnäckigen *Selbstkonstrukte* als Trugbilder erkannt und verlören dadurch ihre Kraft[178]. Der verwirrliche letzte Satz des obigen Zitates unterstreicht diesen *Ausnahmezustand*, wird jedoch in der Übersetzung durch konkrete Ergänzungen unkenntlich gemacht[179]. Solche für uns ‹*diffusen*› *Stellen* sind Stolpersteine kodierter Texte, weil ja die höheren (ritualisierten) Energieerfahrungen, und damit auch Trance, nicht mehr ‹*auszuplaudern*› waren[180]. Es dürfte sich hier um eine *ritualisierte Formel* für den hellsichtigen Zustand handeln, der transkulturell mit ‹*Drei-Zeiten*› bezeichnet wurde (2.6.3[176]): Obiges Zitat wäre dann etwa folgendermassen zu übersetzen:

– ‹*über dasselbe*› als: ‹das, was jetzt ist› *(peri ton auton)*,
– ‹*hinsichtlich desselben*› als: ‹hinsichtlich des daraus Entstehenden› *(pros ta auta)*,
– ‹*gemäss demselben*› als: ‹vom Jetzigen hinunter und zurück (bis einst)› *(kata tauta)*.

Das Zitat würde dann besagen, dass platonische Psychotherapeuten Menschen im bewusstseinsveränderten Zustand *(plane)* bezüglich des *Gegenwärtigen*, des daraus entstehenden *Zukünftigen* und des *Vergangenen* prüften. Diese *hellsichtige* Fähigkeit, über dem Zeitkontinuum zu stehen, gehörte zur *antiken Diagnostik* und wird auch im *Alkibiades*-Dialog erwähnt[181].

Ganz entsprechend sagt *Gorgias*, den wir als Kritiker suggestiver Methoden kennengelernt haben[135], dass die Menschen durch trügerische Reden nicht mehr verführbar wären, wenn sie die *Erinnerung an das Vergangene,* die *Einsicht in das Gegenwärtige* und die *Voraussicht in das Zukünftige* hätten, also im *hellsichtigen, überzeitlichen Zustand* wären. Wenigen ständen jedoch diese Fähigkeiten zur Verfügung.[182]

- *Proklos* weist für das Reinigungsverfahren *(elenchos)* bei *Alkibiades* ebenfalls auf einen *Ausnahmezustand* hin[183]:

  «(Das sokratische Vorgehen) macht, dass derjenige, der die *Falschkonstrukte* hat, sich um sich selber im Kreise dreht und mit sich selbst uneins wird, und so, mit sich selbst kämpfend die Schande seiner Täuschung durchschaut …»

Eine Bestätigung der Trancephänomene zeigt auch die *Textanalyse*: Im ‹Dialog› fallen unterschiedliche Fragestile und Antwortlängen auf; lange Passagen, wo bloss mit *‹ja›* oder *‹nein›* geantwortet wird, wechseln mit *echten* Dialogpartien ab. Wenn Alkibiades in tieferer Trance nur noch mit *‹ja›* oder *‹nein›* antwortet, kann dies nach *Proklos* auch nur ein ‹symbolisches Zeichen›, ein *Nicken* sein.[184]

Dies lässt an das Anheben des Zeigefingers als Bejahung im Trancezustand bei heutigen *Hypnotherapie*-Sitzungen denken.

Im mehrmaligen Sich-Vergewissern von *Sokrates,* dass der Antwortende – auch beim blossen Nicken – letztlich das *Sagen habe*, wurden in diesen Passagen sehr intensive Tranceerlebnisse durchgestanden, wie auch an psychosomatischen Reaktionen wie *Schweissausbruch* und *Erröten* zu schliessen ist.[185]

- *Olympiodoros* schliesslich weist ausdrücklich auf *aussergewöhnliche Bewusstseinszustände* (NOSC) und entsprechend *unterschiedliche Verfahren hin:* Im Gegensatz zum erwähnten *‹hypnotherapeutischen›* Antworten im *Ausserkörperzustand,* behandle *(elencho)* Sokrates den Alkibiades auch mit sprachlicher *(Über)Sättigung*, um ihn in *Verwirrung* und *Trance* zu bringen, da sich[186]:

  «dieses (ausgedehnte) Verfahren für diejenigen eignet, die noch *im Körper sind, (auf verschiedenen Ebenen) gegliedert und weit weg*».

Solche Bewusstseinszustände werden unten weiter diskutiert (NOSC, 5.4.5.6.2). Dazu gehört die instruktive Passage, wonach *Sokrates* die Probanden *auf die Couch niederlegte, sie nachher wieder aufweckte und diese ‹nüchtern› wurden.*[187]

Unterstützt werden die Trancepassagen ferner durch *Verbformen im Potenzialis* (Möglichkeitsform)[174] sowie durch die vielen Mysterienbegriffe, die auf initiatisches Geschehen hinweisen.

Wie gehen wir heute mit Trance um?

Die kompetentesten Erfahrungen mit Trance hat die Hypnotherapie (ERICKSON). Hier werden *unterschiedliche Tiefen* und eine *Abfolge von Therapiephasen* unterschieden, die wir auch im sokratischen Tiefenprozess finden, wie:

- Vorbereitung zur Trance
- Induktion
- Vertiefen
- Anwenden
- Rücknahme
- Nachgespräch

Das psychiatrische Klassifikationssystem ICD-10 definiert Trance und Besessenheitszustände folgendermassen (F44.3):

> «Störungen, bei denen ein zeitweiliger Verlust der persönlichen Identität und der vollständigen Wahrnehmung der Umgebung auftritt; in einigen Fällen verhält sich ein Mensch so, als ob er von einer anderen Persönlichkeit, einem Geist, einer Gottheit oder einer ‹Kraft› beherrscht wird. Aufmerksamkeit und Bewusstsein können auf nur ein oder zwei Aspekte der unmittelbaren Umgebung begrenzt und konzentriert sein, und häufig findet sich eine eingeschränkte, aber wiederholte Folge von Bewegungen, Stellungen und Äusserungen …»

Solche Zustände gehörten zur antiken Konzeption des Bewusstseinsspektrums und waren primär *nicht pathologisch* (vgl. WALSH*).*

Weil die ICD-10 im Weiteren spontan auftretende Trancezustände von solchen unter Einfluss psychotroper Substanzen unterscheidet, soll uns diese Frage auch für die antike Therapeutik beschäftigen.

Bewusstseinsveränderung mit oder ohne Drogen? Für den bewusstseinsveränderten Zwischenzustand *(plane)* benützt Olympiodoros ‹*methorion*› (‹Grenzbereich›[188]), wo auch die Wortwurzel von ‹*Betäubungsmittel*› und ‹*Trunkenheit*› anklingt.[189] Mit oder ohne bewusstseinsverändernde Substanzen meinte *methorion* das Überschreiten *einer Bewusstseinsschwelle*. Es werden im Folgenden Pro und Kontra einer *Drogeninduktion für die Katharsis* diskutiert.

- Von höheren *Mysterieninitiationen* – und auch von der platonischen Gruppe – ist bekannt, dass bewusstseinsverändernde Substanzen – etwa der ‹*Wein des Dionysos*› – eingesetzt wurden, um zur grossen *Mysterienschau* zu gelangen (vgl. *Symposion).* Für die schauende Stufe in *Eleusis* nimmt man heute die Einnahme von *Mutterkornalkaloiden* zur Bewusstseinsveränderung an, mit Begleitsymptomen wie[190]:

  «Furcht und Zittern in den Gliedern, Schwindel, Übelkeit und kalter Schweiss. Dann kam die Vision, ein Gesicht in einer Aura von strahlendem Licht, das plötzlich durch die verdunkelte Kammer zuckte».

- Ohne Drogen andererseits, bloss mit spezifischen *Ekstasetechniken*, sollen gemäss neuerer Forschung Frauen dionysischer Kultgemeinschaften in bewusstseinsveränderte Zustände gelangt sein.[191]

Der Trancezustand der *sokratischen Katharsis* ist jedoch *noch nicht das Einweihungsritual*, sondern erst die *Vorstufe* dazu, das *reinigende Vorritual.*[192]

Gestützt auf die transkulturellen Gepflogenheiten der *Reinigungsriten*, die mit einem inneren und äusseren *Leerwerden* und *Fasten* verbunden waren, nehme ich an, dass auch die kathartische Stufe bei Sokrates im Zustand des *körperlichen Leerseins und nicht unter Drogen* erreicht werden musste[193]. *Körperliches Reinwerden* und *psychisches Leerwerden* erscheinen in vielen Kulturen gekoppelt (Brunnenanlagen bei *Asklepieien, Moscheen etc).* Die alten Ritualtraditionen forderten aufgrund energetischer Erfahrungen, dass die höheren Bewusstseinsebenen erst nach umfassender Katharsis ‹geöffnet› werden durften. Interessant ist eine Feststellung von heutigen Indianern, wonach *Drogentouristen* nach Drogeneinnahme ungereinigt in die höheren Bewusstseinsräume eindringen und diese für sie wahrnehmbar ‹verschmutzen› würden.[194]

Sokrates vergleicht seine Fähigkeit, psychische Prozesse zu *beschleunigen* oder zu *hemmen,* mit derjenigen der Hebammen, die mit *Mitteln (pharmaka)* und *Besprechungen* (suggestiv) die Wehen zu fördern und zu hemmen vermöchten.[195] Eindeutig werden hier spezifische Heilebenen unterschieden, wonach der ‹*Arzt*› die Umwandlung zum Guten *mittels Arzneien* mache, der ‹*Psychotherapeut*› aber *mittels Reden.*[196] Entsprechend deutet auch *Olympiodoros*, der Zauberstab des *Sokrates*, mit dem er in die Trance führte, sei die *dialektische Methode.*[197]

Die unterschiedlichen Heilebenen bedingen auch je unterschiedliche therapeutische Vorgehen: mehr *leiborientiert vs. psychisch.*[198] Die sokratische

Wahrnehmungsprüfung gelang nur in absoluter *Klarheit:* Nicht über psychotrope Substanzen, sondern mittels präziser Fragen wollte Sokrates den Schüler ‹aufwecken› und zu sich selbst hinwenden.[199] Darin bestand die ‹universelle Kraft seiner hervorragenden Methode›.[200]

Auch heute muss eine gute Psychotherapeutin psychische Prozesse zu fördern oder zu hemmen verstehen. Neuere Erfahrungen der Tiefentherapie sprechen gegen den Einsatz von Drogen zur Bewusstseinsveränderung: Wie bereits erwähnt, hatte FREUD die tiefe Hypnose aufgegeben, weil die Wirkung weniger nachhaltig war als bei Ansprechbarkeit. In neuerer Zeit wurden vor allem die Forschungen von GROF, die sog. *Psycholyse,* bekannt: Dieser setzte Drogen in der *Psychoanalyse* ein (insbesondere LSD), um den therapeutischen Prozess zu beschleunigen und zu vertiefen. Auch er ist in seinen Tiefentherapien mit Erfolg zu rein psychoaktiven Techniken der Bewusstseinsveränderung übergegangen (‹holotropes Atmen› als Hyperventilationstechnik).

GROF zieht die Parallele zwischen seinen Erfahrungen von Bewusstseinsveränderung und verschiedenen wen und mystischen Schulen[201]:

> «Viele dieser Systeme basieren nicht auf der Anwendung psychedelischer Drogen, sondern auf verschiedenartigen, hochwirksamen Methoden, ohne Drogenwirkung das Bewusstsein zu verändern.»

Hier sei auch schon bemerkt, dass oft das *Absetzen von Psychopharmaka* Tiefentherapie erst ermöglicht. Davon mehr weiter unten.

Hinunter und Hinauf im Bewusstseinsspektrum als Tranceaspekt: Die Bewusstseinsveränderung in der Katharsis entspricht dem *Verdrängungsvorgang in umgekehrter Reihenfolge,* wie es sprachlich durch ‹hinunter› bzw. ‹hinauf› verdeutlicht wird *(kata-, ana-*; vgl. 2.3.1). Auch im Begriff ‹*Tiefenpsychologie*› ist diese Erfahrung ausgedrückt.

Proklos spricht hinsichtlich der Katharsis des kognitiven und emotionalen Bereiches[202] von:

> «…(das) mit Unreinem *Auf*-gefüllte *(ana-plesthen),* das *hinab*-gereinigt werden muss *(apo-kathairein),* damit wir vorbereitet sind, für das Wiedergewinnen *(anaktesis)* der Erkenntnis.»

Wer den Reinigungsweg durch das doppelte Unbewusstsein hindurch gegangen ist, ist als *Initiierter* eigentlich ein ‹*Hinab*geschaut-Habender› *(kat-eidos*[203]*).*

Erst dann, nach der *Tiefenreinigung (apo-katharsis),* beginnt der Prozess des Wiedererinnerns, eigentlich als *‹Prozess nach oben› (ana-mnesis*[204]*).*

Noch heute wird das Zurückgehen in der Krankengeschichte als *Anamnese* (‹Hinauferinnerung›) bzw. der Verlauf als *Katamnese* (‹Hinuntererinnerung›) bezeichnet, allerdings ohne therapeutische Bewusstseinsveränderung.

Anderswo erläutert *Proklos,* dass *Sokrates* verstand, indem er *‹hinunter*schaute› und das Falschkonstrukt auflöste und in die Erkenntnis *‹hinauf*schickte›[205]:

> «Nun durchschaut *(kat-idon)* Sokrates, dass Alkibiades nur der Meinung der Vielen wegen ‹Gerechtigkeit› anstelle von ‹Ungerechtem› akzeptiert und schickt die(se, neurotische) Meinung in die Erkenntnis *‹hinauf› (ana-pempei).*»

Auf die Notwendigkeit subtilerer Psyche-Konzepte, um die auftretenden *Ausserkörper-Erlebnisse* zu fassen, weisen die ausführlichen Beschreibungen bei Olympiodoros[206]:

> «*Kathartisch (‹Kathartiker›)* bedeutet nämlich, wenn die Psyche vom Körper gelöst wird, wobei allerdings Bindungen noch bleiben, die nicht gelöst werden können ... ausser durch das *Zusammenfühlen (sympathes).* Es ist nämlich so, dass sie (die Menschen), obwohl sie *hier sind (entautha ontes),* sie *zugleich droben sind (ano einai),* durch diesen gewissen *Fühlzustand (sympatheia)* schauend, und wenn sie *droben sind, zugleich auch hier* sind; verliert die Psyche jedoch ihre Flügel wieder, kommt sie herunter und schwebt um den Leib *(peri auta)* herum infolge Körperattraktion.»

Die sokratische Versenkungspraxis von der Oberfläche gleichsam einem ‹Gefühlsfaden› oder einer Assoziationskette entlang in die Tiefe hat FREUD mit der *Assoziationsmethode* wiederentdeckt. Dabei hat er die grosse Bedeutung von *Widerstand* und *Übertragung* erkannt. Später wurden in den Primärtherapien weitere psychische Ebenen erschlossen, indem über den körperlichen Schmerz zum psychischen Schmerz vorgestossen wurde *(hard bioenergetics).* Grundsätzlich beruht *psychische Speicherung* auf Ähnlichkeit, in sog. ‹Clusters›, und lässt sich – unter besonderen therapeutischen Voraussetzungen – der Reihe nach abrufen (vgl. *Focusing,* COEX-Systeme von GROF). Dabei wird dem ganzheitlichen Atmen wieder mehr Beachtung geschenkt: Durch achtsames Atmen gleitet die Wahrnehmung und psychische Konzentration in verschiedene Felder, Zustände, Bilder, Komplexe, wobei sich auch das Atmen verändert.

Schon die hippokratischen Arzt-Therapeuten wussten, dass der Mensch beim *gleichförmigen holistischen Atmen* durch die verschiedenen Ebenen der Psyche wandert und das findet, was zu bearbeiten ist.

Zusammenfassend gehe ich für die Reinigung des kognitiven Bereichs davon aus, dass Sokrates die Katharsis gewollt im *Zustand von partieller Ansprechbarkeit* vollzog: Ein Teil der Persönlichkeit musste im Wachbewusstsein beobachten, ein anderer Teil musste in die Tiefenerfahrung einsteigen und von Sokrates geführt werden. Wichtig war ja gerade, dass der Antwortende *bestimmte, was da war*[207], während der Fragende ihn durch die Trance führte. Eine drogeninduzierte, unkontrollierbare Öffnung anderer Bewusstseinswelten wäre für diesen Klärungsprozess hinderlich. Für die vollendete Katharsis war ferner die *Schamreaktion* unabdingbar, die wiederum bei totaler Bewusstseinsveränderung *nicht* erfolgen würde.[208] Somit war das Reinigungsverfahren viel subtiler und der Persönlichkeit besser angepasst, als ein drogeninduzierter Energieschub, was die damalige Welt natürlich auch kannte.[209]

Durch die sokratische Technik des *In-die-Aporie-Führens* verliert der Patient – durch vitale Angstinduktion – den Boden *(a-topos)* und wird dadurch aus dem Ich- und Körperbewusstsein in eine *Zwischenwelt* hinausgeworfen: eine Form von *Nahtoderfahrung*, die erst *die folgende Katharsis des Gefühlsbereiches* ermöglichte.

5.2.4.3 Die Ausweglosigkeit *(aporia)*

Philosophisch ist *Aporie* für sokratisches Vorgehen geläufig. Darunter wird meist ein intellektuelles *An-die-Wand-gestellt-Werden* verstanden.[210] Im Folgenden soll gezeigt werden, dass die *intellektuelle Aporie-Interpretation bei Platon* durch diejenige einer *therapeutisch induzierten Bewusstseinsveränderung* zu ersetzen ist. Wohl beginnt der *aporetische Schritt* im Kognitiven, führt dann aber über die rationale Verwirrung in die *Gefühlswelt.*

Das Wort selbst weist auf eine *Grenzerfahrung*, die etwa folgendermassen beschrieben wird[211]:

> «... deshalb wird er (Sokrates) *bis an die Grenzen* der Katharsis der Falschkonstrukte des *Theaitetos* weitergehen.»

Wie aber ging *Sokrates* auf dem Hintergrund seines *umfassenden Psyche-Modells vor?* In welchem Bewusstseinsraum gibt es *keinen Ausweg* mehr, und was passiert dann?

Der Begriff der *Aporie* war schon in der Antike mehrdeutig: Er wurde von den Sophisten rationaler gehandelt, von den Platonikern aber als *Verschlüsselung für bewusstseinsveränderte Prozesse* gebraucht. Gemäss Sokrates verstünden die Leute – durch Verborgenhalten seines Tuns (vgl. Schweigepflicht) – unter *‹Aporie› etwas anderes, als er selbst*[212]*:*

> «Wisse denn wohl, aber verrate mich nicht bei den andern, mein Freund, denn ich halte es vor den andern verborgen *(leletha)*, dass ich diese *Kunst* besitze und, da die andern *nicht Initiierte* sind *(ouk eidotes)*, sagen sie von mir, dass ich sehr *daneben* sei *(a-topotatos)* und die Menschen in die *Aporie* bringe *(poio aporein)*.»

Da es sich um ein nicht durchschautes, *kodiertes Vorgehen* handelt, wurde Sokrates von vielen Zeitgenossen – wie etwa vom Komödiendichter *Aristophanes* – nicht nur lächerlich gemacht, sondern geradezu als *verrückter Sophist* dargestellt *(‹Wolken›)*. *A-topos*, wörtlich ‹bodenlos›[211], ist Sokrates nur, insofern er – in therapeutischer Verbundenheit – *Alkibiades* in ‹ausweglose Verwirrung› *(a-poria)* bringt und dieser in den bodenlosen *Zwischenzustand* einbricht (5.2.5[213]).

Ebenfalls vor einer drohenden *Aporie-Situation* wirft *Menon* Sokrates vor, ihn zu *verzaubern*, zu *betäuben* und suggestiv zu *umgarnen*[214]*:*

> «Oh Sokrates, ich habe schon gehört, noch ehe ich mich zu dir gesellte, dass du selbst *wirr bist (aporein)* und auch andere in Verwirrung bringst *(aporein)*. Auch jetzt kommt mir vor, dass du mich verzauberst, betäubst *(pharmattein)* und mich suggestiv bearbeitest, so dass ich voll Verwirrung bin *(mestos aporias)*.»

Wortspielerisch vergleicht *Menon* den Sokrates weiter mit einem *Zitterrochen (narke*[215]*)*, der durch Berührung jeden zum Erstarren, also in eine Art *Narkose* bringt *(narkao)*. Denn der wortmächtige Sokrates ging – in verschiedenen Dialogen belegbar – *hochenergetisch* vor.[216] Messerscharf trifft er mit seinen Fragen das Falschkonstrukt[217], das sich aufzulösen beginnt. Verschiedene Interventionstechniken wie *paradox*es Vorgehen[218] gehörten ja zu seiner *Tranceinduktion*, brachten Unstimmiges ins Wanken und den Menschen in *Schrecken* (5.1.2).

Heute würde hier auch die *negative Übertragung* diskutiert, die Sokrates dadurch provoziert (5.5.7.3).

Olympiodoros definiert die Bereitschaft zur ‹Aporie-Reaktion› gleichsam als *Sichtbarwerden der in Kollektivmustern verstrickten Psyche*[219]*:*

«... (diejenigen), die mit der Masse gehen und ‹in Aporie sind› *(aporountes)*, verbringen ihr Leben wie Gefesselte, denn die *Aporie ist die Fessel der Psyche;* deswegen wird die Heilung davon, wie diejenige der Fessel, *‹Auflösung› (epilysis)* genannt.»

Wer in der Verdrängung lebt, ist also unbewusst bereits ‹in Aporie›: Denn das *kollektive* Denken fesselt und hemmt den Menschen in seiner Entwicklung. Die Falschkonstrukte könnten auch als Verschmutzung des ursprünglichen Bewusstsein bezeichnet werden[220]. Entsprechend führte die sokratische Reinigung von den ‹äusseren›, *kollektiv geprägten* Schichten in die Tiefe.[221] *In-die-Aporie-kommen* heisst folglich – kognitiv *ad absurdum* geführt –, erstmals aus dem *kollektiven Nebel aufzutauchen* und zu ahnen, wer man eigentlich *ist.* Proklos sagt, der Mensch müsse vom Unbewusstsein ins Bewusstsein ‹hinübergeworfen› werden.[222] Auch im *Höhlengleichnis* wird der Mensch von den *Fesseln* des Unbewusstseins gelöst und muss *zum Hinschauen gezwungen* werden.[I 465]

Sokrates führt den Probanden also durch die Aporie, über die Schwelle *bewussten Denkens hinaus*, zum erweiterten Schauen und Fühlen (5.2.6[223]). Der Punkt nun, wo der selbstsichere *Alkibiades* in die (erste) *Aporie* kommt, wird folgendermassen beschrieben.[224]

S: «Wenn nun einer als Berater (in der Volksversammlung) aufsteht, ... in der Meinung zu verstehen *(gignoskein)*, was recht und unrecht ist, und will doch behaupten zu wissen, das Gerechte sei bisweilen übel: Würdest du ihn nicht auslachen, da doch auch du (jetzt) dazu kommst zu behaupten, das Gerechte und das Nutzbringende sei dasselbe?»

A: «Aber, bei den Gottheiten (= Hilferuf) ... ich weiss nicht, was ich behaupte *und scheine ja völlig daneben (atopos) zu sein.* Denn bald *dünkt es mich so*, wenn du mich fragst, bald *wieder anders*.»

Hier handelt es sich offenbar um eine *Aporie-Formel*, die den bewusstseinsmässigen *Zwischenzustand* anzeigt. Der Reinigungsprozess wird nämlich über weitere Stufen unterschiedlicher Bewusstseinstiefe bis zur totalen Reinigung geführt, was mit der *zweiten* – einer der ersten entsprechenden – *Aporie-Formel* besiegelt wird. Der *Zwischenzustand* ist erst dann überwunden und eine neue Bewusstseinsebene erreicht.

GROF, der die Qualen der Aporie kennt, referiert ähnliche Aporie-Erfahrungen, wie sie die antiken Texte enthalten, und ortet sie im Bewusstseinsspektrum. In seinen Patientenbeschreibungen erscheinen Aspekte wie ‹kein Ausgang›, ‹Hölle›, ‹Eingeschlossensein› in einer klaustrophoben Welt mit unglaublichen physischen und psychischen Qualen[225]:

«Wenn die psychodynamische Ebene überschritten ist und perinatale Elemente (d.h. des Geburtserlebens) in den Sitzungen auftauchen, sind die Patienten gewöhnlich zuerst mit der Situation der Ausweglosigkeit konfrontiert.»

Kognitiv reinigen heisst auch in unserer Zeit, dass gerade das von den Männern so stark zur Abwehr äusserer und innerer Lebensbedrohungen benützte *rationale Denken* aus den Fugen gerät und in einen *Koordinatenwechsel* gezwungen wird.[I 403] Oft tritt heute eine Neuorientierung nach einem die ganze Existenz erschütternden Ereignis ein, und die Menschen werden weicher und feinfühliger: ein enorm leistungsorientierter Arzt zum Beispiel findet nach einer Hirnblutung zu seinen Gefühlen und beginnt ein ‹neues Leben› mit anderen Werten. Der abendländische Individualismus ist paradoxerweise ein *kollektives Phänomen:* Viele Menschen bemühen sich, eine falsche, in der materiellen Welt begründete Identität aufzubauen. Entsprechend lassen sich im *Höhlengleichnis* auch heutige Menschen erkennen, wie sie Schatten interpretieren und diese für die Wahrheit halten (3.4.2).

Die Falschkonstrukte erscheinen letztlich als Alibi, das vor der *Todesangst,* der materiellen Endlichkeit schützen soll. Der Mechanismus scheint zeitlebens immer wieder durchzuschlagen. So muss auch bei Platon jeder Bewusstseinsraum immer wieder neu erschlossen werden, von der *Ausweglosigkeit* (*a-poreo*) zur *Bewusstseinserweiterung* (*ap-horao* ‹von oben Schauen›) und zur Befreiung auf höherer Ebene. Ein Aporie-Prozess dauerte deshalb *länger* als die Änderung einer Meinung, auch länger als der Dialog und konnte sich über mehrere Tage erstrecken.[226]

5.2.5 Der bewusstseinsmässige Zwischenzustand *(plane)*

Die sokratische Aporie mündet nun in die erwähnte Bewusstseinsveränderung, bei Alkibiades mit ‹Umherirren› *(plane*[227], vgl. *Planet)* bezeichnet. Dieser äusserst unangenehme Zustand, den die westliche Psychologie *nicht konzeptualisiert,* wurde in der Antike als bewusstseinsmässiger *Zwischenzustand* oder *Zwischenbereich* mit verschiedenen Begriffen kommentiert[228]. *Dieser Zustand wird bis zur vollständigen Katharsis andauern*[229]. Sokrates bringt den selbstherrlichen Alkibiades durch seine dialogische Versenkungstechnik[230] in den Zustand, wo er den ‹*Boden unter den Füssen verliert*›[211] und in *Panik* gerät[231], was bei den Neuplatonikern als *totales Aussersichsein* beschrieben wird[183], von *So-*

krates auch als ‹*Umherirren*› *(planasthai*[177]*)* bezeichnet. Derselbe Zustand wird im *Menon*-Dialog als *Erstarren* und *Gelähmtwerden* charakterisiert, wo der Mensch *betäubt und sprachlos* ist (Vorstufe zum Ausserkörperzustand)[232]:

> «(Du hast mich erstarren lassen). Denn wahrlich, mir erstarrt die Psyche und der Mund, und ich schaffe es nicht mehr, dir zu antworten.»

Auch Alkibiades kam in einen entsprechenden Trancezustand und war in ‹*Aphasie*›, *unfähig zu sprechen*[233]. Nach einem Hilferuf diskutiert er nicht mehr, sondern reagiert bloss mit dem erwähnten, *hypnotherapeutischen Nicken*[234]. Ein vergleichbarer *hypnoider Zustand* kann für die als ‹*Tempelschlaf*› überlieferte *Trancebehandlung der Hippokratiker* angenommen werden[187], welche ebenfalls in einem Bewusstseinszustand gleichsam ‹*zwischen Wachen und Schlafen*› erfolgte und mit demselben Begriff umschrieben wurde: gr. *kataklino* gleichsam als ‹Couchlage› *(kline)*[235].

Beim sokratischen *Zustand des ‹Umherirrens› (planasthai)* muss es sich also nicht um ein rationales Schwanken[236], sondern *um einen psychischen Ausnahmezustand von Verwirrtsein* handeln, wie ihn Sokrates im Sterbedialog *Phaidon* beschreibt. Denselben Begriff verwendet er dort nämlich für die Psychen, die im *Sterben* nicht in die wahre, *göttliche* Sphäre erlöst werden, sondern schattenhaft in der *Unterwelt*, im *Hades* herumirren *(planasthai)*. Es sei dies das Los derjenigen, die im Leben *nur nach dem Sichtbaren und Tastbaren* strebten und ihre Psyche nicht entwickelten. Sie würden sich im Sterbeprozess nicht rein vom Körper lösen und ins Licht eingehen, sondern gleichsam als gespenstische körpergebundene ‹Schatten› umherirren und sich bemerkbar machen.[237] Der Zwischenzustand ist *das* Thema des *tibetischen Totenbuches.*

Interessant ist nun, dass dieser Zwischenzustand auch in den *eleusinischen Mysterien* bedeutsam war: als *Herumirren*, als ‹*plane*› der *Demeter*, während ihre Tochter *Kore* – ein Aspekt von ihr – noch in der *Unterwelt* weilt: Da bleibt keine gestaltende Erdkraft mehr auf der sichtbaren Welt, nichts grünt noch wächst mehr[238]. Dieses Bild kann als *Personifizierung psychischer Vorgänge* verstanden werden: Der eine Teil der Psyche ‹sucht› und ist in einem trostlosen Zustand, während der andere Teil noch im dunkeln *Hades* verloren ist.

In einem spätantiken Mosaik ist ‹*plane*› personifiziert als ‹irregeleiteter Geist›, als *Hybris* (‹Narzissmus›, vgl. Abb. 24[239]).

Es scheint sich beim Begriff *plane* um eine bewusstseinsmässige ‹*Grauzone*› zu handeln – auch etwa ‹*No man's land*› (gr. *tome)* genannt –, die in Initiationen ‹durchschritten› werden musste. *Todesangst* ist mit qualvollem, sprach- und strukturlosem Herumirren verbunden, wie in einem *Labyrinth.* Während der Kommentar des phänomenologisch weniger interessierten *Pro-*

klos bereits vor der ersten Aporie abbricht[45], gibt *Olympiodoros* sehr interessante Hinweise auf den *psychodynamischen Verlauf.* Im Folgenden tönt er an, warum Sokrates ‹zaudere›, das Vorgehen im *Primärbereich* überhaupt zu benennen: Sokrates vollziehe nämlich diesen *persönlichen Reinigungsprozess (oikeion elenchon)* im *Verstummen*, und dies bedeute: *verdeckt, ungeheuerlich und vorsprachlich (aphraston)*[240], und weiter:

> «Denn wie der Zustand vor (dem Verweben mit) der Materie *vorsprachlich (aphraston)* ist, ist dies auch *sprachlos-unsagbar (arrheton)*, so wie die Materie *sprachlos (arrheton)* ist und *formlos (aneideon)*. Wenn aber auch der erste Grund *(proton aition) sprachlos-unsagbar* ist *(arrheton)*, aber wie über der *Formgebung (eidos)* stehend, ist die Materie, als jeglicher Formgebung nachgeordnet, auch unsagbar *(arrheton)*.»

Diese formelhafte, kodierte Stelle interpretiere ich als Antönung eines bewusstseinsmässigen Zurückgehens auf eine sehr frühe, *erste Erfahrungsebene* bei der Menschwerdung, wie anfangs der Säugling durch strukturlose Erfahrungen *(hyle)* auf einen ersten Grund *(proton aition)* kommt, und sich mit der Struktur *(eidos)* verwebt. Dies alles ist vorsprachlich *(aphraston)* und nicht auszusprechen *(arrheton = Mysterium)* und wurde zudem ausgeblendet, d. h. *urverdrängt*. Es wird im sokratischen Versenkungsprozess als *Zwischenbereich* wieder aktiviert, aber nur ganz behutsam angetönt; denn der therapeutische Prozess ist in einem sehr labilen Gleichgewicht *zwischen Materie und psychischen Strukturebenen*, in einem Zustand vor dem ‹Einleiben› angelangt.

Entsprechendes kann auch in heutigen Therapien beobachtet werden, wo Menschen solche aussersprachlichen Zustände erleben. Diagnostisch ist dieses Nicht-sprechen-können typisch für *frühe* – auch *dissoziierte* – Anteile, die nun mittels Sprache verbunden werden müssen.

Die antike Bewusstseinsforschung ging davon aus, dass bei der Inkarnation und umgekehrt beim Zurückgehen im ‹Sterben›, aber auch in der initiatischen Bewusstseinsausweitung, dieselben Bewusstseinsräume durchlebt würden. Dies könnte etwa folgendermassen schematisiert werden (vgl. WILBER):

Kausalebene
Formebene
Transpersonale Ebene
Gefühlsbereich, Psychodynamik *(zotikon)*
Zwischenbereich *(plane)*
Mental-/Ich-Ebene *(gnostikon)*
Körperebene

GROF lokalisiert ebenfalls einen Zwischenbereich zwischen psychodynamischen und transpersonalen Ebenen[241]:

> «Perinatale Erfahrungen stellen einen sehr wichtigen Zwischenbereich zwischen individueller und transpersonaler Psychologie dar, übrigens auch zwischen Psychologie und Psychopathologie auf der einen Seite und der Religion auf der anderen.»

Deutlicher als Sokrates beschreibt Olympiodoros das Vorstossen in den psychischen *Zwischenbereich*[242]:

> «Schau da die Befreiung vom doppelten Unbewusstsein, wo der Novize *(neos)* in den *Zwischenbereich* gelangt *(en to metaxy egeneto)* ... deswegen nennt ihn Sokrates bereits verpflichtend ‹Freund› *(phile)*, weil er über *eine Stufe hinaufkam (anelthen)*; denn er ist vom doppelten Unbewusstsein in den *Zwischenbereich* zwischen doppeltem und einfachen Unbewusstsein *hineingefallen*.»

Für den gleichen Zustand spricht *Olympiodoros* auch von einem ‹*Grenzbereich*›[243]:

> «Und durch das Fortschreiten des *sokratischen Verfahrens (proelthontos tou Sokratikou logou)* wird Alkibiades vom doppelten Unbewusstsein befreit, kommt aber noch nicht ins einfache Unbewusstsein *(haple amathia)*, sondern befindet sich im *Grenzbereich (methorion)* zwischen doppeltem und einfachem Unbewusstsein, während er bekennt, *nicht zu wissen*, womit er übereinstimmen kann, ob mit diesem oder mit jenem, denn er sagt: ich weiss nicht, was ich sage, bald dünkt es mich so, bald anders ... »

Olympiodoros weiter[243]:

> «Und dies ist das in der Mitte sich befindende *(meson)* zwischen *einfachem Unbewusstsein*, nämlich dem Wissen, dass man nicht weiss *(to eidenai hoti ouk oiden)*, und dem *doppelten Unbewusstsein*, nämlich dem sicheren Glauben, dass man weiss *(to oiesthai bebaios hoti oide)*; (also ist) das bald Glauben, bald nicht, ganz wie ein *mittleres Meinen (mese doxa)* zwischen *Erkennen (episteme)* und *doppeltem Unbewusstsein (diple agnoia)* ... »

Damit lässt sich folgendes Schema der kathartischen Bewusstseinsbereiche herauslesen, die an FREUDs Einteilung erinnern[244]:

- *Doppeltes Unbewusstsein*: Man glaubt sicher zu wissen, obwohl man nicht weiss.
- *Zwischenbereich*: Bald glaubt man zu wissen, bald nicht.
- *Einfaches Unbewusstsein:* Man weiss, dass man nicht weiss.

Olympiodoros beschreibt den Zwischenzustand auch dadurch, dass man zwar wisse, dass ... (‹etwas nicht richtig sei›), *die Ursache* jedoch noch nicht kenne[244]. Ich folgere: In diesem Zustand hat man ein Lebensmuster nicht in seinem Entstehen erkannt. Entsprechend ist *Alkibiades* noch nicht bis zum Erleben und Erkennen der Zusammenhänge zurückgeführt worden (5.2.6). Darin aber wird erst die vollständige *Auflösung (epilysis)* des *doppelten Unbewusstseins,* d.h. die *Auflösung der Urverdrängung* bestehen.

Die antiken Beschreibungen des Zwischenbereiches lassen sich auch heute aus Nahtoderfahrungen, aber auch aus therapeutischen Tiefenprozessen erschliessen. Nähert sich in der Traumatherapie beispielsweise jemand dem Wiedererinnern des traumatischen Erlebnisses, muss er sein ihm Halt gebendes ‹Skript› aufgeben. Dann wird oft ein Schwindelgefühl erlebt, wo alles sich in ein nebelartiges, weisses Nichts zu drehen beginnt (vgl. ‹Spinnwinde›). Dabei scheint sich dasselbe Gefühl wieder einzustellen, als einst die bewusstseinsmässigen Schutzhüllen brutal durchbrochen wurden und das Kind hilflos der Todesangst ausgeliefert war. Die psychoanalytische Forschung beschreibt entsprechende Zustände bei narzisstischen Traumen, die sich als Zwischenzustand konzeptualisieren liessen[245]:

> «Gleichzeitig verliere das Leben des Kindes seinen Sinn, weil der bisherige Mittelpunkt unverstehbar zusammengebrochen sei. Es stelle sich ... die weisse Trauer der Leere ein, die durch den Besetzungsabzug im Unbewussten psychische Löcher im Gefüge der an die mütterliche Imago geknüpften Objektbeziehungen hinterlasse.»

Bekannt ist auch, dass Menschen sich in diesen Zwischenzuständen einrichten, indem ein Kindanteil mit den ungelösten, traumatischen Erfahrungen stecken bleibt und nicht mehr zur Verfügung steht. Diese ‹Zwischenwelt› erscheint als ein strukturloses Niemandsland (vgl. gr. *a-topos)* zwischen zwei strukturierten Bewusstseinsbereichen, ist sehr schwer zu ertragen und noch schwerer zu therapieren.

Die antiken Konzepte verschiedener Persönlichkeitsfelder werden heute *dissoziative Identitätsstörung* – früher anschaulicher *multiple Persönlichkeitsstörung* – genannt. Die Konzepte von *Dissoziation* und *Spaltung* müssten nicht nur als Besetzungskonzepte, sondern als *Abspaltungen* psychischer Feldanteile noch konkreter formuliert werden. Die vor allem bei Traumatisierten beobachteten Abspaltungsvorgänge sind auch mit einem Abgrenzungsdefizit verbunden (dauerndes ‹Wegtreten› bei Reaktivierungsgefahr, statt ‹Sich-Abgrenzen›). Unabdingbar ist heute eine kompetente Führung, um die abgetrennten Persönlichkeitsanteile und -Felder in eine höhere Bewusstseinsebene zu *erlösen.* Bleiben Feldteile in diesem qualvollen Bereich fixiert, können sich Schmerzsyndrome, Kraftlosigkeit, Depressionen, Panikattacken, Burnout, Dissoziationen bis zu Formen von PTSD einstellen. In einen bodenlosen Zwischenzustand fallen auch Menschen mit einer schweren Krankheit, wenn sie etwa mit einer Krebsdiagnose konfrontiert werden und dabei, infolge Angsteinbruch, den Boden verlieren.

Massive Abspaltungen müssen auch bei Tätern und Täterinnen schwerer Verbrechen in Betracht gezogen werden: Bei späterer Konfrontation mit der sexuellen Missbrauchssituation an den eigenen Kindern ist mit enormer Verdrängung, ja oft mit Angriffen auf die Therapeuten zu rechnen (bis zu Klagedrohungen). Dies hat jahrzehntelang zu kollektivem Verdrängen des Tatbestandes geführt, weil man den Täterinnen und Tätern und ihrem oft tadellosen Image glauben wollte.

Gefährlich sind Dissoziationen insbesonders unter Drogen, wenn Menschen immer tiefer abtauchen und sich plötzlich in psychotischen Welten bewegen, aus denen sie oft nicht mehr oder nur teilweise zurückfinden. Generell ist zu bedenken, dass Menschen mittels psychedelischer Drogen in Bewusstseinszustände gelangen, für die sie gar *nicht vorbereitet* sind. Ferner kann der Prozess – im Gegensatz zum psychisch induzierten – *nicht dosiert* werden. Nach längerem Drogenkonsum muss ein Verhaften im Zwischenbereich angenommen werden, wo das dauernde *Unterwandern der vital nötigen Verdrängungsschranke* als *Abgrenzungsdefizit* des Ichs fassbar wird. Damit würde die Bedeutung der Verdrängungsschranke bei der Menschwerdung und zum Persönlichkeitsaufbau deutlich. Sie sollte nur mit fachlicher Begleitung durchbrochen werden. Beim kontinuierlichen abwehrbedingten Durchbrechen scheint diese Abgrenzungsfähigkeit verloren zu gehen. Der Mensch bleibt im Alter des Wegtretens stehen, was die *Weiterentwicklung* und *Resozialisierung* erschwert. Ferner müsste eine weitere *Traumatisierung durch die Horror-Eindrücke der Zwischenwelten* therapeutisch bearbeitet werden.

Das entgegengesetzte Phänomen lässt sich bei *Konsum von Neuroleptika* über längere Zeit feststellen.[245] Neuroleptika wirken massiv auf die *subtile Ökonomie in den psychischen Feldern* ein, was heute überhaupt nicht konzeptualisiert wird. Patienten werden dabei künstlich ‹abgeschottet› und in einer Abspaltung der Gefühlsfelder *fixiert*. Dabei müssen sie die kontinuierliche Abgrenzungsleistung nicht mehr erbringen. Dies führt nicht nur zu chemischen *(Dopamin*-Blockade), sondern wesentlich zu *psychischen Veränderungen*, gerade auch hinsichtlich Kreativität. Dadurch erklären sich die bekannten, massiven *Entzugserscheinungen* bei Absetzungsversuchen, wie Einbrüche von Abgespaltenem, von unbewussten Feldern. Die Person ist oft geballten Panikzuständen ausgeliefert: Sie sollte dann nicht zusätzliche Neuroleptika erhalten, sondern durch *hochfrequente Psychotherapie* wieder sich abgrenzen und mit Energien umgehen lernen. Ähnliches kann auch bei

Antidepressiva beobachtet werden,[245] derart dass bei Absetzen längere depressive Verstimmungs- und Trauerphasen zum Bearbeiten des künstlich Unterdrückten drängen. Neuere – nicht pharmagesteuerte – Forschungen sind punkto Indikation, Dosis und Dauer in der Verabreichung von Psychopharmaka erfreulicherweise viel vorsichtiger. Denn, so hilfreich auch der psychopharmakologische Zugang bei einem ‹Schub› ist, so wenig ist er auf lange Sicht ‹therapeutisch› im Sinne von heilend.

In diesem therapeutischen Vakuum könnten differenzierte Bewusstseinskonzepte wieder Strukturen und psychische Gesetzmässigkeiten aufzeigen. Der menschliche Entwicklungsprozess drängt nach Manifestation: von der averbalen Ebene zur Bildebene, zur Symbol- und Ausdrucksebene und schliesslich zur Sprachebene als Integrationsleistung der Erwachsenenpersönlichkeit. *Er lässt sich nicht ohne schwerwiegende Konsequenzen langfristig unterdrücken.*

Anregungen zu therapeutischem Vorgehen in diesen Feldbereichen lassen sich in den alten Mythen und Bildern finden *(Demeter* sucht *Kore).* Engel rollen Bewusstseinsbereiche oder ‹Himmel› gleichsam wie Pergamentrollen aus. Auch Psalmentexte, wo etwa vom ‹Tränental› gesprochen wird, das zum ‹Quellgrund› neuer Hoffnung werden kann, weisen auf einen ‹Weg› durch den Zwischenbereich hin. *Sie müssten heute aber therapeutisch angeleitet erfahren, und nicht nur ‹erbetet› werden.*

Im Zwischenbereich dürfte es sich also zusammengefasst um eine erste Form von *Bewusstseinsausweitung* handeln, wo die psychosomatischen Verflechtungen gelockert werden. Dabei wird zu frühen – zum Teil perinatalen – Erfahrungen freien Flottierens zwischen Leben und Tod zurückgegangen. Es ist dies eine erste Stufe von *Nahtoderfahrung (NDE)*, ein Wagnis jenseits von FREUDs *Vorbewusstem*[243]. Dieser Zustand ist die Voraussetzung für die nun folgende *Gefühlskatharsis.*

5.2.6 Die Reinigung des Gefühlsbereiches *(zotikon)*

Nach dem *Durchbruch* durch die Ichstruktur *(gnostikon)* im *Zwischenbereich* angelangt, muss nun das *abgespaltene und verdrängte Lebendige*, der Gefühlsbereich *(zotikon*[246]*)* aufgearbeitet werden.

Sokrates löst eine hypnotherapeutische Passage mit der Frage aus[247]:

«Verstehst du nun wohl, dass auch die Fehlhaltungen *(hamartemata)* im Handeln aus diesem Unbewusstsein entstehen, wenn einer *nicht weiss, und doch meint zu wissen?*»

Olympiodoros kommentiert dies folgendermassen[248]:

«Wir durchforschen die Fehlhaltungen *(hamartemata)* dem Bewusstsein entlang *(kata gnosin)*, und da geht es um *das doppelte und das einfache Unbewusstsein (diple kai haple agnoia).*»

In dieser schrittweisen Bewusstseinsprüfung werde der Patient zu seinem Wohle schonungslos konfrontiert, wie denn die Reinigung des Gefühlsfeldes auch mit ‹Tadel› umschrieben ist[249]. Der Prozess zwingt zum Hinschauen und minuziösen Korrigieren aller mit dem schiefen Weltbild zusammenhängenden Fehlhaltungen im Leben[250]:

«(Von den zwei psychischen Ebenen ist) der *Fühlbereich (zotikon)* durch die *tadelnde Konfrontation (epiplexis)* zu reinigen[131]. (Sokrates reinigte) das *zotikon* andererseits durch das ‹dramatisch amplifizierende Herausarbeiten› *(ektragodesai)*, wieviel und was für Übles dem doppelten Unbewusstsein folgt.»

Moderne Missverständnisse bei der Gefühlskatharsis: Auch NICEV erwähnt die *zwei* zu reinigenden Bewusstseinsbereiche, ferner auch, dass falsche Gefühle aus Falschkonstrukten entstehen[251]. Für einen modernen Menschen typisch kommt er jedoch zum Schluss, dass die *Gefühle weniger wichtig* seien als das *Wissen*, ferner, dass mit der Reinigung der Kognitionen *automatisch auch die fehlgeleiteten Gefühle aufgelöst* würden, *so dass sich eine Katharsis der Gefühle erübrige*[252]. Auf eindrückliche Art demonstriert dieser Sprachwissenschaftler, wie die Gefühlskatharsis ohne differenziertes Bewusstseinsmodell nicht mehr nachvollziehbar ist: Er vertauscht die beiden Vorgehensweisen im einschlägigsten *Olympiodoros*-Zitat, gleichsam als freudsche Fehlleistung.[253] Während ihm also gerade die deutlichste Passage über die *(ritualisierte) Praxis der Gefühlskatharsis* entgeht, beklagt er dann die ungenügende Information zum Verlauf des kathartischen Prozesses.

Olympiodoros dagegen beschreibt das *dramatische Herausarbeiten* im Gefühlsbereich *(ektragodein)* mehrmals und insistiert auf der *Attacke* des Sokrates und auf dem *Schamerleben*[254]*:*

«Darauf will Sokrates, dass Alkibiades vollendet *(teleios)* vom doppelten Unbewusstsein befreit werde, attackiert und walzt dieses nieder *(katatrechein)* und *arbeitet es dramatisch amplifizierend heraus (ektragodein)*, indem er deutet, dass dieses (doppelte Unbewusstsein) die Ursache des Verwirrungszustandes *(plane)* sei, die Ursache der darauf beruhenden *Fehlhaltung (hamartas)* und dass dieses in *höchstem*

Masse zum *Schämen* sei *(diple agnoia = aischistotate).* Bereits das einfache Unbewusstsein ist zum Schämen, dieses (doppelte Unbewusstsein) aber ist das allerschändlichste oder das allerschimpflichste; das allerschimpflichste nämlich, weil es die Ursache des Verwirrungszustandes *(plane)* ist ... »

Verhaltener unterstreicht auch Proklos das zentrale Erleben von *Scham*[255].

«Er schaut *die Schande* der Täuschung in ihrer ganzen Tragweite und strebt nach der wahren Bewusstheit.»

Es muss folglich im *Zustand der Verwirrung* eine konfrontierende *Schau des Falschen* und eine daraus hervorgehende starke *Gefühlsreaktion* stattfinden, laut Sokrates[256]:

«Dieses Unbewusstsein ist die Ursache all dieses (deines) Negativen und darum beschämende Unwissenheit *(amathia)*.»

Der Mensch in diesem Zustand müsse sich *schämen*, weil er dadurch aus dem *Guten* herausgefallen sei[257]. Entsprechend macht Platon eine Lautassoziation zwischen *Scham* und *Konfrontation mit dem Unbewussten (‹Hades›[258])*. Das Phänomen *Scham* wird unten umfassend diskutiert (5.2.7.3).

Aus dem drogeninduzierten Zustand referiert GROF[259]:

«In dieser Situation wird der betreffende Mensch von verschiedenen sehr unangenehmen Gefühlen gequält: Angst, Schuld- und Minderwertigkeitsgefühle und Scham scheinen sein Denken über die Vergangenheit zu beherrschen.»

Zustände intensiven Sich-Erinnerns, Fühlens, auch von Scham, sind ferner vom sog. ‹Lebensfilm› in traumatischen Nahtoderfahrungen, aber auch vom natürlichen Sterbeprozess bekannt: Viele Sterbende geben eindeutige Zeugnisse eines erweiterten Bewusstseins und detailliertester Wahrnehmung lebensgeschichtlicher Ereignisse, die sie bedrücken. Die Verarbeitungsmöglichkeit – über das Schamerleben bis zum ‹inneren Frieden› – müsste dieser Lebensphase wieder ihre spezifische *psychodynamische Bedeutung* zurückgeben. Die Menschen sollten mit altersspezifischem Therapiesetting begleitet werden, statt unter *‹Euthanasie-Druck›* zu geraten. Die Altersphase gewinnt durch die Überalterung der Bevölkerung immer grössere Bedeutung. Spezifische Symptome wie Verbitterung, depressive Verstimmungen weisen auf die Dringlichkeit, neue Wege der Lebensverarbeitung zu gehen, bis zum Wiederfinden eindrücklicher Glücksmomente (Altersforschung Uni Zürich).

Dieses dynamische Gefühlsfeld *(zotikon*[260]*)* bestimmt wesentlich die *‹Psychodynamik›*. Sie wird durch intrapersonelle Motivationskonflikte einzelner Subsysteme oder Felder definiert, die durch die Ich-Instanz gesteuert und unterdrückt werden können[261]. Dieses Gefühlsfeld enthält die *gespeicherte Lebensgeschichte in simultaner Gefühlskonzentration* und kann – therapeutisch oder durch Extremsituationen geöffnet – wie ein *Lebensfilm* abgerufen und geläutert werden.

Weitere Ausdifferenzierung des Gefühlsfeldes (vgl. *strukturelle Dissoziationstheorie,* VAN DER HART): Während Olympiodoros das Gefühlsfeld meist nicht weiter unterscheidet (= *zotikon)*, wird im differenzierteren platonischen Psyche-Modell der sog. *nicht rationale* oder *Gefühlsteil* noch je in *epithymetikon* und *thymoeides* unterschieden[132], [206].

Bereits im ersten Weltkrieg wurde vom britischen Militärpsychologen Charles MYERS beobachtet, wie sich die Persönlichkeit traumatisierter Soldaten in eine ‹anscheinend normale Persönlichkeit› (ANP) und in eine ‹emotionale Persönlichkeit› (EP) aufspaltet. Weiter konzeptualisiert die *strukturelle Dissoziationstheorie*, dass sich die Persönlichkeit – je nach Komplexitätsgrad des Traumas wie Lebensalter, Dauer, Brutalität – in *mehrere* ‹Emotionale Persönlichkeitsanteile› (EP) aufspalten kann. Aus eigenen therapeutischen Beobachtungen deute ich dies folgendermassen: das *triebgesteuerte Vitalfeld* ist immer da *(epithymetikon)* – d. h., ein emotionales Restfeld mit *gröberen Reaktionsweisen ist überlebensnotwendig* –, während das feinere, sog. ‹mutige› *Gefühlsfeld (thymoeides)* infolge Traumatisierung und später bei traumatischen Erinnerungen *weggehen, und sich weiter aufspalten* kann. Es können sich sogar mehrere alltagstaugliche Persönlichkeitsanteile getrennt voneinander entwickeln *(dissoziative Identitätsstörung)*. Die feinsten Feldbereiche scheinen sich am weitesten zu entfernen und sind am schwierigsten ‹zurückzuholen›. Solche Zustände sind *therapeutisch wieder zu integrieren*, ansonsten beim Erwachsenen mit defizitären psychischen Befindlichkeiten wie *Energiemangel*, aber auch *Gewaltdurchbrüchen* gerechnet werden muss. Diagnostisch wie therapeutisch sind differenzierte Konzepte folglich auch hinsichtlich der *Gewaltthematik* heute von grosser Bedeutung.

Rituelle Auflösungsvorgänge im Zwischenzustand

Der kathartische Prozess kommt nun zum emotiven ‹Tiefpunkt›. *Sokrates* konfrontiert Alkibiades massiv mit den ‹agnostischen› Konsequenzen, ‹streckt ihn zu Boden› und stösst zu den ‹letzten Dingen› vor *(ta megista)*, während jener nur noch ‹nickt›[262]:

> «*(Sokrates)* sagte denn, dass dieses (Unbewusstsein) die Ursache der Fehlhandlungen sei, die *schändlichste (aischiston), schimpflichste (eponeidistotaton), verderblichste (kakourgotaton)* Ursache ... »

Diese *drei Qualifikationen* – die im Platontext zwar durch ein Nicken getrennt sind[263] – bringt Olympiodoros mehrmals stereotyp nebeneinander, so dass darin eine *Formel*, und zwar eine mit der Weisheitsterminologie verbundene *Dreier-Formel* zu vermuten ist: Als Hinweis auf den negativsten Zustand *(kakodaimonia)* kontrastiert sie maximal mit der *dreifachen ‹Glückseligkeitsformel›* für das höchste Ziel *(eudaimonia)*[264], etwa aus dem *Symposion*. Olympiodoros bestätigt diesen polaren Zusammenhang ausdrücklich[265]. Daher sehe ich in den drei negativen *Superlativen* eine *‹Anti-Glückseligkeitsformel›* zur *rituellen Bezeichnung des energetischen Tiefpunktes*[266]. Das Erkennen der bewusstseinsmässigen Verkürzung und das beschämende Erleben aller negativen Folgen scheint nämlich der *dunkelste Moment des kathartischen Prozesses* zu sein.

Olympiodoros bestätigt ferner einen ritualisierten ‹Gruppenprozess›, der nach der *‹Anti-Glückseligkeitsformel›* in einer *persönlichen* Form weitergeführt wird[267]:

> «(Dreierformel) Von da an, von den *gemeinschaftlichen Gepflogenheiten (koina hyparchonta)* beim doppelten Unbewusstsein weitergehend, sagt er dem Alkibiades noch das folgende *persönlich (ta idia hepomena)* und spricht: ‹Oh weh, Alkibiades.›»

Aufgrund der weiteren Erläuterungen muss es sich um ein *kodiertes rituelles Vorgehen* handeln, das aus der *pythagoreischen* Tradition stammte, von Sokrates jedoch *modifiziert* und *persönlicher gestaltet* wurde[268]. Am *rituellen Tiefpunkt* angekommen – immer noch im sprachlosen Zwischenzustand –, deutet *Sokrates* nun explizit (Originaltext)[269]:

> «Oh weh, Alkibiades, *an was für einem Leiden leidest du (pathos paschein)*, welches ich zu nennen *zaudere*, aber doch, weil *wir allein sind*, muss ich es sagen. Nämlich mit dem *Unbewusstsein (a-mathia)* hausest du, oh Bester, und zwar mit dem *schlimmsten*, wie dein Reden *(logos)* dich beschuldigt und *du dich selbst*. Darum stürzest du dich so auf die (äusseren) Staatsangelegenheiten, bevor du dich innerlich entwickelt hast.»[270]

Diese Passage bildet den Abschluss der Konfrontation mit den negativen Konsequenzen der *antiken Neurose*, der *Unbewusstheit* hinsichtlich der *‹höchsten und letzten Dinge› (ta megista)*. Die eindeutige *Mysterienstelle* wird durch die ‹heilige Scheu› des Sokrates signalisiert und mit ‹Verstummen› kommentiert[271]. Sie wird ferner mit dem (psycho-)dramatischen Tiefpunkt in der *Tragödie* verbunden, wo der Prozess ebenfalls ins Schweigen führt und die *Energiewendung* bzw. *Wandlung* erfolgt[272]: Die rituelle Bedeutung dieser Stelle, des ‹sokratischen Dramas›, tönt *Olympiodoros* folgendermassen an[273]:

> «Dies ist der Ausspruch von einem, der den *Alkibiades* bejammert und beklagt wie einen *Verlorenen (apolomenos)* und wie über einen *Verstorbenen (perioichomenos)* spricht. Dies ist *pythagoreisches Vorgehen*: Jene nämlich warfen *diejenigen, die (noch) nicht genügten (anepitedeioi)* aus ihrem *Novizenkreis (homakoion)* hinaus, mit ihren eigentümlichen Vorgehensweisen *(oikeia chremata)*, und machten aus ihnen ein *‹leeres Grab› (kenotaphion)* und bejammerten sie und besprachen sie wie *Verstorbene.*»

Solche rituelle *‹Totenklage›* erinnert an eine andere *antike Ritualbeschreibung*[274]:

> «In einer Nacht wird eine Figur rücklings liegend auf ein Bett gelegt und im Wechselgesang beklagt. Wenn sie sich dann an den gespielten (!) Totenklagen ersättigt haben, wird ein Licht hereingebracht. Dann salbt der Priester das Mundinnere all derer, die geweint hatten, und nach der Salbung summt er in leisem Murmeln: *‹Seid getrost (tharreite), ihr Mysten*, der Gott ist gerettet *(theos sesomenos)*; auch für uns wird es nach den Mühen Rettung geben.»

Ritualdeutung: Die *Pythagoreer* warfen den *‹unwürdigen›*, nicht genügend *gereinigten Menschen, der also die rituellen Anforderungen (noch) nicht erfüllte,* durch ritualisierte Anklage aus der Ritualgemeinschaft hinaus[275], indem sie aus ihm ein *‹leeres Grab›* machten. Dies heisst wohl: eine *‹leere Körperhülle›. Olympiodoros* erläutert, dass diese Form pythagoreischer Katharsis als *anklagende Konfrontation* im grösseren Kreise stattfand[276]:

> «Deswegen hat etwa ein Pythagoreer, der vom Meister in Gegenwart vieler anklagend konfrontiert wurde, die *Scham nicht ertragen* und ‹sich selbst fortgebracht› *(exegagen heauton)*. Bei den (platonischen) Philosophen dagegen war es Sitte, *persönlich (idia)* zu konfrontieren, *nicht vor vielen (para tous pollous).*»

Ich verstehe die Stelle nun folgendermassen: Infolge unerträglicher Scham bringt sich ein Mensch ‹selbst fort›, indem er weit aus dem Körper wegdriftet und dadurch die *Schamverarbeitung nicht bewusst* bis zur Auflösung durchsteht.

Sokrates dagegen sagt zu Alkibiades[269], dass er ihn nur so hart konfrontiere, weil sie beide *‹unter vier Augen›* seien[277]. Er modifizierte und vertiefte folglich das *pythagoreische Vorgehen* des *‹leeren Grabes›* zu einer *persönlichen* Therapieerfahrung. Die von den *Pythagoreern* wesentlich geprägten *platonischen Philosophen*[278] haben demzufolge das traditionelle Vorgehen verfeinert und die anklagende *Konfrontation unter vier Augen und bei erhaltener Ansprechbarkeit* gemacht. Auf diese Weise wurde der Mensch durch seine tiefsten Verstrickungen hindurchgetrieben, wurde ‹hinuntergedrückt› oder ‹kleingemacht› und gelangte über *Scham* und *Reue* bis zur Auflösung und vollständigen Befreiung[279].

Der Kode des *‹leeren Grabes›* *(kenotaphion): Olympiodoros* definiert die *Katharsis* entsprechend als den Zustand oder die Reinigungsstufe, wo die *Psyche vom Körper gelöst wird*[206]*:*

> «*Kathartisch* (*‹Kathariker›*) bedeutet nämlich, wenn die Psyche vom Körper gelöst wird, wobei allerdings Bindungen noch bleiben, die nicht gelöst werden können … ausser durch das *Zusammenfühlen (sympathes)*. Es ist nämlich so, dass sie (dann), obwohl sie *hier sind (entautha ontes)*, sie *zugleich droben sind (ano einai)*, durch diesen gewissen *Fühlzustand (sympatheia)* schauend, und wenn sie *droben sind, zugleich auch hier* sind; verliert die Psyche jedoch ihre Flügel wieder, kommt sie herunter und schwebt um den Leib *(peri auta)* herum infolge Körperattraktion.»

Hier scheint das gleichzeitige *Zusammenfühlen (sympathes)* verschiedener Persönlichkeitsebenen – der *körperbestimmten, ichgesteuerten* am sichtbaren Ort einerseits und andererseits dem *von oben schauenden emotionalen Feld* – die *Voraussetzung* für die endgültige Katharsis zu sein. Das Auflösen ‹gewisser Bindungen› ist folglich nur in Zuständen von Bewusstseinserweiterung möglich, wo diese Bindungen zugleich leiblich und psychisch-emotional wahrgenommen und gelöst werden. Zugleich muss *genügend Energiekonzentration in den körpernahen Ebenen sein, damit der Schmerz mit der Person im Hier und Jetzt verbunden und so auflösbar wird*: das Ichbewusstsein ‹unten› bleibt verbunden und fühlt schauend mit dem psychodynamischen ausgeweiteten Feldteil ‹oben›. Erst derjenige, der *‹geschaut habend den Weg weiss› (eidos)* – d.h. der Initiierte –, gelange dann nicht mehr in einen solchen Zwischenzustand (vgl. JANET)[280].

> Es muss hier therapeutisch differenziert werden: zwischen einer *abrupten Trennung* psychischer Felder ohne Zusammenfühlen infolge Todesangst (*exagein heauton*) – wo die abgetrennten Feldteile über Jahre unbewusst und unintegriert bleiben können (vgl. ‹multiple Persönlichkeitsstörung›) – und einer *Auflösung von Negativem*[276] und *Integration des subtilen Gefühlsfeldes (thymoeides)*. Dadurch vermag der *‹Gereinigte›* sein *psychisches Feld auszuweiten,* bei erhöhtem Gewahrsein und intensiverem Gefühlserleben (*anistamai*[281]).

Obige, und weitere antike Beschreibungen solcher Zustände[282], sollten also neu diskutiert und ernst genommen werden, da sie sich besonders in der Traumatherapie gut überprüfen lassen. Aufgrund adäquater Konzepte lassen sich die *häufigen (!), fortbestehenden Ausserkörperzustände beim Erwachsenen* überhaupt erst diagnostizieren.

Einen Bewusstseinszustand von *Ausserkörpererleben* in den antiken Initiationen nimmt auch die Mysterienforscherin Marion GIEBEL an. Olympiodoros unterscheidet ferner, ob der Mensch noch am *kathartischen Ablösen* sei *(psyche apolyomene)* oder schon *abgelöst (psyche apolelymene)*.

In den Ritualbildern *(pinakes)* der italischen *Demeter-Persephone-Mysterien* glaube ich, diese *beiden Initiationsstufen* vorzufinden[284]:

- die Stufe, wo sich die *Psyche* aus der ‹*Puppe*› windet (gr. *psyche* heisst auch ‹Schmetterling›!),
- die Stufe, wo die *Psyche* dann herausgelöst dasteht, *gesegnet* und *bekränzt* wird (bei geöffneter *cista*).

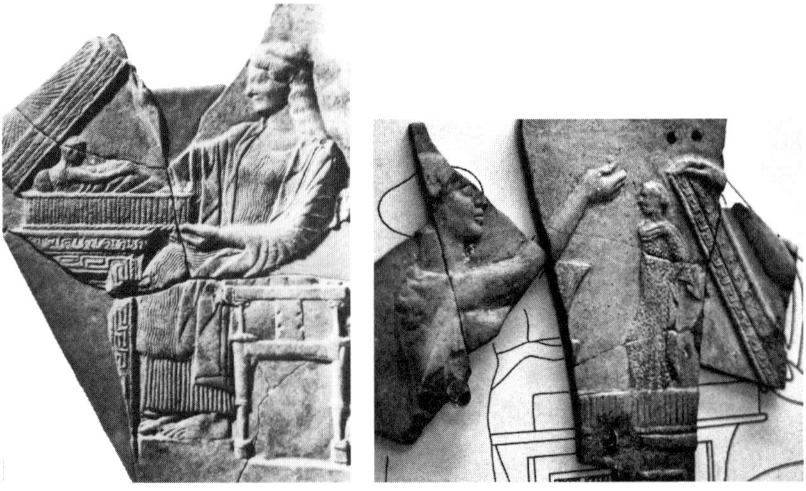

Abb. 15: Links: Persephone öffnet die cista; Rechts: Die Psyche steht aufgerichtet in der cista (Lokroi), vgl. Abb. 38.

In Unkenntnis der menschlichen Fähigkeit, mit der Psyche aus dem Körper auszutreten, wird den Platonikern vorgeworfen, sie würden den Körper als ‹*Sarg*› bezeichnen.[285]

Auffallend ist, dass auch in Ägypten der vergeistigte Pharao im *leeren Grab* der Pyramide oder im Totentempel seine Gedenkstätte hatte, währenddem seine materiellen Überreste in einem unterirdischen Grab beigesetzt wurden.

Wenn es sich um ein damals bekanntes *Initiationsbild* von *‹Ichsterben›* handelt, erscheint auch das *‹leere Grab›* von *Ostern* in einem neuen Zusammenhang: das *österliche Auferstehungserlebnis* dürfte dann ursprünglich ebenfalls auf einer *initiatischen Matrix* erfahren worden sein (Dunkelheit und Licht der Osternachtsliturgie). Im Gegensatz zu den späteren somatischen Deutungen einer fleischlichen Auferstehung, *ging es in den Initiatenkreisen im Mittelmeerraum um die ‹Auferstehung der Psyche› oder die ‹Wiedergeburt der Seele› nach dem rituellen Überwinden des ‹leeren Grabes›*[286]*, in dem dann bloss noch die leeren Hüllen liegen!*

Die Rücknahme der Trance: Die massive Deutung Sokrates' scheint den formlosen Zustand der *Ichauflösung* zu fassen. Das sprachlos Geschaute ist nun in Sprache zu formulieren *(arrheton vs. rheteon).* Wieder muss Alkibiades die Verantwortung übernehmen und seine Äusserungen bestätigen. Dann erst führt Sokrates ihn aus der Trance, indem er ihn zu seinem Lieblingsthema *‹Politik›* bringt und zugesteht, dass nicht nur er, sondern fast alle Politiker in diesem schimpflichen Verdrängungszustand seien, ausser vielleicht sein Vormund *Perikles*[269]. Dies bringt Alkibiades wieder ins Hier und Jetzt. Er taucht aus der Trance auf, was mit *‹Nüchternwerden›* kommentiert wird.[287]

> «Sieh da, der Novize ist plötzlich wieder nüchtern» *(ananepsas ho neos).*

Zusammenfassung der Gefühlsreinigung (Psychodynamik)

Die Reinigung und Integration des Fühl- und Vitalbereiches umfasst ein *‹dramatisches Herausarbeiten›* der verdrängten Lebensbilder sowie die wichtige damit verbundene *Schamreaktion*. Dies setzt einen Zustand erweiterten Schauens voraus, wo das ganze Leben gleichsam wie ein ‹Lebensfilm› vorbeizieht und integriert wird. Es musste sich dabei um eine Art *Nahtoderfahrung* handeln (NDE).

Alkibiades ist aber noch nicht vollends gereinigt, noch nicht im *einfachen Unbewusstsein* oder *Vorbewusstsein*[288], sondern immer noch im *Zwischenzustand*[289]. Denn er bietet erneut Widerstand, der wiederum durch einen neuen Prüfteil *(elenchos)* aufgelöst werden muss. Alkibiades versucht, seinen Vormund Perikles als Weisen, philosophisch Geschulten darzustellen, was wohl auf ihn abgefärbt hätte. Dieser Teil geht bis zum Eingeständnis seines Unvermögens[290]:

> «Beim Zeus, das kann ich doch nicht.»

Auch heute erfahren Menschen in der *‹Lebensrückschau›* tiefe Scham über alles Unlautere, das sie minutiös anschauen und auf dem Hintergrund des

Wahren gleichsam auflösen müssen (Nahtod). Es sind ebenfalls psychodynamische Erinnerungskonstellationen, die am Anfang einer LSD-induzierten Psychotherapie einsetzen. Auch hier lässt sich eine ‹energetische Reaktivierungs- und Auflösungsarbeit› beobachten[291]:

> «Waren diese Erinnerungen einmal wiederbelebt und integriert worden, dann traten die zuvor sich wiederholenden Phänomene in den folgenden Sitzungen nie wieder auf.»

Pierre JANET – ein Pionier im Bereich der *Dissoziationstheorien* – bestätigt, wie *Hypnotisierbarkeit* verschwindet, sobald Patienten die traumatischen Erinnerungen und abgespaltenen Anteile ihrer Psyche integriert und dadurch die Dissoziation ihrer Persönlichkeit aufgelöst haben. Ähnliches kann auch beim therapeutischen Bearbeiten von Träumen beobachtet werden: Durch Wahrnehmen und Verstehen der Zusammenhänge erfolgt Auflösung. Auch hier erscheint dann die bearbeitete Thematik nicht mehr[292].

‹Sprachlosigkeit› wird auch heute beobachtet, einerseits durch die Verwirrung bei Einbruch der mentalen Ordnung, andererseits aber auch durch eine psychische Regression in vorsprachliche Zustände. Aus meiner Therapieerfahrung entsprechen die eben erwähnten Regressionen sehr frühen vorsprachlichen Erfahrungen, was sich in Schweigen, Stammeln und Sprechunfähigkeit zeigt. Therapeutisch müssen von der Erwachsenenebene her korrektiv sprachlicher Ausdruck und vorsprachliche, bildhafte Gestalt verbunden werden (Integration). Diese Erfahrungsbereiche sind bei heutigen Therapeuten vielfach tabu, wenn keine Eigenerfahrung und kaum Konzepte da sind. Dadurch erleben auch die Therapierenden Angst vor Regression, Psychose und eigenem freien Flottieren.

Über ihre Initiations- und Nahtoderfahrungen folgerten die antiken Kulturen also, dass das Bewusstseinsspektrum nicht nur bei der Geburt, sondern auch im Loslösen des Körpers beim Sterben in umgekehrter Reihenfolge durchlaufen würde[293]. Wer den leibnahen Bewusstseinsbereich im Leben zu reinigen vermochte, konnte in höheren Bewusstseinszuständen leben, leichter ‹hinübergehen› und blieb nachher nicht verhaftet.[294] Die platonische Philosophie verstand sich letztlich als Erlernen dieses Übergangs. Mysterienerfahrung und Philosophie können so – nur aus Platons initiatischer Perspektive verständlich – eine *Einübung des Sterbens* genannt werden.[295]

5.2.7 Weitere Zusammenhänge des Auflösungsprozesses

Im Folgenden sollen noch spezifische *therapeutische Aspekte* des antiken Auflösungsprozesses diskutiert werden.

5.2.7.1 Biographisch-energetische Ursachen des Verdrängens

Die *Urverdrängung* beginnt mit der Geburt. Der Mechanismus des ‹Verdrängens› ist jedoch zeitlebens wirksam und als Abgrenzungspotenzial für die Persönlichkeitsentwicklung auch *nötig*, wie dies Platon für die Menschwerdung beschreibt[296]:

> «Ein gewisses Mass nun von diesem Wasser (des Vergessens) sei jedem notwendig zu trinken …»

Platon unterscheidet a. a. O. folgende Auslöser von ‹*unbewusstem Vergessenmachen*› (= Verdrängen) von Wahrem in der Psyche[297]:
- infolge Zeitfaktor
- durch Überredetwerden (Suggestion)
- durch Lust oder Furcht (Unlust)
- durch Schmerz (Gewalteinwirkung)

Die *Zeit* lässt bekanntlich psychische Prägungen, die nicht aktiviert werden, verblassen, so dass ‹Gras darüber wächst›: eigentlich eine Form von spontaner und passiver *Gegenbesetzung* durch stärkere Resonanz. Zusätzlich würden Menschen durch suggestives *Überredetwerden* (5.2.3), ferner durch *Verführtwerden* durch *Lust- und Unlust* und weiter infolge überwältigendem *Schmerz* verdrängen.

- Die Wirkung *suggestiver Felder* beginnt ab Geburt, wo der Mensch in die Einflusssphäre des Kollektivs und dessen Konstrukten kommt, stimmigeren und unstimmigeren. Im sokratischen Therapieprozess mussten die nicht stimmigen Muster und Rationalisierungen aufgelöst werden[165]. Alkibiades blieb – auch nach seinen therapeutischen Tiefenerfahrungen – durch die Menge und deren ‹Applaus› verführbar.

Heute noch wird beobachtet, dass Menschen, die durch Bewusstseinsentwicklung oder auch durch Nahtoderfahrung tiefe spirituelle Erfahrungen machten, diese später wieder verlieren können. Oft – und gerade bei Männern – wird als Ersatz für einen Übungsweg die leichter zugängliche Bewusstseinsveränderung durch Alkohol und Drogen gesucht, was einem vermeintlichen Zeitmangel entgegenkommt. Aber auch die Verführung des Ego durch Macht lässt den Menschen – bereits auf dem Entwicklungsweg – sein Eingebettetsein im grossen Ganzen verkennen (HINZE)[298]:

> «Wenn man dieser (Versuchung) erliegt, hat man – wie es scheint – das Weltall zu Füssen, man ist gross, mächtig und strahlend – wie Luzifer – und hat doch gerade das Entscheidende verpasst!»

- *Verführt* werden durch das *Lust-Unlustprinzip* oder das *Angstvermeidungsverhalten.* Diese *konstitutionellen Anfälligkeiten* waren in der antiken *Temperamentenlehre* verankert und Gegenstand besonderer therapeutischer Programme und Prüfungen.[299] Sie seien gleichsam ‹Laugen›, die durch die ‹Kanäle› der leiblichen Bedürfnisse im Vitalfeld *(epthymetikon)* einfliessen und die nicht gut verankerten spirituellen Erfahrungen ‹auswaschen›. Die Psyche muss durch einen spezifischen Prozess therapeutisch geläutert werden (5.5.6.2*).*

- *Überwältigtwerden von Schmerz*: *Platon* erläutert, dass ein schweres *Leid* oder ein heftiger *Schmerz* die Menschen dazu bringen kann, ihre Lebenseinstellung zu ändern *(metadoxazein).* Dazu gehören wohl bereits die Milieuausstrahlung vor und bei der Geburt, insbesondere Schmerzen (auch der Mutter) und fehlendes *Holding.*

Entsprechend sieht GROF in den *‹perinatalen Matrizes›* Grunderfahrungsmuster des Menschen. Sie gehören zur Urverdrängung.

Weiter interessieren heute besonders auch die schweren Traumen in der Lebensgeschichte. In diesem Zusammenhang ist FREUDs erste Neurosentheorie interessant, die mit sexuellem Missbrauch in der Kindheit – also Schmerzüberflutung – verbunden war und leider von ihm später zugunsten der Phantasiehypothese wieder ‹verdrängt› wurde (5.5.6.2).

Im Verdrängen schützt sich der Mensch vor Wahrnehmungsüberflutung, entfremdet sich aber zugleich immer auch *von sich selbst.* Denn Verdrängen sei ein ‹*Weggehen* von Erkenntnis(feldern)›[299]. Dieses Potenzial ist das ganze Leben hindurch wirksam und wird durch *Sehnsucht nach Homöostase* oder durch *Angst vor Unlust, Schmerz, letztlich Sterben* ausgelöst und unterhalten. Als *holistischer Mechanismus der Weltpsyche* kann sich Verdrängung über das Individuum (Mikrokosmos) hinaus bis zu den makrokosmischen Ebenen des *familiären Unbewussten (Familiensaga)* und *kollektiven Unbewussten* hin erstrecken *(mythenbildendes Gedächtnis).* Als Beispiel erwähnt Jan ASSMANN den über

Jahrhunderte wirksamen Wahrheitsanspruch der *monotheistischen Religionen* und den damit verbundenen Ausschluss des Anderen.[300] Im Besonderen erwähne ich den *Antijudaismus* und *Antisemitismus*, wie er heute etwa noch in christlichen Texten zu Karfreitag geduldet und erst zaghaft korrigiert wird (vgl. *Bach*-Passionen). Aber auch die nur *rationale Wertung der griechischen Philosophie* ist als abendländisches Falschkonstrukt zu deuten. Verschiedene Ebenen des kosmischen Unbewusstseins äussern sich durch spezifische unbewusste *Resonanzphänomene*, die als mysteriöser *Wiederholungszwang* imponieren, von *Symptomen*, über frappante *transgenerationale Entsprechungen* und *‹Familienfluch› (Atriden)* bis zu *kollektiven Symbolen* und *Mythen.*[301]

Proklos unterstreicht – entgegen Alkibiades' Falschkonstrukt –, dass weder *Tod noch Wunden (traumata)* das Übel seien, denn was könnten diese beiden Aspekte demjenigen anhaben, der aus seiner Psyche heraus Stabilität habe (vgl. *Resilienz).*[302] Durch die sokratische Tiefentherapie erlangte der Mensch *Angstfreiheit (andreia)* und *stoischen Gleichmut (sophrosyne* 5.4.3.6; 5.5.6.3).

In unserer einseitig ressourcenorientierten Therapielandschaft, wo alles positiv umgedeutet wird, mutet die sokratische Konfrontation mit der Urverdrängung und ihren Auswirkungen auf das subtile Umfeld eigenartig an. Individuum sein heisst doch heute, spüren, was ‹für mich stimmt›, vielfach ungeachtet der zwischenmenschlichen und ökologischen Konsequenzen, die man weder fühlt noch wahrhaben will. Konfliktsituationen bleiben entsprechend ohne Auflösung und Ent-schuldigung und unterliegen so dem *Wiederholungszwang.* Aktuelle Therapieansätze suchen im Negativen nur den positiven Kern (Umdeutung), lösen jedoch das negative Grundmuster nicht mehr auf.

In einem entwicklungsfähigen Menschenbild bedeutet energetisches Sich-Übernehmen ein Schaden für das kollektive Bewusstsein, der korrigiert werden muss. Heilwerden gründet im Wahrnehmen von Vernetzung und Verantwortung, wo Negatives aufgelöst, durch Positives ersetzt und wieder gutgemacht wird. Darum sprechen auch die alten Heilsysteme nicht nur von Lösen, sondern von Lösen und (neu) Binden.[139] [309] Dies wäre *umfassende Ressourcenorientierung.*

5.2.7.2 Sünde und Schuld *(hamartema)*

Die Folgen des doppelten Unbewusstseins, die Fehler im Handeln, werden bei *Platon* mit demjenigen Begriff bezeichnet, der aus der *Bibel* als *‹Sünde›, ‹Schuld›* bekannt und dessen Auflösen mit ‹*Beichten*› gekoppelt ist. Die griechische Wurzel meint: ‹das Ziel verpassen›.

Das platonische Therapiekonzept beinhaltete *zwei unterschiedliche Auflösungsstufen und Vorgehensweisen*: die ‹*Neurose*› *(agnoia/amathia)* als Verdrängung der spirituellen Bewusstseinsräume einerseits *(gnostikon)* und die darauf beruhenden *Handlungsfehler (hamartema)* als Folgen der damit einhergehenden Gefühlsabspaltung *(zotikon, thymoeides)*. Die Auflösung der Folgen musste bei der Ursache ansetzen! Sokrates sagt entsprechend zu Alkibiades während des psychodynamischen Reinigungsprozesses:[303]

> «Erfasst du nun, dass die *Fehlhandlungen (hamartema)* durch dieses *Unbewusstsein (agnoia)* entstehen, durch das *Meinen zu wissen, ohne geschaut zu haben?» (me eidos oiesthai eidenai).*

Die Bearbeitung der Konsequenzen konnte somit erst nach Auflösung der Urverdrängung im erweiterten Bewusstseinszustand erfolgen: Der Mensch musste durch den unerträglichen *Zwischenzustand* hindurch, um die abgekoppelte Verbindung zu seinem subtilen Gefühlsbereich wiederherzustellen. Erst in diesem Zustand – im Schauen des ‹Lebensfilms› *(syneidos)* – konnte er seine lebensgeschichtlichen *Verstrickungen und Fehler erkennen, bereuen, auflösen und korrigieren.* Da das *Unbewusstsein (agnoia)* – mit zunehmender Abkoppelung des Gefühlsbereiches – die *Persönlichkeitsentwicklung* behindert, erfolge jegliches Lernen unter falschen Prämissen *(a-mathia)*.

Das psychodynamische Auflösen – mit den helfenden Kräften in den subtilen Bereichen – fasst *Olympiodoros* wie folgt zusammen:[304]

> «Es ist zu sagen, dass in Anwesenheit des ‹Schutzengels› das *Zusammenschauen (syneidos)* zuteil wird, denn es ist das Höchste und Feinste der Psyche, ist ganz fehlerlos *(an- (h)amarteton)* in uns und ein unbeugsamer Richter (*dikastes*), und Zeuge für das, was hier (in der sichtbaren Welt) geschieht ... Dies wird für uns auch Ursache des Heils *(soteria)*, als etwas, das fehlerlos immer in uns bleibend nicht mitverurteilt wird mit dem *Sichverfehlenden* unterhalb der (ewigen) Psyche, sondern sich über diesem hinaufrollt und dieses (gewordene Psyche) zum Nötigen hinwendet *(epistrephein)*. Wie ein Kindlein im Schlaf durch eine Traumerscheinung zu wimmern beginnt, so bringt das Zusammenschauen die Psyche von den Verirrungen nach oben ...»

Entsprechende subtile Phänomene lassen sich auch in heutigen Therapien beobachten und bestätigen. Das Zusammenschauen *(syneidos)* erfolgt in einem erweiterten Bewusstseinszustand. Im Sinne der Traumatherapie werden dissoziative Felder wieder integriert.

Interessant ist nun, dass *Olympiodoros* zwei der oben von Platon erwähnten *Auslöser* des *Verdrängens*[305] bereits als zwei Arten von *‹Verfehlen› (hamartemata)* kommentiert. Er verwischt also die Ebenen, indem er *hamartema* sowohl für den *Zustand der Verdrängung (pseudes doxa)* wie auch für dessen *Folgen* gebraucht, also für Ursache *und* Wirkung. Diese Reduktion *des Konzeptes des doppelten Unbewussten* mündete schliesslich in den *Sündenbegriff* der christlichen Tradition. Es ist anzunehmen, dass in frühchristlicher Zeit auch im neuplatonischen Raum eine Verkürzung der psychischen Auflösungsvorgänge *von der Ursache zu den Folgen* stattgefunden hat.

Die subtilste Rezeption von *‹Schuld›* und *‹Sünde›* wurde bei Platon auf dem Hintergrund der ‹Urverdrängung›, dem *Verlust des Zugangs zu den spirituellen Ebenen, gesehen.* Entsprechend war auch in der *Ödipus-Tragödie* die *grosse Schuld* die *Hybris*[306], das *Nichtbeachten der göttlichen Weisung*, nicht etwa der *freudsche Ödipus-Komplex!* Im Theater war natürlich das Durcharbeiten der Katharsis beim Publikum nicht möglich. Dadurch scheinen zunehmend begriffliche Verwischungen zwischen Ursache und Wirkung stattgefunden zu haben.[307]

Auch in der jüdischen Tradition sprach man ursprünglich bloss von *einer* ‹Sünde›, der *Gottesferne*. DOUGLAS-KLOTZ zeigt, dass das, was wir später mit ‹Sünde›, ‹Schuld› bezeichnen, im Hebräischen etwa ‹verborgene Vergangenheit›, ‹innere Frucht mit schlechten Auswirkungen›, ‹unbeabsichtigte Kränkungen›, ‹enttäuschte Hoffnungen›, ‹verwickelte Fäden› meinte. Auch hier handelte es sich um einen *unbewussten, dem Willen nicht unmittelbar zugänglichen Zustand*[308].

Im Folgenden soll die sokratische Katharsis am *christlichen Sündenverständnis* wie an der *Psychoanalyse* gemessen werden, was helfen kann, das sokratische Vorgehen besser zu erfassen.

Die *Beichttradition* beinhaltet ebenfalls ein Auflösungskonzept: Sünden müssen *bekannt* und *bereut* werden, dann erteilt der Priester – in den ersten Jahrhunderten noch initiatisch *Mystagoge* genannt – die *Absolution*, worauf Busse *(metanoia)* und Wiedergutmachung folgen. In den Evangelien ist dieser Prozess im energetischen Konzept des *‹Lösens und Bindens›* eingebettet, wie es seit der hippokratischen Heilkunde verankert ist[309]. Das Auflösen der Verstrickungen *(hamartemata)* wurde durch das *Initiationsritual* der (Erwachsenen)-*Taufe* besiegelt und steht bis heute im christlichen *Glaubensbekenntnis* (‹Nachlass der Sünden›). Mit einem deutlichen Hinweis auf das Bewusstseinsspektrum ist auch der *kathartische Auftrag* an *Petrus* verbunden:[310]

«Geben werde ich dir die Schlüssel des Königtums der Himmel, und was immer du bindest auf der Erde, wird gebunden sein in den Himmeln, und was immer du löst auf der Erde, wird gelöst sein in den Himmeln.»

Von einem Prozess ins Unbewusste und einem Auflösen der Urverdrängung ist heute allerdings im Christentum nichts mehr fassbar. Aus platonischer Sicht müsste ein ‹dogmatisch› Religiöser *(doxa)* sich vorerst diesem doppelten Reinigungsprozess unterziehen, um von einem *‹Glaubenden›* zu einem *‹Geschauthabenden›* zu werden *(eidos* = ‹Initiierter›). Daraus entstände ‹Vertrauen› statt geforderter ‹Glaube› (beide gr. *pistis)!*

Die Konzepte der Psychoanalyse wurden bereits vergleichend diskutiert (3.3).

Während die Beichttradition den therapeutischen Weg ins Unbewusste verlor und nicht mehr die Ursache auflöste, sondern die Folgen mit Willensanstrengung bekämpfte, hat die Psychoanalyse den lebensgeschichtlichen, psychodynamischen Bereich wiederentdeckt, jedoch die weiteren Bewusstseinsräume ausgeklammert. Das antike Neurosekonzept wurde hier vom hohen Erosweg auf die psychosexuelle Kindheitsentwicklung verkürzt.

5.2.7.3 Scham

In der aktuellen Therapeutik ist das für die sokratische Katharsis notwendige *Schamerleben* eigenartigerweise kein Thema (5.2.6). *Platon* selbst spricht darüber wie folgt[311]:

«Die (Psychotherapeuten) denken … ebenso von der Psyche, dass sie nicht eher von den ihr dargebotenen Lerninhalten profitieren könne, bevor nicht der Konfrontierende *(elenchon)* den zu Konfrontierenden *(elenchomenos)* zur *Scham (aischyne)* bringt, ihm die das (wahre) Lernen behindernden Meinungen *ausgeweidet* hat und ihn als *rein erklärt*, wonach er nur was er wirklich weiss, zu wissen glaube, *mehr aber nicht.*».

Der ‹grosse› *Alkibiades* wird zunehmend unwillig, wie er an seine Grenzen kommt.[312] *Niedergeschmettert schämt* er sich schliesslich und reagiert vegetativ mit *Erröten*, ev. auch mit *Schwitzen*[313]. Ferner erwähnt Sokrates neben *Scham* auch das Empfinden von *Ekel.*[314] Das ganze Gefühlsfeld kommt bei dieser Konfrontation in Aufruhr. Denn so lange noch Ungeklärtes da ist, lässt Sokrates nicht locker und zwingt den Menschen, genau hinzuschauen und die Dinge auf den Punkt zu bringen. Auch später noch wird Alkibiades sagen, Sokrates sei der einzige Mensch, vor dem er sich schäme, weil er immer wieder rückfällig werde.[315]

Wie die Neuplatoniker, so hält auch NICEV fest, dass derjenige, der die Psyche eines anderen reinige, diesen dazu bringen müsse, *Scham zu empfinden.* Die Scham erscheine dann, wenn man sich seiner Falschkonstrukte bewusst sei.[316]

> *Scham* und deren *Durcharbeiten* sind somit ein ganz wesentliches Moment in der *platonischen Philosophie* (LAKS).[317]

Energetische Aspekte der Scham

Scham erscheint als Resultante der Nichtübereinstimmung von kognitivem und emotionalem Bereich und entsteht durch das simultane Erkennen und Fühlen, wo man gefehlt hat, gemessen an dem, wie man sein könnte. Dies wurde in der sokratischen Therapie durch einen Zustand erweiterten Bewusstseins möglich, wo verschiedene Bewusstseinsebenen synchron geschaut, gefühlt und wieder verbunden wurden[183]. Durch den Zugang zum abgekoppelten Gefühlsbereich entstehen aber auch *Korrekturbilder* (Ressource), was erst zu nachhaltigen Veränderungen führt. In diesem Sinne ist Scham ein höchst unangenehmes *Durchgangsstadium* des Bewusstseinsprozesses: Wer in den schamvollen *Zwischenbereich* gelangt, empfindet Scham *(aidos)* und muss durch die Läuterung begleitet werden, um diesen Bereich hinter sich zu lassen[258]. Das Erleben der Scham scheint mit der *Auflösung der psychischen Verzerrung* also unmittelbar korreliert zu sein. Sokrates liess die Scham so umfassend erleben (Amplifizierung), bis das *Schuldgefühl* und das *Bekennen* des *Gefehlthabens* einsetzten.

Was wir heute mit *‹Dissoziation› bezeichnen, deutet Platon* als *Aufruhrzustand der Psyche (stasis)*, wo das anlagemässig Zusammengehörige (kognitiver und Gefühlsbereich) durch *Spaltung entstellt* und *verstümmelt* sei Er unterscheidet diesen defizitären psychischen Zustand grundsätzlich von ebenfalls ‹hässlichen› – aber weniger tiefgehenden temporären – *Ungleichgewichten im Energiehaushalt* (Temperamente, 5.5.6.2)[318]. Letztere seien zwar ebenfalls mit Scham verbunden, jedoch leichter auszubalancieren, da sie bereits zum *einfachen Unbewusstsein* gehörten. Im dissoziativen Aufruhrzustand dagegen erscheine die Psyche *verstümmelt,* weil der Mensch von seiner subtilen Emotionalität zur Glückseligkeit hin *abgeschnitten* sei.[319] Diese ‹hässlichen› Defizite galt es durch Katharsis ‹hinwegzuräumen›[320] *(aphairesis)*, und zwar bis zum tiefsten Punkt des Verdrängens und Abkoppelns *(plane)* und zum umfassenden Wahrnehmen der Fehlhaltungen *(hamartema)*. Darum heisse der dazugehörige Therapieschritt *‹elenchtikon›*, d. h. ‹zur Scham bringen›.[321] Für denjenigen, der das Einssein schauend erfahren habe, sei *Desintegration* der schimpflichste, leidvollste Zustand. Er wurde diagnostisch in der Ausstrahlung wahrgenommen[322]:

> «Denn die Hässlichkeit *(aischos)* ist nur hinsichtlich des *Logos* zu sehen» (d. h. *als Nicht-Einssein).*

Sokrates induzierte die *Schamkonfrontation* nicht im Beisein anderer, damit die *Scham nicht unerträglich* sei und der *Novize* ‹sich nicht wegbringe› (vgl. oben). Die therapeutische Schamkonfrontation im *Ausnahmezustand* muss also von einem Blossstellen unterschieden werden, wo ein Mensch gedemütigt und verletzt wird. Dies geschieht etwa bei Gurus und oft in Sekten derart, dass Menschen durch Schambindung abhängig gemacht werden, ohne Auflösung und Befreiung zu erfahren.

In der abendländischen Tradition wurde die Beichte – ohne Tiefenprozess – oft zu einer *Fixierung* in *Sünde* und *Schuld*, ohne dass die tiefen Zusammenhänge erfahren und die Verstrickungen wirklich aufgelöst wurden. Denn auch rituelle Absolutionsformeln – losgelöst vom therapeutischen Auflösungsprozess – können *suggestiv zu Schuldfixierungen* werden.[323] Der Mensch strebt dann nicht mehr nach erlebter Auflösung und ‹aufrechtem Gang›, sondern richtet sich vielfach in einem passiven, masochistischen Zustand ein. Entsprechend ist auch das holistische Wort für *Energiewende (metanoia)* im Neugriechischen zu ‹Busse› erstarrt.

Wohl als Überkorrektur des christlichen Schuldverständnisses ist in der aktuellen Psychotherapie Scham verpönt und wird meist sofort ‹weggemacht›: eine kollektive *Verdrängungsreaktion.* Denn auch heute müsste ein Mensch in energetischer Verbundenheit durch die Dunkelheit geführt werden. Therapeutisch dürfte dann nur dasjenige verstärkt werden, was die Patientin selbst schaut. Dies ist deutlich wahrzunehmen, in *erwachsener Verantwortlichkeit* zu benennen und wird dadurch aufgelöst. Therapeutische Kunst ist, den Patienten dazu zu bringen, das Unstimmige zu fühlen, zu schauen, die aufkommende Scham vor sich selbst zuzulassen, zu bekennen und loszulassen, um sich dann befreit neu zu organisieren. Sowohl früher wie heute besteht dabei die Gefahr, dass narzisstische Helfer und Heilerinnen ihr Ego profilieren, den anderen Menschen unnötig und ohne Erlaubnis konfrontieren und mit ihren eigenen blinden Flecken behaften.

Davon zu unterscheiden ist der Umgang mit der Scham bei Missbrauch an Kindern. Hier muss beachtet werden, dass die Opfer oft die Scham der Täter und Täterinnen austragen. Diese Scham ist mit besonderen Techniken und mit genügend Support anzugehen. Sie muss als *Fremdenergie* erkannt und in die Verantwortung der Verursachenden zurückgegeben werden.[324]

Zusammenfassend stellen wir fest, dass das therapeutische Schamerleben eine wichtige Passage in der psychischen Auflösung, also *Verarbeitungshilfe* bedeutet. Schamreaktion sollte als *Prozessindikator* sorgfältig begleitet, also weder vorschnell entlastet, noch manipulativ verstärkt werden. Im idealen Fall liegen auch in schweren Traumen – wenn sie rechtzeitig und mit subtilem therapeutischem Verständnis bearbeitet werden – *Tore zum Bewusstseinsweg.*

5.2.7.4 Bekennen und Wiedergutmachen

Proklos vergleicht die Katharsis der philosophischen Initiation *(philosophos telesiourgia)* mit den Reinigungs- und *Sühneriten* der Mysterieninitiationen[325]:

> «Wie in den Initiationen Reinigungsriten vorausgehen, sowohl Riten mit *Weihwasserkessel (perirranteria)* wie auch *Sühneriten (hagnismoi),* die im Geheimen und unsagbar ausgeführt wurden *(aporrheton)* …»

Die antike Praxis allgegenwärtiger und vielfältiger Reinigungs- und Sühnegesten ist auffällig und lässt nach der subtileren Bedeutung von Schuld und Sühne fragen.

Energetische Sicht von Schuld und Sühne

Mit seinen negativen Mustern pflanzt ein Mensch seiner Mitwelt gleichsam *Schmerz* und *Falschkonstrukte* ein, besonders, wenn er andere Menschen führt.[326] Hier wäre *Entschuldigung* und *Auflösung* nötig, ansonsten der nun Verletzte infolge *Wiederholungszwang* weitere Menschen falsch programmieren und verletzen wird. Schuld und Wiedergutmachung wurden als über den Tod hinaus wirksam erlebt.[327] Der verdrängende Mensch ist also nicht nur ‹Opfer› seiner Falschkonstrukte, sondern auch ‹Täter› durch deren Ausbreitung im *kollektiven Bewusstsein.* Dadurch werden die antiken Reinigungs- und Sühneriten überhaupt erst verständlich: Durch Auflösung der Verstrickung und Wiedergutmachung wurde eine überindividuelle subtile Korrektur angestrebt, letztlich eine *Veredelung* der eigenen Kultur! Das Aussprechen vor ‹Zeugen› in der sokratischen Katharsis ist ebenfalls ein Zeichen kollektiver Verantwortung.

Den ganzen Heilprozess stellen Sokrates und Platon, wie auch die hippokratischen Ärzte, immer in einen spirituellen Rahmen: Den überindividuellen Kräften verpflichtet, darf Sokrates dem anderen Menschen nichts Unaufgelöstes durchgehen lassen.

Er betont immer wieder, dass der *‹Patient› selbst bekennen muss* (5.1.2): Durch seine Fragetechnik wird auch Alkibiades zum *Antworten* und zu einem ersten *ausweglosen Bekennen* gebracht (‹erste Aporie›)[328]:

S: «Wie nun, bist du es, der dies behauptet, oder ich, der Fragende?»

A: «Ich ja wohl, wie es scheint.»

Er deutet also nicht einfach, sondern bringt den Hilfesuchenden zum Zusammenschauen *(syneidos)*, zum Zusammenfühlen *(sympathes)*, zum Annehmen und Bestätigen des Geschauten.

Proklos beschreibt eindrücklich, wie sich der Proband in diesem Prozess ‹unter sich selbst hervorrolle›, mit sich in Dissonanz komme und im Kampf mit sich selbst die Hässlichkeit der Täuschung anschauen müsse, gleichsam seinen unbeseelten Körper.[183] Denn der *elenchos*-Prozess sei – auch gemäss Aristoteles – das Zusammenführen des Widersprüchlichen *(syllogismos antiphaseos).*[329] Der *Bekennende* werde so zum *Ankläger des Unbewusstseins seiner selbst* und erlebe dadurch eine psychische ‹Ausscheidung› des Falschen *(apokatharsis)*. Der Mensch müsse sich gleichsam anklagend ‹auf die Brust schlagen›, zugleich aber gestützt werden.[330]

Sokrates spiegelt einerseits den Zustand des Probanden, indem er mit ihm durch die Verdunkelung geht, begleitet ihn jedoch immer auch aus dem Zustand der Ressource im höheren Bewusstsein. Zugleich mit ihm schauend formuliert er das Geschehen in den Trance-Passagen, was der Proband aber immer bestätigen muss, im Sinne von[331]:

«Derjenige, der antwortet, *bekennt.*»

Gerade das wiederholte Nachfragen, dass es Alkibiades ist, der aussagt, ist ein klares Indiz für therapeutisches Vorgehen: Auch in heutigen Tiefentherapien hat der Patient letztlich die Kompetenz, Deutungen aus der ‹freischwebenden Aufmerksamkeit der Therapeutin› zu verifizieren.[332] Ferner wird durch die Wiederholung der Fragen Energie aufgebaut und die neue Sichtweise eingeübt.

Das *doppelte Unbewusstsein* des Patienten musste durch den Zustand eines *höheren Bewusstseins* des Therapeuten zum schauenden Bekennen geführt und aufgelöst werden: Sokrates ging nicht nur mit dem Probanden durch die Phase des ‹Nichtwissens›, sondern war simultan auch im Zustand des *schauenden Wissens*: eine Form *hoher Gegenübertragung.*[333]

Auch das zur ‹*Sühnepraxis*› gehörende *Wiedergutmachen* ist ein Energieprozess, der, wenn möglich, auch konkretes Wiedergutmachen bedeutete.

Ähnlich beschreibt der Neuplatoniker *Jamblichos* die kathartische Wirkung im antiken *(psychodramatischen) Theater*[334]*:*

> «Bei den kultischen Feiern werden wir durch bestimmtes Schauen *(theamata)* und Hören *(akousmata)* von Schändlichem gelöst vom Schaden, der sich aus dessen Wirkungen ergibt.»

In der Tradition der *Beichte* geht es um das Bekennen des Negativen ‹*in Gedanken, Worten und Werken*›. Das nicht mehr energetisch verstandene Konzept der *Wiedergutmachung* hatte im *Ablassgeschäft* schlimm gewuchert. Sogar heute noch beansprucht der Papst für sich die Kompetenz, mit seinem Ostersegen in den Gläubigen ‹Ablass aller Sünden› zu bewirken (Suggestion vs. Katharsis)!

Auch im heutigen Recht wird das Strafmass bei Schuldanerkennung und Bereitschaft zur Wiedergutmachung herabgesetzt. Das Konzept ‹tätiger Reue› als Verarbeitungshilfe könnte im Strafvollzug jedoch stärker umgesetzt werden.
Werden die Verletzungen in den grossen Zusammenhängen erfahren, kommt mit dem Schuldgefühl von selbst auch das Bedürfnis des Wiedergutmachens. Beim Schwangerschaftsabbruch z. B. empfinden Frauen spontan das Bedürfnis, sich vor dem abgetriebenen Kind zu entschuldigen und ihm ihre Liebe und ihren Schmerz zu bezeugen. Solche wiedergutmachenden Gesten führen den Menschen in die Ressource und zum definitiven Loslassenkönnen.

5.2.7.5 Ausserkörpererlebnisse (OOBE)

In der sokratischen Katharsis waren aussergewöhnliche Bewusstseinszustände wichtig. Die antiken Beobachtungen zum ‹Austreten›, ‹Spalten› und ‹Ausweiten› der Psyche sind heute eine therapeutische Ressource, ohne die sich schwere Traumatisierungen kaum auflösen lassen. Erst das Hinausführen über die Ichgrenzen und das Alltagsbewusstsein ermöglichten ein simultanes Erleben und Heilen des abgekoppelten Gefühlsbereichs mit seinen gespeicherten unbewussten Ereignissen. Entsprechend gehörten Formen von *Desintegration* und *neuer Integration* zum initiatischen Erleben. Im *Osiris*-Kult lässt sich die ‹*Zerstückelung*› als *Extremzustand von Dissoziation* verstehen, die als *Mysterium* durchgestanden werden und in eine neue Integration auf höherer Ebene führen musste. Auch *schamanistische* Traditionen kennen das Phänomen der Ichauflösung und Desintegration.

Heutige Konzepte wie ‹rezidivierende transiente globale Amnesie›[335] definieren nach ICD-Kriterien Defizite hinsichtlich Wachbewusstsein, erfassen jedoch das therapeutisch relevante Ausserkörpererleben der Psyche ebenso wenig wie EEG-Messungen bei Hypnose-Zuständen. Ein wichtiger Schritt in der modernen Therapeutik sind z. B. der DES-Test (Dissociative Experiences Scale), wo Dissoziationen im Fragebogen erfasst werden und als ‹Ausserkörperphänomene› weiter differenziert werden könnten.[336]

Denn auch in heutigen Psychotherapien kann man beobachten, dass Patienten bei grossem Schmerz- und Schamerleben wie abwesend sind. Beim genauen Nachfragen – und mit den nötigen Konzepten – stellt sich oft heraus, dass sie bewusstseinsmässig *aus dem Körper ausgetreten* sind. Diese *unbewusste Abwehrstrategie* ist in der aktuellen Therapeutik nicht konzeptualisiert, denn *Depersonalisationsphänomene* werden nur in *pathologisch-deskriptiven* und nicht in *energetischen* Psyche-Konzepten erfasst. Entsprechend war noch anlässlich meiner Therapieausbildung die Schulmeinung, schwere Traumen liessen sich überhaupt nicht bearbeiten, sondern nur zudecken. Überhaupt nicht bekannt ist die grosse Häufigkeit des Ausserkörperphänomens. Dieses ‹schützt› die Patientin einerseits vor der Reaktivierung des Traumas, verhindert aber andererseits auch dessen Verarbeitung. Was macht nun die *psychische Belastbarkei*t von Menschen aus, die chronisch traumatisiert wurden und keine *posttraumatische Belastungsstörung* entwickeln (PTSD)?

Diese sog. *Resilienz* könnte einerseits mit *Energiefeldkonzentration*, andererseits mit *Energiezufuhr* zusammenhängen: Bringt ein Mensch genügend Feldkonzentration zum Überleben auf, wird die alltägliche Adaptation geleistet. Sie könnte sich so lange halten, wie energiespendende Tätigkeiten und Erlebnisse zum Auftanken zur Verfügung stehen. Bei belastenden und bedrohlichen Situationen können aber plötzlich die Kompensationsquellen geschwächt, die Trigger zu stark werden und so die Lebensenergie einbrechen (vgl. Lebenskrisen).

Diese Abwehrstrategie beginnt sehr früh, wenn Kinder unerträglichen, lebensbedrohenden Situationen durch ‹Austreten› entgehen. Unbearbeitet bleibt sie als reflexartige Bereitschaft im Erwachsenenalter bestehen und ist mit einer Besetzungs-Spaltung, besser mit einer fixierten Abkoppelung der Gefühlsfelder verbunden (Psychodynamik): Schwer Traumatisierte fokussieren im Leib nur die zum Überleben absolut nötige Energiekonzentration

(Vitalebene), leben aber im Übrigen in Zwischenzuständen, von denen sie oft im Wachbewusstsein nichts wissen (‹multiple Persönlichkeit›). Wichtige aktuelle Konzepte wie *‹Bindungstheorie›* und *‹strukturelle Dissoziationstheorie›* (VAN DER HART) lassen sich mit Energiefeldkonzepten noch differenzierter im Bewusstseinsspektrum orten. Auch Konzepte wie *‹ego-states›* (WATKINS/WATKINS) können dann mühelos über das Ego hinaus zu hierarchisch verschachtelten ‹field-states› erweitert werden.

Eine emotionale Bearbeitung muss im Zustand von Ansprechbarkeit erfolgen: Von einem geschützten Bewusstseinsort aus *(‹safe place›)* kann das bildmässig Gespeicherte emotional wiedererlebt, durchgestanden und benannt werden. Oft nehmen die Patienten das Abgekoppelte als ‹Kind› wahr und lernen, Kontakt mit ihm aufzunehmen und hinzuschauen, was es erlebt hat. Ehemalige Ausserkörperzustände müssen also mit dem Körper- und dem Wachbewusstsein verbunden und integriert werden. Die reduziert besetzten leibnahen Ebenen führen sonst zu Krankheitssymptomen oder wahnhaften Zuständen. Wahnformen sind teilweise mit Fragmentierung verbunden, derart dass Fremdenergie sich gleichsam in ‹Leerstellen› einnistet. Auch sie müssten neu konzeptualisiert und therapeutisch früh aufgelöst werden. Der Kontakt mit Ausserkörperfeldern bringt oft massive Widerstände gegenüber dem Körper, der von ‹oben› in extremer Energielosigkeit und oft in missbrauchtem Zustand gesehen wurde und wird. Durch respektvolle, systemische Interventionen wird das Abgespaltene wieder zum ‹Leib› als Ganzheit zurückgenommen, energetisch besetzt, ‹beseelt› und letztlich voll ‹inkarniert›. Erst dann kann eine psychisch-geistige Weiterentwicklung und Umwandlung der tieferen Energiezustände in höhere erfolgen.

Ausserkörperphänomene sind auch in komplementären, energetischen Therapieformen zu beachten: So kann im *kinesiologischen Muskeltest* der ‹Körper› etwa noch ‹ja› sagen, während die Psyche in Panik bereits aus dem Körper ausgetreten ist. Wird diesem Ausserkörperzustand nicht Rechnung getragen und einfach weitertherapiert, erlebt die Patientin dies als übergriffig. Denn therapeutische Veränderung im Energiefeld ist nur möglich, wenn die Person dies zulässt und *präsent* ist. Therapeutinnen also, die mit energetischen Methoden arbeiten, müssten unbedingt eine Grundausbildung und Selbsterfahrung in diesen Bereichen haben.

Anstatt von ‹Krankheit› wäre im Psychischen wieder von ‹Ungleichgewichtszuständen› (= gr. *nosos)* und ‹Ausgleich› zu sprechen, von ‹Überflutetwerden und Abgrenzen›, von ‹Üben›, von ‹Integration abgekoppelter Felder›, von ‹psychischer Deformierung›, von ‹Fremdbesetzung› und familiären

‹Wiederholungsmustern›. Einer Chronifizierung der ‹Krankheit› kann therapeutisch vorgebeugt werden durch Erfahrung der psychischen Innenwelt und vor allem des emotionalen Feldes in seiner Integrität. Im Besonderen müssten Ausserkörperzustände beachtet werden bei *posttraumatischen Belastungsstörungen* (PTSD), *dissoziativen Störungen, depressiven Verstimmungen, sexuellen* und weiteren *schweren Missbrauchssituationen in der Kindheit, oralem-* und *genitalem Suchtverhalten, familiären traumatischen Wiederholungsmustern, Abhängigkeitsbeziehungen, ungelöster Trauer, psychotischen Schüben.*

Es reicht nicht zu sagen, ‹Selbstentfremdung› sei eine ‹Entfernung vom eigenen Ich›. Hier wäre eine umfassende psychodynamische Modellierung nötig mit den therapeutischen Konsequenzen.[337] Ziel ist das Durchstehen der Ängste und Traumen, die zu massiver Verdrängung und ‹Dissoziation› führten, sowie die Integration der abgespaltenen Felder möglichst vor der Fixierung: Die ‹posttraumatische Reaktion› soll nicht zur PTSD chronifizieren. Dieselben Konzepte wären bereits auf die Kindertherapie zu adaptieren.

Schliesslich stellt sich noch die grundsätzliche Frage, ob Ausserkörpererlebnisse für die Psyche gut oder schlecht sind.

- gut sind sie, wenn sie in therapeutischer leichter Trance den Blick auf die abgekoppelten – und Symptome generierenden –, zur Person gehörigen Felder freimachen und dadurch ein Heilwerden ermöglichen, wie in der sokratischen Katharsis.
- schlecht sind sie als Abwehrform im Alltag, wenn sie den Menschen an der vollen Präsenz, an der scharfen Wahrnehmung, am syntonen emotionalen Mitschwingen hindern. Das Ich springt dann laufend zwischen verschiedenen Persönlichkeitsanteilen hin und her oder funktioniert nur noch durch Abspalten psychischer Anteile, was ein Energieverschleiss ist.

Ausserkörpererlebnisse kennzeichnen auch unser *Traumerleben,* das ebenfalls unter dieser Perspektive konzeptualisiert werden könnte. In den *Märchen* wird das Phänomen etwa mit der ‹Tarnkappe› beschrieben, unter der man sich unsichtbar fortbewegen kann. Häufig lässt es sich auch im künstlerischen Ausdruck erahnen, z. B. in der Malerei von *Frida KAHLO,* der ‹Malerin der Schmerzen›, die offenbar solche Zustände durch Darstellungen von ‹verdoppelten› Selbstbildnissen gestaltete:

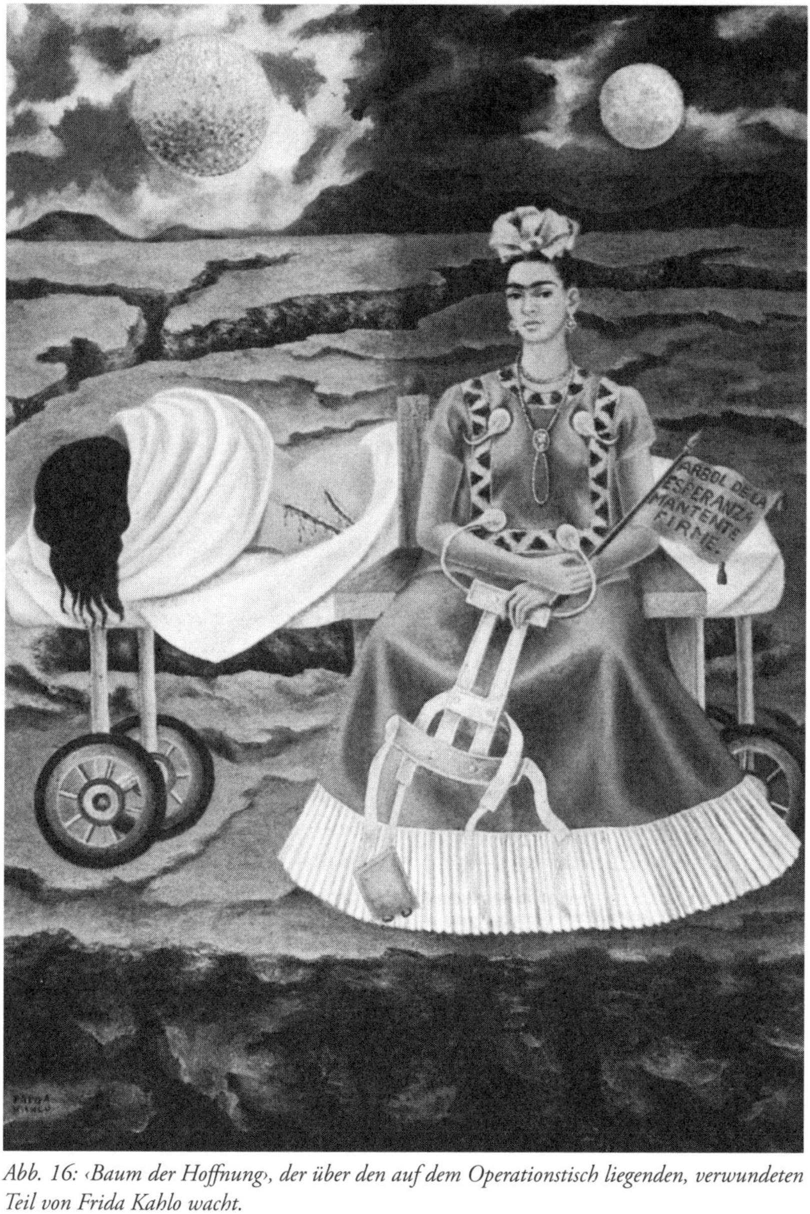

Abb. 16: ‹Baum der Hoffnung›, der über den auf dem Operationstisch liegenden, verwundeten Teil von Frida Kahlo wacht.

5.2.8 Zusammenfassung Prüfphase *(elenchos)*

Dieser kathartische Schritt (*elenchos*) beinhaltet den Durchbruch des *Verdrängungswiderstandes* im *mentalen Bereich* und die dadurch erst mögliche Reinigung des *Gefühlsbereiches, ist hier also ein psychotherapeutisches Verfahren in zwei Schritten.*[338]

Mittels der besonderen *sokratischen Gesprächstechnik* wird zuerst der kognitive Bereich erfasst. Der Mensch wird durch die rational anmutende, jedoch *hypnotherapeutisch wirkende Dialektik* bis zur Verstrickung, bis an die *Aporiegrenze* des Bewusstseinsraumes gebracht. Hier wird dann das ‹Bollwerk› des Ichs, die Urverdrängungsschranke durchbrochen: Man fühlt sich im ‹freien Fall›, wird teilweise vom Körper gelöst, gelangt in einen verwirrenden Fliesszustand und in eine bewusstseinsmässige Zwischenwelt (*plane*). Wie der Mensch bei der Menschwerdung aus der Weite des spirituellen Bewusstseinsstroms sich um die körpergesteuerte Bewusstseinswelt konzentriert und verdichtet, wird er nun umgekehrt aus dem Körperbewusstsein in diesen Zwischenzustand wieder ‹hinausgeworfen›.[339]

Dann setzt die Gefühlsreinigung an, wobei in einem *lebensfilmähnlichen Prozess* alle psychodynamischen Konsequenzen der Urverdrängung wahrzunehmen sind (*syneidos*). Es wird labyrinthartig dem *‹Bewusstseinsfaden entlang› vorgegangen (kata gnosin)*, wobei Sokrates den freiflottierenden Novizen am Faden halte (Olympiodoros). Die Urverfehlung des Menschen ist, aus dem spirituellen Weg herausgefallen zu sein[340], wobei er den *logos*, gleichsam den göttlichen Funken in sich, in seinem unbewussten, körpergesteuerten Bewusstseinszustand nicht mehr spürt. Der Begleiter muss mit dem Novizen durch das Unbewusstsein hindurchgehen, um sich dann mit ihm zusammen zu *erheben und auszuweiten*. Der Tiefpunkt des Erlebens wird mit einer der spirituellen *Glückseligkeitsformel* entsprechenden *Unglückseligkeitsformel* bekräftigt. Tiefes *Schamerleben* um das Verpasste scheint nötig, um den Gefühlsbereich in allen Facetten wieder zu einem *emotionalen Denken* oder *mentalen Fühlen* zu integrieren.

Zur Überwindung der starken Widerstände wandte Sokrates eine Technik der Bewusstseinserweiterung an und ging damit tiefer als die *Psychoanalyse* oder die *analytische Psychologie*. Die sokratische Katharsis (*katharsis tes psyches*) ist also ein Vorgehen, das nur aufgrund von erweiterten Bewusstseinskonzepten und therapeutischer Erfahrung umfassend verstanden werden kann.

Durch die spätere, rein intellektuelle Interpretation des sokratischen Vorgehens ging ein grosser Teil der *Psychodynamik* und Lebendigkeit im Abendland (auch in der Religiosität!) verloren. Das *Know-how* der Tiefenreinigung ist holistisch wieder zu erarbeiten, für den *Mikrokosmos* wie für den *Makroskosmos*: Sowohl einzelne Menschen, wie auch grössere und kleinere Völkergemeinschaften, sind dadurch gekennzeichnet, dass *Altlasten nicht oder nicht genügend aufgelöst werden und so über grosse Zeiträume wirksam bleiben* (vgl. Genozid an den Armeniern und an den Ureinwohnern Nordamerikas). Deutschland machte hier wesentliche Schritte im Verarbeiten des *Holocausts*. Bedeutsam sind dabei *kollektive* Gesten der Reue und Wiedergutmachung. Die Botschaft der griechischen Tragödie und von Sophokles war, dass die Altlasten über Generationen als ‹Familienfluch› weitergehen *(‹König Ödipus›)* oder aber aufgelöst werden können *(‹Ödipus auf Kolonos›);* die Botschaft der sokratischen Therapie war, dass jeder bei sich selber in die Tiefe gehen muss, diejenige des Christentums, dass Auflösung zu Verzeihen und umfassender Liebe führt. Das Umsetzen der Auflösung in *sokratischer Konsequenz* ist letztlich Ressource für das Weiterkommen unserer Zivilisation.

> Der sokratische Reinigungsprozess konnte bereits hier – wie die Psychoanalyse – mit persönlichem Gewinn beendet werden[341] oder aber initiatisch in höhere Bewusstseinserfahrungen weitergeführt werden *(Alkibiades).*

5.3 Abschreckung *(apotrope)* – Ermunterung *(protrope)* als Wandlungsphase

Alkibiades 119a8–127d8[342]

Heutige Therapievorstellungen liessen erwarten, dass mit dem Durchbruch durch die Verdrängungsschranke und mit dem Auflösen der *psychodynamischen Verwirrung* die Katharsis beendet wäre. Tatsächlich lag hier auch in der sokratischen Therapie eine mögliche Zäsur oder ein vorläufiges Ende.[341]

5.3.1 Motivation zur endgültigen Wandlung

Für den *Initiations- und Entwicklungsweg* müssen jedoch noch weitere Bereiche gereinigt werden. Denn *Alkibiades* befindet sich immer noch im labilen Bewusstseinszustand *(plane)*, nun jedoch im Kräftespiel von *Familien-* und *kollektiven, überindividuellen Mustern* (*daimonion,* 2.3.2.), deren Sog im Folgenden Textteil mehrmals Widerstand und weitere *Reinigungsschritte* auslösen wird.[343]

Auf Ähnliches weist das *Höhlengleichnis*: Der Mensch würde nach dem ersten Ichzusammenbruch (*Aporie*) und im erstmaligen Zum-Licht-Hinschauen wieder zum alten Zustand zurückgehen wollen und diesen immer noch als realer empfinden (3.4.2[344]).

Proklos deutet verschlüsselt den nun folgenden Dialogteil als *Vorbereitung* (*kataskeuazon*), dass man sich nämlich nicht mit *seinen anlagemässigen Vorzügen zufriedengeben dürfe, um dadurch (nicht) die Voraussetzungen hinsichtlich des Entwicklungsweges zu verpassen.*[345]

Positiv gesagt steht nun die *endgültige ‹Umkehr der Energie›* vor der initiatischen Erfahrung an (*maieia*)[25]. Sie wird auch etwa mit *‹Wandlung›* oder *‹Umkehr (der Energie)›* bezeichnet und war transkulturelle Voraussetzung zum *Eingehen (Initium) in den neuen Bewusstseinsraum.*[346] Im *Alkibiades*-Dialog ist diese Phase mit *therapeutischer Kompetenz* durchgearbeitet worden.

Der Tiefenprozess führt im Folgenden also durch weitere Bewusstseinsbereiche, durch *familiäre* und *kollektive* Verstrickungen bis zum stabilen Zustand, dem sog. *einfachen Unbewusstsein*. Erst wenn der Mensch auch diese seine überindividuellen Resonanzen und Attraktoren geläutert hat, ist er für die ‹Umkehr› und für die Erfahrung höherer Bewusstseinwelten bereit. Was nun ansteht, wird mit *protrope* (Ermunterung) – *apotrope* (Abschreckung) bezeichnet, ein Gang in *tiefere unbewusste Bereiche*. Therapeutisch erfolgt dieser Schritt im *Spannungsfeld zwischen Unterstützung zum Positiven (protrope)* und *Abschreckung vom Negativen* (*apotrope*).[347]

5.3.2 Philologische Schwierigkeiten der Texteinteilung (Exkurs) Das Kapitel kann von nur an Therapeutik Interessierten übersprungen werden

Der Neuplatoniker *Proklos* überliefert hier die zwei uns interessierenden, therapeutischen Phasen, nämlich *protrope* und *apotrope*[45], erkennbar an *hinführenden* (*protropai*) und *wegwendenden Interventionen* (*apotropai*). Die gängige neuplatonische Einteilung dagegen fasst diese beiden Schritte als *zweiten Teil,* als *protreptikon,* zusammen, und zwar innerhalb einer *dreistufigen* Dialogeinteilung: *elenchos – protreptikon*[348] *– maieia.*[349]

Diese heutige Einteilung des *protreptikon* im *Alkibiades*-Dialog stützt sich aber auf einen *unerkannten Fehler* bei *Olympiodoros.* M. E. ist das Ende der Katharsis später anzusetzen, d. h. unmittelbar vor der ‹Wiedergeburts›-*Phase* (5.5).[350] Zunächst muss folglich diese Unklarheit bezüglich der Eingrenzung des *protreptikon* überhaupt, und dann dessen Aufteilung in *protrope* und *apo-*

trope diskutiert werden. Gut von einem ihm vorausgehenden und wiederum folgenden dialektischen Teil abgrenzbar ist lediglich der darin enthaltene *Lehrdialog (didache,* die sog. *‹Königsrede›).*

Olympiodoros umschreibt das *protreptikon (zweiter Teil)* am detailliertesten und bestätigt hier eine *rituelle ‹Wandlung›.*[351]

> «(Sokrates hat Alkibiades im ersten Teil gereinigt …) im zweiten Teil weckt er ihn auf *(anegeirein),* den ‹innerlich Zerstörten› *(katabletheis),* und richtet ihn auf, indem er zu ihm sagt: *Sei guter Hoffnung (euelpis eso),* oh Alkibiades, denn du hast (nun) das Bestimmte in dir, das erforderlich ist *(epitedeion)* für die *Weisheitslehre der Gemeinschaft (politike episteme)* und für das *Miterleben der Mysterien des Bundes (dioikein ta tes poleos pragmata),* nämlich die (innere) Führungskraft der Psyche *(hegemonikon);* deswegen musst du dir selbst (nun) durch den *Achtsamkeitsweg viel Sorgfalt* angedeihen lassen.»

Die Schwierigkeit ist nur, dass dieser ganze Passus (in direkter Rede), und im Besonderen auch die *Mysterienformel ‹euelpis eso›* (= ‹sei guter Hoffnung›), im platonischen Originaltext *nirgends vorkommt!* Es scheint sich um eine neuplatonische *Ausdeutung* eines kodierten Geschehens zu handeln. Heutige Interpreten übernehmen diese Formel (*euelpis eso*) kommentarlos für eine andere Stelle mit einer ebenfalls bedeutsamen Formel (*‹Erkenne dich selbst›*[352]).

Auch *Olympiodoros* bringt a. a. O. diese *Alkibiades*-Stelle (*‹Erkenne dich selbst›*) mit der gefragten Einteilung in Verbindung, wobei er aber unglücklicherweise den ‹zweiten Teil› (= *protreptikon*) übergeht[353]:

> «(Sokrates) hat ihn im *ersten Teil* als einen Unbewussten gereinigt, darauf beginnt er mit dem *dritten Teil,* indem er sagt: Wohlan denn, oh Glückseliger, gehorche mir und dem Spruch in Delphi und *Erkenne-dich-selbst.* Darauf wird mit Gott der *zweite Teil* vollendet … »

Die Texteinteilung war dem Schreiber des *Olympiodoros*-Textes offenbar nicht klar. Würde hier nämlich der dritte Teil, also der dem *protreptikon* folgende *maieia-Teil beginnen,* wäre es aus *energetischer Sicht* nicht richtig, dass darauf nochmals ein *kathartischer* Teil bis zur *zweiten Aporieformel* folgt: Erst dann war nämlich die Reinigung endgültig, und zwar unmittelbar *vor* der Phase der *‹Wiedergeburt›* (5.5[354]).

Sicher enthält die eben zitierte *Alkibiades*-Stelle eine *Zäsur im Vorgehen,* denn ihr geht eine *Aussparung* voraus: Hier musste die *‹Übergabe› der Mysterienformel: ‹Erkenne dich selbst›* (*gnothi sauton*) und das Ende des *Lehrdialogs* – d. h. der *protrope* im engeren Sinne – stattgefunden haben. Die berühmte Formel ist an dieser Dialogstelle jedoch erst ein motivierender *Hinweis* auf das zukünftige initiatische Geschehen der *maieia-Phase.* Anschliessend folgt nämlich nochmals eine dialogische Wahrnehmungsprüfung, die zur *zweiten und endgültigen Aporie* führt und zur Entscheidung für den Weisheitsweg.

Die von Olympiodoros erwähnte Formel *euelpis eso* (‹*sei guter Hoffnung*›[360]), die im Platontext nicht vorkommt, wäre jedoch mit einer anderen *Formel der Mysterientradition* kompatibel, nämlich mit *tharrei* (‹*sei guten Mutes*›). Beide Formeln finden sich in Ritualtexten auch nebeneinander.[355] Letztere Formel steht denn tatsächlich im *Alkibiades*-Dialog (als *chre tharrein*[356]), diesmal an der richtigen Stelle im Tiefenprozess *unmittelbar nach der definitiven Katharsis* (*zweite Aporie*). Erst hier hat sie, gemäss Mysterientradition, als *empathisch-erbarmende* Reaktion des Therapeuten am Tiefpunkt des Prozesses ihren Platz (vgl. *eleison* 5.4.5.6.2). Diese Formel bestätigt auch Olympiodoros an einer sehr aufschlussreichen dritten Stelle, die nun mit dem *platonischen Tiefenprozess übereinstimmt*, und zugleich auf den nun erfolgten Bewusstseinsschritt ins *einfache Unbewusstsein* hinweist[357]:

> «So hat (Sokrates) den Alkibiades zuerst mit seinem Prüfverfahren *(dia tôn elenchôn)* ‹innerlich zerstört›, indem er ihm aufzeigte, dass er im doppelten Unbewusstsein war; nun aber weckt er ihn *(diegeirein)*, den ‹innerlich Zerstörten›, wieder auf mit den Worten: *Habe Mut (tharrei)*, denn du bist nun ein *Neophyt (neos)* und hast jetzt die Fähigkeit, (Mysterien)wissen aufzunehmen *(mathein)*, denn ‹zu den Neophyten gehören die grossen *Kämpfe*› *(ponoi*[358]*)*, und ‹einem Neophyten kommt dies alles zu›.»

Erfreulicherweise stimmt hier also der Olympiodoros-Text *formal und auch inhaltlich* mit dem platonischen Text überein.[359] Zusätzlich ist diese Formel (*tharrei)* auch für andere platonische Dialoge und allgemein für die *Mysterieninitiationen typisch*[360]:

> «Wenn die Prüfungsaufgabe dem Initianden zu schwer schien und er verzagte, dann trat ihm der Mystagoge zur Seite und sprach: ‹Sei getrost› *(tharrei)*, *‹sei guten Muts›*, *‹habe keine Furcht›*.»

An diese Stelle *totaler Ausweglosigkeit und Aporie* gehört diese Formel hin: *Alkibiades* befindet sich am *Tiefpunkt des kathartischen Prozesses*, wo er zutiefst verwirrt ist und dies formelhaft zugibt (vgl. *erste Aporie*). Die formelhafte Antwort des *Sokrates* und die Interpretation des *Olympiodoros* zeigen nun, dass er den entscheidenden Durchbruch schafft und damit zum *neos* wird, zum in die Gemeinschaft *Neuaufgenommenen*, zum *Neophyten*, vergleichbar mit einem ‹*Neugetauften*›. Dieses Mutmachen (*chre tharrein*) nach den bestandenen schmerzhaften Prüfungen (*ponoi*) bestätigt die Bereitschaft für den weiteren Bewusstseinsweg, für die dann folgende ‹Wiedergeburts›-*Phase* (5.5).

Erst diese Dialog-Einteilung[361] macht auf dem initiatischen Hintergrund Sinn und offenbart zugleich einen *psycho-kosmischen Therapieprozess (Hadesfahrt):* Das *protreptikon* lässt sich so in *apotropäische Interventionen (Schutz vor dem überindividuellen Dunkeln)* und *Lehrdialog (protreptisch zum Weisheitsweg motivierend)* unterscheiden, um schliesslich in die *Schlussreinigung* vor der Initiation zu münden.

5.3.3 Textzusammenfassung

(1. Teil *protreptikon*: *Alkibiades* 119a8–120e5. Kodewörter **fett**)

Nach erfolgter *Katharsis (**elenchos**)* fragt Sokrates den Alkibiades, was er nun mit sich selbst zu tun gedenke, es so zu belassen, wie er jetzt sei, oder einen *Achtsamkeitsweg (**epimeleia**)* zu gehen. Die Antwort ist: Wohl gehe er, Alkibiades mit Sokrates einig, dass er eigentlich einen solchen Weg gehen müsste. Da jedoch alle Staatsmänner und Führenden – und an diesen misst er sich – *Nichtinitiierte* seien *(**a-paideutoi*** vs. ***pepaideumenoi**),* brauche gerade *er* doch nicht erst zu *lernen* und zu *üben (**manthano, askeo**).* Denn bereits durch seine *Anlage (**physis**)* übertreffe er sie alle. Es geht nun beim narzisstischen Alkibiades um einen *Kampf (**agon**)* zwischen Äusserlichkeit und Innerlichkeit, um die Entscheidung zur Umkehr und für den *Entwicklungsweg (**paideia**).* Wiederum beklagt ihn Sokrates als seines *Urbildes (**eidos**)* und seiner Anlagen *unwürdig (**an-axios**).* Er sei aber auch hinsichtlich des *gemeinsamen Erosweges* empört (‹um deinen und meinen ***eros***›). Jemand, der so *hochgeistig (**megalophron**)* sein könnte, wird *arrogant (**megalophron**),* wenn er sich nach unten ausrichtet, und den *Agon,* den psychischen Wettkampf, mit fragwürdigen (äusseren) Vorbildern sucht. Wie auf *hoher See*[I 208] gelte es auch für das Schifflein seiner Psyche der beste *Steuermann (**kybernetes**)* zu sein und sich mit denjenigen zu messen, die – im *Kampf in diesen ‹Gewässern› (**naumachia**,* Abb. 22a) – wirkliche *Führer* sind *(**hegemones vs. stratiotes**).* Nur so wird er sich um das *wahrhaft Schöne* bemühen *(**to onti kalon**,* Abb. 22b), das *seiner selbst* und der *‹Stadt› würdig* ist *(**sautou, polis**).* Wenn er der *Führer der ‹Stadt›* – d. h. der *Leiter seiner ‹Psyche›,* werden will[362] –, so richtet sich der *Agon* auf *‹Spartaner-›* und *‹Perserkönige›:* An diese muss er hinaufsehen, um *besser (**beltion**)* zu werden, und nicht an diejenigen, die den ‹Haarschnitt der Sklaven› auf der Seele tragen.[363] Richtet er sich dagegen nur nach den durchschnittlichen Volksführern – nicht nach den *königlichen Menschen (‹Perser› und ‹Spartaner›)* – wird er den grossen Kampf nicht bestehen, noch den damit verbundenen *Achtsamkeitsweg (**epimeleia**)* gehen. Hier geht es nämlich ums *Lernen (**mathesis**),* wieviel zu lernen ist und ums *Üben (**askesis**),* worin es der Übung bedarf.

5.3.4 Das bipolare Prüfverfahren *(apotrope vs. protrope)*

Nach Beendigung der lebensgeschichtlichen Reinigung (Psychodynamik) muss der weitere Vertiefungsprozess mit einem erneuten *Therapieauftrag* seitens des Probanden (Alkibiades) beginnen.[364]:

> S: «Gut. Was gedenkst du nun aber mit dir selbst zu tun? Es so zu lassen, wie du jetzt bist, oder einen *Achtsamkeitsweg (epimeleia)* zu gehen?»

Innerhalb des *protreptikon* unterscheidet *Proklos* weiter noch *protrope* und *apotrope* aufgrund ‹*textueller Kriterien*› oder *Interventionstechniken.* Das Ziel der beiden Vorgehensweisen definiert er im erhaltenen Kommentarteil:[59]

- *protrope:* sei das *Mutmachen* hinsichtlich des *wahrhaft Guten*[365]*:* Sokrates erwecke Alkibiades zur *Teilhabe an der Tugend (metousia tes aretes).*[366]
- *apotrope:* sei das *Abschrecken* vom *wahrhaft Schlechten*[367]*,* weg vom sich Identifizieren mit den (äusseren) Mächtigen zum *inneren* Weg.[368]

Energetisch gedeutet muss dies heissen, dass ein *weiterer Bewusstseinsschritt* in die Tiefe des *daimonion* – dem komplexen Spannungsfeld zwischen ‹*Engeln*› vs. ‹*Dämonen*› *(↗179 2.3.2)* – vollzogen wird, Die Konfrontation mit den *wahrhaft schlechten Kräften* gehört zur *Höllenerfahrung* der Mysterien während der *Hadesfahrt* und ist etwa auch als ‹*Finsternis der Seele*› aus der Mystik bekannt[369]. Diese Erfahrung endet mit dem definitiven sich Abwenden von den Mächten der Finsternis, unterstützt durch *apotropäische,* ‹das Böse abwendende› Gesten. Im Schutz des Guten (*Apollon apotropaios)* wird Schritt um Schritt die Verhaftung mit dem Dunkeln überwunden[370]. *protrope vs. apotrope* scheinen also das therapeutische Vorwärtsschreiten zwischen dem Pol des *abgründigen Horrors,* dem *mysterium tremendum,* und dem Pol des *lichtvollen Guten,* dem *mysterium fascinans,* zu sein.[371] Die definitive Wende zum höchsten Guten gipfelt dann in der lichtvollen *Schau* am Ende der ‹Wiedergeburts›-*Phase* (5.5).

> Bis anhin liessen sich die Textabschnitte des Alkibiades-Dialogs spezifischen therapeutischen Vorgehensweisen zuordnen. Hier ist es mir jedoch nicht mehr möglich, die beiden Aspekte des *protreptikon*, *protrope* und *apotrope,* eindeutig je zwei Textpartien zuzuordnen. Sogar der *positiv motivierende Lehrdialog,* die sog. *Königsrede*, tönt auch *apotropäisch. Aufmunternde bzw. abschreckende Vorgehensweisen lösen einander mehrmals ab,* derart dass durch den Schatten gleichsam das Licht klarer erkennbar wird. Bei Proklos ist die Reihenfolge der beiden Vorgehensweisen immer zuerst *Ermutigen*, dann *Abschrecken*[372], was therapeutisch Sinn macht, denn nur im *Schutz der Ressource* – oder der ‹Weihe› *(telete)* – darf in die Tiefe vorgerückt werden.[373]

Aus meiner therapeutischen Erfahrung kann ich bestätigen, dass sich beim Vorrücken in die Tiefe aufmunternde und angsteinflössende Phasen ablösen. Nur mit genügendem Schutz aus dem Schonraum positiver Energien und Imaginationen *(‹safe place›)* lassen sich negative Verstrickungen in ihren Wurzeln erkennen und loslassen. Schauen der Zusammenhänge, Benennen des Negativen und schliesslich die eindeutige Entscheidung zum Positiven, zur Ressource, sind auch heute die *Wegmarken* aus unbewussten Verstrickungen.

5.3.5 Die bipolare Widerstandsanalyse im Zwischenbereich *(daimonion)*

Alkibiades versucht nach der ersten Aporie-Phase erneut, *Sokrates* zu entwischen, indem er sich gleich zweimal gegen einen Therapiebedarf wehrt.[374] Mit anderen äusserlich Erfolgreichen sich messend, veranschaulicht er den *grossen Widerstand des Menschen, sich wirklich auf die subtile Dimension und ihre Gesetze einzulassen.*[375] Der Prozess muss also zu weiterer Konfrontation mit den tieferen Verstrickungen, mit dem *wirklich Negativen* und zur definitiven *Absage* an eine ausschliesslich materielle Orientierung führen.

Sokrates' Anliegen ist hier, dass für den menschlichen Entwicklungsprozess *ein sich Lebenlassen gemäss dem Temperament, der Anlage (physis)* nicht ausreicht, schon gar nicht für diejenigen, die andere Menschen führen wollen.

Auch heute wird öfters gerade bei Therapeutinnen beobachtet, wie sie Tiefenerfahrungen machen und in andere Bewusstseinswelten schauen. Diese Erfahrungen sind jedoch oft wenig nachhaltig und beeinflussen ihre konventionellen Therapievorstellungen kaum. Naturwissenschaftler mit Meditationserfahrung haben zwar leichteren konzeptuellen Zugang zur subtilen Welt, aber sie profilieren sich oft vorschnell als *Bewusstseinslehrer,* und nicht zuerst als *Lernende.*[376] Dabei fehlt ihnen dann die Katharsis-Erfahrung als Voraussetzung zu jedem nachhaltigen Bewusstseinsweg. Wie Alkibiades tun sich auch heute gerade Männer, die sich rational und hierarchisch orientieren, schwer, sich kompromisslos auf ihre Tiefen einzulassen.

Es ist sehr spannend, wie Sokrates nun bald mit, bald gegen Alkibiades, bald *ernst*, bald wieder *paradox-ironisch* vorgeht, oder von der sog. *‹down›*- zur *‹up-position›* springt und so laufend die Energie wegzieht und sie anderswo fokussiert (5.1.2).

Der kathartische Prozess erfolge nämlich im *protreptikon* – gemäss Neuplatonikern – in einem mehrmaligen Auf und Ab, indem Sokrates den Alkibiades einerseits durch *Vorwurf* (*enklitikos*) niederdrücke, und ihn andererseits durch *Aufmunterung* (*protrop*e) zum Tugendweg erwecke.[377] Effektiv ist *Sokrates* bald indigniert und sagt, die zur Diskussion stehende Haltung sei eines *Alkibiades* unwürdig[378], bald spiegelt er ihn, indem er ins Gegenteil kippt. Denn kaum stimmt *Alkibiades Sokrates* zu, hüpft *Sokrates* flink in die gegenteilige Position und malt ihm paradoxerweise lächerliche Alternativen aus[379]:

> «(Sklavische, unentwickelte Menschen) Und mit diesen dich messend kannst du deine ‹spirituellen Anlagen› ruhig vernachlässigen *(a-melein)*, und weder lernen, was zu lernen wäre, da du nur einen so geringen Kampf bestehen willst, noch dich in dem üben, was der Übung bedarf, um wohlgerüstet zur Führung des (inneren und äusseren) ‹Staates› zu schreiten.»

Dies sei die *aristotelische Art der Katharsis*, wo Sokrates *das Schlechte mit dem Schlechten* konfrontiere, um durch die Spannung der Gegensätze schliesslich das Ebenmass (*symmetria*) herzustellen.[380] Er umkreist dabei sowohl die *Selbstüberschätzung* des *Alkibiades* als auch letztlich seine *psychische Bedürftigkeit*, indem er sich ihm haarscharf nähert, um dann ins andere Extrem, in die Antithese zu springen. Da *Alkibiades* sich immer wieder aufbäumt, ist dieses wendige Vorgehen eines ‹Weichklopfens› angesagt, auch bekannt als ‹Zuckerbrot und Peitsche› (*‹stroke and kick›*, 4.4). Sokrates verwendet hier letztlich eine *paradoxe Verwirrungstaktik* (5.1.2), welches Verfahren in späteren, platonisch inspirierten Traditionen weiterlebte (JUNG[381]):

> «Das Paradox ist ein Charakteristicum der gnostischen Schriften. ... (Es) entspricht ... einer höheren Stufe des Intellektes und gibt, indem es das Unerkennbare nicht gewaltsam als erkennbar hinstellt, den wirklichen Sachverhalt getreuer wieder.»

Mit paradoxem Vorgehen lassen sich, wie WATZLAWICK zeigt, therapeutisch Widerstände unterlaufen: Die Energie wird neben der erwarteten Meinung und Ebene fokussiert, was Verwirrung auslöst *(para ten doxan)*. Es liesse sich auch sagen, dass die Dissoziation zweier Bewusstseinsfelder vom Therapeuten gespiegelt wird. Dies wurde und wird von Meistern der Therapie immer wieder angewendet.[382]

Mit diesem steten Wechsel der Position und der Energiebesetzung rückt Sokrates stufenweise in die Tiefe vor, Richtung *Ursprung* (*arche*, SCHEFER[383]):

> «Auf einem längeren, mühsamen Vorbereitungsweg wird er (der Myste) in die Situation des ἀγών (‹Wettkampf›) Stufe um Stufe in das höchste Mysterium eingeweiht ... (wiederkehrende Aporiesituationen) ... Die Hilfe erfolgt durch eine Rückführung des *Logos* auf tiefere Grundlagen in Richtung ἀρχή.»

Hier wird der *Dialogprozess* zum *dialektischen ‹Kampf›*, ja zum ‹äussersten Kampf für die Psyche› mit den sie beeinflussenden Kräften.[384] Im unstabilen psychischen *Zwischenzustand (plane)*, oder *Zwischenbereich (daimonion),* in dem sich Alkibiades noch befindet, erfolgt die grosse Auseinandersetzung zum Logos hin als subtile Orientierung und Führung.[385] Denn hier werden Menschen leicht zum Spielball der *gefährlichen, psycho-kosmischen Kräfte*, wenn sie – wie *Alkibiades* später – mit ihnen spielen.[386] Dieser *Kampf der Kräfte* wurde ähnlich auch im griechischen *Drama* als Bewusstwerdungsprozess dargestellt, jedoch im grossen Kollektiv erlebt.[387]

Bipolares Erleben und Schwanken zwischen ‹himmelhoch jauchzen und zu Tode betrübt sein› ist typisch für diesen unstabilen Zwischenbereich. Sind die Schwankungen besonders stark und fixieren sich, sprechen wir heute von ‹bipolaren Störungen› (ICD-10).

Im *Alkibiades-Dialog* wird dieser *bipolare Kampf* anhand *‹bipolarer›, gegensinniger Begriffe* ausgetragen: Diese sind vornehmlich durch die – für damalige Griechen ambivalenten – *‹Spartanerstrategen›* und *‹Perserkönige›* chiffriert (5.3.7):

- einerseits als Vorbilder königlicher, initiierter Menschen
- andererseits als Abschreckbeispiele der furchtbaren Kräfte der Finsternis

Nochmals bietet *Alkibiades Widerstand*: Auch die *Spartanerstrategen* und *Perserkönige* seien nicht besser als andere Volksführer. Demzufolge müsse er – im Vergleich mit ihnen – ebenfalls keinen Achtsamkeitsweg gehen.[388] Sogleich kontert Sokrates, dass er dieselben nun, zu seinem Nutzen, im Spannungsfeld zwischen *gewaltig vs. furchterregend (deinoi*[389]*)* ernst nehmen lerne, denn:

- (Im Negativen:) Erstens werde es ihm mehr nützen, sie als *furchterregend (deinoi)* zu erfahren und den Achtsamkeitsweg auf sich zu nehmen. Denn – ich deute – er wird im Folgenden durch weitere *Angst- und Panikzustände hindurchgehen* müssen, um so *Furchtlosigkeit* aufzubauen. Das Ziel der *ersten Initiationsstufe* ist nämlich, die *Grundangst hinter sich zu lassen* und

‹Furchtlosigkeit› oder ‹Tapferkeit› (*andreia*) als stabiles psychisches Niveau zu erreichen (5.4.3.6,[390]).

- (Im Positiven:) Zweitens seien sie als *gewaltige* Vorbilder *(deinoi)* tatsächlich *besser,* weil es einleuchte[391]:

  «... dass die *gut Erzeugten (eu phyntes),* wenn sie auch *‹gut erzogen›* worden sind *(eu trephesthai),* dann *vollkommen (teleoi)* werden in der *Tugend (arete)»*.

Diese gängige Übersetzung muss subtil folgendermassen aufgeschlüsselt werden, um erst den *initiatischen Bewusstseinsweg* zu offenbaren *(eu trephesthai:* vgl. *trophe,* 5.4.3.3):

> «... dass Menschen, die zurück bis zur Menschwerdung und weiter durch die initiatischen Bewusstseinsstufen hindurch veredelt wurden, zur Vollendung kommen, wenn sie den Tugendweg gehen.»

Dies wird der Inhalt des dann folgenden *Unterweisungsteils* (*Königsrede*) sein.

5.3.6 Die Katharsis in den bipolaren Tugendwegen verschiedener Kulturen

Der kathartische Prozess im *daimonion* führte über viele Stufen *polaren Wahrnehmens und immer subtileren Auflösens* und wurde ja auch sprachlich abgebildet *(These – Antithese > Synthese,* 1.5.3*).* Die Beobachtung eines ‹Gegensinns der Urworte› dürfte ebenfalls mit diesem Erfahrungsbereich zu tun haben.[392] Auch für den platonischen Entwicklungsweg sind die Hauptbegriffe antithetische Gegensatzpaare:

– Verdrängen	vs. Wahrheit:	*lethe*	vs.	*a-letheia*
– Unbewusstsein	vs. Bewusstwerdung:	*a-gnoia*	vs.	*gnosis*
– Lernunfähigkeit	vs. ganzheitliches Lernen:	*a-mathia*	vs.	*mathesis*

Stimmigerweise finde ich *Kataloge* von bipolar zu verstehenden *Eigenschaften* oder *‹Tugenden›*, die eine Läuterung erfahren müssen, in der *Königsrede*[393]*:*

- **‹Tapferkeit›** *(andreia)* – ‹Ausdauer› *(karteria)* – ‹Fleiss› *(philoponia)* – ‹Siegeswille› *(philonikia)* – ‹Wetteifer› *(philotimia).*
- **‹Gleichmut›** *(sophrosyne)* – ‹Bescheidenheit› *(kosmiotes),* – ‹Leichtigkeit› *(euchereia)* – ‹Genügsamkeit› *(eukolia)* – ‹Grossmut› *(megalophrosyne)* – ‹Disziplin› *(eutaxia).*

An diesen Qualitäten oder *‹Tugenden›* wird *Alkibiades* gemessen und als *entwicklungsbedürftig* befunden.[394] Aufgrund der angeführten Begriffe *‹Tapferkeit›* und ‹*Gleichmut*› konnte ich hier nämlich zwei ‹Tugendreihen› erkennen, die je für eine *platonische Initiationsstufe* geläutert wurden (5.4.3.6; 5.5.6,[395]).

Interessant ist, dass all diese Begriffe sich auf einer *bipolaren, holistischen Entwicklungslinie* situieren lassen: Denn gemäss den Neuplatonikern wollte *Sokrates* den *Alkibiades* vom *Materiellen* zum *Psychischen*[396], vom ‹äusserlichen Ehrgeiz› (*philotimia)* zur ‹inneren Pracht› (*philotimia)* befreien, und so den Unentwickelten (*pais/paidika*) auf den subtilen Entwicklungsweg (*paideia*) bringen.[397] Entsprechendes kann auch für alle erwähnten *Qualitäten* angenommen werden, etwa für *philonikia*: Konkret als ‹Wille zum Siegen› muss sich dieser im grossen, ja ‹*äussersten*› *psychischen Kampf* bewähren und wird zur psychischen Ressource.[398] Diese Qualitäten werden im Spannungsfeld zwischen *nativem Ausleben* einerseits und sich Entwickeln bis zur *spirituellen Vollendung* aktiviert. Dabei unterstützt Sokrates den anderen Menschen immer aus dem hohen Bewusstsein heraus und misst die Wahrnehmungen daran (vgl. *positive Umdeutungen*, 5.1.2). So werden die Qualitäten auf höhere Bewusstheit hin geläutert. Sie münden in den psychischen Grad der ‹*Tapferkeit*› und weiter in denjenigen des ‹*Gleichmuts*› als stabile *psychische Kompetenz* initiierter Menschen.[399]

Diese initiatischen ‹*Qualitätenreihen*› offenbaren wiederum transkulturelle Parallelen zu den ‹*Tugendkatalogen*› der Initiationswege, wie sie beispielsweise vom indischen *hohen Tantra* bis heute überliefert werden. Dort haben sich die Einzuweihenden etwa während zweier Jahre in einem Bereich *psychischer Polaritäten* – zwischen ‹*Tugenden* vs. *Fallen*› – zu bewähren, um schliesslich gleichsam eine *Prüfung* ihres Bewusstseinszustandes zu bestehen[400]:

> «Über einen bestimmten Zeitpunkt hin ... werden Teilnehmer sorgfältig von einem ‹Meister› geprüft, bevor die eigentliche Initiation in die Gruppe stattfindet ... Das ... *Tantra* legt acht negative Kriterien vor – *Hass, Zweifel, Furcht, Scham, Verleumdung, Konformität, Arroganz* und *Statusbewusstsein* – und solange diese Tendenzen vorherrschend sind, ist ein Teilnehmer nicht befähigt, an diesem ... Ritual teilzunehmen.»

Eine polare Auseinandersetzung zwischen hohen und niederen Bewusstseinszuständen findet sich auch im *Enneagramm,* als Weg zwischen ‹*Tugenden*› *vs.* ‹*Fallen*› *(Integrationslinie vs. Desintegrationslinie).* Letztere zeigen eine frappante Ähnlichkeit mit der *scholastischen Tradition*, aus der das christliche ‹*Sündenregister*› stammt (negative Reihe!). Der Läuterungsweg führte energetisch jedoch immer durch Spannungsfelder *zwischen* einem *positiven* und einem *negativen Pol* des Wahrnehmens und Entscheidens: der Ist-Zustand wurde immer an der *Ressource*, am ‹Besseren› hinsichtlich *Glückseligkeit* gemessen.[401] Da man um die *Attraktionsgefahr des Negativen* wusste, bildete Platon das bipolare

Spannungsfeld anhand mehrdeutiger Begriffe ab, wie ‹Tapferkeit› (‹Unterscheidungskampf von Gut und Böse›), die, gemäss Neuplatoniker, nicht wörtlich zu verstehen seien.[402] In den späteren Traditionen wurden diese – weniger subtil und mehr das *Negative fokussierend* – auf zwei Reihen polarer ‹Leitplanken› formuliert (‹Tugend- vs. Sündenkataloge›). Die negative Reihe musste während einer ‹Novizenzeit› gewandelt werden, etwa von[398, 403]:

- «Habsucht, Traurigkeit, Zorn, Nachlässigkeit *(Akedia),* Ruhmsucht, Stolz, Unkeuschheit, Völlerei»

zum strahlenden Zustand, bekannt als[404]:

- «(Nächsten)liebe, Freude, Friede, Geduld, Freundlichkeit, Güte, Vertrauen, Gleichmut und Selbstbeherrschung».

Während in den antiken Weisheitslehren Negatives nur sehr behutsam angetönt wurde, entstand in frühchristlichen Klöstern – zum besseren Umgang mit dem *daimonion* – eine ‹*Dämonologie*› mit spezifischen Übungsanweisungen (*praktikos*) für diejenigen, die ‹*in Gemeinschaft mit anderen die Tugenden üben*›.[405] Ganz entsprechend den platonischen Voraussetzungen war diese Läuterung etwa bei den *Wüstenvätern* noch vor dem schauenden Erleben angesiedelt.[406] Dann erst wurden gleichsam die ‹Früchte des *pneuma*›, eigentlich der ‹*spirituellen Energiearbeit*›, geerntet.[407] Wie weit dies über *Meditationspraxis* (Buddhisten) und *verhaltenstherapeutische Vorkehrungen* hinausging, ist nicht auszumachen. Entgegen den bipolaren Energielehren ist jedoch im christlichen ‹Beichtspiegel› die *positive Tugendreihe* als einst unabdingbare Ressource *verloren gegangen.* Eine Tendenz zur *Fixierung im Negativen* zeichnet sich schon sehr früh, wohl im Zusammenhang mit dem Verlust erfahrbarer Katharsis, ab (Volksreligion vs. kultische Gemeinschaft[404]).

Heutige Therapien im Bereiche der psychischen Polaritäten sind vielfach auf einem sehr körpernahen Niveau und sprechen dann einfach von ‹Umpolen› (vgl. SE: *Somatic Experiencing* als somatisch orientierte ‹Traumatherapie›). Innerhalb einer menschlichen Psyche mit differenzierten, hierarchischen Bewusstseinsfeldern lassen sich psychische Traumen jedoch nicht mit schnellen ‹Umpolungen› und ohne Katharsis nachhaltig bearbeiten. Voraussetzungen aus dem Tierverhalten sind weder adäquat, noch ausreichend. Damit Katharsis jedoch nicht in der Reaktivierung stecken bleibt – was eine Gefahr ist –, muss natürlich mit psychotherapeutischer Kompetenz Stufe um Stufe durch viele Polaritätensysteme hindurch gewandelt werden. Ist der Mensch zu einer psychisch-geistigen Entwicklung *bereit,* muss die Wandlungsarbeit aus seiner Tiefe und in Eigenverantwortung erfolgen.

In den platonischen Dialogen einzigartig haben wir Belege für die psychische Wandlungsphase als *Agon,* dem begleiteten therapeutischen Tiefenprozess. Das *Bessere*[401], an dem sich die Wandlung orientierte, wurde vom Menschen deutlich *erfahren*, im Gegensatz zu einem blossen *Willensakt.* Folgendes Zitat beschreibt den therapeutischen Tiefenprozess:[408]

> «Das ‹Gespräch› führt – meist im Rahmen eines *Agons* – stufenweise höher und bereitet die Teilnehmer so allmählich und mit *Mühe* auf das Höchste vor. Dabei darf keine Stufe übersprungen werden.»

Sokrates' Grundanliegen in diesem *apotropäischen* (‹wegwendenden›) Teilstück deute ich subtil folgendermassen[351, 409]:

> «Wenn du ‹Herr› *(hegemon)* deiner inneren Struktur (Seele) werden willst, dann musst du deinen inneren Kampf *(agon)* mit den feindlichsten Kräften aufnehmen und dich gleichsam mit ihnen als mit den schwierigsten Versuchungen auseinandersetzen; dann werden sie sich als Tore zu den höchsten königlichen Kräften entpuppen. Höre dazu die folgende Unterweisung der spartanischen Strategen und der Perserkönige auf diesem Hintergrund.»

5.3.7 Die Dekodierung der Begriffe ‹Spartaner› und ‹Perser› (Exkurs)

Das *zweipolige* Vorstossen im *daimonion* zwischen den Leitplanken von positiv und negativ wird im *Alkibiades*-Dialog, wie gesagt, an den doppeldeutigen Begriffen ‹Spartanerstrategen› und ‹Perserkönige› verdichtet. Diese sind m. E. personifizierte Kodierungen im Spannungsfeld zwischen *Idealem* und *Feindlichem.* Dies bestätigt auch *Olympiodoros,* wo er vom *gleichnishaften* Gebrauch der *Perser* und *Spartaner* spricht.[410] Diese Begriffe lösten bei damaligen Athenern und Griechinnen etwa folgende Assoziationen aus:

- *Erzfeinde der Athener im 5. Jh. v. Chr.:* Beide, die Perser in den Perserkriegen und die Spartaner im peloponnesischen Krieg waren mit Katastrophen verbunden, die zum Zusammenbruch der athenischen Demokratie und des ‹goldenen perikleischen Zeitalters› führten.[411] Als ‹Erzfeinde› im äusseren Bereich der *Polis,* werden sie zu Chiffren für feindliche Kräfte im inneren Bereich der Psyche, die mit *polis* kodiert werden kann.
- *Polaritäten:* Die ‹Spartaner› lebten ‹spartanisch› und wurden zum Inbegriff für einfache Lebensweise. Die ‹Perser› dagegen waren bekannt für ihren aussergewöhnlichen Luxus, den Geschichtsschreiber wie *Xenophon* bezeugten *(‹Anabasis›:* Für die athenische Aristokratie verkörperten die Perser ein Ideal (vgl. *‹Kyrou paideia›).* Dieses Spannungsfeld könnte auf das Ziel des Übersteigens der Polaritäten hinweisen, auf die *coincidentia oppositorum* der alten Energielehren.[412]

- gemeinsame Abstammung im Mythos: Spartaner- und Perserkönige lassen sich – wie die Griechen – je auf *Herakliden* und *Achämeniden,* und weiter zu *Perseus,* Sohn des *Zeus* zurückverfolgen. Sie sind in irgendeiner Weise also auch *urverwandt.*
- initiatische Vorbilder: Die Perser pflegten eine alte Mysterientradition (Ahura-*Mazda/Ormuzd* – ‹Sonnenprinzip› vs. *Ahriman* – negatives Prinzip), die als Kodierung des *apollinisch*-lichtvollen Initiationsweges bei Platon stehen kann. Auch *Persephone* (Mysterien von *Eleusis)* evoziert die *‹Perser›*.[413] Noch im aus Persien stammenden *Mithraskult* ist der Initiationsgrad des *‹Perses›* mit der symbolischen Übergabe des Schlüssels zu den Unterweltserfahrungen verbunden.[414]
- Persönliches Schicksal des *Alkibiades:* Sokrates nimmt die zukünftige tragische Lebensgeschichte von Alkibiades vorweg, die mit Spartanern und Persern eng verbunden war. Alkibiades wurde durch die Stadt Athen wegen Schändung der Mysterien verurteilt, während er die Stadt in das Desaster des Sizilienfeldzugs hineinmanövrierte. Darauf desertierte er zu den Spartanern, schwängerte eine spartanische Königin, musste deswegen flüchten, schlug sich zu den Persern und schadete der atheistischen Demokratie nach Kräften. Er endete durch Mord.[415]

Zusammengefasst kann in der Kodierung und Verdichtung von *‹Spartanerstrategen›* und *‹Perserkönigen›* zugleich die *persönliche* und die *Abstammungsgeschichte*[416], das *Zurückgehen zu den Ursprüngen*, der *initiatische Weg zum Licht* und die *orakelhafte Vorwegnahme* des Zukünftigen herausgelesen werden. Die beiden Kodes sind *hierarchisch* zu verstehen, insofern der ‹Reichtum› der *‹Spartaner›* grösser ist als dierjenige sonstiger Griechen, derjenige der *‹Perser›* aber unermesslich (5.4.4.1). Dies wird nun in Form einer *Unterweisung*, eben der *‹Königsrede›* ausgeführt.

5.4 Die *Königsrede* (Lehrdialog, *protrope)*

Es folgt nun die als *‹Königsrede›* bekannte *Unterweisung, der Lehrdialog (didache).* Er entspricht – in der zugrunde liegenden Mysterienstruktur – der *heiligen Rede* (*hieros logos)* mit der *Übergabe des Initiatenwissens* an Alkibiades und gipfelt in der Mysterienformel *‹Erkenne dich selbst›* (*gnothi sauton).*

5.4.1 Allgemeines zum platonischen *Lehrdialog*

Auch in anderen Dialogen findet sich eine vergleichbare Dialogstruktur, so im *Symposion*, wo nach dem *Reinigungsteil* (*elenchos*) der *Belehrungsteil* (*didache*) mit dem *Abstammungs-Mythos* und der lehrhaften *Übergabe der heiligen Rede* durch die Ritualmeisterin *Diotima* erfolgt.[417] Die *Königsrede* handelt vom *geheimzuhaltenden Wissen der ersten Initiationsstufe (myesis[35])*. SCHEFER erläutert dazu:[418]

> «So hat die erste Stufe, die exoterischen Dialoge (Platons), im Kern dieselbe Funktion wie die ἱεροὶ λόγοι der Mysterien … als ‹propädeutisch-protreptisches Erziehungswerk in Fortsetzungen› führen sie ‹… allmählich tiefer in den Kreis des philosophischen Lebens› ein, ‹ohne doch das Eigentliche, das Ziel des Bildungsganges, das nur im dialektischen Umgang (Tiefenerfahrung) erworben werden kann und darum esoterisch bleiben muss, mehr als andeutend zu enthüllen›.»

Dass der *Lehrdialog* über ein *rationales Ermuntern* und *Motivieren (protrepo)* weit hinausgeht, macht auch der neuplatonische Kommentar deutlich[419]:

> «Sokrates ist der erste, der die Menschen *selbstbewegt (autokinetos)* machte, indem er nicht zuliess, dass sie (bloss) durch Unterweisung *(didache)* Kenntnisse erwarben, sondern durch den Tiefenprozess *(heuresis)* und das Wiedergeburtserleben *(maieia),* dadurch machte er sie selbstbewegt.»

Demnach hat *Sokrates* pionierhaft nicht suggestiv Wissen eingetrichtert *(Fremdbestimmung),* sondern hat die Menschen vielmehr im Tiefenprozess bis zu den eigenen, *selbstbewegten oder selbstbestimmten* Kräften, bis zum Erfahren ihres *Selbstbereiches* geführt.

Dies ist auch heute das Gütezeichen und die Herausforderung für *echte Psychotherapie*: Nicht *Fremdbestimmung* – ob mit Medikamenten, Berührungen oder Suggestionen –, sondern Hinführen in die *Tiefenerfahrung*, Hilfe zur Selbsthilfe, zur wahren *Selbstbestimmung* aus der *selbstbewegten* hohen Psyche.

Platon webt den sokratischen *Bewusstwerdungsprozess* in die *vorbestehende Mysterienstruktur*, hier die *heilige Rede,* ein. Dabei wird *orphisches* und *pythagoreisches* Traditionsgut von *Sokrates* zur *individuellen Erfahrung* des Menschen mit seinem *persönlichen Schicksal umgestaltet*[268,420]. Dadurch wird initiatische Tiefenerfahrung – zuvor nur Erfahrung von wenigen, den *Helden (Heroen), Schamaninnen, Weisen* – jetzt für jeden motivierten Menschen *selbst erfahrbar*: Die grossen Zusammenhänge müssen nicht mehr *suggestiv übertragen* und *geglaubt* werden. Sie werden auch nicht bloss als *katharsis* in kollektiver Trance anlässlich der *Epenrezitation* oder in der *Tragödie* erfahren *(mimesis)*. Sie können vielmehr vom einzelnen Menschen – allerdings mit kompetenter Begleitung – *selbst* durchgestanden, schauend erfahren und überprüft werden. Die ‹frohe Botschaft› des Sokrates lautet denn etwa: *Jeder Mensch könnte seinen eigenen Reinigungs- und Entwicklungsweg gehen,* aber niemand kann ihn dabei *stellvertretend erlösen.*[421]

Wir stehen hier folglich vor einem epochalen Quantensprung vom *mythischen* zum *spirituellen Bewusstsein*, vom *Schamanismus* zur *Spiritualität*, von *Kollektiv-* und *Fremdbestimmung* zu eigentlicher *Selbstbestimmung*. Dies könnte die westliche Kultur als therapeutische Tiefenerfahrung wieder entdecken und aktivieren.

5.4.2 Textzusammenfassung

(2. Teil *protreptikon: Alkibiades* 120e6–124b6. Kodewörter **fett**)

Sokrates misst Alkibiades an den spartanischen und persischen Königen. Die zunächst verwirrenden Vergleiche sind – gemäss Olympiodoros – nach vier Hauptkriterien zu gliedern: *Abstammung (**genos**), Geburt (**genesis**), Erziehung (**trophe**)* und *initiatische Schulung (**paideia**)*.[422]

- Die ‹*Königsrede*› beginnt mit der *Abstammung (**genos**)*, d. h. mit der genealogischen Herleitung der Vorfahren der ‹***Spartaner***› ***(Herakles > Perseus > Zeus)*** und ‹***Perser***› ***(Achaimenes > Perseus >Zeus)***, aber auch diejenige von Alkibiades und von Sokrates lässt sich auf ***Zeus*** zurückführen. Dabei haben erstere nahtlose Reihen von *Königen*, Alkibiades und Sokrates jedoch stammen von Bürgern ab. Daher wäre es *absurd (**gelos**[423])* bezüglich Abstammung mit jenen wetteifern zu wollen resp. sich bereits auf der konkreten Ebene an ihnen messen zu wollen. Die *Konzeption* des Königs wird in Sparta geschützt, dass nicht unbemerkt einer anders als aus dem Geschlecht der Herakliden als König zur Macht gelange. Oder: Es wird an den *Grenzen (**hypo ton ephoron**)* gewacht, dass *nicht versteckt (**me lanthanein**)* sich einer aus anderer Tradition die ***königliche** Macht* erschleiche.[415] Der Perserkönig ist dagegen so erhaben, dass ein König nur von ihm abstammen kann und des Königs Gattin nicht bewacht wird, ausser durch *Furcht (**phobos**)*.
- *Geburt (**genesis**):* Das nächstes Kriterium umspannt die Geburt. Ist der älteste Sohn geboren, auf den die *Herrschaft (**arche**)* kommt, feiern alle in des Königs Herrschaftsgebiet ein *Fest*. Denn die *Geburt des Königssohnes* wird kultisch gefeiert und dann jährlich an diesem Tage die *rituelle Geburtsfeier* des Königs im ganzen Reich vollzogen *(**genethlia thyein, heortazein**)*. Wenn dagegen normale Menschen (wie Alkibiades und Sokrates) geboren werden, merkt es kaum ein Nachbar.
- *Erziehung (**trophe**):* Der neugeborene König wird nicht durch Ammen, sondern durch *Eunuchen (= **aristoi**)* mit Achtsamkeit *erzogen (**epimelesthai**)*, damit er *sehr subtil (**kallistos**)* werde.[424] Seine Glieder werden bearbeitet und *gegrädet (**katorthountes**[425])*. Die *Eunuchen* stehen in *hohen Ehren (**megale time**)*. Dem gegenüber werde bei (Normal-)Griechen die ‹Geburt› nicht beachtet und die Kinder zur Erziehung wenig *geeigneten (**axia**)* Frauen übergeben.[426]
- Subtile Aufzucht als *Weisheitsschulung (**paideia**):* Sie beginnt bei den ‹*Persern*› mit *sieben Jahren*, mit Pferden, Reiten und Jagen. Mit *zweimal sieben Jahren* übernehmen sie die sog. *königlichen Erzieher (**basileioi paidagogoi**)*, die die *besten Lehrer* sind *(**aristoi doxantes**)*.

Es folgt die traditionsgebundene Verkündigung und Übergabe des Initiatenwissens an Alkibiades (5.4.5.2[427]):

Der *Weiseste* ***(sophotatos)*** führt in die *Mysterienweisheit Zoroasters,* des ‹Sohnes› des *Oromazes* ein, was Verehrung der göttlichen Kräfte bedeutet ***(mageia Zoroastrou tou Oromazou = theon therapeia).***[428] Der *Gerechteste* ***(dikaiotatos)*** lehrt, das ganze Leben nach der *Wahrheit* auszurichten. Der *Gleichmütigste* ***(sophronestatos)*** lehrt, sich von keiner Wollust und *Sucht* beherrschen zu lassen, um wie ein *König frei* zu sein. Der *Tapferste* ***(andreiotatos)*** bildet ihn zum *Furchtlosen* aus, weil Furcht versklavt.

Fazit: Die Erziehung des Alkibiades dagegen geschah durch einen völlig unbrauchbaren altersschwachen *Thraker.*[429] Denn um Alkibiades und um jeden Durchschnitts-Athener kümmert sich niemand, ausser wenn einer schicksalmässig sein *Erosmeister* ***(erastes)*** ist (= Sokrates[430]).

Prüfung des Entwicklungszustandes (Tugendkataloge): Im Text folgt nun die *Gegenüberstellung* von Attributen *‹persischen Reichtums›* ***(ploutos,*** Aspekte *subtiler Diagnostik)* mit demjenigen von Alkibiades, wo er weit zurücksteht; aber auch mit *‹Tugenden›* und *‹Reichtum› der Spartaner* kann er sich nicht messen (5.3.6). Denn ihr ‹Reichtum› ist gross unter den Griechen, jedoch im Vergleich mit dem persischen und dem *Perserkönig* wiederum nichts. Hier seien ganze Gegenden *gut und schön* ***(kaloi k'agathoi)*** und dem *Schmuck der Frauen* ***(kosmos***[431]***)*** gewidmet. Sie würden folgendermassen genannt: *‹Gürtel der Königin›* ***(zone***[432]***),*** *‹Schleier der Königin›* ***(kalyptra).*** Die *Mutter* des Königs, *Gemahlin* des *Xerxes,* würde sich wundern, wenn Alkibiades – seinem und seiner Mutter geringem Reichtum *vertrauend* ***(pisteuon***[433]***)*** – sich mit ihrem *königlichen Sohn, Artaxerxes,* messen wollte. Sie würde sagen: unmöglich verlässt er sich auf etwas anderes als auf den *Achtsamkeits- und Weisheitsweg* ***(epimeleia te kai sophia),*** denn nur dies ist der Rede wert bei den Griechen. Und wenn sie vernähme, dass dieser Alkibiades, der mit seinen knapp zwanzig Jahren noch keineswegs initiatisch geformt ist – wiewohl sein *Erosmeister* ihm sage, er müsse erst *lernen,* und den *Achtsamkeitsweg zu sich gehen* und *üben* ***(mathein, epimelesthai hautou, askein),*** er dies jedoch ablehne – einfach so, wie er sei, sich mit dem König messen wolle, so würde sie sich wundernd fragen: Worauf verlässt sich denn das *‹Knäblein›* ***(meirakion***[434]***)?*** Wenn wir sagen würden, auf (äussere) *Schönheit* ***(kallos),*** *Grösse* ***(megethos),*** *Abstammung* ***(genos)*** und *Reichtum* ***(ploutos)*** und *psychische Veranlagung* ***(physis tes psyches),*** dann würde sie denken, wir wären *verrückt* ***(mainesthai).***

Aber auch die *Spartanerkönigin,* die *‹Tochter›, ‹Gattin›, ‹Mutter›* von *Königen* ist[435], würde sich wundern, wenn du im Schild führtest, gegen ihren Sohn *anzutreten,* wo du doch ihnen gegenüber für so *schlecht* ***(kakos)*** gehalten wirst.

- *Sokrates macht nun folgendes Fazit des Ist-Zustandes (apotrope):*

  «Ist es nicht *schändlich* ***(aischron),*** wenn die Frauen der (patriarchalsten!) Feinde es besser erfassen, was für uns zu tun wäre, als wir um *unser Selbst* ***(hemon auton,*** *5.4.5.4)?*»

- *Weiter eröffnet er ihm folgende Zukunftsvision (protrope):*

  «Also, oh Glückseliger, gehorche mir und dem Spruch von Delphi und *Erkenne-dich-selbst **(gnothi sauton).*** Denn solcher Art sind deine Rivalen ***(antipaloi)*** und *nicht so, wie du glaubst.*[436] Und keinen einzigen von ihnen werden wir bezwingen ***(perigignomai),*** ausser durch die Kunst der *Achtsamkeit* ***(epimeleia kai techne).*** Und wenn du diese nicht erwirbst, wirst du *keinen Namen haben* bei Griechen und Ausländern, was du doch zu lieben scheinst, wie *keiner jemals etwas anderes* ***(oudeis allos allou***[437]***).***»

Zusammengefasst braucht *Sokrates* die *amplifizierend* ausgeschmückte sichtbare Ebene der *Spartaner-* und *Perserkönige* im Spannungsfeld *psychischer und spiritueller Entwicklungsmöglichkeiten.*[438] Die bereits die Textzusammenfassung gliedernden *Prüfungskriterien* werden im Folgenden einzeln abgehandelt.[422]

- Abstammung ***(genos,*** 5.4.3.1)
- Zeugung/Geburt ***(genesis,*** 5.4.3.2)
- Erziehung ***(trophe,*** 5.4.3.3),
- (erot.) Initiationsweg ***(paideia,*** 5.4.3.4)

Der folgende transkulturelle Vergleich wird zeigen, dass diese *Prüfungskriterien* bekannten Einweihungsbildern entsprechen, die das ‹*Werden eines königlichen, d. h. initiierten Menschen*› gliedern. Denn psychische Tiefenerfahrung generiert Bilder, die als *archetypische Bildersprache* verstanden werden können.

5.4.3 Die transkulturelle Bildersprache des initiatischen Königtums

In *ägyptischen Kultstätten und Tempeln* – wo auch griechische Weisheitslehrer wie *Pythagoras* langjährige Ausbildungen genossen – gibt es mythologische Bilderzyklen vom *Werden des Königs* als ‹*Gotteskind*› (= ‹Eingeweihter›[439]). Sie sollen helfen, die Sprachbilder der *Königsrede* besser zu erfassen. Die *Pharaonen* und *Pharaoninnen* sind vielfach mit entsprechenden Symbolen als *königliche Initiierte* oder *initiierte Könige* dargestellt.[440] Der Status und die grosse Machtfülle erwuchsen ihnen aus den *psychischen* und *spirituellen Kompetenzen,* insofern die äussere Position der *inneren Entwicklung* entsprach. Hier liegt aber immer auch die Gefahr von Machtusurpation und spiritueller Verflachung, wenn diese Fähigkeiten nicht mehr entwicklungsmässig erworben werden, sondern sich in äusserlichen, z. T. vererbbaren Hierarchien fixieren (römische Kaiser, Papsttum). Nicht um ‹Erbmonarchien›, sondern um das *spirituelle*

Königtum geht es in der *Königsrede*, um ‹Philosophenkönige› wie Olympiodoros ausdrücklich betont.[441]

> «Es geht um das Lehren des Königlichen: wenn das Königtum *lehrbar (didakton)* ist, dann nicht gemäss Vererbung, sondern gemäss *Erkenntnis (episteme),* daher soll ‹Königtum› (hier) nicht als Erbkönigtum aufgefasst werden.»

Folgende Stationen des *initiatischen Königsweges* sind aus *pharaonischen Bilderzyklen* typisch (ich halte mich an die Darstellungen des Orientalisten und Theologen Manfred GÖRG sowie an diejenige des Ägyptologen Jan ASSMANN[442]):

Das Werden des Königs aus Gott: Typisch ist eine ‹Rückdatierung der Herrschaft in die allererste Phase seines Werdens›(vgl. *arche*[443]*):*

> «Selbstverständlich wusste man in Ägypten um die natürlichen Eltern der Könige. Gleichzeitig konnte man aber ohne Probleme bekennen, dass der König ... den Geistgott *(Amun)* als Vater hatte. ... Man hielt es nicht für nötig, die biologische Abkunft des Königs zu dokumentieren, man missbrauchte die Tempelwände nicht, um etwas Selbstverständliches auszudrücken.»

In der *Königsrede* wird eine nahtlose ‹Königsgenealogie› der Perser und Spartaner je bis auf *Zeus* genannt, also eine *spirituelle Genealogie.* Aber auch der persische Prophet *Zarathustra/Zoroaster* ist ‹Sohn Gottes›. Noch im christlichen Glaubenbekenntnis klingt dies an: ‹gezeugt und nicht geschaffen, eines Wesens mit dem Vater›.

Die exklusive Zeugung: Der geheimnisvolle Charakter der *wunderbaren Empfängnis* wird etwa durch die zärtliche Begegnung von *Königsmutter und Geistgott, beide* auf erhöhter Kline sitzend, dargestellt. Dies wird m. E. noch durch die aus subtilen Ritualen bekannte *rechtshändige* Berührung unterstrichen (Abb. 17[444]):

ASSMANN spricht vom ‹Mysterium der Zeugung› als Überwindung des Hiats zwischen Himmel und Erde durch die *heilige Hochzeit (hieros gamos)* zwischen Gott und Mensch. Ferner werde die Zeugung eines neuen Königs verkündet.[445] *Exklusive Zeugung* kann auch mit dem Bild der göttlichen Verbindung zu einer *‹jungfräulichen Mutter›* dargestellt werden. In der *Königsrede* werden die *Königsmütter* entsprechend hervorgehoben –, auch sie aus königlichem Geblüt – deren Empfängnis vor unsubtiler Mischung geschützt wird.

Die wunderbare Geburt: Auch die Geburt generiert *wundersame* Bilder – wie etwa den bekannten Topos *jungfräulicher Geburt* –, die das *königliche Kind* besonders auszeichnen.[446] Das Kind wird von seiner Geburt an als ‹Weltenherrscher aller Räume und Zeiten› anerkannt.[447] Es wird *präsentiert* und ihm wird *gehuldigt*[448]:

> «In diesen (Geburts)kapellen ist, wie wir aus den Festkalendern erfahren, gelegentlich eines grossen Götterfestes im Monat Pachons ein Ritual mit dem Titel ‹Die Geburt des Gottes› durchgeführt worden.»

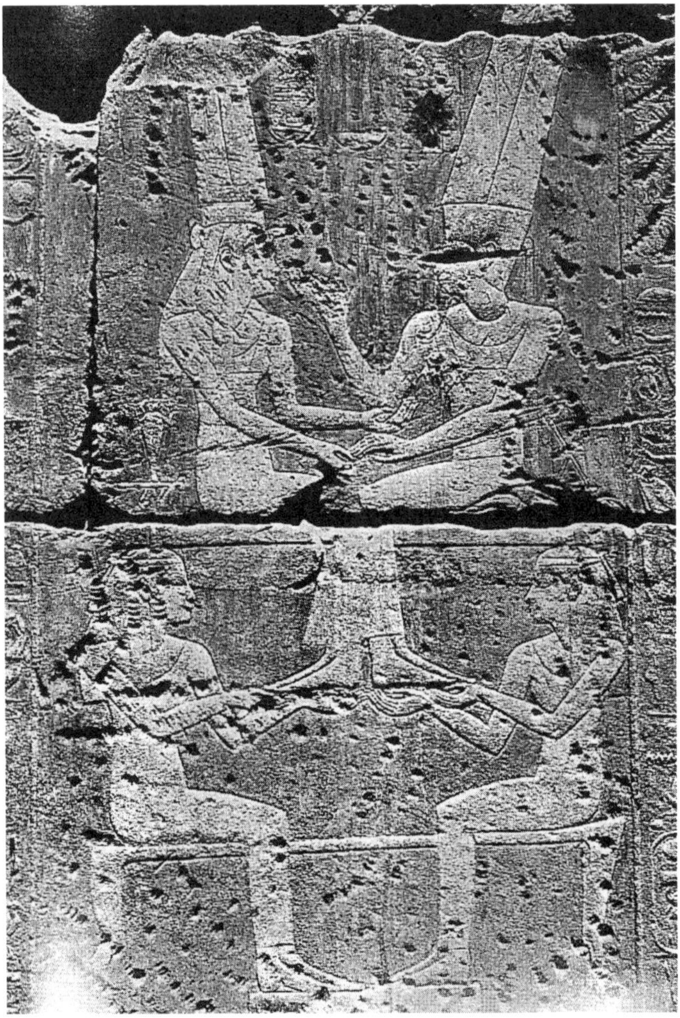

Abb. 17: Empfängnis zwischen Geistgott Amun und Königsmutter (Luxor).

In der *Königsrede* wird die *Geburt des königlichen Kindes* kultisch gefeiert und jährlich wiederholt (5.5.8.2[449]).

Die exklusive Erziehung: Sie wird besonderen Personen anvertraut, z. B. einer Göttin als *Personifikation des Erziehungswesens*, die als erziehende, aufziehende Gottheit für Wachstum und Ausbildung, Ernährung und Bekleidung, kurz für das Gesamt der Sorge für das Kind zuständig ist.[450]
In der *Königsrede* sind hier – im *männlichen* Initiatenbund – *Eunuchen* für die erste Periode, dann *königliche ‹Pädagogen› und Weisheitslehrer* zuständig.

Solche Bilderzyklen – mit weiteren Auffächerungen wie *Krönung*[448] – finden sich auch auf *antiken Mosaiken und Fresken* bis weit in die christliche Zeit und offenbaren nicht nur Mythen, sondern auch *aussergewöhnliche Bewusstseinserfahrungen*.[451] Das Schema einstiger *Initiationsstufen* hat sich in der *byzantinischen Ikonographie* bis heute erhalten, und zwar als *weiblicher* (Abb. 18) und als *männlicher Weg* gestaltet:

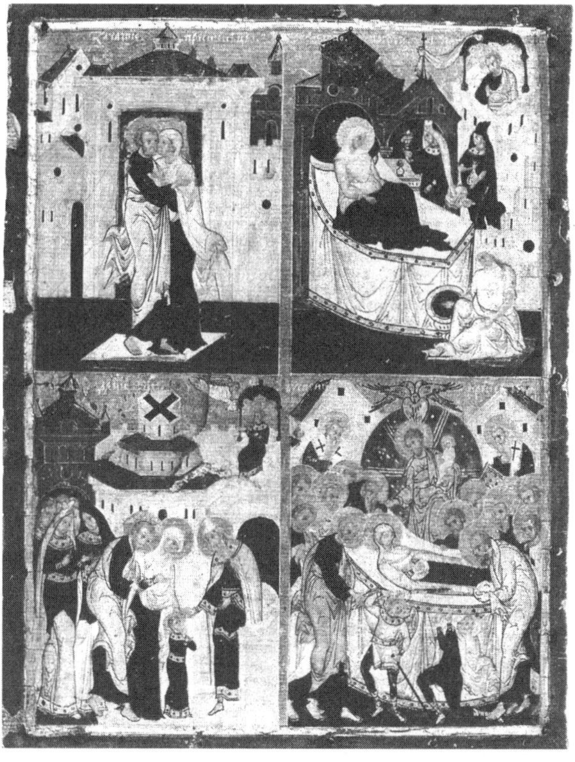

Abb. 18: 4 Szenen aus dem Marienleben (Moskau).

- für die *weibliche* Entwicklung (*Maria*): *wunderbare Zeugung*[452] – *wunderbare Geburt* – *wunderbare Erziehung* als ‹Neophytin›[453] – *wunderbares Sterben als Hinüberschlafen* (*koimesis*[454]).
- für die *männliche* Entwicklung (*Jesus*): *wunderbare Zeugung (als Verkündigung durch den Engel) – wunderbare Geburt (Weihnachten) – wunderbares Erscheinen im Weisheitsbereich/Tempel – wunderträchtiges Sterben (Auferstehen).*

Mythische Bilderfolgen, die Stufen dieses Weges als *Einweihungszyklus* einer auserwählten Person, eines göttlichen Wesens oder eines Helden darstellen, helfen, in der *Königsrede* ein *Einweihungsprogramm* herauszulesen. Glücklicherweise lassen sich im Folgenden die Initiationsstufen der *Königsrede* auch mit einem *dionysisch-orphischen Bilderzyklus* aus Paphos (Zypern) vergleichen, der ebenfalls zu *Apollon* führt.[455]

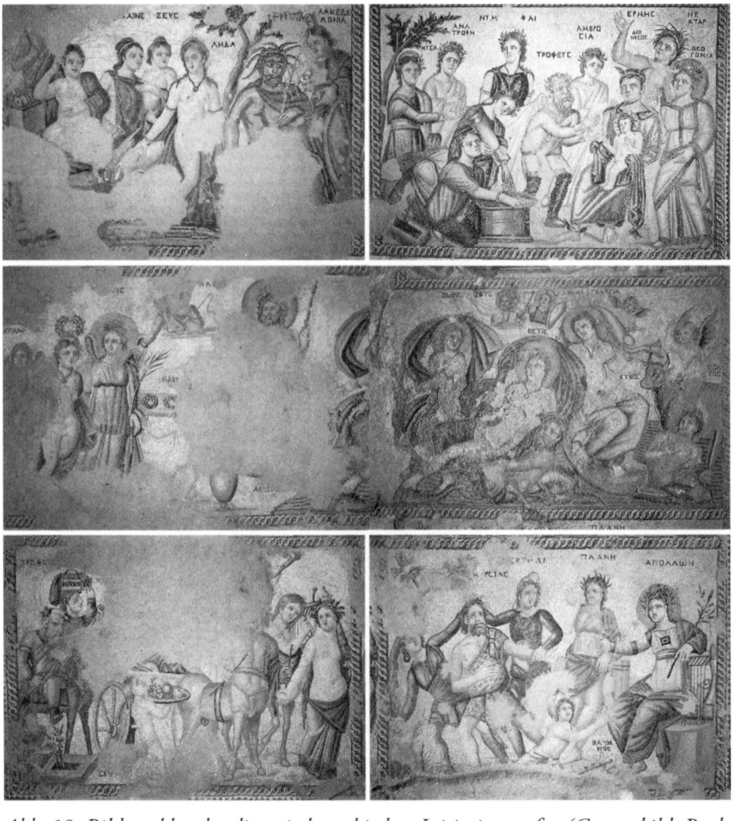

Abb. 19: Bilderzyklus der dionysisch-orphischen Initiationsstufen (Gesamtbild, Paphos)

5.4.3.1 Die Abstammung als ‹Zeugung im Subtilen› *(genos)*

Die transkulturellen Parallelen lassen den *Leda-Zeus-Mythos* als *‹wunderbare Abstammung›* oder *‹Zeugung aus dem Göttlichen›* mit Platons *‹Zeugung im Subtilen›* (*kalon*) zusammenbringen und geben die Reihenfolge im *Lesen des Bilderzyklus* an.[456]

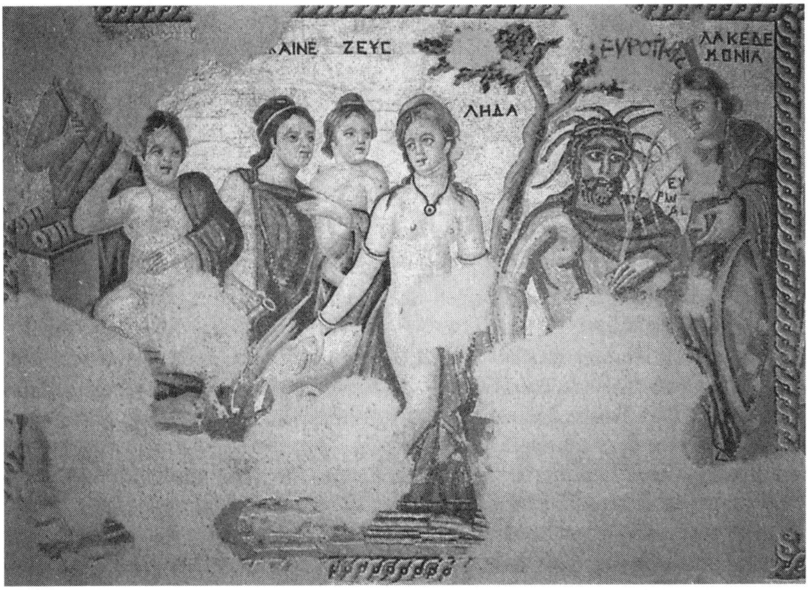

Abb. 20: Leda mit Schwan (Bildmitte, mit Flügel).

Leda mit Schwan (irdische Frau und Gott): *Leda,* die spartanische Königin, Gemahlin des König *Tyndareos,* ist Mutter irdischer und *göttlicher,* mit *Zeus* gezeugter Kinder. Hier geht es um die *göttliche Zeugung.* Die dionysische Szene findet im heiligen Bereich der personifizierten *Lakedaimonia* (Stadtgöttin) neben einem Altar mit einem *Hirten* mit Fell und Stab statt.[457] *Leda,* mit Novizinnen (?), will ein Bad im (personifizierten) Fluss *Eurotas* nehmen und hat ‹ihre *Hüllen abgestreift*›. Da nähert sich ihr *Zeus* als *Schwan,* als ‹gefiedertes Seelenwesen›.[458] Aus dieser Verbindung werden göttlich gezeugte Kinder entspringen *(Dioskuren* und *Helena).*

Parallelen zur *Königsrede:* Es geht hier – wie in der *Königsrede* – um die *‹Zeugung im Subtilen›*[459], um die Herleitung aus dem Göttlichen. Auch in der *Königsrede* wird auf die *spartanisch-lakedaimonische* Abstammung und Tradition Bezug genommen. Insbesondere die *spartanische Königin Lampito* weist auf

Überzeitlichkeit (2.6.3[460]). Das Bad weist auf eine *Katharsis*, indem die ‹Kleider› und ‹Hüllen› abgestreift werden.

Am Ende des *Alkibiades*-Dialogs wird *Sokrates* ebenfalls ein geflügeltes Wesen, einen jungen *Storch* flügge gemacht und ausgebrütet haben.[461]

Statt der genetischen Abstammung (*genos*), womit ein Vergleich *absurd* wäre[423], geht es in der *Königsrede* offensichtlich um die *geistige Abstammung im Ritualbund*, um *Wahlverwandtschaft. Olympiodoros* gibt dazu wichtige Hinweise:[462]

> «(Sokrates) wollte nicht den Staat *(politeia)* der Athener mit demjenigen der Perser vergleichen, sondern den *Initiatenkreis (politeia) mit Alkibiades.* Wie denn ein Erosmeister sich den Novizen vertraut machen will... (um sich mit ihm gemeinsam hinaufzuentwickeln).»

So wie es im platonischen *‹Staat› (Politeia)* um die *vollendete Gemeinschaft der Initiierten* und deren Konstitution geht, ist das Ziel bei *Alkibiades* der *initiierte Mensch (eidos).*[463]

Jede kultische Gemeinschaft hatte ihre *Abstammungslehre*. Im Platonismus ist sie mit der *Frage nach dem letzten Grund (arche)* verbunden, und auch in anderen *Weisheitstexten* wie in der *Genesis (1. Buch Mose)* oder im *Logoshymnus des Johannes Evangeliums.*[278] Damit wird Verbindung und Partizipation mit *der geistigen Kraft* hergestellt, die der initiatischen Tradition Identität und Legitimation gibt. So führt auch der *hippokratische Eid*, die *heilige Rede* der Hippokratiker, zum Urbeginn der Heilkräfte in die spirituelle Sphäre zurück und beginnt mit dem Schwur bei *Apollon, Asklepios, Hygieia, Panakeia.* Ähnlich beginnt die *heilige Rede* der *Pythagoreer* mit der ‹heiligen Vierheit›.[464]

Auch in der *Königsrede* führt ein *genealogisch-aitiologischer Mythos*[465] zu den *letzten Dingen* oder zum Ursprung der *‹persischen› Mysterien,* zurück zu ihrem Stifter *Zoroaster, Sohn des Lichtgottes Oromazes. Platon* und die neuplatonischen Kommentare definieren diese persische Weisheitstradition (*mageia*) als *Verehrung der göttlichen Kräfte (theon therapeia),* und dies deckungsgleich mit der *Apollon-Tradition* im *Staat.*[466]

> *Sokrates* scheint somit die *Mysterien des Apollon* mit den alten persischen *Mysterien des Lichtgottes Oromazes* – Sieger im Kampf gegen die dunkle Macht *Ahriman – kodiert zu haben, wie denn auch Apollon mit ‹höchstem Licht›* gleichgesetzt wurde[466].

Besonders deutlich wird der Ursprung aus dem göttlichen Licht in Platons *Staat,* wo die höchsten Bewusstseinsstufen mit dem sog. *‹Sonnengleichnis›* kodiert sind (3.4.2.). Auch im *Alkibiades*-Dialog wird die *initiatische Tradition* als *apollinischer Einweihungs- und Erleuchtungsweg* verstanden.[467] Auf den nicht auszusprechenden Gottesnamen (Mysterium) wird in der *Königsrede* jedoch eindeutig als auf den *‹Gott von Delphi›* (*Apollon*) verwiesen, dessen *‹grösste, subtilste und erste Anordnungen›* im *Staat* die *‹Tradition der Väter›* begründen.[468] Eindrücklich weist die Einweihungsformel im Höhepunkt der *Königsrede* *‹Erkenne dich selbst›* auf die apollinische Lichterfahrung hin (5.5.8.3). Ferner erwähnt *Sokrates*, dass es um die *Epiphanie* (*epiphaneia), das Aufscheinen der Gottheit* auf dem zukünftigen ‹Selbsterkennungsweg› gehe, einer *Erleuchtungserfahrung.*[469]

Verstehen wir die *Gemeinschaft von Jesus* mit seinen Schülern als *Mysterienkreis*[470], wird die mystische Verbindung *Gott-Licht* zu derjenigen von *Christus-Sonne* im Frühchristentum, und wird so nachvollziehbar.[471]

Sokrates' Verständnis der Abstammung: In der griechischen Klassik scheint der Bewusstseinsweg von den *‹Zwischenwelten›* (*daimonion*) zu den *spirituellen Regionen* (*theion*) bewusst in Gruppen *erfahren* und *lehrbar* geworden zu sein.[441] Diese entscheidende Weiterentwicklung von Bewusstseinsmöglichkeiten wurde von Platon mit *‹Philosophie›* bezeichnet. Gemäss *Olympiodoros* war es bereits Sokrates' Anliegen – und nicht erst das christliche –, potenziell allen Menschen zur Erlösung zu verhelfen. Äusserst radikal wird von Sokrates die *königliche Erwählung* vormals nur einzelner auf *alle Menschen guten Willens* hin *demokratisiert.*[472] Alle äusseren Organisationsbegriffe der entstehenden Demokratie können deswegen ebenfalls den *inneren Kosmos* des Menschen abbilden (ebenfalls *politeia*).

Platon durchbricht also die materialisierten Vorstellungen und sagt, *nicht* der adligste, reichste, mächtigste sei der beste Mensch, vielmehr derjenige, der bezüglich seiner Menschwerdung alles Schiefe *gerade macht*, die lebensgeschichtlichen Verstrickungen seines *Ego*, seiner *Familientradition*, seiner *condition humaine* auflöst und eine initiatische Bewusstseinsentwicklung auf sich nimmt. Er ruft zum *‹spirituellen Königtum›* auf. Damit nimmt Platon einen Teil der *Aufklärung* im Sinne einer *spirituellen Aufklärung* durch Selbsterfahrung vorweg.

Ich fasse den Abstammungsaspekt der *Königsrede* wie folgt zusammen: Der Mensch, jeder Mensch, stammt letztlich von der höchsten *Lichtkraft* ab. Die *apollinische Tradition der Väter* und die *Interna des philosophischen Bundes* enthalten einen Weg zu diesen Erleuchtungserfahrungen.

Noch im (griechischen) *Johannesevangelium* ist dies als ‹Gotteskindschaft› formuliert und gleichsam platonisch gefasst.[473]

5.4.3.2 Die Geburt als Wiedergeburt *(genesis, 5.5)*

Die ‹Geburt› des ‹Königs› ist in der *Königsrede* nicht direkt, sondern als kultisches und jährlich wiederholtes ‹Geburtsfest› beschrieben, das gut mit dem zypriotischen Bilderzyklus übereinstimmt:[474]

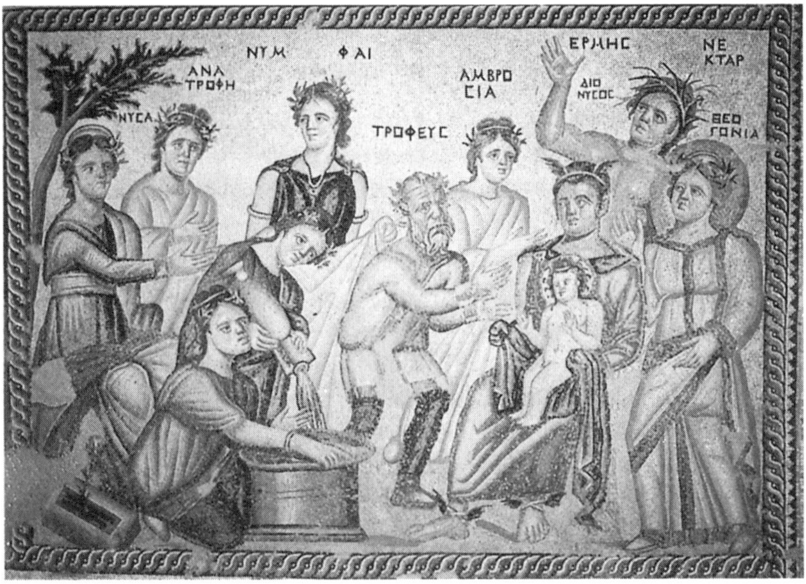

Abb. 21: Wiedergeburt und Willkommenheissen.

Initiatisches Willkommenheissen des göttlichen Neugeborenen: Der neugeborene, nackte und bekränzte *Dionysos,* mit goldenem *Stirnband, Kranz* und *Nimbus* kommt aus der *göttlichen Zeugung (Theogonia* personifiziert, mit Nimbus). Er wird zudem von den personifizierten Speisen der Unsterblichkeit, *Ambrosia* und *Nektar,* begleitet. Auf dem Schoss des geflügelten *Hermes (psychopompos,* ‹Unterweltsbegleiter›) im *königlichen Purpurmantel* sitzend und grüssend wird er von jenem mit Verehrungsgeste (‹verdeckte Hände›, *manuum velatio)* präsentiert und – im Kreise der dionysisch *Bekränzten* (‹Initiierten›) – willkommen geheissen.[475] Er wird dann dem *Silen* als seinem Erzieher übergeben *(Tropheus*[476]*).* Nymphen und die Amme *(Anatrophe)* sind zugegen und bereiten das (erste) Bad vor *(katharsis).* Eine Blume (linke untere Ecke) könnte auf die *erste* Wachstums- oder Initiationsstufe hinweisen.[477]

Parallelen zur *Königsrede:* Die drei Personifikationen *Theogonia, Ambrosia* und *Nektar* weisen auf den hohen Rang des ‹göttlichen Kindes› von seiner ‹Geburt› an.[478] Ein dionysischer Quellenhinweis erläutert, dass *Dionysos* erst als *Erwachsener* – statt des Weines der Sterblichen – die göttlichen, Unsterblichkeit verleihenden Speisen *Nektar* und *Ambrosia* zu sich genommen habe.[479] Dies ist ein weiterer Hinweis, dass die Szene der *Bekränzten* als ein Geschehen aus der Erwachsenenwelt, nämlich als *Wiedergeburtsfeier* verstanden wurde. Das kultische *Bad* besiegelt die *Katharsis* (vgl. Taufe *Jesu* = ‹Sohn-Gottesschaft›), dann folgt die Übergabe an den (königlichen) Erzieher als weiterer Schritt auf dem initiatischen Weg. Die *Hermes*-Tradition weist auf die damit verbundene Versenkungspraxis (*Hadesfahrt*) und wird auch für das sokratische Vorgehen im *Alkibiades*-Dialog erwähnt.[480]

Olympiodoros liefert gleichsam die zu Abbildung 21 passenden Ergänzungen und *initiatischen* Deutungen zur *Königsrede*[481]*:*

> «Zuerst feiern sie alle ein Fest. Danach enthüllt er sich (gleich) von der Geburt an *(deiknysin);* denn von dieser Wendemarke an *(balbis)* verschafft sich der Geborene *(tiktomenos)* gemeinsames Wahrnehmen *(synaisthesis)* mit der Gemeinschaft *(hypekooi).*[482] Deswegen opfern alle sofort und ehren den ‹Geburtstag› des Königs jährlich; deswegen ehren die Perser den *Geburtstag* nach den Sternen und am meisten die *Sonne;* deswegen feiern sie auch jährlich am *Geburtstag das Jahr,* weil es *Symbol für die Sonne* ist. Denn man sagt *‹eniautos›* (Jahresspanne, Wortspiel), insofern dieses die *Sonne* zu sich selbst *(‹en heauto›)* bringt.»

Auf gemeinsame Bildvorlagen weist auch die *Anbetung der drei Könige* oder *Weisen aus dem Morgenland* in der *Weihnachtsgeschichte.*[483]

Konkrete Geburt *(genesis):* Sokrates tönt im ‹Werden des Königs› auch die *pränatale und postnatale* Phase an. Möglicherweise haben Initiiertenkreise bereits für *Schwangerschaft* und *Geburt* besondere Sorge entfaltet, im Wissen um die subtile Wahrnehmungsfähigkeit von Fetus und Säugling.[484]

> Es ist eine Herausforderung für unsere Kultur, durch Anerkennen des psychischen (schon vorgeburtlichen) Wahrnehmungssystems und der subtilen Bewusstseinswelten in Zukunft Kinder bereits in der *Schwangerschaft* und bei der *Geburt* achtsamer in diese Welt aufzunehmen und zu begleiten, zwecks Reduktion psychischer Verletzungen. In der Geburt könnte der Mensch dann erstmals erleben, wie er kraft- und liebevoll durch die Enge zur grossen Weite und Entspannung hindurchgeleitet und willkommen geheissen wird: *eine lebensprägende positive Grunderfahrung.*

Geburt als Wiedergeburt ***(anagenesis):*** Die Frage nach der *Wiedergeburt* (nicht Reinkarnation!) führt zu Sokrates' *grundsätzlichem Unterscheiden zwischen Werden und Sein*, zwischen zeitlichen und überzeitlichen Anteilen des Menschen. Die ab Geburt sich verschleiernde hohe Psyche und all ihre Inhalte konnten therapeutisch durch Reinigung und Tiefenprozess (*heuresis*) wieder ans Licht gebracht werden. Dies beschreibt Olympiodoros etwa als einen ‹gewagten› Vorgang ‹*psychischen Spaltens*› (*apo-schisai*), auch als einen *labyrinthischen Prozess*, bei dem ein ‹Verbindungsfaden› erhalten bleiben müsse[485]:

> «Es ist nämlich nötig, dass die Psyche in die *genesis* hinuntergeht, welche ein *Labyrinth* ist; deshalb braucht sie einen *Faden* von der Einheit *(monas)* zum dortigen Zwischenzustand *(plane)* hin, gleich wie Theseus denjenigen Ariadnes im kretischen Labyrinth brauchte.»

Zweimal wird im *Sonnengleichnis* der Durchgang durch die Bewusstseinsschranke beschrieben, vom *Licht in die Dunkelheit* (Geburt) und von der *Dunkelheit ins Licht* (bei der Wiedergeburt bzw. beim Sterben[486]). Entsprechend den Aussagen in Platons *Sterbedialog* steht auch in der *hippokratischen Umweltlehre*[487]*):*

> «Werden *(genesthai)* und Vergehen *(apolesthai)* ist dasselbe.»

Therapeutische Entsprechungen in der Moderne: Um diese heute ungewohnten Vorgänge besser einordnen zu können, sollen Parallelen aus der aktuellen Therapie- und Bewusstseinsforschung helfen.

Unter geeigneten therapeutischen Bedingungen kann das Werden des Menschen *vor die Geburt* zurückverfolgt werden, wie dies Psychotherapeuten wie Hanspeter RUCH breit darlegen. Zwar war bereits FREUD auf vorgeburtliche und geburtsbezogene Erlebnisse gestossen. Als Neurologe war für ihn jedoch die Reifung des Nervensystems für eine Speicherung massgebend, weshalb er diese frühen Wahrnehmungsaspekte nicht in sein psychodynamisches Modell aufnahm. Im platonischen Seelenmodell mit *unbeschränkter Feldwahrnehmung* dagegen lassen sich *perinatale* und *pränatale Erfahrungen einordnen.* Tiefentherapie beginnt also nicht erst nachgeburtlich. Psychotherapeutische ‹Rückführungen› und Tiefenarbeit von den Schwellen der postnatalen weiter zu perinatalen und pränatalen Bewusstseinsräumen helfen mir, die mehrschichtigen Begriffe der *Königsrede* als Bewusstseinsprozess zu deuten.[488]

Bereits der Psychoanalytiker Otto RANK – und weitere frühe Psychoanalytiker – hatten die psychische Bedeutung des Geburtserlebnisses postuliert. GROF stellte dann in seinen experimentellen Bewusstseinsforschungen mit LSD fest, dass nach den psychodynamisch verstandenen

Erfahrungen perinatale Erfahrungen einen *‹sehr wichtigen Zwischenbereich›* bilden.[489]

> «Die Ähnlichkeit zwischen Geburt und Tod – die aufwühlende Erkenntnis, dass der Beginn des Lebens und sein Ende einander gleich sind – ist die wichtigste weltanschauliche Frage, welche die perinatalen Erfahrungen begleitet ... Nach meiner Erfahrung entwickelt jeder, der zu diesen Ebenen vorgedrungen ist, überzeugende Einsichten in die überragende Bedeutung der spirituellen und religiösen Dimensionen in der universalen Seinsordnung. Selbst hartgesottene Materialisten, positivistische Wissenschaftler, Skeptiker und Zyniker und kompromisslose Atheisten ... interessieren sich plötzlich für das Spirituelle, nachdem sie mit diesen Schichten in ihrem eigenen Innern konfrontiert worden sind».

Im hochsensiblen *Geburtsprozess* setzt nicht nur das Vergessen, die Urverdrängung ein. Es werden – auf dem Hintergrund von Angst – bereits die *zukünftigen Erfahrungsmatrizen geprägt.* Entsprechend stellen auch heutige Psychotherapeuten mit entsprechender Eigenerfahrung fest, dass das perinatale Wiedererleben für die psychische Katharsis sehr wichtig sein kann. GROF hat *vier perinatale Erlebensmatrizen* als fürs Leben bedeutsam herausgearbeitet (5.2.7.1).

Wenn in meiner therapeutischen Praxis – oft in Gruppenprozessen – diese Ebenen aufgesucht werden, ergeben sich folgende Rückschlüsse: Die Verbindung der Psyche mit dem Körper(substrat) erscheint vom ersten ‹Verweben› an – vielleicht schon ab Konzeption – als ein *hochempfindlicher Vorgang,* wobei die Psyche bis zur Geburt immer noch leicht Verbindung zu Lichtebenen und Lichtwesen haben dürfte.[490] Intrauterin soll sie verschiedene Bewusstseinsräume und Zustände erleben, bereits die Aussenwelt wahrnehmen und sich am guten Milieu freuen. Das psychische Feld scheint sich abwechselnd zu verdichten und zu ‹inkarnieren›, um sich dann wieder auszuweiten und ‹hinauszugehen›. Der Psychiater Gerald HÜTHER und die Psychologin Inge KRENS beschreiben solche interessanten Phänomene, die mit psychischen Feldmodellen noch besser greifen könnten. Kongenitale *Hirntraumen* könnten dann so definiert werden, dass infolge somatischer Schädigung die ‹Inkarnierung› oder Verbindung mit dem psychischen Feld nur partiell erfolgt.

Der Geburtsvorgang ändert die Situation *radikal.* Er ist nicht nur ein Vorgang, wo sich der Körper an ein grundlegend neues Milieu adaptieren muss; auch das psychische Feld kommt in einen *neuen Bewusstseinsraum:* Es verliert von nun an den *spontanen Zugang zur Lichtebene* und geht durch *‹Urverdrängung›* und *Verdichtung* in die Materie ein.[491] *Im Geburtsstress nimmt der Säugling mit seiner hochsensiblen Seelenwahrnehmung alle Ein-*

flüsse wahr und speichert sie. Oft wird ein Schock durch Gefühlskälte, mangelndes Willkommenheissen und Umhegen wiedererlebt: Immer wieder wird mit grossem Schmerz das Ablegen auf einen Tisch und das unbeachtete Liegengelassenwerden (z. B. bei Sectio/Kaiserschnitt) erwähnt, ferner das Hochhalten an den Füssen, der Klaps, das grelle Licht, die Geschäftigkeit, das Vermissen des angestammten (mütterlichen) Energieflusses … Erfreulicherweise wird der Geburtsatmosphäre in vielen Geburtskliniken heute viel mehr Sorge getragen.

Beim Rückführen in diese Erfahrungen wird vielfach ein Lichtwesen (Engel, 5.2.7.2) wiedergefunden und als intuitiver Helfer wiedererkannt. Der erwachsene Mensch geht dann durch die Führung der Therapeutin bewusstseinsmässig so weit wie möglich zu den Schwellenerlebnissen zurück. *Nach dem schmerzhaften Wahrnehmen kann er sich heilende Erfahrungen vorstellen:* Er korrigiert die negativen Sensationen durch positive Bilder, die er – verstärkt durch Atemübungen – auf sich einwirken lässt. *Die Korrekturbilder findet er selber, weil mit den negativen Erfahrungen das je Heilende gefunden wird.* Wichtig ist immer wieder das Gehaltenwerden, feine Angesprochenwerden, Wahrnehmen derjenigen, die er damals subtiler gebraucht hätte und das Spüren des Wohlwollens in der heilenden therapeutischen Situation. Zum Teil nehmen die Menschen auch Bilder aus der weiteren Familie (Ahnenbereich) wahr und korrigieren auch diese. Wie in den antiken Traditionen (Abb. 21) ist aber das *Erkanntwerden* und der *Willkommensgruss* besonders wichtig und scheint das Einweben im neuen Bewusstseinsraum zu unterstützen.

Das Auffinden, Bearbeiten und Integrieren prä- und perinataler Bilder, wie auch das korrigierende, liebevolle Aufnehmen des ‹Wiedergeborenen› in die sichtbare Welt sind auch heute möglich und oft nötig. Gehen wir von der Unendlichkeit der Psyche mit ihren subtilen Wahrnehmungs- und Speichermöglichkeiten aus, ist es eine willkürliche Verkürzung, mit der Entwicklung des Bewusstseins erst postnatal zu beginnen und dabei wesentliche, vorbestehende Erfahrungsmatrizen ausser Acht zu lassen.

Das Wiedererleben perinataler Erfahrungen – wie aus mystischen Traditionen bekannt – kann *vom psychischen Schmerz zu ekstatischen Erfahrungen* führen (GROF[492]):

> «Wenn die absolute Erfahrungsgrenze erreicht ist, hört die Situation auf, die Qualität von Leiden und Qual zu haben; das Erleben verwandelt sich dann in eine wilde, ekstatische Verzückung von kosmischen Proportionen …»

Zurückkehrend zur *Königsrede* muss jetzt die Bedeutung der *Wiedergeburt* für *Alkibiades* betrachtet werden. *Er* ist noch nicht durch diesen Prozess hindurchgegangen, denn bei ihm hat niemand gemerkt, dass er (wieder)geboren wurde. Auch sein Tiefenprozess wird bis zum Urbeginn zurückgehen müssen. Dabei fungiert *Sokrates* als *‹subtiler Pädagoge›* (*tropheus*[493]) und wird ihn durch die Wiedergeburt begleiten (*maieia*, 5.5). Alle Anwesenden des sokratischen Bundes werden ihn, den ‹Sonnengeborenen›, den ‹persisch Initiierten›, dann willkommen heissen.

Die *Geburt kultisch feiern* (*genethlia thyein)* kann dann noch umfassender verstanden werden als: *‹den Ahnengottheiten Opfer darbringen›, indem man sich mit diesen Kräften verbindet.*[494] Dies wurde alljährlich mit den neuen Novizen als Initiationsritual und für die bereits Initiierten als *Erneuerung der eigenen Wiedergeburt* gefeiert, ähnlich wie im *österlichen Taufritual.*

Dass es in der *Königsrede* und ihrer *Wiedergeburtsfeier* um *Erleuchtungserfahrung* und *Begegnung* mit dem *Selbst* geht, deutet *Olympiodoros* mittels griechischer *Wortmystik*[481]: Das Jahresfest *(eniautos)* sei ein *Symbol der Sonne*, denn es bedeute *‹zu sich selbst kommen› (en heauto),* wie auch die Sonne am *Jahrestag* gleichsam zu sich selbst zurückkomme.[495]

Sehr eindrücklich formuliert KERENYI das Geschehen der *Wiedergeburt,* wie sie im platonischen *Symposion* erscheint[496]:

> «Das ist die höchste Erfüllung des Eros, des Mittlers zwischen Unsterblichen und Sterblichen. Denn er ist der stiftende und treibende Geist jener Schwangerschaft, die sich in dieser einzigartigen Geburt, in der *Wiedergeburt des Eingeweihten als göttliches Wesen,* löst.»

5.4.3.3 Die Vorbereitungszeit (Noviziat, *trophe*)

Der ‹königliche Neugeborene› wird nach der ‹Geburt› zur Aufzucht nicht etwa einer *‹Amme›*, sondern einem *‹subtilen Erzieher›* anvertraut (Männerbund), einem der besten im königlichen Gefolge, der das *Schräge* beim ‹Knaben› (*pais/paidika*) *gräden* soll.[497] In der dionysischen Tradition wird das *Dionysos*-Kind dem alten *Silen* übergeben, der es grosszieht.[498] Diese ‹subtile Erziehungsarbeit› scheint im zypriotischen Bilderzyklus als Doppelbild, gleichsam als *Hadesfahrt* (Abb. 22 a) und als *Sieg im Subtil-Schönen* dargestellt (Abb. 22 b. M. E. ist das *Doppelbild* von rechts nach links, von der *Hadesfahrt* (*apotrope*) zum *Sieg im Schönen* (*protrope*) zu ‹lesen›.)

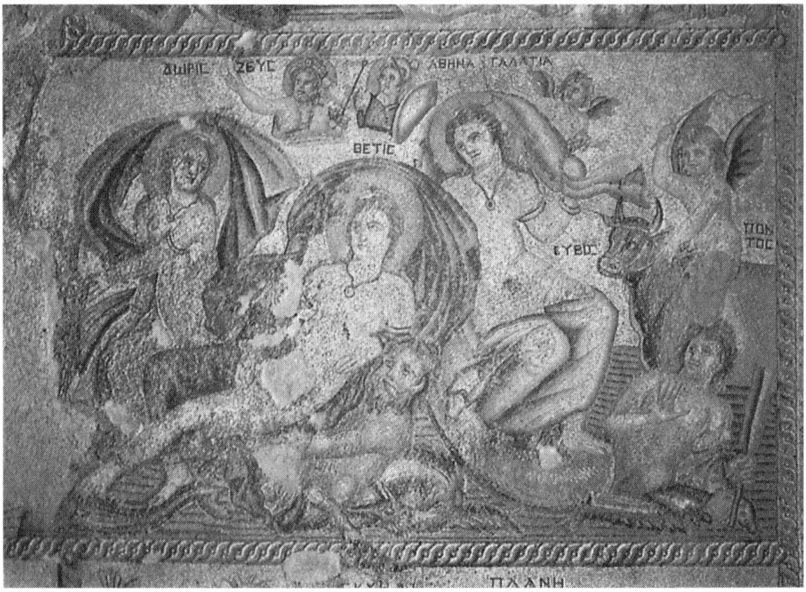

Abb. 22 a: Seefahrt (rechte Bildhälfte).

Seefahrt *(apotrope, Abb. 22 a):* Die Seefahrt scheint eine Unterweltsfahrt darzustellen, wo die ‹Meernymphen› mit Nimbus[499] aus der abgründigen *Meerestiefe (Bythos)* mit *aufgeblähtem Schleier* an die *Meeresoberfläche (Pontos,* mit rituellem Pantherfell) gelangen. *Pontos* hat das *Ruder in der Hand* und weist das schreckliche, untergründige Wüten mit der bekannten *apotropäischen Abwendungsgeste* ab, denn die Kräfte der Tiefe können ihnen nichts mehr anhaben.[500] Eroten begleiten die Szene, und die göttlichen Kräfte *Zeus* und *Athene* weisen von oben auf den linken Bildteil *(protrope),* wo die *‹Suche nach Grund›* dieser *‹Seefahrt›* sich im *‹Sieg›* vollendet.[501]

Sieg im Subtil-Schönen *(protrope, Abb. 22 b):* Vom Wasser führt der *Agon* wieder auf sicheren Grund im *Überzeitlichen (Aion).* Der sog. konkrete ‹Schönheitswettbewerb› *(Agon)* muss als *Sich-Messen am wahrhaft Schönen* verstanden werden.[502] Der Mensch erscheint nackt, d. h. als geläutertes, höheres Wesen. Die Phase der Prüfungen wird mit dem Siegeslos durch den *Kairos* (‹Heilsmoment›) und mit der *Bekränzung* durch die *Krisis* dargestellt (‹Unterscheidenkönnen›), einem geflügelten Wesen mit Nimbus und (Sieges-)Palme.[503] Dies geschieht im Beisein des *Sonnengottes (Helios[504]).*

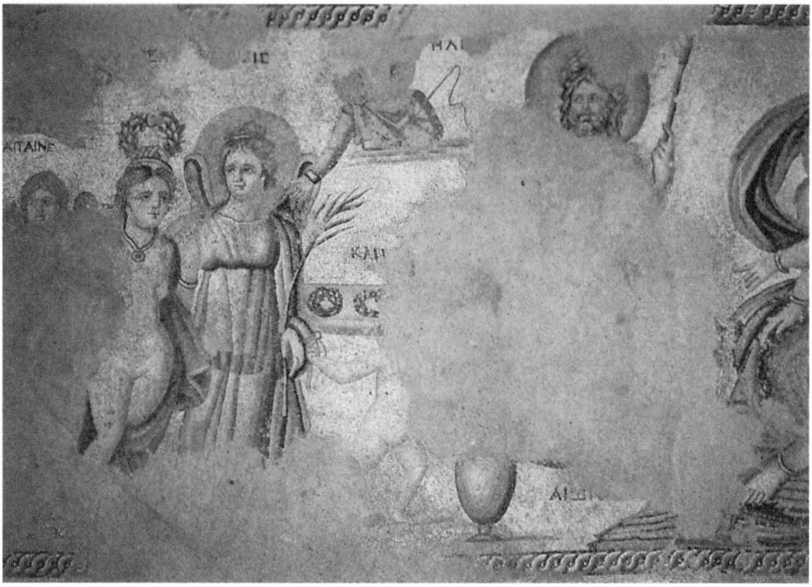

Abb. 22 b: Sieg im Schönen (linke Bildhälfte).

Parallelen zur *Königsrede*: Die Bilderfolge enthält wie die *Königsrede* das Überwinden der Ungetüme des Unbewussten (*apotrope*) und den *Agon,* das *Sich-Messen am Schönen* oder *Subtilen (kalon).* Die ‹Hülle der Eitelkeit› musste der Novize – übrigens auch in den Isis-Mysterien – mit der Maske einer *üppig geschmückten Frau* ablegen.[505]

Nach dem *Gang durch die Hadeswelt* ist der Mensch *angstfrei* (5.4.3.6.1): Seine Psyche kann sich wie ein aufgeblähter Schleier weiten[506], er hat die Fähigkeit der Unterscheidung (*krisis*) zwischen ‹gut und böse› und kommt in einen höheren Bewusstseinszustand. Es geht um die totale *Neuorientierung*, wo der Mensch sich, weg von der Verzettelung in der sichtbaren Welt, in die Innenwelt vertieft. Er hat das Gewand der Eitelkeit – des ‹luxuriösen Persers› – abgelegt und wird rituell *gekrönt.*[507] Der Agon als Überwindung des *Negativen* endet als Agon vom *Subtileren zum absolut Schönen (kallista).*

Der Ziehvater oder *tropheus:* Zu solcher Entwicklung braucht es eine *‹Nacherziehung›*, wie sie dem *doppelten Erosweg* entsprach (5.4.3.8), und einen *subtilen (Nach)erzieher*. Der griechische Begriff ist *Nähr- oder Ziehvater* (*tropheus*), wie vor allem für den *alten Silen* aus den *Dionysos*-Mysterien bekannt.[508] Eine Parallele dazu ist dt. ‹Pate›, der ursprünglich den *erwachsenen* Novizen oder

Täufling ebenfalls auf seinem initiatischen Weg begleitete und von gr. ‹*pater*› (‹Vater›) stammt.

Wie *Hermes* die Menschen in Trance durch die Unterwelt führte, so tat dies auch *Sokrates* mit seiner dialogischen Methode.[509] Am Dialogende wird Sokrates als *initiatischer Erzieher* des Alkibiades bestätigt werden. Er wird dann einen jungen Vogel, ein geflügeltes Seelenwesen ausgebrütet haben, ihm gleichsam zum Durchbruch durch die harte Schale des Eies verholfen haben.[510] Ein solches ‹Vollendungsbild› zeigt auch die zypriotische Bilderfolge: Das nächste, vierte Bild führt dann zur *Prozession des jungen Dionysos*, dem der Erzieher *Tropheus* folgt und nun eine *doppelte Blume* grosszieht (Abb. 23).[511]

5.4.3.4 Die initiatische Schulung *(paideia)*

Wir kommen jetzt zum Schwerpunkt der *Königsrede,* der *initiatischen Schulung.* Für die Griechen im Allgemeinen waren Erziehung und *Pädagogik* (*paideia*) sehr wichtig. Nur die besten Eltern, Erzieher und Erzieherinnen vermochten Körper und Seele bestmöglich zu entfalten. Der griechische Begriff *paideia* wurde von *Platon* jedoch auch für die *Weisheitsschulung junger Männer*, d.h. als *Kode* verwendet.[512] Wie für den *Novizen* und den ‹Lehrer› die Begriffe *paidika* (vgl. Kind/*pais*) und ‹*paidagogos*›, liess sich die initiatische Begleitung als *paideia*, und, in der besonderen Form des hohen Erosweges, als *paidophilia* kodieren (= Novizenliebe!).[513] All diese Begriffe müssten auf der subtilen Ebene – und nicht als Perversion – verstanden werden! Das äussere Lehrprogramm der *paideia* der platonischen Akademie mit den *sieben ‹Weisheitspforten›* (*Artes liberales*) ging über die Klöster nicht nur in die Struktur der Universitäten ein.[514] Die subtile ‹Vorbereitung› auf die Initiation (*propaideia*) hat sich hier sogar im Begriff *Propädeutik* bis heute erhalten. Bereits in der *Königsrede* finden wir nämlich die Unterscheidung der eben beschriebenen *subtilen Vorbereitung (trophe = propaideia*) und – nach sieben Jahren – der eigentlichen *initiatischen Schulung* durch ‹königliche Pädagogen› (*paideia*[515]). Olympiodoros weist auf diese Stufung *propaideia* und *paideia* hin.[516] Den Abschluss der *propaideia* und den Beginn der *paideia* sehe ich im folgenden Bild des zypriotischen Mosaikzyklus:

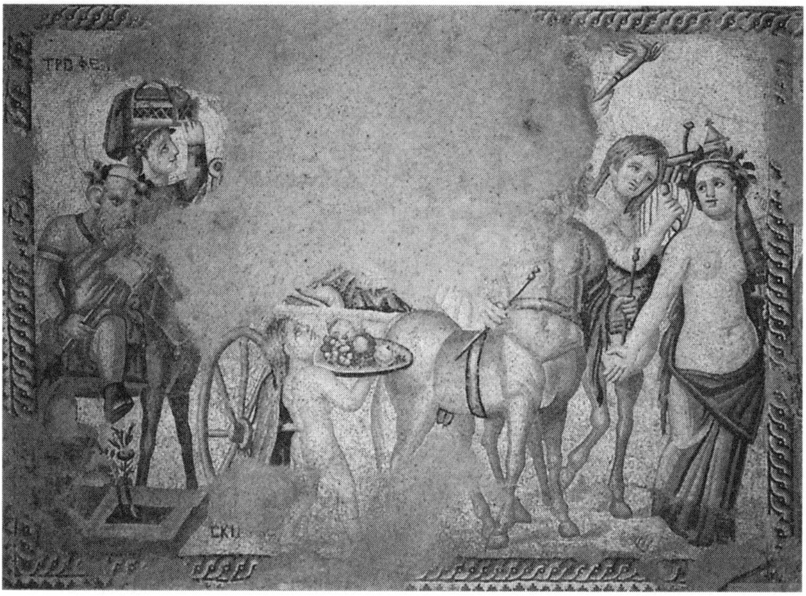

Abb. 23: Feierliche Prozession.

Feierliche Prozession oder Triumphzug des jungen Dionysos[517]***:*** *Dionysos* fährt auf einem Wagen, der von einem *Kentaurenpaar* (oben Mensch, unten Pferd) mit Lyra und Flöte gezogen wird.[518] Eine halbnackte *Mänade* mit Köcher führt den Zug an, ein Fackelträger ist dabei, ferner ein *Satyr,* der *Dionysos* eine Schale mit Trauben und *Granatäpfeln* anbietet (Symbol der Eros-Rituale). Eine ‹Trägerin des *verhüllten Korbes*› ist auch dabei *(kistaphoros*[519]*),* und als Letzter folgt der Erzieher *(tropheus).* Aus einem Steingefäss wachsen nun *zwei* Blumen *(paideia),* während die Abbildung 21 – Übergabe des Kindes an den Erzieher (Beginn *propaideia)* – mit bloss *einer* Blume aus demselben Gefäss beginnt (linke untere Ecke).[520]

Parallelen zur *Königsrede:* In der *‹zweiten Siebenjahresperiode›* beginnt die *paideia* mit ihren *königlichen Initiationsstufen.*[521] Der 20-jährige Alkibiades ist – obwohl für einen vornehmen Athener normal gebildet – auf der initiatischen Ebene ein noch völlig *unbeschriebenes ‹Bürschlein›*, noch kein Adept.[522] Während er nämlich nur irdische *Erzieher* hatte, ist der *Ziehvater von Sokrates* die Gottheit *Apollon* selbst.[523]

Bei Alkibiades' *paideia* geht es also nicht um *normale Pädagogen*, sondern um *‹königliche›*, um die *besten* Lehrenden, weil sie die *Kenntnis ihrer selbst* in ihrem Tun umsetzen.[524] Entsprechend hat auch der *platonische* Begriff *‹mageia›* – die geheime Weisheit der höchsten *paideia*-Stufe – nichts mit Scharlatanerie zu tun, wie etwa bei den weiblichen *Kybele*-Initiationen: Hier ist vielmehr *subtilster Umgang mit Energien* als ‹*Gottesdienst*› (*theon therapeia*) gemeint.[525] Die zoroastrischen Priester – von den Archäologen oft immer noch als ‹*Magier*› bezeichnet – müssten demzufolge als ‹Priester› mit hoher energetischer Kompetenz rehabilitiert werden[526], sonst müsste *Sokrates* auch als ‹Magier› bezeichnet werden! Die zu erwerbende energetische Kompetenz ist das *innere Königtum*[441] mit verschiedenen Initiationsstufen. Die vier sog. ‹Kardinaltugenden›, in die die *königlichen Pädagogen* einführen, seien – gemäss Olympiodoros – deshalb nicht wörtlich, sondern wiederum *übertragen* zu verstehen (5.4.3.5). Die *Königsrede* handelt also durch und durch vom sog. ‹*doppelten Weg*› oder vom *initiatischen, gestuften Bewusstseinsweg* zu *Apollon*, worin sich m. E. auch der zypriotische Bilderzyklus vollendet.

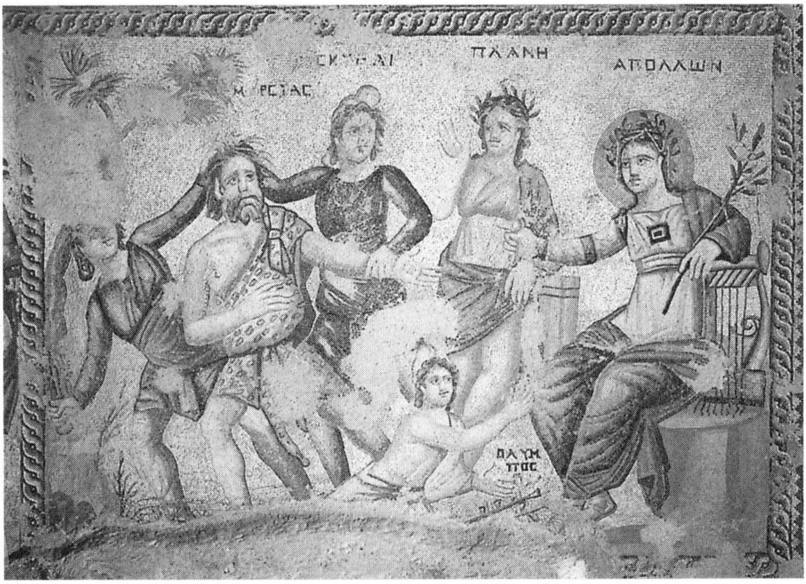

Abb. 24: Sieg von Apollon.

Sieg von Apollon: Hier erscheint das in der Antike bekannte Motiv des sog. musikalischen Wettstreites *(Agon)* zwischen dem flötenspielenden *Silen Marsyas (Hybris)* und dem göttlichen *Apollon.* Marsyas' Doppelflöte liegt bereits zu Füssen Apollons, er selbst trägt ein *Ritualfell* und wird Skythen mit phrygischer Ritualkappe traditionsgemäss zur ‹*Häutung*› übergeben.[527] Der bekränzte *Apollon* mit Nimbus thront im Tempelbereich (= Fels), stützt sich mit der (Sieges)Palme auf seine *Kithara* (Kosmos-Symbol) und weist den Marsyas weg, mit goldenem Plektron (Griffel zu Kithara) in der wegweisenden Hand. Neben ihm macht die personifizierte *Plane* (Zwischenzustand) die bekannte *apotropäische Schutzgeste,* während der Sohn und Schüler des Marsyas um Gnade fleht.

Parallele in der *Königsrede:* Einer ‹psychischen Häutung› wird auch der narzisstische Alkibiades auf seinem Weg ‹zum Gott von Delphi›, zu *Apollon* bedürfen (vgl. Grabritual). Das Bild erinnert an den ebenfalls auf dem (Tempel-)Felsen sitzenden *Sokrates*, der vielleicht dem dionysischen Novizen den Pokal des Selbsterkennens hinhält *(Mysterienvilla,* Abb. 27); links daneben eine Frau mit apotropäischer Schutzgeste.

Aktuelle Parallelen zur mythischen und transpersonalen Bilderwelt. Aus dem kollektiven Unbewussten stammen nicht nur die antike Bilderwelt, sondern auch heutige imaginative Techniken wie die ‹*Sandspieltherapie*› oder das ‹*Katathyme Bilderleben*› (LEUNER). Hier werden in den imaginierten Bildern – etwa in einem Märchenmotiv – *archetypische* Strukturen transparent. Oft aber werden sie bloss als beliebig und spielerisch gehandhabt und wieder vergessen. Bilder aus dem familiären und kollektiven Unbewussten stellen sich – bei entsprechender Bewusstseinstiefe – auch ohne Vorgabe ein, sind nicht nur eindrückliche Symbole, sondern Energieformationen aus unserem überpersönlichen Bewusstseinsraum. Sie müssen unbedingt mit der persönlichen Lebensgeschichte verbunden werden. Ferner ist die bildergenerierende Ebene als ein *ressourcenreicher Bereich unseres Bewusstseinsspektrums* zu würdigen. Gemäss Platons Kritik an der Dichtung dürften den Menschen nur *geläuterte Bilder* von aussen vorgegeben werden.[528] Wissenschaftlich belegt ist, dass ästhetische und spirituelle Bilder Schmerzlinderung bewirken.

5.4.3.5 Die vier Kardinaltugenden oder Stufen der initiatischen Schulung *(paideia)*

Die Botschaft der *Königsrede* ist, dass der ‹*achtsame Weisheitsweg*› das einzige Wertvolle der Griechenkultur sei, und nur diesbezüglich könne sie sich – infolge initiatischer Gemeinsamkeiten – mit den *Persern* messen.[529] Darum geht es im ‹Wettstreit› *(Agon)*, den *Alkibiades* zu bestehen hat. In kodierten Bildern lehrt Sokrates, dass vier *königliche Pädagogen* – die zugleich je die *höchsten* ‹*Tugenden*› darstellen – den ‹*(persischen) Königssohn*› in folgende Weisheitsbereiche einführten:[530]

- Der *Weiseste (sophotatos)* führt ihn in die *hohe Energetik (mageia)* des *Zoroaster,* Sohn des *Oromazes,* ein, was verehrenden Umgang mit den göttlichen Kräften bedeutet, und führt ihn in alles ein, was zum *königlichen Menschen* gehört.[531]
- Der *Gerechteste (dikaiotatos)* lehrt ihn das ganze Leben hindurch *wahrhaftig* zu sein *(aletheuo)*[532].

- Der *Gleichmütigste (sophronestatos)* lehrt ihn, von keiner einzigen *Suchttendenz* beherrscht zu werden, damit er sich gewöhne, *frei* zu sein und wahrhaft *königlich (basileus, archon…),* indem er zuerst das, was in ihm ist, beherrscht und nicht davon abhängig ist.[533]
- Der *Tapferste (andreiotatos)* aber rüstet ihn zum *Furchtlosen (aphobos),* frei von *Todesangst (adees),* weil er zum Sklaven würde, wenn er sich jemals fürchtete.[534]

Olympiodoros weist dann mehrmals daraufhin, dass *Platon* den persischen Weisheitsweg paradigmatisch *für den athenischen* darstelle, und dass ferner die sog. ‹Tugenden› *übertragen* zu verstehen seien.[535]

Als die *vier* sog. *‹Kardinaltugenden›* werden dieselben glücklicherweise im platonischen *Staat* noch viel eingehender als in der *Königsrede* dargestellt, so dass wir uns auch darauf stützen können.[536]

Die vier Tugend-Stufen im *Staat (Politeia):* Hier, wie in der *Königsrede* – die mit dem *‹Erkenne dich selbst›* endet – stehen diese Stufen ausdrücklich in Verbindung mit den *Apollon-Mysterien.*[537] Derjenige (ideale) ‹Staat›, der auf die *Vollendung im Guten* hin angelegt ist, setze diese vier geläuterten *Zustände* des *Weisen, Tapferen, Gleichmütigen* und *Gerechten* voraus. Sie werden ‹Arten von Entwicklungsstufen› genannt (*gene physeon*), die ihrerseits wieder Gefühle und Zustände generieren (*pathe kai hexeis*). Die Differenziertheit der Konzepte zeigt sich darin, dass *‹Tapferkeit›* beispielsweise bezüglich *Feldaspekten* und *Energieaspekten* unterschieden wurde.

Im und am *Staat* soll deutlich werden, *was im einzelnen Menschen steckt.* Denn gemäss holistischem Welterfahren ist dasjenige, was *makrokosmisch* im *grösseren System einer Gemeinschaft* zu finden ist, auch im einzelnen Menschen abrufbar und umgekehrt.[538] Wollen wir das Folgende subtil verstehen, sind Begriffe wie *politeia* (‹Staat›) und *polis* (‹Stadt›, ‹Burg›) als *Kodebegriffe* für den *Ritualbund* und seine *Konstitution*, aber auch für die *Psyche* und ihre *Entwicklungsstufen* zu verstehen (*politikos*[482]). Durch Nichtbeachtung solcher Kodierungsmöglichkeiten entstanden bereits in der Antike Paradoxien wie[539]:

> ‹Sokrates führt in die Politik (= philosophische Kunst[189]) ein› vs. ‹Sokrates flieht die Politik›.

Zu allen Zeiten bildet die Organisationsform einer Gemeinschaft auch die innere Struktur ihrer Mitglieder ab: *Der systemische Therapieansatz* ist bereits in Platons *‹Staat›* vorgebildet. – Hilfreich für die therapeutische *Traumarbeit* ist das Wissen, dass sich Persönlichkeitsanteile als Individuen verselbstständigen und interagieren können (Subjektstufe vs. Objektstufe). In der Presse ist Personifizierung alltäglich: *Washington ist beleidigt, die Börse gut aufgelegt, der Verkehr hektisch…* Ganz ähnlich wird in den grossen BALINT-Veranstaltungen die *Arzt-Patientendynamik* in einem inneren Kreis (= Patient) und einem äusseren Kreis (= Ärztin) abgebildet.

In der antiken *Ikonographie* (vgl. zypriotischen Bilderzyklus) und in der *Tragödie* erscheinen diese *mikro-makrokosmische* Relationen und Aspekte *personifiziert.* Auch der Kampf zwischen *Alkibiades* und den ‹*Persern*› kann daher als intrapsychischer *Agon* zwischen *narzisstischen* ‹*alkibiadischen*› und *spirituellen* ‹*persischen*› Anteilen der *Psyche des Alkibiades* verstanden werden. Die im *Staat* wie in der *Königsrede* dargestellten ‹*Tugenden*› repräsentieren dann den ‹*Initiationsweg*› in Stufen.

Der Tugendweg als Umkehr: Interessanterweise werden obige vier *psychische Stufen* im *Staat* weiter ausgeführt, jedoch in anderer Reihenfolge als in der *Königsrede*[537]:

Staat *(Politeia)*		***Königsrede*** *(Alkibiades)*	
– ‹Weisheit›	*(sophia)*	der ‹Weiseste›	*(sophotatos)*
– ‹Tapferkeit›	*(andreia)*	der ‹Gerechteste›	*(dikaiotatos)*
– ‹Gleichmut›	*(sophrosyne)*	der ‹Gleichmütigste›	*(sophronestatos)*
– ‹Gerechtigkeit	*(dikaiosyne)*	der ‹Tapferste›	*(andreiotatos)*

In der *Königsrede* erscheinen die Begriffe in *umgekehrter* Reihenfolge der Initiationsstufen. Wahrscheinlich ist darin der *Weg der Umkehr* verborgen dargestellt: die Psyche, die aus dem hohen Bewusstsein (‹Weisheit›) in die Materie zurückkommt, muss in *umgekehrter* Weise wieder bis zum Erreichen dieses hohen Zustandes gereinigt und befreit werden. Schöpfung und Menschwerdung (*katabasis*) laufen gegenüber dem Weisheitsweg (*anabasis,* 2.3.1) in umgekehrter Richtung, wie dies auch *Rituale* und *Ritualgesten* seit dem kretischen Labyrinthtanz abbilden.[540] Der Weg des Menschen zurück zum göttlichen Ursprung wird deshalb transkulturell in den mystischen Traditionen als *Umkehr* der Bewusstseinsenergie bezeichnet *(epistrophe, metanoia)*[541].

Auch heutige Menschen sind immer wieder gezwungen, an Schwellen innezuhalten: bei materiellen, ideellen und gesundheitlichen Verlustsituationen, Naturkatastrophen, bei *midlife crisis.* Anstatt uns immer weiter in der materiellen Welt zu verkrallen, uns in jeder Hinsicht abzusichern, uns dauernd abzulenken und unser Altern mit *Anti-Aging* aufzuhalten, haben wir dann die Chance, eine psychische Neuorientierung und ‹Wendezeit› zu erleben.

Die *Umkehr* ist also nicht nur symbolisch zu verstehen, sondern *energetisch zu erleben.*[542] Diese ‹*Wende*› erfolgt bei *Alkibiades* im *protreptikon.*[543] Es geht hier um die Stufe der ‹*Tapferkeit*›.

Obwohl in der *Königsrede* – wie im ‹*Staat*› – *vier* Initiationsstufen oder Grade erwähnt sind, muss sich diese Studie auf die *ersten beiden* beschränken, wie ich sie als Ziel des *kathartischen Alkibiades*-Dialog dargestellt finde[544]: die ‹*Tapferkeitsstufe*› (*apotrope–protrope-Phase*) und die ‹*Gleichmutsstufe*› in der folgenden *maieia*-Phase (5.5.6[545]).

5.4.3.6 Die Stufe der Tapferkeit *(andreia)*

Es geht in dieser Stufe um den *Zustand der Angstfreiheit*, worüber Sokrates in der *Königsrede* folgendermassen lehrt[546]:

> «Der *Tapferste* (‹königlicher Pädagoge›) aber rüstet ihn (den ‹Königssohn›) zum *Furchtlosen, frei von Todesangst,* weil er zum Sklaven würde, wenn er sich jemals fürchtete.»

Zu dieser knappen Darstellung orientieren wir uns umfassender im *Staat,* wo diese Begriffe weiter ausgeführt sind. Hier wird zusätzlich der mit *Angstfreiheit* verbundene *Grad des ‹Soldaten›* (*stratiotes*) erwähnt, samt den dazugehörigen Auslesekriterien.[547]

Platons Definition: *Tapferkeit (andreia)* entsteht in einem bestimmten Teil der Psyche als *Kraftpotenzial (dynamis),* wenn sie sich wappnet und für sich kämpfend *Stabilität aufbaut.*[548] Dies geschieht dadurch, dass sie andauernd eine klare Haltung und Meinung *(doxa)* bezüglich den *Mächten des Furchtbaren (ta deina)* aufrechthält, wie sie es erfahren hat und wie dies der Gesetzgeber *(Apollon*[549]*)* für den Initiationsweg *(paideia)* gebietet: Dies ist ‹*Tapferkeit*›. Diese ‹Tapferkeit› bedeutet *‹erlösende Grundhaltung› (soteria),* insofern sie als Meinung im Schutze der Gemeinschaft *(nomos)* aufgebaut und durch die initiatische Schulung unüberhörbar wird, nämlich hinsichtlich dem *Furchtbaren, was es ist* und *wie beschaffen es ist.* Als andauernde *erlösende Grundhaltung* soll sie derjenige für sich aufbauen, der in *Schmerz-* und *Trauermustern* verhaftet ist, sowie in *Suchttendenzen,* ferner in *Begierden* oder in *Ängsten.* Er soll diese *strukturbildende Meinung (doxa)* ja nicht fallen lassen.

Tapferkeit wird als stabilisierende, abgrenzende Kraft der äusseren Psyche (Aurahüllen) definiert. Dazu ist der Mensch in einem geschützten Prozess dem *Bösen und seinen Abgründen* begegnet und hat gelernt, ihnen zu trotzen: Er hat den *Feldbereich des ‹Mutigen›* integriert (*thymoeides,* 5.2.6): er hat gelernt, diesen *Feldbereich* auch bei höchster Gefahr nicht mehr *abzuspalten*[132]. Damit ist eine *psychische Stabilisierung* verbunden (5.5.6.2). In obigem Text, aber auch transkulturell, wurde diese Stufe in Männergemeinschaften mit ‹*Soldat*› bezeichnet (5.4.3.6.4). Die initiierten *Soldaten* waren durch die *Tiefen des Unbewussten* gegangen, was mit ‹*Hadesfahrt*› bezeichnet wurde. Auch für Alkibiades beginnt nun diese ‹*Unterweltsreise*›, wo der Wettstreit zwischen den *überpersönlichen Mächten des Lichts und der Dunkelheit* zu bestehen ist, wie er nicht nur in der *persisch-zoroastrischen Tradition* paradigmatisch war.[550]

5.4.3.6.1 Die Hadesfahrt als Überwinden der Todesangst

Zur Katharsis vor dem initiatischen Betreten der nächsten Bewusstseinsebene (‹Gleichmut›) gehörte also die totale Reinigung und Überwindung von Negativem, Angstmachendem, und zwar nicht nur des *lebensgeschichtlichen Teils* (5.2), sondern auch des *familiären* und *kollektiven Bereiches.* Dazu musste der ‹erwählte Mensch mit seinen *Vorfahren* und mit der *Welt des Todes*› konfrontiert werden (GÖRG[551]). Alle Verstrickungen waren aufzulösen, damit die Energie wieder frei floss, ‹geradelief›[552] und der Bewusstseinsweg weiter – *in die Lichtebenen* – führen konnte. Die zu reinigenden, ‹*dunkeln*› Tiefenbereiche wurden seit der Antike auch als verschiedene ‹*Schattenbereiche*› bezeichnet, wie sie der Religionswissenschaftler Henry CORBIN beschreibt[553]:

> «Jede Seele muss individuell die kollektiven Schatten ebenso wie ihre eigenen Schatten überwinden.»

Der *Abstieg in die Schattenwelt* war mit Gefahren und deshalb mit spezifischen Techniken – ‹*Schlüssel zur Unterwelt*› – verbunden. Gelang das Unternehmen, brachte man *Angstfreiheit* und *Wissen über den Tod hinaus* zurück. Aus dieser antiken Erfahrungswelt stammt noch folgender Ausspruch aus der christlichen *Apokalypse*[554]*:*

> «Fürchte dich nicht (Formel) … ich war tot, und siehe, ich bin lebendig in alle Ewigkeit und habe die Schlüssel des Todes und des Totenreiches (gr. *hades!).*»

Die *Hades*-Erfahrungen waren in der ältesten Zeit den Schamanen und Helden vorbehalten (*Odysseus, Orpheus*) und weiteten sich in den Mysterientraditionen auf die Kultgemeinschaften aus, um im christlichen Umfeld (Volksreligion) allmählich wieder dem *einen ‹Initiierten›, Christus*, vorbehalten zu sein.[555]

Antike Quellenvergleiche: Die Texte und Kodierungen weisen darauf hin, dass man in der Antike *die Gefahr der Attraktion durch das Negative* sehr ernst nahm und nur behutsam antönte. Das dahinter liegende konkrete Erfahren setzte Vorkehrungen und Begleitung voraus. Dass die negativen Kräfte sich gleichsam einschmeicheln, dass eine *mutige Unterscheidung* zwischen positiv und negativ gelernt werden musste, erläutert der Neuplatoniker *Proklos* anschaulich.[556]

> «In den heiligsten Initiationen, vor der Erscheinung der Gottheit, können gewisse chthonische Dämonen und Visionen einbrechen, die die Adepten terrorisieren und sie von den reinen Wahrnehmungen zur Materie zurückreissen. Deswegen gebieten die Gottheiten, nicht eher auf jene (negativen) zu blicken, *bevor man nicht durch die Kräfte der Initiation geschützt und abgegrenzt sei:* ‹Denn du sollst deinen Blick nicht zu ihnen wenden, bevor dein Leib nicht initiiert ist›. Deswegen sagen die Orakelsprüche, dass diese (negativen Kräfte) den Psychen immer schmeicheln und sie von den Einweihungen abhalten.»

Wie in obiger Definition der ‹Tapferkeit›[547] wird auch hier für das unbeschadete Durchstehen des Negativen von einer *initiatischen, psychischen Kompetenz*, gleichsam einem *erhöhten Energieniveau* gesprochen (Integration des subtilen Gefühlsfeldes *thymoeides*[132]).

Trotz Geheimhaltungspflicht der Mysterienbünde sind Vorstellungen von *Inkubationspraktiken* nach aussen durchgesickert, wonach Angst und Grauen, gleichsam ‹Heulen und Zähneknirschen› durchzustehen waren. Zum Vergleich hören wir vom *Reaktivieren* angstmachender Initiationserfahrungen im platonischen *Phaidros*-Dialog[557]:

> «Wer aber noch neuinitiiert *(artiteles)* ist und das Damalige noch vielfältig schaut, wenn der ein gottähnliches Angesicht erblickt oder eine Gestalt, welche die Schönheit vollkommen ausstrahlt: so schaudert er zuerst und etwas von den damaligen Ängsten überkommt ihn …»

Hier werden – neben dem Nachklingen des Wunderbaren – *Entsetzen* und *Ängste* zusammen mit physiologischen Reaktionen wie *Schweissausbruch* und *Hitzewallung* verbunden, die in der platonischen Einweihung zum Zustand der Bodenlosigkeit (*plane*) gehören.[558] Dann folge eine läuternde *Wandlung (metabole)*, wie nach einem Fieberschub. Das *Furchtbare*, das bei der Initiation (*telete*) durchgelebt werden muss, vergleicht Plutarch ja mit dem *Sterben* (*teleute*). Er gibt auch Hinweise zum *Zwischenzustand* (*plane*)[559]:

> «Zuerst kommen Irrwege *(planai)* und mühsames Herumgehen und argwöhnisches, zielloses Gehen durch das Dunkel; dann vor dem *Ziel alles Furchtbare (ta deina panta): Schaudern* und *Zittern* und *Schweiss* und *Entsetzen.* Darauf tritt ein wunderbares Licht entgegen, reine Orte und Wiesen nehmen sie auf, wo es Stimmen und Tänze und erhabene, heilige Offenbarungen und heilige Erscheinungen gibt.»

Einmalig beschreibt *Apuleius* ‹seine› Initiation in die *Isis-Mysterien.*[560]

«Ich kam an die *Grenzscheide des Todes, trat über* die Schwelle der *Persephone,* und nachdem ich *durch alle ‹Elemente› gefahren* war, kehrte ich wieder zurück. Mitten in der Nacht sah ich die Sonne in glänzendem Lichte blitzen. Ich trat vor die Gottheiten der Tiefe und der Höhe und betete sie aus nächster Nähe an.»

Die *Umkehr* und das *Ablösen von der Materie* werden mit der ‹Fahrt durch die *Elementarenergien*› angetönt (5.5.6.2). Auch *Apuleius* erfuhr die ihn beeinflussenden negativen und positiven kosmischen Kräfte des Zwischenbereiches, des *daimonion,* und erlernte den Umgang mit ihnen.[561] Nach dem eleusinischen Mythos überfuhr *Persephone* – Königin und Gemahlin des *Hades* – im Wagen des *Hades* selbst zweimal jährlich die ‹*Todesschwelle*› und wurde für viele Initianden deshalb Symbol und Orientierung in der *Hadesfahrt.*[562]

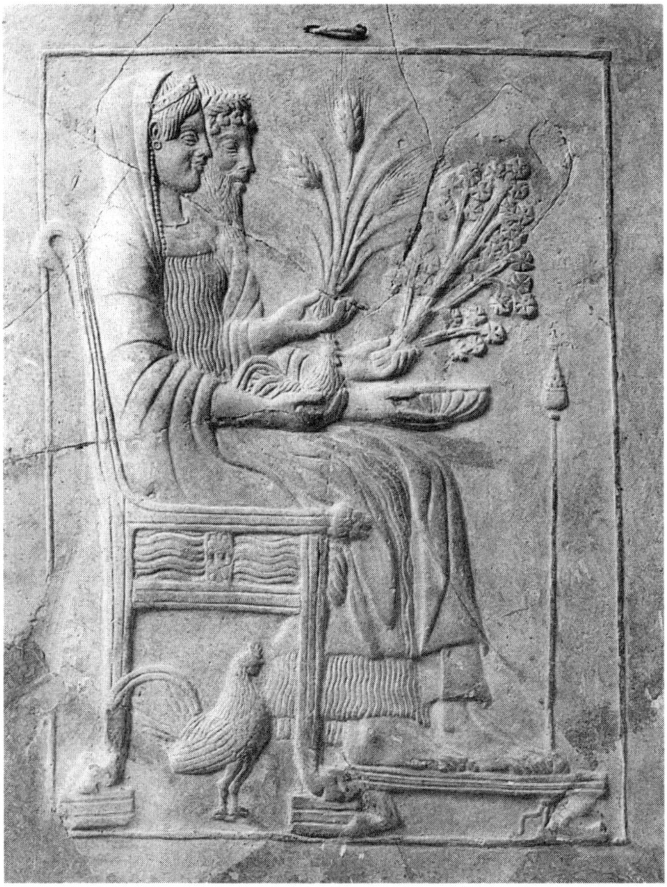

Abb. 25: Persephone und Hades auf dem Thron mit Ritualattributen (Pinax, Lokroi).

Bereits in der *Odyssee* ist das Überschreiten der Schwelle zur Unterwelt als *Fahrt* zum ‹*Haus des Hades und der schrecklich-erlauchten Persephone*› assoziiert.[563] Die *eleusinischen Mysterien* ermöglichten ähnliche Erfahrungen, an die auch Platon sich ‹bewusst anlehnt›.[564] Sie werden noch von *Olympiodoros* im Zusammenhang mit dem *Alkibiades*-Weg erwähnt.[565]

Solche *Todesnäheerfahrungen* machten in der alten Zeit zunächst nur wenige, besonders ‹tapfere› und sensitive Menschen, *Prophetinnen*, *Helden*, *Heroen* und auch *Schamanen*. Sie sonderten sich ab, gingen in die ‹*Wüste*› oder stiegen hinab *in die psycho-kosmischen ‹Meerestiefen›*, erlebten dort Entrücktsein und Visionen und brachten dem Stamm oder der Gemeinschaft Heilwissen in ähnlichen Bildern zurück (WALSH). Bereits im *Gilgamesch*-Epos[566] – besonders ausführlich jedoch in der *Odyssee* mit ihrer nachhaltigen Wirkung auf die römische *Aeneis*[567] und bis in *Dantes Divina Commedia* – wird über die initiatische, bewusstseinserweiternde Erfahrung der *gefährlichen Totenwelt mit Hilfe eines Führers* berichtet.

Diese ‹Reisen› werden heute mit Nahtoderfahrungen in Verbindung gebracht (JAKOBY). Denn in Todesnähe löst sich der Mensch vom psychosomatischen Verwobensein. Im therapeutischen Bearbeiten solcher Erfahrungen ist dies mit Zittern, Panik und mit von Schwindel begleitetem Aus-dem-Körper-Austreten verbunden. Dabei müssen die ‹physiologischen Reaktionen› als *Korrelate der Ablösung*, also ‹psychosomatisch› verstanden werden. Fällt ein Mensch unvorbereitet und unbegleitet in die Sphären des kosmischen Unbewussten – wie etwa auch von Drogenerfahrungen bekannt –, kann er höllenartige *Horrortrips* erleben. Hier lauern Kräfte des Dunkeln und führen zu angstmachenden, schemenhaften Wahrnehmungen (GROF). Dies wurde transkulturell immer wieder ähnlich beschrieben, z. B. im *tibetischen Totenbuch*, das letztlich auch ein initiatisches Lebensbuch ist: Steigt die Seele nicht ins Licht auf, erfolgt ein zunehmendes Absinken in ein Labyrinth des Schaurigen (DARGYAY).

Die riesige irrationale Angst des modernen Menschen vor Sterben und Tod führt einerseits zu Überaktivität und Hinausschieben des Todes und andererseits zu aktiven, kontraphobischen Formen von ‹Todeshilfe›, weil im Sterbeprozess kein Sinn mehr gesehen wird. Im Licht der transkulturellen Bewusstseinskonzepte könnte die Todesangst tiefgründiger angegangen, damit entschärft werden und zu einer *ganzheitlichen Sterbehilfe* führen.

Auch die Todesvorbereitungen der Stoiker bis zu derjenigen der Kartäuser im Mittelalter *(ars moriendi)* können in diesem Sinne als ein *Sich-vertraut-Machen* mit dem *überindividuellen Unbewussten* interpretiert werden.

Zunächst soll nun die Reise des *Odysseus in die Unterwelt*, die älteste europäische Beschreibung der *Hadesfahrt*, eingehender untersucht werden.

5.4.3.6.2 Das Reich von *Hades* und *Persephone* in der *Odyssee*

Die ältesten griechischen Epen sind mehrfachdeterminiert und lassen sich von einem historischen, literarischen, psychologischen und *energetischen* Standpunkt aus deuten. Bereits im älteren griechischen Epos, der homerischen *Ilias*, erscheint[568]:

> «*Hades* wirklich hart und unbeugsam, und deswegen den Sterblichen der verhassteste unter den Gottheiten».

Die *Odyssee* mit ihren vielschichtigen *Irrfahrten* des Helden *Odysseus* kann auch als *Initiationsweg des ‹Mannes›* – über *vier Stufen der Begegnung mit der ‹Frau›* – verstanden werden (vgl. ÜHLI). Auch er muss sich der *Hadesfahrt* unterziehen. Genau unterwiesen von der Zauberin *Kirke* will er dort den verstorbenen Seher *Teiresias* nach seinem Schicksal befragen. Gut angeleitet und gewarnt unternimmt er – offenbar als erster Sterblicher – die gefährliche ‹Seefahrt› ins *Reich des Hades und der Persephone* im schwarzen Schiff mit weissen Segeln.[569] Die Sonne sinkt, sie kommen an den Rand des *Okeanos*-Stromes (Weltende) in den *‹geweihten Hain der Persephone›* zum *‹modrigen Haus des Hades›*, durch *‹grosse Flüsse und mächtige Ströme›* (*Acheron, Styx*).[570] *Odysseus* folgt nun *Kirkes* Anweisungen zur *Trance-Induktion*, und die *ambrosische, ‹unsterbliche› Nacht* beginnt (schamanistische Praxis)[571]:

> «Dort, *oh Heros*, dräng dich heran ... Grabe dort ein Loch, eine Elle nach hierhin und dorthin, giesse darauf das Sühneopfer *(Libation)* für alle die Toten, erst mit Honig und Milch, mit süssem Weine danach, dann drittens erneut mit Wasser; streu weisses Gerstenmehl darüber. Flehe du oft und gelobe den kraftlosen Häuptern der Toten ...» (bei geglückter Rückkehr Opfer zu bringen ... es folgen Totenopfer).

Die rituellen Anweisungen lassen an *Schamanen-Reisen* denken, wie: Dunkelheit, Wasser (‹psychisches Element›), Konzentration auf einen Kreis, in den der Held, die Heldin *bewusstseinsmässig versinkt*, um in die Zwischenwelt zu gelangen.[572] In den Märchen ist dies etwa auch mit dem Bild vom *Hinabsteigen in einen tiefen Brunnen* dargestellt (*Frau Holle*). *Odysseus* macht nun alles nach *ritueller Vorschrift*, giesst das Blut des Tieropfers über die *Grube zwischen den*

Welten.[573] Sogleich schwärmen die Psychen der Toten mit unendlichem Schreien um die Grube und wollen vom *Opferblut trinken*, wodurch erst die Verbindung mit der Welt der Lebenden entsteht und sie Odysseus *erkennen.* Denn in diesem Bereich *schwirren sie sonst als Schatten ohne Bewusstsein.*[574] Sie werden von *Persephone* gesandt und wieder zerstreut.[575]

Entsetzen packt nun *Odysseus*. Er muss die Psychen der Verstorbenen daran hindern, vom *Blute des Erkennens* zu trinken – d. h. mit ihm in Verbindung zu kommen –, bis der Seher getrunken und ihm die Zukunft geweissagt hat. Dieser weist ihn dann an, wie er mit den Toten umgehen soll und wie sie ihn erkennen können. Dann wird er sie – die ihm bekannten Verstorbenen – einen nach dem andern ‹schauen› und ‹befragen›.[576] Zunächst verspricht er seinem unbestatteten Schlachtgefährten (*Elpenor*) Bestattung und Totenritual. Weiter unterweist ihn seine Mutter, um deren Tod er ebenfalls trauert, über das Los der Psychen nach dem Hinübergehen. Dann folgt ein langer Zug von – durch den *Mythos* im Kollektiv ausgezeichneten – Heldinnen, Seelen von Frauen, die göttliche Verbindungen hatten und deren *Schicksale* gleichsam vorüberziehen (*Leda*, 5.4.3.1). Weiter folgen Seelen einst gewaltiger Helden, die jetzt kraftlos sind: die Psyche des mykenischen Königs *Agamemnon* mit seinem grausamen *Familienschicksal* (‹Fluch der Atriden›), ferner die Psyche des Helden *Achilles*, der sich nach seinen Familienangehörigen erkundigt, dann diejenige von *Ajax*. Dieser hatte sich in Umnachtung umgebracht. Immer noch zürnt er *Odysseus* wegen einer Benachteiligung, was dieser nicht aufzulösen vermag. Trauernd sind sie da, die Seelen der Verstorbenen und jede spricht von ihrem Leid. Weiter sieht er Helden wie *Tantalos* und *Sisyphos* in ewiger Wiederholung ihrer Qualen. Und danach schaut er aber *Herakles in seiner grossen Kraft,* wie er am *himmlischen Gastmahl* mit den Gottheiten feiert.

Wie bei *Dante* später detailliert beschrieben, scheint es im *Hades* verschiedene Stufen und ‹Wohnbereiche› zu geben:

- die ‹Scharen der Toten›, Schatten Verstorbener *ohne Bewusstsein*[577]
- die Verwandten und Gefährten in liebender Verbindung
- die Helden auf der *Asphodeloswiese* (Initiierte), dem Ort der Helden, wo der Anführer *Achilles* machtvoll über die Toten herrscht[578]
- die *‹herrlichen Göttersöhne›,* die mit den ewigen Gottheiten in *Glückseligkeit* frohe Festgelage (Rituale) feiern, und im *Hades* nur noch einen Schatten haben[579]

Der *Hades* ist hier ein erbarmenswürdiger Zustand, wo sogar das Los der einstigen Helden kläglich ist: man muss sie *bemitleiden* und für sie *Sühneopfer* darbringen.[580] Alle beklagen sie denn ihr Schicksal. Sogar der ‹machtvoll über die Toten herrschende *Achilles*› würde alles darum geben, auch nur in untergeordneter Position auf der Erde leben zu können.

- **Der familiäre und der kollektive Bewusstseinsbereich:** *Odysseus* begegnet im *Hades* Menschen, die er gekannt hat, für die er *Mitgefühl* empfindet und sie in ihrem Schicksal *wertschätzt.* Er ‹sieht› weiter in andere Bereiche hinein, wo die Psychen mythischer Heldinnen, einst mit göttlichen Kräften verbunden, vorbeiziehen (5.4.3). Auch Reihen männlicher Helden begegnet er, deren Geschlechtslinie (*genos*) genannt wird und deren archetypische Schicksale zu den *Abstammungsmythen* gehören. Er geht also zurück zum Ursprung (*arche*). Zwar hätte er noch mehr und ‹Göttersöhne› (Höheres) sehen können, geht jedoch von ‹bleicher Furcht› gepackt weg, bevor die *erhabene Persephone*[581]*:*

  «tief aus der Nacht das *Schreckensbild* des *gorgonischen Hauptes* aus dem Hades (sendet)».

Damit könnte der Inbegriff des *archetypisch-kollektiven* Bösen gemeint sein, der versteinernde Anblick, durch den Odysseus jedoch nicht hindurchgehen soll.[582] Seine Aufgabe ist es offenbar nicht, das *letzte Angstmachende* zu überwinden, vielleicht weil der kathartische Weg damals noch nicht genügend geformt war. Der *Hades* wurde später zur *Hölle.*

- **Das Erlösen Verstorbener:** Die *Hadesreisen* sind mit *Sühneopfern* und dem *Erlösen Verstorbener* verbunden. Denn eine sehr wichtige Aufgabe und Liebesdienst der Überlebenden waren Bestattung und Totenrituale als *Übergangshilfen, rites de passage.* Eindrücklich bittet die Psyche des verstorbenen *Patroklos* den *Geliebten, Achilles,* um Bestattung, damit er nicht mehr unstet an den Toren des *Hades* umherirren müsse.[583] Auch in der *Hadesreise* des *Odysseus* geht es nicht nur um Übertragung von *Wissen* und um *Weissagung* des eigenen Schicksals. Wesentlich scheint hier ebenfalls, verstorbene Verwandte, Bekannte und durch die Tradition Verbundene *wahrzunehmen, wertzuschätzen* und *sie zu betrauern.* Durch dieses *Mitfühlen (*Herzenergie*)* glaubte man etwas für deren Erlösung zu tun. Die Pflege der *Ahnen* (*genos*), das mögliche *Besessensein* durch ruhelose Verstorbene, wie auch die *transgenerationale Weitergabe* von Verstrickungen, bekannt als ‹*Familienfluch*› (Atriden), waren auch in der antiken Heilkunde Thema.[584] Verstorbene mit unerlösten Bindungen haften, saugen gleichsam am ‹Herzblut› der Lebenden und werden, auch bei Platon, als ruhelos ‹herumirrende› Schattengebilde wahrgenommen.[585] Zur Auflösung solcher Zustände wurden also Sühneopfer dargebracht. Ähnlich spricht die tibetische Tradition vom ‹Nähren› der Dämonen durch Mitgefühl, wodurch sie befreit würden (*Chöd*-Praxis). Auch zum Initiationserlebnis von *Odysseus, Aeneas* und *Dante* gehörte offenbar eine Erfahrung vom *Erlösen Verstorbener.*

Wichtig ist in den alten Traditionen und Kulturen, dass es einen Bereich *unerlöster Toter* gibt, *zu deren Erlösung Rituale* nötig sind.

Einen eindrücklichen Totenkult zeigen die *etruskischen Grabmalereien (Tarquinia, Orvieto).* Auch hier wurden die *Hadesfahrt* – zu *Hades (Aita)* und *Persephone (Phersipnai)* – und der *Übergang* in die andere Bewusstseinswelt oft dargestellt. Sehr bedeutsam ist der geflügelte Dämon *Charon (Charun* mit Axt) und die Dämonin *Vanth* (mit Fackel) als *Begleiter* über Schwellen und durch Pforten, durch leblose Schattengegenden zu ‹Paradieslandschaften› und himmlischen Ritualmählern.

Im *Ersten Testament* ist beim Sterben ein ‹Vereintwerden mit der Welt der Ahnen›, oder das Bild des ‹Eingehens in Abrahams Schoss› von entscheidender Bedeutung.[586] In der *griechisch-orthodoxen* Tradition ist die wichtige Ikone des *Hinüberschlafens Mariens (koimesis)* zu erwähnen, wo ihr bereits verstorbener Sohn (*Christus*) ihre Psyche – als kleines *Selbst-Kind* dargestellt (5.5.8.2) – in die Engelswelten hinüberträgt: Dies scheint noch alte Initiationserfahrung in Todesnähe abzubilden (vgl. KÜBLER-ROSS).

Wie die damalige Welt ist auch der homerische *Hades* patriarchal interpretiert: *Agamemnon* fehlt jegliche Reue etwa über den kriegbestimmenden Frevel an der Priesterin *Briseis,* oder über die Schandtaten an den erbeuteten Frauen wie *Kassandra.* Er beschuldigt vielmehr seine ‹hündische› Frau *Klytämnestra* ihrer Gräuel, welche Schande über sein Geschlecht, aber auch über alle Frauen gebracht hätten! Es geht bei der ‹Heldenpräsentation› darum, sich möglichst als unschuldig Leidenden, vom Schicksal Gebeutelten darzustellen.[587] Man ist an *ägyptische Sargtexte* erinnert, wo der Tote sich vor dem Totenrichter mit Tricks gut darzustellen versucht. Schuld tragen die Götter, die über den Menschen ein schweres Schicksal verhängen. *Der Mensch* – insbesondere der Mann – *übernimmt noch nicht, wie bei Platon, die Verantwortung für sein Handeln.*

Das *homerische Epos* kennt die Erlösung zum endgültigen Lichtbereich, zum höheren Bewusstsein noch nicht. Diese Entwicklungsmöglichkeit des Menschen darzustellen, dürfte die epochale Leistung Platons sein: Dadurch übersteigt er die griechische *Mythologie* zur *Theologie.*

SZONDI hat den Ahnenbereich als wichtigen therapeutischen Bereich erkannt. Die von ihm ausgearbeitete *Schicksalsanalyse* hat das Ziel, die transgenerationalen Verstrickungen und Wiederholungen aufzulösen, übrigens mit vielen griechischen Anleihen. Zum Verstehen der hochkomplexen Zusammenhänge – auch der sog. ‹*Ahnenansprüche*› – braucht es jedoch ein transgenerationales Bewusstseinsmodell. Eine eindrückliche Illustration zur Wirkung familiärer, unaufgelöster Muster sehe ich bei Philippe GRIMBERT: *un secret.* Mit antiken Bildern von Abschiednehmen und Hadesreise arbeitet der Psychologe Jorgos CANACAKIS in Trauerseminarien.

5.4.3.6.3 Die Hadesfahrt am *Trophonios*-Orakel

Auf eine Praxis von Unterweltreise weisen auch die *Durchgangsriten*, denen sich ein Sokrates-Schüler unterzogen hatte und die der griechische Schriftsteller Plutarch überliefert (1./2.Jh. n.Chr.). An der Orakelstätte in *Lebadeia* musste sich der Orakelsuchende reinigen, Opfer darbringen, das ‹*Wasser des Vergessens*› trinken, sich über eine Leiter in eine unterirdische Erdhöhle begeben, sich auf den Boden legen und durch ein enges Loch zwängen. Sobald die Knie hindurch waren, wurde er von der anderen Seite und wie durch einen Wasserwirbel in die ‹Unterwelt› hineingezogen – eine nicht ganz ungefährliches Unterfangen –, um zuletzt auf dem *Thron des Erinnerns* zu sitzen und das ‹*Wasser des Erinnerns*› zu trinken.[588]

«*Timarchos,* ein früh verstorbener Schüler des grossen Philosophen, war von den Thesen seines Lehrers über die Seele so fasziniert, dass er sie im *Orakel des Trophonios* nachvollziehen wollte. Er stieg dazu in die Orakelhöhle hinab, nicht ohne zuvor sorgfältig alle heiligen Gebräuche ausgeführt zu haben. Der neugierige *Timarchos* blieb nun aussergewöhnlich lange in der Höhle, so dass seine Begleiter ihn für verloren hielten; erst nach zwei Nächten und einem Tag kam er wieder ans Tageslicht. Nach eigenen Worten verlief sein Aufenthalt folgendermassen: Zuerst geriet er in düstere Finsternis und betete lange Zeit zu den Göttern. Er befand sich in einem Zustand, von dem er nicht wusste, *ob er wache oder träume.*[589] Danach war es ihm, als erhielte er unter lautem Getöse einen Schlag auf den Kopf, die Nähte der Hirnschale barsten und seine *Seele entwich aus dem Körper…* Die Seele stieg in die Höhe und mischte sich mit der reinen, durchsichtigen Luft. *Seine Seele schien ihm auch immer grösser zu werden,* wie ein *Segel,* das man auseinanderfaltet (vgl. Abb. 22 a). Dann hörte er undeutlich ein *Rauschen* und eine *liebliche Stimme.* Weiterhin sah *Timarchos* Inseln, die in mildem *Feuer* leuchteten und ihre Farbe wechselten, der *Äther* rauschte sanft, das *Meer* schimmerte in unterschiedlichen Blautönen. Eine Stimme fragte nun *Timarchos,* was er zu wissen begehre, und offenbarte ihm die *Unterwelt* mit dem *Unterweltfluss Styx.*[590] Schliesslich prophezeite sie ihm, dass er in drei Monaten all dies klarer erkennen würde. Als *Timarchos* sich umdrehen wollte, um zu sehen, wer zu ihm gesprochen hatte, spürte er wiederum einen starken Schmerz, als würde der *Kopf mit Gewalt zusammengepresst,* fiel in Bewusstlosigkeit und erwachte in der Nähe des Eingangs, an dem Ort, an dem er sich anfangs niedergelegt hatte.»

Diese Geschichte ist insofern interessant, als *Timarchos* – wie auch später *Alkibiades*[591] – die Tiefenerfahrung auf eigene Faust nachvollziehen und intensivieren wollte. Er tat dies an demjenigen Ort, der für *stark einfahrende*, aber auch gefährliche, *psychoaktive Techniken* bekannt war.[592] Einige Aspekte der *Hadesreise,* vor allem das *Ausserkörpererlebnis* (OOBE) werden eindrücklich geschildert. Trotzdem meint ROSENBERGER, dass man keineswegs von Trancezuständen ausgehen müsse.[593] Leider sagt er nicht, was er denn unter *Trancezuständen* versteht und wie er sich folgende Langzeitwirkung vorstellt: Den Menschen muss nach den dortigen ‹Konsultationen› teilweise für lange Zeit *das Lachen vergangen sein*, so dass man finsteren und mürrischen Menschen sprichwörtlich nachsagte, ‹das Orakel des *Trophonios* befragt zu haben›. Dies weist auf eine *psychische Traumatisierung* durch jene *Orakelpraxis* hin.

Offenbar muss bei allen antiken Orakelstätten an solche *rites de passage*, an verschieden induzierte und auch gefährliche *Reisen ins Unbewusste* gedacht werden: eine Passage durch ‹Flüsse› von ‹Vergessenem› zu umfassenderem ‹Erinnern›. Bei Sokrates wird jedoch das ‹Vergessene› – im veränderten Bewusstseinszustand – genau angeguckt und bearbeitet, um das Urvergessen in ein *nachhaltiges Wiedererinnern* zu überführen.[594] Auf jeden Fall bestehen ganz wesentliche Unterschiede zu *Sokrates*, der seinen Novizen sorgfältig durch die Reinigung hindurchbegleitete und stützte.

Die Bewusstseinsentwicklung zur Mystik bei Platon: Auch Sokrates führte in veränderte Bewusstseinszustände, aber mit dem *Zauberstab* der *Dialektik.*[595] Das Einzelsetting ermöglichte die *Hadesreise* in gut dosierten persönlichen Reinigungs- und Reifeschritten. Der ‹mehrschichtig fliessende› Zwischenbereich – einst Helden und Schamanen beiderlei Geschlechts vorbehalten – ist hier nur mehr *Durchgangsstadium* zu den *mystischen Erfahrungen* der nächsten Stufe: *Licht- und Wiedergeburtserleben* werden bei Platon im Prinzip *jedem motivierten* Menschen mit den entsprechenden *Vorbereitungen* zugänglich. Der *Bewusstseinsraum mystischer Wege ist entsprechend höher* anzusetzen als derjenige *schamanistischer Reisen*, wozu auch das vorphilosophische Griechentum gehörte (BURKERT, WALSH). Diese Bewusstseinsentwicklung von den Mysterien zur *platonischen Mystik* fasst SCHEFER wie folgt zusammen[596]:

«Platon selbst deutet immer wieder an, dass der dialektische Einweihungsprozess nicht in der Erfahrung der sterbenden und wiederauflebenden, Licht und Dunkelheit umfassenden Mysteriengöttinnen *Demeter* und *Persephone,* sondern in der Erfahrung des immerseienden, lichten Gottes Apollon gipfelt. Seine Philosophie stellt daher … eine echte Initiation in die Mysterien des Apollon dar.»

5.4.3.6.4 Der Soldat als Überwindung des kollektiven Furchtbaren

Sokrates erarbeitet mit *Alkibiades*, dass mit ‹*Tapferkeit*› (*andreia*) im Extremfall auch die Preisgabe des eigenen Lebens verbunden sein kann.[597] Hat man nämlich die auf Verdrängung beruhende Ichstruktur durchbrochen, wird jede Handlung nach dem *absolut Guten* ausgerichtet. *Glückseligkeit, der hohe nachhaltige Bewusstseinszustand,* ist die kompromisslose Bereitschaft zum *Schönen und Guten*[598], die auch nicht vor dem leiblichen Tod zurückschreckt (entsprechend dem ‹Sonnengesang› des *Franz v. Assisi).* Für das Durchstehen der Todesangst reichten natürlich weder Diskutieren noch intellektuelles Wissen aus; vielmehr musste die *Todesnähe* in einer *Nahtoderfahrung erprobt* werden. Bereits in der *Odyssee* werden diejenigen, die lebend in den *Hades* hinuntersteigen, *‹zweimal Sterbende›* genannt.[599] Das Aufbauen der ‹*Tapferkeit*› hat also mit dem *Ichsterben* der alten Kulturen *auf dem mystischen Weg* zu tun.[600] Die nachhaltige Katharsis sei dabei das *langsame Herauslösen der Psyche aus dem Körper*, was mit den erwähnten starken psycho-somatischen Reaktionen, wie Zittern, Panik, Schweissausbruch, bei den platonischen Initiationen einhergeht.[601] Der Mensch wird dadurch – wie es in der *Königsrede* heisst – *furchtlos* und *frei von Todesangst:* Nichts erschüttert ihn mehr in seiner *Verwurzelung im subtilen emotionalen Feld (thymoeides = ‹mutig›).*[132, 546]

Sokrates versteht hier unter ‹Tapferkeit› (*andreia*) die *heilbringende Abgrenzungskraft* (*dynamis kai soteria*[548]*),* die klare Unterscheidungsfähigkeit von *Gut und Böse*, die sich nicht einfach *natürlich ergibt*, sondern therapeutisch – in der initiatischen Vorschulung – zu einer *nachhaltigen Meinung* (*doxa*) aufgebaut werden muss (5.4.3.6). Mittels traditionsmässig erprobten Vorgehensweisen werden die Tiefenerfahrungen *in der Gruppe verstärkt.* Gerade die Bedeutung des Systems als *Feld mit verstärkendem Feldeffekt* ist ein in den alten Mysterientraditionen wichtiger Erfahrungshintergrund.[602] So baut sich im *männlichen Bund* die *‹männliche Kraft› (andreia*[603]*)* auf, die *Yang-Kraft der guten Abgrenzung.* Nur diese soll im platonischen *Bunde* ‹*Tapferkeit*› genannt werden.[604]

Der psychische Wandlungsprozess zur abgeklärten Haltung *(doxa)* bezüglich den *Mächten des Furchtbaren* bringt einen geläuterten, ‹strahlenden› Menschen hervor. Dies wurde mit dem Initiationsgrad des ‹*Soldaten*› besiegelt. Noch in den *Evangelien* kann das Wort *‹doxa›* holistisch die *reine Aurastrahlung des geläuterten Menschen* bezeichnen und wird dann mit *‹Ruhm›* übersetzt.[605]

Der ‹Soldat› als Initiationsgrad: Gemäss *‹Staat›* werden die *‹Soldaten›* (*stratiotes*) nach energetischen Kriterien ausgesucht[606] und mit Wissen und Übungen sorgfältig ausgebildet (*paideuo*). Durch gute Anlage wie durch Schulung vermöchten sie sich dann subtilst (*kallista*) zu entwickeln. *‹Soldat›* ist hier also eine Kodierung für denjenigen, der die *Stufe der ‹Tapferkeit› (andreia)* erreicht hat.[607]

Der Initiationsgrad des *‹Soldaten›* oder Spuren davon sind in verschiedenen Traditionen auszumachen: als dritte von sieben Initiationsstufen in den aus Persien stammenden *Sonnenmysterien* des *Mithraskultes,* ferner im *Christentum* als *Militia Christi*[608], und weiter bis zu den *Ritterorden* und den *‹Soldaten* der *Heilsarmee›*, aber auch als *‹Pfad des friedvollen Kriegers›* bei den Indianern. In der antiken Ikonographie sind diese *‹Soldaten›* mit *Schild* und *Speer* abgebildet; sie halten psychisch gleichsam einen *Schild* vor sich hin und einen *apotropäischen Speer.*[609] Auf diese Weise *kämpfend* (Speer) und *standhaltend* (Schild) mussten sie den grossen Kampf bestehen.[610] Bildlich lässt sich an die vielen *jungen, nackten Männer ‹mit Schild und Speer›* auf Malereien z. B. in Pompeji denken: Es ist ja undenkbar, dass konkrete Krieger *nackt* in die Schlachten geschickt wurden, wohl aber Novizen in den *psychischen Kampf!* Dies muss also ein Kode für die *Überwindung der Stufe der Angstanfälligkeit* hin zum furchtlosen *Streiter für das Gute* sein.[611]

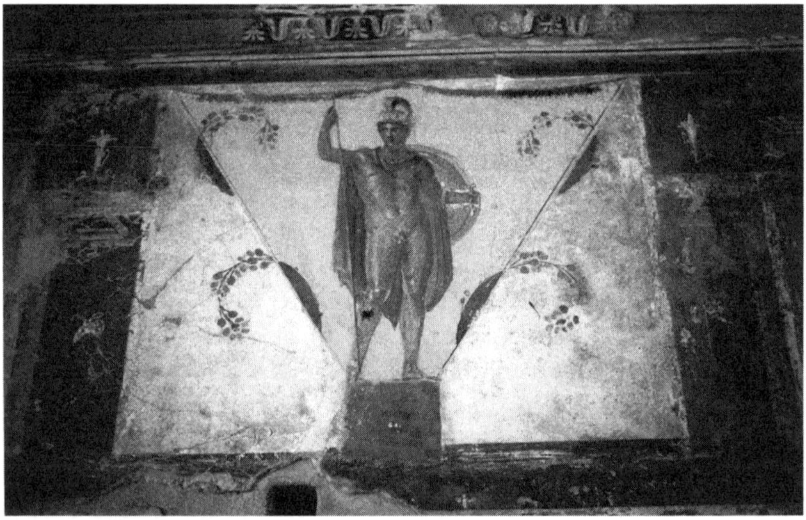

Abb.26: ‹Soldat› im Haus des C. Iulius Polybius (Pompeji)

Die *Königsrede* umschreibt mit ‹Heerführer› der Spartaner eine *psychische Kompetenz* (ebenso wie mit ‹Königen› und ‹Königinnen› der Perser). Aber auch *stratiotes* (‹Soldat›) könnte lautassoziativ mit *Spartiates* (‹Spartaner›) verbunden sein.[612] Die *psychische Kompetenz* des ‹Soldaten› wurde leider oft *materialisiert* und – auch in religiösen Texten – mit kriegerischer Terminologie übersetzt. Dies gipfelte dann immer wieder in Formen von ‹heiligem Krieg› mit seinen verheerenden Folgen![613]

Zusammenfassung Soldatengrad: Mit dem Erreichen des Soldatengrades wird der Mensch nicht mehr von den Kräften des Unbewussten überrollt, denn er hat gelernt, mit dem *daimonion* gut umzugehen und *keine Angst* mehr zu haben, auch nicht vor dem Sterben (vgl. *thymoeides*). Er hat die ‹Fäden› zum Körper und zur Materie gelockert.

Auch Alkibiades wird durch die Todesangst hindurchgehen, im Rahmen der zweiten *Aporie* (‹Ausweglosigkeit›). Zuvor werden – am Ende der *Königsrede* (*protrope*) – nochmals die ‹wahren Feinde› als die negativen Kräfte der Seele denunziert, denen auf dem Selbsterkennungsweg zu begegnen sein wird.

Hadesfahrt und ‹Tapferkeit› in der christlichen Tradition: Wie das christliche Taufritual noch heute auf die initiatische Überwindung der *Attraktion des Bösen* hinweist[614], so zeigt auch das *Glaubensbekenntnis* (christlicher *hieros logos)* noch den einst *initiatischen Gang durch das Dunkel zum Licht*. Entsprechend den Initiierten und Heldinnen der Antike sitzt auch *Christus* nach der *Hadesfahrt* zur Rechten des ‹Vaters›, gemäss ‹rechtshändiger›, d. h. subtiler Ritualvorstellung:[615]

> «Hinabgestiegen in das Reich des Todes *(Hades)*, ... auferstanden von den Toten, aufgefahren in den Himmel: er sitzt zur Rechten des ... Vaters».

Im *Epheserbrief* hat *Paulus* noch starke Anklänge an die platonische Bildwelt von ‹*Tapferkeit*›, ‹*Kampf*› und ‹*Soldat*›, wo die ‹Leibzonen› in einen höheren Zustand gebracht werden.[616]

> «Im übrigen erstarkt im Herrn und in der Macht seiner Stärke. Ziehet die ganze *Rüstung* Gottes an, um den Täuschungen des *Teufels (diabolos)* widerstehen zu können. Denn unser *Kampf* richtet sich nicht gegen Blut und Fleisch. sondern gegen *Gewalten*, gegen *Mächte*, gegen die Beherrscher dieser dunkeln Welt, gegen die Geister des Bösen der Himmelswelten ... *Gürtet* eure Lenden mit *Wahrheit* und tragt den *Brustpanzer* der *Gerechtigkeit*. Tragt Schuhe der Bereitschaft, die Friedensbotschaft *(euangelion)* zu verkünden. In allem haltet den Glauben (Vertrauen) als den *Schild* vor euch hoch, mit dem ihr die *Feuerpfeile des Bösen* werdet löschen

können. Und nehmt an euch den *Helm des Heiles (soterion)* und das *Schwert* des *pneuma,* welches das Wort Gottes ist.»

Hier scheint jedoch der Zustand der ‹*Tapferkeit*› nur mehr suggestiv heraufbeschworen, die Tiefenerfahrung durch *Mahnen* ersetzt zu sein. Der Text ist ferner vom *apotropäisch-sparsamen* Antönen (Attraktionsgefahr) und Überstrahlen durch das Positive bei Platon zum *drastischen Ausmalen des Negativen* übergegangen. Der *Zwischenbereich* als therapeutischer *Läuterungsbereich* (‹Fegfeuer›) wurde allmählich *nach* dem Tod angesetzt (ROSENBERG), das ‹*Sterben*› entsprechend nicht mehr als *Ichtod*, sondern *konkret* als Nachfolge Christi angestrebt. Die vielen Märtyrertode hinterliessen im Frühchristentum gleichsam eine kollektiv nie aufgelöste *posttraumatische Belastungsstörung* (PTSD)[617]. Bereits dieser frühe Text zeigt den Übergang von der *subtilen Bewusstseinserfahrung Platons* zur *suggestiven Dogmatik der Kirchenhierarchen.*[618]

5.4.3.7 Relevanz der Hadeserfahrung für Psychotherapie- und Bewusstseinsforschung

Obwohl vor allem die Filmszene zunehmend traumatisierende Bildwelten produziert, sind sich die meisten Menschen einer Attraktionsgefahr durch die Hadeswelt nicht bewusst. Es sind denn vor allem psychologische Grenzgebiete – insbesondere die *transpersonale Psychologie* –, die um Erfahrungen des Zwischenbereichs wissen. Höllenähnliche Bilder sind ferner aus der Psychotraumatologie bekannt. Die Verdrängungsschranke wird mit zunehmender Empfindlichkeit, Reizüberflutung und Abgrenzungsschwäche leichter durchbrochen, so dass Menschen oft den Kräften des Zwischenbereiches wehrlos ausgesetzt sind. Dies gilt natürlich auch für Alkohol- und Drogenabhängige.[619] Die antiken Unterweltskonzepte lassen sich folglich mit der modernen Bewusstseinsforschung und Psychotraumatologie verbinden.

Eine phänomenologische Beschreibung und Systematisierung macht GROF, indem er – aufgrund seiner Psycholyse-Beobachtungen – Erfahrungen aus dem Zwischenbereich *(daimonion)* und *perinatale Durchgangserinnerungen* parallel setzt. Auffällig ähneln die Beschreibungen seiner Patientinnen denjenigen aus der Antike. Wie Platon spricht auch GROF von *Ausweglosigkeit* (vgl. *aporein),* von *Ich-Tod,* von einer fast nicht mehr auszuhaltenden *Angst,* von *Fesseln,* von *Ahneneinflüssen* und *Besessenheiten,* von *Befreiung, Errettung, Wiedergeburt* und *Wandlung,* vom *Kampf der Mächte des Lichtes mit denjenigen der Dunkelheit,* von der *Umkehr der Werte* ... Ich fasse die von ihm postulierten vier Stufen der sog. *perinatalen Matrizes* folgendermassen zusammen[620]:

- ozeanische Weite und Seligkeit
- Ausweglosigkeit und verschiedene Höllenebenen (Schuld und Scham)
- Tod, Läuterung und Wiedergeburt (Licht)
- transpersonale und mystische Erfahrungen

Aufschlussreich ist die Beobachtung eines *gerichteten Weges,* eines teleologischen Prozesses (vgl. *Entelechie):* Leiden und Spannung würden weit über den Grad, den der Betroffene für menschenmöglich hielt, gesteigert. Nach Erreichen der ‹absoluten Erfahrungsgrenze› höre die Qual auf und wandle sich in eine ‹wilde, ekstatische Verzückung›.[621]

Diese Stadien treten uns auch in den platonischen Dialogen entgegen, aber in der Reihenfolge des kathartischen Weges: *Ausweglosigkeit (Aporie) – Ich-Tod – Läuterung des Lebensfilms/Psychodynamik (elenchos) – Durchbruch* in die *Hadeswelt – Konfrontation* mit dem *Ahnenbereich* – und schliesslich mit den ***kollektiven dunkeln Kräften*** bis zum *Nullpunkt* (*apotrope*). Dann erst ist der Mensch für den neuen Bewusstseinsraum von *Weite, Licht* und *Glückseligkeit* bereit, für die *Wiedergeburt (maieia,* 5.5). Auffallend ist, wie bei Sokrates die Bewusstseinsstufen rituell begleitet, sorgfältig geläutert und gefestigt wurden, und wie das ganze Procedere in die spirituelle Verpflichtung eingebunden war (*Apollon*). Während also der sokratische Weg nicht *ungereinigt* in höhere Bewusstseinsräume einführte, *wird dies in heutigen Formen von Psycholyse vielfach nicht beachtet.*

GROF beschreibt denn auch, dass solche negativen, perinatalen Erfahrungen Stunden dauern konnten und danach zum Teil noch Tage, Wochen und Monate sehr belastend nachwirkten *(flashs),* d.h. retraumatisierend waren (vgl. *Trophonios*-Orakel).

Katastrophal ist der Umgang Drogenabhängiger mit der Bewusstseinsveränderung. Hier fehlt die antike Voraussetzung für Bewusstseinserweiterung, nämlich Abgrenzung und Stabilisierung des äusseren Feldbereiches gänzlich (‹Tapferkeit›[547]). Labile Menschen geraten ohne rituelle Strukturen, ohne Wissen um die Bewusstseinswelten, ohne Begleitung und energetischen Halt in zunächst faszinierende, dann schauerliche Zustände, bleiben dort hängen, werden *psychotisch,* und/oder verkommen sozial. Wie die Forschung neuerdings belegt, kann dies bereits für *Cannabis* zutreffen! In Unkenntnis hinsichtlich ‹Realität› und adäquatem Umgang mit den psychokosmischen Kräften wurde in Fachkreisen lange die psychotoxische Wirkung von Drogen, vor allem von Cannabis bagatellisiert. Albert HOFMANN hat das von ihm entdeckte LSD anfänglich als ‹Wunderdroge› auf dem Erleuchtungsweg, später aber als ‹Sorgenkind› bezeichnet. Er meint, in unserer ritualarmen, d. h. strukturlosen Kultur, sei auf die Droge zu verzichten und auf *Meditation* zu setzen.

Besonders in der oft mit grosser Angst erlebten *Todesnähe* (NDE, 1.4) werden Durchgänge von Dunkelheit zum Licht erlebt, die auch heute noch als ‹heilige Offenbarungen und Erscheinungen› imponieren (Plutarch[559]). Interessanterweise beruhen all diese Erfahrungen auf dem Phänomen, dass sich die Seele weit über den Körper hinaus entfaltet bzw. bei Angsteinbruch aus dem Körper austritt (OOBE, 5.2.7.5)[622].

> Entsprechend beschreibt die Somalierin Waris DIRIE, UN-Botschafterin gegen die Beschneidung von Frauen und Mädchen, die grausam beschnitten wurde, dass sie damals – in unerträglicher Panik und Schmerz – aus dem Körper ausgetreten sei und seither keine Angst mehr vor dem Tode habe.[623]

Oft wird Scham und Widerwillen beim Schauen des leblosen eigenen Körpers erlebt, etwa auch Angst, den Weg in den Körper nicht mehr zu finden, was therapeutisch bearbeitet werden muss. Bei diesem Austreten kann ein *gerichteter Parcours* im Bewusstseinsspektrum erfahren werden. Die erste Stufe wird etwa als milchig-weisse Zone einsamer Ruhe erlebt. In fortgeschritteneren Zuständen werden Menschen eines subtilen hellscheinenden Lichtwesens gewahr, gerne als ‹Engel› bezeichnet. Mit diesem können sie gewissermassen in telepathischen Kontakt treten und Hilfe, sogar für den therapeutischen Prozess, erfahren.[624] Dies lässt an den *Daimon* von Sokrates denken. Der Durchbruch zur Lichtebene wird in alten wie in heutigen Erfahrungen ekstatisch beglückend erlebt (Mystik[620]). Typische Folge von Ausserkörpererlebnissen ist – wie in obigem Zitat – *keine Angst mehr vor dem Tode* zu haben: Der Ichtod wird vielmehr zur Chance für ein umfassenderes Leben und – wie für die Eingeweihten der Antike – zur heilsamen Neuorientierung.[625]

Bei den in letzter Zeit häufigen politischen *Selbstmordattentaten* muss man sich fragen, was psychodynamisch vor sich geht: Solche Menschen wären – gemäss antikem Verständnis – von unerkannten Mächten besessen. Die aufkommende Angst würde dann kontraphobisch durch die Ideologie und Nach-Todkompensationen – z. B. Jungfrauen, die sie im Himmel erwarten – in Schach gehalten. Durch den Akt der Selbsttötung würde die Psyche jedoch plötzlich aus dem Körper hinauskatapultiert, im Gegensatz etwa zu einem allmählichen reinigenden Lösen der psychosomatischen Verbindungen beim natürlichen Sterben. Eine Patientin, die während eines Schlafmittel-Suizidversuchs plötzlich nicht mehr sterben wollte und merkte, wie sie sich nicht mehr rühren konnte und – ohne mögliche Einflussnahme – immer weiter ‹wegtrat›, hat dieses Suizidtrauma in der Therapie aufarbeiten müssen. *Euthanasie* hiess in der hippokratischen Heilkunde eine Sterbebegleitung, die den inneren Ablösungsrhythmus unterstützte und nicht das plötzliche Herbeiführen des Sterbeprozesses. Das langsame Zurücknehmen der körperlichen Verbindungen und das Eingehen in die höhere Psyche ist mit einem kathartischen Prozess verbunden, wo etwa Lebenssituationen aufsteigen, die noch bearbeitet und gelöst werden können, eine anthropologische Chance zu *gutem Sterben.* Im abrupten Sterben, bei Selbstmord, aber auch bei Unfalltod, müsste der Ablösungsvorgang nachträglich durch besondere Riten unterstützt werden, um mögliche Verhaftungen im irdischen Bereich zu lösen (Totenrituale). Ähnliche Zusammenhänge wären bei für Organspende künstlich am Leben gehaltenen Körpern zu berücksichtigen, was möglicherweise die spätere Organverträglichkeit erhöhen könnte (vgl. PEARSALL).

Auch *Psychosen* weisen auf Erfahrungen in den Zwischenwelten. Sie lassen sich mittels Energiemodellen als Besessenwerden durch Fremdenergie, als Überschwemmt-Werden (Überenergie) oder als Wegfliessen (Energiedefizit) verstehen. Die psychiatrische Klassifikation von *paranoiden Störungen* konzipiert diese dagegen als fixierte, d. h. *chronifizierte* Ausweitungszustände von ‹innen nach aussen› (Grössenwahn) oder ‹von aussen nach innen› (Verfolgungswahn), oder aber als Erstarren im Wegtreten *(Katatonie).* Bedeutsam ist, dass in der antiken Heilkunde zunächst von *‹energetischen Ungleichgewichten› (nosoi* vs. ‹Krankheiten›!) gesprochen wurde, die möglichst vor der Chronifizierung bearbeitet und stabilisiert werden mussten. Menschen in psychotischen Zuständen gehen heute meist *energetisch unbegleitet* durch ‹Hadeserfahrungen› und chronifizieren oft in der Angst eines erneuten Einbruchs. Da sich psychotische Ungleichgewichte gut mit dem antiken Temperamentenmodell decken, liesse sich hier auch an Schwächungen oder Verletzungen beim Inkarnationsprozess denken.[626] Patienten erinnern immer wieder Höllenqualen, wie sie etwa das *tibetische Totenbuch* oder die Malereien eines Hieronymus BOSCH enthalten. Interessant ist auch, dass der Schöpfer des Begriffes *Schizophrenie,* der Psychiater Eugen BLEULER, in der Wortwahl sehr präzis das zentrale Phänomen beschreibt: den Einbruch von schädigender Energie im subtilen *Phren*-Bereich *(Solarplexus),* was dann eine Spaltung *(schizo* = spalten) und den *häufigen Austritt psychischer Feldanteile in diesem Bereich* auslöst.

Auch hier herrscht für Therapeuten und Therapeutinnen ein dringender Bedarf an Modellen und Therapiemöglichkeiten, damit sie einen Menschen beim ersten Schub stabilisieren und ihm später aufzeigen können, dass es diese *Welten der Besessenheit gibt* und wie man damit *umgeht*. Der *Icheinbruch* war ja in den Weisheitstraditionen die Vorbedingung zum Erfahren der subtilen Welten! Sinnigerweise weist auch der Begriff *Psychose* auf eine Ausweitung der Psyche in andere Bewusstseinsräume. Heilung kann letztlich nicht durch das Negieren von und Abschotten vor solchen Erfahrungen geschehen, wiewohl die medikamentöse Behandlung im Schub hilfreich ist. Ein psychotischer Einbruch könnte aber im sokratischen Sinne als initiatischer Aufbruch in einen Entwicklungsprozess münden und sollte sofort genutzt werden. Entsprechend hatte SIMMEL, ein Psychoanalytiker der ersten Stunde, festgestellt, dass Menschen nach Operationen (Narkosen) ‹sehr hellsichtig geworden seien›, was therapeutisch zu nutzen wäre.[627]

Tatsächlich können psychotische Entgleisungen im Frühstadium mit energetischen Übungen stabilisiert und mit kathartischen Methoden aufgearbeitet werden. Natürlich sind dann *hochfrequente Behandlungsphasen* mit *konstanten Therapeutinnen* unabdingbar. Diese müssen den Patienten dringend Wissen um diese Welten vermitteln, gepaart mit Anleitung zur Abgrenzung. Therapeuten, die die Hadeswelt nicht kennen, haben Angst vor diesen negativen Attraktoren. Werden psychotische Einbrüche jedoch nicht am Anfang energetisch behandelt, chronifizieren sie. Dann kann oft nur noch eine Dauermedikation gegen die zerstörerischen Kräfte eingesetzt werden, die Spaltungen aufrechterhält und drogenähnliche Abhängigkeiten zur Folge hat. Will die Psychiatrie in der Psychosebehandlung weiterkommen, brauchen die Behandelnden tiefgehende Selbsterfahrung, gute psychologische Konzepte und Bewusstseinsmodelle.

Psychotherapeuten, die psychotische Menschen behandeln, müssten den *‹dämonischen›* Bewusstseinsbereich *(daimonion)* kennen und Respekt, aber nicht mehr Angst davor haben. Sie müssten bereit sein, Patientinnen auch in pränatale und perinatale Erfahrungen zu begleiten. Die Grundlage dazu ist ein Psyche-Modell *jenseits* der Körperorgane und vor der Myelinisierung des Nervensystems.[628] Die Psyche, ein unendlicher Feldspeicher, steuert nach antiken Erfahrungen den Menschen zeitlebens und bringt das zu Bearbeitende an die Oberfläche. Das Wissen um die subtile psychische Speicherung verlangt von uns grosse Ehrfurcht bereits vor dem kleinsten *Foetus* in seinem kosmischen Bezug.

Auch kann die anthropologische Möglichkeit genutzt werden, im *therapeutischen ‹Ich-Tod›* über das Körperbewusstsein hinauszugelangen und die durch Verdrängung verfehlten Erfahrungen genaustens wahrzunehmen und zu klären. Nach diesem Prozess beseelt ein Mensch schon zu Lebzeiten seinen Körper subtiler. Aus seinem psychischen Erleben wird er nicht nur sorgfältiger mit dem Leib, sondern mit der ganzen Umwelt umgehen, weil er um die ‹dahinter› sich öffnenden Welten weiss. Im Bewusstsein seiner unendlichen Psyche wird er das sichtbare Leben mehr respektieren, aber auch relativieren.[629]

5.4.3.8 Der Soldat als Stufe auf dem subtilen Erosweg

Interessant ist nun, dass Platon den Vorbereitungs- und Schulungsweg des ‹Soldaten› im *Staat* weiter ausführt. Wie für subtile Unterweisung anderer Weisheitstraditionen bekannt (Bibel), bedient auch er sich der mehrdeutigen Sprache in Gleichnissen. Hier geht es um den Vergleich der Initianden mit *Wolle,* die in echtem *Purpur* (Königsfarbe) einzufärben ist[630]:

> «Wenn die Färber Wolle in echtem Purpur färben wollen, müssen sie aus so vielen Farben nur die eine Art, nämlich die *weiss-glänzende* auswählen, sie dann durch gar vielfältige Vorkehrungen vorbereiten und sorgsam *behandeln (therapeuo),* dass sie bestmöglich die Farbe *(anthos)* annehme und zur Blüte bringe. Und so färben sie denn. Was auf diese Weise eingefärbt wird, da wird das Färben so echt, dass alles Waschen, ohne oder mit Lauge, die ‹Farbe› daraus nicht mehr auszuziehen vermag; was aber nicht so (behandelt wird), das weißt du wohl wie es wird, es mag einer nun auf einen anderen Grund den Purpur aufsetzen, oder auch auf diesen, aber ohne vorherige Behandlung. ... So ist es auch, wenn wir die ‹Soldaten› gemäss der *subtilen Diagnostik (kata dynamin)* auswählten, sie dann in Musenkünsten und Leibkünsten subtil *ausbildeten (paideuo)*... nur, damit sie *aufs schönste (kallista)* die *Gesetze* (des Bundes) vertrauensvoll einsaugen und annehmen möchten, wie (im Farbengleichnis) die Farbe. Damit wird ihre *Meinung über das Furchtbare,* aber auch vom andern *echt und bleibend,* so dass sie *Anlage (physis)* und *erforderliche Vorbereitung (trophe epitedeia)* haben, und auch solche Laugen nicht im Stande sind, ihnen die Farbe auszuwaschen, auch diejenigen nicht, die sonst gefürchtet sind *(deina)* auszuspülen, wie die *Wollust,* die stärker ist als Pottasche und Kalkerde, dann *Trauer, Angst* und *Gier.*»

Mit dem Gleichnis des Wolle-Färbens fasst Platon die Vorbereitung des ‹Novizen› auf den hohen, ‹platonischen› Erosweg als Königsweg zusammen. Der Meister wählt den Schüler aufgrund seiner *schönen Anlage* und *Ausstrahlung* aus vielen *Grundfarben* aus, nämlich das *erotische Temperament.*[631] Er tut dies mit seiner subtilen Wahrnehmung (*kata dynamin).*[606] Der ‹Novize› wird dann in *Musen-*

künsten und *Leibkünsten* (*gymnastike*) an der platonischen ‹Akademie› ausgebildet; somit könnte ein platonischer *‹Soldat›* ein *‹Gymnasiast›* sein, der *‹nackt›* *(gymnos)* wie ein *Neugeborener* in der *gymnastike* geschult wird (vgl. Abb. 26).[632] Er geniesst die subtilste Unterweisungsart (*kallista*) des Bundes und seiner Gesetze.[633] Die *Laugen* weisen auf das wichtige *‹Säfte›- und Temperamentensystem* mit seinen vier grossen Bindungskräften an die materielle Welt, die durch therapeutische Arbeit in ein stabiles Niveau überführt werden müssen (5.5.6.2). Erst nach genügend Katharsis und Vorbereitung, wenn die *‹Wolle› weiss-glänzend* ist, wird sie die *‹purpurne Farbe›*, die *Qualität des Königsweges*, unauslöschbar aufsaugen.[634] Denn der platonische *Neophyt* wird sich nach der Katharsis auf den *doppelten Erosweg* begeben und diese *königliche Farbe als initiatische Energiequalität* aufnehmen, wie dies im *Symposion* umgesetzt ist. Das *Rot* der subtil-erotischen Ausstrahlung konnte sich übrigens als *Farbe der Liebe* erhalten. Für *Alkibiades* bestätigt *Olympiodoros* den *subtilen Erosweg* wie folgt[635]:

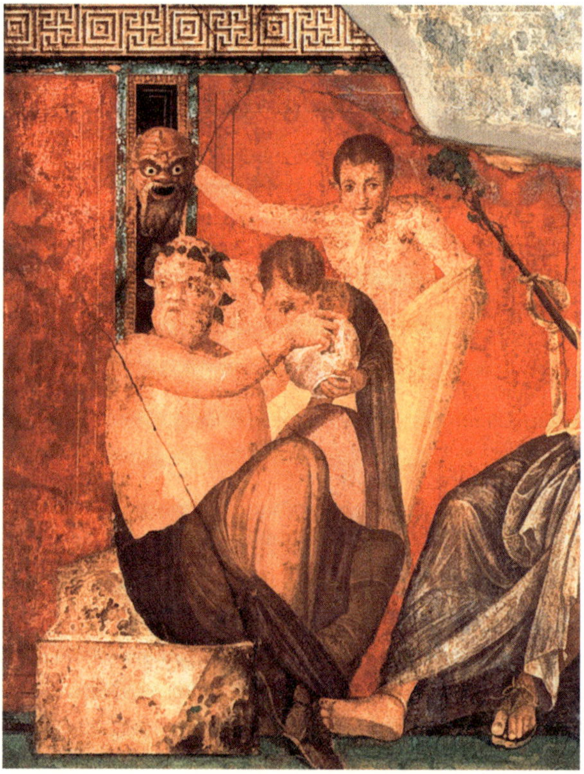

Abb. 27: Sokrates im Tempel mit Novizen, Wegziehen der Maske und Spiegelung (Pompeji).

> «(Sokrates) wollte nicht den Staat der Athener mit demjenigen der Perser vergleichen, sondern die (platonische) Gemeinschaft mit Alkibiades, wie er als Erotiker sich etwa den Novizen *(neos)* vertraut mache, denn der Erotiker will sich nicht allein hinaufentwickeln, sondern mit dem Novizen *(paidika)* zusammen.»

Wie bereits ausführlich dargestellt (2.7.1[636]), war der *hohe Erosweg* ein transkulturell erprobter Weg zur Spiritualität, der in Europa in der *‹hohen Minne›* und in der christlichen *Mystik* des 16. Jh. (*Teresa v. Avila – Johannes v. Kreuz*)[636] letztmals deutlich fassbar ist, dann jedoch als *spiritueller Weg* verloren ging. In Indien dagegen lebt er im *‹hohen Tantra›* fort. Durch initiatische Öffnung der Bewusstseinsfelder (ind. *chakra*) wurden auch bei den Platonikern ekstatische Austausch- und Fusionsprozesse der Erosenergie erlebt. *Alkibiades* wird später im *Symposion* auf seine Schwierigkeiten hinweisen, diesen *doppelten Erosweg* zu gehen und die Versuchung, sich mit dem sog. *‹Allerweltseros›* zu begnügen. Er wird zeigen, wie er Sokrates nachgestellt hat, aber auch, wie klar und eindeutig Sokrates ihm den *doppelten Erosweg* gewiesen hat.[637] Gerade für den *hohen Erosweg* ist die Überwindung der Attraktion des *Allerweltseros* (‹Wollust›) die grosse Herausforderung.

Verschiedene platonische Dialoge beschreiben erotische Seelenbegegnung als *subtilen Energieaustausch*, als *‹Wachsen des Gefieders der Seele›*[638]:

> «Durchwärmt nämlich wird er (der Neophyt), indem er durch die Augenkanäle *(ommata)* den Ausfluss der Schönheit aufnimmt, durch welchen sein Gefieder gleichsam begossen wird. Ist er nun durchwärmt, so schmilzt um die Keime des Gefieders hinweg, was – schon seit langem verhärtet – sie verschloss und sie am Hervorspriessen hinderte. Fliesst aber Nahrung *(trophe)* zu, so schwillt der Kiel des Gefieders, und treibt, aus der Wurzel, das Hervorspriessen an, überall aus dem Seelenfeld *(tes psyches eidos);* denn es war ehedem ganz befiedert.»

Die wunderbare *subtile Erosqualität* wird in der Rezeption der platonischen Texte meist nicht verstanden, wie im Folgenden gezeigt wird.

5.4.3.8.1 Missverständnisse in der Rezeption des platonischen Eros

Der *subtile Erosweg* kann *hetero-* und *homoerotisch* gelebt werden und wurde in Griechenland oft in *gleichgeschlechtlichen* Gemeinschaften entwickelt. Neben den Platonikern ist hier vor allem der Frauenkreis um die *‹schöne Sappho von Lesbos›* zu erwähnen.[639] Kodewörter wie *‹platonischer Eros›*, *‹lesbisch›*, *‹paideia›*, *‹paidophilia›* müssen jedoch unbedingt in einem *subtil-erotischen* Kontext verstanden werden. Damit sind entscheidende Korrekturen der antiken Textübersetzungen verbunden.

Am folgenden krassen Beispiel einer heutigen *Einführung zu Sokrates* soll gezeigt werden, wie das Anliegen Platons missverstanden wird (KNIEST)[640]:

> «Sokrates, der *Virtuose der Selbstbeherrschung*, hinterliess in der Öffentlichkeit den Eindruck eines *schamlosen Erotomanen* ... In Platons *Charmides* berichtet er freimütig, er sei von der Schönheit des Jugendlichen *(Charmides)* ... so überwältigt gewesen, dass er nicht widerstehen konnte, ihm in der Öffentlichkeit unter das Gewand zu schauen.»

Wer nichts vom *subtilen Erospfad* weiss, wird die Kodes nicht erkennen und sich in *Paradoxien* verirren, wie: *Virtuose der Selbstbeherrschung* vs. *schamloser Erotomane!* Der griechische Text *(«eidon te ta entos ton himation»)* ist schlicht *falsch übersetzt* und muss folgendermassen wiedergegeben werden:

> «Er schaute das, was jenseits der äusseren Hüllen war.»

Hier haben wir es mit einem in der Antike bekannten *Topos*, der *Verhüllung des Wahren* zu tun, der über Plutarch zum *verschleierten Athene-(Isis)-Bild von Sais* führt und dessen Inschrift auch *Proklos* noch zitiert[641]:

> «Ich bin alles, was da war, ist und sein wird; und kein Sterblicher hat je mein Gewand *(ton emon peplon)* aufgedeckt.»

Entsprechend sind auch in obiger *Charmides*-Stelle die *Oberkleider (himatia)* die *‹Hüllen der Seele›* und diese müssen – wie die *Schleier der Verdrängung* – gelüftet werden. Der hellsichtige *Sokrates* jedoch vermochte *durch die Hüllen hindurch den strahlenden Kern*, die Schönheit der Persönlichkeit, zu *schauen* (*eidon*)! Dieses Bild wird nämlich auch für *Alkibiades* gebraucht und von *Olympiodoros* eindeutig so erläutert[642] (5.4.4.1). (Vgl. auch Ritualabbildung 33).

Das *Therapeutikum* des Sokrates bestand gerade in der *psychischen Entkleidung* (*apodysis*): Denn er entkleide den Menschen von den Beeinflussungen durch die Menge, gleichsam wie von *Gewändern* (*chiton*[643]). Wird dies nicht verstanden, ergeben sich erniedrigende Missdeutungen. Groteskerweise kam *Platons Schrifttum* gar auf den *Index* der katholischen Kirche. Die platonischen Kodes müssten also erkannt und *hoher Eros* wieder erfahrbar werden, damit *unsere* Schleier von den Texten gelüftet werden.

Im biblischen *Hohelied*, dem *‹Lied der Lieder Salomos›* findet sich ebenfalls ein wunderbares Zeugnis eines hohen Erosweges zwischen den königlichen Geliebten *Sulamit* und *Salomo*.[644] Auch im frühen christlichen Umfeld, z. B. im ersten *Korintherbrief*[404], wird *hohe Liebe* noch fast in *platonischer Sprache* gepriesen, ausser dass *eros* bereits durch das ungefährlichere *agape* ersetzt wurde[645]:

> «Die Liebe *(agape)* ist gewaltig, gütig ist die Liebe, sie rivalisiert nicht, noch drängt sie sich auf, die Liebe prahlt nicht ... sie freut sich über das Wahre; sie schützt alles, sie vertraut auf alles, sie (er)hofft alles, sie verwindet alles, die Liebe vergeht niemals.»

Ein subtiles Zeugnis einer erotischen Seelenbegegnung über den Tod hinaus enthält die *Ostererzählung*: *Maria Magdalena* war die erste, die in subtiler Verbindung den *Verstorbenen* schaute. Aus Unverständnis solcher Eroserfahrungen wurde gerade sie Zielscheibe patriarchaler Entwertungen.[646]

5.4.3.8.2 Transkulturelle Initiationsstufen und Symbole des Königsweges

Das Gleichnis des *Wollefärbens* führt uns weiter zum Verarbeiten der Wolle, zum ‹Spinnen› und ‹*Weben*›. Diese Tätigkeiten scheinen für *Fraueninitiationen* bedeutsam: das ‹*Weben*› *des Ritualkleides* bzw. *des Kleides der Göttin* stellt wahrscheinlich eine *weibliche Initiationsstufe* dar. Spuren von *Weben als Übungsweg* finden sich in der *Magna Graecia (Unteritalien),* im Haus der *Hera*-Novizinnen in *Sele* (*Paestum)*, ferner in *Lokroi* (Kalabrien) und in *Naxos* (Sizilien) für die *Demeter*-Kulte. Hier zeigen verschiedene Ritualtafeln das ‹Gewebe›, meist gefaltet, manchmal auch den ‹Wollknäuel›.[647]

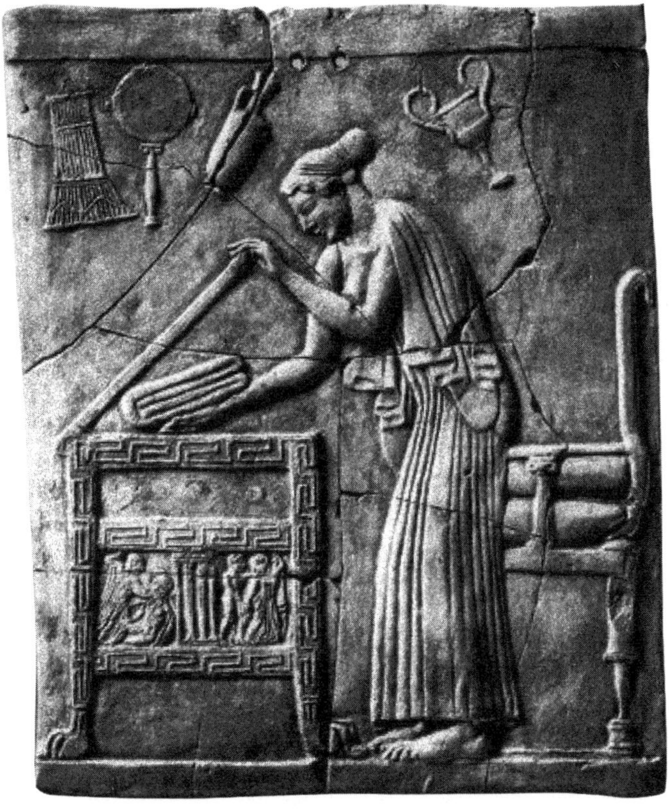

Abb. 28: Das gefaltete Tuch und Ritualgegenstände an der Wand (Lokroi).

Im *Alkibiades*-Dialog wird bezüglich Achtsamkeitsweg das *männliche ‹Kriegshandwerk›* dem weiblichen *‹Wolle-Spinnen›* (*talasiourgia*) gegenübergestellt, was *Olympiodoros* auf verschiedene *Initiationswege* hin ausführt.[648]

Seit der *Odyssee* scheint mit dem *‹Weben›* der königlichen *Penelope* auch die Möglichkeit gegeben, das *Leben neu zu verweben* und damit *zu entwickeln* (im Gegensatz zu den Freiern); oder der Göttin ein *Kleid darzubringen*.[649]
‹Weben› als *initiatisches weibliches Tun* war im griechischen Raum so stark, dass es in die christliche Tradition überging:

Noch im byzantinischen *Ikonenzyklus*[453] wird *Maria* als Novizin in den Tempel zu Jerusalem vor den Hohepriester gebracht, der ihr *Wolle* zum *Spinnen* und *Weben des Tempelvorhanges* übergibt (Abb. 29b).[650] In die Bildwelt der patriarchalen Tempeltradition, wo es sicher keine Novizinnen gegeben hatte, konnte sich dieses Motiv nur einschleichen, weil es im griechischen Raum gut verwurzelt war (Abb. 29a).

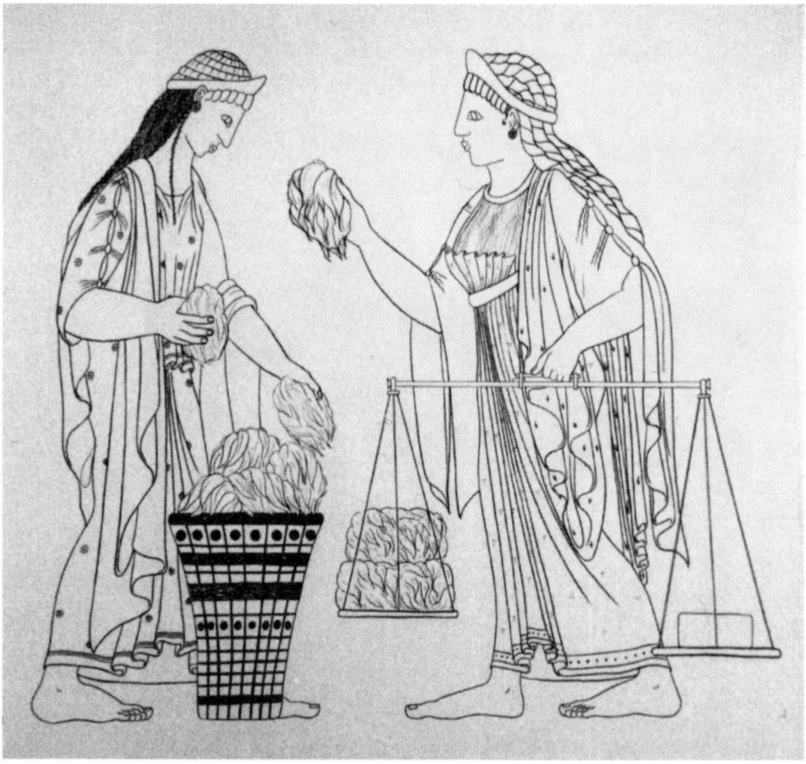

Abb. 29 a: Übergabe der Wolle zum Weben am Hera-Heiligtum (Sele bei Paestum).

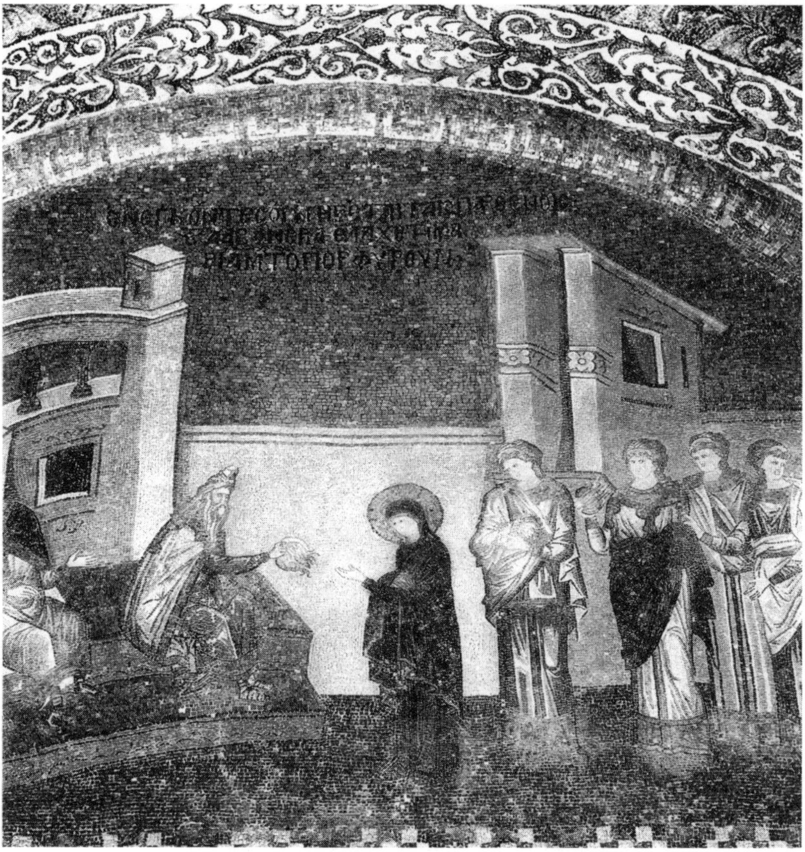

Abb. 29 b: Übergabe der Wolle an Maria durch den Hohepriester (Istanbul).

Transkulturell ist zu ergänzen, dass im Sanskrit ‹*tantra*› ebenfalls ‹Gewebe› (‹Zusammenhang›, ‹Kontinuum›) meint, und für die ‹Praxis› der östlichen Weisheitslehren gebraucht wird.[651]

Zum platonischen *Wollegleichnis* fand ich eine sehr schöne Darstellung im *antiken Persien*: das Darbringen von *Wolleknäueln* und von *gefaltetem Tuch* (Abb. 30).

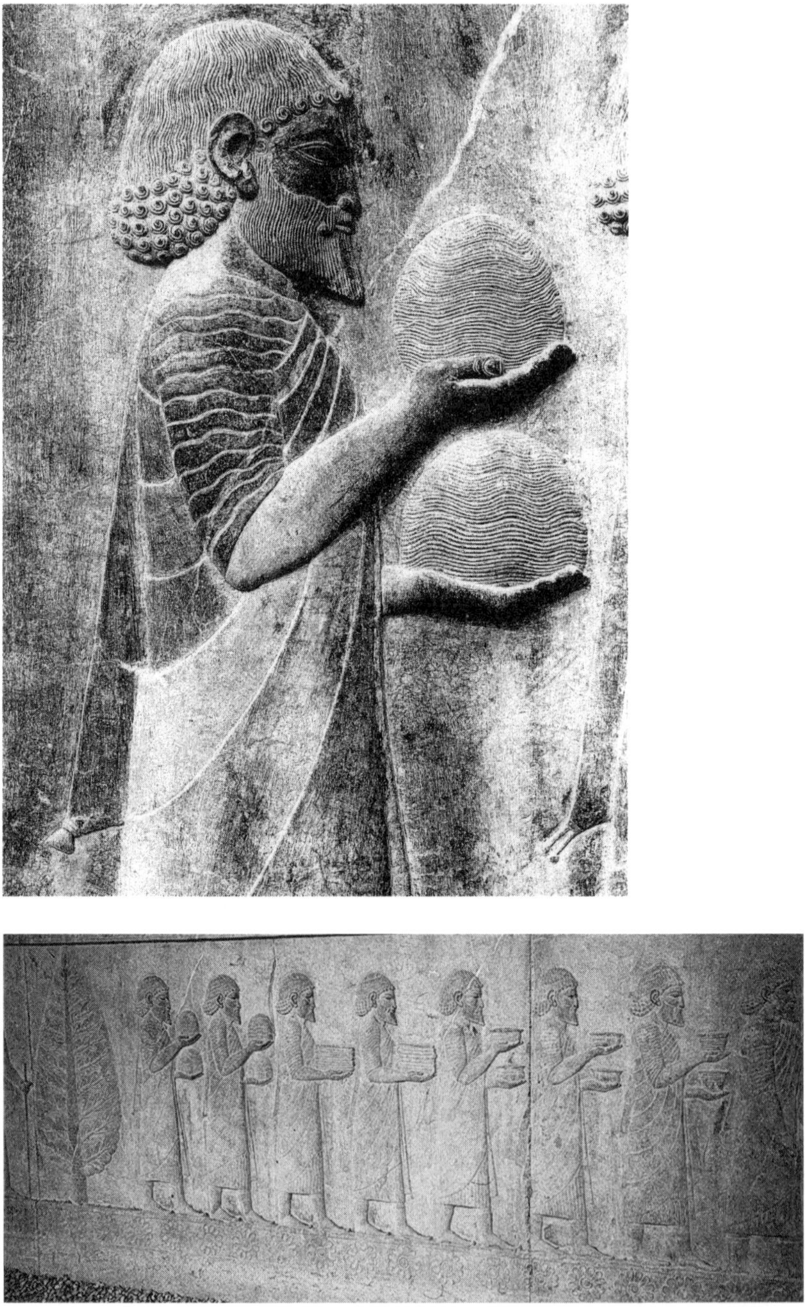

Abb. 30: Oben: Ionier mit Wolleknäuel (Ausschnitt); Unten: Ionier-Prozession (Persepolis).

An den Aufgängen zum Kultbereich des *Königs Dareios* in *Persepolis* werden sog. ‹Gesandtschaften› verschiedener Völker abgebildet. Ich sehe darin *Prozessionen* verschiedener *Ritualgemeinschaften* – von Zypressen als ‹Lebensbäumen› umrahmt –, die je das *Wertvollste ihres Kulturgutes* (vgl. *Königsrede*) symbolhaft darbringen. Die Griechen (*Ionier*) tragen hier folgende *Kultgegenstände*[652] (Abb. 30):

- Wolleknäuel
- gefaltetes Tuch
- Schalen
- Becher

Ich verbinde diese vier ‹*Gaben*› der Griechen nun mit den *vier ‹persisch-griechischen› Initiationsstufen* der *Königsrede* und sehe darin die *Prozession* der *initiierten Griechen* zum Kultbereich des Lichtgottes *Oromazes* (bzw. *Apollon*). Durch den ‹Grosskönig› *Dareios* verkörpert, brächten auch sie ihm das ‹*Beste der Griechentradition*›, gleichsam die *Insignien der griechischen Weisheitslehre* dar. Diese nämlich sind – gemäss *persischer Königin* in der *Königsrede* – ‹das einzige Erwähnenswerte der Hellenen›[653]. Ich mache folgende Zuordnungen[654]:

- Der Wollknäuel wäre das Lösen der Fäden in der *Katharsis* (Symbol der ‹Tapferkeit›[655]).
- Das gefaltete Tuch stände für das neue, *subtile Verweben,* das ‹Ritualkleid› (Symbol des ‹Gleichmuts›[656]).
- Die Opferschale wiese auf die Stufe der *Weissagung* (Symbol der ‹Gerechtigkeit›[657]).
- Der Becher *(Krater)* könnte auf die höchste rituelle, priesterliche Kompetenz hinweisen (Symbol der ‹Weisheit›[658]).

> Mit dieser Zuordnung würden die vier Stufen des *‹persischen Königsweges* bei den *Griechen› (Königsrede)* als *‹griechischer Königsweg* bei den *Persern›* (Kultbereich Persepolis) bildlich und zeitlich vergleichbar und gegenseitig validierbar.

Diese Symbole finden sich übrigens auch im Umfeld der italischen Ritualtafeln (*Pinakes,* vgl. PRÜCKNER).

5.4.4 Aspekte heilkundlicher Diagnostik in der Königsrede

Nach dem gleichnishaften Darlegen der Weisheitslehre (‹Perser›, ‹Spartaner›) folgt das ‹Demaskieren› des Alkibiades, der noch keine ‹königliche› Ausbildung genossen hat.[659] Der Übergabe der Mysterienformel *(gnothi sauton)* folgt dann eine sog. *Sperrung* oder *Aussparungsstelle*, wo das *Mysterienwissen* nicht weiter ausgeführt werden darf. Weiter geht der *Prozess* in eine *Prüfung* des *Alkibiades* über, wie dies vor den Einweihungen üblich war.

Da die ‹Prüfung› oder der *Agon* von Alkibiades nicht rational, sondern *therapeutisch* ist, benützt Sokrates *psychische Messlatten*, wie sie aus der *hippokratischen Diagnostik* bekannt sind.[660] Tatsächlich lassen sich kodierte Systematiken der *diagnostischen Leitkriterien*, der *Polaritätenlehre*, aber auch zur *Struktur der Psyche* finden.

5.4.4.1 Die diagnostischen Leitkriterien

In den alten, energetischen Heilkunden sind die *diagnostischen Leitkriterien* – wie sie die *hippokratische Medizin* damals und die chinesische Medizin bis heute anwenden – von grundlegender Bedeutung. Die Qualität eines Ungleichgewichts, die Richtung einer Entgleisung, werden bei der ersten diagnostischen Beurteilung nach den *acht chinesischen Leitkriterien* bzw. ganz entsprechend nach den *vier Leitkriterienpaaren* der *hippokratischen Medizin* getestet. Sie geben die Richtung der Behandlung an. Man beginnt mit der energetischen Urpolarität, hippokratisch ‹*Wasser*› – ‹*Feuer*›, im Osten bekannt als *Yin* – *Yang*. Es liegt in dem Sinne nahe, dass auch der Therapeut *Sokrates* diesen *fundamentalen Raster* der *Energiediagnostik* anwandte. Noch war Alkibiades ja in einem *Leiden* verstrickt, der Urverdrängung (*pathe*). Effektiv beginnt die *Diagnostik der Königsrede* mit einer, den bekannten *diagnostischen Leitkriterien* vergleichbaren, aber anders kodierten Systematik[661]:

Hippokratische Medizin	***Königsrede***
– ‹Feuer› vs. ‹Wasser› *(Yang-Yin)*	– ‹Gold› vs. ‹Silber›[662]
– Inneres vs. Oberfläche	– prächtige Gewänder vs. aufgebauschte Oberkleider[663]
– Wärme vs. Kälte	– Fettsalben (wärmend) vs. Salbenwein (kühlend)[664]
– Fülle vs. Leere	– Fülle vs. (folgender Ab)zug des Dienenden[665]

Die Liste dieser verschlüsselten diagnostischen Kriterien endet mit: ‹und die *andere Subtilität, diejenige der Perser*›. Aus platonischem Quervergleich *(Symposion)* ist dieses ‹*Subtile*› das ‹*Glückseligste*›, das Mysterium[666]: Es wird somit auch in der *Königsrede* um die *Verheissung von Glückseligkeit* gehen. Alkibiades wird mit dem hochentwickelten Seelenzustand eines ‹Persers› diagnostiziert und verglichen *(apoblepsai)*. Zwecks Verständlichkeit gehe ich hier von den gängigen heilkundlichen Begriffen aus (d. h. hippokratische und chinesische Klassifikation).

- *‹Feuer›* – *‹Wasser›*: *Reichtum* wird in zwei Formen, der unbearbeiteten (*chrysos, argyros*) und der *‹bearbeiteten›* (*chrysion, argyrion*) erwähnt, hier also mit dem *geläuterten* ***‹Gold›*** und ***‹Silber›*** *der ‹alchemistischen› Energieprozesse* verglichen, was dann als hohes Mysterienwissen (*arrheton*) nicht unverhüllt dargestellt werden *darf.* Gemäss subtiler Symbolik wird *‹Gold› der sonnenhaften, männlichen* Kraft zugeordnet (*Helios*, Abb. 22b), *‹Silber› der mondhaften, weiblichen.* Im platonische Kreis wurde der Novize weit mehr als das ‹Gold im Feuer› geprüft. Beide Kräfte müssen sich auf *höchster Stufe ‹legieren›*. Die tiefste Bedeutung der *Fusion* von *‹Gold› und ‹Silber›* – hier nur mehr als höchster *‹Reichtum›* angetönt – ist die Vollendung als *chymische* oder *heilige Hochzeit* bezeichnet, oder diejenige der *‹persischen Könige und Königinnen› (Königsrede).*[667] Die dabei erreichte *‹Glückseligkeit›* war *Ziel* der subtilen Rituale und bedeutete auch vollkommenes Heilwerden.[668]
  Laut *Olympiodoros* ist der *‹Reichtum› (Gold* und *Silber)* entsprechend auf drei verschiedenen Ebenen zu deuten: der *spirituellen,* der *psychischen* und der *materiellen*[669]. Über den ‹Reichtum der Spartaner› könne offener gesprochen werden (*mede… arrheton*) als über den *spirituellen ‹Reichtum›* der ‹Perser›. Es scheint sich hier um *Gleichnisse* verschiedener Kodierungsgrade zu handeln[670]:
  Spirituelle Ebene: Reichtum nicht ausgeführt (intendiert: *chymische Hochzeit)*
  Psychische Ebene: Reichtum als ‹verarbeitetes Gold und Silber› *(Energieaustausch)*
  Materielle Ebene: Reichtum als *Besitz* von Geld, Pferden[671]

Olympiodoros erläutert[669], *Sokrates* sei ärgerlich, weil *Alkibiades* den *Reichtum* nur äusserlich lebe, nur in Bezug auf die leibliche Lebensführung. *Sokrates* intendiert jedoch den ‹Reichtum› des *selbstbewegten Seins*, gleichsam den *inneren Purpurglanz des königlichen Menschen* (vgl. *Wollegleichnis*[630]).

- ***Inneres – Oberfläche***: Die Diagnostik der Ausgewogenheit von *Innerem und Oberfläche* wird mit dem bekannten Vergleich von *‹prächtigen inneren Kleidern›* und *‹einhüllenden Oberkleidern›* gemacht, die durch Energiearbeit wie ‹Schweife› aufgebläht werden[640] (vgl. Ritualbilder *Isis*). Zur *Kleider-Metapher*, die – wie die ‹Pferde› – nicht nur auf den äusserst luxuriösen Lebensstil des Alkibiades zu deuten sind, äussern sich auch die Neuplatoniker *Proklos* und *Olympiodoros*[672]. Ziel ist *Nacktwerden* vom äusseren Prunk und *sich Messen* am wahrhaft *Schönen* (*kalliston*[673]).

- ***Wärme – Kälte***: Die *energetische Dynamik* zeigt an, wie die Energieprozesse laufen, ob es einem ‹warm ums Herz ist› oder gar ‹heiss› wird, oder ob man ‹kalte Füsse kriegt›.[674]

- ***Fülle – Leere*** schlussendlich meint das zur Verfügung stehende Energiepotenzial, das zeitlebens aufgebaut werden kann. Grosses Potenzial führt zu Ekstase und Glückseligkeit, niedriges zu ‹Abgelöschtsein› und Energiemangel,

wozu das heutige Hauptsymptom ‹*Depression*›, aber auch die zunehmenden ‹*Burnouts*› gehören.[675]

Sokrates' Diagnose lautet: bezüglich all diesen diagnostischen Leitkriterien müsste Alkibiades sich bereits vor den ‹Spartanern›, aber erst recht vor ‹dem spirituellen Reichtum› der ‹Perser› schämen, weil er grosse Defizite hat. Weiter in der energetischen Diagnostik führt Sokrates nun zum ‹*Tugendkatalog*›, den ich im Rahmen der *Polaritätenlehre* deute (5.3.6).

5.4.4.2 Die Polaritätenlehre

Das subtile *Energiegesetz der Polarität* besagt, dass alles aus zwei Polen besteht. Jeder Aspekt des Werdens entsteht durch Absetzung von seinem Gegenteil. Zwischen den Polen dieser Spannungsfelder fliesst Energie. Die Polaritätenlehre gilt für alle Ebenen des Lebens und des Werdens und ist für die *energetischen Heilkunden* wie für die *Bewusstseinswege* eine wichtige Orientierung.[676]

Zur Polaritätenlehre gehören auch die *bipolaren Tugendwege*, deren *Qualitätenreihen* bereits kurz dargestellt wurden (5.3.6). *Alkibiades* wird also auch bezüglich seiner initiatischen Kompetenzen von ‹*Tapferkeit*› *(andreia)* und ‹*Gleichmut*› (*sophrosyne*) getestet *(apoblepsai*[677]*)*. Nur diese beiden Stufen (der *paideia*) sind Thema des kathartischen Prozesses im *Alkibiades*-Dialog.

Für die Stufe der ‹Tapferkeit› – dem Durchstehen des *daimonion* – scheinen die ‹*Spartaner*› *(=Lake-daimonier)* zu stehen. Mit dem Erreichen der ‹Tapferkeit› wird Alkibiades dann zum ‹Neophyten›, während er jetzt nur mehr Anfänger ist (‹*pais*›= ‹*Novize*›[678]*)*.

– ‹Tapferkeit› *(andreia):* Sie umfasst Ausdauer *(karteria),* Fleiss *(philoponia),* Strebsamkeit *(philonikia)* und Ehrliebe *(philotimia).*

Die Stufe von ‹Tapferkeit› mit dem Grad des ‹Soldaten› wurde bereits dargestellt (5.4.3.6). Die erwähnten Qualitäten haben mit ‹Kämpfen› (*philoponia*) und ‹Siegen› (*philonikia*) zu tun.[679] Die *Spartaner* waren ja bekannt für eisernen Fleiss und Härte (‹Soldat›-Verschlüsselung[680]).

– ‹Gleichmut› *(sophrosyne,* 5.5.6): Sie umfasst Anstand *(kosmiotes),* Leichtigkeit *(euchereia),* Genügsamkeit *(eukolia),* Grossmut *(megalophrosyne)* und Disziplin *(eutaxia).*

Diese initiatischen Kompetenzen müssen durch *Unterweisung (mathesis), Achtsamkeitstraining* (*epimeleia hautou*) und *Üben (askesis*) erworben werden.[681] Die bereits skizzierten, transkulturell bekannten psychischen Qualitäten werden zwischen den Leitplanken von *Tugenden* und *Untugenden* als initiatische Vorbereitung (*propaideia*) ‹austariert› und in ein energetisches Gleichgewicht gebracht (5.3.6). In den Energielehren gilt, dass die gröberen, physikalischen Qualitäten nur sekundäre Wirksamkeit haben, die energetischen jedoch die primäre, die *grosse Heilkraft* generieren (*megale dynamis*).
Das Polaritätenfeld entfaltet sich so, dass Sokrates die hohen Ansprüche je am niederen Ist-Zustand des *Alkibiades* misst und ihn diese Spannung erleben lässt. So entsteht ein – nicht nur begriffliches – Spannungsfeld zwischen

– ‹hohem Streben› vs. ‹Narzissmus› (beide = *megalophrosyne:* ‹Perser›)

oder zwischen

– ‹unermüdlichem Einsatz› vs. ‹Habgier› (beide = *philoponia:* ‹Spartaner›).

Alkibiades soll die polare Spannung wahrnehmen und abbauen, indem er seinen Zustand – in der Schau (Trancezustand) – dem höheren Ideal angleicht.

Die sokratische Diagnose lautet: Auch an der Vorschulung *(propaideia*) gemessen ist *Alkibiades* im Stadium eines ‹*Kindes*› (*pais).* Positiv formuliert ist jetzt der gute Moment (*kairos*), als *Novize* (*paidika*[35]*)* am Nullpunkt zu beginnen. Der Reinigungsprozess wird sich über diese beiden ‹Qualitätenreihen› erstrecken, die *Alkibiades* am Ende des Dialogs als psychische Kompetenz erklommen haben wird: ‹Tapferkeit› und ‹Gleichmut› (*andreia, sophrosyne*).

5.4.4.3 Die Feldstruktur der Psyche

Ein weiterer diagnostischer Aspekt scheint die *Beschaffenheit der psychischen Felder* zu sein[682]. Die Psyche wurde bereits im *Feldmodell* diskutiert (2.7.1). In den psychischen Feldern müsse nach folgenden Kriterien geprüft werden:

– nach der *Quantität* oder ‹Fülle› *(plethos*[683]*)*
– nach der *Qualität* der Feldenergie *(arete*, vgl. Polaritätenlehre)
– nach der *Ausdehnung* des Feldes *(ktesis*[684]*)*

- Die beiden ersten Kriterien der *Quantität* und *Qualität* scheinen im Rahmen von ‹*Reichtum*› und ‹*Polaritätenprüfung*› erfasst (5.4.4.1/5.4.4.2). Bemerkenswert ist, dass hier konzeptuell *Energieaspekte* und *Feldaspekte* unterschieden wurden, was später verloren ging (vgl. Konfusion *pneuma-nous* 2.3.2).

- Zum Kriterium von *Ausdehnung und Aufbau* des Feldes führt Sokrates Folgendes an: Ein *Gewährsmann*, der *den Weg* zum persischen König *hinaufgegangen* war[685], berichtete über *ausgedehnte und gute Landschaften,* ‹*deren Besuch eine Tagesreise brauche*›. Es könnte sich hier um weibliche *Prozessionslandschaften* handeln, denn sie werden mit folgenden Namen bezeichnet:
  - *Gürtel* der Königin *(zone)*
  - *Haube* oder *Schleier* der Königin *(kalyptra,* vgl. *Apokalypse)*
  - viele *glückselige* Landschaften *(topoi kaloi k'agathoi)*

Die letzte Bezeichnung enthält den Kode *kalon kagathon* (*Kalokagathie*), das platonische Ziel von ‹*Glückseligkeit*›. Dieses wurde über rituelle Stufen in der Psyche – die im *Symposion* verschlüsselt abgebildet sind – aufgebaut (2.7.1).

> Die ‹*Orte der Glückseligkeit*› entpuppen sich folglich als *Energiezonen* im *Psyche-Modell* (2.7.1). Dieses wiederum offenbart sich – als *holistische Chakren-Struktur* – transkulturell in *Ritualen* und *Kultorten.*

Um hier also überhaupt etwas zu verstehen, ist der *holistische* Zugang wichtig: die ‹*psychische Urstruktur*› oder das ‹*Urholon*› findet sich nicht nur *mikrokosmisch* in *Ritualen*, *Kultfiguren* und *Sakralbauten* (vgl. ‹*Tempel des Menschen*› in *Luxor*[686]*)*. Sie erscheint auch als makrokosmische Grundstruktur in ‹*Landschaftstempeln*› wie dem *Asklepieion in Kos* – das dem dort vollzogenen *Eidritual* enstpricht[687] – bis hin zu *Rituallandschaften* wie dem *Gesamt der Tempelorte im Niltal*[688]. Als *weibliche* ‹*Kultbühne*› imponiert etwa der *Prozessionsweg der Hera* von *Paestum* bis zum *Seleheiligtum.*[689] In diesem Sinne erläutert *Olympiodoros* die *weiblich benannten Landschaften* der *Perser*[690]*:*

> «Es wird gesagt, dass die Siedlungen *(polis)* einen Raum von etwa einer Tagesreise (Weges) umfassten, und in jedem grenzten sie einen *Bereich für die Frauen (kosmos ton gynaikon)* aus, ungefähr so, dass jede ‹*Frauenwelt*› *(kosmos) durch feierliche Prozessionen* gebildet wird. Dadurch erhalten die Siedlungen Namen von diesen; wie sonst würde denn die eine ‹*Gürtel der Königin*›, die andere ‹*Haube*›/‹*Schleier*› oder ähnlich genannt werden?» …

Dieser interessante Text beschreibt offenbar die rituelle Entstehung von *weiblichen Kultbereichen.*[691]

- **Die persischen Rituallandschaften:** Heute noch wird in *Schiras* (Iran) ein antiker zoroastrischer *Feueraltar* mit der ‹Ortsbezeichnung› *‹Allglück›* gezeigt[692]. *‹Allglück›* wurde in der *Dareios*-Zeit mit *paridaïza* (‹Umzäuntes›) bezeichnet, was wohl ursprünglich solch *kultische Landschaften der Glückseligkeit* meinte[693]. Diese ‹Paradiese› hatten so grosse Resonanz, dass nicht nur der *persische Begriff* den *griechisch-europäischen* prägte: Die riesigen persischen Anlagen – wie z. B. in *Pasargadai (Kyros*-‹Palast›) – mit wunderbaren *Kultstätten*, *Flora* und *Fauna* haben auch die griechisch-römischen *Ritualgärten* etwa in *Pompeji* beeinflusst[694]. Noch der mittelalterliche *mystische Garten*, der *Hortus Conclusus* (‹umzäunter Garten›), ist davon inspiriert, aber auch arabische Gartenanlagen wie der *Generalife* in *Granada*[695].
  Immer galt hier das Energiegesetz *‹wie aussen so innen›*: Der *äussere Bereich* musste als holistisches Abbild auf das *innere ‹Paradies›* verweisen, und dieses war durch den Entwicklungsweg *(paideia)* und die Rituale im *‹Paradiesgarten›* zu veredeln *(epikosmeo*[696]*)*. Warum für die platonische Entwicklung von Männern in der *Königsrede* der Vergleich mit der *persischen Königin* und deren *Kultlandschaften* so wichtig war, könnte – neben der Entwicklung auch der weiblichen *yin*-Kräfte (‹Silber›) – mit der erwähnten Bedeutung der *Persephone im Mysterienprozess* zu tun haben[697].

- **Die Ritualattribute der *‹persischen Königin› (Persephone):*** *‹Gürtel›* wie *‹Haube›/‹Schleier›* waren in den *dionysischen* Ritualen *Zeichen*[698], die einen Einweihungsgrad ausdrückten und Kraft gaben. Im *orphisch-dionysischen Frauenritual* der *Mysterienvilla* in *Pompeji* lassen sich ebenfalls weibliche Einweihungsgrade wie die *‹Gegürtete›* (Abb. 31) und diejenige *‹mit der Haube›* (Abb. 34) bzw. dem *‹Schleier›* ausmachen (vgl. Nonnen).
  Der *‹Gürtel der Königin›* lässt auch wieder an die Königin *Persephone* denken (5.4.3.6.2), die als *‹Tiefgegürtete›* ausgezeichnet war *(bathyzonos)*. In der *Königsrede* wird eine ‹persische Königin› noch als *‹Mutter›* und *‹Gemahlin›* von Königen bezeichnet. Auch *Persephone* ist *‹Gemahlin›* von *Hades* und *‹Mutter›* eines göttlichen Kindes[699]:

  «So wird z. B. Persephone in die Unterwelt entführt und wieder an die Oberwelt gelassen und bringt als Todesgöttin ein neugeborenes Kind mit – also Leben aus dem Bereich des Todes.»

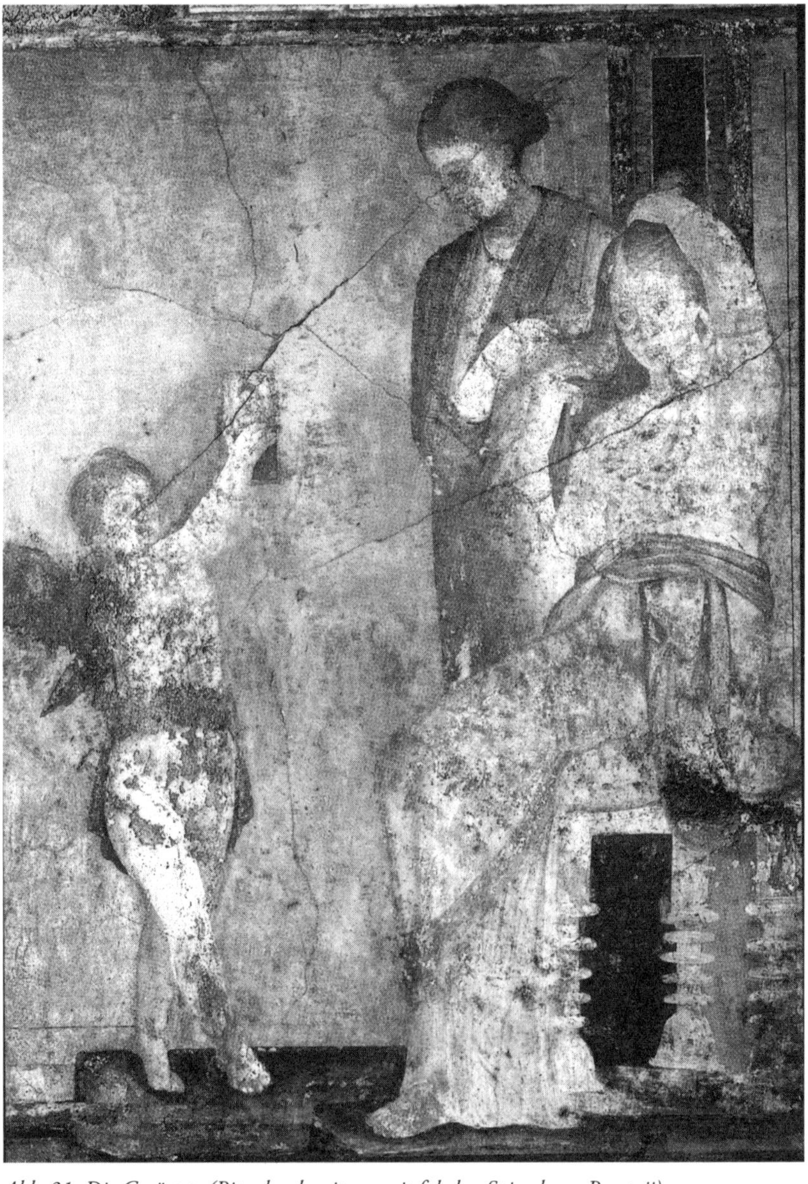

Abb. 31: Die Gegürtete (Ritualvorbereitung mit falscher Spiegelung, Pompeji).

Solche initiatischen Parallelen sind aufgrund der Verbindung der sokratischen *Katharsis* zur *eleusinischen Mysterienerfahrung* naheliegend und werden von den Neuplatonikern mehrmals bestätigt[700]. Insbesondere das Motiv des ‹*Su-*

chens› (zetesis) der Göttin und des *‹Erlangens von Glückseligkeit› (heuresis)* war in den *eleusinischen Mysterien,* wie auch für den platonischen *Gang durch die Bewusstseinswelten* zentral.[701] Denn auch *Platon* verwendet diese Begriffe für den *psychischen Tiefenprozess,* bis hin zur *‹Suche nach dem Grund›.*[702] Dass mit dem *Finden der Persephone* eine *Erlösung* von altem *Schmerz* verbunden war, bezeugt der *Menon*-Dialog.[703]

Auch *Alkibiades* dürfte während seiner *Hadesfahrt* – ähnlich wie der bereits zitierte Initiand bei *Apuleius*[560] – über die Schwelle der *Persephone* gegangen sein. Plötzlich – die *‹persische Königin›* wird abrupt eingeführt – könnte auch er vor das ‹Angesicht der persischen Königin› gelangt sein und seinen defizitären (‹schmucklosen›) Entwicklungszustand in diesem Lichtraum erschauernd wahrgenommen haben.[704]

Die *Schlussdiagnose* nach der Prüfung

Sokrates scheint sie hier *dreifach* zu stellen: Laut Text kommen die ‹Königinnen› wegen dem erbärmlichen Zustand von Alkibiades *dreimal* ins *‹Staunen›,* wenn sie diesen mit ihrem hochentwickelten Zustand vergleichen.[705]

1. *Diagnose hinsichtlich der psychischen Motivation:* Alles, was *Alkibiades* als realen, äusseren Reichtum zu bieten hat, ist nicht der Rede wert, um gegen einen *‹persischen Königssohn›* anzutreten: Der *achtsame Weisheitsweg* ist das *einzige Wertvolle* bei den Griechen. *Denn der Philosophiepfad ist die ‹königliche Kunst›.*[706]

2. *Diagnose hinsichtlich der psychisch-energetischen Entwicklung:* Alkibiades kommt gänzlich ohne Vorbereitung *(a-paideutos)* zur psychischen ‹Prüfung› *(agon),* was geradezu als *verrückt (mainesthai)* einzustufen ist. Denn er ist unentwickelt in Bezug auf die ganze *Beschaffenheit der Psyche,* wie[707]:
   - *Schönheit (kallos:* vollendete Energiequalität, vgl. ‹Schönheitswettbewerb›, Abb. 22b)
   - *Grösse (megethos:* Feldausdehnung[708], als Integration abgespaltener Felder)
   - *Abstammung (genos:* Katharsis bis zur ‹Zeugung im Subtilen› 5.4.3.1)
   - *Reichtum (ploutos:* Harmonie von *Yin/Yang,* 5.4.4.1)

3. *Diagnose hinsichtlich des überräumlich-überzeitlichen Bewusstseinszustandes:* Die *‹spartanische Königin›*[456] staunt über sein reduziertes Bewusstsein im Gegensatz zu ihrer Kompetenz der *‹Drei-Zeiten›* (2.6.3*).* Dieser *hellsichtige* Zustand könnte hier mit *‹Mutter›* – *‹Gattin›* – *‹Tochter›* kodiert sein.[709] Gemessen an den entwickelten Fähigkeiten – ‹wie die *Lake-daimonier* sie

bei sich haben› –, müsste er sich als *‹elend› (kakos)* erfahren. Und dies umso mehr, als es sich erst um das Bewähren im niedereren Bewusstsein *(Persephone)* handelt und noch nicht um das *apollinische Licht.*[710]

Positiv umgedeutet müsste er nun als *‹Novize› (meirakion*[434]*)* – wie sein Erosmeister *(erastes)* ihm dies nahelegt – *spirituelle Unterweisung* haben *(mathesis)*, den *Achtsamkeitsweg* als *Tiefenerfahrung (epimeleia hautou)* und einen *Übungsweg (askesis)* gehen, die *drei Pfeiler des platonischen Weges.*[711]

5.4.4.4 Von der Diagnose zur Prognose *(mysterium tremendum – mysterium fascinans)*

Das *Staunen der ‹Königinnen›* enthält jedoch bereits das Gegenteil der beschämenden Konfrontation, nämlich auch den Hinweis *initiatischen Staunens* über das *zukünftige Wunderbare*[704]. Damit könnte sich *Umkehr* ankündigen, weil der *Zustand des Sich- wunderns* zum *Einzuweihenden* gehörte[712]: vielleicht eine der für die *Mysterienerfahrungen* typischen *Antithesen.*[713] Während die *Hadesreise Angst und Schrecken* – das *mysterium tremendum* – erleben lässt, scheint das *Staunen* und *Sich-wundern (thaumazein)* auf die Erfahrung des *Wunderbaren* – des *mysterium fascinans* – hinzuweisen.[714] Im Gegensatz zu SCHEFER gehörten jedoch auch *Schrecken* und *Todesangst* zur sokratischen *Ausweglosigkeit (Aporie)*[715]*:* eine Form von *mysterium tremendum,* wie sie als *Durchgangserfahrung psychischer Katharsis* in den *Mysterien* erlebt wurde.[716] Das *Einzigartige des platonischen Initiationsweges* ist die *konsequente* und *geformte* Bewusstseinsentwicklung in den *Lichtbereich* (5.5.7.3).

Im *dreimaligen* (rituellen) *Sich-Wundern – Staunen* scheint Alkibiades eine grundlegende Einsicht im eigentlichen ‹Kampf der Kräfte› zu erhalten und erfährt plötzlich die *Verheissung* von ‹Glückseligkeit›.[717] In dieser Kontrastsituation gegenüber der ‹Scham› wird er als ‹Glückseliger› angesprochen und *Sokrates* offenbart ihm *die Mysterienformel* [718]*:*

> *«Oh Glückseliger (makarie),* gehorche mir und dem Spruch von Delphi *‹Erkenne dich selbst›.»*

Hier finde ich also einen abrupten Wechsel vom Abschrecken *(apotrope)* zum verheissenden Motivieren *(protrope),* ähnlich dem *plötzlichen Umschlag von Dunkelheit zu Licht* in *Eleusis*[719]*:* Sokrates spricht dabei *erstmals* und *zum einzigen Mal* die *Mysterienformel* aus.[720] War in den eleusinischen Mysterien jedoch die *Offenbarung der Mysterienformel* in der *heiligen Rede* der *Höhepunkt,* ist sie hier wohl erst eine *Zukunftsvision.*[721] Der *formelhafte* Hinweis auf die spätere Mysterienerfahrung ist allerdings so bedeutsam und gewichtig, dass *Olympiodoros* und die nachmaligen Interpreten die Stelle mit dem *definitiven späteren Durchbruch verwechselten* (5.3.2[722]).

Zur Verdeutlichung übersetze ich diese *Stelle mit der Mysterienformel* folgendermassen:

> «Oh, der du ein Glückseliger wirst, wenn du dich mir und dem Spruche von Delphi anvertraust, gehe auf den Initiationsweg zum Erkennen-deiner-Selbst.»

Die *Verheissung* des ‹königlichen Weges›, die Unterweisung der *Königsrede*, gilt aber nur *bedingt*. Denn nochmals ermahnt *Sokrates* den *Alkibiades* zur *Umkehr* von äusserer Macht und Verzettelung zur *Konzentration aller Kräfte nach innen*.

5.4.5 Die subtile Therapeutik in der *Königsrede*

Wie eben dargestellt, setzt Sokrates neben die tiefste Beschämung über die *Bewusstseinsverdunkelung* die zukünftige *Mysterienformel ‹Erkenne dich selbst›* mit dem Hinweis auf *Delphi. Apollon* könnte hier *apotropäisch,* als die das *Dunkle definitiv abwendende, rettende Kraft* intendiert sein, die den kommenden Prozess begleitet.[723] Denn es werden nun entscheidende Therapieschritte zum *einfachen Unbewusstsein* folgen.

5.4.5.1 Das ‹Erkenne dich selbst› *(gnothi sauton)* und die antike Orakeltradition

Warum ist die *delphische Orakelmaxime* im *Alkibiades*-Dialog so bemerkenswert, wie stimmt sie als Kulturgut der alten Griechen mit heutigen *Selbsterfahrungen* überein?

1. Die platonische *Philosophie und Bewusstseinslehre* sind engstens mit der *‹delphischen Theologie›* verbunden. Das *gnothi sauton* liegt als spirituelle Erfahrung dem Werk *Platons* von den Früh- bis zu den Spätdialogen zugrunde, ist also ‹für die platonische Philosophie im Ganzen bestimmend›.[724] *Sokrates* selbst habe in Delphi das *‹gnothi sauton›* im Tempel des *Apollon erfahren*, was bei ihm entscheidende *Motivation* zum *‹Philosophieren›* wurde und einen *Bewusstseinswandel* auslöste. Auf dieselbe Weise, wie er *hinaufgeführt* wurde, habe er auch die *Novizen* hinaufführen wollen.[725]

2. Man stellt sich die ‹*Weissagung*› der delphischen Orakelpriesterin *Pythia* zu einfach vor. Die überlieferten, mehrdeutigen Orakelsprüche verschleiern *therapeutische Prozesse*. Sie müssten vielmehr wie die asiatischen *Koans* verstanden werden. *Delphi* war zu jener Zeit das grösste *Orakelheiligtum* im griechischen Gebiet, von vielen Menschen vor schwerwiegenden Entscheidungen aufgesucht. Das ‹Weissagen› beruhte wahrscheinlich jedoch auf einem *tabuisierten Vorgehen* in einem Zustand, wo *pythische Prophetin* und *Ratsuchender* – ähnlich wie *Sokrates* mit *Alkibiades* – in *Trance* waren.[726] Bei guter Bereitschaft konnte eine heilende Tiefenerfahrung erlebt werden. Verschiedene Riten und Arten von *Versenkungspraxis* sind für das *Trophonios*-Orakel im Detail belegt[588], aber auch von Heilkulten wie dem visionären *Tempelschlaf* zu *Kos*[727]. Der Begriff *kataklino* als Hinlegen des Patienten für die Heiltrance im *Asklepieion* wird von *Olympiodoros* ja auch für das therapeutische Setting des *Sokrates* gebraucht, wie wir unten sehen werden.[728]

3. Die *sokratische Einweihung*, insbesondere diejenige von Alkibiades, weist auf die Bedeutung der delphischen *Stufen*: *Reinigung – Einweihung*, sowohl in der therapeutischen *Katharsis* wie auch in der *Architektur* des dortigen *Apollontempels (Holismus). Alkibiades* befindet sich nämlich bewusstseinsmässig im ‹*Vortempel*›, dem Ort der *Noch-nicht-Initiierten.*[729] Ebenso mussten die frühchristlichen Initianden in der Vorkirche *(Narthex)* bleiben, bis sie durch die initiatische *Taufe gereinigt* und für den Kultraum bereit waren.[730]

Die Inschrift *gnothi sauton* – an einer Säule des Vortempels in *Delphi* angebracht – habe den *Einweihungsvorschriften von Eleusis* entsprochen[731]:

> «Denn gleich wie ein öffentlicher Hinweis denjenigen, die in den Tempelbezirk der *Eleusinien* eintraten, klarmachte, nicht ohne *initiatische Erfahrung (amyetoi)* und *uneingeweiht (atelestoi)* in das Heiligtum einzutreten, so wies das am Eingang des Tempels von *Delphi* eingemeisselte ‹*Erkenne dich selbst*› auf die Art des *Hinaufführens (anagoge)* in den göttlichen Bereich *(theion)* hin und auf den *wirksamsten Weg der Reinigung (hodos anysimotate).*»

Deutlich werden hier also *zwei* Aspekte des ‹*Erkenne dich selbst*› verbunden: *die vollendetste Reinigung* und das *Hinaufführen in die Spiritualität.* Es geht hier um den Bewusstseinsschritt vom *Zwischenbereich* zum *spirituellen Bereich* (vom gr. *daimonion* zum *theion).*

4. Wenn Sokrates sich auf das delphische *gnothi sauton* bei *Alkibiades*[718] bezieht, wird seine Intervention mit der Mysterienformel als *Begrüssung des*

Novizen im Vorhof deutbar: Im *Charmides*-Dialog wird nämlich das *Erkenne-dich-selbst* nicht als Rat (des Gottes), sondern als *Begrüssung an den Eintretenden* gewertet.[732] Der Ratsuchende ist also bereits über die erste Schwelle getreten (doppeltes Unbewusstsein). Bei diesem Tiefenprozess begleitete *Sokrates Alkibiades* ja wie *an einem Faden durch das psychische Labyrinth*[733], um ihn schliesslich in die *Kontemplation* hinaufzuführen *(anagoge)*. Dadurch *erhebe* und *weite sich* das Feld, wie dies auch noch im *sursum corda* der christlichen Messe überliefert ist.[734] Die Inschrift von Delphi mache ferner eine deutliche Aussage für diejenigen, die fähig seien, *in mystischer Verbundenheit* – also in einem *höheren Bewusstseinszustand* – zu leben[735]:

> «Derjenige, der bereits an seinem (inneren) ‹Hausaltar› *(hestia)* begonnen hat, *sich selbst zu erkennen,* vermag sich mit der Gottheit, die die ganze Wahrheit offenbart und zum gereinigten Leben führt, zu verbinden. Derjenige jedoch, der seiner selbst unbewusst ist und nicht eingeweiht, kann nicht an der Vorsorge von Apollon teilhaben».

Mit *gnothi sauton* dürfte denn eine *‹mystische Kernerfahrung›* bezeichnet worden sein, wie sie – mit vergleichbarer Ritualformel – auch aus dem indischen *Vedanta* bekannt ist *(tat tvam asi*[736]*)*.

> Wiewohl geflügeltes Wort der westlichen Tradition, darf *gnothi sauton – Erkenne-dich-selbst* nicht mit unserem heutigen Verständnis von *Selbsterkennen* gleichgesetzt werden. Die immer wieder zitierte Formel ist vielmehr *die* Ressource und *das hohe Ziel* des platonischen Tiefenprozesses, nicht als *rationale ichbezogene Selbsterfahrung* verstanden, sondern als *erste Begegnung mit dem göttlichen Grund im Menschen.*

5.4.5.2 Die *Königsrede* als sokratisches Orakel

Die Königsrede enthält verdichtet und *apotropäisch* (‹Unheil abwendend›) zahlreiche *Weissagungen*, die für das Leben von Alkibiades zutreffen werden. In diesem Sinn zeigt sie subtilen therapeutischen Umgang mit hellsichtiger *Wahrnehmungsfähigkeit.*[737] Aus der delphischen Tradition wird die achtsame Art des Weissagens folgendermassen überliefert[738]:

> «Der Herrscher, dem das Orakel in Delphi untersteht, verkündet nichts und verbirgt nichts, sondern er *deutet nur an.*»

Die *Königsrede* ist denn nicht nur ein Beispiel von meisterhafter *Diagnose* sondern zugleich von *hellsichtiger Prognose*, indem hier wichtige Stationen des zukünftigen tragischen Lebens von *Alkibiades* enthalten sind (5.3.7): Wird er sich auf den *Königsweg* begeben und sich auf die höchsten Qualitäten hin orientieren, dann wird er ‹königlich› werden; sonst aber wird er sich auf die *konkreten Könige* und *Königinnen* stürzen und in narzisstischer Selbstherrlichkeit leben. Dazu gehört auch die rituelle *Abwendungsformel*, die unmittelbar auf die *Verheissung* (Mysterienformel[718]) folgt. Denn gemäss antiker Weihetradition musste bei der *Verheissung von Glückseligkeit* immer noch kurz das *Gegenteil* abgewendet werden: Nur durch den *Achtsamkeitsweg* wird Alkibiades seine *inneren Gegenkräfte* überwinden können, ansonsten wird er *in Namenlosigkeit versinken.*[739]

Werden in der *Königsrede biographische Daten* von *Alkibiades* doppelsinnig verwendet (5.3.7[415]), machen die Begriffe ‹*Perser*› und ‹*Spartaner*› die Königsrede vollends zum *sokratischen Orakel.* Sokrates' Sorge um die Befreiung von Alkibiades ist denn auch bis zum letzten Satz des Dialoges spürbar. Damit stellte Sokrates – wie die Hippokratiker – eine subtile Prognose *(prodiagnosis)*[740]. Dies alles wurde bis heute zu wenig erkannt und gewürdigt.

Wie sehr unterscheiden sich unsere heutigen Testbatterien von der damaligen hellsichtigen Diagnostik und Prognostik! Natürlich kommen wir heute – in der Medizin wie in der Psychologie – nicht mehr ohne diagnostische Hilfsmittel aus; sie genügen aber nicht. Entsprechend müsste eine subtile Ausbildung bereits im Umgang mit den diagnostischen Hilfsmitteln sowohl im medizinischen wie im psychotherapeutischen Bereich verlangt werden. Dies gilt im Besonderen auch für hellsichtig Heilende, die vielfach ohne jegliche psychotherapeutische Ausbildung praktizieren.

Nach der *Königsrede* ist Alkibiades für den Achtsamkeitsweg motiviert, möchte Hilfe und bestätigt rituell, Sokrates habe ‹*wahr gesprochen*›.[741] Er muss jedoch ein weiteres Mal durch eine *Aporie* hindurch, *die zweite*, die ihn erst vom *doppelten Unbewusstsein* definitiv ins *einfache Unbewusstsein* führen wird, *in die Klarheit erweiterten Bewusstseins. Sokrates* darf ihm nichts durchgehen lassen! Es wird nun nochmals ein kurzer dialogischer Reinigungsteil *(koine boule)* bis zum Wandlungspunkt folgen.

5.4.5.3 Die zweite Ausweglosigkeit *(Aporie)* und das Bekennen: ‹Ich weiss, dass ich nicht weiss›

Was jetzt kommt – sagt Sokrates –, *müsse ausgesprochen* werden, sogar sehr deutlich.[742] Das Folgende ist also nicht mehr *Mysteriengeheimnis*. Mit der dialogischen Vertiefungstechnik soll zum platonischen Ziel des *Menschen jenseits von ‹Gut und Böse›* vorgestossen werden.[743]

Textzusammenfassung

(3. und letzter Teil *protreptikon*: *Alkibiades* 124b7–127d8[361]. Kodewörter **fett**)

Beide, *Alkibiades* und *Sokrates,* sind in den *Entwicklungsweg eingebunden* ***(paideuthenai).*** *Sokrates* ist im therapeutischen Prozess der ‹Vormund› des *Alkibiades,* während *Sokrates* seinerseits – auf einer höheren Stufe – *‹Mündel› der Gottheit* ist ***(Apollon,*** nicht ausgesprochen; ***epitropos*** = *tropheus).* Nur durch *Sokrates* wird *Alkibiades* die *‹Gotteserscheinung›* zuteil werden ***(epiphaneia***[744]***).*** Welche ‹Handlungen› müssen nun getan werden ***(pragmata*** = hier *Mysterien)?* Zunächst folgt wieder eine *Wahrnehmungsprüfung* betr. den *hohen Bewusstseinszustand* ***(kaloi kagathoi).*** Es geht ums *Herrschen* in der ‹Stadt› – einem Bild auch für die *Psyche* ***(polis)*** – was durch eine bestimmte, *gemeinschaftliche Art des Zusammenlebens* ***(koinoneo)*** gelernt werden kann. Welche *Wissenschaft* lehrt solches *Zusammenleben* ***(politeias koinonountes;*** weitere Metaphern): als eine Art *Rettung* derjenigen auf *‹hoher* See› ***(sozesthai pleontes,*** vgl. Abb. 22 a), eine Art *Gesundheit* ***(hygieia),*** eine Art *Schauen* ***(ommata***[745]***)*** eine Art *Hören* ***(ota***[746]***).*** Was braucht es noch in einer Stadt oder Seele, damit sie besser wird, *besser therapiert* und besorgt wird ***(beltion, ameinon)?*** Eine gewisse Art von *Freundschaft* ***(philia)*** und *Harmonie* ***(homonoia***[747]***)*** in jedem Einzelnen und untereinander (Seelenfelder). Führte diese Kunst bloss dazu, dass jeder das *Seinige* besorgte und für das *Eigene* schaute ***(ta hauton),*** wären diese Menschen untereinander noch nicht in *Harmonie.* Und wäre auf einer Ebene nicht Harmonie, kann dann *Verbundenheit* sein? In welcher Beziehung müssen *‹gute Männer›* ***(agathoi andres)*** *weise* sein ***(sophoi)?*** *Alkibiades* wird nochmals in die *Aporie* getrieben.

Textinterpretation

Es scheint darum zu gehen, die psychische Entwicklung zu *‹Harmonie in Verbundenheit›* im Schutz einer *rituellen Gemeinschaft* machen zu können; der platonische Begriff *koinoneo (koinos bios*[748]*)* – der noch im östlichen *Mönchstum* als *kinowitisch* überlebt – tönt dies an. Nur innerhalb des *‹Bundes der Philosophen› (andres agathoi, sophoi)* mit einem fortgeschrittenen *Führer (epitropos, tropheus)* und der *apollinischen Weisheitslehre* kann dies erreicht werden.[749]

Alkibiades kommt nun abermals in einen *psychischen Engpass (Aporie)*, wobei *Sokrates* – gemäss *erotischer Technik* – mit dem *Novizen* fest *verbunden* ihn durch diese Grenzerfahrung hindurchführt; zugleich bleibt er aber im Zustand therapeutischer Aufmerksamkeit[726] (*Meta*-Ebene). Wahrscheinlich erfolgte auch dieser Vertiefungsprozess in einem *Ausnahmezustand* und *unter vier Augen* (Trancepassage, vgl. 5.2.6), denn Alkibiades wird hier die – bereits im *elenchos* erfahrene – *Persönlichkeitsspaltung* als *schändlichsten Zustand von Unbewusstsein* nochmals umfassend bestätigen.[266] Dazu muss er *die Sprache wieder finden* und *bekennen,* sich seiner *Urverdrängung bewusst zu* sein. Dies ist die *zweite Aporiesituation*[750]*:*

A: «Ja, bei den Gottheiten, oh Sokrates, *ich weiss selbst nicht,* was ich sage, aber es ist zu befürchten, *dass ich seit langem verdrängt habe,* dass ich mich *im schändlichsten Zustand befinde (lelethenai emauton aischista echon,* vgl. Zitat[262]).

Diese Passage ist eindeutig mit dem *terminus technicus ‹verdrängen›* zu übersetzen – *‹nicht-wissen›* genügt nicht mehr –, wird hier doch der *unbewusste Zustand* bestätigt, auf den Sokrates schon anfangs abzielte[751]:

S: «Wie nun, oh lieber Alkibiades, hast du entweder *vor dir selbst verborgen (= ‹verdrängt›: sauton lelethas),* dass du dies nicht erkennst, oder verbirgst du vor mir, dass du es gelernt und einen Lehrer besucht hast...»

Ferner wird in der zweiten Aporiestelle – der ersten entsprechend – eine *ritualisierte Formel* verwendet.[752] Während Alkibiades sich jedoch in der *ersten Aporie* als *bodenlos,* im *Zwischenzustand* vorfindet *(atopos,* vgl. *plane),* erkennt und bekennt er hier – aus der Warte seines neugewonnenen höheren Bewusstseinszustandes –, *dass er schon seit Langem seine beschämendste Unbewusstheit vergessen hat, also verdrängt.* Diese Umschreibung weist auf die bekannte Formel: *‹Ich weiss, dass ich nicht weiss.›*[753]

Olympiodoros erläutert dazu wie folgt[754]:

«So brachte Sokrates mittels des *Zauberstabes,* der *dialektischen Methode (rhabdos*[755]*),* die Anmassenden *in Trance (kateklinen)* und umgekehrt richtete er die ‹innerlich Zerstörten› *(katablethentes)* wieder auf und rief sie wieder ins Leben zurück. So hat er den Alkibiades zuvor mit seinem Prüfverfahren *(elenchos)* ‹innerlich zerstört›, indem er ihm aufzeigte, dass er *doppelt unbewusst war...* »

Interessanterweise findet sich für das ‹Niederlegen› hier der Begriff *‹kataklino›* (‹auf die *Couch* legen›, Abb. 32), der in der *hippokratischen* Heiltradition für *Trancebehandlung* gebraucht wird und den ich hier auch in diesem Sinne übersetze.[756] Bis zum *Bekennen seiner Verdrängung* scheint Alkibiades in *ansprechbarer Trance* gewesen zu sein und nur fähig, gleichsam *hypnotherapeutisch* zu bestätigen oder zu verneinen[186]. Nun kommt er also ‹zurück›, spricht wieder und bekennt, was er erfahren hat. *Olympiodoros* illustriert dies folgendermassen[757]:

«Schau nun, da dürfte Alkibiades klar geholfen werden; denn er ist ja *vom doppelten Unbewusstsein ins einfache Unbewusstsein gelangt* und bekennt nun, *unbewusst* zu sein *(agnoein).*»

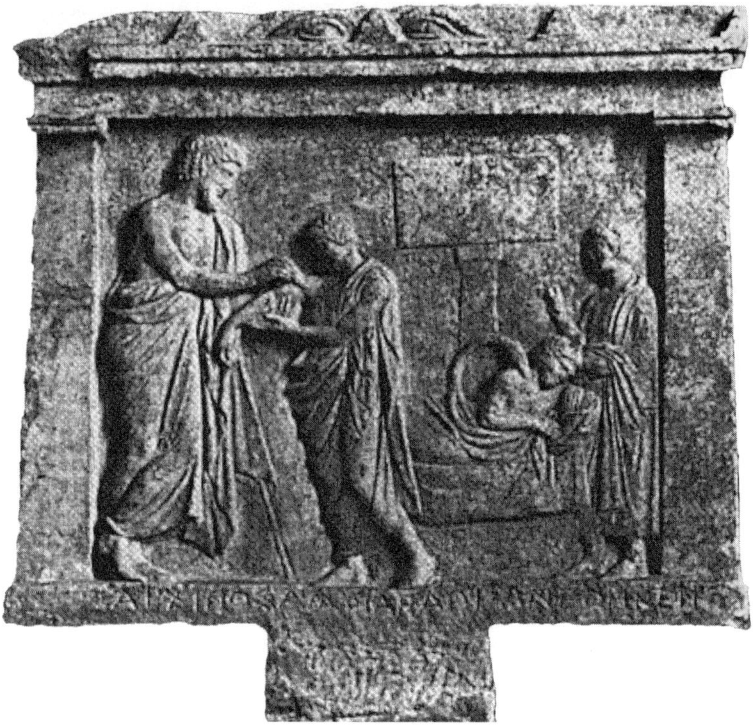

Abb. 32: Weiherelief mit Trancebehandlung auf Kline (Amphiareion).

Das ritualisierte *Bekennen* besiegelt also den entscheidenden Bewusstwerdungsschritt. Es steht als erster Meilenstein in Resonanz zur Mysterienformel ‹*Erkenne dich selbst*› in der *Königsrede*[758]*:*

S: «Vertraue mir und dem Spruch von Delphi, (gehe auf den Weg des) *Erkenne-dich-selbst*».

Und nun als *zweite Aporie* die Antwort des Alkibiades:

A: «Ja, bei den Gottheiten, oh Sokrates, ich weiss selbst nicht, was ich sage, aber es ist zu befürchten, *dass ich seit langem verdrängt habe, dass ich mich im schändlichsten Zustand befinde.*»

oder in Kurzform:

«Ich weiss, dass ich nicht weiss.»

Die *zweite Aporie* ist die *wichtigste Zäsur* im Therapieprozess von *Alkibiades.* Er hat nun den Zwischenzustand verlassen, die Verdrängungsschranke überwunden. Sein Bekenntnis lässt sich auf *‹Ich weiss, dass ich nicht weiss›* reduzieren. *Diese Formel – in der abendländischen Kultur rational als das Paradox von Sokrates bekannt – ist vielmehr das Bekenntnis des Novizen nach dem entscheidenden Bewusstseinsschritt. Sokrates* dürfte sich in diesem Moment *mit dem Novizen verbündet* haben, um *ihn* – mit therapeutischer Unterstützung – im einfachen Unbewusstsein abzuholen!

Die Katharsis als Konfrontation mit dem Schattenhaften wird damit beendet und *rituell besiegelt* (Ende der *apotrope–protrope*-Phase).

5.4.5.4 Die Wandlung vom doppelten zum einfachen Unbewusstsein (3.2.2)

Olympiodoros kommentiert mehrmals den Übergang vom *doppelten zum einfachen Unbewusstsein:*[759]

> «und unterdessen ist er vom *doppelten Unbewusstsein* befreit worden und ins *einfache (Unbewusstsein)* gekommen *(elthen epi haplen).*»

Ferner spricht er von *‹Hinübergeworfenwerden› (metabeblesthai)* und auch von *‹Wandlung›*[760]*:*

> «... warum und wann es zuteil wurde, (jedenfalls) machte Alkibiades eine *Wandlung (tropen epoiese)*».

Weiter vergleicht *Olympiodoros* dieses bewusstseinsrelevante Geschehen mit der Wirkung der *Sonne* bei einer *partiellen Mondfinsternis*[761]*:*

> «Aber weil ja jede falsche Einstellung ihren Anfang im Wahren hat [die Täuschung ist ein Abfallen vom Wahren, derart, dass sie sich darunter schiebt und an ihm hängen bleibt, da sie nicht die Kraft hat, aus sich heraus zu bestehen. Das Wahre aber färbt mit seinem Überfluss an Energie auch die ihm entgegengesetzte Täuschung; und es entsteht (so) *keine völlige Verdunkelung* der gemeinsamen Vorstellungen], muss man ... sagen, dass Alkibiades das *Aufscheinende* als das *höchste Gute* erkannte ...»

Orientierung im Bewusstseinsspektrum

Alkibiades wurde durch die verschiedenen ‹Räume› oder Aspekte des *Zwischenzustandes* zu einem ‹neuen Bewusstseinsufer› geführt. Er wurde gleichsam durch die *Verdrängungsschranke hindurch ‹katapultiert› (kataballein), weiter durch die Zwischenwelten geführt und gelangte schliesslich als Gewandelter zurück ins ‹einfache Unbewusstsein›*, ins neue Alltagsbewusstsein. Dabei musste energetisch die ‹Talsohle› erreicht werden: Dann erst wendet sich die *Energie,* was die *Wandlung* ausmacht *(epistrophe, trope)*. Daher wurde in den energetischen Heilprozessen *nötigenfalls amplifiziert, bis der Wendepunkt* erreicht war.[762]

Entsprechende Energieprozesse lassen sich nicht nur in der antiken *Heilkunde*, sondern auch in der *Tragödie* erkennen.[763] Am Tiefpunkt erfolgt das *Opfer* als *Wandlungsgestus*: *Ödipus* blendet sich und schaut nach innen, *Ajax* tötet sich, *Antigone* stirbt, um das Familienschicksal zu *wenden*. Die *Wandlung* des Energieprozesses *war in der Antike allgegenwärtig und lebensbestimmend* und kann als Ressource für die Psychotherapie wieder entdeckt werden: *Amplifikation führt zur Wandlung.*

Opferung als Loslassen und *Energiewandlung als Zuströmen* neuer Energie begleiten alle Ritualhandlungen, auch die täglichen. In einem phasischen Welt- und Menschenbild konnte jeder Atemzug, aber auch jegliches Tun und Erleben als Prozess von *Sterben, Wandlung und Erneuerung* erfahren werden.

Heutige christliche (katholische) Traditionen sind immer noch uneins, ob *Wandlung* das Einfahren des Göttlichen in die Substanzen Brot und Wein meint.

Der Initiand der Antike dagegen wurde selbst verwandelt, er ging durch Sterben zum Neuwerden (vgl. *Ariadne auf Naxos)*. Das ‹Opferverständnis› wurde an *ihm selbst* vollzogen, *sterbend wurde er wieder neu.* Wer vermag dies heute noch nachzuvollziehen?

Wie in mystischen Traditionen geht es in der sokratischen Katharsis also letztlich um die Opferung des Ichs oder des ‹alten Menschen›. Dies wurde rituell mit der bekannten Formel: *‹Ich weiss, dass ich nicht weiss›* bezeugt, wie sie vielen platonischen Dialogen zugrunde liegt. Auf dem Hintergrund des Bewusstseinsspektrums und des Kodes *eidenai* (‹schauend wissen›) müsste die Formel folgendermassen übersetzt werden: *‹Jetzt weiss ich, dass ich bis jetzt nicht schauend wusste›*. ‹Verwandelnde Erfahrung› als *Bewusstseinserweiterung* war denn das zentrale Anliegen der platonischen Katharsis.[764] Dieser Wandlungsprozess kennzeichnet den Beginn der *‹Philosophie›* und darf einmal mehr *nicht rational* übersetzt werden![765]

In der platonischen Philosophie finden wir eine vergeistigte Hochform der alten konkreten *Opferung* und *Wandlung*. Die Opferung erfolgte stufenweise als *Katharsis* aller psychischen Bewusstseinsräume, die Wandlung wurde durch *ritualisiertes Bekennen gefestigt.*

5.4.5.5 Mut machen und aufrichten *(tharrein)*

Nach dem Bekennen ermutigt *Sokrates Alkibiades* folgendermassen[766]:

> «Sei nun guten Mutes *(chre tharrein).* Hättest du dich nämlich erst mit fünfzig als *Leidenden (peponthos)* wahrgenommen *(aisthanomai),* so wäre es dir wohl schwer geworden, noch den Achtsamkeitsweg zu gehen *(epimelethenai).* So aber ist dein Alter gerade das rechte, wo man es *erfahren muss.*»

‹*Sei guten Mutes*› ist ein *Kodewort* aus den *Initiationstraditionen.* Der Mysterienforscher MERKELBACH stellt fest, dass im Moment, wo die ‹Aufgabe› bzw. der psychische Stress für den Initianden zu schwer wurde und er verzagte, ihm der *Mystagoge* zur Seite trat und *ihm mit der folgenden Formel Mut zusprach*[767]*:*

> «Sei getrost *(tharrei).*»

Die entsprechende Intervention *(chre tharrein)* von *Sokrates* hält auch *Olympiodoros* als rituell für sehr bedeutsam[768]:

> «Nun aber weckt er ihn, den innerlich Zerstörten wieder auf mit den Worten: *Sei guten Mutes (tharrei),* denn *du bist nun ein Neophyt (neos gar ei)* und hast nun die Fähigkeit *(dynamai),* (Mysterien)wissen aufzunehmen *(mathesis).* Denn ‹den Neophyten gehören die grossen Nöte› und ‹einem Neophyten kommt dies alles zu›».[769]

Die *grossen, ja äussersten Nöte des initiatischen Vorbereitungsweges* – des hier nicht genannten ‹Soldaten› – *sind nun überstanden.*[770] Nach dem rituellen Mutmachen bestätigt *Sokrates,* dass der 20-jährige *Alkibiades* gerade im richtigen Alter für diese Erfahrungen sei.[771] Deutlicher zeigt *Olympiodoros* auf, dass *Alkibiades,* der einen Hilferuf an die Gottheiten ausgestossen hat, hier *sichtbar geholfen* werde[757]. Ferner verdeutlicht der Kommentator mit seinen Ergänzungen, was an den platonischen Akademien über diese Bewusstseinsschwelle gelehrt wurde:

Alkibiades hat nun die Vorbereitungsstufe zum initiatischen Lernen (als Wiedererinnern) absolviert und ist ein Neophyt, bereit für weitere initiatische Bewusstseinserfahrungen: Er ist nun ‹*guter Hoffnung*›.[772]

Und *Sokrates*› bestätigt[773]:

> «*So Gott will* und ich meiner *Weissagung* etwas glauben kann, werden wir uns (bald) im besseren Zustand befinden (wenn du dranbleibst)».

5.4.5.6 Therapeutisches Erbarmen vs. spontanes Mitleid *(eleos)*

Nach modernem Verständnis gehören Erbarmen und Mitleid, auch Wörter wie gr. *eleos* (vgl. *eleison)* und lat. *misericordia,* mehr in den Bereich der Religion als in denjenigen der Psychotherapie. Hier sind Begriffe wie *Empathie, Wärme, Echtheit* gefragt (ROGERS).

Nicht so in der Antike: Der Mensch muss zur Auflösung seiner Urverdrängung nicht nur durch Scham, Schmerz, Klage, Verzweiflung hindurch. *Er hat vielmehr Anrecht auf die Erbarmensreaktion des Therapeuten, und zwar im richtigen Moment.* Dies ermöglicht dem Hilfesuchenden die nötige Unterstützung *zur Umkehr der Energie*, zur Restrukturierung seiner wahren Anteile. Mittels hypnotischer Techniken wird der Therapieprozess durch verschiedene Stadien von *Verwirrung (ekplexis)*, von *Furcht (phobos)*, *Schweissausbruch*, *Zittern* bis zum *Verstummen* in Bewusstseinserweiterung *geführt*[558]. Der Mensch wird seine Abweichungen vom wahren Selbst erkennen, bereuen und schliesslich um *Erbarmen bitten, was ihm gewährt wird.*

Die therapeutischen Durchgangsstadien der *Ausweglosigkeit (Aporie)*, Verzweiflung, Scham, und Bekennen werden zwar mit sokratischer Empathie unterstützt. Aber erst beim umfassenden ‹Schauen des alten Menschen› reagiert der Therapeut mit *Erbarmen*. Dadurch wird der Proband aufgerichtet. Ich setze im Folgenden immer ‹*Erbarmen*› für diese *therapeutische Intervention*, im Gegensatz zur allgemeinen therapeutischen *Empathie,* geschweige denn spontanem *Mitleid.*

Sokrates zeichnete sich generell durch eine hochempathische – etwa auch als ‹honigsüss› kritisierte – Vorgehensweise aus; sein Wohlwollen ist besonders spürbar, wenn *Alkibiades* seinen Widerstand kurz aufgibt.[774] Fällt Alkibiades jedoch wieder in seine alten Muster zurück, konfrontiert ihn Sokrates *gnaden-*

los. Denn er sei durch göttlichen Auftrag verpflichtet, den Initianden nichts durchgehen zu lassen.[775]

Am *Tiefpunkt* des kathartischen Prozesses ist nun *eine neue therapeutische Regung* notwendig und Not-wendend: *Therapeutisch Mitgefühl zeigen* und *sich des Anderen erbarmen (eleos*[776]*)*. Genau so richte *Sokrates* auch den innerlich zerstörten *Alkibiades auf*, der seinen elenden Zustand bekannt hat, spreche ihm ‹*guten Mut*› zu und *helfe* ihm *sichtbar*[754].

5.4.5.6.1 Parallelen und Unterschiede zur antiken Tragödie

In der Tragödie spielen *Erbarmen* und *Mitleid (eleos)* als Bestandteil des kollektiven Prozesses eine wichtige Rolle. Die *Ähnlichkeit kollektiver Katharsis* mit der *sokratischen individuellen Versenkungspraxis* hatte – wie gesagt – zu heftigen ‹philosophischen› Polemiken geführt[777]. In Abhebung zur *Tragödie* hat Sokrates die Katharsis und insbesondere seine Vorstellung der therapeutischen *Erbarmensreaktion* deutlich gemacht, und zwar auf dem Hintergrund der ‹*grossen*› *Tragödie (megale tragodia)*, dem *sophokleischen* ‹*König Ödipus*› (FREUD!)[778].

In der antiken Tragödie werden die psychischen Prozesse personifiziert und gleichsam als ‹Psychodrama› inszeniert. Dadurch kommen die Zuschauer unwillkürlich in einen kollektiven kathartischen Prozess, der mindestens *acht Stunden* dauerte und ein *kultisches Drama* war.[779] Der Held oder die Heldin können als *exemplarisches Ich* verstanden werden, der Chor als *höhere Psyche*, der Palast als *Familien- und Ahnenraum*, gewisse Gestalten als ‹Versuchungen› aus dem *daimonion* und die Zuschauer als *mit dem Helden sich identifizierendes Kollektiv*. Ähnlich wurden ja auch in der antiken *Ikonographie* psychische Zustände *personifiziert*, d. h. als *räumliche Energierelationen* dargestellt (vgl. Abb. 19 ff.). Die Tragödie kann aus dieser Sicht *als Entwicklungsangebot für die Massen betrachtet werden:* Wird sich der *Held*, *Ödipus*, seiner narzisstischen Verblendung *(hybris)* bewusst, unterzieht er sich *stellvertretend* für das Kollektiv einem kathartischen Prozess (vgl. *Schamanen)*. Wie *Alkibiades* meint auch Ödipus, *er sei gut, ein König*. Aber auch Ödipus ist im Zustand des *doppelten Unbewusstseins*, indem er – wie seine Mutter – die göttliche Weissagung zu umgehen versucht. So baut sich die schicksalhafte Ausweglosigkeit *(Aporie)* auf und die Zuschauer empfinden *Furcht (phobos) um ihn* und *Mitleid (eleos) mit ihm*. Sie werden mit dem Helden zum dramatischen Erkennen anthropologischer Verstrickungen geführt und reinigen partizipativ und kollektiv – durch *Angst* und *Mitleiden* (vgl. *Eleusinien)* – ihre *eigenen Gefühle*. *Aristoteles* definiert diesen Prozess folgendermassen[780]:

> «Die *Tragödie* ist ‹*Psychodrama*› *(mimesis)* einer ernsthaften und abgeschlossenen Handlung *(praxis)*, die eine gewisse Länge hat und mit Rede schön arrangiert ist,

jede einzelne verschieden durch die Rollen in den Szenen, (und sie) bewirkt durch *handelnde Personen* und nicht durch *Erzählung*, durch *Mitleiden (eleos)* und durch *Mitfürchten (phobos)* die *Reinigung* der entsprechenden Gefühlsregungen *(pathemata)*.»

Eben auf diese Aristoteles-Stelle – nicht auf Platon! – bezieht sich FREUD als Referenz zu seiner ‹Katharsis›, welchen Begriff er später durch ‹Psychoanalyse› ersetzt (LAPLANCHE/PONTALIS[781]).

Die grosse Frage zwischen *Platonikern* und *Aristotelikern* war hier, was bei einer solchen kollektiven Reinigung psychisch vor sich gehe und wie *nachhaltig* sie sei. Dabei ist das Verständnis des Begriffs *mimesis*, den ich hier mit ‹*Psychodrama*› übersetze, ganz entscheidend.[782] Im energetischen, bezogenen Menschenbild ist er nicht nur mit ‹Nachahmung›, sondern – sowohl für den Darstellenden (Schauspieler) wie für den Zuschauer – etwa mit ‹*identifikatorischem psychodramatischem Mitgehen und Eintauchen*› wiederzugeben. Für den Philologen NICEV ist unverständlicherweise die Erwägung eines *psychotherapeutischen Effekts der Tragödie* unzulässig. Entsprechend bleibt für ihn das kathartische Phänomen ein *Rätsel*.[783] Hilfreich dagegen ist der Ansatz des Neuplatonikers *Jamblichos*, der das Auflösen und Umwandeln der Energien im *szenischen Psychodrama* differenziert darlegt[784]:

> «Die *Energien (dynameis)* der menschlichen *Gefühlsregungen (pathemata)*, die in uns überall eingeschlossen und allzu heftig vorhanden sind, werden *leicht reaktiviert (energeia bracheia)*, und, gänzlich vom Angemessenen geleitet, freuen sie sich und werden massvoll gefüllt und von da durch *Überzeugung (peithoi)* gereinigt, nicht aber mit Gewalt zum Schweigen gebracht. Wenn wir also in der *Komödie* oder *Tragödie* Gefühle anderer schauen, erregen wir auch unsere persönlichen Gefühle und verarbeiten sie auf angemessenere Weise und reinigen sie; in den *kultischen Feiern* werden wir durch bestimmtes *Schauen (theamata)* und *Hören (akousmata)* von Schändlichem befreit vom Schaden, der sich aus dessen Wirkungen ergibt.»

Der Mensch habe also durch das Nichtverarbeitete ein Übermass an gewaltsam unterdrückten Gefühlen, die durch das *Drama* leicht aktiviert[785] und in angemessenere Qualität und Quantität überführt würden. Die Reinigung im Miterleben geschehe durch *Überzeugung*, im Gegensatz zum gewaltsamen Unterdrücken.[786] Diese beiden Aspekte von *Reaktivieren* und durch das Bessere *Überzeugt-Werden* waren übereinstimmende Voraussetzungen der kollektiven wie der individuellen Katharsis. Dass durch das Induzieren und *Miterleben von Negativem* auch die daraus entstandenen *Folgeschäden* getilgt würden, war jedoch für Platon inakzeptabel.

In der Neuzeit wurde der Ansatz szenischen Exteriorisierens im ‹Psychodrama›, in der ‹Familienskulptur› oder ‹Familienstellen› und in einer Vielfalt ähnlicher projektiver Verfahren reflektiert und wieder für die Psychotherapie fruchtbar gemacht (MORENO, Virginia SATIR etc.).

Platons Kritik an der kollektiven Katharsis in der Tragödie: In seiner Kritik geht es *Platon letztlich um die therapeutische Tauglichkeit des ‹kollektiven Ansatzes› für die ideale ‹Gemeinschaft› (‹Staat›).* Dazu analysiert er das *dramatische Wirkungsfeld, die Prozesse* zwischen *Held* und *Zuschauer.*[787]

Held:	Da wird ein *Held (aner agathos)* nachgestellt, der mit grossen Worten oder singend sich in Trauer und Klagen ausbreitet und Verzweiflungsgesten ausführt.
Zuschauer:	Dieser gerät in Trance-Verbindung, gibt sich der Handlung hin, geniesst es, *leidet mit dem Helden (sympaschein),* nimmt die Sache ernst und rühmt den Dichter, der so schön darstellen und *ihn* damit in so *tiefe Gefühle bringen kann.*

Platon diskutiert gemäss *subtiler Energieübertragungs-, Verdrängungs- und Auflösungslehre:* Wohl wird in der Tragödie Unverarbeitetes im Zuschauer durch identifikatorische Resonanz *(sympatheia)* mit dem Helden aktiviert. Denn unsere subtile Anlage *(physis)* ist infolge *Verdrängung* innerlich *verwüstet bzw. vertrocknet und hat ein unstillbares Verlangen nach Weinen und Klagen.* Deshalb würden diejenigen Dichter am meisten gelobt, die am stärksten diese mitfühlenden Zustände auszulösen vermöchten. Was Kulturschaffende jedoch leicht und mit Erfolg nachbilden können, seien nicht die *geläuterten Zustände (phronimon, hesychion ethos),* sondern die ‹niederen› Temperamentskonstellationen, die als starke *Attraktoren* wirken (5.5.6.2). Durch Partizipieren und Suhlen in den menschlichen Anfälligkeiten werde jedoch *Verdrängung* nicht aufgelöst.[788]

Weiter schaue ein Mensch im *psychodramatischen* Trancezustand (der Tragödie) nur *fremde Schicksalsaspekte* und erlebe nicht die zu *seinem eigenen* Erleben gehörenden Gefühle. Diese Gefühlsreaktivierung werde verführerischerweise in einer packenden Kunstform angeboten. *Platon* fragt nun, ob es richtig sei, dasjenige schön zu finden und zu loben, worüber man sich selbst beim eigenen Tiefenprozess schämen und wovor man sich *ekeln* müsste (wichtiger Auflösungsaspekt des doppelten Unbewusstseins, 5.2.7.3). Während im kathartischen Einzelprozess nun ‹das Beste in unserer Anlage› sorgsam herangebildet werden muss *(paideia)*, mit *Prophylaxe* gegenüber möglichen ‹Fallen› (5.6), finde dagegen kein solcher *Wachstumsprozess* beim ‹Trittbrettfahren› in der Tragödie statt. Platon weist ausdrücklich auf den grossen täglichen Kampf *(agon)* des ‹Philosophen›, auch zwischenmenschlich immer *das Gute zu verstärken* (Übungsweg).

Sein grösster Vorwurf gegenüber der Tragödie ist jedoch, einem vermeintlichen ‹Helden›[789] seine vorgegebene *Unschuld* zu glauben. Dadurch würde ihm, dem in *Unbewusstheit Verstrickten,* in seiner ausweglosen Situation gar noch *Mitgefühl (eleos)* entgegengebracht. Diese *täuschende Lust* werde so zum persönlichen Gewinn! In diesem hoch suggestiblen Zustand verstärke sich dadurch bloss das *eigene Verdrängen.* Die erbarmende *eleos*-Reaktion steht jedoch nur einem geläuterten Leidenden zu.[790] Nährt man dagegen unbewusstes mitleidiges Wehklagen, werde vermehrt auch das eigene Schicksal als ‹ungerecht› bejammert und der Tiefenprozess kaum mehr vorangetrieben: eine *Fixierungstendenz* im Menschlich-allzu-Menschlichen wird durch das kollektive Mitleiden *verstärkt. Platon* akzeptiert keine Täuschung. Die ‹*Gemeinschaft hochentwickelter Männer*› *(andres agathoi)*, die den Tiefenprozess gemacht haben *(eubouloi)*, ihr Schicksal annehmen lernten und weise geworden sind *(sophoi)*, soll das Ziel von *Alkibiades* vor dem endgültigen Durchbruch sein(5.4.5.3).

Zusammengefasst hält Platon die individuelle Katharsis – eine neue Errungenschaft – für unvergleichlich wirksamer und nachhaltiger als den kollektiven Prozess in der Tragödie. Nur persönliche Läuterung ist für einen psychischen Entwicklungsweg angemessen. Bereits Aristoteles hat hier Konzessionen an die *kollektive Katharsis* gemacht. Die Kirche hat später den *kollektiven Aspekt* für die Ausbreitung des Christentums genutzt und bloss Aristoteles – nicht Platon – ‹kanonisiert›.

Für Antike und Neuzeit gilt: Zwecks nachhaltiger Katharsis muss der Mensch seine eigenen *lebensgeschichtlichen, familienbedingten* und *kollektiven Verstrickungen* wiedererleben, oder anders gesagt, durch die damit zusammenhängenden Bewusstseinsräume von Schmerz und Furcht hindurchgehen, seine persönlichen Schicksalskonstellationen anschauen und verarbeiten. Dazu braucht es einen auf die Schicksalsereignisse und die Erlebnisfähigkeit des einzelnen zugeschnittenen therapeutischen Prozess und eine entsprechend ausgebildete und empathische Therapeutin.

Obige Reflexionen über die Tragödie gelten natürlich auch für Diskussionen um ‹Kunst›, besonders aber für die *aktuelle Medienlandschaft.* Das Einfliessen fremder Gefühle und Motivationen ist heute noch viel umfassender und intensiver. Das dauernde Berieselt-Werden durch Bilder von Schmerz, Gewalt und Perversion reisst den Menschen in partizipatives, endloses Mitleiden, stumpft ihn ab, zwingt ihn zur Verdrängung und hindert ihn dadurch, die Verarbeitung des eigenen Schmerzes anzupacken. Stattdessen werden immer brutalere Reize verlangt und angeboten, wodurch zusätzliche *Traumatisierungen* entstehen, ein Teufelskreis, den bereits Platon aufzeigte.

5.4.5.6.2 Erbarmen *(eleos)* in der sokratischen Katharsis

Mitleid ist eine normale, alltägliche Reaktion beim Anblick eines leidenden Menschen[791], die jedoch vom *therapeutischen Erbarmen* zu unterscheiden ist: Während der Zuschauer in der Tragödie spontan *Mitleid mit dem sich selbst bemitleidenden ‹Helden›* in Not hat, wird *Erbarmen* vom sokratischen Therapeuten nur mit klarer *Indikation* gegeben; als therapeutische Reaktion darf sie erst nach vollständigem Durcharbeiten des *schicksalmässigen Grundes des Leidens* erfolgen. Sie unterstützt den Aufstieg des Menschen auf eine *höhere Bewusstseinsebene* von *Eigenverantwortung*. Dazu folgt ein Beleg aus *Platons Staat*[792]*:*

> «Denn wenn wir gefehlt haben *(ex-hamartanein)* … haben wir unbewusst gefehlt. … (wenn, trotz grösster Anstrengungen auf der Suche nach der ‹Gerechtigkeit›, diese sich noch nicht offenbart hat …) wäre es recht und billig, uns zu *bemitleiden (eleisthai),* als uns wegen eurer Empörung zu zürnen.»

Und etwas weiter[793]:

> «Was sonst … als was sich gebührt, dass der *‹Nichtinitiierte› (me eidos)* erleide *(paschein).* Es gebührt ihm aber vom *‹Initiierten› (eidos)* zu lernen, und das halte auch ich für angemessen zu erleiden.»

Es ist also *‹billig und recht›* und energetisch richtig, nur demjenigen, der seine Grenzen erkennt und bekennt, nur dem ‹Würdigen›, die *therapeutische* Unterstützung des Erbarmens zu geben.[794]

Diejenigen Menschen, die im Bewusstsein ihres fundamentalen Unbewusstseins und der daraus entstehenden Verfehlungen sind, sollen am Tiefpunkt des kathartischen Prozesses professionelles Erbarmen erfahren, um verstärkt in die Ressource zu gelangen und sich psychisch in neue Räume auszuweiten. In dem Sinne ist *spontanes Mitleid* – in Therapien vielfach Eigenschutz – vom *therapeutischen Erbarmen* am Ende des Tiefenprozesses zu unterscheiden. Erst hier ist es die indizierte Intervention für die Entwicklung des anderen Menschen. Sie müsste in eine subtile Therapeutik integriert und gelernt werden.

Im *Alkibiades*-Dialog finden wir die *erbarmende Intervention* von *Sokrates* einmal mehr nicht einfach als *eleos-Passage deklariert; ja der Begriff kommt hier überhaupt nicht vor.* Da uns jedoch Olympiodoros sagt, wo *Alkibiades eindeutig geholfen wird*[756], muss es sich um die bereits erwähnte Stelle des *Mutmachens* handeln (5.4.5.5*).*

Das rituelle Erbarmen *(chre tharrein):* Das *Hilfe-Motiv* ist in den platonischen Dialogen bedeutsam: Es wird dem *logos* (dem Bewusstseinsfunken) geholfen, auf eine höhere Ebene zu kommen.[795] Platon greife damit eine *sakrale Wendung* der *delphischen Tradition auf*: dem *‹Gott zu Hilfe zu kommen› (to theo boethein,* richtig gelesen!).

Dazu ist aus einem unbekannten antiken Kult eine höchst interessante Ritualpassage überliefert[796]:

> «In einer Nacht wird eine Figur rücklings auf ein Bett gelegt und im Wechselgesang beklagt. Wenn sie sich dann an den … Totenklagen gesättigt haben, wird ein Licht hereingebracht. Dann salbt der Priester das Mundinnere all derer, die geweint hatten, und nach der Salbung summt er in leisem Murmeln: *‹Seid getrost (*θαρρεῖτε*),* ihr Mysten, der Gott ist gerettet; auch für uns wird es nach den Mühen Rettung geben.»

Diese ‹Totenklage› scheint nun der Mosaikstein zu sein, der auf die *Stelle des Erbarmens* im *Alkibiades*-Text verweist. Verschiedene Aspekte des eben beschriebenen (ägyptischen?) Rituals passen zu dem von *Sokrates* adaptierten *pythagoreischen Ritual*, wo der Mensch zum *‹leeren Grab›* wurde.[797]

> «(Sokrates ging mit Alkibiades *pythagoreisch* vor:) Jene nämlich warfen *diejenigen, die (noch) nicht genügten (anepitedeioi)* aus ihrem *Novizenkreis (homakoion)* hinaus, mit ihren eigentümlichen Vorgehensweisen *(oikeia chremata),* und machten aus ihnen ein *‹leeres Grab› (kenotaphion)* und bejammerten sie und besprachen sie *(dialegomai)* wie *Verstorbene.*»

Nach alter Ritualistik ist die platonische *Erbarmens-Intervention* frühstens nach dem bereits referierten ‹Grabritual› zu erwarten, wo *Sokrates Alkibiades* bejammert hatte, ihn jedoch immer noch hart konfrontierte (5.2.6)[798]. Auch die weiteren Details des von Sokrates *adaptierten ‹Grabrituals›* sowie die *‹umschriebene Ritualformel›* bestätigen die Parallele[799]:

> «Und wie *Hermes* mit einem Zauberstab sowohl *Trance (hypnos)* wie *Erwachen induzierte* (…), so hat auch Sokrates mit seinem ‹Zauberstab›, der Dialektik, die Anmassenden auf *die Kline in Trance gelegt* und dann wiederum die *innerlich Zerstörten* aufgerichtet und hinübergerufen. … Nun aber weckt er ihn (Alkibiades), den innerlich Zerstörten wieder auf mit den Worten: *Sei guten Mutes (tharrei), denn du bist nun ein Neophyt (neos gar ei)* und *hast nun die Fähigkeit,* (Mysterien)wissen aufzunehmen. Denn ‹den Neophyten gehören die grossen Nöte› *(ponoi)* … »

Der *unbekannte Ritualraster* passt also in verschiedenen Aspekten sehr gut auf den neuplatonisch kommentierten *Alkibiades*-Prozess:

- Der Mensch liegt auf der Kline *(kata-klino[728])*.
- Es wurde genügend geklagt, da Einsicht ins fundamentale Unbewusstsein erfolgt ist.
- Er wird als Myste (bei Platon: *neos)* angesprochen.
- Es wird von zukünftiger Rettung *nach den Mühen* gesprochen *(ponoi ton neon[770])*.
- Die signifikante *tharrein*-Formel wird hier überliefert: ‹*tharreite mystai tou theou sesosmenou, estai gar hemin ek ponon soteria*› vs. ‹*chre tharrein*› *(Alkibiades)*.

Offenbar wegen der Geheimhaltepflicht sind bei *Platon* die Ritualformeln entweder *nicht komplett* oder *nicht an der Stelle*, wo sie rituell gesprochen wurden (vgl. ‹*gnothi sauton*›, ‹*eidos hoti ouk oida*›). Ähnlich ist im obigen Ritualtext zwar die Tradition unbekannt, dafür ist der ‹Wandlungsablauf› mit dem *einschlägigen Begriff (tharrein)* in der *kompletten griechischen Ritualformel* erhalten. Interessanterweise ist der Ritualablauf auf *lateinisch* überliefert, die Ritualformel dagegen auf *griechisch*.[800]

Nach der zweiten Aporie (Alkibiades) lässt sich also erkennen, wie mittels der *mutmachenden rituellen Formel* die innere ‹*Wandlung*› zu einem neuen, *besseren Zustand* intendiert wird.[801] Als weitere Parallele führe ich eine aus den *Dionysos-Sabazios-Mysterien* überlieferte Formel an, die beim Abschluss der Reinigung auf die *Wandlung zum besseren Zustand* hinweist[802]:

> «Ich entfloh dem Schlechten und fand das *Bessere*» *(ephygon kakon, heuron ameinon)*.

Dieses *Bessere* spricht hier auch *Sokrates* an.[803]

> A: «Was aber muss nun derjenige machen, der sich (seines doppelten Unbewusstseins) bewusst geworden ist?»
>
> S: «Beantworten, was gefragt wird, oh Alkibiades: Und wenn du das tust, werden wir uns, so Gott will, und wenn man auch meiner Weissagung glauben darf, *besser* befinden, du und auch ich.»

Alkibiades erhält damit die initiatische Zukunftsverheissung, in den ‹*besseren Zustand*› zu gelangen. Somit führen all diese Ritualparallelen auf die *Situation nach der zweiten Aporie,* wo der *energetische* ‹*Wandlungspunkt*› im *Alkibiades*-Dialog angesetzt werden kann.

Den Initianden durch diese Verstrickungen hindurchzubegleiten und am Ende der Dunkelheit *erbarmungsvoll und mutmachend* aufzunehmen, war die Aufgabe des den Initianden begleitenden *pater (tropheus)*, der zum christlichen *Paten* geworden ist!

5.4.5.6.3 Die Bedeutung des Mitleidens im Christentum

Die transkulturelle Formel des *erbarmenden Mutmachens (tharrein)*, hier im Zusammenhang mit *Sündenvergebung* und *psychosomatischem Heilen*, aber bereits *ohne Mysterienrahmen* und *ohne Tiefenprozess*, gebraucht auch *Jesus* (= Eingeweihter)[804]:

> «Und sie brachten zu ihm einen Gelähmten, der auf einer Liege *(kline)* lag. Und als Jesus ihren Glauben sah, sprach er zum Gelähmten: *Sei getrost (tharsei),* mein Sohn, deine Sünden sind dir vergeben.»

Auch in der christlichen Liturgie finden wir die Grundstruktur eines ehemals *initiatischen Prozesses*: die *Beichte (Katharsis)* und anschliessend das *Mysterium der ‹Wandlung›, die Messe*. Die erfolgte Katharsis wird am Anfang des Wandlungsrituals nochmals in einer *dreifachen Erbarmungsformel* zusammengefasst[805]:

> *Kyrie eleison – Christe eleison – Kyrie eleison.*

Dieses *eleison* geht auf den bei Platon gebrauchten Erbarmensbegriff *eleos/eleein* zurück. Die bis heute überlieferte Formel ist übrigens das letzte *griechische* Überbleibsel in der lateinischen Messe, offenbar einmal ein wichtiger *kathartischer Ritualteil* vor dem Mysterium. Die Bedeutung dieser Formel zeigt sich heute noch in der *orthodoxen Liturgie*, wo sie mehrmals gesagt wird und je eine Segnung und Beweihräucherung durch den Priester zur Folge hat.

Weiter finden wir den Begriff des Erbarmens in den *Seligpreisungen der Bergpredigt,* denen ebenfalls eine Ritualstruktur zugrunde liegt.[806] Denn auch dieser Text kann, wie der *hippokratische Eid*, als Initiationstext für *Heilende* verstanden werden, wo die Versfolge (als *Chakren*folge!) ein *Programm verschiedener therapeutischer Verarbeitungsstufen* zeigt. Der hier interessierende *Vers des Erbarmens* weist auf den *entwickelten, subtilen Zustand der Heilenden,* die diese *Qualität des Mitfühlens* sowohl ausstrahlen wie auch empfangen (Resonanzprinzip). Hier geht noch – gemäss der Versfolge – das *Schmerz-Verarbeiten* dem *Erbarmen* voraus![807]

Eine *mütterlich-weibliche* Qualität des *Erbarmens* hat im orthodoxen Raum die ‹Gottesmutter› als *‹Erbarmungsvolle› (eleousa*, neben *Christos eleemon).* Wie viele andere Beinamen der Maria war dies vermutlich ein Attribut einer vorchristlichen weiblichen Gottheit. Der Mensch braucht vom Mitmenschen und vom Göttlichen her das Gefühl, dass er *eleos* erfahren darf, d. h. *vergebende Zuwendung.* Allerdings wird diese in der Volksreligion – wie in der antiken Tragödie – *ohne Auflösung der Verdrängung* gegeben (5.2.7.2).

Der Begriff Mitleid führt auch zu den *asiatischen Bewusstseinstraditionen*, wo sich *compassion* und *loving kindness* in der Meditation entwickelt und Meisterschaft ausdrückt.[808]

5.4.5.6.4 Mitleid in der aktuellen Therapeutik

In heutigen Therapien ist, wie gesagt, das Thema Schuld verpönt. Man kann immer wieder feststellen, dass Therapeuten sehr schnell entlasten und positiv umdeuten. Auch psychischer Schmerz wird oft sogleich gestoppt und positiv gegenbesetzt. Das antike Bewusstseinskonzept verstand das Jammern ebenfalls als Zustand, der überwunden werden musste, aber dadurch, dass die schicksalmässigen Verstrickungen erkannt, durchgearbeitet und in die eigene Verantwortung genommen wurden. Nach antikem kathartischem Therapieverständnis darf erst entlastet werden, wenn der Mensch seine Unbewusstheit durchgearbeitet hat. Dann erst wird er frei von Leiden und Verstrickungen. Natürlich war grosse Empathie seitens der Therapeuten gefragt und ist es heute noch.

Das vorschnelle Entlasten ist vom prozessorientierten Begleiten zu unterscheiden: Die hohe therapeutische Kunst lässt sich daran erkennen, dass der Klient durch die Dunkelheit bis zum Umschlagen der Energie hindurchgeleitet wird und erst dann erbarmendes Entlasten erfährt. Eine zu frühe Mitleidreaktion im Sinne von ‹schon gut, es ist ja nicht so schlimm› bremst und blockiert den kathartischen Prozess. Somit gilt für heutige Therapien: nicht zu schnell entlasten, lossprechen, sondern mit Empathie durch die Tiefe begleiten, im Vertrauen, dass der Energieprozess gesetzmässig umschlägt, wenn er ausgeschöpft ist. Das setzt voraus, dass der Therapeut, die Therapeutin nicht nur Trittbrettfahrer der Gefühle des Patienten sein darf, sondern seine eigenen Prozesse verarbeitet haben muss!

Eine Modifikation ist bei schweren, durch Menschen verursachten Traumen angezeigt. Hier ermöglicht das Mitleid dem Klienten, sich mit dem Therapeuten statt mit dem Täter zu solidarisieren. Denn das Feld des Täters bzw. der Täterin kann das Psyche-Feld der Patientin gefühlsmässig besetzt halten (z. B. mittels enormer Schamgefühle). Hier muss folglich von der Therapeutin vorerst eine Distanz und ein sog. ‹*safe place*› geschaffen werden, um ein therapeutisches Arbeiten überhaupt zu ermöglichen.

5.4.6 Zusammenfassung der Wandlungsphase *(apotrope – protrope)*

Nun hat sich Alkibiades bewusst von seinen Scheinwerten distanziert *(apotrope)* und sich für den Weg nach innen entschieden *(protrope):* Mit dem ‹*ich weiss, dass ich nicht weiss*› ist er durch die Verdrängungsschranke in ein erweitertes Bewusstsein getreten, zum *Neophyten* geworden (vgl. Neugetauften). Der dialogische Wahrnehmungsprozess auf dem Weg zum ‹*Erkenne dich selbst*› wird nun weiterführen zur Wiedergeburt im Lichtraum der *maieia*-Phase, der *ersten Einweihungsstufe (myesis*[35], vgl. Abb. 33).

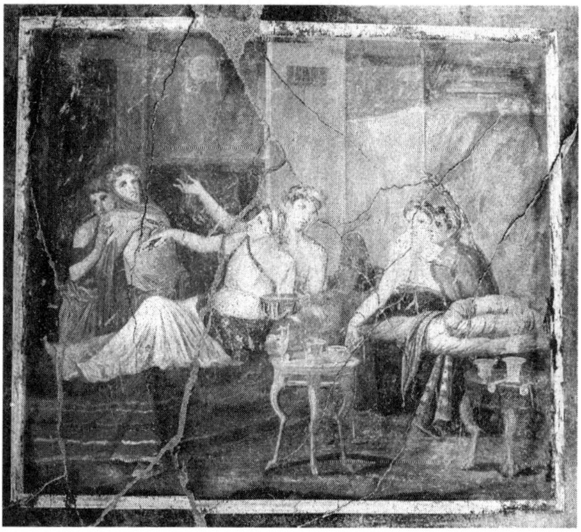

Abb. 33: Verschleierte wird zur Ritualgruppe geführt (Haus der Casti Amanti, Pompeji)

Für das abendländische Therapieverständnis wäre dies das *Ende der Psychotherapie* qua kathartischem Verfahren. Auch in der Antike war hier ein gewinnbringender Abschluss möglich.[809]

Als Ausblick stehe ein Zitat aus der modernen Bewusstseinsforschung[810]*:*

> «Nachdem der Erlebende die tiefste, totale Vernichtung erfahren hat und ‹auf dem kosmischen Tiefpunkt› angelangt ist, wird er von Visionen eines blendend weissen oder goldenen Lichts überfallen und hat das Gefühl einer ungeheuren Dekompression und Expansion des Raumes. Die allgemeine Atmosphäre ist die der Befreiung, Erlösung, Rettung, Liebe und Vergebung. Der betreffende Mensch fühlt sich gereinigt und geläutert, als habe er eine unglaubliche Menge an ‹Abfall›, Schuld, Aggression und Angst abgeworfen. Er empfindet eine überwältigende Liebe …»

5.5 Die psychische Geburtshilfephase *(maieia)*

Alkibiades: 127d9 – 134d3[1]
Die ‹*sokratische Maieutik*› ist in der philosophischen Tradition bis heute als *dialektische, rationale* (!) Vorgehensweise fest verankert, neuplatonisch jedoch noch als *Therapiephase* fassbar.

5.5.1 Die Maieutik als Wiedergeburtsprozess

Im nachkathartischen Tiefenprozess geht *Sokrates* ‹geburtshelferisch› vor, weshalb sein Tun als *Maieutik, ‹Geburtshilfe›* bekannt wurde. Erst durch das damit verbundene Erlebnis rückt der Mensch ins klare Bewusstsein[2] und erreicht den psychischen Zustand von *Gleichmut* oder *sophrosyne,* auch *stoisch* genannt (5.5.5): In den transkulturellen Weisheitstraditionen wird dieser Zustand mit ‹*Wiedergeburt*› bezeichnet (5.4.3.2[3]).

Es wird also im Folgenden nicht um eine intellektuelle, sondern um eine *spirituelle Erfahrung* gehen, wie sie mit der *Mysterienformel ‹gnothi sauton›* angekündigt wurde (5.4.5.1). *Olympiodoros* weist auf das einzigartige sokratische Vorgehen hin, das auch hier wieder – durch einen dialogischen *Bewusstwerdungsprozess* – die kollektive Mysterienerfahrung *transzendiert.*[4]

> «Sokrates machte als *erster* die Menschen *selbstbewegt (autokinetos),* indem er nicht zuliess, dass sie durch *Unterweisung (didache)* zu den Einsichten kämen, sondern vielmehr durch den *psychischen Geburtsprozess (maieia)* und das *schauende Entdecken (heuresis);* dadurch machte er sie *selbstbewegt.*»

Was heisst *selbstbewegt – selbstbewegend* bewusstseinsmässig? Im *Phaidros*-Dialog steht dazu folgende Definition[5]:

> «nachdem sich nun das *aus sich selbst Bewegende* als *unsterblich* gezeigt hat, so darf man sich nicht schämen, eben dieses als das *SEIN (ousia) der Psyche* und den *LOGOS* zu nennen.»

Die überräumlich-überzeitliche *Erfahrung des Selbst* als autonomen, alles steuernden Urgrund liegt jenseits von *Neurophysiologie*, aber auch jenseits von *psychologischer Selbsterfahrung.* Sie ist verwandt mit *mystischen Versenkungswegen*, wie sie etwa bei CORBIN *(Sufismus)* oder HINZE *(Samkhya)* dargestellt sind.

5.5.2 Textzusammenfassung

(*maieia, Alkibiades* 127e3-134d. Kodewörter **fett**)

Nach seinem Bekennen fragt *Alkibiades*, was er tun müsse, da er nun verstanden habe, wie es um ihn stehe. *Sokrates* verweist auf einen weiteren *dialogischen Vertiefungsprozess*[II 803]:

«Beantworten, was gefragt wird, oh Alkibiades.»

Sokrates fährt sinngemäss fort: Was heisst, *Achtsamkeit für sich selbst zu üben **(to heautou epimeleisthai)**?* Es gibt unterschiedliche Arten von Achtsamkeit, wie es unterschiedliche Bewusstseinswelten gibt: Die Kunst(fertigk eit), die die *Dinge,* mit denen man sich beschäftigt, *besser* macht (Bsp. Kunsthandwerk), ferner eine Achtsamkeit, die den *Leib* besser werden lässt (Bsp. Gymnastik, Medizin) und schliesslich eine *Achtsamkeit, die die Psyche sich entwickeln lässt (Philosophie).* Es geht hier weder um den *Leib,* noch um den *Besitz:* Das delphische Gebot *gnothi sauton* verlangt, die *Psyche* kennenzulernen. Es geht aber weiter, nicht nur um die *einzelne Psyche **(auto hekaston)**,* sondern um das *Selbst selbst **(auto to auto)**.* Mit konkreten Beispielen wird angedeutet, dass *Sokrates* mit dem *Alkibiades* von *Psyche zu Psyche* ‹dialogisiere›, d.h. *Eros austausche. Sich selbst kennen* aber ist der (initiatische) Zustand des *Gleichmuts **(sophrosyne)**.* Gleichmut beginnt dort, wo die Psyche den Körper nur mehr als *Instrument* benützt. Denn der Eros wird hier als ***doppelter oder subtiler Eros,*** als spiritueller Weg verstanden und ist *vom Alltagseros zu unterscheiden.*[6] Es folgt die *formelle Einbindung von Alkibiades mit seinem **Erosmeister** Sokrates.* Die Befürchtung, durch ***Verdrängung*** die ewige Psyche zu verpassen, wird erwähnt. Infolgedessen sollte man sich fortan nur um die *Psyche* sorgen und die Sorge für *Leib* und *Vermögen* anderen überlassen. Der delphische Spruch *(gnothi sauton)* wird erläutert, d.h. umgesetzt anhand der Beispiele *optischer Reflexionen* mit dem Ziel, den *göttlichen Seelengrund zu schauen **(ide sauton)**,* dem die ‹Tugend der Seele› ***(arete tes psyches)*** einwohne, dem Reinsten und Strahlendsten in der Psyche. *Alkibiades* wird in der Psyche des *Sokrates gespiegelt* und gelangt in die Stufe des *Gleichmuts **(sophrosyne)**.*

Immer wieder folgt dialogisches *Vertiefen und Integrieren* um das *‹Sich selbst Erkennen›* und um den Zustand von *‹Gleichmut›*. Fragen nach der definitiven Orientierung im polaren Spektrum zwischen Positivem und Negativem werden nochmals aufgenommen, in der Form eines *Befragungsrituals* (vgl. *Symposion* und christliches *Taufritual).* Wer sich selbst nicht geschaut hat, verharrt im Zustand der *‹Urverdrängung›* und wird durch die falschgeleiteten, *schrägen Programme (doxai)* auch falsche *Handlungen* machen ***(hamartano)**,* welche wiederum der Gemeinschaft schaden. Einer, der andere führen will, müsste zuerst selbst den *‹Tugendweg›* ***(arete)*** gegangen sein. Alkibiades erfährt die ***erotisch verbundene, tantrische Einweihungsform (politikos,*** [II 482]***)***.

Deutung im Bewusstseinsspektrum: Im platonischen *Ebenen-Modell* – einer *Dingsphäre* (materielle Welt), einer *Leibsphäre (*Körper, gewordene Psyche*)* und einer *GEIST-Sphäre* (Sein) – *richtet sich der Fokus nun auf die GEIST-Sphäre.* Die ganze *maieia*-Phase kreist denn um das *Erkenne-dich-selbst (gnothi sauton)*, jetzt nicht mehr auf der leibnahen, psychischen, sondern auf der *über-*

räumlich-überzeitlichen Ebene des Seins.[7] Ferner ist die Frage nach *der* ‹Kunst›, die zum wahren *königlichen Sein* führt, nämlich der *königlichen:* die *hohe Philosophie*. Sie darf ebenfalls nicht offen genannt werden.[8]

5.5.3 Die Maieutik bei den Neuplatonikern

- *Proklos* führt die *maieia* als *Prozessphase* folgendermassen ein:
  - Die *maieia* ist notwendig, um die unverstellten *‹logoi›* hervorzubringen.[9]
  - (Der Philosoph) braucht die *maieia,* um den Neophyten *(neos)* zur Schau der menschlichen subtilen Anlage *(physis)* und auf den dafür notwendigen ‹Achtsamkeitspfad› zu bringen.[10]
  - Das 3. Kapitel *(= maieia)* führt zur Wiedererinnerung unseres wahren Seins *(ousia)* und zum Entdecken *(heuresis)* der rechten Art der Achtsamkeit und bringt die Vollendung der Ausrichtung des ganzen Dialoges.[11]

Bei diesem Autor finden sich jedoch keine detaillierteren Angaben mehr zur *maieia* im *Alkibiades*-Dialog (der entsprechende Teil des Kommentars ist ja verloren).

- *Olympiodoros* definiert die *Wiedergeburts*-Phase als Versenkungsprozess wie folgt[12]:

  «Das *maieutikon* besteht darin, dass Sokrates mittels *geeigneter Fragen* den Alkibiades dazu bringt auszusprechen, dass der Mensch Psyche sei *(psyche ho anthropos);* demnach sei er selbst der Lehrer von sich selbst. ... Entsprechend leistet Sokrates denn den Psychen nur *Geburtshilfe beim Hervorbringen (tiktein)* der *‹logoi›* (wie seine Mutter als Hebamme).[13] Und wie ein Arzt nur den Talg oder das was die Sehkraft behindert vom (sichtbaren) Auge entfernt, und wie die Hebammen die Säuglinge nur ans Licht bringen und selbst nicht die Kinder den Gebärenden in den Leib hineintun, so *leistet auch Sokrates den Psychen Geburtshilfe,* nicht als einer, der den *Neophyten (neos)* das Geschaute wie in leblose Gefässe *eingiesst;* denn er selbst sagt im *Theaitetos*-Dialog: Der Gott hiess mich Geburtshilfe leisten, verbietet mir aber zu *erzeugen (apogennan).*»

Andernorts gibt *Olympiodoros* einen Hinweis auf den *rituellen Höhepunkt* dieser Phase[14]:

> «(Sokrates) hat den Alkibiades *zwei Tage später ‹überführt› (enen elenxai),* derart dass dieser erklärte, *der Mensch sei die Seele (he psyche estin ho anthropos)...*»

Zentral ist also das *initiatische Erlebnis*, dass sich der Mensch als *Psyche erfahren* kann (vgl. unten).

An einer andern einschlägigen Stelle bringt *Olympiodoros* den Geburtsprozess mit *einer höheren Stufe* von *‹Erkenne dich selbst›* in Verbindung. Dies sei – im Gegensatz zum früheren *Erkenne-dich-selbst* (d. h. dem Erkennen der Verstrickungen) – nun ein Schauen und Erfahren der hohen, *logosgeleiteten* Psyche *(logike)*. Er setzt dies in einer schwierigen Passage um, indem er die Teile der Mysterienformel deutet[15]:

> «(Sokrates enthüllte) durch das ‹*Erkenne*› *(-dich-selbst)*, dass wir nicht Körper sind, (denn dieser erkennt nicht), auch nicht *beides* (Körper und Psyche …), sondern *Psyche*, und wiederum nicht ‹*gewordene Psyche*› *(phytike psyche*, denn die vermag nicht zu erkennen); sondern (er enthüllte) durch das *(Erkenne-)* ‹*dich-selbst*›, dass wir nicht ‹*logos-ungeleitete Psyche*› sind *(alogos*, denn diese vermag sich nicht zu sichselbst zu wenden), sondern ‹*logosgeleitete Psyche*›, welche auch nicht immer vollendet war, sondern einst *un-erkennend (agnoousa)*. Deshalb befiehlt er ‹*erkenne*›.»

Hier haben wir einen fundamentalen Verständnisunterschied: *die logosgeleitete Psyche (logike psyche) ist nicht die logisch-intellektuelle, wie sie das Abendland gedeutet hat, sondern die selbstbewegend-selbstbewegte, die ewige Psyche, die nur auf dem spirituellen Weg erfahrbar wird!*

Weiter erläutert Olympiodoros zum Vorgehen, dass der Erosmeister *Sokrates (erastes)* mit dem *Neophyten (eromenos)* einen dialogischen Tiefenprozess in *erotischer Trance* vollende.[16]

> Aus den neuplatonischen Zeugnissen, besonders aus *Olympiodoros*, wird zusammengefasst deutlich, dass es sich um eine ausserordentliche Bewusstseinserfahrung, und zwar von *hohem Eros*, handeln wird, wo reines *Psycheerleben* in einem *geläuterten Ausserkörperzustand* bedeutsam sein wird.

5.5.4 Der Vertiefungsprozess zum Erkenne-dich-selbst *(gnothi sauton)*

Zunächst fragt Sokrates, ob das *Sich-selbst-Erkennen* von Delphi ‹*für jedermann*› erreichbar sei, oder vielmehr erst mit Mühe erlangt werden müsse.[17] Die implizite Antwort, die *Alkibiades* offen lässt, heisst natürlich: *nicht für jedermann*! Dies liesse sich griechisch auch mit ‹*a-pollon*› assoziieren, ein kodierter Hinweis auf die *apollinische Tradition* des sokratischen Initiationsweges.[18]

Das ‹*Credo*› *des Sokrates* ist – im Gegensatz zum christlichen Ansatz von *Erlöstsein durch den Erlöser* –, dass es keine Möglichkeit zur *Erlösung (soteria)* gibt, ausser dem Selbsterkennungspfad, den man *selber* zu gehen hat. Der Versenkungsprozess *(‹Suchen – Finden›)* wird nun in die *Erfahrung des Selbst* münden.[19]

«Erfahren wir es an uns und erkennen es *(gnontes)*, erkennen wir auch sofort, worin der Achtsamkeitspfad besteht, *sonst aber wohl niemals.*»

Die letzten vier Worte – wie das zuvor angetönte ‹nicht für jedermann› – weisen auf *rituellen Ausschluss.*[20]

Das schrittweise Ablösen vom Körper (5.5.6.4): Die nun folgenden dialogischen Fragen und Antworten scheinen sich in konkrete Erfahrung umzusetzen: *Alkibiades entfremdet sich seiner Körper- und Sinneswahrnehmungen.* Er als Sprechender und Zuhörender erlebt sich als von seinem konkreten Sprechen und Hören verschieden[21]:

S: «Verschieden also ist auch der Mensch von seinem eigenen Leibe?»

A: «So scheint es.»

Er erlebt offenbar seinen Körper nun als ausserhalb der Psyche ausführenden Organismus.

Es ist die Psyche im Bewusstseinszustand der *Ausserkörpererfahrung* (OOBE), die wahrnimmt, wie sie den Körper *regiert* und *steuert (kratei*, vgl. ECCLES' Buchtitel). Der Unterschied zu *abwehrhaften* Ausserkörperzuständen, wo psychische Feldteile unbewusst hinauskatapultiert werden, ist hier ein *ausgeweiteter Bewusstseinszustand*, wo verschiedene Daseinsebenen wahrgenommen, genau ‹geschaut›, hypnotherapeutisch ‹benannt› und so *integriert* werden können.

Olympiodoros belegt im Folgenden Zitat klar das Phänomen solcher *Ausserkörperlichkeit*[22]:

«Es ist zu sagen, dass das *Holon,* das in den *Teilen* seine Grundlage hat, den Teil nicht (mehr) sorgfältig bedenkt, sobald es sich dem *eigenen Untergang aussetzen wird;* denn der Mensch *gibt den Körper* in den schrecklichen Erfahrungen *preis,* in denen er sich *als Mann erweist (andrizomenos,* vgl. ‹Soldat›). Somit ist der Mensch nicht beides (Körper *und* Psyche, *sondern Psyche).*»

Die schrecklichen Erfahrungen von *Vernichtung und Auflösung des Leibes und der Person* hat *Alkibiades* früher im ‹*Sargritual*› gemacht[II 273]. Wunderbarerweise *ging die Psyche nicht mit der körperlichen Desintegration zu Grunde.* Erst durch diese zentrale Erfahrung entsteht nämlich die Evidenz, dass *das Eigentliche des Menschen die Psyche* ist.

Die Psyche ist Mensch oder heute besser verständlich*: der Mensch ist Psyche und damit unzerstörbar (he psyche estin anthropos).* Dies kann nur im Ausserkörperzustand erfahren werden, gleichsam als *erlebter Beweis* und *Beginn der Wiedergeburtserfahrungen.*

Entsprechendes steht in anderen platonischen Dialogen, oder ist auch indische Auffassung, wonach[23]:

> «wir in der unerleuchteten Verfassung noch keine Menschen sind. *Eine* Definition der Erleuchtung ist: endlich *Mensch* zu werden.»

Im Moment braucht Alkibiades nicht weitere Beweise, dass *die Psyche Mensch sei.*[24] Denn es folgt nun ein unvermittelter Abbruch, eine sog. *Aussparung* der entscheidenden Bewusstseinserfahrung.[25]

5.5.5 Die Aussparung des Sich-selbst-Erkennens

Das *Aussparen* oder *Verschleiern* ist, wie erwähnt, für die Schlüsselstellen der platonischen Dialoge typisch. Es sind Stellen, wo *Sokrates* auf etwas hinweist, das nicht gesagt werden kann, derart dass er[26]:

> «vor oder im Kulminationspunkt des ‹Gesprächs› mit annähernd gleichlautenden Worten erklärt, er müsse das, wovon die Rede sei, seinem eigentlichen Wesen nach verschweigen und werde vielleicht ein andermal darauf zurückkommen.»

In dieser Weise bricht also auch der *maieia*-Text dort ab, wo *Sokrates* fragt, ob noch deutlicher ‹gezeigt› werden müsse, dass *die Psyche (der) Mensch* sei, die zentrale Erfahrung der *maieia.*[27] *Alkibiades* wehrt ab und *Sokrates* meint[28]:

> «Ist es auch nicht genau, sondern nur mässig, genügt es uns. Denn ganz genau werden wir es nur *wissen (eisometha),* wenn wir das etwa *gefunden haben (heuromen),* was wir *jetzt,* weil es eine zu *weite Betrachtung* wäre, *übergehen.*»

Ausgedeutscht heisst dies etwa: Verstehen würden wir dies erst dann, wenn wir (rituell) in die Tiefe des Mysterienerlebens schauen und uns die Zusammenhänge *plötzlich aufgehen.*[29] *Diese Schau scheint jetzt in Vorbereitung, der Text jedoch ‹täuscht› darüber hinweg (parerchomai).*

Nach der Frage des *Alkibiades*, was dies denn sei, verschleiert *Sokrates* die entscheidenden Begriffe folgendermassen (philologischer Exkurs[30]):

> «Das, wovon wir vorher sagten, dass es zuerst müsse betrachtet werden, (ist) das *Selbst selbst.* Jetzt aber haben wir statt dieses Selbst nur das *einzelne Selbst ‹betrachtet›,* was es ist. Und vielleicht wird dies ausreichen … nichts jedoch an uns selbst ist wesentlicher als die Psyche.»

Die unsagbare Erfahrung – die zentrale *Mysterienerfahrung (arrheton)* – findet sich nicht nur in den platonischen Dialogen, sondern ist für griechische *Weisheitstexte* – auch die *hippokratischen* – typisch. Dieses Unausgesprochene hat allerdings dazu beigetragen, dass die platonische Bewusstseinslehre nicht als *Entwicklungsmodell* verstanden wurde (1.6.)[31]. Zur *unsagbaren Erfahrung* gehört jetzt auch die *Mysterienformel ‹gnothi sauton›:* In der *Königsrede* noch *prognostisch* erwähnt, wird sie hier im *maieia*-Teil *erfahren,* darf aber nicht mehr nach aussen übermittelt werden.[32]

Die Aussparung des *Sich-selbst-Erkennens* im platonischen Dialogvergleich *(Exkurs Charmides*-Dialog): Auch im *Charmides*-Dialog geht es um das *Sich-selbst-Erkennen*[33], was ebenfalls als ‹*Gleichmut*› definiert wird (5.5.5).

An dem Punkt, wo vom *Neophyten Charmides* die ‹richtige Aussage› über ‹*Gleichmut*› als ‹*Erkenntnis der Erkenntnis*› folgen sollte – was offenbar eine Situation von *Ausweglosigkeit (Aporie)* provoziert –, bricht *Sokrates* ebenfalls wieder ab und leitet *hypnotherapeutisch* zu einer Umschreibung des Zustandes über[34]:

> «Wie beschaffen ist ‹auf einer höheren Ebene› das Wissen *(eidenai),* was einer weiss und was nicht? … denn dies wäre das *Sich-selbst-Erkennen* und das *In-Gleichmut-sein (sophronein).*»

Während der erreichte Zustand *einfachen Unbewusstseins* Vorbedingung zu den ersten Erfahrungen des *Sich-selbst-Erkennens ist* (5.4.5.3), meint die ‹höhere Ebene› denn wohl etwa: *Er weiss, was ist und was nicht*, bzw., *was ewiges Sein ist und was geworden ist.* Denn um diese *Trennung von Sein und Gewordenem* geht es in der *Maieutik*, und letztlich in der platonischen Philosophie überhaupt.[35]

Indem nun *Sokrates* plötzlich den Redefluss abbricht, springt er von der Wahrnehmungsebene dessen, *was ist* und nicht gesagt wird, auf die *kognitive Metaebene*, der einzigen Möglichkeit für die Beschreibung der höheren Zustände. Sie wird zuvor mit ‹*Erkenntnis der Erkenntnis*› umschrieben.[36] In der nachmaligen Philosophie wurde nur noch von dieser *kognitiven Metaebene* her verstanden und nicht über die *höhere Erfahrungsebene.* Da die Frage nach der ‹*Erkenntnis der Erkenntnis*› also zum Abbruch führt und ‹auf ein anderes Mal› verschoben wird (Formel), fährt *Sokrates* auf der Ebene der ‹*einfachen Erkenntnis*› – bei *Alkibiades* auf derjenigen des *einzelnen Selbst (auto hekaston)* – weiter[37]:

> «Denn wenn einer die *Erkenntnis (episteme)* hat, die selbst sich selbst erkennt *(he aute hauten gignoskei),* der dürfte so beschaffen sein, *dass er ist, was er hat.*»

Dies könnte heissen: Wer im Bewusstsein seines Erkenntnisaktes ist, der ist simultan im Zustand, dass er *das ist, was er in sich hat*, dass er *das ist, was er schaut*, und schliesslich, dass er *sich seines Bewusstseinsaktes bewusst ist.*[38]

Der Bewusstseinsprozess läuft hier durch ‹Quantensprung› auf einer höheren Ebene im Zustand schärfster Erkenntnis weiter, was aber nicht ‹gesagt› wird. *Der Abbruch ist also nur eine kognitive ‹Sperrung› des qualitativ dichteren Prozesses, der weiterläuft.*

Die platonischen Dialoge wechseln somit zwischen den Ebenen der *unsagbaren wahrnehmenden Erfahrung* und der therapeutischen Ebene *mentalen Einordnens*, vergleichbar einer gelebten spirituellen Erfahrung im Gegensatz zu deren textuellen Rezeption in der ‹Verkündigung›.

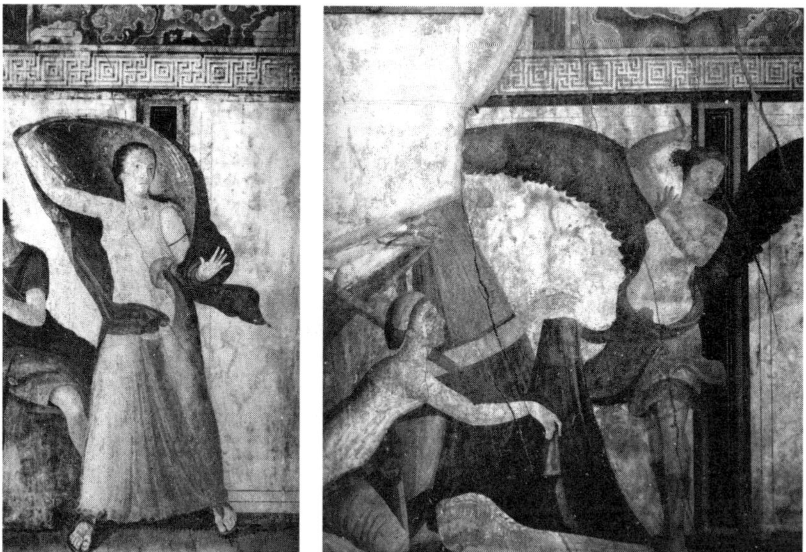

Abb. 34: Ebenenwechsel im Ritual: Mänade taucht ab … und wieder auf.

Bei solchen Bewusstseinszuständen sprechen wir generell von NOSC *(Non Ordinary States of Consciousness*, vgl. *Participation mystique)*, wo die ichhafte Trennung von innen und aussen aufgehoben ist.
Ein heutiges Zeugnis für eine mystische Erfahrung des ‹transmentalen Erkennens› (vgl. *episteme tes epistemes)* referiert der Mystiker und Theologe, Willigis JÄGER[39]:

«Die Welt ist zusammengebrochen! Kein Innen, kein Aussen, kein Himmel, keine Erde! Ich bin nichts, keine Person, kein Mensch, nur Geist, Geist in dieser Bewegung des Schreibens . – Das ist es! Nur das! Nur der Strich und nicht mehr! ... » – «Was wir sind, kann niemals rational begriffen werden, weil alles Begreifen von ihm ausgeht. – Was wir sind, kann niemals beantwortet werden, weil es nur das gibt, was wir sind. Was wir sind, ist, bevor etwas wahrgenommen wird. – Es ist das, was wahrnimmt in allen Wahrnehmungen. Es ist das Einzige, was ist und was sich selbst wahrnimmt.»

Zurück zum Tiefenprozess von *Alkibiades:* Auch hier geht es im Folgenden um eine *mystische Erfahrung*[34], um die Initiationsstufe von *Gleichmut.*

5.5.6 Die Bewusstseinsstufe von Gleichmut *(sophrosyne)*

Die Stufe ‹*stoischen Bewusstseins*› ist in verschiedenen mystischen Traditionen belegt und wird bei Platon mit ‹*sophrosyne*› bezeichnet, später auch mit *apatheia* (‹*Leidenslosigkeit*›). Insofern auch der *Alkibiades*-Dialog eine kodierte Einweihung enthält, darf er mit mystischen Traditionen verglichen werden.

5.5.6.1 Verschiedene mystische Traditionen im Vergleich

Während vorher – im *Protreptikon* (5.4.5.4) – die Bewusstseinstufe der ‹*Tapferkeit*› *(andreia)* erklommen wurde, geht es in der *maieia* um die nächste Stufe von ‹*stoischem Gleichmut*›[40]. Sie wird im Grad des ‹*politikos*›, dem ‹*In der Gemeinschaft Integrierten*›, gipfeln.[41]

SCHEFER meint, dass der platonische Begriff ‹*sophron*› für den ‹Philosophen› eine Anleihe aus den *Dionysos-Mysterien* sein könnte. Auf jeden Fall wurde ‹*sophrosyne*› für die *Dionysos-Mysten* gebraucht und stellte dort ‹eine Haupteigenschaft des Mysten dar›.[42] MERKELBACH definiert den Begriff folgendermassen[43]:

> «σωφροσύνη heisst vielfach geradezu ‹Keuschheit›; jedenfalls ist Selbstdisziplin im Sexuellen immer ein Hauptbestandteil der σωφροσύνη.»

In den *Eleusinien* gab es sogar die Praxis der *Lähmung der Genitalzone* des Priesters durch Schierlingsgift *(Eunuchismus)*.[44] Platon dagegen ist nicht so sehr am Körperlichen, sondern am *Bewusstseinszustand* interessiert.

Heutige Autoren definieren den platonischen Begriff *sophrosyne* jedoch nicht vom *Bewusstseinsgrad,* sondern vom *Verhalten* her, ähnlich wie den *platonischen Eros:* als *nicht gelebte Sexualität,* eine somatische Negativdefinition!

Auch in der christlichen Ethik, im Pflichtzölibat der Priester und in der monastischen Tradition sind Spuren der antiken Initiationsstufe als ‹Selbstbeherrschung›, ‹Keuschheit› oder ‹Enthaltsamkeit› überliefert. Wie die Begriffe zeigen, ist der erstrebte Zustand nun aber dem *bewussten Willen,* dem *Ich* unterstellt. Aus *Unkenntnis der anthropologischen Möglichkeit, die Triebenergien in subtile, ekstatische Energieformen umzuwandeln,* hat dies in der christlichen Tradition zu einem enormen Triebstau, zu Energieverschleiss und gelegentlich zur Spaltung der Persönlichkeit geführt.[45]

Um von der körperlichen Sexualität zum platonischen Erosweg zu gelangen, braucht es das Modell der Psyche mit ihren subtil-energetischen Entwicklungsstufen sowie die entsprechenden Erfahrungen (2.7.1)!

Platon definiert, wie gesagt, *sophrosyne* nicht als ‹Enthaltsamkeit›, sondern *bewusstseinsmässig* als Zustand des *Sich-selbst-Erkennens.*[46] Dieser Zustand wird – nach erfolgter *Katharsis* – durch eine *Bewusstseinserweiterung* erreicht. Dies ist der Inhalt der *maieia*-Phase im *Alkibiades*-Dialog.

Noch im frühchristlichen Mönchstum wird der Zustand mit dem neuplatonischen Begriff *apatheia* bezeichnet.[47]

> «Das Himmelreich ist die Apatheia der Seele zusammen mit dem *Wissen* um das Wesen der ‹seienden› Dinge.»

Vom Umfeld ägyptischer Mysterien wird dasselbe gesagt[48]:

> ‹Die Gefangenschaft des Mysterienschülers in *Sinnen- und Schattenwelt,* an die er durch seine Begierden, Ängste und Triebe gebunden ist, muss aufgehoben werden.»

Noch in der *Gnosis* wurde der Bewusstseinsraum zwischen der sinnlichen und den spirituellen Welten, das *daimonion,* als mit den Gefahren der *Selbstherrlichkeit* sowie mit *Trauer, Angst, Bestürzung* und *Unbewusstheit* behaftet erfahren. Dies sind die der *sophrosyne* entgegenstehenden Pole des psychischen Spannungsfeldes *(thymoeides vs. epithymetikon),* die mit den *materienahen Bewusstseinsbereichen* (‹Erde› – ‹Wasser› – ‹Feuer› – ‹Luft›) verbunden sind.[49] Durch das Verarbeiten der negativen Verhaftungen sollen die positiven Qualitäten entwickelt werden.[50] Entsprechend zeichnete sich auch der *gnostische Christ* durch *stoischen Gleichmut* aus.[51] Der Zustand des *Gleichmuts* war schon bei Platon mit den *vier Energiephasen* verbunden (5.5.5.3).

Der Anthroposoph Rudolf STEINER – der das platonische Bewusstseinsmodell bestens kannte – unterscheidet folgende ‹Seelenwelten› oder ‹Durchgangsphasen›[52]:

Bewusstseinsentwicklung ↓

- **Region der Begierdenglut**
- **Region der fliessenden Reizbarkeit**
- **Region der Wünsche**
- **Region von Lust und Unlust**
- Region des Seelenlichtes
- Region der tätigen Seelenkraft
- Region des Seelenlebens

Die Überwindung der vier *hervorgehobenen* Regionen entspricht der platonischen *sophrosyne*, wie sie ‹durchwandert› und geläutert werden mussten. Dabei transformierte sich die Energie in eine höhere Ebene, bei STEINER mit ‹*Seelenlicht*› bezeichnet (5.5.8.3).

- In der *Königsrede* des *Alkibiades*-Dialogs ist der *sophrosyne*-Zustand als *Stärke jenseits der triebhaften Abhängigkeiten* definiert.[53]

  «Der *Gleichmütigste* (= Meister lehrt den ‹Königssohn›), sich auch nicht von einer der *Suchttendenzen (hedonai)* beherrschen zu lassen, damit er sich gewöhne, frei zu sein und wahrhaft ein *König*, indem er zuerst alles, *was in ihm selbst ist,* beherrscht *(archon)* und keinem *sklavisch* dient *(douleuo).*»

- Auch in *Platons Staat* erscheinen die verschiedenen Aspekte von ‹stoischem Gleichmut›, wie *Überwundenhaben ‹gewisser Suchttendenzen, Begierden* und *Schmerzmuster›*; ferner führt der Gleichmut in eine *energiereichere Struktur (kosmos)* oder in einen *besseren psychischen Zustand* von *Gleichgewicht* und *Harmonie*: kurz gefasst als: *‹selbst aus sich selbst›* heraus leben.[54] Dies gelinge nur den Besten durch subtile Entwicklung innerhalb eines *Bundes von Gleichgesinnten*, denn die Masse unterliege den gegenteiligen *Attraktionen.*[55] Im *Staat* werden die verschiedenen Initiationsstufen noch genauer als in der *Königsrede* ausgeführt: Bereits wer die *Tapferkeits-Stufe (andreia)* erreicht hat und seine Übungen macht, sei *Negativem (deina)* nicht mehr so stark ausgesetzt, denn sein Zustand[56]:

  «… *schützt (diasozesthai)* denjenigen, der in *Schmerz- und Trauermustern* verhaftet ist, sowie in *Suchttendenzen,* ferner in *Gier* oder in *Ängsten.* Er soll diese Grundhaltung *(doxa)* ja nicht fallen lassen.[57]»

Für die heutige Therapeutik heisst dies: Der Mensch, der seinen Ich-Panzer und seine Verdrängung lockert (Tiefentherapie), wird nicht nur für Lebensgeschichtliches durchlässiger, sondern auch für bestimmte psychische Verfassungen wie *Trauer, Schmerz, Überheblichkeit, Begierden, Sehnsüchte* etc., denen Patienten und Psychotherapeutinnen zum Teil konzeptlos ausgeliefert sind. Solche labilen Zustände können durch *Gedankenkontrolle* und einen *energetischen Übungsweg* kompensiert werden, was in die heutigen Tiefentherapien mit Gewinn wieder zu integrieren ist (2.8).

Abschliessend soll ein moderner Bewusstseinsforscher zu Wort kommen (WALSH).[58]

> «Manche Traditionen behaupten, dass in den hohen Regionen der spirituellen Meisterschaft konkurrierende Begierden soweit ausgeschaltet werden können, dass die Psyche in Frieden ruht, frei von allem Konflikt. Untermauert wurde diese Behauptung jüngst durch Studien fortgeschrittener buddhistischer Meditierender, deren auffallende und ganz aussergewöhnliche Rorschach-Test-Ergebnisse ‹keine Anzeichen für sexuelle oder aggressive Triebkonflikte› mehr zeigen.»

5.5.6.2 Das Transzendieren der vier Triebenergien oder Temperamente

Stoischer Gleichmut (sophrosyne) bedeute Meisterung gewisser Suchttendenzen und Begierden[59], wenn der Mensch die Kanäle oder *Attraktoren* zum Leib und zu den leibnahen Bewusstseinsräumen gut steuert. Diese können mehr in ihrem räumlichen Aspekt als *Bewusstseinsräume* oder energetisch als ‹*Energiephasen*› (Triebe), ‹*Lustprinzip*› oder auch ‹*Suchttendenzen*› verstanden werden (vgl. FREUD). Sie würden bei der Menschwerdung als letzte Stufen vor der Materialisierung durchlaufen und wären der ‹*erste Besitz der Psyche*›. Als ‹*Elementarenergien*› *(‹Erde› – ‹Wasser› – ‹Feuer› – ‹Luft›)* waren sie transkulturell eine zentrale Erfahrungsgrundlage auf dem Weg zu *erweitertem Bewusstsein* und wurden in den *Initiationen* in umgekehrter Reihenfolge wieder durchlaufen[60].

Exkurs zu den vier Energiephasen: In den *energetischen Heilkunden* wurden die den sichtbaren Kosmos durchwirkenden und aufbauenden vier ‹*Elementarphasen*› für die Bedürfnisse des Leibes als ‹*Säftephasen*› konzipiert.[61] Sie formen alles, was sich materialisiert und sind auf allen Ebenen des leiblichen Menschen zu erkennen, zunächst als *Prozessphasen* jeglichen Erlebens *(melancholisch – cholerisch – phlegmatisch – sanguinisch).* Als *Energieradikale* bestimmen sie den Menschen im Positiven wie im Negativen und bilden entsprechend auch das *Haupttheorem* der energetischen, *hippokratischen Medizin*, als *‹Vier-Säfte-Lehre›* bekannt. In der Menschwerdung fixieren sie sich zum Typus und haben als *Temperamente (Melancholiker, Choleriker, Phlegmatiker, Sanguiniker)* bis heute überlebt. Sie manifestieren sich aber auf allen Ebenen des Menschseins, in *Haltungen, Bewegungsmustern,* in der *Physiognomie*, in *Gesten* bis hin zur *Körperkonstitution.* Die Auseinandersetzung mit dem Typus wurde damals in der entstehenden *Tragödie* und *Komödie* als *‹Psychodrama›* studiert und umgesetzt (5.4.5.6.1).

> Die ‹Säfte-› und ‹Temperamentenlehre› konstituierten die Grundlage *des energetischen Heilens und der alten Heilkunden*, wie sie die körpernahen Bewusstseinbereiche bestimmten. Diese *grundlegenden Phasen* verdichten sich im Prozess der Menschwerdung zu den *Konstitutionstypen*, die wir als *Temperamente* kennen. In dem Sinne stellen die *‹Säfte› den phasischen Aspekt, die Temperamente den strukturellen Aspekt oder die Typologie desselben Modells* dar.

Platon beschreibt nun mit *sophrosyne* den geläuterten Zustand, wo die *‹vier psychischen Laugen›* [II 630], wie Wollust *(hedone)*, Schmerz *(lype)*, Furcht *(phobos)*, Begierde *(epithymia) dem Menschen nichts mehr anhaben können* (vgl. dagegen *epithymetikon)* [59]. In diesen vier psychischen Zuständen lässt sich denn unschwer das alte *Trieb- und Energiemodell* erkennen. Damit stimmen die vier platonischen Läuterungsbereiche mit den *vier heilkundlichen Energiephasen* überein. Sie sind jedoch in *psychische Begriffe gefasst,* wie sie in der platonischen Bewusstseinslehre gebraucht wurden.[62] Unbewusst manifestieren sich diese Radikale in *psychischen Ungleichgewichtszuständen (nosoi*[63]*)*, die ausbalanciert und entwickelt werden müssen. Ansonsten ist der Mensch Sklave der wild wachsenden Leidenschaften, die ihn gleichsam durch Wallungen von unstillbarer *Lust, Begierde, Angst* und *Schmerz auslaugen*, ihm ‹die Energien abziehen› und ihn an den Körper *fesseln* [II 630]. Erst dann sind die Voraussetzungen für die Bewusstseinsentwicklung gegeben.

Das vierphasische Energie- und Temperamentenmodell[64]

Im Folgenden Schema ist das Energie- und Temperamentenmodell mit seinen *polaren* Reihen der ‹normalen› Alltagsvarianten zusammengefasst (5.4.4.2). Erst durch den Entwicklungsweg entsteht die *mittlere*, die *‹gute› Energiemischung* oder *Krase (eukrasia)*. Je nach Charaktertyp können alle ‹Säftekreise› als ‹Energiepforten› entweder zu *Glückseligkeit* oder zu *Suchtverhalten* führen.

	ErotikerIn	**CholerikerIn**	**PhlegmatikerIn**	**MelancholikerIn**
	Lust/Unlust *(hedonai)*	Prahlen/Ängste *(phoboi)*	Ruhm/Nichtsein *(epithymiai)*	Luxus/Elend *(lypai)*
⊕-Pol:	sexuell begierig	aufbrausend	ichbezogen	verschwenderisch
eukrasia: **ausgewogen**	liebesfähig, strahlend schön	mutig-tapfer, scharfsinnig	hochintelligent, geduldig	empathisch, genial
⊖-Pol:	einfältig	angstvoll	trottelhaft	depressiv
↓				
Überwindung von	Alltagserotik	Angst u.Feigheit	Narzissmus	Luxus, Trauer
Ziel	hoher Eros	Tapferkeit	Autarkie	Selbstgenügsamkeit
	↓ **Stoischer Gleichmut**			

Auf die Nachhaltigkeit dieser antiken Typenlehre weisen heute noch die *Homöopathie,* aber auch SZONDIs *Triebmodell* (= Energiemodell), die diesen Ansatz weiterführen. Im Letzteren entspricht der ‹*Triebkreis*› hippokratisch je der dominanten *Säftephase,* der *Ausprägungsgrad* der ‹*Fülle – Leere*›, der *minus-plus-Ausschlag* der *Richtung,* die *Dur-Moll-Proportion* dem *Yang – Yin.*[65]
Eine weitere Anwendung dieser Systematik auf Heilvorstellungen verschiedener Ebenen zeigt ein frühchristlicher Text (*Ponticus*)[66]:

> «Wenn jemand einen wohlriechenden Duft zubereiten will, dann muss er … Weihrauch, Zimt, Onyx und Myrrhe nehmen und sie zu gleichen Teilen mischen. Diese Mischung versinnbildlicht die vierfache Zahl der *Tugenden.* Sind sie alle da und richtig proportioniert, dann kann der Geist nicht auf Abwege geraten.»

Während sich also die antike Heilkunde in der Anwendung dieser Energiesysteme profilierte[67], *überstieg* der platonische *Bewusstseinsweg (philosophia)* diese Ebenen: Es war das Typische des weisen Menschen, dass er *über den Temperamenten* stand und keinem Typus mehr zugeordnet werden konnte.[68]

Die Temperamentenbereiche wurden in der platonischen Psychotherapie so durchgearbeitet und geläutert, dass der Prozess in höhere Bewusstseinsräume gelangen konnte. Dieser äusserst *signifikante Bewusstseinsschritt* – von der *energetischen Medizin zur platonischen Psychotherapie!* – ist im Heilvorgehen dadurch charakterisiert, dass nicht mehr *von aussen* beeinflusst, stabilisiert und geheilt wird, sondern dass der Psychotherapeut den Heilprozess nur mehr *induziert.* Der Heilwillige muss ihn fortan *selber* durchleben und durchstehen. Das ist der von den Neuplatonikern immer wieder erwähnte Quantensprung des sokratischen Heilens: Hilfe zur ‹Selbstheilung› als *Heilung aus dem Selbst.*

Nun sollen die einzelnen *Temperamentenkonstellationen* hinsichtlich ihrer Läuterung diskutiert werden:

- **Erotiker/Erotikerin:** *Alltagserotik vs. platonischer Eros. Der Sexualtrieb wird zum doppelten, platonischen Eros transformiert.*[69]
  Erotik, Lust und Sexualität wurden in der Antike als wichtige Kraftquellen erfahren, *hetero- wie homoerotisch* gelebt und nicht tabuisiert. Bei den Griechen und mit dem Namen *Platons* verbunden ist jedoch der *subtile Eros* als *spiritueller Weg* ausgearbeitet. Die sublimierte Erotik war für den *erotisch Veranlagten* (Temperament) *der* spirituelle Entwicklungspfad zur Glückseligkeit (vgl. *hohes Tantra, hohe Minne*). Dass dazu das *erotische Temperament* ausschlaggebend war, zeigt ein antikes Zitat: *Dionysos* habe den Initiandinnen der *Aphrodite* nicht *sophrosyne (‹Keuschheit›)* abverlangt, da nicht jede *temperamentmässig* für den ‹hohen Erosweg› geeignet war.[70]
  Auch im *Staat* wird *Gleichmut* als energetische Ausgewogenheit mittels energetischer Kriterien beschrieben. Platon scheint nämlich die *vier diagnostischen Leitkriterien* folgendermassen zu umschreiben (5.4.4.1)[71]:

  > *Gleichmut* ist Zusammenstimmen zwischen Stärkstem und Schwächstem und Mittlerem *(mittlere Krase),* sei es an *‹Ausrichtung› (phronesis)* oder *‹Dynamik› (ischys),* sei es an *‹Fülle› (plethos)* oder *‹Gold/Silber› (chremata).* Diese Zusammenstimmung *(homonoia)* ist *Gleichmut (sophrosyne).*

Die *Entwicklung* des *‹platonischen› doppelten Eros* (*diplous eros*) ist mit der Entwicklung des *Chakrenfeldes* verbunden.[72] Ich habe in meiner *Eros*-Studie aufgezeigt, wie dieses *rituell* aktiviert wurde. Suchttendenzen können als *unausgewogene Energieprozesse* in Chakrenbereichen verstanden werden und – vor allem bei den Ein- und Austrittspforten des Körpers – in *orales und genitales Suchtverhalten* ausufern.[73]

Sexuelle Süchtigkeit ist in der heutigen Gesellschaft ein lange unerkannt gebliebenes, grosses Problem. Durch fehlgesteuerte Energieprozesse, durch *Fixierung (Suchttendenz)* oder *Blockierung (Verweigerung)* auf der materiellen Ebene verpasst der Mensch die Entfaltung *höherer Erfahrungsformen des Eros.*

Im *platonischen Erosweg* wurde eine Verbindung der Psychen zweier Menschen derart gelebt, dass der Austausch der Erosenergie nicht über die *Genitalien*, sondern über die *subtilen Energiezonen* erfolgte.[74] Dies war das erste Anliegen im *Alkibiades*-Dialog: Der Lebemann *Alkibiades* hatte viele Liebhaber und wollte im Vertrauen auf seine Schönheit seine Lustbedürfnisse frei ausleben, *was ‹Allerweltseros› war und nicht subtiler Erospfad.*

Der Neuplatoniker *Proklos* weist auf den Unterschied der Bewusstseinsebenen hin[75]:

> «Wie in den sophistischen Kreisen die intellektuellen Faszinationen ein Hindernis sind und den Menschen auf eine niedere Ebene ziehen ... ebenso *unsubtile Liebhaber.*»

Das Überwinden der Hindernisse und Transformieren der Energie wurde in den subtilen *Eros-Gemeinschaften* mittels *Durchhalteübungen (ponoi) trainiert*, dann Prüfungen unterzogen, bis sie ‹vielgeprüft› waren[76]:

> «so (prüft man) bei denjenigen, die *Neophyten* sind *(neoi ontes),* indem man sie ‹irgendwie› in Ängste und in Lustzustände versetzt, um sie weit mehr als das Gold im Feuer zu prüfen, ob sich einer als *schwer zu verführen* und in allem in *guter Verfassung* zeigt und ein *subtiler Hüter (phylax agathos) seiner selbst* und *seiner erlernten ‹Musik›* ist, indem er sich selbst in *gutem Rhythmus* und in *guter Harmonie* erweist ...»

Rhythmus und Harmonie sind Kriterien *subtiler Energiearbeit*, d. h. auch der täglichen Übungen (vgl. *Symposion*).

Als Beispiel einer solchen erotischen ‹Prüfung› durch *Sokrates* lässt Platon *Alkibiades* im *Symposion* bezeugen, wie er sich damals – zur Zeit des kathartischen Prozesses – mit dem subtilen Erosweg schwertat. Durch verschiedene Verführungskünste versuchte er, *Sokrates* in ein sexuelles Verhältnis zu führen, jener aber blieb unberührt, in *analytischer Haltung*. Deutlich nachvollziehbar wird ein längerer Therapieprozess, bis *Alkibiades* den subtilen Entwicklungsweg akzeptieren konnte. Nach seinen eigenen Aussagen wurde er aber immer wieder rückfällig und entfernte sich von *Sokrates.*

Dieser therapeutische Verführungsmechanismus – bei FREUD als *Übertragung-Gegenübertragung* konzipiert – macht auch heute noch vielen Therapeuten Probleme und führt oft zu missbräuchlichem, untherapeutischem Verhalten, wie JUNGs sexueller Missbrauch seiner ersten (!) Analysepatientin *Sabina SPIELREIN.* Entsprechend wird heute auch der platonische Eros weder als therapeutische Haltung noch als spirituelle Möglichkeit verstanden. Bei Künstlern und ihren weiblichen Modellen wäre der subtilenergetische Ansatz vielfach ebenfalls Prüfstein und Schutz vor chaotischen Beziehungen (*Camille CLAUDEL* wurde gar psychotisch, durch ihre Verstrickungen mit *Auguste RODIN*). Durchs Ego gesteuerte Wege können unversehens, statt im hohen Eros, in tantrischen Verstrickungen enden und zum sexuellen *Gurutum* absinken (vgl. *Baghwan*[77]).

Nach *Alkibiades'* Absage an den ‹Allerweltseros› wird er am Dialogende vom *Meister Sokrates als Schüler auf dem Erospfad angenommen.*[78] *Olympiodoros* bestätigt, dass die *maieia*-Phase Teil des *subtilen Erosweges* ist und deckt den Kode des ‹geflügelten Eros› *(pt-eros,* Abb. 14 und 35) auf. *Platon* selbst definiert den *subtilen Eros* folgendermassen.[79]

> «Indem er sich nun menschlicher Strebungen enthält und mit dem Göttlichen umgeht, wird er von den Leuten wohl als ein Verwirrter gescholten, dass er aber ein *Gottbegeisterter (enthousiazon)* ist, *verbirgt* er vor den Leuten *(leletha).*»

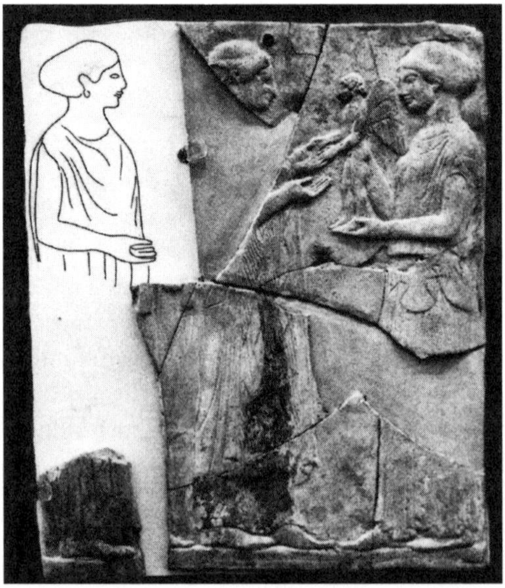

Abb. 35: Eine Novizin empfängt den geflügelten Eros (Lokroi).

Das subtile erotische Potenzial ist für die *männliche* Entwicklung mit dem Namen *Platons,* für die *weibliche* mit demjenigen der *Sappho von Lesbos verbunden.*[80] Da solche Tiefenerfahrung in unserer Kultur verloren gegangen ist, wurden die Begriffe ‹platonisch› wie ‹lesbisch› nicht mehr *subtil* verstanden und je auf Verzicht (‹platonisch›), resp. auf homoerotische Sexualität reduziert (‹lesbisch›).

Gerade die kirchliche Tradition hat in Unkenntnis subtiler Erfahrungen den platonischen Weg angeprangert und – von den einstigen vier ‹Toren zur Glückseligkeit›: *Eros, Kunst, Kult, Naturerleben* (vgl. Temperamentenmodell) – leider nur mehr den kultischen Weg als *einzig valablen* für die spirituelle Entwicklung postuliert.

FREUD inspirierte sich offensichtlich am platonischen Eros, verzichtete aber auf die subtile Entwicklungsmöglichkeit und nannte deshalb die Liebesenergie nicht *Eros,* sondern bewusst *‹Libido›.*[81]

FREUDs *erste Neurosentheorie* basiert, wie erwähnt, auf dem Trauma des sexuellen Missbrauchs: Ungesteuerter, suchtmässig abreagierter Sex an Kindern wird von den wehrlosen Opfern unter Todesängsten verdrängt. Die *zweite Neurosentheorie* ist diejenige einer Verschiebung vom Trauma zum Bild (Urszene der Eltern), wonach Kinder ihre auf die Eltern bezogenen sexuellen Phantasien unterdrückten.

Leider sind es nicht die Phantasien ‹Doktor-spielender› Kinder, sondern Erlebnisse mit missbrauchenden Erwachsenen, die traumatisierend wirken und fürs Leben gespeichert sind! Dies muss heute richtiggestellt und aufgearbeitet werden. FREUD hat zwar die sexuelle Tabuisierung in der viktorianischen Gesellschaft Europas aufheben wollen und dabei unbewusste erotische Kanäle geöffnet *(daimonion).* Ohne genügende energetische Kompetenz *(sophrosyne)* wurde dadurch einem uneingeschränkten sexuellen Agieren und Abreagieren Tür und Tor geöffnet. Insbesondere hat er das *sexuell-energetische Suchtpotenzial* unterschätzt, wie es die alten Energielehren kannten.

Es ist tatsächlich unverständlich, wie ein Therapeut die Todesängste, die Ausserkörperphänomene und den Abscheu bei der Bearbeitung der *Missbrauchssituation* – falls er wirklich die Tiefentherapie auf den Grund zu führen versteht – als kindliche Phantasie deuten kann! Zunächst charakterisieren sich *Täter* und *Täterinnen* ebenfalles durch rigides, *dissoziatives Verdrängen,* denn nur so ertragen sie ihr kriminelles Handeln: *Durch tabu-*

isierende Sprechverbote – zum Teil bis zu Todesdrohungen – zwingen sie die Opfer ihrerseits zum Verdrängen und Abspalten grosser Persönlichkeitsanteile. Sie beteuern vehement ihre Unschuld, von der sie autosuggestiv immer überzeugter sind. Ähnliches ist auch von uneinsichtigen Kriegsverbrechern bekannt und kann nur mit einer differenzierten Verdrängungstheorie besser erkannt und allenfalls angegangen werden. Erst seit kurzem wird der – auch durch kollektive Verdrängung – kaschierte, hohe Prozentsatz an Kindsmisshandlung langsam aufgearbeitet (bis 40 %). Erschreckend sind auch Pornogruppen mit Kindern, wo sich oft beide Eltern beteiligen und so das völlig schutzlose Kind noch andern Menschen ausliefern. Bis ein traumatisierter Mensch dann seinen kindlichen Missbrauch bearbeiten kann, ist dieser oft bereits *verjährt.* Ein Schritt in die gute Richtung ist, die Verjährung abzuschaffen, sonst wird komplizenhaft die Verdrängung der Täter und Täterinnen geschützt!

Aids-Problematik, Prostitution – an der Fussball-WM 2006 wurden ca. 50 000 Prostituierte nach Deutschland eingeführt – *Sexualisierung der Werbung* und *Frauenhandel* zeugen von einer *sexuellen Suchttendenz* in unserer (patriarchalen) Gesellschaft. Freies Ausleben jeglicher sexueller Bedürfnisse über Nötigung, Vergewaltigung und Missbrauch darf nicht ein Grundrecht des stärkeren, verrohten Mannes und einer kindlich verführenden Frau werden (vgl. aktuelle Frauenmode). Sexualität und Erotik müssten wieder in Respekt eingebettet und kultiviert werden. Dabei könnte der subtile, tantrische Erosweg heute für viele eine Not-wendende Antwort werden. Ganzheitliche Bewusstseinsforscher wie ZOHAR und MARSHALL deuten die heutige Situation folgendermassen[82]:

> «Der Freudsche Einfluss auf die westliche Psychologie stellt das bewusste Ich als unglückliches Opfer dar, das zwischen den Launen, der Verantwortungslosigkeit und den Trieben einerseits … und der dominanten Stimme des Über-Ichs mit seinen elterlichen und gesellschaftlichen Erwartungen andererseits … in die Zwickmühle geraten ist.»

Homoerotik und Homophobie: Die Griechen entwickelten den hohen Eros – zum Schutz gegen das Abgleiten in die *Alltagssexualität* – bevorzugt in *gleichgeschlechtlichen Gemeinschaften.*[83] Der *hohe Erosweg* wurde teilweise schon in der Antike, besonders aber durch die verzerrte Überlieferung der *platonischen* wie der *sapphischen* Tradition (*Sappho* von *Lesbos*) zum Teil mit unhaltbaren religiösen Argumenten entwertet. Aber auch im Erfolgsroman und Film *Da Vinci-Code (Dan BROWN)* wird der subtile Erosweg missverstanden und – wiewohl im Geheimbund – wiederum *konkret* gedeutet.

Beim *platonischen Eros* ging es um *subtile Eroserfahrungen*, auf deren Hintergrund das damals nicht tabuisierte Sexualverhalten geläutert wurde. Der so freigelegte Erosweg führte hier – zwischen den Polen von Unterdrückung und Haltlosigkeit – zu neuen Bewusstseinsräumen *höherer Ekstasen*![84] Es war also nicht sexuelle ‹Befreiung› qua *Fixierung* intendiert, sondern *Eros-Entwicklung* der ewigen Psyche. Transkulturell haben mystische Gemeinschaften immer wieder ähnliche Formen von *hohem Tantra* gelebt und *sophrosyne* (‹Gleichmut›) erreicht, wie z. B. auch der *Kreis um Jesus*.

Homophobie als gesellschaftliches Vorurteil und Falschkonstrukt zeugt vom Verlust des Wissens und Erfahrens des subtilen Eros! *Das Ausschlaggebende muss wieder die Qualität der Energie und die Subtilität des Umgangs mit dem andern Menschen sein, nicht das Geschlecht.*

Hier wurde besonders ausgiebig der *erotische Entwicklungsweg* beleuchtet, weil dieser im *Alkibiades*-Dialog zentral umgesetzt ist. ‹*Stoischer Gleichmut*› wird jedoch über die *Läuterung aller vier Temperamentenbereiche* erreicht, weil jeder Mensch an allen teilhat.

Transkulturell wurden die kathartischen Prozesse offenbar durch *abschliessende Reinigungsrituale* besiegelt. Sie sind – entsprechend den vier Elementarenergie-Bereichen – gleichsam als verschiedene ‹Taufen› fassbar: z. B. ‹Wassertaufe›, ‹Feuertaufe›, ‹Lufttaufe› ... Das christliche Taufritual spricht so noch von: *wiedergeboren aus dem ‹Wasser› und aus dem ‹pneuma›*.

- **Choleriker/ Cholerikerin:** *Wut-* und *Angstbereitschaft* vs. *Tapferkeit. Die Wut- und Angstbereitschaft soll zu ‹Tapferkeit› (andreia) entwickelt werden.*[85] Es handelt sich um die Konstitution, wo die Energie ‹schnell einfährt›, und wo eine latente *Angst- oder Wutbereitschaft* vorhanden ist (‹paroxysmaler Typus›). Auch von Alkibiades sind *cholerische* Reaktionen überliefert:[86]

  Nachdem Alkibiades als Oberfeldherr die Athener zum Sizilienfeldzug überredet hatte und mit der Flotte bereits auf See war, wurde er von Athen wegen Blasphemie angeklagt und zurückgerufen. Er lief zum *Feind Sparta* über und begann seiner Heimatstadt nach Kräften zu *schaden:* So verriet er das Versteck der Athener, was deren vernichtende Niederlage zur Folge hatte.

Trotz sokratischer Therapie war somit die *Lebensführung* des Alkibiades alles andere als ausgeglichen, was bis in die antike Komödie ‹aktenkundig› wurde. Schon die *Königsrede* lässt sich als Prophetie seiner Verführbarkeit verstehen (5.4.5.2).

Wut- und Kränkungsbereitschaft und deren triebhaftes, massloses Ausleben[87] müssen ausgehalten und transformiert werden. Die Antike sprach dann von einer durch die Psyche gesteuerten subtileren *Energiemischung* oder *Krase* (vgl. *Krasenlehre*). Gemäss Proklos kommen ehrsüchtige Menschen wie Alkibiades in der Therapie leicht in eine *Wutübertragung*, was ein besonderes *handling* der Aggressionsbereitschaft nötig mache.[88]

Von andern Weisheitslehrern wie dem römischen *Seneca* ist ebenfalls kathartisches Vorgehen zur Wutverarbeitung überliefert[89]:

> «Waren sie denn nicht einst in Wut, die nun unversehrt und ‹jungfräulich› entlassen werden, und sich enthalten, denjenigen, die sie gehasst haben, Schaden zuzufügen? – (Wodurch ist dies möglich?) Wenn der Affekt den Affekt zurückgeschleudert hat und weder Furcht noch Begierde (noch) etwas erreichen konnte.»

Zur *Wutumwandlung* gibt es ein schönes Beispiel aus der *Ilias:* Es ist das Epos, das vom unbändigen *‹Zorn›* des Helden Achilles, vom Morden, aber auch von Sühne handelt und schliesslich vom Freiwerden durch *Trauerarbeit* und *Mitfühlen.*[90]

Zur *Angstumwandlung* waren die Ausserkörpererfahrungen im kathartischen Prozess (*elenchos,* 5.2.6) entscheidend, die zu *andreia* (‹Tapferkeit›) führten.

Den verschiedenen Temperamenten sind in den alten Typologien immer auch verschiedene *Lebensformen*, *Weisheitswege*[91] und auch *Berufe* zugeordnet. Für solche Zusammenhänge könnten die häufigen Beispiele Platons mit *Landwirten, Ärzten, Geldhändlern, Gymnastiklehrern, Handwerkern, Hauswirten, Leierspielern, Schmieden, Schustern, Seeleuten, Liebhabern* Aufschluss geben. Sie wären dann einerseits *Repräsentanten des Charaktermodells,* wie es sich auch in den Temperamenten des antiken Theaters ausdrückte. Andererseits würden sie weiter auf die damit verbundenen *Sozialisierungsstufen* anhand der ‹gewählten› Tätigkeiten hinweisen: z. B. *‹Schmiede›* auf den Umgang mit dem *cholerischen (Feuer-)Temperament* bis hin zum Gott *Hephaistos.*

SZONDI bezeichnete ganz entsprechend die Abstimmung von Temperament und Beruf als *‹Operotropismus›.* Und ein Schüler von ihm, der Psychologe Martin ACHTNICH, hat den auf diesem Konzept beruhenden *Berufsbildertest* (BBT) entwickelt.

- **Phlegmatiker/Phlegmatikerin:** *Ruhmsucht/Narzissmus* vs. *Autarkie. Der Drang nach Ruhm soll in die Erfahrungen des Achtsamkeitsweges überführt werden.*[92]

Alkibiades tritt im Dialog als der Beste und Schönste auf, der schon alles weiss, ohne sich je entwickelt zu haben. Kaum volljährig, will er sich bereits als ‹Berater› profilieren: *Narzissmus pur*. Seine Ruhm- und Herrschsucht, seine tyrannischen Ambitionen, denen er alles, auch sein Vaterland opfern wird, sind beispiellos und werden ihm das Leben kosten. Er wird wegen Mysterienfrevels und Schändung von *Hermen* (Kultstatuen) angeklagt werden, eine nicht überbietbare *Hybris* (Überheblichkeit).[93] Er wird so weit gehen, die athenische Demokratie zu verraten.

Das Hauptanliegen der ‹Psychoanalyse› des *Alkibiades* (*epilysis*) scheint seine *narzisstische Verstrickung,* also die *spirituelle Neurose* zu sein, die von den Griechen so gefürchtete *Hybris*. Will der Mensch übermenschlich sein, verliert er die Verbindung mit seinem spirituellen Urgrund (vgl. Bibel: *hamartia* = Gottesferne). Der narzisstische Typus (*philotimos),* und so auch Alkibiades, sei nun besonders stark der Vorstellungswelt und dem Einfluss der Menge und ihren Meinungen (*doxai)* ausgesetzt. Weil er von ihnen Anerkennung, also Bewunderungsenergie braucht, versucht er, die Menschen von sich abhängig zu machen.[94] Er ist im Tiefsten bedürftig und glaubt trotzdem, niemandes zu bedürfen.[95]

Sokrates bringt die Situation von Alkibiades folgendermassen auf den Punkt[96]:

> «Nicht Macht und Gewalt musst du weder dir noch der *polis* zu erwerben suchen, um zu tun, was du etwa willst, sondern *Gerechtigkeit* und *Gleichmut*.»

Im Moment, wo Alkibiades dies akzeptiert, folgen Glückseligkeitsverheissungen.[97]

Wie im *Alkibiades*-Dialog war auch in der *Ödipus-Tragödie* die *Arroganz gegenüber dem Göttlichen* die eigentliche Verfehlung, die *grosse Verstrickung*, nicht etwa der ‹Ödipuskomplex›![98] Diese *Hybris* wird auf wunderbare Weise in der Folgetragödie (*Ödipus auf Kolonos*) aufgelöst, wo Ödipus als Weiser zum *Retter* (*soter*) von Athen wird und im Sterben in Licht übergeht: eine Vorwegnahme der österlichen ‹Auferstehungserzählung› (und Hochform von *doxa*[92]*)*.

Ist es ein Zufall, dass FREUD sowohl die platonische Verdrängungstheorie wie den Ödipusmythos *sexuell* umdeutete?

Der Narzissmus feiert in unserer Zeit Urständ: Managerlöhne, Selbstdarstellungen von Pop-Diven, auch Anti-Aging in der Medizin, Selbstverwirklichung in der Psychologie, Begabtenförderung in der Schule, Höherstufung von Ausbildungsanstalten … haben mit Narzissmus sehr viel zu tun. Gefragt wären Meister und Meisterinnen, die solche Tendenzen als ‹kindisch› und ‹neurotisch› demaskieren. Auch uns würde von Zeit zu Zeit eine tüchtige *Aporie – Banken-Crash?* – in Form von Einsicht in so manche Nichtigkeit unseres Lebens gut tun, gefolgt von einer liebevollen Rückführung auf das Wesentliche.

- **Melancholiker/ Melancholikerin:** *Luxus* vs. *Urvertrauen. Der Drang nach Luxus und üppigem Lebensstil wird nach ‹psychischem Besitz› (Gleichmut) umgedeutet und transformiert.*[99]
  Alkibiades war früh Waise geworden, was er offenbar durch ausschweifenden Luxus und Verschwendung zu kompensieren suchte.[100] Aus heutigen Erfahrungen lässt sich annehmen, dass er in der Kindheit traumatische Erfahrungen von *Deprivation* gemacht hatte. Zwar wurde ihm ein berühmter Vormund (*Perikles*) gegeben, jedoch ermangelten er wie sein Bruder – gemäss Sokrates – der nötigen Betreuung und menschlichen Tiefe.[101] In dem Sinne kann in der *Begierde nach Haben, nach Schwelgerei und Besitztümern* ein Bollwerk gegen das eigene *Elend* gesehen werden (vgl. FROMM). In der *maieia* ist dann ein entsprechender Passus, wo diese konstitutionelle Schwäche aufgelöst wird[102]:
  S: «Also auch nicht wer reich wird, wird des *Elends* entledigt, sondern wer *Gleichmut erlangt (sophroneo).*»
  Und *Alkibiades* bestätigt dies.

In der *Königsrede* werden *Überfluss* (*ploutos*) und *Schwelgerei* (*tryphe*) unterschieden.[103] Auf seinen üppigen Lebensstil hin gedeutet liessen sich dabei etwa eine *‹orale› Schwelgerei-* und eine *‹anale› (Besitz-)Tendenz unterscheiden.* In der *maieia-Phase* kann Letztere geradezu als *‹Wucher› (chremastes*[99]*)* imponieren. Diese zwei Aspekte könnten dann als *Surrogate zur Vermeidung von Schmerz und Verlassenheit* interpretiert werden.[104] Gier nach Luxus und Schwelgerei wären die *kontraphobischen Korrekturversuche* der *melancholischen Konstitution* (*lype*). Das Korrektiv sei – nach dem *Sophistes*-Dialog[99] – der *Logos.* Ich deute diesen holistischen Begriff hier auf der hohen Ebene, als Erfahrung des *Lichtprinzips*, das der Mensch seit Anbeginn in sich trägt und in der Versenkung wieder zu spüren vermag. In dieser Erfahrung seines *göttlichen Urgrundes* kann er nicht mehr verloren gehen: Er gewinnt *Urvertrauen.* Als eindrückliches griechisches Mantra weist der *Logoshymnus des Johannesevangeliums* auf diese Zusammenhänge[I 278].

Bedeutsam ist, dass im antiken Typenmodell die melancholische Phase nicht Krankheitswert hatte, sondern einfach *‹psychische Durchlässigkeit›* bedeutete, und, wie alle Radikale, entwickelt werden musste.

Heute ist sie als *depressive Störung* instrumentalisiert, ist *Leitsymptom* unserer Kultur. Suizid ist nach dem Unfalltod die häufigste Todesursache junger Erwachsener. Die Pharmaindustrie verdient Milliarden mit Antidepressiva. Selbstheilungsversuche mit Alkohol, Drogen, Arbeitswut oder Sexsucht enden in *Leere* und *Burnout... Süchte sind aber keine Krankheiten, sondern energetische Ungleichgewichte,* ein nicht Umgehenkönnen mit den Energien. Wenn eine Studentin bei einer Examensvorbereitung 15 Kilogramm zunimmt, ist sie nicht durch *Magenbanding* zu ‹heilen›, sondern durch Tiefentherapie.

Das antike Rezept heisst: Depressive Verstimmungen, aber auch andere psychische Ungleichgewichte, sollen – bevor sie chronifizieren – zum Auffädeln des Jammers bis zur lichtvollen Erfahrung von Urvertrauen und Geborgenheit geführt werden. Dies braucht erfahrene therapeutische Begleitung und zusätzlich konsequente Energieübungen.

5.5.6.3 Zusammenfassung: ‹Jenseits des Lustprinzips›

Der Mensch, der den Bewusstseinszustand der *sophrosyne* nicht erreicht hat, orientiert sich am *Lustprinzip,* an Lustgewinn und Schmerzvermeidung. FREUD hat als energetisches Regulationsprinzip des ‹psychischen Apparates› durch sein ganzes Werk hindurch wesentlich Spannung und Spannungsabfuhr vorgesehen. Auch in *‹Jenseits des Lustprinzips›* sind folgende Koordinaten wegweisend: ‹Lust›, ‹Konstanz›, ‹Bindung›, ‹Spannungsverminderung auf null›.[105] Am Ende seines Lebens hat er das *Fehlen einer Entwicklungslehre* in der Psychoanalyse bedauert, die im Vergleich zu Platons Bewusstseinslehre als psychisch-geistiges ‹Flachland› imponiert.[106]

Platon hat dem *Lustprinzip* dagegen eine andere Wertung gegeben. Die Lustempfindung ist nicht gleichbleibend, sondern wird in den psychisch-geistigen Entwicklungsweg bis zur *Glückseligkeit* integriert: Durch *Erfahren höherer Lustqualität* wird die niedere *nicht mehr attraktiv* und durch Faszinierenderes überwunden (Prinzip der *Attraktion des Besseren* vs. *Konstanz*). Dieses Prinzip führt in einen qualitativ neuen Bewusstseinszustand: *sophrosyne.*

Zu dieser Entwicklung braucht es *beste Anlage* und *beste Ausbildung.*[107] Der Mensch, der *sophrosyne* erreicht hat, hat die abhängig machende *Attraktion des Materiellen* hinter sich gelassen. Er wird vom geistigen Prinzip (LOGOS) und von der richtigen Sicht der Bewusstseinswelten geleitet (*orthe doxa*), hin zu *grosser Ausstrahlung* und damit *Ansehen (doxa*[92]*).* Er ist in Balance zwischen Beherrschen und Beherrscht-Werden, zwischen Geben und Nehmen, zwischen Wirken und Zulassen (*archein-archomenos*). Er wird vom äusserlich Herrschenden (*archon basileus)* durch *Umkehr* zum königlichen Menschen *(basileus archon).*[108] Dies geschieht aber nicht einfach durch *Unterdrücken* gewisser Strebungen, sondern durch *Läuterung bis zum Urbeginn.* Durch die subtile Energiearbeit gelangt er zur stimmigen Reaktion hinsichtlich Gefühlen, Meinungen und Handeln (*homodoxia*[109]). Eine solche Psyche wird stärker als *Lüste und Begierden*, sie lebt *‹selbst aus sich selbst›.*[110]

Das Heil (*soteria*) unseres Lebens liege im richtigen Auswählen von *Lust und Unlust.*[111] Die sokratische Therapie als ‹psychische Messkunst› erreicht Folgendes[112]:

> «(sie macht die Trugbilder unwirksam und vermag), durch deutliche Bezeichnung des Wahren, der Psyche, welche dann in der Wahrheit bliebe, *Ruhe (hesychia)* zu verschaffen und auf diese Art unserem Leben *Heil (soteria)* zu bringen.»

hesychia, ein anderer *mystischer Begriff* im Umfeld von ‹Gelassenheit›, meint tiefe *‹Seelenruhe›.*[113] Die monastische Bewegung der *Hesychasten* hat diese Tradition weitergeführt.

Sophrosyne ist der *Bewusstseinszustand jenseits des Lustprinzips* auf dem Weg des *Ekstaseprinzips.*

Ein Beispiel zweier Menschen, die trotz dem Sterben von sieben ihrer Kinder nicht erwartungsgemäss depressiv wurden, kann bei Anna Magdalena und Johann Sebastian BACH gesehen werden. Anna Magdalena spricht in ihrem *‹kleinen Büchlein›* von diesen schmerzhaften Verlusten, als sie Hand in Hand mit ihrem Mann immer wieder an den kleinen Gräbern stand. Mit ihrer hohen erotischen und musikalischen Verbindung blieben die beiden nicht nur gesund, sondern liebend und kreativ: ein Beispiel für *sophrosyne,* heute spricht man von *‹Resilienz›.*[114]

5.5.6.4 Übertragung – Gegenübertragung als therapeutischer Eros

Übertragung – Gegenübertragung ist ein wichtiges therapeutisches Prinzip, das die Auflösung kindlicher Übertragungsmuster im Feldgeschehen zwischen Therapeutin und Patient ermöglicht und, wenn nicht durch Therapeuten ausagiert, analysierbar macht. Einen Extremfall dieses Ansatzes hat bereits FREUD gelebt, indem er seine Tochter und Psychoanalytikerin Anna selber analysierte: D. h., sie hätte auf ihn als Therapeuten ihre kindlichen Gefühlskonstellationen zum Vater übertragen müssen, was unmöglich ist resp. gegenseitige Fixierungen zur Folge hat. Effektiv ist Anna FREUD so mit ihrem Vater verbunden geblieben, dass sie nicht nur sein Werk weiterführte, sondern auch in seinen Mantel eingehüllt starb …

Für frühe Traumatisierungen muss dieses Konzept und auch die therapeutische Haltung etwas permissiver werden, wobei die Gefahr einer Überführung der Übertragungsbeziehung in eine Realbeziehung besteht. Solche Konstellationen kennen wir hinlänglich als therapeutischen Missbrauch. Aber auch frühe Störungen, wie sie die Therapeutin M. SECHEHAYE beschreibt *(‹symbolische Wunscherfüllung›)*, wurden nur durch Totalidentifikation ‹gelöst›: Ihre einst psychotische Patientin wurde symptomfrei, indem sie ebenfalls Psychotherapeutin wurde und sogar den Namen der Therapeutin annahm: die ‹symbolische Wunscherfüllung› wurde also in hohem Masse konkretisiert, und die Patientin blieb im Feld der Therapeutin geborgen lebensfähig (vgl. therapeutisches *‹Containment›)*.

In diesem sehr schwierigen Spannungsfeld und teilweisen ‹Teufelskreis› der Therapeuten-Patienten-Beziehung von Versuchung, Abwehr und Ausagieren sehe ich einen Ausweg im sokratischen *therapeutischen Eros.*

Was motivierte Sokrates, bei Alkibiades nicht locker zu lassen und, über lange Zeit, den sehr schwierigen Weg mit dem agierenden Manne zu gehen? Es ist der Eros, aber der therapeutische, die Seelenverbundenheit, der bedingungslose Respekt vor der Seele, die Präsenz als Aufgabe, das Vertrauen auf die höhere Macht, die Treue, mit der Sokrates immer wieder in die Übertragungsebene einstieg, jedoch von der höheren Ebene her begleitete. Dies wird von den damaligen Interpreten als ‹erotische Haltung› bezeichnet und als mehrschichtiges Vorgehen interpretiert: eine Hochform *therapeutischer Gegenübertragung.* Es braucht denn entwickelte Liebesfähigkeit des Therapeuten auf höherer Ebene *(sophrosyne)*, um die durch mannigfaltige Übertragungen verführenden und verstrickten Patientinnen durch Ebenen von Bedürftigkeit und Schmerz zu begleiten. Dieser hohe therapeutische Eros – der auch bei anderen Meistern und Meisterinnen beobachtet werden kann (vgl. *Dalai Lama)* – wurde in Meister-Schüler-Verhältnissen aufgebaut. Wichtig war aber auch die Gemeinschaft, eine mindestens temporäre Gruppe, wo das therapeutisch Gelernte sich ins Leben umsetzen, aber auch wieder ‹supervidiert› werden konnte (vgl. Platoniker, Hippokratiker). Zum seelischen Heilwerden gehören auch heute wieder therapeutisch geführte Gemeinschaften (z. B. in Seminarwochen), die neue Erfahrungen und beziehungsmässige Konstanz ermöglichen sowie das Bearbeiten von Übertragungskonstellationen. So kann sich das Übertragungsfeld wandeln, entwickeln, bis es in seinen gespaltenen und kindlichen Anteilen aufgelöst und in die erwachsene Persönlichkeit integriert ist.

Geläuterte Menschliebe bildet für Therapeutinnen die Grundlage, um mit Patienten den oft langen Weg zu gehen, ohne abzubrechen, ohne zu agieren und ohne in eigenen *Burnout* zu kommen. Aus dem therapeutischen Eros heraus handeln heisst auch, im Vertrauen auf die Heilkraft des hohen Eros und der teleologischen Heilkräfte des Selbst des Therapeuten und des Patienten zu handeln.

5.5.7 Die psychische Wiedergeburt

Die ‹Wiedergeburtsphase› ist so wichtig, dass der ganze *Alkibiades*-Dialog als *maieutisch* überschrieben ist (*maieutikos*), obwohl Platon Sokrates nur vage sagen lässt: Er habe eine ‹junge Liebe ausgebrütet› (= *erotische Maieutik*[115]).

Die *maieia* Phase enthält also als Höhepunkt die eigentliche *Mysterienerfahrung* des *Alkibiades*-Dialogs *(myesis*[116]*)*.

Da das Wissen um ‹Wiedergeburtserlebnisse› heute nicht Allgemeingut ist, sollen hier Parallelen aus antiken Mysterientraditionen uns für das Thema sensibilisieren.

5.5.7.1 Parallelen zu anderen Einweihungstraditionen

Aus einer ägyptischen Priesterweihe – auf griechisch-philosophische Vorstellungen Bezug nehmend – ist die einzigartige Beschreibung einer *mystischen Reise als Gebet* erhalten. Es geht um eine sog. ‹*Unsterblichkeitsliturgie*›, um das *Unsterblichwerden* (*apathanatismos)*[117].

In der *maieia* wird auch Alkibiades den *unsterblichen Anteil der Psyche* erfahren. Ferner enthält die ägyptische Zeremonie initiatische Erfahrungen, durch die Alkibiades bereits hindurchgegangen sein dürfte (5.4.3). Der Initiand der *Unsterblichkeitsliturgie*, in der Dunkelheit auf einem Podest sitzend, geht zur astrologischen ‹*ersten Geburtskonstellation*› (*genesis*) zurück, dann zum ‹*Beginn seines Beginns*› (*arche*) und ruft den ‹*Zuteiler des Schicksals*› an. Dann ruft er die vier *Elementarkräfte* (‹*Luft*›, ‹*Feuer*›, ‹*Wasser*›, ‹*Erde*›[60]) an, aus denen sein Leib gebildet ist und betet[117]:

> «Ihr habt beschlossen, mich jener Geburtskonstellation zu übergeben, welche unsterblich ist. Nach der mir nun bevorstehenden, mich sehr bedrängenden Not werde ich jenen Beginn erblicken, der zur Unsterblichkeit führt, in unsterblichem Lebenshauch (πνεῦμα), in unsterblichem Wasser, in einer Luft, die ganz fest ist. Ich werde im Geist in neuer Gestalt geboren werden; in mir wird der heilige Lebenshauch wehen; ich werde das heilige Feuer bestaunen; ich werde im Osten die schrecklichen Urgewässer betrachten; der Äther, der alles Leben zeugt und uns alle umfasst, wird mich erhören. Heute werde ich, ein Sterblicher, der aus einem sterblichen Mutterleib geboren ist, durch die gewaltig wirkende Kraft und die unvergängliche Rechte (Gottes) in einen höheren Stand versetzt. Ich werde mit unsterblichen Augen und in unsterblichem Lebenshauch den unsterblichen (Gott) erblicken, den Herrn der feurigen Kronen. *Dabei wird mich für kurze Zeit die Kraft des menschlichen Seins verlassen.* Aber nach dem mir jetzt bevorstehenden bitteren Zwang werde ich sie gemäss dem unabänderlichen Beschluss Gottes wieder zurückerhalten, und dann werde ich nicht mehr vom ‹Zwangsschicksal› belastet sein. Bleibe zurück, sterbliche Menschennatur, und empfange mich dann nach der unabdingbaren, mich sehr belastenden Not wieder heil zurück.»

Nach diesem Gebet steigt der Initiand ‹in die Höhe› (Ausweitungserlebnis). Die Anweisung lautet:

> «Zieh nun aus den Strahlen (des Lichts) dreimal den Lebenshauch in dich und atme tief durch; dann wirst du merken, wie du leicht wirst und in die Höhe emporsteigst, so dass du den Eindruck hast, mitten in der Luft zu sein. Alles, was du siehst, wird unsterblich sein. Du wirst die Stellung der (Sternen-)Götter für jenen Tag und jene Stunde sehen, du wirst sehen, wie die regierenden Planetengötter zum Himmel emporsteigen, während andere niedergehen, und der Weg der sichtbaren Götter (Planeten) wird offen sein.»

Dann wird der Myste seinen *Daimon* oder *Schutzengel* anrufen (es folgen rituelle Gesten), er wird einen grossen Donner hören (und wieder rituelle Gesten vollziehen). Danach werden von der Sonne(nscheibe) Sternschnuppen ausgehen, und die Sonnenscheibe wird sich öffnen (5.4.3.6.3). Hinter ihr ein Rund… dann feurige Türen, die verschlossen sind. Nun soll der Myste die Augen schliessen und erbitten, dass die Türen geöffnet werden. Es folgt die Anweisung:

> «Öffne die Augen, und du wirst die Türen offen und hinter ihnen die Welt der Götter erblicken…»

Die Zeremonie geht weiter zum Sonnengott, wo der Myste sich als *‹heute Neugezeugter›* vorstellt. Es wird die *‹Geburt› in einen höheren Zustand* beschrieben, die über die leibliche *Geburt* hinaus zum *Urbeginn* (*arche*) führt. Den höchsten Gott soll er folgendermassen anbeten (vgl. Elementarkräfte):

> «Sei gegrüsst Herr, Herrscher über das *Wasser;* sei gegrüsst, Erbauer der *Erde;* sei gegrüsst, Fürst des *Lebenshauches,* hell hervorleuchtendes *Licht, König, Re!* Erteile mir Weisung! Herr, indem ich wiedergeboren werde, gehe ich dahin; indem ich wachse und grösser werde, sterbe ich; indem ich aus einer lebengebenden Geburtskonstellation in das Ent-werden (Vergehen) aufgelöst werde, schreite ich voran – wie du es begründet und angeordnet, wie du es als Gesetz festgelegt und als geheime Weihe geschaffen hast.»

Nun wird er von der Gottheit die Weissagung (Orakel) empfangen, wodurch er zu höherem Rang (Grad) initiiert und ‹unsterblich› wird.[118]

Die Beschreibung der Mysterienerfahrung des *Apuleius*, ebenfalls in Ichform, wurde bereits zitiert und hat offensichtliche Parallelen, wie auch das vom *Trophonios*-Orakel referierte ‹Versenkungserlebnis› des *Timarchos* (Anm. II 560, II 588).

In Therapien von ‹durchlässigen› Menschen, die leicht in veränderte Bewusstseinszustände gelangen, wird Ähnliches beschrieben: Ein Mann zum Beispiel erfährt eine Schau von Bewusstseinsebenen, wie sie einander generieren … und steht plötzlich wie vor einem Schrein von Gottheiten … ganz entsprechend einem Bild im platonischen *Symposion.*

Die antiken Zeugnisse sind für eine heutige Orientierung im Bewusstseinsspektrum bedeutsam und müssten als Grundlage für die Therapeutik von *Primärtherapien* (seit JANOV) und auch von Formen von *rebirthing* – die in einen therapeutischen Kontext gehören – unbedingt beachtet werden.

Da der platonische Bewusstseinsprozess ebenfalls als *‹Zurückspulen› des Menschwerdungsprozesses* verstanden wurde, werden wir im Folgenden mit entsprechenden initiatischen Erfahrungen zu rechnen haben.[119]

5.5.7.2 Der Menschwerdungsmythos bei *Platon*

Hier wählen die Psychen ihr Schicksal, kommen zu den drei *Schicksalskräften* (*Moiren*, vgl. *Parzen),* zuerst zu *Lachesis,* wo jede Seele den gewählten

Daimon/Schutzengel zum Hüter und Vollstrecker des Lebens erhält. Dieser führt sie dann zu *Klotho*, die mit der Spindel die *Wendung* (*epistrophe)* bewirkt, um das von jedem gewählte Schicksal festzumachen. Schliesslich macht *Atropos* das angesponnene Schicksal unveränderlich fest. Dann wird, ohne sich umzuwenden, der *Inkarnationsweg* beschritten.[120]

Weiter geht es durch das *Zwangsschicksal* hindurch, durch furchtbare Glut und erstickende Hitze, in die Ebene der *Lethe* (des Vergessens); dieser Ort sei ohne ‹Bäume› und alles, was die ‹Erdkraft› *(ge)* hervorbringe. Die Psychen hätten sich dann, da der Abend gekommen, am *Fluss ‹Sorglosigkeit›* gelagert, deren Wasser kein Gefäss halten kann (strukturlos); ein gewisses Mass von diesem Wasser sei *jedem notwendig* zu trinken, aber wer nicht durch Einsicht bewahrt wird, trinke über das Mass hinaus und *vergesse* alles *(epilanthanesthai)*. Es folgen Ruhe, Dunkelheit (Mitternacht), Gewitter und Erdbeben, und plötzlich seien sie (die Psychen), hüpfend wie Sterne, die eine hierhin, die andere dorthin, getrieben worden, eben um ins Leben zu treten …

Auch hier führt der Weg durch die *Elementarkräfte*, durch die ‹Feuerkraft›, dann durch die ‹Erdkraft› und die ‹Wasserkraft›, ohne die Möglichkeit des *konkreten* Fassens (vgl. Märchen); dann kommt das *‹Trinken des Vergessens›*. Danach Ruhe, Dunkelheit, Fliessen, Beben – *Mysterium der Verbindung von Energie und Materie* –, schliesslich Inkarnation, Materialisierung. Der Erzähler des Mythos aber habe das *Wasser des Vergessens* nicht trinken dürfen; er sei irgendwie wieder in den Körper hineingekommen … Also ein Bericht aus einem bewusstseinsveränderten Zustand.

Beim Zurückholen abgespaltener Feldanteile der Psyche gehen heutige Patienten durch vergleichbare Zustände. Sie können die Hitze derart stark erfahren, dass es z. B. nötig ist, sie mit einem nassen, kalten Tuch zu kühlen. Es ist für die Therapeutin dabei sehr hilfreich, durch die alten Beschreibungen eine Orientierung zu haben.

Während Platon im *Menschwerdungsmythos* den *‹Weg nach unten›* (*katabasis*) beschreibt, geht es im initiatischen Prozess und im platonischen *Höhlengleichnis* umgekehrt um den ‹Weg nach oben› (*anabasis*, 2.3.1). *Beide reflektieren älteres Erfahrungswissen bewusstseinsveränderter Zustände sowie solche der sokratischen Versenkungspraxis* (3.4.2).

Am ausführlichsten erklärt Sokrates jedoch den *Wiedergeburtsvorgang* und seine *Hebammenkunst* im *Theaitetos*-Dialog.[121]

5.5.7.3 *Sokrates'* Definition der psychischen Geburtshilfe (*maieia, Theaitetos*-Dialog)

Im *Theaitetos*-Dialog erläutert Sokrates die *psychische Gebärkunst (techne tes maieuseos)* in *Analogie zur Hebammenkunst.*

Theaitetos hat versucht, *Selbsttherapie* zu machen, nach dem, was er von Sokrates' Art und Technik gehört hatte. Er schafft es aber nicht allein und Sokrates sagt[122]:

> «Du hast eben *Geburtsschmerzen,* lieber Theaitetos, weil du nicht leer bist (!), sondern *schwanger* gehst.»

Theaitetos entgegnet mit dem bekannten kathartischen ‹*nicht Wissen*› (‹*ouk oida*›*):* Da *er weiss, dass er nicht weiss*, ist er also bereits *leidensbewusst* und *motiviert.*[123] Denjenigen, deren Übertragungsprozess mit Sokrates begonnen hat (*syngignomenoi*, 5.5.5.3), geht es nämlich wie Gebärenden: Erfüllt von ‹Aporie› möchten auch sie etwas loswerden. Aber weit mehr noch als die Frauen sind sie Tag und Nacht bedrängt, *fortwährend* in Geburtswehen[124].

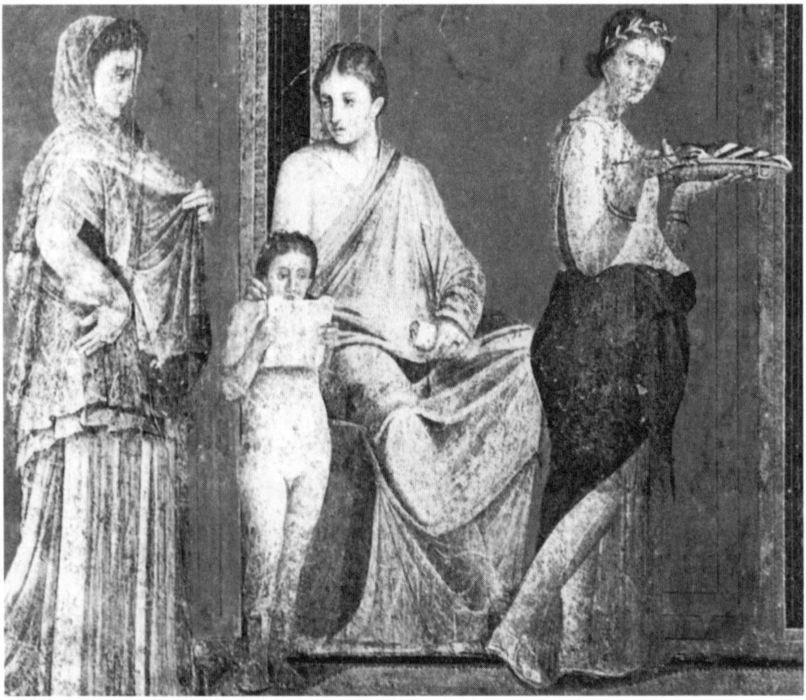

Abb. 36: Die ‹Schwangere›, rechts schreitend (Mysterienvilla, Pompeji, vgl. Abb. 37 a).

Nach der Erwähnung von *Aporie* und dem *rituellen Mutmachen* (*tharrein*) motiviert Sokrates den *Theaitetos*, sich auf seine ‹Geburtshilfekunst› einzulassen. *Theaitetos,* ein für sein Alter ausserordentlich einsichtiger und weit fortgeschrittener junger Mann, braucht keine *Tiefen-katharsis* mehr. Darum beginnt hier der *maieia*-Prozess bereits nach einem kurzen Reinigen.

Die Diagnose ‹*Schwangersein*› veranschaulicht eine Reaktivierung psychischer unverdauter Inhalte und Felder, die zur Auflösung drängen und die Person in Beschlag nehmen (Beengung, Ausgeliefertsein). Darum erläutert Sokrates nun seine ‹Geburtshilfekunst›. Er sei nämlich mit seiner ‹*Geburtshilfe*› ein *Führer durch die Bewusstseinswelten.*[125] Ich fasse die für eine subtile Tiefentherapie (*techne tes maieuseos*) – auch für eine moderne – relevanten Aussagen des *Theaitetos*-Dialogs als *Prinzipien* zusammen:

- *Prinzip 1: Die Menschen wissen weder um ihre Urverdrängung (lethe) noch um die Möglichkeit zur Wiedergeburt der Psyche, den Weg zur Wahrheit (a-letheia,* Exkurs).[126]

Daher sagen sie von seinem Therapieprozess, er bringe die Menschen bloss in die Ausweglosigkeit *(aporein*), wissen aber nicht, dass er ihren *Psychen zur Geburt* verhilft. Dieses *Aporie*-Phänomen drückt sich als Wahrnehmen von Ausweglosigkeit, von psychischer Beengung aus: ‹*Aporie-schwanger*› zu sein erzeugt auch heute den nötigen *Leidensdruck* zum psychischen Durchbruch, der Wiedergeburt der Psyche[127]:

Das, was *Theaitetos* nun erfahren wird, darf er nicht hinaustragen; es ist Mysterienerfahrung und steht – wie alle platonischen Dialoge – in der *apollinischen Tradition* (dazu Anm.[128]).

- *Prinzip 2: Zum Ausüben dieser therapeutischen Kunst muss der Mensch seinen Prozess selbst erfahren haben, soll aber nicht mehr mitten drin sein, sondern muss die eigene ‹psychische Geburt› vollendet haben.* Ich verstehe dies als Aufforderung, dass sich auch heutige Therapeuten in der Selbsterfahrung Klarheit über ihre geistige Grundlage verschaffen sollten.[129]

- *Prinzip 3: Sokrates diagnostiziert sorgfältig, ob jemand für den Prozess bereit und reif ist. Er vermag den Prozess zu beschleunigen wie zu hemmen und was noch nicht chronifiziert ist, ‹aufzulösen›*[130]*:*

  Denen, die zu ihm kommen, ergehe es auch darin wie den Gebärenden: Sie haben Wehen und werden Tag und Nacht von Ausweglosigkeiten *(aporia)* erfüllt, weit ärger als die gebärenden Frauen. Und diese Wehen kann seine Kunst sowohl erregen als auch stillen.

Lässt sich der Therapeut mit dem Patienten auf das ‹Schwangersein› ein (gemeinsame Feldprozesse), kann der Tiefenprozess beginnen. ‹Wehen›, die anschwellen und abflauen, sind ein gutes Bild der wellenförmigen *Energieprozesse. Sokrates* vermag sie mit seiner Kunst und seinem energetischen Potenzial zu modulieren und jemanden in einen *anderen Bewusstseinszustand* zu versetzen. Seine intensive Gesprächstechnik, wo er mittels Fragen dem andern konstant auf den Fersen folgt, können mit der Wirkung von Arzneien (*pharmattein*) und suggestivem ‹Besprechen› (*epadein)* verglichen werden.[131]

Das Bild von ‹Wehen› wird auch in heutigen Psychotherapie-Prozessen genutzt, wenn Gefühlsregungen wie eine Welle aufflammen und wieder zu Ende gehen. Sie werden durch die Therapeutin amplifiziert, gedämpft und moduliert, wie einst bei Sokrates.[132]

- *Prinzip 4: Therapeutinnen, die in Grenzbereichen des Bewusstseins arbeiten, müssen genau spüren, mit wem und wann gute Prozesse möglich sind.* Die zu bearbeitenden Ereignisse beginnen nicht erst *lebensgeschichtlich* (‹Früchte›), sondern bereits im *familiären Bewusstseinsbereich* (‹Boden›), wo sich das *werdende Kind* (‹Samen›) einnistet. Es geht darum, auch psychisch ein ‹Kind› mit besten Voraussetzungen auf die Welt zu bringen. Im *Symposion* wird ebenfalls ‹subtiles Zeugen und Gebären› für die durch den subtilen Eros verbundenen Männerkreise (und Frauenkreise) gebraucht, wonach nur subtil Liebende wahrhaft ‹Schönes› hervorbringen (das Konkrete ist ein Bild dafür). Die Vollendung des Mysterienweges wird als höchste Verschmelzung, transkulturell als *‹heilige Hochzeit› (hieros gamos*) bezeichnet.[133]

Wie weit sind wir heute davon entfernt, sowohl auf der konkreten Ebene der Kindererziehung *(paideia),* wie auf der subtil-energetischen Ebene der Therapie *(‹paideia›)*!

- *Prinzip 5: In der psychischen Gebärtechnik (techne tes maieuseos) muss – durch Wahrnehmungsprüfung – genau unterschieden werden, ob es sich um ‹Schattenbilder› (eidola) oder um Wahrhaftiges (alethina) handelt.*[134] *Dies ist das Wichtigste der sokratischen Kunst.*[135] Die Unterscheidung zwischen *Wahrem*, d. h., *Seiendem und Nichtseiendem* ist letztlich das Hauptanliegen des platonischen ‹Philosophierens› überhaupt, wodurch das Bewusstseinsspektrum erfahrbar wird.[136] Denn bei jedem Wahrnehmungsakt sind die Verschleierungen (*eidola)* aufzulösen.

Wie schwer sich heutige Interpreten mit diesem Text tun, zeigt eine Übersetzung von *eidolon (‹Schattenbild›)* als ‹Mondkalb›; eine solche Fehlübersetzung ist nur möglich, wenn die schwierige Unterscheidung zwischen *eidos – eidolon*, zwischen wahrem ‹Ur-Bild› und ‹Schattenhaftem›, das grosse Anliegen des Bewusstseinsweges der Platoniker, nicht verstanden wird.[137]

- *Prinzip 6: Der Therapeut darf nicht manipulieren, sondern nur den eigenständigen Prozess des Andern unterstützen. Deswegen ist mittels sokratischer Fragetechnik vorzugehen: zu fragen, nicht aber zu antworten (vgl. psychoanalytische Technik).*[138] Diejenigen, die mit ihm arbeiten, auch wenn sie sich am Anfang mit diesem Vorgehen schwer tun, würden dann aber – mit Hilfe Gottes – wunderbar schnell voranschreiten, gemäss ihrer eigenen und der Wahrnehmung von Drittpersonen. Jedoch ohne von ihm je Wissen erhalten zu haben, rein aus sich selbst heraus, entdeckten (*heurontes*) sie selbst viel Schönes (= Subtiles) und brächten es ans Licht (*tekontes, tiktein*).

Jede sorgfältige Therapie ist auch heute darauf bedacht, dem Klienten keine Einsichten einzutrichtern, sondern das in ihm Schlummernde ans Tageslicht zu bringen.

- *Prinzip 7: Für die Maieutik sind Gottes Kraft und Sokrates' Hilfestellung notwendig, derart, dass der Therapeut gleichsam Kanal göttlicher Kraft wird.* Viele würden dies verkennen und schrieben sich selbst das Fortschreiten des Prozesses zu: Dies ist die gefürchtete Überheblichkeit (*hybris).* Solchermassen selbsteingenommene Patienten schätzten Sokrates gering, würden von andern beeinflusst und verliessen ihn *früher als nötig.*
  Der therapeutische Tiefenprozess hat eine innere, vom Ego unabhängige Logik und sollte deshalb nicht vorzeitig abgebrochen werden. Er folgt auch nicht einem linearen Schema im Kopf der Therapeutin.

- *Prinzip 8: Nach zu frühem Abgang kann das ans Licht Gebrachte wieder verloren gehen, sei es durch schlechte Gesellschaft, Verwahrlosung oder Regression. Das psychisch Entwickelte muss also gepflegt werden, sonst fällt der Mensch wieder auf eine niedere Bewusstseinsstufe zurück.* Kommen solche Abgänger dann wieder zu ihm zurück, spürt Sokrates durch seine subtile Wahrnehmung (*daimonion*), wen er nicht mehr annehmen darf. Mit anderen arbeitet er wieder.[139] In der hippokratischen Heilkunde durfte ebenfalls nur geheilt werden, wo Motivation und Heilaussichten bestanden.

Auch heute ist zu beobachten, dass das in Therapien Erreichte allmählich wieder verloren gehen kann. Nach beendeter Therapie ist Weiterführung durch eigene ‹Tiefenarbeit› in einer Art *Focusing*-Technik angesagt (vgl. GENDLIN[140]), neben einem Übungsweg, um das Niveau zu halten.

- *Prinzip 9: Kommt Sokrates mit einem Patienten nicht richtig voran, überweist er ihn an einen mit ihm besser übereinstimmenden anderen Therapeuten.* Er spürt, wer mit wessen Psyche gut umgehen kann.[141] Überweisungen waren also schon damals Thema, wenn das psychische Zusammenspiel von Therapeut und Patient nicht optimal war. Denn die besten Entwicklungen vollziehen sich zwischen Menschen, die einander *ähnlich* sind, zwischen ‹Seelenverwandten› (vgl. *Symposion).* Spüren die Beteiligten nicht die ‹gleiche Chemie› – besser *‹Energie›! –*, ist es ratsam, das therapeutische Verhältnis gar nicht erst einzugehen.

Auch heute empfiehlt sich, am Anfang einer Therapie die Kompatibilität von Therapeutin und Patientin gut zu prüfen; z. B. durch einen ‹Probeprozess› kann die Vorgehensweise transparent werden. Eine Trennung mitten im Prozess ist dagegen schwierig, da unaufgelöste Übertragungsemotionen belastend weiterwirken. Dies im Sinne eines subtilen Übertragungs-/ Gegenübertragungskonzeptes.

- *Prinzip 10: Sokrates informiert die Therapiewilligen ausgiebig, worin der Prozess bestehe und wie das Vorgehen sei. Die sokratische Technik besteht wesentlich darin, alles, was er fragt, so gut wie möglich zu beantworten.* Theaitetos ist für einen guten Prozess motiviert und Sokrates würde nun – nachdem er sich als ‹versierter› Therapeut *‹geoutet›* hat – gerne mit ihm arbeiten.[142]

  Gute Information bezüglich dem therapeutischem Vorgehen und Transparenz während des Prozesses sind immer noch gefragt und helfen, die Motivation zu stärken (Setting).

- *Prinzip 11: Wird der Therapeut beim Patienten ‹Schräges› finden und dies auflösen wollen, so solle dieser nicht zürnen (Vorwarnung).* Viele, die zu ihm kamen, seien denn ordentlich wütend gegen ihn geworden, wenn er daran ging, ihnen eine Unstimmigkeit aufzulösen. Das Negative löst er jedoch nur aus *Wohlwollen* auf (Ressource)[143]. *Denn Falsches stehen zu lassen und Wahres zu unterschlagen wäre göttliches Unrecht.* In der Antike fühlten sich schöpferische Menschen – auch Psychotherapeuten, Ärztinnen, Bildhauer

– in die Kräfte des Kosmos eingewoben und wirkten daraus. Alle mussten sie ihr Tun als göttliche Verpflichtung verantworten.

Das Phänomen des Wütend-Werdens hat seit der Psychoanalyse als Übertragungs-/ Gegenübertragungsgeschehen eine grosse Bedeutung und bedingt spezifische Vorgehensweisen der Bearbeitung. Allerdings könnte der sokratische Hinweis, aus einer höheren Verpflichtung nichts unbeachtet zu lassen, auch heute hilfreich sein.

- *Prinzip 12: Nach genügender Vorbereitung und Information soll sich der Patient nun auf den Prozess einlassen und nie sagen, dass er es nicht kann (negative Autosuggestion!). Denn mit Gottes Hilfe und seinem Mut (andrizomai, vgl. andreia) wird es gelingen (Verheissung).*[144]

Der Tiefenprozess der Wiedergeburtsphase wird also mit *Mutmachen* initiiert. Ressourcenorientierung ist immer Voraussetzung für den psychotherapeutischen Prozess. Bemerkenswert ist heute jedoch der Ansatz spiritueller Ressourcen.

5.5.7.4 Die Ablösung der Psyche vom Körper *(Alkibiades)*

Gemäss Olympiodoros hat Sokrates Alkibiades definitiv *ablösen* wollen, wobei der Prozess mehrschichtig zu verstehen ist: als Ablösung *einzelner Speicherungen* in der Psyche und – in letzter Konsequenz – als *Ablösung der Psyche vom Gewordenen, vom Körper.*[145]

Olympiodoros erklärt, dass der Mensch, der noch an den Fühlbereich und den Einfluss der Triebenergien (*thymos, Chakrenebene)* wie *an eine Heimat* gebunden sei, das Bedürfnis habe, mit andern Menschen verbunden zu bleiben (= *politikos*).

Im nächsten Schritt – durch Lockerung der Attraktoren an die Leibwelt, der *Triebenergien* (5.5.6.2*)* – wird er zum *vollendet Gereinigten*[146]*:*

> «*Kathartisch (‹Kathariker›)* bedeutet nämlich, dass die Psyche vom Körper gelöst wird, wobei allerdings Bindungen noch bleiben, die nicht gelöst werden können... ausser durch das *Zusammenfühlen (sympathes).* Es ist nämlich so, dass sie, obwohl sie *hier sind (entautha ontes), sie zugleich droben sind (ano einai),* durch diesen gewissen *Fühlzustand (sympatheia)* schauend; und wenn sie *droben sind, zugleich* auch *hier sind;* verliert die Psyche jedoch ihre Flügel wieder, kommt sie herunter und schwebt um den Leib *(peri auta)* herum infolge Körperattraktion.»

Diese bereits zitierte Stelle beschreibt das *Ablösungsvorgehen*: einerseits *‹oben schwebend›* als *Ausserkörperzustand*, von dem aus geschaut und gefühlt wird, was zugleich (und andererseits) – in Verbindung mit dem *‹da seienden› Körper* – die Umwandlung und Integration des Geschauten bewirkt. Auf diese Weise erfolge das Ablösen von den Leidenschaften in der *maieia.*[147] Der Mensch löst und überwindet die bestehenden Verhaftungen (Bindungen) und erreicht *sophrosyne.* Darauf kommt die (ausgeweitete) Psyche wieder durch die Attraktion des Leibes ins Alltagsbewusstsein zurück. Dieser *Geburtsprozess* bestehe *im langsamen Herauslösen der Psyche aus dem Körper*, während die nächste Stufe des *theoretikos* die Weiterentwicklung durch Kontemplation *bei herausgelöster Psyche* sei.[148] Der Zustand scheint am besten mit Beschreibungen von *Ausweitungserfahrungen* bei *tiefer Meditation* und in *Todesnähe* vergleichbar.

Das Thema verschiedener Bewusstseinsebenen, in denen Wissen gespeichert ist, und die mögliche Ausblendung ist besonders in der *Hypnoseforschung* bekannt. Durch sog. ‹Dissoziation› – eigentlich ein ‹Hinauskatapultieren› angstmachender Feldanteile (Maximalverdrängung) – wird etwas, das in einem bestimmten Zustand ‹bewusst› war, plötzlich unbewusst. JANET beschrieb dazu[149]:

> «… wie Hypnotisierbarkeit verschwindet, sobald die PatientInnen die dramatischen Erinnerungen und andere Teile ihrer Psyche integriert und somit die Dissoziation ihrer Persönlichkeit aufgelöst haben. Wenn diese Erinnerungen integriert sind, können diese Menschen nicht mehr in den Zustand zurück, in dem sie erst etwas erleben und danach dafür amnestisch sind.»

Diese dissoziative Fähigkeit der Psyche scheint die sokratische Therapie genutzt und aufgelöst zu haben *(sophrosyne).*

Im Sterbedialog *Phaidon* steht entsprechend, dass der Mensch bei der Geburt in den Leibzustand komme (*eis anthropeion soma aphikesthai*) und sich auch wieder von diesem *löse* (*apallattesthai toutou).*[150] Das platonische Bild für diesen Prozess scheint die ‹Fahrt auf hoher See› mit geblähten Segeln zu sein, auf der ‹Suche nach ewigem Grund›.

Der psycho-sozio-biologische Prozess: Das Zurücknehmen der *Konzentrations- und Aufmerksamkeitsenergie* – von einer *niedereren Bewussteinsebene* zum sich *Ausweiten auf eine höhere* – wird bei Platon mittels einer dreistufigen Systematik mit Variationen umschrieben: von der *Dingwelt* über die *Leibwelt* auf die *psychische Welt*, oder auch als das *Unbewegte (akineton*), das *Fremdbewegte* (*heterokineton*) und das *Selbstbewegte* (*autokineton*). Der Weg geht zum *selbstbewegten Grund* zurück. Auch ‹Berufe› (Berufungen) werden – zusätzlich zu ihrem Temperamentenwert – zur Unterscheidung dieser *Bewusstseinsebenen* gebraucht, in der Wiedergeburtsphase als folgende Entsprechungsreihen[151]:

- **Selbst** *(auto to auto)* – *autokineton* – ‹Philosoph› (ungenannt)
- **Leibwelt** *(ta heautou,* körpernahe Felder) – *heterokineton* – ‹Arzt›, ‹Gymnastiker›
- **materielle Welt** *(ta tou heautou)* – *akineton* – ‹Handwerker›

Es folgt das unterscheidende Spüren verschiedener Wirkebenen: das, *was um den Körper sich befindet und dem Körper dient* (auch Geld), und ferner was der Körper als der *zu uns gehörige Leib ist.* Wer den *Leib* kennt wie ein Arzt, kennt das zum Leib Gehörige, aber nicht *sich selbst.*[152] Die Seele aber als *‹wir selbst›* muss zuerst wiedererkannt, *geschaut* werden. Sokrates und Alkibiades bedienen sich der Sprache (*logoi),* begegnen einander aber letztlich *von Seele zu Seele* (*te psyche pros ten psychen*).[153]

> Wir sprechen heute in der *Psychosomatik* von *bio-psycho-sozial* (G. ENGEL). Dabei beschränkt sich das Psychische auf das Funktionieren der innerpsychischen, niederen Ebenen, und keineswegs im Übersteigen ins transmentale Bewusstsein. Auch das Soziale kommt nicht an die subtil-erotische Beziehung zwischen einem antiken Therapeuten und seinem Neophyten heran.

Das Ausserkörpererlebnis *in zunehmender Trance* ermöglichte eine sukzessive *Entfremdung des Alkibiades von seinen Körperwahrnehmungen* (vgl. 5.5.4): Im ‹weissagenden Bewusstseinszustand› nimmt die Psyche wahr, wie sie den Leib *regiert und steuert.*[154] Die fortgeschrittene Erfahrung, den Leib nicht mehr als *Instrument* zu gebrauchen, wird von Olympiodoros mehrmals erwähnt.[155] Sokrates wandte dann unterschiedliche Vorgehensweisen an, je nachdem der Mensch sich im *körperlichen* oder im *Ausserkörperzustand befand (a-somatos).*[156] Die byzantinische Tradition hat den Begriff der *Ausserkörperlichkeit* bis in die heutige Zeit tradiert, wie der Name *Asomatos* einer Kirche bei Kos belegt.[157]

In diesem Zustand (*asomatos*) vermag der Initiand nun die zentrale *maieia*-Erfahrung zu machen: *Der Mensch ist nicht Leib, auch nicht Leib und Psyche, sondern Psyche. Offenbar* geht es um das Erfahren des *unzerstörbaren Anteils der Psyche* (vgl. *‹Unsterblichkeitsliturgie›*[117]*).* Diese unsterbliche, ewige Psyche *jedoch leitet den Geburtsprozess, da sie alles Wissen und alle Möglichkeiten in sich trägt.*[158]

Olympiodoros bezeichnet noch im 5. Jahrhundert n. Chr. die Tiefenerfahrung des *Erkenne-dich-selbst* als Kulminationspunkt der *maieia*: Sie wird sich in der Mysterienantwort des *Alkibiades* vollenden[159]:

«Die Psyche ist Mensch»,

oder für uns besser verständlich:

Der Mensch ist Psyche.

Mit andern Worten gesagt ist dies auch *schauendes Erkennen des Erkennens* (5.5.5). Diese Metaebene des Erkennens durch Erleben scheint mit der Einweihungsstufe von ‹*Gleichmut*› umschrieben worden zu sein *(epistemes episteme)*. Der Mensch ist dann in den *logosgeleiteten* oder *pneumatischen* Bereich seiner Psyche gelangt *(nous*/GEIST). Mit dem antiken Bild ist er zur *Perle der Auster* vorgestossen.[160]

Die sokratische Therapeutik ging eindeutig davon aus, dass jenseits des Ichs *eigentliches Menschsein* beginnt; und dies gilt es nicht durch Urverdrängung zu verpassen[161]:

> «*Was wir nämlich sind,* soviel ist uns schon im voraus bestimmt … wir *fürchteten* aber, dass wir etwa durch *Verdrängung (elathomen)* dies verfehlten und *für etwas anderes sorgen könnten (epi-melomenoi),* als für uns.»

Die entscheidende Frage, ob *jenseits des Leibes* und des *Ichs* noch etwas ist, hat für die Therapeutik grosse Konsequenzen. *Strukturbezogene Therapieformen* bemühen sich, gleichsam in einem *Nichts* etwas aufzubauen. Die *antike Therapeutik* dagegen kennt keine *Angst vor dem Nichts,* sondern vertraut auf das Wiederfinden des in jedem Menschen *potenziell Vorhandenen,* im Sinne von: Der Mensch kann letztlich nicht verloren gehen!

Die Erfahrung, dass jenseits unserer individuellen Psyche eine allumfassende Geistigkeit existiert, ist bei christlich orientierten Psychotherapeutinnen eine Grundlage ihrer Tätigkeit. Es sollte allerdings möglich sein, diesen Ansatz in einem Bewusstseinsmodell zu konzeptualisieren und von der religiösen Erziehung resp. dem Glaubensbekenntnis des Einzelnen *unabhängig* zu machen (vgl. KORNFIELD).

5.5.8 Das Mysterium der Wiedergeburt

Das zentrale Erlebnis des Dialogs ist also die Geburt der unsterblichen Psyche. Der sokratische Versenkungsprozess – entlang den Verschleierungen des Bewusstseinsspektrums zurück zum ‹Beginn des Beginns› (vgl. *Königsrede)* – führt als ‹Rückgeburt› in den Lichtbereich, aus dem die unsterbliche Psyche kommt (5.4.3.2). Gemäss *Höhlengleichnis* wird der Prozess während des Lebens hin und zurück gemacht (vgl. *katabasis – anabasis).* Auch in der hippokratischen Tradition heisst es entsprechend: Geboren-Werden und Sterben ist dasselbe *(genesthai kai apothneskein).* In den Mysterientraditionen wurde die Parallele zwischen dem *kleinen Sterben* in der Mysterienerfahrung *(telete)* und dem *grossen Sterben (teleute)* im griechischen Begriff deutlich abgebildet.[162]

Dem heutigen Menschen ist der christliche Ansatz noch geläufig, dass es nicht nur den grossen, letzten Tod gibt, sondern dass so manche Enttäuschung, Verlust, Trennung, körperliche Beeinträchtigung Momente eines *kleinen Sterbens* sind (KÜBLER-ROSS), die von *Neuwerden* gefolgt werden. Hierher gehört auch das bereits erwähnte Gedicht *‹Stufen›* von HESSE.

Ähnlich würde der Mensch der Antike die Übergangsmomente des Lebens in der *Geburt aus dem Licht zu Beginn* und der *grossen Geburt ins Licht zurück am Lebensende* eingebettet sehen. Der Religionshistoriker CORBIN zeigt, wie dieses Motiv des *Aufstiegs und der Rückkehr zum Licht-Ursprung* seit frühester Zeit im Mittelmeerraum, wie in Persien, eine zentrale religiöse Rolle spielt. In ekstatischer Form besingt der mittelalterliche Mystiker *Franz von Assisi* im *Sonnengesang* seine Verbundenheit mit der Schöpfung, die auch den ‹körperlichen Tod› mit einschliesst. So macht das sokratische Paradoxon, *Philosophieren sei Sterben-Lernen,* im Bewusstseinsspektrum Sinn. Jede ‹Geburt› *ist dann ein Übertritt in einen höheren Bewusstseinsraum, mystisch gesprochen eine Initiation.*

Im *Alkibiades*-Dialog lassen sich verschiedene (transkulturelle) Aspekte des psychischen Geburtsprozesses ausmachen.

5.5.8.1 Schmerz – Sterben – Ekstase

Im sokratischen Vergleich mit den gebärenden Frauen sind zunächst die *Wehenschmerzen* wichtig, die im psychischen Geburtsprozess zum *Schreien (Kreissen)* führen können (JANOV: *Urschrei).* Wie der Säugling müssen auch die gebärenden Frauen durch ein Stadium von konkreter Ausweglosigkeit, *Aporie* hindurch, *wo es um Sterben und Tod geht, vor allem in einer Zeit rudimentärer Geburtshilfe*. Nach den *perinatalen Stadien*[163] erfolgt dann der Durchbruch: Das Kind wird im neuen Raum empfangen *(Königsrede)* und die Mutter kommt vielfach in einen *ekstatischen Zustand*, d. h. in eine Form von *mainesthai. Der Prozess umfasst die ganze Spannweite Gebären/Sterben (maieuesthai) – Ekstase (mainesthai,* dazu Anm.[164]).

Mainesthai bedeutet *‹Ausser sich sein›*, *‹rasen›*, sich *in rasend schnellen Energieströmen befinden*. Es ist die Beschreibung *aussergewöhnlicher Bewusstseinszustände,* die entsprechend *positiv* zu übersetzen wären (vs. *‹verrückt›*[165]*)*. Im platonischen Begriff *maieuesthai* (‹Geburtshilfe leisten›) könnte – für initiierte Ohren – denn auch die Bewusstseinsveränderung *(mainesthai)* mit angeklungen haben. Der subtile Erosweg führte tatsächlich in *ekstatische Zustände,* wie sie im *Phaidros*-Dialog als *erotische mania* angetönt werden[165]:

> «(Die Rede handelt von) jener vierten Art der *mania* (der *erotischen),* an welcher derjenige, der bei dem Anblick der hiesigen Schönheit jener wahren sich erinnernd *neubefiedert* wird, und mit dem wachsenden Gefieder aufzufliegen zwar versucht, unvermögend aber und nur wie ein Vogel hinaufwärts schauend, und was drunten ist gering achtend *(amelon),* weil er in ekstatischem Zustand ist *(manikos);* wie denn diese unter allen Ekstaseformen *(maniai)* als die edelste und des edelsten Ursprungs sich erweist … (und wer dieser *mania* teilhaftig) die Subtilen liebt, wird ein *vollendeter Erosmeister (erastes)* genannt.»

Sokrates wird am Ende des Dialogs in Alkibiades einen jungen Vogel, ein *gefiedertes Wesen,* ausgebrütet haben.[166]

Wie heute wurde auch damals ein solcher Mensch von der Menge für *‹verrückt›* gehalten (vgl. *a-topos)*. Dass er aber ein Gottbegeisterter *(enthousiazon)*, ein *Mystiker* war, entging ihnen durch Verdrängung.[167]

5.5.8.2 Das göttliche Kind (5.4.3.2)

Die psychische Geburt bringt ein *‹göttliches Kind›* ans Licht, ein Motiv, das in verschiedenen Kulturen und Zeiten auftaucht (5.4.3.2). CORBIN spricht von der[168]:

> «Geburt des geistigen Kindes, … ein Motiv, das seine Entsprechung bei so vielen Mystikern findet».

In der *Königsrede* wurde die Geburt des *‹königlichen Kindes›* gefeiert. Im *Phaidon*-Dialog wird vom Sterben in das *grosse pneuma* hinein gesprochen (vgl. ‹Unsterblichkeitsliturgie›) und vom *‹Kind in uns›*, das durch Erfahrung dazu geführt wird, den Tod nicht mehr als ‹Schreckgespenst› zu fürchten.[169] Initiatische Hinweise gibt auch ein *Isis-Hymnus* mit der Erwähnung der ‹Geburt des Kindes› und des ‹weihevollen Feuers›, worüber nicht gesprochen werden dürfe.[170]

Ebenso weist die *Weihnachtsgeschichte* auf das Lichtvolle und Überirdische einer *göttlichen Geburt*. Sie ist schon frappant ähnlich in verschiedenen antiken Mythen, wie im *Asklepios*-Mythos vorgeformt (DREWERMANN).

Verschiedene Therapieformen, namentlich die Transaktionsanalyse, arbeiten mit dem Bild des ‹Kindes›, wie es sich als ‹Kinderzustände› oder ‹Kinderfelder ‹in den Tiefentherapien zeigt. Im energetischen Bewustseinskonzept geht es letztlich – nach Erfahrung all dieser ‹Kinderzustände› – dem ‹Bewusstseinsfaden› entlang um das Wiederfinden des *integren, strahlenden Seins* als *‹göttliches Kind›*.

Auch *‹Aufscheinen des Göttlichen› (epiphaneia)* nennt Sokrates[171] das *Selbsterkennen,* letztlich Resultante und Erfüllung der konsequenten Unterscheidung von *Seiendem* und *Gewordenem im Wiedergeburtsprozess.*[172]

Das *Schwellenerlebnis vom psychischen zum GEIST-Bereich* wird sprachlich auch mit *grossem Licht*, mit *Staunen*, mit *Schau,* mit *Wegziehen der Maske,* mit *Spiegelung* angetönt und im Folgenden erwähnt.

5.5.8.3 Erleuchtung als schauende Erfahrung von Licht

Die sokratische Geburt kann denn ebenfalls als Durchbruch in eine *bewusstseinsmässige Lichtebene* verstanden werden. SCHEFER weist darauf hin, dass in den platonischen Dialogen, wie in den Mysterieninitiationen, der Höhepunkt als *Schauen* fassbar wird[173]:

> «Ihr abschliessendes ‹Zur Schau führen› (τὰ τέλεα καὶ ἐποπτικά) schliesslich kommt der ‹Schau› (εποπτεία) am Höhepunkt der τελετή (Mysterieneinweihung) gleich.»

Deutlich als ‹*Schauen des grossen Lichtes*› beschreibt *Plutarch* auch die *philosophische Einweihung.*[174]

> «Denn wie die Initianden zunächst in Trubel und Geschrei zusammenkommen, indem sie sich gegenseitig drängeln, dann aber, wenn die heiligen Handlungen verrichtet und die Gegenstände gezeigt werden, in Furcht und Schweigen aufmerken, so kann man am Anfang, *an den Türen der Philosophie* ein grosses Durcheinander, Zudringlichkeit und Geschwätz sehen, weil manche sich in plumper und gewaltsamer Weise nach dem Schein *(doxa)* drängeln; wenn (der Initiand) aber eingetreten

ist und das *grosse Licht sieht (mega phos idon),* dann ist es, wie wenn (in Eleusis) die Tempeltore geöffnet werden, dann nimmt er ein anderes Betragen an, *schweigt, staunt,* und folgt demütig und diszipliniert dem *Logos* wie einem Gott.»

Deutlich wird die Lichtsymbolik im Initiationsprozess des *Höhlengleichnisses (3.4.2*[175]*):*

«(wenn ihn einer bis an das Licht der Sonne gebracht hätte ...) Und wenn er nun an das Licht kommt und die Augen(lichtbereiche, *ommata)* voll Strahlen hat, wird er nichts sehen können von dem, was ihm nun für das Wahre gegeben wird ... mindestens nicht sogleich ... Gewöhnung also ... wird er nötig haben, um das Hohe *(ta ano)* zu sehen.»

Auch *Olympiodoros* nimmt auf die *Sonnensymbolik* als Quelle des *Bewusstseinslichtes* Bezug und erwähnt, dass Sokrates *die Psychen ans ‹Licht› bringe* und dass dies ein *nachhaltiger Vorgang* sei[176]:

«Denn die (hohe) Erkenntnis ist Licht und lässt denjenigen, der sie hat, nicht mehr verdrängen.»

Zur ‹Geburt des königlichen Menschen› bringt er die erwähnte *wortmystische Deutung* des jährlichen Rituals, zusammengefasst: *Sich-selbst-Erkennen* ist *Sonnengleich-Werden* (dazu Anm.[II 481], vgl. GOETHEs ähnliche Bilder).

Bei den Neuplatonikern, auch bei Proklos, wurde die *maieia* noch als *Schau* verstanden.[177] Sie brauchten dafür den Begriff *theoria*: Er müsste in den antiken Texten wieder mit ‹*Schau, Kontemplation*› und nicht etwa mit ‹Spekulation› übersetzt werden, damit die *spirituelle Ebene* durchscheint.[178]

Transkulturelle Vergleiche zur Lichterfahrung

ELIADE stellt fest[179]:

«Offensichtlich ist das ‹innere Licht›, das nach langer Konzentrations- und Meditationsanstrengungen aufstrahlt, allen religiösen Traditionen wohlbekannt ... »

Für die *Mithras-Einweihungen*, die Parallelen zum Platonismus haben, wurde der 6. Grad mit ‹*Heliodromos*›, d. h. ‹Sonnenbote› benannt. Der Aufstieg vom 5. zum 6. Grad bestand vermutlich in einer Lichterfahrung und (ARCELLA [180, II 466]):

«...in einem Anrufungsritus des *Lichtes der inneren Sonne,* ... wobei der Ritualvollstrecker sich mit den Anrufungsformeln des dritten Logos an den ‹*Herrn des Lichtes, die Schönheit des Lichtes, die Glorie des Lichtes*› wendet.»

Sogar das *jüdische Lichterfest* – mit dem gestuften *Chanukka-Leuchter* – soll von Persien beeinflusst sein.[181]

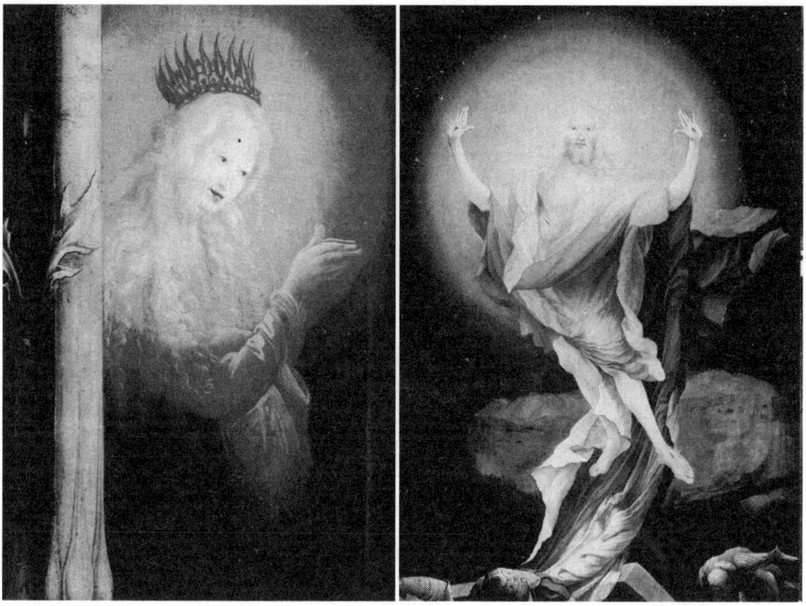

Abb. 37, selbstleuchtende Bilder: a: Schwangere Maria; b: Auferstehung (Isenheimer-Altar).

Die mit ‹*Sonne*› umschriebene Mysterienerfahrung – neuplatonisch mit Hinweis auf das ‹*Sonnengleichnis*› öfters verwendet[175] – war auch für das *Frühchristentum* offenbar so bedeutsam, dass es sie mit der *Christuserfahrung* gleichsetzte, in *Fest, Wochentag* und *Kultort:*

- Die *Wintersonnenwende-Feier,* der 25. Dezember als *(Dies) Natalis Solis Invicti,* als ‹Wiedergeburt› der unbesiegbaren ‹*Mithras*-Sonne› wurde zu *Weihnachten* (vgl. Anmerkung[II 481], vgl. it. *Natale,* frz. *Noël).*
- Der Tag *nach* dem Sabbat, der ‹Tag der *Sonne*›, der *Sonntag* wurde zum ‹Tag des Herrn›: (lat. *dies dominicus:* it. *domenica,* frz. *dimanche,* span. *domingo).*
- Die Kirchen wurden nach Osten, zur *aufgehenden Sonne* gerichtet, die mit *Christus im initiatischen Licht* gleichgesetzt wurde.[182]

Ähnlich wie im antiken *Apuleius*-Text[II 560] nennt die *islamische Mystik* das Erleuchtungserlebnis ‹Sonne um Mitternacht›, die keinem weltlichen Licht vergleichbar sei.[183] Diese Lichterfahrungen sind aus der *Leere-Meditation* des Zen-Buddhismus vielleicht am besten bekannt (2.3.3). Sie können sich offenbar *spontan einstellen*, wie dies von mystisch Veranlagten wie von *Paulus, Augustinus* und *J. BÖHME* berichtet wird.[184] Der Religionshistoriker CORBIN weist auf vergleichbare Ekstasepraktiken in einem *hermetischen* und einem *christlichen* Text, die beide eine *Lichtschau* enthalten[185]:

> «Jedesmal zeigt die Szenographie die gleichen Phasen, zunächst das Sich-Sammeln des Visionärs, seinen Rückzug auf seinen eigenen Mittelpunkt, Augenblick des Schlafes oder einer *zwischen Wachen und Schlummer liegenden Ekstase,* dann Erscheinungen und Befragung. dann das Wiedererkennen»

Vergleichbare Stufen mystischer *Vorbereitung – Erleuchtung – Verzückung – Einssein* (*unio mystica*) offenbaren auch die spanischen Mystiker *Teresa von Avila* und *Johannes vom Kreuz.*[186]

Im *Alkibiades*-Dialog fragt Sokrates[187]:

> «Haben wir nun wohl etwas anzuführen, was göttlicher wäre in der Seele als das, worin schauendes Wissen und Erkennen ist?»

Alkibiades wird dann *Glückseligkeit* als lichtvolles, überwältigendes *Schauen* erleben. Dieses entwickelt sich – in den verschiedenen platonischen Dialogen – in immer höhere, ekstatische Formen.[188]

> Es ist also davon auszugehen, dass sich beim Eingehen in höhere Bewusstseinszustände Lichterfahrungen einstellen, die transkulturell als ‹Erleuchtung› bezeichnet werden. Auch in heutigen Meditations- und therapeutischen Tiefenerfahrungen wird dieser Lichtraum erlebt, ebenso wie in Todesnähe.

5.5.8.4 Das Ausziehen der Maske

Sokrates gebraucht das Bild der *Maske* – im Unterschied zum hohen Eroszustand – für die Verführbarkeit des Alkibiades[189]:

> «Lass dich nicht zum Volksliebhaber verderben (niedere Erosprozesse). Denn die Athener haben eine *schöne Maske,* aber *ausgezogen* muss man sie sehen. Sei vorsichtig.»

Dabei benützt er einen *Topos der Mysterienrituale:* Das *Ausziehen der Maske* ist nämlich ein verbreitetes Motiv des *Sich-selbst-Erkennens.* In den *orphisch-dionysischen* Mysterien wurde die *Maske, gemäss Darstellungen,* konkret weggenommen. Im öfters erwähnten Ritual der *Mysterienvilla (Pompeji)* ist es sogar der *typisierte Sokrates,* der in einer solchen Maskenszene ‹*Pate*› steht: ‹*Maske-Ablegen*› und ‹*Sich-Spiegeln*› gehören zusammen (vgl. Abb. 27).

Die ‹Person› – unsere persönliche, ichhafte Identität – hat immer einen Anteil an Starrheit, Unechtheit, an *Maske*: Das lat. Wort für *Maske (persona, etr. phersu)* wurde so verstanden, dass der echte Kern hindurchtönt *(per-sonare).*

Dagegen wird im gr. *pros-opon* (‹Gesicht›, ‹Maske›) der optische Kanal von der *Maske bis zum Gesicht* betont.[190]

Olympiodoros nennt das ‹Ausziehen der Maske› das erste *Heilmittel* des Sokrates und setzt es auch mit dem Kode des erwähnten *‹Hemden›-Ausziehens* parallel ([191] und Anm. [II 642]):

> «Denn er zieht von ihm das Massengebundene weg, wie viele Hemden *(chitones)*».

Einmal die ‹Maske ausgezogen›, brauche es jedoch gute *Gegenmittel,* um in die Welt hinaus zu gehen (5.5.6.2). Für die *leibnahe Psyche* seien es die *Übungen (askesis),* für die *logosführende Psyche* das *Vorwärtsgehen auf dem Bewusstseinspfad (mathesis*[192]*).*

Das Ablegen einer Maske ist immer noch ein geläufiges Bild für das *Zeigen des wahren Gesichtes.* Oft fehlt das Wissen um die guten ‹Gegenmittel›, so dass nicht das strahlende Selbstbild, sondern ein negatives Bild, etwa von Egoismus oder Bosheit, erscheint (‹Antiselbst›). So ziehen etwa Protagonisten in Filmen ihre Maske aus, unter der dann Fratzen, Totenschädel, *Scarfaces,* Roboter oder anderes Angstmachendes sichtbar wird: also das Gegenteil der Entwicklung, das Absinken im Dämonischen (negatives *daimonion).* Demgegenüber kann auch heute der psychotherapeutische Prozess mit dem Ausziehen einer starren Maske und dem Hervorkommen der eigentlichen Person verglichen werden, nach dem alten Motto *Pindars:*

> Werde der/die du bist.

In diesem Sinne spricht auch JÄGER hier dieselbe Sprache wie Sokrates[193]:

> «Aber es ist falsch, wenn wir glauben, dass wir unser Körper, unsere Gefühle, unser Verstand sind. Wir identifizieren uns mit unserer Person und sagen: ich bin Arzt, Mutter, ich bin schön, gescheit, reich. Aber das ist nur eine Rolle, eine Per-sona, eine Maske, durch die unser wahres Wesen hindurchtönt.»

Für dieses *Hervorscheinen* der wahren Person wurde in der mittelalterlichen Mystik von ‹Entwerden› gesprochen.[194]

Das *‹Maske-Ausziehen›* kann als zunehmendes Durchdringen des Bewusstseinspfades und der Konzentration auf eine (weitgehend losgelöste) Lichtebene verstanden werden, wie *Platon* dies im *siebten Brief* beschreibt. Ein anderes verwandtes Bild enthält das Wort *‹psyche›*, was griechisch auch den *‹Schmetterling›* bedeutete, der sich aus der *‹Puppe›* hinausbewegt. Ein weiterer mehrdeutiger Begriff in diesem Wortfeld ist ‹Puppe› (gr. *nymphe)* als *Vorstufe* von ausgewachsenen *Flügelwesen. Nymphe* bedeutet zugleich auch *‹Braut›* und scheint ein *dionysisch-orphischer Initiationsgrad* zur ‹heiligen Hochzeit› gewesen zu sein.[195] Dieser hat im Christentum als *‹Braut Christi›* überlebt, ursprünglich wohl für in den *subtilen Eros Initiierte*, dann für *‹Nonnen›*. Entsprechend war *nymphos (nymphios* = ‹Bräutigam›) ein initiatischer Grad der *Mithras-Initiationen.*[196]

Die Entwicklung von der ‹Puppe› zum entfalteten ‹Seelenwesen› zeigen wiederum süditalische Ritualtafeln *(pinakes)*, gleichsam in platonisch-initiatischer Bildersprache:

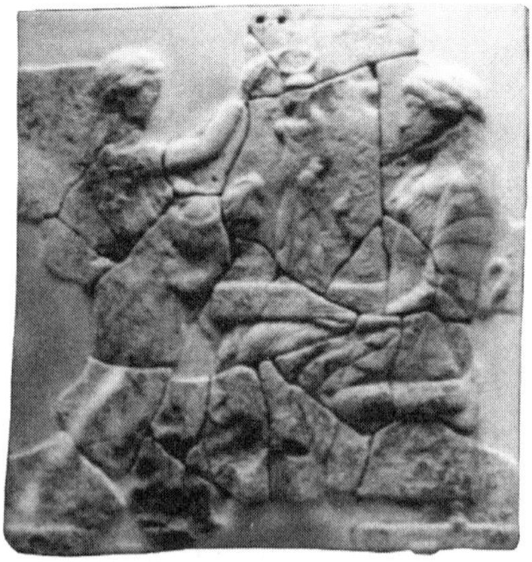

Abb. 38: Sich entfaltendes Seelenwesen, das bekränzt wird (vgl. Abb. 15, Naxos und Lokroi)

5.5.8.5 Die Spiegelung der Psyche im Du[197]

Im Folgenden wird es – nach dem Ausziehen der Maske – um den Akt des *Sich-selbst-Erkennens* als *Spiegelung in der Psyche des andern Menschen* gehen. Abermals beruft sich Sokrates auf den *delphisch-apollinischen* Auftrag seines Tuns[198]:

> «Die Seele zu erkennen heisst uns der, der vorschreibt, sich selbst zu erkennen.»

Die Erfahrung der Selbsterkenntnis wird sehr dicht umgesetzt, was durch verschiedene, rituelle Formeln immer wieder unterstrichen wird.[199]

> «Es ist gut und subtil als Brauch anzuerkennen, dass – während wir gegenseitig der Worte uns bedienen – wir letztlich *von der Seele zur Seele* verkehren.»

Dies weist auf die Fähigkeit des averbalen, *subtilen Austausches* von *Psyche zu Psyche* hin, der jetzt – nach der erwähnten Abbruchstelle – ausgespart und unausgesprochen das Gesagte überlagert. *Sokates führt Alkibiades* wiederum in einen *Trancezustand*, belegt durch dessen zeichenhaftes, hypnotherapeutisches Antworten[202]. Der *Selbsterkennungsprozess für das erotische Temperament* mündet jetzt in eine *hohe erotische Begegnung* (*hohes Tantra*, vgl. *Symposion),* was *Olympiodoros* – mit einem antiken Vergleich – *als Führung in eine geschützte Eros-Erfahrung* deutet.[200]

S: «Wer dich liebt, liebt deine Seele.... Wer deine Seele liebt, geht nicht weg, solange du das Bessere suchst (= begleitet dich auf dem Pfad).»

- **Der subtile Erospfad:** Während der *Alkibiades*-Text bislang nur rational verstanden wurde[201], erläutert *Olympiodoros* das unausgesprochene, initiatische Geschehen zwischen *Sokrates* und *Alkibiades* unmissverständlich[202]:

  «Kein anderer ‹Erotiker› liebt den Alkibiades, (sondern bloss seinen Leib). Nur Sokrates liebt Alkibiades wirklich, und so ist nur er *im wörtlichen Sinne* ein *vollendeter Erosmeister (erastes[203]),* weil ja das ‹hohe Ziel› des Eros das *Einswerden* ist. – Die Körper bleiben in der sexuellen Vereinigung am Ort genau begrenzt und können sich nicht durch einander hindurch ausweiten – die Psychen dagegen vermögen durch die psychische Resonanz *(homoetheia)* und durch die Resonanz der Lebensführung *(homozoia)* einander *gegenseitig zu durchdringen*... und dies ist der *subtile Eros (eros tou kalou),* wahrhaftig als das *Schöne in der Seele*...»

Die subtile Erosentwicklung *zwischen den beiden Psychen* erfolgt *‹dialogisch›, d. h. im zwischenmenschlichen geleiteten Energieaustausch*. Entsprechend unserem dialektischen Modell *These-Antithese >Synthese* spricht die subtile Erotik von *eros-anteros >himeros (Symposion[203]).* Es sei Ziel des *erotischen Pfades (erotike)*, dass der Neophyt *(paidika)* in die *‹subtile Gegenliebe› (anteros)* komme.[204] ‹Stufe um Stufe› geht es – wie im platonischen *Symposion* – vom *Subtil-Schönen* zum *Besseren* und zum *vollendet Schönen (kalos kagathos[205]).* Ja, das spätere *Symposion* – mit seinen zahlreichen *erotischen Kodewörtern als Eros-Ritual* verstanden – ist eine wichtige Ergänzung zur *maieia*-Phase! Wichtig ist das *Kodewort subtil-schön (kalos)*, in der Ausrichtung zur vollendeten Qualität *kallistos.*[206]

Im *Alkibiades*-Text folgt dann die Vorbereitung auf die *rituelle Einbindung* zwischen *Meister und Schüler*, die in der Antike für den weiteren Lebensweg geschlossen wurde (vgl. *hippokratischer Eid): Sokrates* weist mit sehr feierlichen Worten auf seine Funktion als *begleitenden ‹Paten›*:[207]

S: «Folglich bin ich doch derjenige, der nicht weggeht und (mit dir) bleibt, auch wenn der Leib verblüht und alle anderen weggegangen sind?»

Das Erleben unbedingter Treue des Meisters hat sich in der christlichen Tradition erhalten[208]:

«und siehe, ich bin bei euch alle Tage bis zur Vollendung des *Aions.*»

Alkibiades bekräftigt dies und bittet Sokrates, er möge ihn ja nicht verlassen. Der zuvor noch widerspenstige *Alkibiades* erwidert hier also den subtilen *Eros* und ist im *Zustand des anteros*[209]:

S: «So mache dich denn bereit, *vollendet schön (kallistos)* zu werden.»

A: «Ich will mich bereiten.»[210]

Sodann erfolgt die bereits erwähnte *rituelle Einbindung* zwischen *Meister und Initiand.*[211]

S: «Dass es so mit dir steht und so geschieht: *Alkibiades,* der Sohn des *Kleinias,* hat offensichtlich *keinen subtilen Erosmeister (erastes)* je gehabt ausser einem einzigen, der erwünscht ist, *Sokrates,* der Sohn des *Sophroniskos* und der *Phainarete.*»

Wieder bestätigt *Alkibiades* dies mit der rituellen Formel: ‹*wahrhaftig*›, wie sie bis heute noch in der orthodoxen Osternachtsliturgie das *Auferstehungsmysterium* bestätigt.[212]

Dies scheint der Übergang gleichsam über die *Schwelle des Noviziats zu sein*: Anhand vom Kommentar wird Alkibiades nun vom ‹*paidika*› (unausgesprochen) zum ‹*eromenos*› auf der nächsten Stufe.[213] Sokrates deutet nun die *Synchronizität (kairos)* ihrer Begegnung am Dialoganfang derart (5.1), dass er ihn schon früher bereits *subtil* als Erosmeister begleitete: denn er hat *prognostisch* erkannt, dass Alkibiades' Psyche nun zum Blühen kommen würde.[214] *Synchronizitäten (kairos)* gehörten wesentlich zur energetischen Diagnostik und zum wirksamen Heilen in der Antike (5.1, 2.6.2).[215]

Alkibiades fragt nun nach der Art und Weise dieser ‹*Selbstwerdung*› *(epimeletheimen hemon auton):* Es geht um *schauendes Versenken*[216]*:*

S: «Wir müssen uns nämlich auf die Psyche konzentrieren und darauf hin schauen.»

- **Das Schauen der Psyche als Spiegelphänomen:** *Sokrates* erwähnt nun zum *dritten Mal* den *delphischen Spruch* und deutet ihn als Aufford*erung zum Schauen des Selbst.*[217] Er vergleicht das Psychische mit dem *optischen Prozess des Spiegelns,* indem er vielleicht eine Ritualformel gebraucht, wie es anhand von Olympiodoros' Beschreibung nahe liegt[218]:

  «Wie wenn der Meister dem Augenlichtbereich sagen würde, *schaue dich selbst (ide seauto)*».

Das *Erkenne-dich-selbst* wird zum *Schaue-dich-Selbst (gnothi sauton > ide sauton)*, so als *höhere Form des schauenden Erkennens* verdeutlicht. Während im Schauen des Lebensfilms gleichsam niedere Psycheebenen geschaut wurden *(a-logon)*, geht es jetzt um die *Schau der hohen, logosgeleiteten Psyche (logistikon)*.

Für diesen Vorgang benutzt Sokrates die Metapher der optischen *Spiegelung in der Pupille*. Der Erotiker *versenkt sich* über die *Augenausstrahlung (omma) immer tiefer in die Psyche seines ‹subtilen Partners›*, während dies jedoch *nur* am *konkreten Bild* ausgeführt wird[219]:

> S: «Wenn jemand in ein Auge hineinsieht, erscheint sein *Gesicht* im gegenüberstehenden *Sehbereich* wie in einem *Spiegel*, was wir deshalb auch das *Püppchen* (= Pupille) nennen, da es das ‹Bildchen› *(eidolon)* des Hineinschauenden ist.»

Der Begriff *‹Auge›* enthält potenziell also den *Versenkungskanal bis zur Augenlichterfahrung* der Psyche (2.5). Das Paradigma für ‹Sehen› hat im Griechischen mehrere Wurzeln *(horao – eidenai – epopsa)* und vermag gleichsam mehrere Ebenen abzubilden, auch das Hin und Her des energetischen Austausches.[220]

Entsprechend spielt *Sokrates* im *Alkibiades*-Dialog mit dem *Spektrum optischer Begriffe* – die genau zu beachten sind –, um den mehrschichtigen *subtilen Energieaustausch* abzubilden[221]:

> S: «Wenn ein Auge also sich selbst schauen will, muss es in ein (anderes) Auge schauen, und zwar in das *Augenlichtzentrum (omma)*, in welchem es auf die dort aufscheinende *‹Tugend› (arete)* des Auges stossen kann. Und dies umspannt doch die *optische Energie (opsis)*.»

Olympiodoros präzisiert zu diesem *‹Schaue dich selbst› (ide sauton):* Es handle sich nicht um ein Hinschauen auf einen zufälligen Teil, sondern um denjenigen, dem die *optische Energie anvertraut sei.*[222]

- **Das Bild des Spiegels:** Der Spiegel ist ein *Mysterientopos*[223], der die *psychische Stufe subtiler Selbstreflexion* durch das *konkrete Objekt ‹Spiegel›* ausdrückt. Im Menschwerdungsmodell der Griechen bilden sich vom *Urbild*, vom *archetypon* oder *eidos*, die verschiedenen *Ebenen der Physis* wie feldartige oder orbitalartige ‹Abdrücke› ab, vergleichbar einem *Spiegellabyrinth*. Mit dem ‹Spiegelsymbol› stellen also die Mysterientraditionen *die Schau des Urbildes* dar, wie es *Dionysos* vor dem Sterben geschaut habe. Daher sollten die häufigen ‹Spiegel› im Mysterienumfeld nicht nur als ‹Toilettenartikel› betrachtet werden.[224] Im Sinne einer solchen *psychischen Selbstreflexion* ist auch das paradoxe Spiegelbild aus der Mysterienvilla zu deuten[225] (Abb. 31 a).

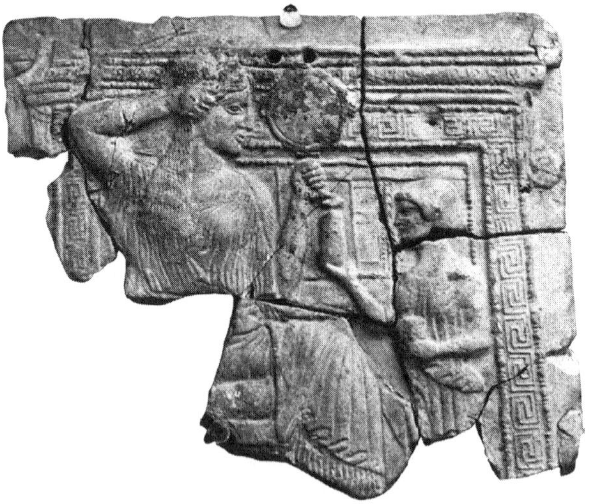

Abb. 39: Frau im Tempel, die sich ‹spiegelt› (Lokroi).

Auch Sokrates gebraucht nun das Bild des *Spiegels*[223] für das *erotische Spiegeln* in der *Psyche des Gegenübers* folgendermassen[226]:

> S: «Auch die Psyche, wenn sie *sich selbst erkennen* will, muss (sie nicht) selbst in eine (andere) Psyche sehen? Und am meisten in den Teil *(topos)* der Psyche, welchem die ‹Tugend› *(arete)* der Psyche, die *sophia* (Weisheit), einwohnt oder *in etwas anderes, das sich diesem als gleichartig entpuppt?*»

Was Sokrates aussparen muss, nämlich die *Dramatisierung des Mysteriums*, ist: *Er selbst wird nun zum ‹Spiegel› für die Seele des Alkibiades*, wenn sich das ‹Augenlicht im Augenlicht› spiegelt. Das ist subtilste Begegnung zweier Menschen über die *Lichtzentren der Psyche*. In der Erfahrung des platonischen doppelten Eros spiegelt sich *Licht im Licht* und ‹erkennt›[165]. Ein einmalig subtiles Beispiel dazu findet sich im *Symposion* zwischen *Diotima – Sokrates.*[227]

> S: «Haben wir nun wohl etwas anzuführen, was göttlicher wäre in der Seele als das, worin *schauendes Wissen (eidenai)* und *subtile Einsicht (phronein)* ist?»

fragt Sokrates[187]. Das Edelste *(beltiston)*, die *Tugend der Seele*, erfahre der subtile *Erotiker* über die *Lichtkraft des Auges*. Sie ist zugleich *LOGOSkraft der hohen Psyche (logike psyche)* und offenbart sich im *ekstatischen Begegnen*, was mit *‹schauendem Wissen› (eidenai)* wiedergegeben werden müsste.[228]

- **Die Spiegelung als stilistisches Mittel:** In Platons *‹Gesamtkunstwerken›* stimmen *Inhalt und Form* miteinander überein. Die Spiegelungen des *Selbsterkennens* werden sprachlich als Symmetrien, Analogien und Proportionen ausgedrückt: Eben hatte *Sokrates* gesagt, Alkibiades und er sprächen eigentlich mit *der Psyche zur Psyche*[199]:
  «te psyche pros ten psychen.»

Weitere zitierte symmetrische Ausdrücke erscheinen denn als sprachliche ‹Spiegelungen von Selbstreflexion› im Du, als Schauen des *‹alter Ego›.*[229] Die knappste *Spiegelungsformel* ist in der Aussparungsstelle, also im Hinweis auf das *Unsagbare*, das *Mysterium im Schauen*[230] *(‹das Selbst selbst›):*

«auto to auto».

Es kann daraus etwa folgende *Proportion* abgeleitet werden (1.5.2):

Dialektischer Prozess : ‹Selbst-sich-Selbst-Erkennen› = optische Spiegelung : Selbstreflexion

Die Bilder des *subtilen Spiegelns* und *geistiger Lichtreflexion* haben medioplatonisch und neuplatonisch weitergewirkt.[231] Unser Begriff des *Selbst* hat demgegenüber die Erfahrung der geistigen Selbstreflexion verloren. *Reflexiv* meint nur mehr die Fähigkeit, sich intellektuell seiner selbst zu entfremden. *Tautologie* wurde zum Doppelausdruck. Bei *Platon* weisen die reflexiven Sprachbilder jedoch auf den *Quantensprung (epistrophe)* in eine neue, geistige Dimension *überräumlich-überzeitlichen Schauens und Wissens.*[230]

Ein Echo darauf findet sich noch bei *Paulus*, wo die höchste Begegnung, die Gotteserfahrung, mit *‹von Angesicht zu Angesicht schauen›* bezeichnet wird:

«prosopon pros prosopon»[232].

Im *Alkibiades*-Dialog wird der *Spiegelvergleich* nochmals überstiegen[233]:

S: «So wie die Spiegel(bilder, *katoptra)* deutlicher sind als das Abspiegelnde im Auge *(enoptron)*, so offenbart sich wiederum die göttliche Kraft als reiner und strahlender als das Beste in unserer Seele.»

In der subtil-erotischen Begegnung des *Seelenverwandten*[234] kann – im ekstatischen Zustand – das Reinste und Strahlendste unserer selbst erkannt werden, in eine überwältigende Schau zum Göttlichen *(theos)* hin. Und *Alkibiades* bestätigt dies mit einem klaren ‹Ja›.[235]

S: «Schauen wir also auf die göttliche Kraft *(theos)* – uns jenes subtilsten Spiegels bedienend – und (schauen wir) im Menschlichen in den Ort der ‹Tugend› der Psyche, so dürften wir auf diese Weise am besten uns selbst schauen und erkennen.»

Die Stelle lässt an die *Vision der Schau des Urschönen* im *Symposion* denken[236]:

«Wenn (ein Mensch) die göttliche Kraft selbst *(auto to theion kalon)* in seiner immerseienden Qualität *(monoeides)*... immerdar schauen könnte und mit ihm vereint wäre?» (Dann erfasste er wohl nicht (mehr) ein Abbild, sondern berührte die *wahre Tugend (alethes arete).)*

Sokrates beschliesst die Mysterienerfahrung damit, dass *Alkibiades* nun die *Stufe des Gleichmuts* erreicht habe (5.5.6)[237]:

S: «Das *Sich-selbst-Erkennen* aber, haben wir vereinbart, ist *Gleichmut.»*

Diese schauende Erfahrung des Alkibiades ist aber erst der Beginn eines lebenslangen Initiationsweges. Deutlicher spricht Platon im *7. Brief* über die *‹höchste unsagbare Erfahrung›*[238]:

«Denn sie (diese Erfahrung) ist in keiner Weise sagbar wie anderes zu Lernendes, sondern durch häufiges *entsprechendes Zusammensein (synousia)* und durch *Leben in der Gemeinschaft* entsteht sie plötzlich wie ein von einem springenden Feuer entzündetes Licht in der Seele und nährt nunmehr selbst sich selbst *(auto heauto).»*

FREUD wird ebenfalls das für die sokratischen Übertragungsprozesse *(synousia)* so wichtige Spiegeln weiterführen und von der ‹Spiegelfunktion des Analytikers› sprechen. Das sokratische Spiegeln liesse sich in dem Sinne als *Vollendung der Übertragung* verstehen, wo der Mensch am Du sich selbst wird (BUBER). Offenbar sind Spiegelungsphänomene sogar bis in die somatischen Prozesse wirksam, wodurch bei intuitiven Therapeuten das Spiegelungspotenzial der Psyche anklingt (vgl. BAUER).

Das platonische *Selbst* als höchster Bewusstseinsraum der ewigen Psyche ist nicht identisch mit dem psychoanalytischen reflexiven Selbst *(Selbsterhaltung, Selbstanalyse)*, auch nicht mit dem jungianischen *Selbst*: Als überbewusste unsagbare *Erfahrung des Göttlichen* entzieht es sich *jeglicher konkreten sprachlichen Eindeutigkeit und Definition.*

5.5.8.5.1 **Die Deutung der psychischen** Spiegelung **durch *Olympiodoros***

Olympiodoros deutet das *Spiegelungserlebnis* zweimal, das erste Mal in der Einleitung, wo er auf das Vorgehen *verbundener, tantrischer ‹Übertragung›* hinweist *(politikos)*.[239]

> «(Darauf sagt Sokrates:) ‹Wie wenn der Meister dem Auge sagte: *schau dich selbst an (ide seauto),* und weil das Auge nicht selbstbewegt ist, vermag es das nicht selbst zu tun, sondern muss in ein anderes Auge schauen, und hier nicht in einen beliebigen Teil *(tychon meros),* sondern in denjenigen, dem die optische Energie *anvertraut* ist *(empepisteumenon),* welcher auch *Pupille (kore)* genannt wird, weil dort die Bilder aufscheinen *(phainesthai ta eidola).* So auch du, Alkibiades, da du in dir das Selbstbewegte durch widersinnige Energien – dich selbst preisgebend – blind gemacht hast, *blicke in mich hinein (apoblepson), das heisst in die Psyche des Sokrates,* und da wiederum nicht in einen beliebigen Ort, sondern in den *höchsten, und du wirst in mir den GEIST und das Göttliche schauen (nous kai theos)*[240].› Durch dieses *Blicke-in-mich-hinein,* zeigte er auf, dass in bezug auf das *Sich-selbst-Erkennen* hier die *gemeinschaftliche Form (politikos)* das Ziel war …»

Vieles, was *Olympiodoros* hier in mehrdeutigen Begriffen sagt, steht nicht oder nicht genau so im platonischen Text, d. h., er deutet die Mysterienerfahrung weiter aus.[241] Für das Verständnis des Bewusstseinsprozesses sind seine Angaben gerade deswegen *äusserst wertvoll.* Auch wenn er ‹Einsicht› und ‹Geist› vertauscht *(phronsesis, nous)*, wird die spirituelle Bewusstseinsebene deutlicher, als durch die frz. Übersetzung mit *‹intellect› (phronesis)* oder mit ‹Bürger› für den sehr wichtigen Hinweis auf das *Übertragungsvorgehen in tantrischer Verbundenheit*: *politikos*! Die zweite Stelle – in seiner *nummerierten* Textauslegung – enthält wesentlich verhaltenere Deutungen, da die Stelle im platonischen Dialog als Mysterienerfahrung erkannt werden konnte und daher nicht ‹ausgeplaudert› werden durfte[242]:

> «(Bis hierher hat Sokrates über die Psyche gelehrt und darüber, was ein *tantrischer Neophyt (politikos)* ist). Von da an geht der dialektische Austausch um das *auto to auto,* d. h. (die Umsetzung) als *Kathartiker* und *Kontemplativer,* und er sagt: ‹wie wenn der *Pythische (Apollon)* der Pupille befehlen würde: *schaue dich selbst (ide seauten)›* – und dieses Befehlen ist passend, weil, wie die *Sonne* Quelle des Lichtes ist, so ist auch die Energie des Schauens *sonnenhaft,* der Sonne gleich[243] – ‹… so schaue denn in meine Psyche und *erkenne durch die meine auch die deine.* Und hinschauend in die meine wirst du die darin *aufscheinenden göttlichen Bilder* finden *(heureseis!),* den GEIST und das Göttliche; und durch den GEIST wirst du *kathartisch* wirken, durch das Göttliche *kontemplativ (theoretikos)* … ›»

Zu diesen beiden letzten Aspekten ist zu ergänzen: *kathartisch* meint dann wohl: *‹dich immer mehr von der sichtbaren Welt lösend›* (vgl. *mediopatheia)* und *kontemplativ*: *‹immer mehr abgelöst in der reinen Schau verharren›* (vgl. *apatheia),* wie dies Olympiodoros a. a. O. definiert[47, 145]. Im *Finden des plötzlich aufscheinenden ‹Götterschreins›* erwähnt er einen weiteren *Mysterientopos.* Durch das *Schauen* in unverkennbarer Anlehnung an Platons *Höhlengleichnis* (‹Sonnengleichnis›) bestätigt er auch explizit die *initiatische Erleuchtungserfahrung* (*ellampsis*, 5.5.7.3).

Olympiodoros gibt nicht nur in diesen beiden Zitaten eine ganze Reihe wichtiger Bestätigungen hinsichtlich der zu seiner Zeit noch praktizierten *delphisch-apollinischen Einweihungstradition.* Aufgrund seiner freimütigen Ausdeutung des Unsagbaren (zwischen *Sokrates* und *Alkibiades)* muss noch im 5. Jahrhundert dieser *hohe tantrische Weg* bei den Neuplatonikern praktiziert worden sein. Unter dem Druck des vorrückenden Christentums, und kurz vor der Schliessung der platonischen Akademien, dürfte *Olympiodoros* versucht haben, auf das *Heiligste seiner Tradition* hinzuweisen, um es irgendwie zu retten.[244] In der Folge gingen unserer Kultur die geformten initiatischen Wege bis zum *totalen Unwissen (lethe)* darüber verloren und machten der *intellektuellen Bewusstseinsebene* Platz. Ganz auf dieser Linie übersetzt der aktuelle französische Kommentar die eindrücklichste Zitatstelle mit *‹den Intellekt und Gott sehen›*[240]. Indem diese *unsagbare Erfahrung*, auf die der Dialog hin angelegt ist – entgegen den initiatischen Gepflogenheiten –, von *Olympiodoros* ausgedeutet wird, geht tatsächlich ein Teil der Ausstrahlung und Tiefe durch *banal Wirkendes* verloren. *Olympiodoros*[245] wurde – im Gegensatz zum verhalteneren *Proklos* – nur mehr an den Unzulänglichkeiten gemessen und nicht in die modernen Sprachen übersetzt! Der französische Kommentar erwähnt aus Unkenntnis des *platonischen Erosweges:*[246]

> «Alle metaphysischen Elemente sind sorgfältig versüsst worden, um für jedermann akzeptabel zu sein: mehrheitlich sind die Betrachtungen über die sokratische Liebe auf psychologische Gemeinplätze reduziert worden ...»

Obwohl *Olympiodoros'* integraler *Alkibiades*-Kommentar nicht heutigen philologischen Voraussetzungen entspricht, ist er aufgrund der darin dargestellten (sonst verschwiegenen) Erfahrungen eine *Fundgrube für Psychologie und Bewusstseinsforschung* und hilft, die in unserer Kultur verlorenen Initiationswege bei Platon wiederzuentdecken. *Dazu müssen die einschlägigen Begriffe (Mysterienterminologie) holistisch und initiatisch überprüft, übersetzt und neu gewertet werden.*

5.5.8.6 Die Mysterienerfahrung im Vergleich platonischer Texte

Die Einzigartigkeit der mystischen Begegnung mit *Sokrates* wird später glücklicherweise im *Symposion* von *Alkibiades* bestätigt.[247]

> A: «(Ich weiss nicht) ob aber sonst einer die Götterbilder in seinem Innern geschaut hat, ich aber habe sie schon einmal gesehen, da erschienen sie mir so göttlich und so golden, so unvergleichlich schön und wunderbar …» (vgl. Ikonen)

Aber auch die anderen Dialoge beschreiben *Einweihungserfahrungen* (SCHEFER), hier als subtil-erotischer ‹Pfad› *(erotike)*. Die *Begegnung in tantrischer Verbundenheit*, einst zwischen dem Neophyten *Sokrates* und *Parmenides*, seinem Meister, referiert uns *Platon* im gleichnamigen Dialog, aber auch im Folgenden Beispiel. Der Begriff, den ich mit ‹Seelengemeinschaft› wiedergebe, heisst eigentlich ‹Zusammenfliessen› und weist immer wieder auf das *verbundene, psychische Feld*, in dem diese ‹platonischen› Entwicklungsprozesse stattfinden[248]:

> S: «Denn ich habe Seelengemeinschaft *(symprosemeixa)* mit dem Manne gehabt, ich noch ein völliger Neophyt, er ein ehrwürdiger Meister, und es *offenbarte sich mir in ihm* eine ganz seltene und *herrliche Tiefe des Geistes.*»

Auch im *Phaidros-Dialog* findet sich eine interessante Beschreibung der erotischen Energieprozesse sowie der Vergleich der *Spiegelung des einen im Lichte des andern.* Wie bei *Alkibiades* findet der Austausch zwischen dem seelenverwandten *Erosmeister (erastes)* und seinem *Neophyten* statt *(paidika).*[249]

> «(Bei den Begegnungen) ergiesst sich die Quelle jenes Strömens *(rheuma)* … genannt liebreizender *Eros (him-eros)* reichlich auch zum *Erosmeister (erastes*[203]*)* hin und strömt, teils in ihn hinein, teils von ihm dem ‹angefüllten› wieder heraus; und wie die Atemenergie *(pneuma)* oder ein Echo … so geht auch das Ausströmen der *‹Schönheit› (kallos)* wieder in den subtil *Schönen (kalos)* zurück, durch die Augenlichtkanäle *(ommata),* wo es entstanden ist (wieder) in die Seele fliessend. Und, dort angekommen, befeuchtet es reichlich die für die Seelenflügel (= Seelenentwicklung) bestimmten Kanäle, treibt so deren Wachstum an und erfüllt auch die Seele des Adepten *(eromenos)* mit *eros.* (Dieser kommt in Aporie und weiss nicht, wie ihm geschieht) … denn, dass er wie in einem *Spiegel* im *Erosmeister* sich selbst schaut, hat er *verdrängt (lelethen).*»

Zum ‹strömenden erotischen Austausch› in Augenverbindung stehe ein ägyptisches, viel älteres Ritualbild, mit transkulturellen, subtil-erotischen Kodes wie ‹rechtshändig› und Uräus-Schlange am Diadem (= entwickelte Schlangenkraft).

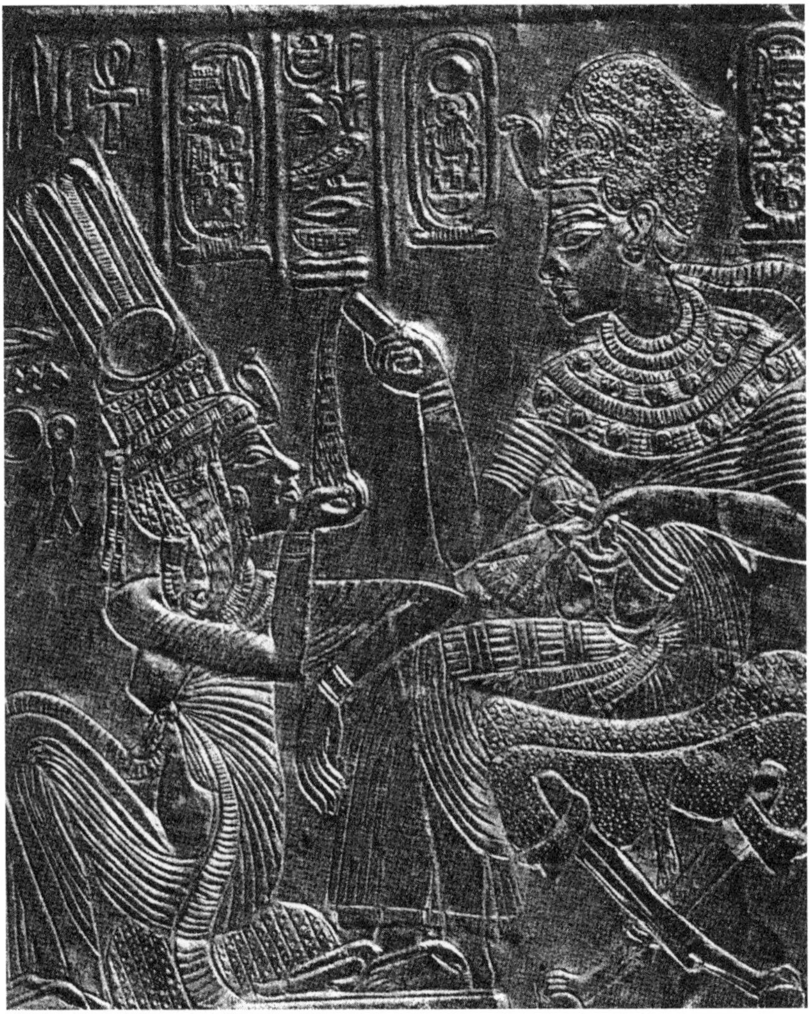

Abb. 40: Pharao Tutankhamun und seine Frau Anchesenamun (1350 v. Chr.).

Noch ein Zitat aus dem *Phaidros*-Dialog soll die Unterscheidung des subtilen *Augenlichtzentrums* vom somatischen Auge zeigen[250] (vgl. Abb. 41):

> «Die *psyche* eines jeden hat ein besonderes Organ … mit dem jeder lernt, neben dem leiblichen Auge … dieses Organ *(omma)* würde die Menschen hohe Dinge scharf sehen lassen, wenn nicht schädigende Dinge, die wie Bleikugeln anhingen, die Sehkraft *(opsis)* der *psyche niederzögen* (in den barbarischen Morast).»

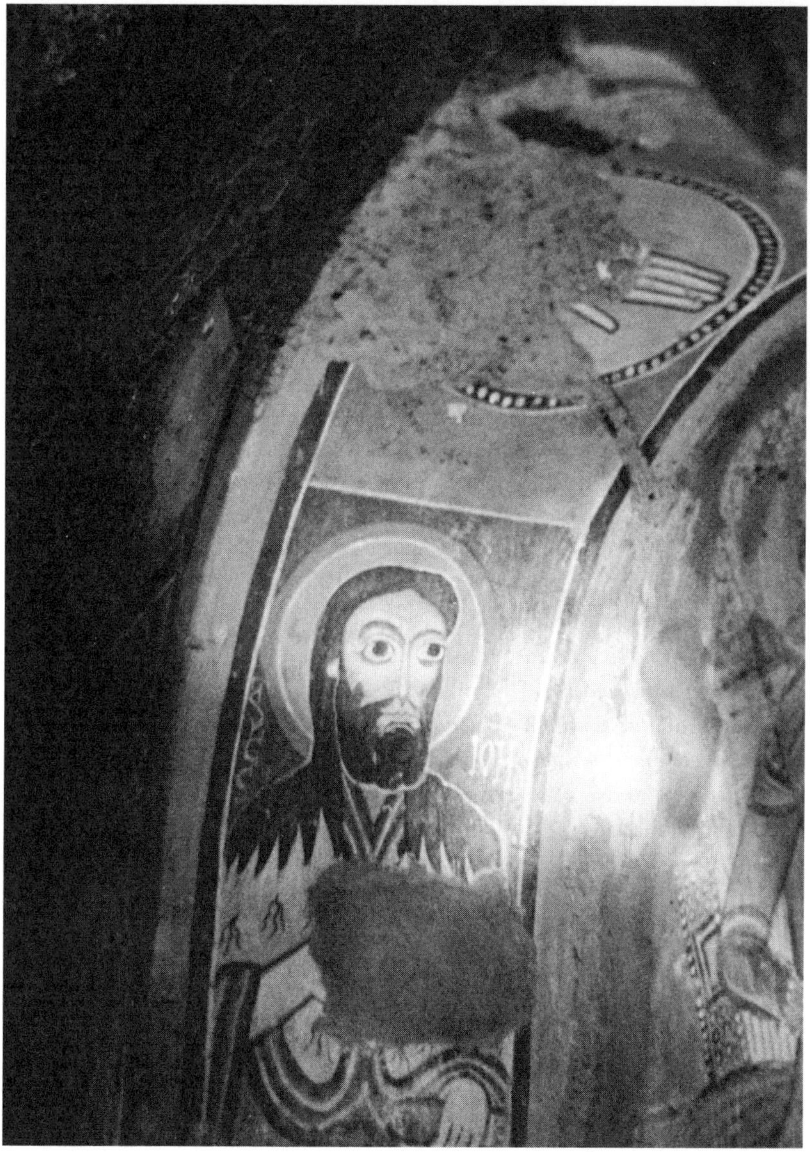

Abb. 41: Johannes mit schauenden, hieratischen Augen (Hypogäum Castellammare di Stabia).

Es wären noch viele einschlägige Stellen aus den platonischen Dialogen zu erwähnen. Besonders eindrücklich hat SCHEFER das *Sterben des Sokrates* (*Phaidon)* anhand der Abfolge, der Mysteriengesten und Begriffe als *höchste Initiation* im Durchgang durch den körperlichen Tod gedeutet.

Zusammenfassend lasse ich noch die Aussage des älteren *Alkibiades* aus dem *Symposion* folgen[251]:

> «Denn wer Sokrates' Reden zuhören will, dem erscheinen sie zuerst wohl *absurd (geloios);* sind sie doch äusserlich in Worte und Ausdrücke und Redewendungen gehüllt wie in das *Fell eines übermütigen Satyrs... Öffnet* man sie aber gleichsam und vertieft sich in das *Innere,* so wird man zunächst *finden (heuresei),* dass... sie die einzigen *geistvollen Lehren* sind *(noun echontes),* sodann aber auch, dass sie die *göttlichsten sind* und die meisten Bilder *göttlicher Tugend* in sich bergen und im weitesten Sinne alles umspannen, worauf derjenige sein Augenmerk richten muss, der ein *subtil-schöner* Mensch werden will *(kalos kagathos).*»

Interessant ist, dass Menschen auch heute in Tiefentherapien und in veränderten Bewusstseinszuständen entsprechende Phänomene beschreiben: z. B. durch die Lockerung der körperlichen Verbindungen kann ein *Schrein* mit Bildern von Gottheiten oder göttlicher, strahlender Gestalten geschaut werden. Im *byzantinischen* Christentum sind die Bilder aus diesem Lichtbereich zu *‹Ikonen›* geworden.

Lassen wir nun die Bilder des psychischen Vertiefungsprozesses auf uns wirken, so falten sie sich in immer mehr Ebenen aus. Dies ist gleichsam ein *Umkehrvorgang der Kodierung,* nämlich der Vertiefungsprozess vom *Sehen* zum *Schauen* zum *alles simultan Wissen (horao-eidenai).* Und dies ist offenbar das, was mit Therapie *(therapeia)* ursprünglich gemeint war: Hilfe zum Heilprozess *(iasis)* als stufenweises Wiederfinden der Psyche, das sich in platonischen Vergleichen offenbart:

- Wie das Auge sich zur Sehkraft, so verhält sich die Seele zum Schauen,

und weiter entwickelnd:

- Wie das Auge sich im Spiegel schauend von der Sehkraft zur strahlenden Lichtkraft *(omma)* wahrnimmt, so erfährt die Seele, sich in einer anderen Seele spiegelnd, in ihrer eigenen Tiefe (vgl. BUBER),

und weiter:

- Wie hier dieses höchste Sich-selbst-Erfahren der Seele *(eidenai, phronein)* dem Göttlichen *(theion)* sich angleicht, wird der Schauende des ganzen spirituellen Bereiches gewahr; ja das Göttliche schauend erfährt er sich selbst als göttlich, da innen und aussen nicht mehr getrennt sind,[252]

und weiter:

- Und wie Alkibiades (in seiner Seele wiedergeboren) auf die Seele verweist, so verweist der mit höherer Kraft ihn initiierende Sokrates auf die GEIST-Ebene in jedem Menschen.

Dieses Ausfaltungskonzept vom göttlichen Urbild über viele Ebenen von Abbildern bis zum sichtbaren Menschen, das alte Weltschöpfungsmodell (2.3), liegt *der griechisch-orthodoxen Ikonographie* zu Grunde (Abb. 42). Noch im Neuplatonismus sind die Vorstellungen von der stufenweisen Ausstrahlung des Göttlichen *(logoi)* bis hinein in die sinnliche Welt präsent und haben auch die (ost)christliche Tradition beeinflusst. *Ikonen* enthalten noch heute diese Erfahrungen und können sie bei Menschen, die sich auf einen Prozess des Schauens einlassen, auslösen.[253]

In diesem Sinne sind die *byzantischen Ikonen* die *Bildersprache* der *platonischen* und *neuplatonischen Bewusstseinslehre.*[253]

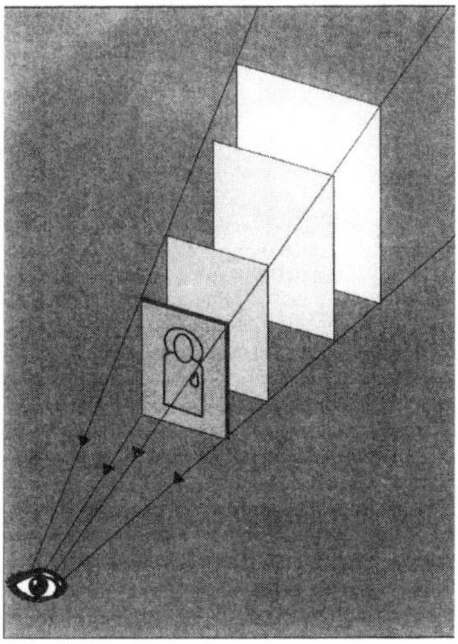

Abb. 42: Ikonenperspektive.

5.5.9 Zusammenfassung der Wiedergeburtsphase *(maieia)*

Nochmals soll der Bewusstseinsforscher GROF aus dem Spektrum von *Geburt – Tod – Transzendenz* zu Wort kommen.[254]

«Wenn die psychodynamische Ebene überschritten ist und perinatale Elemente in den Sitzungen auftauchen, sind die Patienten gewöhnlich zuerst mit der Situation der ‹Auswegslosigkeit› (PM II) konfrontiert. Mit zunehmender Zahl der Sitzungen treten die Erscheinungen, die mit dem Kampf um Tod und Wiedergeburt verknüpft sind (PM III), in den Vordergrund. Gelegentlich kommen in diesem Zusammenhang auch kurze Episoden von Wiedergeburt (PM IV) und kosmischer Einheit (PM I) vor. Schliesslich, wenn Ich-Tod und Wiedergeburt in reiner und endgültiger Gestalt erlebt werden, ist der Weg frei für … eindeutig transpersonale dynamische Strukturen … mit ausgeprägt religiösem und mystischem Einschlag» … «(Die Patienten) nehmen neue Dimensionen im Universum wahr, sie haben das intensive Gefühl, ein integraler Teil der Schöpfung zu sein, und neigen dazu, gewöhnliche Dinge im alltäglichen Leben – Mahlzeiten, Spaziergänge in der Natur, Spielen mit Kindern oder sexuellen Verkehr – als etwas Heiliges zu betrachten. Das Erlebnis der kosmischen Einheit hat ein ungewöhnlich starkes therapeutisches Wirkungspotenzial und kann für den einzelnen dauerhafte heilsame Folgen haben.» (vgl. *sophrosyne*/Gleichmut)

Mit dem Konzept der ‹perinatalen Matrizes› modelliert GROF den ersten hochdramatischen Kontakt der kindlichen Psyche mit dem neuen Milieu und zeigt zugleich deren Nutzen in der Therapie auf. Unverkennbar beschreibt er Erfahrungen, die die *antike Katharsis bewusst* einsetzte, die aber auch von heutigen Mystikern und Bewusstseinsforschern als ‹Tore des Erwachens› erfahren werden (KORNFIELD).

Die psychische Geburt reaktiviert immer auch die ‹reale› Geburt und die Sehnsucht nach den umfassenden Bewusstseinswelten als ‹kosmische Heimat›. Aus eigenen Therapiebeobachtungen nehme ich an, dass vor allem die Mutter in ihrer energetischen, symbiotischen Verbundenheit den Säugling durch den Geburtsprozess hindurchträgt und im positiven Fall zu einer wunderbaren, paradigmatischen Prozesserfahrung beiträgt. Erst das Erfahren der Koppelung dieser Vorgänge an das überpersönliche Bewusstseinsspektrum gibt der Psyche ihre umfassenden Ressourcen frei. In dem Sinne kann das sokratische Paradox der Philosophie als Hilfe zum Sterben aufs Neuwerden hin, als Begleitung in den Bewusstseinsübergängen verstanden werden. Sie beginnt bei der achtsamen Schwangerschaft und Geburt des Säuglings als kosmisches Wesen über den lebenslangen Such- und Lernprozess zum Guten, Wahren, Schönen (Sokrates, WILBER) und endet beim vertrauensvollen Loslassen der materiellen Hüllen im Sterben (vgl. Sterbedialog *Phaidon*).

Die wichtige Botschaft für eine subtile Therapeutik auf dem Hintergrund des Bewusstseinsspektrums ist das definitive Auflösen der angst- und schmerzgeprägten Speicherungen und die Perspektive eines freudvolleren und sinngebenderen Weltzusammenhangs. In der ‹Geburt› in neue Bewusstseinsräume liegt unsere *psychische Ressource.*

Johann Sebastian BACH hat diese fundamentale Prozesserfahrung in der *h-moll-Messe* in wunderbare Musik umgegossen, vom *incarnatus est* (Menschwerdung) über das *crucifixus* (Sterben, Energiewandel) zum *resurrexit* (Auferstehung).

5.6 Integration, Absolution und Schutz *(psogos)*

Alkibiades: 134d4 – Ende.

Die sokratische Katharsis ist nicht beendet, wenn sie nicht durch *Integration, Absolution* und *Schutzmassnahmen* bestätigt und verstärkt wird. Der letzte, *abschliessende Therapieschritt* findet sich nur bei *Proklos*[255]:

> «(Diese *psogos*-Phase brauche es) zur Unterstützung *(opheleia)* der Einzuweihenden *(teleioumenoi)* und der sorgsamen Pflege *(therapeia)* dessen, worin ihre Schwächen liegen.»

5.6.1 Allgemeines

Immer wieder bis zuletzt äussert *Sokrates* seine berechtigte Sorge, *Alkibiades* könnte sich von der äusseren Welt verführen lassen und wieder rückfällig werden. Von ‹guten Gegenmitteln› war die Rede[192]. Verstärker im neuen Bewusstseinsraum sind die *‹dreifachen Seligpreisungen›*, mit denen die Eingeweihten abschliessend ‹gesegnet› werden.[256] Dieselben, mit dem dazugehörigen Abschrecken[II 739], bilden m. E. den *Übergang zur Schutzphase.*[257]

Dieser letzte therapeutische Schritt erfolgt aus dem Wissen um die Labilität ekstatischer Erfahrungen – auch Nahtoderfahrungen können verblassen –, aber auch um die Zähigkeit narzisstischer Verhaftungen. *Die neue Bewusstseinserfahrung muss somit gut integriert und geschützt werden, um Nachhaltigkeit zu erlangen.* In der

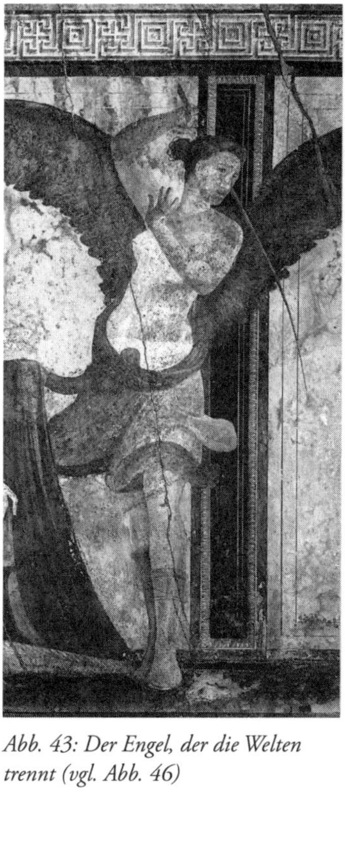

Abb. 43: Der Engel, der die Welten trennt (vgl. Abb. 46)

Bildersprache zeigt dies das pompejanische Frauenritual, wo die Initiierte nach der Segnung durch den ‹Engel› drastisch von der übrigen Welt getrennt wird (vgl. späterer *Erzengel Michael).*[258]

5.6.2 Textzusammenfassung *psogos* (Kodewörter **fett**)

Nach dem Vertiefen von *Gelassenheit* ***(sophrosyne)*** folgen Passagen spiritueller Verheissungen: Wenn Alkibiades und die *Gemeinschaft* ***(polis, politikos)*** ‹*gerecht*› und ‹*gleichmütig*› handeln, werden sie ‹*Gottgeliebtes*› tun ***(theophiles*** = höhere Stufe, *Symp.),* werden sie in das *Göttliche und Glänzende* schauend handeln und *heilige Handlungen* vollziehen ***(praxein,*** vgl. *Höhlengleichnis).* Und aus dieser *Erleuchtung* werden sie sich selbst und ihr Umfeld *(hymas autous kai ta hemetera)* in dieser *subtil guten* Qualität erfahren ***(agathon).*** Falls dies alles geschehen wird, verheisst Sokrates zukünftige *Glückseligkeit* ***(eudaimonesein).*** Dann kommt das kurze negative Abschrecken vom *Gegenteil* [II 739]. Anschliessend folgen nochmals dialogische Ermahnungen und die definitive *Absage an das Negative:* Ehe einer ‹*Tugend*› erlangt hat, ist es besser, begleitet zu werden. Das *Bessere* und *Schönere* ***(ameinon, kallion)*** ist zu suchen und *das Schlechte zu fliehen* ***(apopheugo).*** Dies soll im Namen Gottes geschehen.

Gelöbnis des Alkibiades: Er will fortan Sokrates *folgen* (getauschte Rollen = ***anteros).*** Sokrates hat einen *jungen* ‹*Storch*› ausgebrütet, ein *geflügeltes* Wesen ***(eros hypopteros).*** Alkibiades nimmt sich vor, die nächste Initiationsstufe in Angriff zu nehmen: die *Gerechtigkeit* ***(dikaiosyne).*** Sokrates zittert immer noch, ob er es *vollenden wird* ***(diatelesai),*** trotz der Versuchungen der *polis.*

Die Aspekte *Absolution, Verheissung der Glückseligkeit, Abschrecken, Gelübde* sind die Themen der *Schutz*-Phase *(psogos)* und werden im Folgenden einzeln beleuchtet.

5.6.3 Die Absolution *(epilysis)*

Die *Absolution (epilysis)* ist natürlich keine Erfindung von Sokrates, sondern gehört vielmehr zu den Energielehren. Alle Mysterienkulte, aber auch das antike Theater kannten Auflösung und Lösung von psychischen Verstrickungen bis zu den umfassenden, spirituellen ‹*Ablösungen*› *der hohen Psyche.* Bei Alkibiades wird noch im Schlussteil vom endgültigen Fliehen vor Abhängigkeiten gesprochen. Rituelle *Absolution* scheint also auf mehreren Bewusstseinsebenen stattgefunden zu haben.

5.6.3.1 Neuplatonische Systematik der Auflösungsvorgänge

Systematiken gestuften Ablösens und der Öffnung höherer Bewusstseinsebenen finden sich in neuplatonischen Kommentaren. Olympiodoros referiert für den *Alkibiades*-Dialog verschiedene Stufen der *Gelassenheit (sophrosyne)* wie des *tantrisch Verbundenen (politikos)*, des *Katharten (kathartikos)*, des *Kontemplativen (theoretikos)*.[259] Da jedoch zugleich noch andere Begriffe bestanden, befinden wir uns wiederum im *Babel* divergierender und überlappender Systematiken, die ich zu ordnen versuche.[260]

Grad	**Wandlung – Lösung – Ausweitung**	
politikos	Psyche löst sich vom Körper zum verbundenen Feld	(Körper = Instrument der Psyche)
kathartikos	*Ablösungsprozess* von den Leidenschaften (5.5.6.2)	*(psyche = apolyomene tou somatos)*
theoretikos	Zustände von *Abgelöstsein* vom Leib	*(psyche = apolelymene tou somatos)*

5.6.3.2 Lösen und Binden

Bis zuletzt arbeitet *Sokrates* dialogisch-auflösend am *‹Fliehen aus der Abhängigkeit›*[261]:

> S: «Weisst du nun, wie du dich von dem *retten* sollst, was jetzt mit dir ist, damit wir es bei (dir als) einem *subtilen Mann (kalos aner)* nicht mehr aufzuzählen brauchen?»

Schon im *Höhlengleichnis* wird von den *‹Fesseln› durch ‹Sorglosigkeit› (a-phrosyne)* und von der endgültigen *‹heilenden Lösung›* zum Zustand des *Gleichmuts (sophrosyne)* gehandelt.[262]

Interessanterweise wird diese heilende ‹Lösung› von Olympiodoros *epi-lysis* genannt, was dem lat. *ab-solutio* genau enstpricht.[263]

Der Prozess der *Katharsis* war ein kontinuierliches *Lösen der Psyche von den Attraktoren an die Leibwelt* über mehrere Bewusstseins- und *Aporiezustände*. Die einzelnen Auflösungsschritte wurden mit *‹lysis›* bezeichnet[262] und gipfelten in der Ablösung der Seele im ‹psychischen Geburtsprozess›, gleichsam als *umfassender ‹lysis›*. Diese wurde auch *‹epilysis tes psyches›* genannt und *offenbar* durch eine *rituelle Lossprechung* besiegelt.[264]

Absolution ist in der christlichen Tradition ebenfalls mit *‹Lösen und Binden›* konnotiert, mit dem *Auflösen von Schlechtem* und dem *Integrieren* auf einer höheren Ebene. Es ist das bis auf die hippokratische Medizin zurückzuverfolgende *solve et coagula.*[265] Dort ist es das *Heilprinizp der ‹Säftelehre (chymia),* das in die *Al-chimie* gewandert ist. *Lösen und Binden entsprechen also einem transkulturellen, energietherapeutischen Auflösungsprinzip.* Die Therapeutin hatte hier – wie in der Schlussphase bei Alkibiades – zunächst eine *lösende Funktion* in der Phase der *Absolution (= epilysis),* darauf jedoch eine *bindende*: Sie musste helfen, die Erfahrung in eine neue Ebene einzubinden, energetisch *neu zu vernetzen.* Dies wäre die ursprüngliche Bedeutung von ‹*religio*›.[266]

> «Was du auf *Erden binden* wirst, wird auch in den *Himmeln gebunden* sein, und was du auf *Erden lösen* wirst, wird auch in den *Himmeln gelöst* sein.»

Der Auflösungsprozess brauchte längere Zeit, wie wir nicht nur platonischen Hinweisen *(Menon),* sondern noch neuplatonischen entnehmen: *Porphyrios* hätte bei seinem Lehrer *Plotin* drei Tage gebraucht, um eine *Aporie* zu bearbeiten und die ‹*Auflösung zu erlangen*›.[267]

Von *Proklos* wird auch eine eigene *Aporieerfahrung* als *Trennung oder Ablösung* beschrieben.[268]

Entsprechend gibt *Olympiodoros* für den *Alkibiades-Prozess* an, es hätte – bis zum grossen Durchbruch der *Geburtsphase* – zwei Tage gebraucht, wobei nicht klar ist, wo dieser Aporieprozess beginnt.[269]

> «Zwei Tage später *(enen)* hat er ihn befreit *(elenxai),* derart, dass Alkibiades sagte, der Mensch ist Seele.»

Der *Auflösungsprozess der Aporie-Phasen* wird in den heutigen Kommentaren immer noch als *rationales Phänomen* übersetzt: beispielsweise als ‹die Lösung der Aporie *erhalten*›, etwa wie die Lösung einer mathematischen Aufgabe[267]. Nicht *intellektuelles Präsentieren* von *Aporien und Lösungen* war hier gefragt, sondern *psychische Auf- und Ablösungen, Absolutionen* als bewusstseinsmässige Quantensprünge. ‹*Eine Auflösung erfahren*› kann somit etwa mit derjenigen eines *buddhistischen Koans* verglichen werden.

Denn *Olympiodoros* beschreibt – als Glücksfall für uns – den bereits erwähnten *Auflösungsvorgang* im Zustand von *Ausserkörperlichkeit,* wo der zu Reinigende gleichzeitig *unten* (im Körper) ist und *oben* schauend[146]. Ferner ist bedeutsam, dass die Auflösung durch das Zusammenfühlen erfolgen müsse, d. h., indem die Psyche im Ausserkörperzustand mitfühlen muss, was dem Körper geschah und so die noch bestehenden Bindungen lösen konnte.

Dieser Auflösungsansatz ist eminent wichtig für heutige Therapien schwer Traumatisierter, die sich immer wieder in Ausserkörperzustände *flüchten:* Der Patient muss dazu gebracht werden, *im Hier und Jetzt den ehemaligen Schmerz und die gespeicherten Bilder durchzuarbeiten* und so zu *integrieren.* Auch heute ist bedeutsam, nach entsprechender Auflösung die *Neueinbindung ins Positive zu üben,* wodurch die *flash-backs verschwinden.*

Die antiken Auflösungsprozesse waren in Rituale eingebunden, so dass wir mit konkreten *Absolutionsformeln rechnen müssen, die das Aufgelöste und die Neuausrichtung enthalten.* Eine solche aus der Antike überlieferte *Formel* heisst[II 802]:

> «Ich *entfloh* dem *Schlechten* und *finde* das *Bessere.*»

Entsprechendes findet sich tatsächlich auch in der Schlussphase *(psogos) des Alkibiades-Dialogs:* sowohl das ‹*Fliehen vor der Abhängigkeit vom Schlechten*› als auch das ‹*Suchen des Besseren*›[270], eine andere Umschreibung des *Lösens und Bindens.*

In der transkulturellen *Ikonographie* könnte diese *Ablösung und Neuverbindung* mit der Darbietung des ‹Wollknäuels› und dem ‹Weben des neuen Gewandes› dargestellt worden sein: Im ‹Wollknäuel› wäre die Psyche *abgelöst,* und im Gewand würde sie dann *neu verwoben* (Abb. 30 a und 30 b, 28).

Lösen und Binden ist jedoch nicht nur für den einzelnen Menschen, sondern auch für ganze Kulturen wichtig. Auch hier müssten rituelle *kollektive Auflösungen* stattfinden – z. B. *kollektives Sich-Entschuldigen* und *Losgesprochen-Werden* nach Kriegen –, dann aber auch *Neuvernetzungen* und *Neuorientierungen* zu nachhaltigen Friedensschritten.

Ich verstehe diese Studie in diesem Sinne auch als *Entmythologisierung* kultureller Falschkonstrukte mit der Aussicht auf Erschliessen neuer Bewusstseinsebenen, nach dem Motto des Theologen Karl RAHNER: Das 21. Jahrhundert wird mystisch sein, oder es wird nicht mehr sein.

5.6.3.3 Absolution bei Platon

Im *Sophistes*-Dialog ist das Ziel der Wahrnehmungsprüfungen das *Rein-Erklären*[271]:

> «Die Therapeuten glauben … (von der Psyche), dass sie nicht eher von den ihr beigebrachten Kenntnissen Vorteil haben könne, bis durch prüfende Widerlegung

> *(elenchos)* einer den Prüfling zur Scham bringt, die dem initiatischen Lernen *(mathema)* im Wege stehenden Meinungen ihm benimmt, und ihn für *‹rein erklärt› (katharon apophene),* nur was er *wirklich weiss zu ‹wissen› glaubend,* mehr aber nicht.»

Dieses *‹katharon apophene›* weist auf einen *rituellen Vorgang* nach der zentralen Aporiephase hin.

Eine Parallelstelle sehe ich im *Proklos*-Kommentar zum unterschiedlichen Vorgehen des Sokrates[272]:

> «(Im *Theaitetos*-Dialog ist Sokrates vor allem *maieutisch* und wird dadurch charakterisiert), weswegen er bis zur (vollständigen) Katharsis der Falschkonstrukte des *Theaitetos* vorstiess, und *dann (enteuthen) ihn lossprach,* insoweit er jetzt von sich selbst her das Wahre zu erkennen vermochte, was eben das Werk der Maieutik ist … »

Diese Stelle wird vom antiken Kommentator geradezu als typisch für das *vollständige Auflösen* und das folgende *Lossprechen* gesehen. Auch hier wird falsch übersetzt, weil das rituelle Vorgehen nicht mehr verstanden wird.[273]

Im *platonischen Originaltext* lässt *Sokrates* sich von *Theaitetos bestätigen*, dass er wirklich alles ‹ausgeboren› hat, alles Negative erkannt und losgelassen hat (Dialogende). Dann folgt die *Rein-Erklärung*, die *Absolution durch Sokrates*[274]:

> S: «Gedenkst du nun, *Theaitetos,* nach diesem mit anderem schwanger zu werden. So wirst du, wenn du es wirst, dann *voll von Besserem (beltionon)* sein, kraft der gegenwärtigen Prüfung *(exetasis),* wenn du aber *leer* bleibst *(kenos),* denen, welche mit dir sind, weniger beschwerlich sein und aus *Gleichmut* heraus veredelt *(sophronos),* indem du *nicht meinst, das zu wissen, was du nicht weißt (ouk oiomenos eidenai ha me oistha).* Nur soviel vermag meine Kunst … »

Sokrates bestätigt also, dass *Theaitetos* aufgrund dieses Prüfverfahrens *nun ‹leer›*, d. h. *‹rein›* ist, im Zustand von *‹Gleichmut›*: Dadurch wird der Adept *fähig für weitere Initiationsschritte.*[275]

Geht er jedoch den Initiationsweg nicht weiter (vgl. *Menon*-Dialog), wird er trotzdem durch diese kathartische Therapie profitiert haben und aus dem Zustand von ‹Gleichmut› heraus bereits mit seiner Umwelt besser umgehen, da er um die psychischen Welten weiss. Auch hier ist der Reinigungsprozess mit einer Variante des *‹ich weiss, dass ich nicht weiss›* umschrieben, was zur *Absolutionsformel* zu gehören scheint. Sokrates bestätigt ferner, dass damit seine ‹Geburtshilfekunst› *erfüllt* ist. Aufgrund von Originaltext *(Theaitetos)* und neuplatonischem Kommentar wird klar, dass der Schlüsselbegriff *aphiemi* mit *‹lossprechen›* übersetzt werden muss. Durch dieses Tun wird nämlich der Kandidat zum *‹aphetos›* (von *aphiemi)*, zum ‹Geweihten›.[276]

Bezeichnenderweise versteht der heutige Herausgeber, der den Begriff *‹sprach ihn los›* mit *«überlässt ihn sich selbst»* übersetzt, diesen *Absolutions-Passus* nicht und kommentiert: *«die Untersuchung ist vorerst gescheitert»!*[277]

Ein transkultureller Beleg dieses Begriffs *(aphiemi)* aus der Bibel, als *Absolution* im Zusammenhang mit Gelähmtenheilung, wurde bereits erwähnt (Anm.[II 804, 278]).

Sokrates führte mit derselben rituellen Formel, die in der Bibel die *Auflösung der ‹Verstrickungen›* einläutet, *Alkibiades* auf dem ‹Nullpunkt› Mut und Hilfe zu *(tharrein)*. Denn auch Letzterer bat um Hilfe (5.4.5.5). *Die Absolutionsformel steht jedoch noch aus, denn an besagter Stelle (chre tharrein)* und bis zuletzt befindet sich Alkibiades in *Prüfung* und wird m. E. *nicht* im neuen Bewusstsein bestätigt.

In den platonischen Dialogen und den neuplatonischen Kommentaren finden sich nämlich eindeutige Hinweise auf eine gesprochene *Absolution* im Umfeld von *‹Wiedergeburt›* und der Formel des *‹Nichtwissens›*. Erst dadurch scheint der *Neophyt für den weiteren Initiationsprozess befähigt.*

Andere Zeugnisse von Absolution

Absolution als kathartischer Prozess ist auch in der antiken *Tragödie* bezeugt, im Folgenden Beispiel als *Lossprechen* von Mord[279]:

> «Wandere zur Stadt der *Pallas (Athene),* wirf dich nieder und umarme das alte Götterbild. Dort finden wir für deine Taten ein *Gericht* und *Rat* und *Hilfe* mit besänftigendem Wort, und *losgesprochen wirst du sein* von aller Not *(apallaxai ponon).*»

Diese Stufen *Gericht – Erbarmen – Lossprechen* können auch in der platonischen Katharsis ausgemacht werden.[280]

Noch im christlichen *Messeritual* ist die Struktur der *Opferung als Loslassen des Alten*, gefolgt von der *Wandlung zum Neuen* hin erkennbar, mit rituellen Formeln wie[281]:

> «… ich bin nicht würdig dass du eingehst unter mein Dach, aber sprich nur ein Wort, so wird meine Seele gesund.»

Ebenfalls auf initiatischem Hintergrund ist die *Absage an das Böse* im christlichen *Taufritual*, wie dies sinngemäss auch in der letzten Phase des *Alkibiades*-Dialoges erkennbar ist. Dieses Ritual ist frühchristlich noch sehr stark mit den

Symbolen und Vorgehensweisen der alten Kulte verbunden.[282] In den *Isis-Riten* hatte der Kanditat für die Weihe ein Fell übergezogen, das er im Augenblick der Weihe auszieht und ein *‹neuer Mensch›* wird. Ähnlich haben frühe Christen die Taufe *(katharsis)* noch mit Riten und Hinweisen auf das *Ablegen* eines Bocksfelles und einer *Neueinkleidung* verbunden.[283]

> «Wenn wir ... die Fellkleider *(tunicae pelliceae)* abgelegt haben, dann werden wir mit einem Leinengewand bekleidet, an welchem nichts ist, was mit dem *Tod* zu tun hat, das vielmehr ganz weiss ist, so dass wir – aus der Taufe aufstehend – unsere Glieder ‹in Wahrheit umgürten› und die ganze Schmach der früheren Sünden verborgen wird.»

In der *Ikonographie* ist das *Fellablösen* möglicherweiswe auch im krassen Bild der *Häutung* des *Marsyas* von seiner *‹Hybris›* (= Ichsterben) vor dem Eingehen in den Glückseligkeitszustand dargestellt (Abb. 24).

5.6.3.4 Absolution im Christentum

Ursprünglich erscheint die jesuanische Tradition als *Initiatenbund*, dessen Mitglieder *hochenergetische Erfahrungen* miteinander teilten. Viele Begriffe wie *‹Wiedergeburt›*, *‹Absolution›*, *‹Umkehr›*, *‹leeres Grab›*, *‹sieben Sakramente›*, dann ältere Ritualfeste wie *Ostern (Pessach)*, *Pfingsten (letzter Totenritualtag)*, *Weihnachten (Sonneninitiation)* sind nur auf dem Hintergrund initiatischen Tuns und Erlebens verständlich. Deutlich in der initiatischen Tradition stehen die bekämpfte *christliche Gnosis,* wie auch die *nicht-kanonisierten Evangelien*, wo Jesus noch ein *Führer zur eigenen Tiefe* ist.

Er war aber nicht nur *Ritualmeister,* er war zugleich auch ein *Heiler der Massen.* Während er seinen *Schülern* die *Weisheitslehre* ausdeutete, lehrte er die *Massen* nur mittels *Gleichnissen*[I 112]. So veränderten sich viele Begriffe und Gesten im Frühchristentum mehr und mehr im Hinblick auf den Umgang mit den *‹Vielen› (polloi* vs. *a-pollon).* Sie wurden von der initiatischen Erfahrung zum suggerierten Glaubensinhalt. Olympiodoros weist darauf hin, dass auch Sokrates' Anliegen die *Erlösung der Menschen* war.[284]

Die Ausweitung der einst *initiatischen Botschaft (eu-angelion,* vgl. *Lehrdialog)* auf die immer grösser werdenden Gemeinden bedingte andere Formen religiösen Erlebens, insbesondere für die psychische *Katharsis.* Die platonischen Reinigungsphasen sind in der *Beichttradition* noch als *beten – bekennen – beichten – büssen* ablesbar, aber konkretisiert, wie die *protrope,* die von einem *therapeutischen Vorgehen* zu einer *Mahnschrift* wurde.

In der *Beichtabsolution* ist letztlich das Ablösungsverfahren *epilysis* vereinfacht, vielfach *ohne therapeutische Kompetenz und ohne Entwicklungsweg!* Dabei wird die Sehnsucht und Motivation der Menschen nicht therapeutisch genutzt. Enttäuschung entsteht, weil, trotz innerem Kampf, durch Rückfälle die Verheissung auf Erlösung oft nicht eingelöst wird.

Deutlich wird die psychische Nivellierung auch am Begriff ‹*Umkehr*›: Ursprünglich wurde der Energieprozess zur Erfahrung der tieferen Bewusstseinsräume als *Umschlag,* ‹*Wandlung*› erfahren und öffnete das *Bewusstseinsspektrum (epistrophe).* Der Begriff wurde bezeichnenderweise dann in der christlichen Tradition zum Büssertum *(metanoia* noch ngr. = ‹*Busse*›*),* nicht mehr an der Befreiung orientiert, sondern als *Fixierung in Schuld und Reue.*[285]

Wir können den *Unterschied* zwischen *platonischer* und *christlicher Absolution* so zusammenfassen: In der frühchristlichen Tradition wurden viele ehemals Initiierte zu Märtyrern und die ‹verwaisten› Gemeinden *konkretisierten* den *Initiationsweg* (als *Sterben – Auferstehen)* und *vereinfachten* auch das *Auflösungsritual.* Daher ging zunehmend der *komplexe initiatische Absolutionsprozess* verloren und machte *kollektiven Bussfeiern* der Weltkirche Platz. Die spätere *Ohrenbeichte* ist kein Tiefenprozess der Auflösung mehr, weil der Priester entsprechende *Eigenerfahrung* und *therapeutische Kompetenz meist nicht mehr hat,* auch wenn er die alte, rituelle *Auflösungsgeste und -Formel* benutzt. *Beichte* und *Messe* weisen aber eindeutig noch auf eine einst umfassende *Absolution* vor der *Initiation.*

5.6.3.5 Ausblicke für die heutige Therapeutik

Das *Bewusstseinsspektrum,* das zugleich *Heilspektrum* ist, wurde in unserer Kultur in einzelne Sparten zerschnitten, die das Wissen um das Ganze verloren haben, ja, sich gegenseitig konkurrieren. Die Situation lässt sich etwa so pointieren (vgl. Abb. 47):

Heilhandlung ohne psychische Auflösung: Heute lassen sich die biblischen Massenheilungen mit dem Tun von Heilern und Heilerinnen vergleichen, die vielfach mit energetisch-hellsichtigem Charisma Heilung und Heil suggerieren, damit jedoch meist nur momentane Energieübertragungen auf den körpernahen Energieebenen auslösen.

Für nachhaltiges Heilwerden der höheren Ebenen der Seele sind Katharsis und Einsicht unabdingbar. Durch integrative Heilkonzepte wird die Chance zu einem bewussteren Prozess gefördert. Dazu gehört auch die Anerkennung der Begrenztheit energetischen Heilens bei somatisch weit fortgeschrittenen Leiden, wie Krebs.

Psychische Auflösung im reduzierten Bewusstseinsspektrum: Im Gegensatz dazu haben Psychotherapeutinnen und Psychotherapeuten wohl Ausbildung und therapeutisches *Know-how* (Selbsterfahrung, Supervision), aber meist keine differenzierten Psyche- und Bewusstseinsmodelle, keine Energiekonzepte, und haben deshalb Angst vor Esoterik.

Im Aufarbeiten der subtilen Zugänge zur Psyche, im Freimachen der brachliegenden Ressource, vermöchten sie Tiefenprozesse zu initiieren und Menschen mit spirituellen Anliegen zu begleiten.

Heilerwartung ohne Auflösung: In der Medizin, selbst in der Psychiatrie, hegen Menschen oft eine Erwartungshaltung an einen ‹grossen Vater›, eine ‹grosse Mutter›, die alles wieder richten, ohne dass sie selbst Eigenverantwortung und Aktivität übernehmen müssen. Der Mensch will gleichsam sein ‹altes Spielzeug repariert haben›.

Hier bräuchte es das Wissen um die Psyche und deren Gesetze, insbesondere auch die Einsicht, dass körperliches Leiden nicht sofort ‹weggemacht› werden muss, ja manchmal darin ein Sinn im Lebensskript aufgehen kann.

Absolution ohne Auflösung und Entwicklungsweg: Theologen und Theologinnen schliesslich sprechen oft immer noch die Sprache des spirituellen Bewusstseinsspektrums in einer *agnostischen Welt.* Vielfach mein(t)en sie, man könne neurotische Verstrickungen durch einen Glaubensakt oder Beten abschütteln. Die kathartische Stufe kann jedoch *nicht übersprungen* werden, wenn spirituelle Entwicklung erfolgen soll (Reduktionismus).

Auch hier bräuchte es besonders die Einsicht, dass sich der mühsame Weg spirituellen Entwickelns und das Erfahren der Gegenwart des Göttlichen nicht ausschliessen, sondern sich vervollständigen und gar bedingen. Auch Seelsorger und Seelsorgerinnen müssten wieder durch Ausweglosigkeiten *(Aporien)* gegangen sein und könnten so in Resonanz zu den Texten ihrer alten Weisheitstradition kommen.

Fazit für die heutige Therapeutik:

- Für das Heilen der Psyche braucht es – neben dem Charisma – in jedem Fall auch eine *fundierte Ausbildung* mit *Tiefenerfahrung* und *Supervision.*
- Das von der Psychoanalyse eingebrachte wichtige Instrument der therapeutischen *Übertragung–Gegenübertragung* müsste heute im ganzen *Heilsektor* konsequent eingesetzt werden.
- Für eine nachhaltige Heilung braucht es – nach der therapeutischen Umstrukturierung – ein konkretes Schliessen der Bewusstseinsebene, eine Form von Absolution und ein *bewusstes Loslassen der aufgelösten Muster* (Schwelle).
- Es braucht energetische Konzepte des *Regenerierens* und *Stabilisierens* nicht zuletzt als *Rückfallprophylaxe.*

Zusammenfassung: Obwohl das ‹*Erkenne dich selbst*›, wie das ‹*Ich weiss, dass ich nicht weiss*› im Abendland rational oder als geflügelte Worte bekannt blieben, gingen die damit verbundenen Erfahrungen als *Weg* verloren. So haben die direkten Erben der antiken Bewusstseinslehre, die christliche Religion und Theologie, die Philosophie und Psychologie und die Heilkunde *keinen* solchen *Reinigungsweg* überliefert. Die tiefen Persönlichkeitserfahrungen der ältesten *europäischen Bewusstseinsforschung* müssten heute wieder erlebbar werden, als interdisziplinäres Anliegen umfassenden Heilwerdens für ein echteres und glückseligeres Menschsein.

Folgende Aspekte, die zur Beendigung eines nachhaltigen Therapieprozesses in der Antike wichtig waren, sollen die *therapeutische Beendigungsphase* weiter veranschaulichen.

5.6.4 Verheissung der Glückseligkeit

‹*Glückseligkeit*› *(eudaimonia)* ist ein Schlüsselbegriff der *mystischen Traditionen* und meint, dass der Mystiker in einem stabilen, hohen *Bewusstseinszustand* lebt, besser bekannt als ‹im Zen› sein.[286] Dieser Zustand ist *bewusstseinsmässig definiert* und muss vom landläufigen ‹glücklich› oder von der Übersetzung mit ‹Wohlergehen› unterschieden werden (1. Kapitel). Denn *glückselig* wird nur der ‹*Gleichmütige*› *(sophron)*, der durch *endgültige Katharsis vom Elend erlöst ist.*

Entsprechend wird bei Alkibiades nochmals dialogisch überprüft, dass nicht irdischer Reichtum und Macht anzustreben sind.[287] Wie in anderen Weisheitstraditionen lehrt auch Sokrates, dass nur durch ‹stoischen Gleichmut› *(sophrosyne)* das menschliche Leiden überstiegen, d. h. *aufgelöst* wird (vgl. *Buddhismus).*

Das *Erreichen des Zustandes der Glückseligkeit* ist also das *hohe Ziel* des sokratischen Prozesses. Transkulturell ist die Erfahrung mit *dreifachen Segnungen* verbunden, die auch hier auszumachen sind.

- **Die dreifachen Verheissungsformeln:** *Sokrates* bindet die Perspektive der *Glückseligkeit* durch die *Verdreifachung* kultisch ein, im Gegensatz zu der dreifachen ‹Antiglückseligkeitsformel› des schlimmsten Zustandes.[288]

  «Denn nur *gerecht* und *gleichmütig* werdet ihr, du und die *polis, gottgeliebt* handeln.»

Da Sokrates *prophylaktisch* die Schwächen des Initianden schützen muss[255], wurden die *Verheissungen* – neben den *dreifachen Bedingungen* – hier auffälligerweise für *Alkibiades und die polis* gegeben (vgl. mehrdeutiges *politikos).* Dies könnte als Schutz auf zwei Ebenen gemeint sein:

- *für Alkibiades und die Stadt* (vs. späterer Stadtverräter) und ferner
- *für Alkibiades und die Ritualgruppe* (vs. späterer Mysterienfrevler)

In beiden Fällen sind folgende *drei Verheissungen* erst gültig, wenn obige *drei Qualitäten* erfüllt sind.

1. Verheissung: «Und so werdet ihr ins Göttliche und Strahlende schauend handeln».[289]
2. Verheissung: «Und dorthin sehend werdet ihr euch selbst und das eurige als *subtil-gut schauen (agatha katopsete)* und *erkennen (gnosesthe).»*

Nochmals folgt eine Versicherung, ob dann wirklich – auf allen Ebenen – richtig und gut ‹gehandelt› würde. Und erst auf Alkibiades' Bejahen hin gelobt Sokrates zukünftige *Glückseligkeit*[290]:

3. Verheissung: «Und wenn ihr so (wohl) handelt, will ich euch geloben, dass ihr *wahrhaft glückselig* sein werdet.»

Auch in anderen Ritualen sind nach dem Höhepunkt *dreifache Segnungen* oder *Glückseligkeitspreisungen* belegt. Im *Symposion*, dem *hohen Eros-Ritual*, an dem *Alkibiades* später auch teilnehmen wird, findet sich *Glückseligkeit* nach der hohen Weihe in folgendem Wortlaut[291]:

«Ist doch das subtilste Lieben das wahrhaft Schöne und *Fülle, Vollendung und Glückseligkeit.*»

Transkulturell finden sich Entsprechungen auch in den ‹*Seligpreisungen*› der Bibel, in *tantrischen Ritualen*, vielfach sogar in *vergleichbaren Dreiheitsformeln.*[292] Im stark beschädigten entsprechenden *Ritualbild* der Mysterienvilla geben zwei Frauen die ‹königliche› *Segnung mit einer ‹Krone›* (Kranz, Abb. 44).

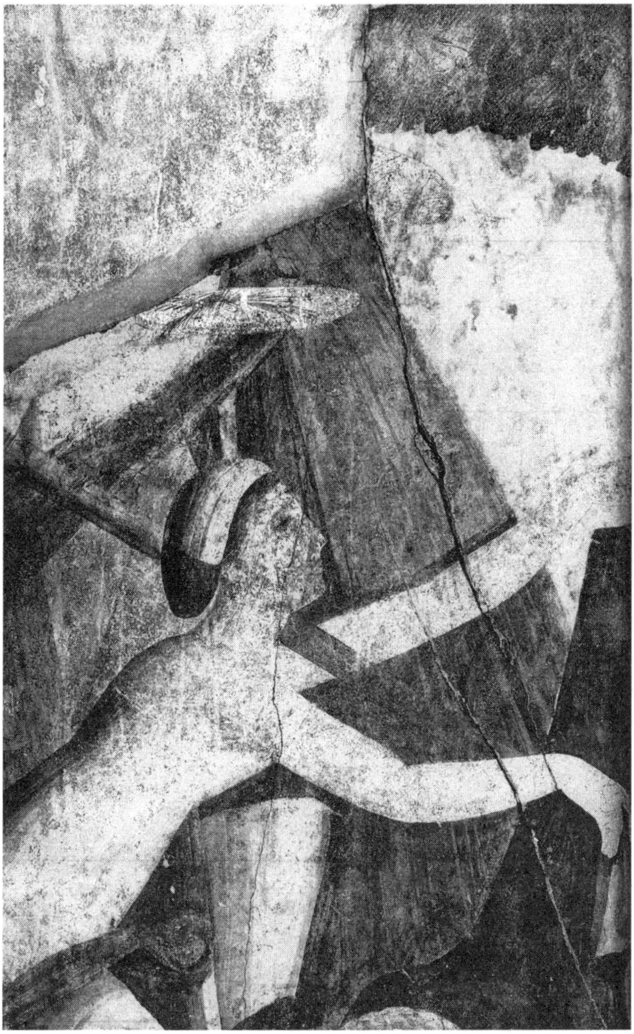

Abb. 44: Bekränzung der Initierten (Pompeji, vgl. Abb. 38).

- **Glück vs. Glückseligkeit:** Die modernen ‹Glücksforscher› wie CSIKSZENTMIHALYI entdecken die alte Welt der Energien wieder und nennen sie fortschrittlicherweise *‹flow›* (1.3)! Obiger Autor beginnt sein Buch *‹Flow›* mit einem Aristoteles-Zitat, wonach der Mensch nach ‹Glück› strebe: Hier muss präzisiert werden: nicht *zufälliges Glück (tyche),* sondern *Glückseligkeit (eudaimonia)* wurde erstrebt! Dies war – wie gesagt – in der antiken Bewusstseinslehre ein wohldefinierter Begriff. Im Zeitalter, wo Depressionen ein Leitsymptom und *‹burnout›* an der Tagesordnung sind, wo *Serotoninspiegel* und ‹Glückspillen› Heil aus der Materie bringen sollen, gibt es die andere, spirituelle Ausrichtung der antiken Bewusstseinslehre: Der Mensch trägt das Potenzial zur Glückseligkeit in sich, nicht durch Pillen, nicht durch Haschen nach Lust, sondern auf einem *bewusstseinsmässigen Pfad* kann er vom subtileren Zustand gleichsam ‹über sieben Himmel› in immer höhere Glückseligkeiten gelangen (vgl. ‹Seligpreisungen›). Dazu braucht es aber *Üben, Lernen* sowie *Begleitung.*

Damit schliesse ich den Bogen zum ersten Kapitel, das die Suche nach Glückseligkeit eröffnete (1.): Nicht zufälliges ‹Glück›, sondern der Zustand der ‹Glückseligkeit› ist die *tiefe Lebensressource,* oder platonisch gesagt: Einem Menschen im *hohen Eros* erscheint die ganze Welt hocherotisch *(Symposion).*

- **Abschreckung:** Nach diesen Verheissungen von Sokrates folgt nochmals ein Umkippen ins *Gegenteil*: In der Rhetorik ist das *‹Gift im Schwanz›* bekannt.[293] In den Initiationsritualen, die ja eine Einbindung ins Göttliche vollziehen, wird am Schluss kurz das *Gegenteil* des guten Weges – neben der Heiligung die Verfluchung – als *Abschreckung* eingesetzt. Damit soll das ‹ehedem geschaute Heilige nicht in Vergessenheit geraten› und das *Negative gebannt* werden[294]:

  S: «Handelt ihr aber ungerecht indem ihr auf das Ungöttliche und Dunkle seht, so werdet ihr, entsprechend, auch diesem Ähnliches tun, indem ihr euch selbst nicht bewusst seid (und folglich nicht wisst, was ihr tut).»

In diesem Sinne stellt auch JUNG fest, dass ein *ritueller Höhepunkt*, wie eine Opferung oder Wandlung, durch einen *apotropäischen* Akt *energetisch zu schützen* ist[295]:

> «(Beweihräucherung) ... bedeutet ... auch eine Wandlung der Opfergabe und des Altars in der Richtung der Vergeistigung aller dem Ritus dienenden physischen

Körper. Schliesslich bedeutet sie einen Apotropaeismus gegen allenfalls anwesende dämonische Mächte, indem der Luftraum gleichsam mit dem *Wohlgeruch* des Pneuma erfüllt und dadurch zum Aufenthalt böser Geister ungeeignet wird.»

Bei Alkibiades wird nochmals kurz vertieft und beschwörend aufgezeigt, wie sehr er Entwicklung und Begleitung nötig habe, da er immer noch *Schatten mit sich trägt.* Er müsste von diesen *befreit und ‹freigesprochen werden›*, um als *subtil entwickelter Mann (kalos aner = Kode)* bestätigt zu werden[261].

Bis zuletzt findet das ‹Befragungsritual› für die *Übernahme in den ‹Neophyten›-Status* statt. Nach einem letzten Unverständnis, wo Alkibiades *definitive Befreiung* von Sokrates erwartet, korrigiert Sokrates nochmals deutlich: *Nicht er, Sokrates,* vermag ihn zu erlösen, sondern *nur die Gottheit.*[296]

Alkibiades ist erst jetzt bereit, zum ‹Neophyten›[297] aufzusteigen und sich in den *philosophisch-erotischen Pfad mit Sokrates einzubinden.*[298]

5.6.5 Das Gelübde

Alkibiades beginnt mit einem feierlichen Versprechen, das mit der Annahme der Hilfe Gottes beginnt[299]:

A: *«Dies bestätige ich also.* Und überdies sage ich noch dieses, dass wir nun unsere Stellung vertauschen werden, oh Sokrates, ich die deinige annehmend und du die meinige.»

Hier scheint die *‹Umkehr›* dargestellt zu werden *(epistrophe):* Nicht mehr *Sokrates* versucht, dem *Alkibiades* zu folgen, sondern *Alkibiades* bindet sich nun in die Gefolgschaft des *Sokrates* als *Schüler beim Meister* ein. Dies entsprach in den alten Traditionen einem rituellen Akt. Die Begriffe sind hier sehr fein *reziprok*[300]:

A: «Denn es wird so sein, dass ich dir von diesem Tage an überallhin als Neophyt folgen werde *(paidagogeso)* und du von mir überallhin begleitet werden wirst *(paidagogese).*»

Nachdem *Alkibiades* sich durch diese ‹doppelte Erklärung› zur Gefolgschaft auf dem ‹doppelten Erospfad› verpflichtet hat, bestätigt *Sokrates* diesen Schritt[301]:

S: «Oh Edelgeborener(!), folglich unterscheidet sich meine Liebe wenig von einem Storch, *wenn* sie bei dir einen *geflügelten Eros* ausgebrütet hat und nun wieder von diesem gepflegt werden wird.»

Wenn Sokrates durch seine Geburtshilfe *(Maieutik)* ein Flügelwesen, und zwar einen *geflügelten Eros* flügge gemacht und nun seinerseits von diesem zukünftig gepflegt wird *(therapeusetai)*, ist dies wie bei den *Störchen,* wo die jungen die alten pflegen: ein sprachliches Bild der *Reziprozität des Erosprozesses*[302], das der gegenseitigen Verpflichtung von ‹Meister› und ‹Neophyt› entspricht.[303] Besonders schön ist das Bild des *geflügelten Eros*, das *Olympiodoros* als *Kode für den doppelten Erosweg* deutet: *pt-eros* (= geflügelt), hier sogar als sprachliches Spiegelbild:

«erota hypopt-eron».

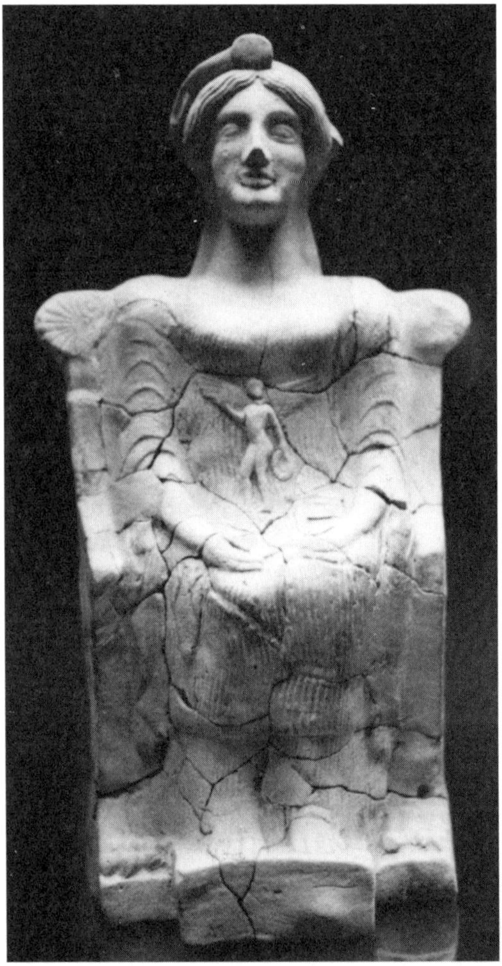

Abb. 45: Das geflügelte Sein.

Das ‹geflügelte Sein› sei der Zustand nach der *Katharsis*, erwähnt *Olympiodoros*.[304]

Alkibiades verpflichtet sich nun, weiter auf diesem Achtsamkeitspfad zu gehen und sich auf die nächste Stufe vorzubereiten, die Stufe der ‹Gerechtigkeit› *(dikaiosyne)*.

5.6.6 Schutz und Segen

Sokrates schliesst mit dem Mysterienbegriff ‹vollenden› (vgl. *hippokratischer Eid)*, wobei er aus dem zukünftigen Schicksal des *Alkibiades* heraus nochmals eine starke Deutung einfliessen lässt[305]:

> S: «Ich wünschte, dass du dies vollenden wirst *(dia-telesai)*. Aber ich zittere – nicht dass ich deiner Konstitution misstraute – aber wenn ich die Macht der *polis* erwäge, ob sie nicht dich und mich überwältigen wird.»

Es kann dies eine ritualisierte *paradoxe Intervention* sein (vgl. *Diotima, Symposion)*. Im Nachhinein kann man sagen, *Sokrates* habe die Schwäche des *Alkibiades* gespürt und ihm mit Wohlwollen eine letzte Warnung gegeben: ‹Ich begleite dich, aber es wird für dich (und mich) nicht leicht sein, den inneren und äusseren Versuchungen zu widerstehen, die dich von der Psyche-Ebene wegziehen›.

Tatsächlich wird Alkibiades im *Symposion* bestätigen, dass er den *Achtsamkeitsweg vernachlässige* und den *äusseren* Geschäften nachgehe[306]:

> A: «Denn er (Sokrates) zwingt mich, einzugestehen, dass ich bei allen mir noch anhaftenden Schwächen weiter meine eigene *Entwicklung vernachlässige (a-melo)*, dagegen die Geschäfte der Athener betreibe. Darum halte ich mir die Ohren zu und reisse mich gewaltsam von ihm los, wie von den Sirenen und eile schnurstracks von dannen, um nicht an ihm hängen zu bleiben, bis ich ein Greis bin …»

Weiter führt er aus, wie er, in seinem äussersten Hin- und Hergerissen-Sein, oft Sokrates geradezu den Tod wünsche, dann aber noch mehr leiden würde: Dies zeigt eine klassische, nicht gelöste *Übertragungskonstellation*, wie sie auch JUNG hinsichtlich FREUD vor dem Bruch erlebte.[307] In beiden Situationen (Alkibiades und JUNG) ist es nicht gelungen, sie aufzulösen.

Die letzte Phase im *Alkibiades*-Dialog enthält *apotropäisches Schützen*, wie wir dies aus anderen Ritualen kennen, namentlich im orphischen Einweihungsritual für Frauen, in der *Mysterienvilla in Pompeji*. Dort wird die mit dem Kranz *Gesegnete* von einem geflügelten Wesen mit der – von anderen

Ritualbildern bekannten – apotropäischen Handgeste geschützt. Diese Geste nach aussen bedeutet noch heute im Neugriechischen sehr verletzend etwa: ‹Scher dich zum Teufel.›

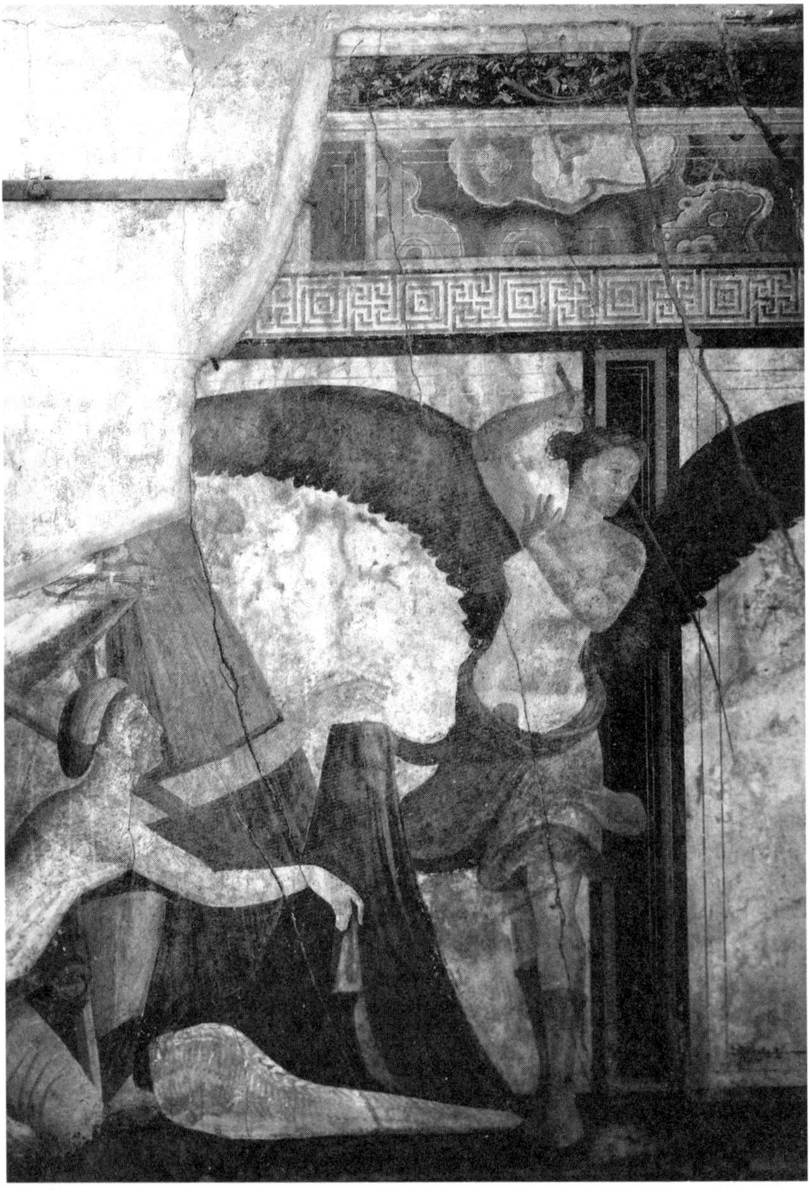

Abb. 46: Der Engel, der die Initiierte vor dem Rückfall schützt.

Diese Abwehrgeste könnte auf den *Erzengel Michael* (mit erhobenem Schwert) übergegangen sein, der den westlichen Eingang der Kirchen vor der (dämonischen) Toten- und der Aussenwelt schützt.

Dazu passt auch die *Proklos*-Stelle im *Alkibiades*-Kommentar, die gleichsam obiges Bild deutet[308]:

> «Und wie *Orpheus* über den König *Dionysos* die *apollinische* Monade stellt, zum *Schutz vor einem Rückfall* ins vielfältig Titanische und vor dem Verlust des *königlichen Thrones* und ihn *rein in der Einheit bewahrt,* ebenso führt der *Daimon* (Schutzengel) Sokrates in die geistige Schau und schützt ihn vor dem Kontakt mit der Menge *(polloi).*»

und – ich ergänze gemäss dem neuplatonischen Kommentar – ebenso schützt *Sokrates* in *Schutzengel*-Funktion wiederum den *Alkibiades.*[309]

Für die Beendigung einer heutigen Therapie scheint mir die *Phase der Integration,* ferner der *Konfrontation* mit den *Schwachstellen* und dem *Einbauen des therapeutischen Schutzes* sehr wichtig. Ferner muss subtiles Wissen mitgegeben werden, um sich besser orientieren zu können und nicht wieder zurückzufallen. Die alten, eingefahrenen Muster schleichen sich nämlich leicht wieder ein: Auch Menschen, die eine längere Analyse hinter sich haben, fallen allmählich wieder auf ihr altes Organisationsniveau zurück, wenn sie den geöffneten Bewusstseinsweg nicht weiterführen.

5.6.7 Zusammenfassung Absolution

Eigenartigerweise konnte ich im *Alkibiades*-Dialog keine eindeutige *Absolution* ausmachen, im Gegensatz zum *Theaitetos*[274] oder *Menon.* Der Dialog scheint zwar einen regulären sokratischen Ablauf mit Formeln und Vorgehensweisen zu enthalten, die aber bei *Alkibiades* nicht erfüllt werden. Die Formel ‹*Ich weiss, dass ich nicht weiss*› – vielleicht als Antwort auf das ‹*Erkenne dich selbst*› – wird bei *Alkibiades nicht eingelöst* und durch *Sokrates nicht* bestätigt: Vielmehr wird die letzte sokratische Frage nach dem ‹schauenden Wissen› *(oistha?,* ‹weißt du?›) von Alkibiades nicht richtig beantwortet.[310] Er hat das Erfahrene nicht integriert.

Bis zuletzt zittert *Sokrates* denn um *Alkibiades,* und dies mit gutem Grund: Wenn man weiss, dass *Alkibiades* von der Stadt Athen später verurteilt wurde, weil er u.a. frevlerisch Mysterienrituale profaniert hatte, dass er – Überläufer und Landesverräter – zuletzt ermordet wurde[311], sind diese Stellen fast beschwörend: Wer Macht hat *(exousia)*, aber spirituell nicht verankert ist *(nous)*, der richtet alles zugrunde. Also solle sich *Alkibiades* nicht Willkür *(tyrannis)* verschaffen, sondern den *Pfad der Glückseligkeit beschreiten.*

Sokrates selbst wird später über die Grenzen seiner ‹*Hebammenkunst*› sprechen, gerade auch über ihr Scheitern hinsichtlich *Alkibiades.*[312]

Somit hat die platonische Schule in *Alkibiades* einen *nichtgeglückten Therapie-Fall* als Modell für den Auflösungsprozess genommen, was einer *Überprüfung der Methode* gleichkommt! Das einmalige Vorgehen des Meisters, auch in seinem therapeutischen Scheitern, erhält besondere Tiefe und Verehrung, da der *Alkibiades*-Dialog erst nach *Sokrates'* Tod von *Platon* komponiert wurde und der *Fall Alkibiades* möglicherweise das Todesurteil von *Sokrates* beeinflusst hat (KNIEST). Es könnte in diesem Dialog auch eine *postume Rehabilitierung* von *Sokrates* durch *Platon gesehen werden,* wie denn noch *unsere beiden Neuplatoniker* Rechtfertigungen für *Sokrates* bringen.

Als Ausblick für den weiteren Bewusstseinsweg stehe noch Platons Beschreibung seiner eigenen fortgeschrittenen Mysterienerfahrung[312]:

> «Die Schönheit ist dann glänzend zu sehen *(idein),* wenn … wir in der Schar der *Glückseligen (eudaimon choros)* einen seligen Anblick und ein seliges Schauen … wahrnehmen und in die Mysterien eingeweiht werden, die man die *allerseligsten (makariotaton)* nennen darf, die wir feiern, selbst unversehrt …, in unversehrte, einfache, unzitternde, in *glückselige Erscheinungen* eingeweiht und sie schauend in reinem Licht, selbst rein und nicht gezeichnet vom … Körper, den wir jetzt gefesselt wie in einer *Auster* mit uns herumtragen.»

6. Thesen für eine integrative Bewusstseinsforschung und Psychotherapie

Im Folgenden sollen die in den ersten zwei Kapiteln formulierten *Hypothesen* und *Anliegen* aufgenommen und *aktualisiert* werden.

1. *Das Bewusstseinsspektrum liess sich anhand des sokratischen kathartischen Vorgehens darstellen.* Dabei wurde ein anthropologisch angelegter ‹Weg› in veränderte Bewusstseinszustände offensichtlich und mit dem Ziel eines hohen stabilen Niveaus verbunden, ‹*Glückseligkeit*› genannt. Mit dem antiken Bewusstseinsmodell lassen sich nicht nur die platonischen Dialoge jenseits von ‹Spekulationen› nachvollziehen, es lassen sich auch unsere heutigen *psychologisch-psychotherapeutischen* und *medizinischen Grenzphänomene einordnen* (1.4). Dazu braucht es schulenübergreifende, differenzierte Therapiekonzepte, die das antike Wissen um *Katharsis (‹Auflösen›)* und *Ressourcenintegration (‹neu Vernetzen›)* integrieren.

2. *Das Konzept des Bewusstseinsspektrums kann weit über das reduktionistische, somatisch orientierte Welt- und Menschenbild hinausführen.* Denn es braucht heute gleichsam einen ‹*Entmythologisierungsprozess*› unseres Weltbildes und unserer Vorstellungen vom Heilwerden. Hier kann die *Psychosomatik*-Forschung wichtiges Terrain gewinnen, indem sie ihren Forschungsbereich im Übergang zwischen Körper und Psyche durch *Psyche-Konzepte im Bewusstseinsspektrum* ergänzt. Der in der *Psychosomatik* gängigen Einteilung *bio – psycho – sozial* entspricht in der griechischen Therapeutik die Ordnung: *GEIST – Psyche – Leib.* Dabei geht es nicht um eine Abwertung des individuellen Körpers, sondern um eine *Aufwertung und Erweiterung der Psyche durch Erfahrungen von kosmischer Psyche und transmentalem Bewusstsein (Überbewusstsein).*

3. *Sein und Werden, somit auch alles Erlebte, sind in der Psyche gespeichert und bleiben potenziell, aber verdrängt, wirksam.* Das Verdrängungskonzept ist vom *lebensgeschichtlich-psychodynamischen* (FREUD) auf den *familiären* (SZONDI) und *kollektiven Raum* (JUNG) zu erweitern. Kollektiv ist unser Falschkonstrukt, wonach die griechische Philosophie nur rational oder die christliche Religion ausschliesslich auf göttlicher Offenbarung beruhe, zu verabschieden und zu verarbeiten. Das Konzept des Unbewussten muss im Bewusstseinsspektrum als *kosmisches Unbewusstes* verstanden werden. Sprachebenen des Unbewussten als Sprache des *Symptoms* (persönliches Unbewusstes), Sprache der *Wahl* (familiäres Unbewusstes) und Sprache des *Symbols* (kollektives Unbewusstes) lassen

sich als ebenenspezifische *Resonanzphänomene* weiter verfeinern und differentialdiagnostisch einsetzen.[314]
Das kontinuierliche Aufarbeiten der *Verdrängungen* in der Psyche führt notwendig über das Ich hinaus ins Überbewusstsein. Die *sokratische Technik* ist *‹Achtsamkeit hinsichtlich der Psyche›*. Die darauf basierende *dialogische Versenkungstechnik* fokussiert *Wahrnehmen und Benennen dessen, was ist,* sowie genaues *Beantworten dessen, was gefragt wird.* Dieses Vorgehen scheint in ein *erhöhtes Gewahrsein* überzugehen. Die Kunst, sich seiner immer subtiler werdenden Wahrnehmung bewusst zu werden, muss heute in einer subtilen Therapeutik verankert werden.

4. *Das Erarbeiten von Bewusstseinskonzepten ist nur interdisziplinär zu bewerkstelligen.* Die energetische Ebene funktioniert nach energetischen Gesetzmässigkeiten und ist mittels *Feldtheorien* zu konzeptualisieren. Das Bewusstseinsspektrum setzt ein *Energiespektrum* voraus, worin die bekannten physikalischen Energien nur einen Teilbereich ausmachen und durch subtile Formen zu erweitern sind. Dabei sind die *Theorien der Quantenphysik* und die *Erfahrungen der Humanwissenschaften gleichwertig* zu integrieren, zu vernetzen und sinngebend erfahrbar zu machen.

5. Für die Entwicklung von Psyche und Bewusstsein müssen die entsprechenden wissenschaftlichen und therapeutischen Voraussetzungen erarbeitet werden: Neben dem *Bewusstseinsspektrum* braucht es die Orientierung am transkulturellen *Psyche-Modell. Dieses Feldmodell mündet in den GEIST-Bereich, wo keine Katharsis mehr nötig ist.*
   Es ist begrüssenswert, wenn von ‹Spiritualität in der Medizin› gesprochen wird. Dazu müsste jedoch vorgängig der *psychische Feldbereich – zwischen Körper und spirituellem Bereich* – umfassend *gereinigt und neu integriert werden.* Gemäss Bewusstseinskonzepten wäre folglich zunächst die *Seele oder Psyche* wieder mit einer *integrativen Heilkunde* zu verbinden, und nicht der ‹Geistbereich›. *Deshalb müssten heute, wie früher, alle ichbedingten Verhaftungen vor dem Schritt in die hohen Bewusstseinzustände aufgelöst werden. ‹Spirituelles Heilen›* ist – nach griechischer Therapeutik (sokratischer wie hippokratischer) – nur mehr *Energieaufbau* nach erfolgter Katharsis. Dagegen wird der Begriff ‹spirituelles Heilen› heute vielfach für *‹schamanisches Heilen›*, das eine niedere Stufe ist, gebraucht (vgl. *daimonion* statt *theion).* Ohne Reinigung der unbewussten Verhaftungen kann *Spiritualität nicht nachhaltig* gelebt werden.

6. *Unser Kulturgut, insbesondere die Weisheitstexte, müssen also auf dem Hintergrund des umfassenden Menschen- und Weltbildes verstanden, die Begriffe ‹gereinigt› und neu übersetzt werden.* So können sie wieder als Ressourcen zu einem umfassenderen Menschsein verhelfen. Die fürs energetische Heilwerden einst unabdingbaren *rituellen Erfahrungen* in *Gemeinschaften Gleichgesinnter* sind ein wichtiger *Verstärker* und müssten in einer heute möglichen Form erarbeitet und erlebbar werden.

7. *Mittels Bewussteinsspektrum und Psyche-Modell lassen sich normale wie sog. paranormale Wahrnehmungsphänomene verstehen, integrieren und therapeutisch angehen.* Diese Modelle müssen mit dem *Gesamt der psychopathologischen Phänomene* kompatibel sein. Die gesamte Psychopathologie *ist energetisch und ressourcenorientiert zu formulieren, wobei die Chronifizierung als wesentlicher energetischer Aspekt* zu beachten ist. Zustände wie *Aphasien, multiple Persönlichkeiten, geistige Behinderung* oder *Hochbegabung* sind auf spezifische *Verbindungszustände* zwischen Psyche und Soma hin zu konzeptualisieren; *dissoziative Phänomene* bei starken *Schmerzen, Erschöpfung* und *Todesangst* sind in der Optik von *Ablösung* der Psyche vom Körper zu untersuchen Das Phänomen von *Spaltung* muss auf dem Hintergrund der psychischen Felder sowie der Möglichkeit von *multiplen Ausserkörperzuständen* und *Desintegrationsphänomenen* gesehen werden. Letztere sind auf *Ausweitungszustände der integrierten Psyche* hin zu differenzieren und zu therapieren: Im therapeutischen Prozess müssen die psychischen Blockierungen auf den *lebensgeschichtlich-ätiologischen Entstehungsmoment* zurückgeführt, der Schmerzanteil durchgelebt, korrigierende Ressourcen gefunden und das ‹Verlorene› assimiliert werden: Dann kann Entwicklung als *Ausweitung der Psyche* statt *lebenslängliches Austreten* einsetzen.
   Für die Therapeutik ist es ein wesentlicher Unterschied, ob von einer *vorhandenen und erlebbaren Struktur der Psyche ausgegangen wird* – wie in den antiken Konzepten – oder ob dieselbe *nicht vorhanden ist*, wie in den *strukturbezogenen Therapien*. Viele Therapeutinnen wagen nicht, durch die Ichauflösung hindurchzuführen, weil sie diese selbst nicht erlebt haben und somit Angst vor völliger Desintegration haben: Im alten Modell ist die subtile Struktur potenziell da und muss nur *neu gefunden* und *vernetzt* werden.

8. Die für Therapie und Bewusstseinsentwicklung nötigen Zugänge wie phänomenologisch-genaues Wahrnehmen und Benennen, Durchstehen

der Ängste im Erfahren der ichlosen Zwischenzustände und reflektierendes Einordnen sind in den platonischen Dialogen dargestellt und müssen in einer uns verständlichen Kommunikationsform wieder *lernbar* und erfahrbar werden. Unsere Wissenschaften sind ursprünglich aus der bezogenen *Tiefenerfahrung* und *Reflexion* entstanden. Neben der uns geläufigen Reflexion ist die *Tiefenerfahrung* unabdingbar und könnte den Rationalismus wieder auf ein menschenwürdiges Niveau bringen. Unser Ziel der Schmerzfreiheit durch Einnebelung und Anästhesie liesse sich durch das antike Verständnis ergänzen: Der Mensch kommt mit Schicksalskonstellationen in diese Welt und wird immer *schmerzfreier*, wenn er lernt, seine Verstrickungen zu verarbeiten und seinen Entwicklungsweg zu erkennen. *Eine Kultur, die dem Schmerz ausweicht, kann sich nicht entwickeln*. In der psychischen Entwicklung aber entspricht *Resilienz (psychische Belastbarkeit) dem Finden von Ressourcen*, ich meine nicht nur der individuellen!

9. *Wollen wir uns die in unserem Traditionsgut verwurzelten Bewusstseinswelten wieder vertraut machen, ist Auflösung unserer kulturellen Verdrängungen, Bereitschaft zur Eigenerfahrung und Respekt vor der Weisheit anderer Kulturen Voraussetzung*. In unserer Welt von Traumen, weitverbreitetem sexuellem Missbrauch, Terrorismus, Machtmissbrauch in Politik und Wirtschaft, Umweltzerstörung müsste eine wirksame Therapeutik wieder um den *platonischen subtilen Erosweg* wissen. Die blosse Aufdeckung von Triebverdrängung und Triebbefreiung genügt nicht, wie die aktuellen gesellschaftlichen Probleme zeigen. Die dringend nötige Ressource ist die Bewusstseinsentwicklung weg von der kurzsichtigen, verzerrten und egozentrierten Motivation und hin zu einem Menschenbild, das sich der *universellen liebenden Intelligenz verbunden fühlt und in ihr Geborgenheit findet.*

10. *Bewusstseinsentwicklung braucht auch einen Übungsweg* wie Atem-, Yoga-, Meditationspraxis oder meditatives, regelmässiges Musizieren, Malen. Da das menschliche Energiesystem (Psyche) bei Unachtsamkeit sich entleert, ermüdet und ‹erschlafft› (lat. *deprimere)* ist eine *tägliche Energieaufbaupraxis* notwendig und kann bei Bedarf intensiviert werden, an der Stelle von Aufputschmitteln. Unabdingbar ist der Übungsweg bei jeglicher Tiefentherapie und beim Älterwerden: Infolge ‹Öffnung der Felder› sind erhöhte Sensibilität und Resonanzbereitschaft, emotionale Schwankungen und Reizbarkeit bekannt. Entsprechend sind Stabilisie-

rungsübungen angezeigt. Wichtig sind also *individuelle* tägliche Übungspraxis und kontinuierlicher Reinigungsprozess, die einander ergänzen, verstärken und zeitlebens fortgeführt werden sollten.

Der bedenkenswerte Unterschied zwischen antiker *energetischer Heilkunde* und *sokratischer Psychotherapie* ist, ob von *aussen geheilt wird*, oder von *innen*, über die *Tiefenerfahrung*. Der *Einfluss von aussen* (Medizin, Homöopathie, chinesische Medizin, Verhaltenstherapien, Massagen) ist grundsätzlich verschieden von *Methoden, die die unbewussten Bereiche erfahrbar machen* (Psychotherapie, Tiefentherapien). Die Ersteren wirken in den äusseren (Aura)bereichen unterstützend und stabilisierend. *Nachhaltige Auflösung von Traumen und Verstrickungen lassen sich jedoch nicht von aussen, an andere delegiert, auflösen.* Das *Sich-selbst-Erkennen* erfordert Eigenerleben und Eigenverantwortung. Reinwerden und Heilwerden der Psyche – und letztlich menschliche Entwicklung – setzen also den Sprung von der äusseren Einwirkung und Abhängigkeit in die *psychische Selbsterfahrung* voraus: Die subtilste Psychotherapie ist *Hilfe zur Selbsthilfe*. Dies ist ein fundamentaler Unterschied auch zwischen (medikamentöser) Psychiatrie und Psychotherapie. Energietherapeutinnen und alle psychotherapeutisch Intervenierenden müssten dementsprechend Tiefenprozesse an sich selbst erlebt haben.

Dazu stehe folgendes Spektrum von Bewusstseinstiefe und Therapierichtungen:

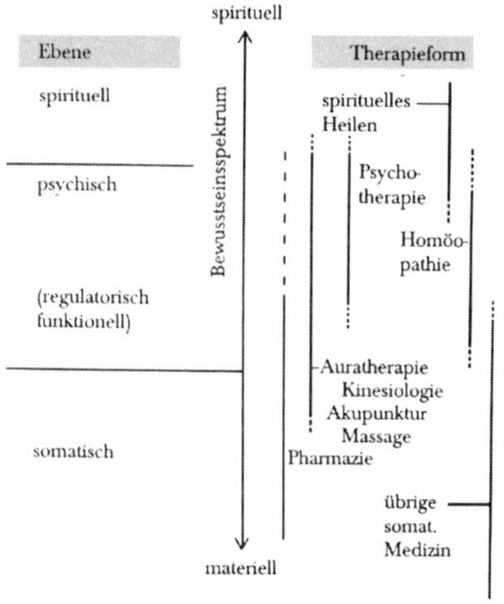

Abb. 47: Therapierichtungen im Bewusstseinsspektrum.

Zunächst wird sich eine differenzierte Diagnostik in obigem Therapiespektrum orientieren, um die Therapieebene zu erkennen. Für den spezifischen Bereich der *Psychotherapie* könnte dann – mittels der antiken Bewusstseins- und Therapiemodelle – folgender energetischer *Diagnostik-Raster* angemessen sein:

Psychisch-energetische Diagnostik

1. *Diagnostische Leitkriterien (5.4.4.1)*

‹Wasser› vs. ‹Feuer› (Yin vs. Yang)

Modalitäten: – nährend/ grenzenlos vs. antreibend/abgegrenzt
– empfangend/ s. anpassend vs. eindringend/bestimmend

‹Fülle› vs. ‹Leere› (Kriterien: Energiefluss und Feldkonsistenz)

Energiefluss:	Modalitäten:	– Überfluss	vs. Blockierung
		– Annehmen	vs. Ablehnen / Geben vs. Nehmen
Feldkonsistenz:	Modalitäten:	– dissoziiert (OOBE)	vs. kompakt / ruhend
		– flatternd	vs. stabil
		– abwesend	vs. präsent/in Resonanz

‹Wärme› vs. ‹Kälte› (Prozessqualität, korreliert mit Temperament und Lebensphase):

Modalitäten:	– schnell anspringend	vs. zögernd
	– unternehmungslustig	vs. apathisch
	– strahlend	vs. abgelöscht

‹Oberfläche› vs. Tiefe› (Hauptprozess-Ebene)

Modalitäten:	– momentane Schwankungen	vs. Tiefenverstrickung
	– leicht auflösbare Konflikte	vs. persistierende traumatische Muster

2. *Energiephasen (energetische Radikale, 5.5.6.2)*

phasischer Aspekt/Energiefluss: Modalitäten:
– Durchlässigkeit – Einfahren – Abgrenzen – Neuorientierung
– Umlauf/Flexibilität vs. Stagnation/Fixierung
– zyklisches Mitschwingen vs. Chronifizierung
(korreliert mit und verstärkt durch Typus)

struktureller Aspekt/Typologie: Modalitäten (= mittlere Krase, Schema 5.5.6.2):
– melancholisches Temperament: durchlässig-empathisch
– cholerisches Temperament: schnell-scharfsinnig
– phlegmatisches Temperament: konzentriert-geduldig
– sanguinisches Temperament: fliessend-liebesfähig
(korreliert mit und verstärkt durch Energiephase)

3. Psycho-kosmische Feldorientierung (Unbewusstes, 5.4.3.6)

persönliches Unbewusstes:	Modalitäten:	Persönliche Lebensgeschichte, Psychodynamik (5.2), leichtere Symptomatik (neurotisch).
	Vorgehen:	Tiefentherapie, Widerstands- und Übertragungsanalyse.
familiäres Unbewusstes:	Modalitäten:	Wiederholungsschicksale, schwerere Symptomatik (Schub, ‹Besessenheit›).
	Vorgehen:	notwendiger Einbezug der Aszendenz zur Auflösung der Resonanzbereitschaft und zwecks Ressourcen (z.B. Familienskulptur). Vorgängig energetische Stabilisierung
kollektives Unbewusstes:	Modalitäten:	archetypische, kollektive Schicksale
	Vorgehen:	Arbeiten mit überpersönlichen, archetypischen Bildern und den sich zeigenden Auflösungsgesten und Ritualen des Vergebens.

4. Überpersönliche Schicksalsaspekte (Symptomatik und Übertragung)

Modalitäten:
- schwerere, fixierte Symptomatik
- transgenerationale Wiederholungen und Resonanz bezüglich Talenten, Berufen, Krankheiten, Todesfällen, Namen, Daten, Orten
- labilere Übertragungsformen mit unvermittelten Kipp-Reaktionen

5. Bewussteinsstufe (3.2.2)

– unbewusst:	Modalität: schnell einsetzende Abwehr.
	Vorgehen: kathartische Tiefentechnik, Widerstandsanalyse, Übertragungsanalyse
– vorbewusst:	Modalitäten: bewusstseinsnah, schnelle Einsicht.
	Vorgehen: Gesprächstherapie, mehr ressourcenorientiert
– Ausserkörperzustände:	Modalität: ‹dünnhäutig›.
(OOBE)	Vorgehen: Stabilisieren, Solidarität mit positiven Übertragungsreaktionen, Schutz vor Retraumatisierung, schrittweises Verarbeiten der Traumen mit genügend Konzentration auf Ressource (Gruppenprozesse indiziert, Verführungsängste)
– erweitertes Bewusstsein (‹erwacht›):	Modalitäten: Ruhe, Ausstrahlung.
	Vorgehen: ressourcenorientiert, aufgrund (‹hellsichtiger›) transpersonaler, archetypischer Bild- und Bewusstseinsmodellen.

6. Therapieindikation

Modalitäten:
- Motivation und Ziel klären
- richtiger Moment *(kairos)*

Abb. 48: Psychisch-energetische Diagnostik

Eine *sokratisch orientierte Diagnostik* und Psychotherapie umfasst also einen differenzierten Zugang zu den Ebenen des Bewusstseinsspektrums und den unterschiedlichen subtilen Gesetzmässigkeiten. Dadurch entsteht eine Ausweitung des Therapieprozesses jenseits von Geburt und Alltagsbewusstsein. Über Ausweglosigkeiten – als Bewusstseinsschwellen – führt der begleitete Weg in die Ressource, in der das persönliche Leben und Sterben sinnhaft geborgen und transzendiert wird. Mehr und mehr gelangt der Mensch dabei in einen Zustand erhöhten, erweiterten Bewusstseins: einer stillen, von aussen unspektakulären, strahlenden *Ekstase*.

Anhang

Glossar griechischer Wörter

***agathon** (kalon kagathon)*	subtil gut, das subtil Gute
agathos symboulos (boule)	subtiler Berater/Therapeut
agnoia (vs. gnosis)	Unbewusstsein/Unbewusstheit vs. schauendes Bewusstsein
agon	Wettstreit, (innerer) Kampf, *Agon*
aischyne (aischron)	Schamgefühl, Schande, Entehrung (schändlich, schimpflich)
aisthesis (aisthanomai)	Wahrnehmung(sspektrum), Empfindung (vgl. *Ästhetik)*
aion	Lebenszeit, Zeitspanne, Unendlichkeit (vgl. *Äonen)*
aither	Subtilste Energie- und Lichtstufe, Licht-*Äther,* verdunkelt sich zunehmend bis in den *Hades*
aitia	Ursache, Schuld (vgl. *Ätiologie)*
Akademia	von Platon begründete, spirituell orientierte Philosophenschule im *Hain* des Heros *Akademos* (vgl. *Akademiker)*
akouein (akousmata)	(subtiles) Hören im Initiatenkreis (vgl. *homakoion)*
akroterion	oberster Giebelteil, ‹Antenne› am Tempel, *Akroter* (Abb. 5)
aletheia (vs. lethe)	(unverhüllte) Wahrheit (platon. Ziel) vs. Verdrängung
amathia (vs. mathesis)	Lernunfähigkeit infolge Unbewusstsein vs. ganzheitliches Lernen
amyeton (myesis)	uneingeweiht (vgl. *mystisch)*
anabasis (vs. katabasis)	Weg hinauf vs. Weg hinunter (Weltschöpfung, Menschwerdung)
anagoge	Hinaufführen, Mysterienweg (vgl. *Anagogik)*
anamnesis	Hinauferinnern, Wiedererinnern (vgl. *Anamnese)*
ananke	Gesetz des Werdens, Zwangsschicksal
andreia (andreiotaton)	Mannestugend, Tapferkeit (Initiationsgrad), (tapferst)
anistamai (anastasis)	aufstehen, aufsteigen, sich ausweiten (Auferstehung)
aoriston	unbestimmt, (noch) nicht abgegrenzt
apaideusia (vs. paideia)	ohne Unterweisung, Rohheit vs. subtile Nacherziehung
apatheia (vs. pathe(ma))	Leidenslosigkeit vs. Schicksal, Leiden, Leidenschaften
apate	Täuschung
apeiron (vs. peras)	unbegrenzt, endlos, unendlich vs. Grenze, Ende
aphairesis (aphairein)	Wegnahme (auch psychisches Auflösen)
aphiemi (aphetos)	Lossprechen (Geweihter)
apodysis	‹Entkleiden›, metphorisch für *Sokrates'* Technik gebraucht (vgl. *chiton, himation*)

aporia (aporein)	Ausweglosigkeit, Sackgasse, *Aporie*
aporrheton (vgl. arrheton)	etwas, das nicht ausgesprochen werden *darf*
apotrope (vs. protrope)	Therapiephase des Abwendens III vs. Ermunterung IV
apotropaion (apotrope)	Unheil abwendend (vgl. *Apollon apotropaios)*
arche (archai)	Urgrund, Urbeginn, (Prinzipien)
archein	herrschen, äusserlich und innerlich (vgl. *Archon Basileus vs. basileus archon 5.4.3.5)*
arete	(initiatische) Tugend, Initiationsstufe (vgl. *Aretalogie)*
arrheton (vs. aporrheton)	unsagbar, Mysterium vs. sagbar, aber nicht mitzuteilen
askesis	Übung, Übungsweg, vgl. *Askese*
auto to auto	‹das Selbst selbst› (höchste Spiegelung), vgl. *Tautologie*
bema	Stufe, Podium, erhöhter Ritualraum (vgl. *Bema)*
boethein (to logo)	dem Logos zu Hilfe kommen
boule (koine boule)	Rat, ‹gemeinsames Beraten› als sokratischer Tiefenprozess
chiton *(vs. himation)*	Hemd, Panzer, Unterkleid vs. Oberkleid, beide metaphorisch für die Hüllen der Psyche
chole (vs. melaina chole)	Gallephase und Temperament (Energieprinzip), (vgl. *cholerisch vs. melancholisch*)
chorismos	Trennung, Ablösung (auch von psychischen Feldanteilen)
choros	Schar, Reigen, *Chor*
chymia	hippokrat. ‹Säftelehre› als Energiephasen- und Temperamentenlehre. Von den Arabern als *al-chymia* weitertradiert; davon stammt auch *Chemie*
chymos	‹Saft›, hippokrat. = Hauptenergiephase, Energieprinzip (‹schwarze Galle›, ‹Galle›, ‹Schleim›, ‹Blut›, vgl. Temperamente)
daimon	Kraft im Zwischenbereich *(daimonion),* ‹Schutzengel›, *Dämon*
daimonion	psychokosmischer Zwischenbereich oder Zwischenzustand (Engel – Dämonen – Heroen – Verstorbene)
diaita	Lebensweise, hippokratische Umweltlehre (vgl. *Diätetik)*
dialogos (dialegesthai)	dialogische Frage- und Antworttechnik des *Sokrates* (vgl. *Sokratikos logos*)
didaskalos	LehrerIn, MeisterIn, spiritueller Lehrer
didache	positive Belehrung, Unterweisung Lehrdialog (Teil der Mysterieneinweihung, vgl. *Königsrede)*
dikaiosyne (dikaion)	‹Gerechtigkeit›, Initiationsstufe (gerecht)
diplous eros vs. eros	doppelter oder platonischer Eros als spiritueller Weg vs. Alltagseros, vgl. doppelte *opsis*

doxa/dogma	Meinung, Lehrmeinung, Glaubenssatz (vgl. *pseude doxa)*
drama	Handlung, Psychodrama, sokratische Inszenierung
dynamis	subtiler Energiebereich im Spektrum *energeia-dynamis-ousia* (vgl. *Dynamik)*
egeirein	erwecken, auferwecken, auch psychisch erwachen, aufwachen
eidenai (horao-opsomai)	schauend wissen (im 3-stämmigen optischen Spektrum)
eidos/idea	Aussehen, Gestalt im Spektrum der Bewusstseinsebenen *(ideai* vgl. *logoi*)
eidolon	Abbild, Schattenbild, Traumbild, Trugbild
eidôs	Eingeweihter, eigentlich ‹Geschauthabender›
eikon	Bild, Abbild, Götterbild, Ebenbild (vgl. *Ikone)*
ekballein (kataballein)	hinauswerfen (niederschmettern)
ekstasis (existemi)	ausserhalb stehen, aussersichsein, Trancezustände bis zum hohen stabilen Bewusstseinszustand der Mystik
elenchos m. (= maskulin)	Therapiephase II a als kognitives In-die-Aporie-Führen
elenchos n. (= neutrum)	darauf (auf *elenchos* m.) aufbauende Therapiephase II b der Gefühlsreinigung (Psychodynamik)
elenchtikon	die zwei *elenchos-Schritte*
eleos (eleein)	Erbarmen, Mitleid, Schonung (sich erbarmen)
ellampsis	Aufleuchten, Erleuchtung
elpis (euelpis)	Hoffnung (guter Hoffnung, Mysterienterminus)
enantion	Gegenteil, Ursprung und Prinzip des Werdens (pythagoreisch, vgl. Polaritätenlehre), als Negatives nur knapp angetönt
enthousiasmos	Verzückung, eigentlich ‹Ergriffensein vom Göttlichen›
epainos	Therapiephase I des therapeutischen Kontaktnehmens *(Joining)*
epilysis tes psyches	*psychische Auflösung* und Ablösung (lat. *absolutio,* vgl. *Psychoanalyse, Psycholyse)*
epimeleia (epimelesthai)	Achtsamkeitsweg, Sorgfalt, Übung (sich kümmern)
episteme	unterscheidende Erkenntnis, (sokratische) Erkenntnismethode
epistemonikos logos	therapeutische Fragetechnik
epitedeion	vorbereitet, im richtigen, erforderlichen Zustand für die Initiation
epithymetikon	triebhafter Psycheteil, bildet mit *thymoeides* (= ‹mutiger› Psycheteil) den sog. *irrationalen oder Gefühlsteil (zotikon),* neben dem *rationalen, ichhaften Teil (gnostikon)* und dem logosgeleiteten *(logistikon).* Verschiedene Systematiken.
epopteia (epoptes)	Mysterienschau (Myste, *Epopte)*
erastes	‹Liebhaber›, Kode für vollendeten Erosmeister (= *Sokrates*)

eros (vs. diplous eros)	Eroskraft, Alltagserotik vs. subtiler, platonischer Erospfad (vgl. hohes Tantra). Frühchristlich durch *agape* ersetzt.
esoterikoi (vs. exoterikoi)	hierarchische Stufung der Pythagoreer in einen ‹*inneren* Kreis› der Fortgeschrittenen *(eso-)* vs. einen, *äusseren* Kreis› *(exo-),* mit weiteren Gradunterscheidungen. Die Platoniker hatten vergleichbare Stufungen.
ethos	Grundverfassung des Menschen im Bewusstseins-spektrum
eudaimonia (eudaimon)	Glückseligkeitszustand als Ziel der Philosophie (glückselig)
geloion	absurd: Diskrepanz zwischen Schein und Sein
genesis	Ursprung, Zeugung (vgl. *Genetik*)
genethlia thyein	Geburts(tags)feste mit Opfern feiern
genos	Geschlecht, Familie, Abstammung (vgl. *Genealogie)*
gnosis (vs. agnoia)	Bewusstseins(weg), Bewusstheit vs. Unbewusstsein (vgl. *Gnosis, gnostisch).*
gnothi sauton	Erkenne-dich-Selbst (eingemeisselt am Vortempel in Delphi)
gynaikodidaktos	*von einer Frau* unterwiesen (z.B. *Perikles* von *Aspasia*)
haima	Blut, ‹Blut› (als Eros), Blutphase und Temperament, Energieprinzip (vgl. *sanguinisch,* von lat. *sanguis)*
hamartema (hamartano)	Folgen des doppelten Unbewusstseins im Handeln, wurde zum christlichen Sündenbegriff *(hamartia)* verkürzt.
harmonia	gleiche Schwingung, Resonanz, Ebenmass, Harmonie
hegemon	Zustand, wo einer seine Psyche ‹führt› (wie Platon seine Akademie, vgl. *Hegemonie*)
helios	Sonne, mit lichtvollstem Bewusstsein und Apollon gleichgesetzt (vgl. *Heliographie*)
hen (henosis)	letztes Eines (initiatisches Einheitserleben)
hesychia	Ruhe als Haupteigenschaft des Mysten *(sophrosyne,* vgl. *Hesychasten)*
hetairos/hetaira	‹Freund›, (gleichzeitig) Eingeweihte(r) im InitiatInnen-Kreis *(hetaireia).* Der auf lehrende Frauen wie die Philosophin *Aspasia von Milet* angewandte Begriff ‹*Hetäre*› muss in diesem Sinne aufgewertet werden
heuresis (vs. zetesis)	‹Finden›, Mysterienterminus für das ‹schauende Finden› (vgl. *heureka!)* vs. ‹Suchen› (für den Versenkungweg). Das Begriffspaar ist vor allem für *Eleusis* und die *Isis-Mysterien* bekannt, aber auch von Platon gebraucht.

hieros gamos	heilige Hochzeit, auch *chymische* Hochzeit (vgl. *chymos*) als Ziel und Vollendung der hippokratischen Energielehre *(chymia).*
hieros logos	die Mysterium und Kulthandlung andeutende ‹Heilige Rede› (Einweihungsteil)
hierophantes	Oberpriester, Weihepriester, der die ‹heiligen Dinge zeigt› (Eleusis)
himation (vgl. chiton)	Oberkleid, Gewand, metaphorisch für die Hüllen der Psyche
hodos	Weg, Entwicklungsweg (vgl. *Methode)*
homakoion (akouein)	pythagoreischer Schülerkreis (*hapax* bei Olympiodoros)
horan (vgl. eidenai)	Sehen
hybris	Überheblichkeit, Narzissmus, Entehrung, Frevel
***iasis** (iasthai)*	Heilung, heilen (vgl. Arzt: aus *archi-iatros*)
idea (eidos)	Bewusstseinsstufen im Bewusstseinsspektrum und das sich in ihnen Zeigende, Erscheinung, Urbild (vgl. *Idee*)
kairos	richtiger Moment, rechter Ort und Zeit, Synchronizität
kakon (vs. agathon)	das Schlechte, negative Prinzip (vs. das Gute)
kallos (vgl. nike)	subtile Schönheit, Energiezone, mit *nike* (Sieg) noch im byzantinischen Lebenskreuz (subtiles Psychemodell) erhalten (in den zwei unteren Spickeln)
kalon (kalliston)	subtil schön, das Schöne (am schönsten)
kalon kagathon	subtil gut und schön, platon. Kode (vgl. *Kalokagathie)*
kata apotaden (vgl. kata peusin)	Fragetechnik mit ausführlichem Vorgehen
kataballein	niederschmettern
katabasis (vs. anabasis)	Weg nach unten vs. Weg nach oben, Prinzip des Werdens
kata peusin kai krisin (vgl. kata apotaden)	Fragetechnik im Trancezustand
katharsis, katharmos	Reinigung und Reinigungsvorgehen auf verschiedenen Ebenen, Reinigungsritus (Vorgehen der Philosophie)
kathartikos	*Katharte*, philosophisch Gereinigter (Grad, vgl. *theoretikos)*
kline (kataklinein)	Bett, Speisesofa (Symposion), therapeutische Liege
koine boule (symboule)	gemeinsamer, therapeutischer Tiefenprozess
koinonia	Gemeinschaft, Lebens- und Mysteriengemeinschaft (vgl. lat. *communio*)
koinos bios	Lebens- und Ritualgemeinschaft (vgl. *kinowitische* Klöster)
Kore	Name der *Persephone,* eigentlich ‹Mädchen› (= Jugendphase im Lebenszyklus der *Demeter)*
kore	Pupille, Mädchen, Puppe
kosmos	Schmuck, Welt, Ordnung, *Kosmos*

krasis (eukrasia)	Energiemischung, Krase, (‹gute Säftemischung›, vgl. lat. = *temperamentum*)
kyklos	Kreis, Kreislauf, urverwandt mit skrt. *chakra* (vgl. hebr. *sephirot*, ev. aus gr. *sphaira* = *chakren*)
kyrios	Herr *(kyrie eleison: Herr* erbarme dich, Messeliturgie)
kyriôs	wörtlich
lanthanein/lanthanesthai	vergessen machen, verdrängen, verborgen bleiben/ vergessen (vgl. *lethe*)
legein (legomena)	sagen, sprechen, erklären, offenbaren (Offenbarungen)
lethe (vs. a-letheia)	Vergessen, Trank des Vergessens *Lethe* vs. Wahrheit
logistikon (vs. alogon)	logosverbundener (ewiger) Psychebereich vs. nicht-logosverbundener endlicher Bereich
logos – LOGOS	Wort, Rede, Bewusstseinsebene – spirituelles Bewusstseinsfeld (vgl. *logistikon*), Bewusstseinsfunke
Sokratikos logos	sokratisches Vorgehen psychischen Vertiefens durch richtig gestelltes Fragen und Deuten
lysis	Lösung, Auflösung, Befreiung, Erlösung
mageia	(Wissen um die) hohe Energetik, Mysterienweisheit
maieia	Geburtshilfephase, Phase V des sokratischen Prozesses, (*maia* = Hebamme)
maieuesthai (maieutike)	Geburtshilfe leisten *(Maieutik* = sokratische, psychische Geburtshilfetechnik)
mainesthai (mania)	rasen, wahnsinnig sein, in Ekstase sein (vgl. *Manie)*
makarion (makarismos)	selig, überglücklich (dreifache Seligpreisung der Eingeweihten)
mania (theia mania)	Wahnsinn, Ekstase (spirituelles Entrücktsein)
mantikos	weissagend, prophetisch (vgl. *Mantik)*
manthanein/mathein	lernen, verstehen, im Sinne von ‹verstanden haben›
mathesis/mathema (vs. amathia)	Unterricht, Wissenschaft, Lernen, Lernfähigkeit vs. Lernunfähigkeit infolge Unbewusstheit
mediopatheia (vgl. apatheia)	mittlerer Fühlzustand zwischen Erregbarkeit und ‹Gleichmut›
melaina chole	‹schwarze Galle›, Energiephase und Temperament, Energieprinzip (vgl. *melancholisch)*
metaxy (methorion)	zwischen, dynamisches Dazwischen (Zwischenzustand)
metanoia/metagnoia	Umkehr, Reue, Busse, eig. Überbewusstsein
methorion	Zwischenbereich zwischen doppeltem und einfachem Unbewusstsein
mikra/megala mysteria	kleine (= *myesis*) und grosse Mysterien (= *telete*)
myein (myesis)	einweihen (kleine, vorläufige Einweihung), vgl. *mystisch*
mythos/mythologein	*Mythos*, Bildsprache/ in Gleichnissen, Mythen sprechen

mystagogos	Mystenführer (bereits eingeweiht), noch Bezeichnung des frühchristlichen Priesters
mysterion	Einweihung (*myein:* ‹Augen und Lippen schliessen›), später ‹Geheimnis›
mystes	*Myste*, in die *Eleusinien* Eingeweihter
neos (paidika)	‹initiatischer Neuling› (auch *neaniskos*), *Neophyt, Novize* (vgl. ursprünglich erwachsener Täufling), erste Einweihungsstufe
nike (nikan)	Sieg (siegen), ‹subtiler Sieg› (vgl. *kallos*)
noesis/noema	nicht rational-diskursive, sondern schauende Erkenntnis, Lichtdenken (vgl. *nous*)
nosos	energetisches Ungleichgewicht, ausbalancierbar, wurde später zu ‹Krankheit› (vgl. *Nosologie)*
nous	spiritueller Bewusstseinsbereich, GEIST (christlich mit *pneuma* verwechselt)
on	Sein – im Gegensatz zum Werden – und dessen Unterscheidung als Ziel des platonischen Versenkungsweges (vgl. *Ontologie*). *to on* (das Sein) wurde christlich zu *ho ôn* (der Seiende = Christus)
opsis	optischer Kanal vom Sehen zum Schauen, Sehkraft (vgl. auch doppelte *opsis* als subtiles Schauen)
orthon (orthe doxa)	richtig, richtige Meinung vs. Falschkonstrukt (vgl. *Orthodoxie)*
ousia (ontos ousa)	Seinskraft, (wahrhaft seiendes) Sein, im Spektrum *energeia-dynamis-ousia)*
paidagogos	Erzieher, hier auf dem Weisheitsweg (vgl *Pädagogik)*
paideia (propaideia)	‹Erziehung›, platonischer Einweihungsweg (reinigende Vorstufe)
paidika (pais)	Novize auf dem erotischen Weg (‹Kind›), erste Einweihungsstufe
panta rhei	‹alles fliesst›, alles ist Energie (subtiles Energiegesetz, *Heraklit* zugeordnet)
paradosis	Übergabe, Tradition
paraphragma	Schranke, Bollwerk, auch psychisch gebraucht
paschein/pathein	(er)leiden, (er)dulden, erfahren, gestimmt sein (vgl. *me mathein-pathein:* nicht wissen – erleben, *Aristoteles*; vgl. *pathe*)
pater	‹Vater›, Mysterienbegleiter, wurde zu *Pate*
pathe (vs. apatheia)	Gefühle, Leidenschaften vs. Leidenslosigkeit, Gleichmut (vgl. *Pathos, Apathie)*

peras (vs. apeiron)	Grenze, Ziel vs. unbegrenzt, unendlich
phainesthai	ans Licht kommen, aufleuchten, scheinen, sich (im Glanz) zeigen (vgl. *Phänomen)*
phantasia	Erscheinung, Vorstellung, *Phantasie*
pharmakon	Heilmittel, Gift (Heilspektrum, vgl. *Pharmakologie*)
phasma (vgl. phainestha)	Erscheinung, Vision
philos (vgl. hetairos)	Freund, gleichzeitig Initiierter
philosophia	‹Weisheitsliebe›, Bewusstseinswissenschaft, platonischer Weg zum Grad der *sophia,* zwischen Semantik und mystischer Versenkung
philosophos	‹Weisheitsliebender›, Einweihungsgrad (vgl. *theophiles)*
phlegma	‹Schleim›, Energiephase und Temperament, Energieprinzip (vgl. *phlegmatisch*)
phobos	Angst, Panik (vgl. *Phobie)*
phos	Licht, auch Erleuchtung im Bewusstseinsspektrum (vgl. *Photographie*)
phren	Zwerchfellbereich, wichtiges *chakra* bezüglich Einfahren der Gefühle und Austreten aus dem Körper (vgl. *Schizophrenie*)
phronesis	schauende Einsicht, Schauen
physis (tes psyches)	holistische Anlage des Menschen, sich über Entwicklungsstufen vom Materiellen ins (Seelisch-) Geistige entfaltend (vgl. *genesis)*
pinax	Ritualtafel (vgl. Abb. 15, 25, 28, 35, 38, 39, 45).
pistis	Vertrauen infolge Erfahrung, Treue, später Glaube
plane	Umherirren, Zwischenzustand bodenlosen Getriebenseins im psychokosmischen Zwischenbereich *(daimonion),* vgl. *Planet*
plous	‹Seefahrt› als Kode für den Initiationsprozess bei Platon
ploutos	Reichtum auf verschiedenen Ebenen
pneuma	Atemenergie, Lebenskraft, *Pneumalehre* oder *Pneumatik* war Teil der alten Heilkunden zwecks energetischem Regenerieren. (Verwechslung mit *nous: Hl. Geist* als *pneuma hagion)*
polis	Stadt, Burg, auch Bild für *hohe Psyche*
politeia (Politeia)	Staat, Staatsverwaltung (Dialog), vgl. *Politik,* auch Bild für das Kräftespiel der *Psyche*
politike episteme	Gruppenprozess
politikos	erotische, platonische Initiationsstufe, *‹tantrisch›* Verbundener
(hoi) polloi	die ‹Vielen›, Menge, im Gegensatz zum Weg zu *Apollon* (mit möglicher Lautassoziation *a-pollon:* ‹nicht für die Vielen›)
ponos/ponoi	Mühe, psychische Schmerzen der Einzuweihenden durch die Konfrontation mit den Tiefen der Psyche

pragma	‹Sache›, Umschreibung für ‹Mysterium› (vgl. *pragmatisch*)
presbyteros (vs. neos/neaniskos)	fortgeschritten Eingeweihter, ‹Älterer› vs. ein von ihm begleiteter Neophyt, wurde zu dt. ‹Priester›.
protrope (vs. apotrope)	sokratische Wandlungsphase IV vs. Abwendung III, vgl. *protreptikon*
pseudes doxa (doxa)	Falsche Meinung, Falschkonstrukt (Meinung)
pseudein	täuschen, betrügen, Lügen strafen
psogos	kathartische Integrations- und Schlussphase VI
psyche (psychein)	Psyche oder Seele, psychokosmisches Feld, ‹Hauchkörper› (hauchen, atmen)
pyr (vs. hydor)	‹Feuer› vs. ‹Wasser› (= hippokrat *Yang – Yin)*
rhabdos	Stab, Äskulapstab als ‹Lebensbaum› (vgl. Abb. 10), Zauberstab (vgl. *Rhapsode*)
rhetorike	*Rhetorik*, Redekunst
schole	Musse (zum Lernen), später *Schule*
sige (sigan)	Schweigen bei den Einweihungen, Schweigegebot
skia	Schatten
skopos	Ziel, Zweck (des Dialogs)
sophia	Weisheit, subtile Wissenschaft, platon. Einweihungsgrad (vgl. *Philosophie*)
sophistike	echte *Sophistik* (im Gegensatz zu der Überredungskunst der Sophisten): die sokratische Philosophie
sophrosyne (sophron)	‹Gleichmut›, Gelassenheit, platon. Einweihungsgrad (gleichmütig)
soteria (sozein)	‹Rettung› als Abschluss der philosopischen Einweihung (retten, vgl. *Soteriologie*)
stoicheia	Grundprinzipien, Elementarphasen (‹Erde› – ‹Wasser› – ‹Feuer› – ‹Luft›), (vgl. *Stöchiometrie*)
symboule (koine boule)	Beratungstechnik
sympatheia	Resonanz, Zusammenfühlen, vgl. *Sympathie*
symposion	Mahl, Ritualmahl (eigentlich ‹zusammen trinken›, vgl. platon. *Symposion* und *Abendmahl)*
synousia (syneinai)	philosopisch-gemeinschaftliches ‹Zusammensein› im Zustand verbundener psychischer Felder, in dem auch die Unterweisung stattfand
techne	Handwerk, Kunstfertigkeit, Kunst als Wissenschaft (vgl. *Technik*)
telete (telein)	vollendete Einweihung, Mysterien (einweihen)
teleute (teleutan)	Ende, Vollendung (sterben, hinübergehen)

telos (telein)	(hohes) Ziel der Mysterien
temenos	heiliger Bezirk, Tempelbezirk
tharrein (tharrei/tharsei)	Mut fassen, als Mysterienformel („sei guten Mutes›)
thaumazein (thaumastos)	erstaunen über wunderbare Rettung (wunderbar, unbegreiflich), Mysterienterminologie
theion	Bereich der göttlichen, spirituellen Kräfte *(theoi,* Ressource), wurde im Christentum zum Bereich der Heiligen
theophiles (theophilia)	‹Gottgeliebt›, hohe Einweihungsstufe, Epiphanie und Schau des Göttlichen (‹Gottgeliebtheit› und ‹Glückseligkeit›)
theoria	Kontemplation, Schau, später zu *Theorie* abstrahiert
theos (theion)	göttliche Kraft, Gottheit (im *theion),* ist nicht mit der Einheitserfahrung *(Theos)* bei Platon gleichzusetzen
therapeia (theia)	Behandlung, Pflege, Heilung, Verehrung (spirituelle *Therapie* sei diejenige des *Sokrates*)
thiasos	Festschwarm des *Dionysos,* Mysteriengemeinschaft
thymoeides (vgl. epithymetikon)	‹mutiger›, subtil fühlender Seelenfeld-Teil, geht unter lebensbedrohlichem Schmerz weg
thymos (ana/kata thymon)	Hauptenergiekanal im *Chakrenfeld* (hinauf- und hinabfühlen im Energiekanal, seit *Homer)*
topos (vs. a-topos)	Ort, Rang, Platz vs. ungeortet, bodenlos, strukturlos
tropheus	Ziehvater, Mysterienpate (vgl. auch *epitropos)*
zetesis *(vgl. heuresis)*	bewusstseinsmässiger, ‹suchender› Versenkungsprozess (Mysterienterminologie)
zotikon (vs. gnostikon)	Fühlteil der Psyche, bei *Olympiodoros* im Gegensatz zum rationaleren, erkennenden Bereich *(gnostikon),* der zuerst in die Aporie geführt werden musste

Anmerkungen Teil I (Kapitel 1 bis 3.4.2.2)

Es bestehen 3 Teile Anmerkungen, mit jeweils neuer Nummerierung (Hinweise z. B.: II 35).
Von Autoren, die im Literaturverzeichnis figurieren, muss die genaue Literaturangabe aus dem Literaturverzeichnis entnommen werden.
Die griechischen Übersetzungen enthalten Änderungen von der Verfasserin (v. d. V.) oder Hervorhebungen von der Verfasserin (H. v. d. V.), gemäss der Anwendung der Begriffe im holistischen Weltbild.

Kapitel 1

1 *HEUTE in Kirche und Welt*, 1/ August 2000, S. 1.
2 Vgl. ‹Buch mit sieben Siegeln› in *Offenbarung des Johannes* 5 *(Apokalypse).*
3 Vgl. *Mose*, 1/2 f. *(Genesis).*
4 DNA = Desoxyribonukleinsäure.
5 5.5.6.2.
6 Erwähnt z. B. in BOYESEN.
7 Vgl. EINSTEINs spirituelle Erfahrungen; vgl. *Sokrates*' Lernen sei Wiedererinnern.
8 Zit. in ECCLES, 1996, S. 77 und S. 82 () v. d. V.
9 Vgl. Platon: *Protagoras.* ‹Urholon› wird von WILBER (1999) für das Kunstwerk gebraucht.
10 Gr. *panta rhei* wird der Tradition Heraklits zugeordnet. Vgl. auch BERNER (1997), S. 65 ff.
11 Vom Modell der ‹Elementarphasen› ausgehend wurde z. B. der an ‹Wassersucht› leidende Heraklit in Rinderdung eingegraben: wohl als Trocknen der ‹Wasserphase› in der ‹Erdphase› gemeint. Er starb dabei. Heute sind wir in einer diametral umgekehrten Situation. Wir heilen auch im psychischen Bereich mit somatischen Modellen!
12 Herleitung aus der experimentellen Lernpsychologie. Vgl. STROTZKA op. zit.
13 Vgl. BONGARTZ B. u. W. op. zit. – EMD *(‹Eye Movement Desensitization›)* ist eine in der Traumatherapie für PTBS verwendete Methode, mittels schneller Augenbewegungen das Trauma zu löschen, allerdings ohne fundierte Konzepte (vgl. G. FISCHER, Uni Köln).
14 Vgl. BIERI op. zit. Vgl. BERNER (1997), S. 113 ff.
15 Dieser Reduktionismus kann wiederum als Reaktion und Korrektur ausschliesslicher christlicher Wertung des Geistigen und Abwertung des Körperlichen, Materiellen und auch naturwissenschaftlicher Erkenntnisse verstanden werden (vgl. *Galileo Galilei).*
16 Vgl. BERNER (1989).
17 Schon Franz MESMERs – Begründer der Lehre vom *‹Magnetismus›* – unleugbare suggestive Erfolge wurden von seinen Arztkollegen schlicht geleugnet.
18 Vgl. z. B. die scharfe Kritik des Familientherapeuten Jay HALEY gegen die Psychoanalyse, op. zit. (psychodynamische Theorie).

19 Op. zit. S. 43 ff. H. v. d. V.
20 DÜRR spricht in diesem Sinn über Freiheit und Determiniertheit (op. zit., S. 115).
21 JUNG/KERENYI (1951), S. 115.
22 Vgl. LAPLANCHE/PONTALIS, op. zit., S. 143 ff. zu ‹*Eros*›.
23 FREUD hat am Lebensende das Fehlen einer Entwicklungslehre in der Psychoanalyse erkannt, vermochte diese aber nicht mehr auszuarbeiten.
24 Das ‹Letzte Unteilbare› als *atoma somata* bei Demokrit (460–370 v. Chr.).
25 BERNER (1997), S. 65–69. Zum holistischen Begriff ‹*physis*› vgl. ebd. S. 58.
26 Vgl. Hippocrate, *Du régime*, S. 4 ff. zit. in BERNER (1997), S. 178 ff.
27 Op. zit. S. 80. H. v. d. V. Ich würde hier ‹Körper› statt ‹Leib› setzen.
28 (1986), S. 74 ff. Vgl. BERNER (1989), S. 11 f.
29 BOHM D. (1987): *Der Rheomodus – ein Experiment mit Sprache und Denken.*
30 Obwohl er Mitautor von ‹*Die Seele ist ein Feld*› ist (op. zit.), will er die morphischen Felder nicht energetisch verstanden haben.
31 POPPER/ECCLES, 1977, S. 69, () und *kursiv* v. d. V. Zur ‹vernichtenden Platonkritik›, vgl. RUDOLF, op. zit. POPPER verstand Platons ‹Staat› nicht mehrschichtig und auch mystisch, sondern nur konkret, als geschlossenes Gesellschaftsmodell und als Grundlage einer totalitären Philosophie.
32 Ebd. S. 203, Übersetzung aus Hippokrates, *heilige Krankheit*. Ferner versteht POPPER den ‹Staat› *(politeia)* nur konkret und kritisiert dann Platon als ‹autoritär›. Neuplatoniker wie *Olympiodoros* vermerken jedoch, dass der Begriff auch für die ‹Psyche› und ihre Organisation verstanden werden muss, also holistisch!
33 Op. zit., 1996, S. 264 u. S. 263.
34 Vgl. auch Buchtitel POPPER/ECCLES: *Das Ich und sein Gehirn.*
35 Zum Begriff ‹psychische Mikrowelten› vgl. U. MOSER op. zit.
36 Vgl. op. zit.,1996, S. 261.
37 Vgl. engl. Titel. Vgl. Platon: *Alkibiades*, 130c: *«he psyche estin anthropos»:* d. h. «Die Psyche ist Mensch», 5.5.8.5. Vgl. auch DÜRR zum ‹Selbst›, op. zit., S. 102/103.
38 CSIKSZENTMIHALYI, *flow*, S. 13 (zit. *Aristoteles, Nikomachische Ethik).*
39 *Aristoteles: Nikomachische Ethik*, *EN* 1097, DIRLMEIER: «Als solches Gut aber gilt in hervorragendem Sinne die *Glückseligkeit (eudaimonia)*. Denn *Glückseligkeit* erwählen wir uns stets um ihrer selbst willen und niemals zu einem darüber hinaus liegenden Zweck *(telos)*.» (Übersetzung ‹*Glückseligkeit*› statt ‹Glück› v. d. V.). – Vgl. auch *Olympiodoros* 122, 19–123, 5, wo er *eudaimonia* als *theothen ellampsis* (‹göttliches Aufleuchten›) definiert.
40 Op. zit., S. 107. Der Autor weist auf das schmale Feld westlicher, psychischer ‹*Normalität*›, aus welcher Perspektive bewusstseinserweiterte Zustände als pathologisch diagnostiziert werden. Vgl. dazu ebd. S. 94 ff.
41 Vgl. BERNER, 1997, S. 127 ff.
42 Op. zit., vgl. z. B. S. 13 ff.
43 Op. zit. 2001.
44 BERNER, 1997, zit. S. 107 *(«…energeias tinas»)*. – Vgl. *Olympiodoros,* 123,20; der Terminus wurde durch *Aristoteles* bekannt, vgl. [49].
45 Vgl. *Proclus*, 152/25: «In den materiellen Dingen ist weder Potenzialität *(dynamis)* noch Autarkie *(autarkeia)*…»

[46] *Proclus*, 84/15–20. Klammer aus dem Vorhergehenden v. d. V. Der frz. Text übersetzt ‹*energiai*› konkret mit ‹actes›! *ousia* entspricht dem platonischen ‹*Sein*›.

[47] Ebd. S. 170 (zu S. 69, 1.): Die neuplatonische Triade: *pater-dynamis-nous (Vater – Potenzialität – GEIST)* ist m. E. Vorbild für die christl. Trinität: *Vater – Sohn – Hl. Geist* (neben dem Einfluss der *kapitolinischen Trias: Zeus-Juno-Minerva).* Vgl. ebd., S. 69: «In den spirituellen Ebenen verbindet die Kraft den ‹*Vater*› und den ‹*GEIST*› *(nous),* denn die Kraft ist mit ihm (‹Vater›), und der ‹GEIST› kommt von ihm.» Vgl. 6. Brief (Platon, zit. nach SCHEFER, S. 170): «Schwört beim allmächtigen Vater *(‹...patera kyrion›),* den wir wahrhaft philosophierend alle deutlich erkennen werden, soweit dies *glückselige* Menschen *(eudaimones)* überhaupt vermögen.» – Zur *Kabbala* vgl. BERNER, 1997, S. 64 (Gefäss > Energie > Gefäss). Bei diesen Generierungsschemata ist die tiefere Ebene immer *Abbild (eikon),* die höhere Ebene *Vorbild (paradeigma),* vgl. *Proclus,* introduction, S. XXIV.

[48] Vgl. Vokabular antiker Begriffe, BERNER, 1997, S. 25 ff. Vgl. auch *Proclus* 117,11 f.: *«ho... theios eros energeia estin...»* (‹Der spirituelle Eros ist Energie›).

[49] *hai tou somatos dynameis* (LIDDELL & SCOTT); *soma* kann umfassend für ‹Körper und Psyche› stehen. *Aristoteles* braucht dafür ‹*energeia*› (ebd.). *Proclus* (222/223, S. 275): *hyle* > *telos* vs. *energeia* > *techne*; zu Letzterem vgl.: ‹Der Weg ist das Ziel›. – Zu *G. Palamas:* P. HUBER, op. zit. S. 42.

[50] Heraklit zugeordnet. Vgl. auch Platon: *Theaitetos*, 180d *(panta kineitai:* ‹Alles bewegt sich›).

[51] Extreme *Fliesstheorien*, z. B. im *Theaitetos*, 181c ff. kritisiert.

[52] Bsp. einer entsprechenden holistischen Auffächerung von *philia (‹Liebe›) je nach Bewusstseinsbereich* bei *Olympiodoros* 184, S. 116 f.:

Bewusstseinsbereiche			***philia*** *(Zuneigungs-Energie wandelt sich zu)*	
das Eine, ‹Gott›	*(hen)*	>	Vereinigung	*(henosis)*
GEIST	*(nous)*	>	Harmonie	*(homonoia)*
Gesinnung/Vernunft	*(dianoia)*	>	Gleichgesinntheit	*(homophrosyne)*
Meinung	*(doxa)*	>	Übereinstimmung	*(homodoxia)*
Temperament	*(ethos)*	>	Gleichartigkeit	*(homoiopatheia)*
Abstammung	*(genos)*	>	Verwandtschaft	*(syngeneia)*

[53] Vgl. SHELDRAKE (1983) und SHELDRAKE/FOX (1998). Vgl. BERNER, 1997, S. 47.

[54] *Publik-Forum 2001,*13, «Kirche oder Couch».

[55] Vgl. BERNER, 1997, S. 74. Diese *Pneumalehre* wird heute als ‹Atemphysiologie› falsch gedeutet. Die alten Sprachen hatten mikro-makrokosmische Wörter für das Atem-Windphänomen (gr. *pneuma*, ind. *prana;* chin. *chi*; hebr. *ruah),* vgl. BERNER, 1989.

[56] Vgl. BERNER, 1997, S. 265.

[57] Zit. in BERNER, 1989, S. 11.

[58] Vgl. *dissoziative Störungen* (ICD –10, F44).

[59] Vgl. ‹*Pars pro toto* -Diagnostik› mittels Haaren, Urin etc., BERNER, 1997, S. 227 ff.

60 Da man die frappanten Übereinstimmungen bei den später zusammengeführten eineiigen Zwillingen nicht erklären konnte, wurde zunächst verboten, die Studie zu publizieren! Sie ist m. E. ein schönes Beispiel für das überräumliche Kommunizieren verschmolzener Psyche-Felder. – Zitat: GROF, 1983, S. 14.

61 Op. zit. S. 79. Vgl. Antike hatte mikro-makrokosmische Modelle, BERNER 1989.

62 Zit. in JÄGER, S. 59. – Als verbindende Umsetzung etwa – anlässlich der Abschiedsvorlesung eines Naturwissenschaftlers an der ETH Zürich (Prof. Dieter STEINER) – fand nach der physikalischen Erklärung des Phänomens ‹Obertöne› eine gemeinsames Obertonsingen im Auditorium statt.

63 Das Energiegesetz ‹wie oben so unten› stimmt für die Materie nicht mehr. Entsprechend arbeiten Naturwissenschaftler mit *Korpuskeltheorien und* mit *Feldtheorien* (z. B. Licht kann als *Korpuskel («Körperchen»)* oder als *Welle* betrachtet werden). Die Antike dagegen hatte *nur Feldtheorien.*

64 BERNER, 1989. Dem platonischen *Symposion* als *Ritualmahl* liegt diese Struktur zugrunde. Ind. *kundalini* von *kundala*, ‹zusammengerollt› (‹Schlangenkraft›).

65 ‹Schlangen› als Energiepotenzial (Schlangenkraft), im Gegensatz zu ausschliesslich konkreter Deutung von Schlangen in einer Schlangengrube, z. B. im Asklepieion von Epidauros.

66 Op. zit., S. 87.

67 Ebd. S. 81/82.

68 Ebd. S. 80, vgl. auch S. 82: «Anstatt mit dem ‹Sein› fangen wir mit dem ‹Wirk› an.»

69 Ebd. S. 136.

70 Vgl. die Fragen um Platons ‹ungeschriebene Prinzipienlehre› (Tübinger Schule, SCHEFER).

71 Op. zit., S. 45. Zu den subtilen Energiegesetzen vgl. BERNER, 1997, 4.3.2. bzw. Zitat S. 150.

72 *Theaitetos*, 156a (Hervorhebung und Änderungen v. d. V., gr. *arche* als ‹Urgrund›).

73 Op. zit., S. 105,

74 POPPER/ECCLES,1977, S. 167

75 Vgl. HINZE,1996, S. 21 f. Gr. *apeiron*, erw. Platon, *Theaitetos*, 156a.

76 Zit. in JÄGER, 2004, S. 57 (Hervorhebung v. d. V.).

77 Zit. nach HINZE, 1996, S. 27.

78 BERNER, 1997, S. 58 zu gr. *physis* als ‹Werden des ganzen sichtbaren und unsichtbaren Kosmos aus dem Urgrund (gr. *arche*).›

79 Vgl. DÜRR, S. 106 ff.

80 Vgl. BERNER, 1989, SS. 37, 91: z. B. als ‹flinke Beine›, ‹sich regende Knie›, ‹kräftige Arme›.

81 Vgl. SCHEFER, S. 162/163, macht eine Zuordnung der ‹Künste› im Stufenweg der platonischen Einweihung.

82 ‹Musik› scheint eher als ‹Raumerleben› wahrgenommen worden zu sein: Vgl. z. B. gr. *choros* als ‹Tanz›, ‹Tanzplatz› und als ‹Chor› (Schar) und später noch als ‹Kirchenraum›.

83 Nach Plutarch, zit. REALE in RUDOLPH, S. 20. Ferner war der Physiker HEISENBERG beeindruckt, dass die von Platon den vier Elementen zugeordneten regulären Körper Darstellungen der Drehgruppe des euklidischen Raumes sind (v. WEIZSÄCKER, in RUDOLF).

84 Nach *Jamblichos*. Bei der von *Jamblichos* überlieferten Stufung *(Proclus,* S. XXIII/XXIV): ‹Physik› – ‹Mathematik› – ‹Theologie› müssten diese Begriffe jedoch in der damaligen Wertigkeit verwendet werden: ‹Physik› z. B. als zur ‹physis› gehörig, vgl. [78]. – Zum Teil wurden Zahlenverhältnisse überstrapaziert, wie in der hippokratischen Medizin die Anwendung der Elementenverhältnisse im Gewebeaufbau (z. B. Knochen = x Anteile ‹Erde›, y Anteile ‹Feuer›…).

85 HINZE, 1996, S. 21/22 (kl. Änderung v. d. V.). Vgl. ähnlich auch vorausgehendes Pythagoras-Zitat. Pythagoras sei in die höchsten ägyptischen Mysterien eingeweiht worden.

86 Vgl. HINZE, 1983.

87 Vgl. auch Paulus (Eph. 1) spricht vom ‹*Siegel* der Gotteskindschaft› als Einweihungszeichen. Vgl. [423] - Ausläufer zu dieser Systematik gibt es noch in der griechisch-orthodoxen Ikonografie: Sowohl die unteren zwei (der vier) beschrifteten ‹Spickelpunkte› im Kreuzsymbol (‹Hüftbereich›) haben noch die antiken Bezeichnungen *(nike, kallos)*. Ferner gehören die meist bis auf drei geschwundenen Sternsymbole von *Maria/Panhagia* (Schultern und Stirnbereich) zu dieser Systematik. Auch die ‹*Wunden Jesu*› und die ‹*Schmerzen Mariens*› dürften auf der *chakren*-Systematik beruhen!

88 Im pythagoreisch geprägten Süditalien ist es oft der *goldene Schnitt* oder das *pythagoreische Lambdoma.*

89 *Proclus*, 223, 10–12, S. 275: «*…kathaper kai ho en Politeia Sokrates dedeloke, ten men politiken dikaiosynen einai poleos tithemenos, ten de dikaiosynen politiken en tois meresin hyphestosan tes psyches*». Damit ist folglich *politike* für uns heute gleichsam ein *Kode* für ‹psychische Kunst› und müsste entsprechend übersetzt werden *(dikaiosyne* ist eine hohe Initiationsstufe, 5.4.3.5). Vgl. solche Proportionen auch im *Symposion,* BERNER, 1989.

90 MOSER, S. 45.

91 Vgl. BARAVALLE, H. von (1937). *Die Erscheinungen am Sternenhimmel.* Lehrbuch der Astronomie zum Selbststudium und für den Unterricht. Dresden: Freie Waldorfschule.

92 Op. zit., 1999.

93 Bekannt von der HEGELschen Dialektik, vgl. BERNER, 1989, S. 60. – Zu den antiken Entwicklungsmodellen gehören die ‹Triaden›.

94 Vgl. BERNER, 1997, S. 56.

95 Weltatlas der alten Kulturen, S. 212b. () v. d. V.

96 Op. zit., S. 109.

97 WALSH diskutiert auch vergleichend bewusstseinsverändernde Praktiken in verschiedenen Traditionen.

98 Vgl. Fremdwortforschung, BERNER, 1974.

99 Op. zit. S. 94. Mystagoge = ‹Mysterienführer›, wie noch in frühchristlicher Zeit der Priester genannt wurde.

100 Vgl. *ausgefaltete*, explizite vs. *eingefaltete*, implizite Ordnung, BOHM, 1987, zit. in BERNER, 1989, S. 19.

101 Vgl. CHIA, der erstmals chinesische Weisheitslehren veröffentlichte.

102 Vgl. 1978, S. 10 (kursiv v. d. V.: ‹sinnlich› ist m. E. um ‹subtil-energetisch› zu erweitern).

103 Vgl. *Kabbala* sowie indische und chinesisches Weisheitslehren.

104 Mdl. Mitteilung von R. Steffan, Kurator, Sammlung Völkerkunde, St. Gallen; vgl. auch Platon[106].

105 Vgl. LESKY.

106 *Platon Theaitetos,* 180c/d bzw. *Phaidros,* 247c-.

107 Platon *Theaitetos,* 155e, (kl. Änderungen, Übersetzung von *praxis, genesis,* und Hervorhebung v. d. V. Zum ‹Entstehen› *(genesis)* gehört auch das Prinzip des Zurückgehens in der Katharsis-Erfahrung). Vgl. auch Hinweis *Proclus* 5/9 f.: klares Textverständnis (der delphischen Tradition), vgl. ebd. 21,11 «für diejenigen, die *fähig sind zu verstehen (katakouein).*»

108 Zum pythagoreischen Einfluss auf Platon und seine Lehre vgl. SCHEFER, S. 195 ff. – Zum siebenstufigen Weg der Mithraskulte vgl. ARCELLA (Op. zit.), mit Abbildungen der 7-fach-gestuften Fussbodenmosaiken aus den Kultsälen von *Ostia* (b. Rom).

109 Theaitetos, 180d, () v. d. V.

110 Vgl. *hipp. Eid,* 8. Vers, BERNER, 1997, S. 424 ff.

111 In Abhebung vom platonischen Begriff *a-pollon* vs. *peri ton pollon* im Abendmahlstext (Segnung des Kelches)!

112 Z. B. Matth. 13, 10–18, H. v. d. V.; vgl. auch Mk 4, 33–34; vgl. PRYSE S. 67, zit. christliche Initiationsgrade wie *‹kletoi›* (die ‹Berufenen›), *‹eklektoi›* (die ‹Auserwählten›). DIETZFELBINGER weist auf die initiatische Ebene im *Markus-Evangelium.*

113 *Proclus,* 21,10 f. «*katakouein … dynamenoi*» (‹diejenigen, die zu ‹hören› vermögen›); vgl. auch die pythagoreischen *Akusmatiker.* Diese Ritual-Gemeinschaften wurden auch *thiasoi genannt,* vgl. LESKY (in BERNER 1989).

114 *Heraklit: «Ich durchforschte mich selbst»* als Versenkungsprozess gedeutet in JENNY-KAPPERS.

115 Vgl. BERNER, 1997, S. 57.

116 Von ihr soll *Sokrates* das *sokratische Vorgehen* gelernt haben. Vgl. RULLMANN, op. zit. S. 46 ff. (hier wird allerdings der subtile Eros nicht verstanden). Auch *Olympiodoros* (op. zit. 136) unterstreicht, Perikles sei durch *Aspasia von Milet,* also von einer *Frau unterwiesen worden (= ‹gynaikodidaktos›). ‹Hetäre›* ist hier als Mysterienbegriff aufzuwerten (*‹hetairoi›* = ‹zusammen Eingeweihte›, vgl. SCHEFER, S. 134, Anm. [78]).

117 Diese ‹grobe› *Dreiteilung* liegt vielen holistisch angewandten Systematiken zugrunde (z. B. *Olympiodoros,* op. zit., S. 18, Anm. 25,10: *ochlos-demos-choros*: ‹Menge-Voksversammlung-Ritualbund›), sie wurden aber noch viel weiter aufgefächert.

118 Vgl. auch *Proclus,* 12 ff., und ebd. 13,11ff.: Dreifache Unterscheidung entspricht der Form der Behandlung. Vgl. ebd (10,4 ff.), wonach jeder platonische Dialog irgendwie das Ganze *(pan)* enthalten müsse, etwas dem absolut *Guten,* ferner dem *Geistigen,* dem *Psychischen,* dem *Strukturellen (eidos)* und dem Gewordenen *(physis)* Analoges. Vgl. auch die *Alexandrinische Textauslegung*: nach vierfachem Sinn (Varro).

119 In den platonischen Begriffen könne ‹Reichtum› *(ploutos)* als *selbstbewegt* (d. i. spirituell), *fremdbewegt* (d. i. psychisch) und *unbewegt* (d. i. materiell) erscheinen (*Olympiodoros*).

120 Z. B. *‹politeia›*, *‹andreia›* oder *‹phronesis›: «ou tas kyrios aretas akouein»* (‹Die Tugenden sind nicht *wörtlich* zu verstehen›), in *Olympiodoros,* 168.

121 *Origenes* erwähnt eine alte Tradition (König *Salomo),* zit. in TEICHMANN, S. 169. Etymologie von *Origenes* = *Horo-genitus* (‹aus *Horus* entstanden›) vgl. ASSMANN (2004 *Moses)* S. 121.

122 TEICHMANN, S. 158: ‹*Säugling*›, vgl. Abbildung des Rituals im Kultsaal der *Mysterienvilla* (Pompeji), wo ein ‹Initiand› (Zicklein, *paidika)* gestillt wird. ‹*Rekruten*› vgl. ‹Soldat› als Initiationsgrad (5.4.3.6.4). Statt Falschübersetzung (gr. *nous)* mit ‹Intellekt› muss ‹*GEIST*› stehen (vgl. 2.3.2); ebenso Hervorhebungen v. d. V.

123 Z. B. an Sarkophag-Wänden von *Paestum* (Museum), oder im *Augustalentempel* von *Herculaneum*. Frühchristlich erscheint das Motiv als ‹Seelenwagen mit Christus› (um 300), vgl. G. KOCH, op. zit., Tafel 19.

124 Vgl. HINZE (1983). Myste = Initiierter (gr. *myeo* = einweihen)

125 *Phaidros,* 246a6 ff. Hervorhebung v. d. V. *ananke* nenne ich ‹Zwangsschicksal›, entsprechend SZONDI *(‹Schicksalsanalyse›)*. Vgl. auch 5.5.7.2. ‹Himmel› *(ouranos)* wird auch für die *Bewusstseinswelten* und *Aurahüllen* gebraucht (vgl. BERNER, 1997).

126 ‹geflügelt›/›Flügel› statt ‹gefiedert›/›Gefieder› v. d. V., gemäss den Psyche-Darstellungen mit ‹Flügeln›: Vgl. Abbildung im Mithräum von *Capua Vetere* (Abb. 14). Schön zeigt dies der platonische Kode des *geflügelten eros* als *pt-eros,* 5.6.5. (Vgl. auch den *Pegasus,* das geflügelte Musenpferd.)

127 Zuordnungen bis zu den ‹Radspeichen›. Das Motiv erscheint auch im *Kundalini-Yoga* (HINZE, 1983), sowie im *Mithras*-Kult im *Heliodromos*-Grad (‹Sonnenläufer›, ARCELLA, op. zit.). Vgl. auch das ‹*Kleine Fahrzeug*› und das ‹*Grosse Fahrzeug*› der buddhistischen Lehren.

128 Vgl. dazu LESKY, *thiasos* = urspr. ‹dionysischer Festschwarm›!

129 Vgl. *homakoion* (‹Novizenkreis›)[II 273]. Ferner lässt sich ‹*kabbala*› (hebräische Weisheitslehre) als ‹*von Mund zu Ohr*› deuten; Vgl. auch *oral poetry.*

130 Im gleichen Jahr 529 n. Chr. wurde die platonische Akademie geschlossen und das erste Benediktiner-Kloster in *Monte Cassino* gegründet. Der Gründer, *Benedikt von Nursia,* forderte die ‹*Lectio der Codices*› als Pflichtlektüre. – Vgl. das Weitergehen antiker spiritueller Tradition vor allem in den Klöstern vom Berg Athos.

131 TEICHMANN, (1991), S. 167 (zit. Dionysius).

132 Op. zit. (1976), S. 208, Hervorhebungen ausser ‹*muss*› v. d. V.

133 Z. B. SHELDRAKE.

134 Vgl. *Paulus* (zit. in BERNER, 1997): «Wir brauchen keine Energielehren *(stoicheiai)* mehr, wir brauchen nur noch Jesus Christus.»

135 Um 222 n. Chr., zit. in ARCELLA, S. 121, () und H. v. d. V., zum ‹Soldatengrad› vgl. 5.4.3.6.4.

136 Zur Beeinflussung Mithraismus – Christentum, vgl. ARCELLA.

137 = Index der verbotenen Schriften, heute kaum mehr benützt, aber nicht widerrufen und aufgelöst!

138 Virulent flammten in Ex-Jugoslawien die unverdauten Verletzungen eines Kriegs aus dem 12. Jhd. wieder auf *(Amselfeld)*. Als Versuch von Vergangenheitsbewältigung stehe Deutschland, mit vielen Ansätzen zum Aufarbeiten der Nazi-Vergangenheit sowie seiner unblutigen Wiedervereinigung. Ein weiteres positives Beispiel sehe ich in Südafrika.

139 Vgl. BERNER 1989 und 1997.

140 Vgl. Zeitschrift *Publik Forum*, 2001, Nr. 13, S. 37.

141 Die hier benützte frz. *Proklos* (*Proclus*)-Ausgabe (1985/86) übersetzt gr. *nous* durchwegs auf der Intellekt-Stufe! – In der theologischen Tradition dagegen wurde, durch einen Übersetzungsfehler, nicht gr. *nous* (Bewusstseinsraum), sondern *pneuma* (holistische

Energie) mit ‹Geist› übersetzt und gar zur ‹3. Person Gottes› fixiert. Vgl. DIETZFELBINGER, der diese Zusammenhänge schön herausarbeitet: S. 12 ff. (Antike), S. 172 ff. (Urchristentum). Vgl. auch [319].

142 Op. zit., 246/21–247 (holistisches Begriffsspektrum!): *episteme* übersetze ich als (unterscheidende) ‹Erkenntnis› statt als ‹Wissenschaft›, *gnosis* als ‹Bewusstheit›/‹schauendes Wissen› statt als ‹Erkenntnis›, *nous* als ‹GEIST›/›Spiritualität› statt als ‹Intellekt›.

143 Vgl. SCHEFER, S. 64.

144 *Proclus*, 247, S. 294 *epopteuontes*: *«comme dans une époptie»: ‹comme›* steht nicht im Originaltext. Zu *epopteia* vgl. SCHEFER, S. 64.

145 Tübinger Schule, vgl. REALE in RUDOLF, S. 5 f.; vgl. SCHEFER.

146 Vgl. ‹Schleier› der Maya in der ind. Tradition, erw. in HINZE, 1996, S. 21 f.

147 WILBER (1999) spricht von *Urholon* im Kunstwerk. – Zu *a-gnoia:* vgl. Platon, *Sophistes*, 229c: Hier wird *a-gnoia* – im Diskurs zwischen *diple agnoia* vs. *haple agnoia* – mit ‹Unverstand› übersetzt, ferner *a-mathia* mit ‹Torheit› statt ‹Lernunfähigkeit› (vs. *mathesis*). Dadurch gehen wichtige Informationen und Zusammenhänge verloren. Vgl. [382]. Vgl. auch *Proclus*, 228/10: *«ex agnoias eis gnosin»* (‹vom Unbewusstsein ins Bewusstsein und Überbewusstsein›).

148 *Proclus* 3.13-14; vgl. ebd. 237, wo er ähnlich die ‹Zeit des körperhaften Lebens› von der ‹Zeit des körperlosen Lebens *(asomatos zoe)*› unterscheidet.

149 TEICHMANN, (1991), S. 167/168.

150 ECCLES setzt beliebig ‹Selbst› für ‹Seele›, CSIKSZENTMIHALYI seinerseits ‹selbst› für ‹ich›, vgl. 1.2.

151 in RUDOLPH, S. 124.

152 *Proclus* 183,19 als *hieron chrema (= symboule)*. Auch die *‹chymia›* der Hippokratiker als feinste Energielehre war in dieser Weise definiert, vgl. BERNER, 1997, S. 430/431 (sie wurde im arabischen Umfeld zur *‹alchimia›*!).

Kapitel 2

153 Vgl. BERNER, 1989, S. 36, zit. A. M. KRISTOL (1978) Color. *Les langues romanes devant le phénomène de la couleur*. Bern: Francke.

154 Vgl. VARELA/ MATURANA/URIBE: *Autopoiesis* (op. zit.).

155 Bungee-Jumping = Tiefenspringen am Gummiseil.

156 Op. zit. (1999) S. 75 () v. d. V.

157 Vgl. HUBER, S. 42.

158 HINZE (1996), S. 12, Hervorhebungen und () v. d. V.

159 *Sokrates* erwähnt die *‹schöne (subtile) Sappho›* als subtile Meisterin (vgl. BERNER 1989). *Diotima* hat im *Symposion* höchste Einweihungsfunktion. *Aspasia von Milet* (Lebensgefährtin des *Perikles)* war Lehrerin des *Sokrates* (sokratische Methode), leitete eine Philosophenschule und weihte – gemäss *Olympiodoros* – Männer wie Perikles ein.

160 Zit. in HINZE (1996), S. 22 ff.

161 Vgl. BERNER, 1997, S. 214; vgl. *Proclus* 21/22; vgl. entsprechend auch HINZE (1996) für das Samkhya.

162 Vgl. z. B. Hippocrate, *du régime,* S. 4, übersetzt in BERNER (1997), S. 178/179. Als *kata thymon – ana thymon,* vgl. Odyssee XIX, 312, in BERNER, 1989, S. 92 *(thymos* wäre der Wahrnehmungskanal).

163 Der bekannte Satz von Heraklit wäre subtiler zu deuten, den entsprechenden weiblichen habe ich ergänzt! Vgl. auch *Logoshymnus* am Anfang des *Johannes-Evangeliums,* 1, 1–5, zit. 2.6.3[278]. Vgl. auch *Politeia,* 508d, wo die Psyche sich auf unterschiedliche Ebenen konzentriert, auf die spirituelle, aber auch auf das Werden, auf die kognitiven Ebenen *hinauf* und *hinunter (ano kai kato tas doxas).*

164 Entsprechend auch im Indischen, aber umgekehrt: *a-vidya* (entspr. *lethe)* vs. *vidya* (entspr. *aletheia),* vgl. HINZE.

165 Vgl. z. B. *Theaitetos* 186b: *Sokrates: «ten … ousian kai hoti eston kai ten antioteta …».*

166 HINZE gerbraucht den Ausdruck der ‹*unterscheidenden Erkenntnis*›; vgl. (1996), S. 50. – Zitat: Platon, *Phaidon* 75b,c, vgl. ähnlich auch *Proclus,* 281. Vgl. auch ‹*epistemonikos logos*› für das Vorgehen der ‹Tiefenreinigung›[338].

167 Zur Erfahrung und Beschreibung mystischer Erlebnisse und eines ‹mystischen Kerns› vgl. z. B. SÖLLE, 1997, S. 74. Zum ‹zweifachen Schauen› vgl. CORBIN, S. 97.

168 WILBER, 1999, S. 36 ff.

169 Zit. in HINZE, 1996, S. 27.

170 BERNER, 1997. S. 214. Vgl. auch ind. *Indriyas-Tanmatras,* HINZE, 1996, z. B. S. 71. Vgl. ganz entsprechend auch den Neuplatoniker *Olympiodoros,* wonach die Psyche Abbild aller Stufen des Seienden ist (erw. in *Proclus,* S. LXXXIV, Introduction).

171 *Theaitetos,* 156b (vgl. ‹Wirk› von DÜRR).

172 *Theaitetos,* 184b.

173 *Theaitetos,* 185c: Ich verstehe *koinon* als das allem ‹Gemeinsame der ‹Seinsqualität› (vgl. sokratische Technik als ‹*koine boule*›). Zur energetischen Wahrnehmung vgl. auch ‹coenästhet. Organisation› von R. SPITZ, zit. in BERNER, 1989.

174 Vgl. *Theaitetos,* 185e.

175 HINZE, S. 61, vgl. daselbst das komplexe Modell der 25 Schöpfungsprinzipien, der ind. *Tattvas* in der *Samkhya*-Philosophie, deren letzte vier – vor der Materialisierung – auch ‹Luft› – ‹Feuer› – ‹Wasser› – ‹Erde› sind, vgl. 5.5.6.2.

176 *Proclus,* 68, S. 56 *(‹theoi hyperouranioi›).* Zur Systematik vgl. auch *Proclus,* 67/19-, S. 55 bzw. 4, S. 3. Zur *daimones*-Auffächerung *(angeloi-daimones-heroes)* und ‹Schutzengel› (bei den Christen) vgl. auch *Olympiodoros,* 20–22. Zum Tempelmodell vgl. TEICHMANN (1985), S. 61; vgl. auch KAYSER.

177 *Phaidros* 247c-248a. ‹von keinem Dichter besungen› *(= arrheton!) = mysterion.* Der geistige oder spirituelle Bereich *(hyperouranios topos)* ist unvergängliche Psyche.

178 Vgl. Übersetzungen von *nous,* vgl. auch *noesis (‹intellections›)* in *Proclus* 187,16. Vgl. auch ebd. 242: Unterscheidung von zwei Arten oder Ebenen von ‹Wissen›.

179 Vgl. HABERMEHL, *Apuleius,* S. 295 (op. zit.) bezüglich Apuleius' Abhandlung: *De deo Socratis.* Das ‹*daimonion*› wird oft als ‹spiritueller Bereich› übersetzt und umgekehrt. KNIEST gar bringt das *daimonion* als sokratische Neuerung, obwohl das Bewusstseinsmodell seit Homer bekannt ist.

180 *Olympiodoros* 21/22: Die Chaldäer hätten noch *Engel, daimones* und *Heroen* unterschieden. – Vgl. dazu Darlegung SCHEFER, S. 135 bzw. S. 72 (‹Götter über Heroen›). Allerdings erwähnt *Proklos,* dass die höheren *daimones* den göttlichen Kräften sehr nahe und von ihnen gespeist auch als *theioi* bezeichnet werden *(Proclus* 161,21).

181 Vgl. Die *«theoi pantes te kai pasai«*(Anrufung im 1.Vers, *hipp. Eid)* wurden zu *hagioi pantes* in der byzantinischen Ikonographie.

182 Vgl. *Proclus*, 20, S. 16/17; vgl. auch *Symposion* 29.

183 HINZE, 1996, S. 11, Hervorhebung und () v. d. V.

184 Ebd. S. 10.

185 Vgl. *Proclus*, 152, S. 216/217 *(philosophos, erotikos, mousikos)*. Vgl. auch unterschiedliche Formen griechischer Katharsis 4.4.

186 Vgl. SOLÉ-LERIS, S. 117 ff.,() v. d. V. Auch andere Traditionen, z. B. die Platoniker, gebrauchen den Begriff der ‹Achtsamkeit› (gr. *epimeleia)*, vgl. 2.6.1 (Momentwahrnehmung). – Die rein meditativen Methoden haben ihre Stärke, jedoch nicht in der *kathartischen Wirkung* (mdl. Mitteilung KORNFIELD).

187 Op. zit. (1996), S. 21 und S. 50 (Zitat, Klammern, GEIST v. d. V.); vgl. Auffächerungsschema der sokratisch-kathartischen Vorgehensweisen 5.2.3[II 148].

188 Op. zit., S. 82, () v. d. V.

189 Op. zit. (1996), S. 14 ff. () und Hervorhebung *‹theoria›, ‹griechische Philosophie›* v. d. V. Vgl. auc h 2.3.2.

190 HINZE (1996), S. 19, () ergänzt v. d. V. Ind. *Samkhya* kommt von ‹Zahl›, ‹Aufzählen› und meint das ‹prüfende Untersuchen› und Durchwandern der 25 (Haupt-)Schöpfungsebenen *(Tattvas)*, vgl. HINZE, 1996, S. 21.

191 Vgl. *Theaitetos* 186b: *«ten ousian kai hoti estòn kai ten enantioteta pros allelo»*.

192 *Koan* als paradoxes Vorgehen zwecks Verlassen der rationalen Ebene, vgl. dazu auch Wörterbuch östlicher Weisheitslehren; *Vedanta* = Summa der *Veden*; vgl. auch zit. SÖLLE, *Mystik*, S. 74. Sanskrit: *‹tat tvam asi›*.

193 Vgl. BERNER (1997), S. 145 ff. (subtile Energiegesetze).

194 Vgl. BERNER (1997), S. 188 (Fülle vs. Leere).

195 HINZE (1996), S. 210/211.

196 Vgl. BERNER, 1997, S. 134 ff.: «Der *kairos* ist erfüllt und das ‹Reich der Himmel› nahe.»

197 Vgl. BERNER, 1989, S. 153 ff., S. 170 (transkulturelle Formeln).

198 Op. zit. 1996, S. 146/147; Zitat S. 146.

199 SCHEFER, S. 1.

200 Platon, *Timaios* 28a.

201 Ebd. S. 146 ff. (Zitat, S. 147), zit. JULIUS; vgl. 1.3.

202 Vgl. BERNER, 1997, S. 47. Entgegen SHELDRAKE, der diese Felder als *nicht-energetisch* definiert, nehme ich sie als *subtil-energetisch* an. Bei *Aristoteles* werden die Struktur- oder Formprinzipien mit *‹morphe›* bezeichnet.

203 Vgl. auch 2.3.2 zum *Hl. Geist*: gr. *nous* (‹spiritueller Bewusstseinsraum›) und *pneuma hagion* (‹Energie in diesem Raum›).

204 *Proclus*, 187, *logoi* übersetzt mit frz. *‹raisons›*, *noeseis* mit frz. *‹intellections›* (v. d. V. mit *‹geistigen Wahrnehmungen›* wiedergegeben, vgl. *nous)*. V. d. V. *kursiv*: die korrigierten, nicht mehr rational übersetzbaren Kodewörter. Zu *pleroma* als Begriff höchster Fülle in den Weisheitslehren (und noch in der Bibel) vgl. BERNER, 1997. Zur Übersetzungsschwierigkeit in diesem Bereich *(noesis…)* vgl. SCHEFER, S. 38 ff. Vgl. auch Entsprechendes zu *‹idea› Proclus* a. a. O.: «Jede Psyche ist die Fülle aller *‹Ideen›*» *(«hosper pasa psyche panton men esti pleroma ton eidon»)*.

205 *‹heureka›:* ‹ich habe es entdeckt›, soll *Archimedes* gesagt haben. Plötzliches Auftauchen, Entdecken finden wir immer wieder in den initiatischen Texten, z. B. *Politeia* (432d), oder Zitat: Platon, *Symposion* (210e), wo *Diotima* lehrt: «*exaiphnes katopsetai ti thaumaston*». Vgl. *anamnesis* (‹Wiedererinnerung›).

206 Platon, *Menon* 81d. Die Begriffe sind von den *Isismysterien* als *zetesis-heuresis (‹Suchen-Finden›)* bekannt, vgl. MERKELBACH, 1995, S. 9 (§13). Zu *mathesis* und *anamnesis* vgl. auch Platon, *Phaidon* 72/73.

207 HINZE, 1996, S. 3, für ind. *Tattvas*: ‹Schöpfungsprinzipien› v. d. V.

208 Op. zit., S. 154 bzw. S. 22 (zum sog. ‹autobiographischen Exkurs› des *Sokrates);* kursiv v. d. V. Die höheren Wahrnehmungen (Prinzipien) gehören zur unsagbaren, *ungeschriebenen Lehre* der hohen Eingeweihten (= ‹Gottgeliebte›). Auch im *Höhlengleichnis* werden diese Bilder gebraucht: zuerst Schatten wahrnehmen, dann Spiegelbilder im Wasser, dann sich selbst, *(Politeia*, 516a).

209 Platon: *Symposion*, 211bc.

210 Vgl. SCHEFER, S. 46; ebd. S. 170: Die *Idee des Guten (Politeia),* die *Erkenntnis des Schönen (Symposion)* und das *Eine der Prinzipienlehre* seien identisch. Für den unterscheidenden Vorgang hinauf: Vgl. gr. *ana-logismata* (Platon, *Theaitetos, 186c).*

211 Op. zit., 1996, S. 158. Hervorh. v. d. V. Vgl. *Politeia: Höhlengleichnis (Sonnengleichnis).*

212 *Platon,* 6. Brief, 323d 4–6, zit. SCHEFER, S. 170.

213 Vgl. BERNER, 1997, S. 153 ff. (Elementarenergie-Phasen), S. 272 ff. (Säftephasen).

214 In 2.5 wird das Procedere im *Theaitetos*-Dialog (184e-185d) dargestellt und als subtiler Wahrnehmungsprozess diskutiert.

215 Op. zit, 1976, S. 414, Hervorhebung v. d. V. Reihenfolge kann ausgetauscht werden. Zu Phasenlehre und Typologie vgl. BERNER, 1997, bes. S. 370 ff.

216 Vgl. *Aristoteles: me mathein – pathein* (‹nicht lernen – fühlen/erfahren›).

217 *Proclus,* 171, 6–10, S. 233.

218 SCHEFER, S. 43 (zit. KRÄMER).

219 Die Reihenfolge ist nicht zwingend, da Prozesshaftes immer fliessend ist! Vgl. SCHEFER, S. 42f., v. d. V. umgestellt.

220 SCHEFER, S. 42, zit. 7. Brief Platons, 343e 1–3, Übersetzungsänderung und () v. d. V; (‹›) v. d. V.; 2. Zitat ‹spirituelle Einsicht› statt ‹Erkenntnis und Einsicht› v. d. V. ebd. (344b 3–7). (Als ‹Erkenntnismittel› werden aszendierend *onoma, logos, eidolon, episteme (nous alethes kai doxa)* genannt).

221 *Proklos. episteme* ist hier also nicht als ‹Wissenschaft›, sondern als ‹Erkenntnis jenseits der Erkenntnis›, d. h. auf einer Metaebene zu verstehen. Entsprechend diskutiert SCHEFER (S. 42) die ‹Verdoppelung› des Begriffs *episteme.*

222 *Phaidros* 247cd: «überhimmlischer Ort *(hyperouranios topos)*... Bereich des reinen GEISTES *(nous akeratos)* und Erkenntnis *(episteme)*». Vgl. auch Initiationsstufen: *andreia – sophrosyne – dikaiosyne – sophia*, 5.4.3.5.

223 Vgl. *Politeia* 508d, wo die Psyche sich auf unterschiedliche Ebenen konzentriert, auf die spirituelle, aber auch auf das Werden, die kognitiven Ebenen *(doxai) hinauf* und *hinunter (ano kai kato tas doxas).*

224 Vgl. Platon, *Timaios* 28a. Vgl. 2.3.1.

225 Vgl. BERNER (1997).

226 ECCLES, 1996, S. 18; Vgl. auch 1.2.

227 Ebd. Klappentext.

228 Nämlich je unter dem Aspekt von *Korpuskeltheorien* (‹Körperchen›), und unter demjenigen von *Feldtheorien* (‹Wellen›), vgl. 1.1.2.

229 Entsprechend BOHM, der von ‹*Holodynamik*› spricht, scheint mir ‹*Topodynamik*› für entsprechende Beschreibungen *(Phaidros* 247cd, vgl. [222]) adäquat.

230 Ähnlich wie in der Physik das Phänomen ‹Licht› unter verschiedenen Aspekten betrachtet wird, kann beispielsweise das Phänomen der *Wahrnehmung von Farben und Tönen* sowohl mit *neurophysiologischen Modellen,* als auch unter einem *energetischen Gesichtspunkt* beschrieben werden.

231 Platon, *Theaitetos,* 184b-185d, Zitat: 184b 8–10; vgl. auch *Politeia* 508d[223].

232 Vgl. die Bedeutung der Polaritätenlehre in der antiken Heilkunde, BERNER, 1997, S. 136 ff.

233 BERNER, 1989, S. 101 ff. Die Griechen hatten zum Teil verschiedene Begriffe für körperliche und psychische Bereiche, wobei die ‹körperlicheren Bezeichnungen› in der Medizin überlebt haben *(ophthalmos, kardia),* die energetischen dagegen gingen verloren *(omma, etor).*

234 *Alkmaion* v. Kroton, um 500 v. Chr., zit. in BERNER, 1997, S. 103.

235 Z. B. trifft die ‹*dynamis*› der Zunge auf die ‹*dynamis*› von ‹Salz› *(Theaitetos* 185bc).

236 Vgl. ebd. 184d «in hölzernen Pferden». Diese weisen auf *Homer (Ilias),* wo die Griechen die Troer in einem hölzernen Pferd versteckt überlisteten.

237 Ebd. 185c: *estin* vs. *ouk estin.*

238 Im *Theaitetos*-Dialog wird weiter gefolgert, dass bereits bei der Sinneswahrnehmung z. B. die *Sehkraft* auf *sichtbare Bereiche* stösst (Energie der Augen auf *sichtbare* Weltbereiche). Ebenso erstreckt sich das *Hörpotenzial* auf *Hörbare*s (akustische Felder), nicht etwa auf *Sichtbares* und umgekehrt. Dies scheint uns trivial, aber es ist die konsequente Darlegung von *Resonanzphänomenen.*

239 Vgl. BERNER, 1997, S. 218. Vgl. zirkuläre Begriffe der Heilkunde wie gr. ‹*krisis*›, das die ‹kritischen Daten› der Ausstrahlung des Patienten, wie auch die ‹kritische Wahrnehmung› des Arzttherapeuten umfasst.

240 Vgl. Platon, *Theaitetos,* 195cd *(synapsei aistheseos pros dianoian).* ‹*Synapsen*› zwischen Wahrnehmung *(aisthesis)* – im sensorischen Speicher etwa mit dem Bild vom ‹wächsernen Guss› vorgestellt – und Kognition *(dianoia). In der Neurologie sind es heute Kontaktstellen zweier Nervenzellen oder Nerv-Muskelzelle, wo chemische oder elektrische Signale übertragen werden.*

241 *Politeia* 508e-509a (auch ‹*episteme kai aletheia*›), zit. in SCHEFER, S. 42. Gr. *a-letheia* ist ‹Wahrheit›, aber auch ‹Unverdrängtheit›, vgl. dazu auch 5.3.6. Auch HEIDEGGERs ‹Unverborgenheit› gründet darauf.

242 Diskutiert in BERNER, 1989, S. 53ff (zu unterscheiden von ‹Tiefensensibilität›).

243 BARAVALLE H. von (1937). Die Erscheinungen am Sternenhimmel. Lehrbuch der Astronomie zum Selbststudium und für den Unterricht. Dresden: Freie Waldorfschule.

244 Vgl. KAYSER (Op. zit.), z. B. Abbildungen der pflanzlichen Wachstumsphasen in der Ornamentik.

245 Platon, *Theaitetos,* 185a 4–6, ich übersetze hier für das 2. ‹*peri amphoteron*› (Feldwahrnehmung): ‹das beiden Gemeinsame› v. d. V. (wie ebd. 185b8).

[246] Platon, *Theaitetos*, 185a 8–9: *peri* = ‹um…herum›. Mit *phone* (‹Stimme›) wird auch die entsprechende subtile Wahrnehmung in Wach- oder Traumvisionen Verstorbener bezeichnet, vgl. BERNER, 1989, S. 85 ff.

[247] BERNER, 1989, S. 88 f. gr. *chroa* oder *chros*.

[248] Vgl. auch Platon, *Timaios*, 28a-c (zum Unterschied zwischen *Sein* und *Werden)*.

[249] Vgl. SCHEFER, S. 27.

[250] Platon, *Theaitetos*, 185c, () = Zusammenfassung des Vorhergehenden.

[251] Ebd. 185d/e.

[252] Ebd. 185e3-5: «Schön bist du, oh *Theaitetos*, und nicht untauglich *(aischros)*, wie *Theodoros* sagte, denn wer so schön spricht ist subtil-schön.» Zum Kodewort *‹kalos›* vgl. BERNER, 1989, z. B. S. 121–129. Vgl. *Kalokagathie* als Bewusstseinserfahrung.

[253] Platon, *Phaidros*, 247c6-9 *(psyches kybernetes)*. Vgl. *autokineton* (‹selbstbewegt›) 5.5.7.4.

[254] Platon, *Theaitetos*, 186bc. – Ich muss hier im Gegensatz zu früheren Ausführungen präzisieren, dass auch die Sinneswahrnehmung der Griechen letztlich immer in die Psyche ausstrahlt und so in ein energetisches Spektrum mündet. Bereits die Leibebene *(soma)*, wie sie die Griechen kannten, ist als Erfahrung vorwiegend eine leibnahe Energieebene (Organausstrahlung). Dementsprechend wurde in der Heilkunde auch nach energetischen Prinzipien geheilt (BERNER, 1997).

[255] Platon, *Theaitetos*, 186bc *‹ousia kai opheleia›* übersetze ich mit: ‹im Leben Seinsqualität zu verwirklichen›.

[256] Op. zit., 1998, S. 111/112 (Zitat ebd. S. 112). *Parmenides* war ein Weisheitslehrer (vs. ‹Vater der Logik› in der abendländischen Tradition!), dessen Schüler *Sokrates* war. *Platon* hat ihm einen gleichnamigen Dialog gewidmet. Zu den ‹Meinungen› vgl. gr. *‹doxai›* und *‹Dogmen›*, 3.3.2.

[257] Platon, *Theaitetos*, 183e: «*…kai moi ephane bathos ti echein pantapasi gennaion*». *presbytes* (‹ehrwürdig›) wurde zum christlichen ‹Priester›.

[258] Diskutiert als ‹Übergangszonen›, BERNER, 1989, S. 54.

[259] Heraklit, Fragmente, B67a. ‹Verhältnis› statt ‹Sinn› v. d. V. Im *Samkhya* gibt es auch ein *Spinnen*beispiel, vgl. HINZE, 1996, S. 247: «Und so, wie eine Spinne ihr Gewebe hervorbringt, so bringt der Mensch dann immer aus eigener Kraft und Fähigkeit seinen eigenen Leib aus sich hervor.»

[260] Referiert in GOLEMAN (2001) über Wahrnehmung von Kanälen, Chakren, ‹Tropfen›.

[261] So ist auch dem Physiker HEISENBERG Platons Weltentwurf wie eine Vorformung der modernen Physik erschienen: Information von Prof. Walter BURKERT, Vorlesung ‹Platon›, Uni ZH WS 1986/87.

[262] Vgl. BERNER, 1997, S. 72: zum Sich-Versenken der antiken Philosophen.

[263] Vgl. sog. Achtsamkeits- oder Meditationsanleitungen. Lat. *meditari* meint: ‹sich in die Mitte bringen›.

[264] Platon, *Alkibiades*, 119a 8–9. Vgl. *Olympiodoros* 172/2, wonach von allen Lebewesen nur der Mensch Achtsamkeit benötige *(«monos anthropos ton allon zoon epimeleias deitai»)*.

[265] RAPPE, S. 395.

[266] Vgl. HINZE, 1996, S. 34 f. () v. d. V.

[267] Dies wurde z. B. bei ‹Nilflut› erlebt. Vgl. KNIEST, S. 63, zit. BAKHTIN.

268 Befehlsformen werden fast ausschliesslich vom Aoriststamm gebildet. Im Lat. erhielt das Verb MEDITARI diese Bedeutung [263].

269 BERNER, 1997, S. 134, aus hipp. *Parangeliai.* ‹Koan› bedeutet im Zen eine Art *Rätsel,* od. *Para-doxon,* das logisch-begriffliches Verstehen transzendiert.

270 Mk 1/15, meist gr. *kairos* mit ‹Zeit› (lat. TEMPUS) übersetzt.

271 *Ilias* I, 70: «*hos ede ta t'eonta ta t'essomena pro t'eonta*». Es geht hier um den Seher *Kalchas*; vgl. dazu BERNER, 1997, S. 217 – Ebd. auch HINZE-Zitat.

272 Vgl. *Theaitetos* 186ab. Vgl. auch *Proclus* 88 (Wissen um Zukünftiges). Zum Procedere der Tiefenerforschung vgl. [248].

273 Vortrag Prof. Michael ERLER, Würzburg: ‹*Praesens divinum – mythische und historische Zeit*›, *Hellas,* Zürich, 1/12, 1998. ERLER erwähnt für das *Praesens divinum* u. a. *Platons Ideenlehre (Phaidros)* sowie das *Prooemium* des *Hesiod.* Zeitlosigkeit kann auch durch *Praesens und Zeitpartikel* angedeutet werden *(‹tiktei pote›).* Damit soll die Eigentümlichkeit mythischer Zeit angegeben und ein Unterschied zwischen *mythischer* und *historischer* Zeit markiert werden. – Eine weitere Eigentümlichkeit sei das sog. *Passivum divinum* im *Neuen Testament*: ‹denn sie sollen getröstet werden› *(‹paraklethesontai›),* Mt5, 3–12 *(Seligpreisungen).* – Ähnlich wie *Sallustios* unterscheidet auch *Proklos* zwei Arten Zeit, die eine des *Körpers,* die andere der *Psyche* (*Proclus* 237).

274 *Iniunctivus*: Praesensstamm und sekundäre Endungen, z. B. gebraucht zur Darstellung der Geburt des *Agni* (Gottheit*, Veden).*

275 In *zeitlosen Aoristen* seien noch Relikte des *alten Iniunctivs,* vgl. ERLER.

276 Z. B. in Platons *Phaidros,* zit. ERLER.

277 Joh.1/1–5 *(= ‹Logoshymnus›),* entsprechend der *ephesischen Logos*-Tradition (vgl. KELBER). Vgl. auch Platon, *Phaidros,* 245d-, oder *Timaios,* 28b (zum Entstehen aus der *arche)* .

278 Zitat Joh.1/1–5: Präsens divinum ist *kursiv* und *präsentisch übersetzt*; ‹*logos*› soll griechisch belassen werden (hier nicht = ‹Wort›, vgl. Glossar). – Zum *Präsens divinum* in der Bibel vgl auch etwa die Formel der ‹Selbstoffenbarung Gottes›: «*prin Abraam genesthai ego eimi*» (‹bevor Abraham wird, bin ich›, Joh. 8/58 f.); zu *ego eimi* als Gottesoffenbarung vgl. MERKELBACH, S. 114 u. Anm. – 2. Zitat: Joh.1/9 f.: Gewöhnlich steht eine andere Interpunktion: «Das wahre Licht, das jeden Menschen erleuchtet, kam in die Welt». – 3. Zitat. Joh. 1/14 (zur Auslassung … ‹Sohn-Vater› und neuplaton. Triade, vgl. [47].

279 Vgl. SÖLLE, op. zit.

280 Op. zit., S. 105 (Meditationserlebnis eines Lehrers). ‹Achtsamkeit› ist ein transkultureller Begriff der Momentwahrnehmung, der in den platonischen Texten als ‹*epimeleia*› erscheint.

281 Vgl. Op. zit., 1999. – Mdl. Mitteilung Dr. med Werner HUTH.

282 Op. zit. (1996) S. 93; vgl. auch ebd. S. 41.

283 RAPPE, S. 485, übers. v. WILHELM.

284 BERNER, 1997, S. 74 ff.

285 Vgl. Homer, *Odyssee,* L (XI), 204 ff.; vgl. auch BERNER, 1989, S. 85 ff.

286 Vgl. ausführliche Herleitung und Darstellung in BERNER, 1989.

287 ‹*Seligpreisungen*› oder ‹*Bergpredigt*› *(Matthäus* 5, 3–12), als *Chakren-Folge dargestellt* und entsprechend *übersetzt* in BERNER (1997), S. 490 f. – Ind. *chakra* ist urverwandt mit

gr. *kyklos* (vgl. *Zyklop);* auch hebr. *sefirot* (für *chakren)* könnte auf gr. *sphaira* zurückgehen.

288 ‹*Sokrates*› entspreche gr. *nous* (GEIST), vgl. *Proclus* 43/8–11 *(«Sokrates… to no tes psyches analogon hidrysen heauton»)* und ebd. 45.

289 Vgl. ind ‹*kundalini*› (= ‹eingerollte› *Schlangenkraft*, die erweckt wird). Abbildung aus BERNER, 1989, S. 140. Wegen der Übersichtlichkeit folgt die Darstellung aufsteigend den Energiezonen und nicht dem platonischen Ritualablauf, der im 3. Zentrum beginnt. Die Reihenfolge im *Symposion* ist dargestellt in BERNER, 1989, S. 133 ff. (Anm. 311).

290 Vgl. LAPLANCHE/PONTALIS. Der betagte FREUD merkte erst zu spät das Fehlen eines Entwicklungsmodells! BERNER, 1989, S. 195 ff.

291 Vgl. BERNER, 1997, S. 417 ff.

292 Wie der Begriff ‹*platonisch*› müsste auch der Begriff ‹*lesbisch*› *(Sappho v. Lesbos)* als ursprünglich subtiler Männer- bzw. Frauenentwicklungsweg verstanden werden. Platon erwähnt die ‹*subtil-schöne Sappho*› in diesem Sinne *(Phaidros)*. Der ‹*doppelte eros*› als Verdoppelungsbild des Alltäglich-Sinnlichen zeigt sich in andern Begriffen wie ‹*diple opsis*› (doppeltes Sehen, ‹Schauen›). Der Neuplatoniker Syrianos spricht auch von ‹*sophron eros*›, zit. in *Proclus* (S. XXXV, *l'Alcibiade chez Syrianus).* Abgehandelt in 5.4.3.8.1.

293 Der Begriff wurde vom Psychiater Eugen BLEULER geprägt, der offenbar um diese Zusammenhänge wusste.

294 = hippokratisches Prinzip in der Medizin: ‹zu nützen, aber mindestens nicht zu schaden› *(‹ophelein e me blaptein›),* vgl. BERNER, 1997, S. 402.

295 *paidikà-eromenos-erastes* entsprechen m. E. *homo incipiens-homo proficiens-homo perfectus.* Zu Letzteren vgl. HAAS, S. 139. Die christlichen Stufen beruhen natürlich auf den platonischen!

296 Vgl. BERNER, 1997, S. 280 ff.

297 Der endlose Diskurs der katholischen Hierarchie um das ‹*Blut*› im *Messeritual* könnte auf der energetischen Ebene problemlos gelöst werden: als ‹Herzblut›, das jedoch erfahren werden müsste! Das ‹Abendmahl› qua ‹Ritualmahl› *(= gr. symposion)* mit seiner *energetischen Gemeinschaft Gleichgesinnter* hiess platonisch *koinonia*, lat. *Communio*!

298 Platon, *Symposion* 193c: ‹*paidikà*› (Kode) übersetze ich mit ‹subtiler Partner› (=‹Novize›), da es sich um den doppelten, subtilen Erosweg handelt. () v. d. V.

299 In den Ritualen wird diese Zone dem subtilen Nähren zugeordnet, wie z. B. in den *Seligpreisungen*. (BERNER, 1997, S. 491, Anm. 311): Zuordnung der Verse im *Chakren*-Modell. Im *hippokratischen Eid* ist diese Zone der höchsten weiblichen Heilkraft *Hygieia* und ihrer holistischen ‹Diätetik› zugeordnet. – Die männliche Leitzone (Genitalbereich) entspricht in dieser Systematik der Eintrittspforte in die subtilen Bereiche (‹Wurzelzentrum›).

300 Vgl. dazu BERNER, 1989, S. 199 ff. (‹Leitzone›, S. 199).

301 Gr. *gnome* (lat. *facies hippocratica)* war das hellsichtig wahrgenommene Gesichtsfeld und dessen Phänomene, wie Wahrnehmung der Todesnähe im voraus. Bis heute hat der Begriff der *facies hippocratica* in der Medizin überlebt, nurmehr als Äusserung des Schockzustandes. Zu ‹*nous*› als «unmittelbares Schauen des geistigen Auges» vgl. SCHEFER, S. 31. – Zum ‹Schweigegebot› im *hippokratischen Eid* vgl. BERNER

(1997), S. 424 ff. Bei den Hippokratikern fiel das somatisch Wahrgenommene nicht unter die Schweigepflicht.

302 Das Eidritual beginnt in der spirituellen Sphäre mit der Anrufung von *Apollon – Asklepios – Hygieia – Panakeia*, führt durch alle Zentren und zuletzt wieder in diesen hohen Bereich zurück: Der *Ritualvollzug* ist auch *Weltschöpfung (katabasis- anabasis*, 2.3.1). – Aber auch im Christentum sind Spuren der ehemaligen Einweihungen ablesbar: *sieben Sakramente* als *sieben Einweihungsstufen*, ferner die ‹*sieben Schmerzen Mariens*› oder die ‹*Wunden Jesu*›, welche wieder als *Chakrenerfahrungen* reaktiviert und positiv gelebt werden sollten.

303 Gr. *noseo* hiess ursprünglich ‹im Ungleichgewicht sein› und hat sich zur *Nosologie* (Krankheitslehre) materialisiert.

304 Z. B. als Entwicklungsprinzip bei *Proclus* formuliert (183,15 f.): «*... ho autos koinonian te tou nou kai metadosin proteinei tôn agathôn*».

305 Op. zit. 1991. Vgl. auch Korrelationsskizze aus: WLBER, *Mut und Gnade* (1994, Bern: Scherz), S. 216.

306 BERNER, 1997, S. 159.

307 Vgl. Ägypten: sog. ‹Tempel des Menschen›, von *Amenophis dem Dritten* in *Luxor*, zit. in MERZ, S. 50 f. – Abbildung der Kultstatue der Artemis mit eingemeisselten Bewusstseinsebenen, in BERNER, 1997, S. 380. – Gongs sind Legierungen von Metallen, die je auf eine *chakra*-Ebene besonders gut einwirken.

308 Der Architekt und Geomant Peter DAWKINS zeigt diese *Chakren-Struktur* eindrücklich für die alten Städte *Zürich* und *Edinburg*, und im Grossen für die *Tempelorte am Nillauf Ägyptens* und für die *heiligen Orte Israels* (Jordan bis totes Meer). Vgl. auch 5.4.4.3, Sakrallandschaften bei Platon.

309 *polis* (‹Stadt›, ‹Bürgerschaft›) kann in den platonischen Texten zum Teil als Kode für *psyche* (‹Organisationsform im Einzelnen›), wie auch für ‹*Ritualgemeinschaft*› (‹grösseres System›) ausgemacht werden[89]. *Platons Politeia* konnte so *Augustinus* für seine CIVITAS DEI inspirieren. Vgl. auch die ‹innere Burg› *(castillo interior)* der Teresa von Avila.

310 Vgl. *Olympiodoros*, 11/1–6.

311 Vgl. im Tibetischen lassen sich die 7 Bewusstseinswelten ihrerseits wieder in 7 auffächern usw.

312 Vgl. die ‹Apfelmännchen› bzw. ‹Seepferdchen›, die der Mathematiker MANDELBROT in unendlichen Folgen aus Grenzlinien herauslöste (PEAT). Vgl. auch ‹Babuschkas›.

313 WILBER, 1999, hat den Begriff *Urholon* für die Urstruktur des Kunstwerkes gebraucht. Vgl. auch ‹goldener Schnitt› (1.5.2).

314 Vgl. BERNER, 1989, S. 31 ff.

315 Vgl. Kernsatz bei *Alkibiades*, 130c: «*he psyche estin anthropos*» (5.5.7.4).

316 Bei *Olympiodoros* werden verschiedene neuplatonische Systematiken erwähnt, z. B. S. 128. Vgl. auch 5.6.3.1. Vgl. auch M. DIETZ zum 3-stufigen Seelenmodell.

317 Vgl. *Proclus, Commentaires* (op. zit.). *Chaldäa* ist das bibl. *Babylonien; Chaldäer* gelten als ‹Sternkundige› oder mit initiatischem Wissen Vertraute, wie noch ‹die weisen drei Könige aus dem Morgenland› (Weihnachtsgeschichte, Mt. 2). Die alten Weisheitslehren haben sich natürlich auch beeinflusst, vgl. 5.4.3 (*Perserkönige* und *persische Weisheitslehre*).

318 DIETZFELBINGER, S. 12 f. (GEIST und () v. d. V.). Dieser Autor hat z. B. die *Nag-Hammadi*-Texte herausgegeben, neu formuliert und kommentiert. – Auch die aus dem

Lateinischen entliehenen Begriffe *Spiritualität, spirituell, Spirituosen* aus lat. *spiritus* (= gr. *pneuma*) sind vom Energiebegriff abgeleitet. – Der Sufi-Gelehrte Kubra unterscheidet noch den «*Heiligen Geist* im Menschen als *subtiles himmlisches Organ*. Wenn die konzentrierte Kraft der *geistigen Energie* ihm reichlich verliehen ist, vereint es sich wieder mit dem Himmel...» (zit. CORBIN, S. 97). – Vgl. Autoren im Bewusstseinsspektrum wie KORNFIELD, WILBER und BRUNTON.

319 *Platon*, 7. Brief (344b 7–9, zit. in SCHEFER, S. 170); ich übersetze *exelampse* als *Praesens Divinum,* und weitere Änderungen gemäss dem hier erörterten Ansatz.

320 *Proclus* 246/21-247/1, und Anm. 5 *(«...ho en autais nous, ellampsis on tou holou nou»).* Vgl. auch SCHEFER, S. 64 zu *ellampsis* und *epopteia*. Vgl. auch [142].

321 HINZE, S. 32/33, die verschiedenen Gedanken finden sich verstreut auf den beiden Seiten; der letzte Satz ist ein Zitat von HAUER. (Majuskeln nur für PURUSA und () v. d. V.).

322 Op. zit. 76/27–29.

323 *paradeigma* zum *archetypon,* vgl. z. *B. Platon, Timaios* 28a,b.

324 ‹*ousia-dynamis-energeia*›, *Proclus* 76/24–26: *daimones* dürften nicht mit der *geistigen Sphäre* verwechselt werden. Vgl. auch 1.3, [46, 47].

325 Der Begriff ‹geistiges Heilen›, wie er heute gebraucht wird, bezieht sich auf den *psychischen* Bereich, z. B.: J. BÖSCH: *Spirituelles Heilen und Schulmedizin*. Op. zit.

326 Op. zit. Vgl. dazu platonisch *logistikon* (=logosgeleitete Psycheebene vs. epithymetikon)

327 *Proclus* 20; vgl. auch *Phaidros* [125].

328 *Proclus*, 182, 14–18; *sympnoia* wird frz. als ‹conspiration› übersetzt!

329 Vgl. *pleroma*, höchste Energiefülle, war auch altes Heilprinzip (BERNER, 1997).

330 SHELDRAKE, 1983, beschreibt diese Phänomene ebenfalls als ‹*kumulativer Feldeffekt*›, zit. in BERNER, 1989.

331 Vgl. *Proclus*, 183 bzw. 122: *metadosis* ist als ‹Energieübertragung› und nicht einfach als ‹*communication*› zu übersetzen (wie z. B. auch in den hippokratischen Texten und im *Eid).*

332 Vgl. ‹ein Leib werden›, z. B. bei Paulus.

Kapitel 3

333 Vgl. NICEV, op. zit., SS. 12–32: platonische Verurteilung der *Tragödie* als geeignete ‹Methode› im ‹idealen Staat›, anhand der *Ödipus*-Tragödie! Diskussion der verschiedenen Standpunkte in 5.4.5.6.1.

334 Vgl. BERNER, 1997, S. 127 ff. (subtile Energiegesetze).

335 *diastole/systole* wird heute medizinisch für Erschlaffung und Kontraktion des Herzmuskels gebraucht, meinte aber ursprünglich Zusammenziehen und Ausweiten des psychischen Feldes. Gr. *hen kai pan (‹Ein und Alles›)* wird zum Teil auch in diesem Sinne interpretiert, vgl. ASSMANN (2004, *Moses).*

336 Die *Astrologie* könnte auf dem Hintergrund der subtilen Prägungen bei der Menschwerdung und Geburt (vgl. 5.4.3.2) neu verstanden werden, z. B. als *Jahreszeitentypologie*.

337 ‹Musse›, gr. *schole*, ist das Wort, das unserer ‹Schule› zugrunde liegt!

338 Vgl. *Proclus*: *epistemonikos logos* als ‹Bewusstseinsprozess›, *diastrophe* als ‹Entstelltes›, ‹Verdrehung› (vgl. *epistrophe)* v. d. V., Zitat in NICEV (S. 177, zit. nach COUSIN); zu *‹epitedeios›* als Kodebegriff für den *Zustand nach der ‹Reinigung›* und als *Bereitschaft für den initiatischen Weg* (vgl. etwa das christliche ‹würdig und recht›), vgl. Zitat umfassender [414]. – Christl. *meta(g)noia* eigentlich ‹Metabewusstsein›, wurde zu ‹Busse› fixiert (noch neugriechisch).

339 Vgl. Platon, *Sophistes*, 227d. *katharmos* auch im Sinne von ‹Sühneopfer›, ‹reinigender Gestus und Waschungen› (vgl. Taufe), ‹Gussritual›. Eine subtile sprachliche Unterscheidung des *somatischen* vom *energetischen* ‹Betreten› sehe ich im hippokratischen *Eid (esio-eseleusomai),* BERNER, 1997, S. 421 ff.

340 Op. zit. (1990), S. 22 (zu *‹Aretalogie›),* kursiv v. d. V.

341 Hinsichtlich der ursprünglichen Erwachsenentaufe ist das überlieferte ‹Taufbekenntnis› und der Gestus mit dem Taufwasser nur der *sichtbare Aspekt* eines vorgängigen *psychischen Prozesses*, wie ihn die ‹Beichte› noch erahnen lässt.

342 Vgl. BERNER, 1997, S. 276 ff. bzw. 5.5.6.2. – *Colon-cleaning* als ‹Darmspülung›, die ‹Schlacken› reinigen soll.

343 Vgl. BERNER, 1997, S. 264 f.

344 Vgl. [333]. Vgl. 1.1.1. Vgl. LAPLANCHE/PONTALIS, *kathartische Methode* oder *kathartisches Heilverfahren*, S. 247 ff.

345 FREUD nannte seine (Trieb!-)Energie bewusst *Libido*, in Abhebung vom platonischen (doppelten!) *Eros*, weil er an der *sexuellen Qualität* der Libido festhalten wollte; vgl. BERNER, 1989, S. 195 ff., zit. LAPLANCHE/PONTALIS zu *‹Eros›*, S. 143 ff. und zu *‹Libido›*, S. 284 ff.

346 LAPLANCHE/PONTALIS nennen das Fehlen einer Theorie der *Sublimierung* eine ‹Lücke› im psychoanalytischen Denken, op. zit., S. 481. – Die *Odyssee* allerdings enthält die FREUDsche Wertung, aber auch als familiäre Verstrickung (Od. XI, 271 ff.).

347 Op. zit., 189/16–18: ‹Agnostiker› für *‹tou ten diplen agnoian nosountos›* (= ‹den am doppelten Unbewusstsein Leidenden›); ‹derjenige, der *weiss, dass er nicht weiss›* für ‹den im einfachen Unbewusstsein sich Befindenden›: d. h. der *Gereinigte* (auch *kathartikos)* vgl. 5.6.3.1.

348 *Olympiodoros*, 25/2*: gnosis* übersetze ich hier mit ‹Bewusstheit›, denn der Begriff kann in einer Reihe von *diple a-gnoia – haple a-gnoia – gnosis* verstanden werden. Vgl. auch KERENYI *(Seelenforschung*, S. 177 ff.) zit. *‹gnosis theou, gnosis hodou›* (‹Bewusstheit des Göttlichen, Bewusstheit des Weges›). Vgl. die Begriffe *Gnosis* und *Gnostiker* für die Philosophen und Theologen der ersten nachchristlichen Jahrhunderte, die offenbar noch diese hohen Erkenntniswege gingen.

349 Vgl. NICEV, S. 18: *‹ex agnoias eis gnosin›* (zit. *Aristoteles*, *Poetik)* bzw. ebd. S. 14: erwähnte Gefühle wie Mitleid *(eleos)*, Angst *(phobos)*, Wut *(orge)* etc., die anzugehen seien (zit. *Aristoteles*, *Rhetorik)*. Vgl. auch [333]; zu ‹Mitleid› vgl. 5.4.5.6.

350 Der Begriff stammt aus dem pythagoreischen Weisheitsbund und meinte diejenigen, die im *‹inneren* Kreis› *(eso)* um Pythagoras waren und hohes Wissen hatten, im Gegensatz zu denjenigen *‹ausserhalb› (exo)!*

351 Op. zit., S. 23, Hervorhebung v. d. V. Die beiden Autoren befassen sich mit dem *Enneagramm*, das mit der hippokratischen ‹Säfte-› und Temperamentenlehre vergleichbar ist (vgl. BERNER, 1997).

[352] Vgl. BERNER, 1997. Sie wurden natürlich nur kodiert weitergegeben.

[353] *Proclus*, op. zit. 1/3–5: *diagnosis* mit ‹Hindurcherkennen und Bewusstwerden› übersetzt und () v.d.V. Vgl. auch Parallele zum Beginn der hippokratischen ‹Umweltlehre› (= ‹Diätetik›, II., wo auch das *gnonai – diagnonai* bedeutsam ist). – 2. Zitat ebd. 4/23–5/3. Für die Übersetzung vgl. auch Glossar.

[354] Besonders die Kommentare der Neuplatoniker *Proklos* und *Olympiodoros* (zum *Grossen Alkibiades*-Dialog Platons) sowie die Studie von NICEV (op. zit.): *L'énigme de la catharsis tragique chez Aristote*. Darin zitiert er diese neuplatonischen Kommentare ausgedehnt: S. 170 ff. *(Proklos)* bzw. S. 183 ff. *(Olympiodoros)*.

[355] Der dieser Studie zugrunde gelegte platonische Dialog ist mit: ‹*Alkibiades oder über die schicksalmässige Konstitution des Menschen› (peri physeos anthropou›)* überschrieben.

[356] Der Psychiater SZONDI hat mit ‹seiner› *Schicksalsanalyse* die griechischen *Schicksalsbegriffe* als ‹Zwangsschicksal› – ‹Freiheitsschicksal› wieder aktiviert. Gr. *ananke* (‹Schicksal›/›Verhängnis›) und SZONDIs *Zwangsschicksal* lassen sich übrigens mit dem ind. *Karma*-Begriff mühelos verbinden. SZONDIs Konstitutionsmodell (‹Triebmodell›!) entspricht der hippokratischen ‹Säfte›- und Temperamentenlehre in frappanter Übereinstimmung (vgl. BERNER, 1997, S. 356 ff.).

[357] Vgl. NICEV, S. 159 erwähnt für Platon wie *Aristoteles*: *katharsis peri to soma – katharsis peri ten psychen.*

[358] Vgl. *Proclus*, 171/18f.: *«diejenigen, die den GEIST in uns erwecken»-«anegeirontas ton en hemin noun» (nicht ‹intellect›);* vgl. auch asiatische Weisheitswege, z. B. für die *kundalini* Kraft MOOKERJEE/KHANNA; ferner auch KORNFIELD: *Das Tor des Erwachens.*

[359] Das Ritual steht in Beziehung zum sokratischen Tun, wird doch *Sokrates* hier ‹auf den Stufen des Tempels› abgebildet; ferner geht es ebenfalls um ein ‹rechtshändiges›, subtiles Ritual *(verhüllter Phallos)*. Die Reinigungsszene zeigt die Probandin *halbnackt* (= psychisch) im Schosse ihrer sie begleitenden ‹Ritualpatin›, die in dieser Funktion durch die *Haube* gekennzeichnet ist. Sie wird dann befreit, tanzt als *Bacchantin* und wird den *Thyrsosstab*, das Ritualabzeichen erhalten. Das sog. *Flagellations*-Bild (Geisselung) kann durch eine vergleichbare Darstellung *falsifiziert werden*, in der der Engel bloss die Hand schützend ausstreckt. MERKELBACH,1988, Abb.15: Mosaik aus *Cuicul (Djemila).*

[360] Vgl. BERNER, 1997.

[361] Vgl. NICEV, S. 17: «*Le terme de catharsis employé dans absolument toutes les sources philosophiques étudiées par moi, révèle un sens figuré, consacré par l'usage et une tradition philosophique séculaire*» (sic!).

[362] Vgl. Platon *(Politeia)* erwähnt ‹Bettler und Seher›, die zu den Türen der Reichen gingen und diesen ihre von den Göttern durch Opfer und Zaubersprüche erlangten Fähigkeiten anboten.

[363] Vgl. BERNER, 1997, SS. 124, 421

[364] Vgl. NICEV, S. 5. – Der Autor wehrt sich, dass *katharsis* etwas mit *Therapie* zu tun haben könnte: vgl. S. 12 bezüglich Tragödie («Même si on admettait *l'inadmissible*, à savoir que la tragédie agirait de façon *psycho-thérapeutique …»)*. Vgl. dagegen psychotherapeutische Zugänge wie das *Psychodrama*, das – mindestens seit MORENO – mit der antiken Tragödie verbunden wird (LEUTZ). Vgl. auch BURKERT [340].

[365] Platon, *Phaidon*, 116e/117a.

366 Vgl. die *hippokratische Temperamentenlehre* (wie auch das *Enneagramm)* in BERNER, 1997, S. 333 ff. Auch SZONDIs ‹*Pontifex-Ich*› und JUNGs ‹*coniunctio oppositorum*› sind davon inspiriert.

367 *Proclus*, 5/1–9, für ‹Nichteingeweihte› stehen zwei Begriffe *amyetoi-atelestoi*, die den zwei Initiationsstufen *myesis-telete* entsprechen, vgl. SCHEFER, S. 164. Vgl. auch [353]. – Vgl. dagegen die deprimierende Altersvision von Simone DE BEAUVOIR *(‹das Alter›)*.

368 Zu *Mantik (Divination)* bis zum *Tempelschlaf* in der Heilkunde, vgl. BERNER, 1997, S. 213 ff.

369 Vgl. Platon, *Symposion*, 211/cd.

370 Op. zit., S. 195.

371 Op. zit. 1983, S. 65 ff. bzw. ebd. S. 54; (zur Bestätigung der *familiären* und *kollektiven* Bewusstseinsbereiche in GROFs Psychotherapien: mdl. Mitteilung von S. MÜRI, Zürich), vgl. [402]. Vgl. auch 3.2.3.

372 Op. zit. 1982, S. 12.

373 Vgl. RULLMANN, S. 48. – Mindestens für die kathartischen Dialoge.

374 Vgl. SCHEFER, S. 157: «Die Dialoge sind … keine Zwiegespräche gleichberechtigter Partner, sondern Lehrgespräche …». Ich gebrauche eher den Begriff ‹*dialogisch*› anstatt ‹*dialektisch*› *(dialektike techne)*, wegen der Verwechslungsmöglichkeit mit heutigen Konnotationen von ‹*Dialektik*› wie ‹dialektischer Materialismus›. Auch entsprechende Texte anderer Kulturen, z. B. der indischen, sind in Dialogform gehalten und bilden das psychische Vertiefen ab, vgl. *Milindapanha* (1985). – Die Dialoge als *literarische Kunstform* diskutiere ich hier nicht, da dieser Aspekt bestens dotiert ist.

375 Vgl. *Olympiodoros*, 165, unterscheidet eine ‹Fragetechnik› *(kata apotaden:* ‹ausführlich›) im Normalzustand, gegenüber einer Trancetechnik *(kata peusin kai apokrisin)* im Ausserkörperzustand, vgl. auch 5.2.4.2 zur Trance. Die *Trancepartien* lassen sich an den monotonen Antworten ‹*ja*›, ‹*nein*› u. ä. erkennen.

376 Op. zit. S. 190 (zum Kommentar des *Olympiodoros*).

377 Der Philosoph Hans SANER hat sich ähnlich geäussert.

378 Vgl. BERNER, 1997, S. 93, zu *Theano* und ihren Töchtern *Damo, Mya* und *Arignote* in priesterlicher Funktion. – *Aspasia von Milet, Sokrates*' Lehrerin, ist als ‹Hetäre› (vgl. subtiler Eros!) überliefert: Sie hätte in Athen einen ‹Salon› gehabt, was man von *Sokrates* nicht sagt! Vgl. dazu BERNER, 1997, S. 57. Über die durch eine *Frau erfolgte Unterweisung* des Perikles *(= gynaikodidaktos)*, und zwar durch die Weisheitslehrerin *Aspasia von Milet*, berichtet der Neuplatoniker *Olympiodoros.*, 136/11 f.

379 Vgl. BERNER 1997, S. 57 f.

380 Vgl. RUDOLPH, op. zit., Vorwort.

381 Vgl. *Olympiodoros*, 129/4 f.: *«ena bathmon anelthen»*.

382 Beanstandet wird, dass *Olympiodoros*, bzw. ein seinen Vorlesungszyklus aufzeichnender Student, häufig Fehler mache, Einteilungen ohne Angabe der Quelle übernehme und sie entgegen der ausdrücklichen Vorbehalte der Vorgänger interpretiere sowie auch sonst philosophisch nicht genial sei (vgl. *Proclus*, S. LXIX ff.). Dieser *nicht* integral *übersetzte* (!) griechische Text ist jedoch holistisch sehr aufschlussreich und bringt – wohl um angesichts des Proselyten machenden Christentums noch etwas zu retten – *ungewöhnliche Deutungen des sokratischen Vorgehens im Bewusstseinsspektrum.* Vgl. 5.5.8.5.1.

383 Vgl. Platon, *Sophistes* 229bc: Als Terminus der Bewusstseinslehre übersetze ich ‹*a-gnoia*› mit ‹Unbewusstsein›: Es entsteht dann eine Bewusstheitsreihe: *diple agnoia – haple agnoia (‹einfaches Unbewusstsein›) – gnosis (‹Bewusstsein›)*, vgl. Glossar. Nach der *Sophistes*-Stelle würde nur die doppelte Unbewusstheit Lernunfähigkeit *(a-mathia)* zur Folge haben. Zum Lernen als Wiedererinnern vgl. 2.3.5. Das gr. *diplous/diple*, wird – wie bei *diplous eros* bzw. *diple opsis* – für eine höhere/tiefere bzw. *Metaebene* benützt. Entsprechend entstand bei Mysterien-Forschern auch der Begriff einer ‹doppelten Religion› (zit. ASSMANN, 2004, *Moses)*. Vgl. SCHEFER, S. 42, spricht von ‹Verdoppelung bzw. Zweideutigkeit des Begriffs› (z. B. *episteme)*.

384 Zum Verständnis dieser Stelle im Therapieprozess gibt *Olympiodoros* (128/22–129/6) eine Erklärung: «Er (Alkibiades) kam in einen *Zwischenbereich (metaxy)*… weil er über eine *Stufe* hinaufkam; denn vom *doppelten Unbewusstsein (agnoia)* ist er in den *mittleren Zustand (mese hexis) zwischen einfachem und doppeltem Unbewusstsein* hineingefallen.» A. a. O. erwähnt *Olympiodoros* bezüglich desselben sokratischen Vorgehens (123/20–23): «(Alkibiades) kam noch nicht ins *einfache Unbewusstsein*, sondern im *Zwischenbereich (methorion) zwischen doppeltem und einfachem Unbewusstsein (amathia)* sich befindend, bekennt er…». Bei *Olympiodoros* scheinen *agnoia* und *amathia* austauschbar, Platon dagegen differenziert *(Sophistes*, 229c8 f.): «Nur das (doppelte) Unbewusstsein *(agnoia)* wird allein ‹Torheit als Lernunfähigkeit› *(a-mathia)* genannt.»

385 *Proclus*, 189/4–10 (Zitat); vgl. auch zur Beziehung von *Verdrängung* und *Unbewusstsein (to lanthanein agnoias aition estin)*; bzw. *Proclus*, 229/17–20. Zu ‹*logoi*› und ‹Ideen› vgl. 2.3.5. Zur Beschreibung der Ursachen der *Verdrängung* vgl. auch Platon, *Politeia* 412e ff. – 2. Zitat ebd. 179/180.

386 CORBIN, S. 89; S. 43; Vgl. auch das Bild, wo der Engel das Kind vor dem Geburtsprozess mit dem Finger an der Lippe auf das folgende ‹Vergessen› hinweist (jüdisch-babylonische Talmud-Tradition, *Nidda)*.

387 ZOHAR, S. 231, zit. LAING, ‹Unschuld verlieren› ebd., S. 205.

388 *Proclus* (228,13 f.) spricht von «*agnoia… dia ten tou somatos metabolen*» (‹Unbewusstsein… durch den Wandel/Umsturz des Leibes›). Platon beschreibt die Menschwerdung in eindrücklichen Bildern im ‹Staat› *(Politeia* 621a), vgl. 5.5.7.2. Vgl. Darstellung im Bild ‹*Christus in der Mandorla*› als Überschneidung dieser zwei Welten (an Portalen romanischer und gotischer Kathedralen).

389 FREUD hat den Terminus ‹Gegenbesetzung› geprägt, ein energetisches Prinzip, das erst die Verdrängung ermöglicht: Gr. *kathexis* heisst ‹festhalten› > engl. *anti-cathexis* = ‹Gegenbesetzung›. – *Persona (lat. = ‹Maske›)* wurde von JUNG wohl aus dem antiken kathartischen Vorgehen übernommen, vgl. 5.5.8.4.

390 Zit. SÖLLE, S. 81.

391 Vgl. LAPLANCHE/PONTALIS (zum System ‹*Vorbewusst*›, und ‹*Sekundärvorgang*›*)*.

392 Vgl. Platon, Alkibiades, 134a. – Zum Wiedergutmachen vgl. christl. *meta(g)noia* als ‹Busse›.

393 Etwa: «*ex agnoias eis ten gnosin autou metabeblekenai*»*:* ‹Vom Unbewusstsein auf seinen Bewusstseinsweg hinübergetrieben haben›, *Proclus*, 228/10 f.; ebenso bei *Olympiodoros*, 9/9f: «*ex agnoias…epi gnosin metabeblesthai*».

394 JUNG/KERENYI (1951), S. 16, H. v. d. V.

395 Ebd. S. 113/114.

396 GEBSER, op. zit. Er kritisiert übrigens das unsorgfältige Umgehen mit *Mythos und spiritueller Sphäre* in der zeitgenössischen Rezeption.

397 Vgl. BERNER, 1997, S. 55 ff.

398 Zu *mimesis* als ‹Tranceinduktion› vgl. BERNER, 1989, S. 42 f. (zit. BERMAN); zu Trancevorgehen mittels ‹Stab›, gr. *rhabdos* (vgl. *Rhapsode),* vgl. BERNER, 1997, S. 386. *rhabdos* (‹Zauberstab›) zit. auch bei *Olympiodoros* (190/18–191/2) als *‹hermetische›* (schamanistische?) Praxis im Gegensatz zur ‹Dialektik› des *Sokrates.*

399 Vgl. Berner, 1989, S. 45 ff.: Gruppenprozesse und ‹kumulativer Feldeffekt›.

400 Zu mythischen Versenkungsbildern und deren Reflexion, vgl. Platon, *Politeia* 621ab bzw. 621cd. Zur platonischen Versenkungspraxis vgl. Platon, *Timaios*, 28bc; ähnlich KERENYI, in JUNG/KERENYI, 1951, S. 17–20.

401 Op. zit., 2002. – Zur Unterscheidung von ‹logisch› und ‹logosführend› vgl. Glossar.

402 Op. zit, 1983, S. 53 bzw. S. 54, ‹perinatale Matrizes› (5.5.9). Zur Übereinstimmung mit der Psychoanalyse, vgl. ebd. S. 66. Zu Bedenken und Kritik am Gebrauch von Drogen in Psycholyse und Psychotherapie, vgl. 5.4.3.7. – Zitat ebd. S. 134, H. v. d. V.

403 Op. zit. (1976), S. 171. Er stützt diese unhaltbaren Thesen sogar durch Mythen und Kosmogonien, wo auch er die Bilder konkret deutet, während er ebd. FREUD ‹wortwörtliche Auffassung› vorwirft! Beide hätten hier eine sokratische Tiefenauflösung ihrer Verstrickungen nötig gehabt (im Gegensatz zu ihren *‹Selbstanalysen›)!*

404 Op. zit., 179/15–180/3. Vorausgehend sagt er, die beiden Dynamiken *synthesis* und *analysis* entsprechen dem *Weg hinunter* und dem *Weg hinauf* (2.3.1). Das Thema der ‹Fessel› *(desmos)* wird im Sterbedialog an *Sokrates* im Gefängnis definitiv und *auch symbolisch* gelöst *(Phaidon).*

405 Von *dokeo*: ‹meinen, scheinen›; davon kommt auch *dogma*, 3.3.2.

406 Platon, *Alkibiades*, 132b8–11; es geht um den Achtsamkeitsweg *(epimeleia)* für sich selbst.

407 *Olympiodoros*, 32, 7–13. – Vgl. *Dionysos*-Mysterien und ‹Finden des Guten›, zit. SCHEFER, S. 69.

408 Platon, *Sophistes* (228ab), spricht m. E. hinsichtlich des *‹doppelten Unbewusstseins›* von *‹Hässlichkeit› (aischos) und ‹Unmass› (ametria),* im Gegensatz zum *‹einfachen Unbewusstsein›*, wo dann die *‹Ungleichgewichtszustände› (nosoi,* nicht =‹Krankheiten›) der ‹Säftephasen› behandelt werden müssen (vgl. 5.5.6.2). – Zu *Sophistik (sophistike)* ebd. *Sophistes* (231b): Nur diese Art von *Sophistik* sei die *‹echte›* Sophistik (die andere wird von *Sokrates* kritisiert).

409 *Proklos*, 246, 3–5 (als Ermahnung, was auf dem Achtsamkeitsweg zu meiden ist). - Vgl. [414].

410 Vgl. BERNER, 1997, S. 41 ff.

411 Vgl. PRYSE, op. zit., S. 24.

412 Der Begriff ‹lösungsorientiert› wurde als ‹lösungsfokussierte› Therapien noch stärker betont.

413 Dieses Bild für den Bewusstwerdungsprozess bringt *Olympiodoros* mehrmals, u. a. 48/18–21.

414 NICEV, S. 177, zit. *Proklos (Peri henoseos kai kallous*, 1 Cousin). ‹Der erforderliche Zustand› ist derjenige des Gereinigten vor der Initiation, vgl. SCHEFER, S. 67. Vgl. auch Zitat [407].

415 Vgl. *zetesis – heuresis* genannt, auch in den *Isis*-Mysterien und *Eleusis*. Dazu gehörte auch die sokratische *katharsis.*

416 Vgl. *Olympiodoros*, 25,2, *philosophia*: *gnosis ton onton.*

417 Vgl. Beschreibung von Platon, *Politeia* (621a) zur Menschwerdung, und *Proclus*, 224.

418 Vgl. Platon, *Politeia*, 621cd.

419 Vgl. Platon, *Politeia*, 508e.

420 Zu diesen Prozessen passt der Heraklit zugeordnete Satz: «Ich durchforschte mich selbst», am Anfang der schriftlich belegten Philosophietradition (zit. JENNY-KAPPERS).

421 Op. zit., 1983, S. 54, H. v. d. V.

422 Vgl. Platon, *Theaitetos*, 173a. Als Beispiel werden Leute an den Gerichten erwähnt, wobei an die Verurteilung des *Sokrates* zu denken ist. – Zu ‹*nicht geradlinig*› vgl. *chinesische Medizin*, wo von ‹*schräglaufender Energie*› gesprochen wird.

423 Platon, *Theaitetos*, 191cd. Zum *Gussbeispiel* passen ev. die ‹Siegel›, als Bild für initiatische Prägungen[87]. Weitere mögliche *Doppeldeutigkeiten*: der ‹*wächserne* Guss› könnte mit ‹*schicksalmässigem* Guss› assoziiert worden sein, der reinere ‹*Wachs*› entsprechend auch mit ‹reinerem *Schicksal*› (*-os* anstatt *-ou*, Gen.), mit Akzentverschiebung allenfalls sogar mit ‹reinerem *Herzen*› (*keros* = Wachs, *ker, keros* = Todesgöttin, Schicksal; *ker, keros* = Herz). Diese Assoziationen könnten hier verschlüsselt Sinn machen.

424 Platon, *Theaitetos*, 197d, f. – Zum Übertragen vgl. ebd. 198b.

425 Vgl. SCHEFER, S. 42, zur Doppeldeutigkeit des Begriffes *episteme:* «Das Erkennen wird also aufgespalten in einen propädeutischen und einen endgültigen Vorgang.»

426 Fragetechnik: *epistemonikai eroteseis* (vgl. *epistemonikos logos,* Glossar); ‹*genesiourgou lethe*› (‹Verdrängung durch Menschwerdung›) vs. ‹*anamnesis*› (‹Wiedererinnern›), *Proclus*, 280,24–281,16.

427 Zur philosophischen *paideia* (Glossar) vgl. Platon, *Staat* 413c (zur Auswahl der dafür Geeigneten) bzw. ebd. 514a.

428 Vgl. BERNER, 1997, S. 332 ff., vgl. [366].

429 Vgl. *Proclus* 5 ff. (zum *Alkibiades*-Dialog).

430 Vgl. LAPLANCHE/PONTALIS, S. 325 ff. Zum FREUDschen Wandel in der Neurosentheorie vgl. auch STIERLIN, 1975.

431 *Proclus*, 243,13–17 und [414].

432 Erwähnt und erläutert, vgl. *Proclus*, 28/29.

433 Vgl. im *Alkibiades*-Dialog wird am Ende des kathartischen Prozesses die nächste Stufe anvisiert: ‹Gerechtigkeit› *(dikaiosyne*, 135e).

434 Op. zit., S. 157 ff.: ‹Wissender› *(eidos)* bedeutet ‹Initiierter›. Glossar.

435 Zit. BERNER, 1989. Begriffe wie ‹*telos*›: ‹Vollendung›, *telete:* ‹Einweihung›, ‹*gnosis*›: ‹Bewusstsein(sweg)›, ‹*gnothi sauton*›: ‹Erkenne dich selbst›, ferner die bereits zitierten: Das ‹*höchste Gute*›, das ‹*Grosse verstehen*› bedeuteten mehr, als was wir ihnen heute rational zuerkennen! Vgl. auch SCHEFER, S. 93 ff.

436 SCHEFER, S. 99, H. v. d. V. Vgl. RIEDWEG (1987, S. 68/69) spricht dagegen, hinsichtlich der Mysterienterminologie, von einer damals modernen *Metapher*.

437 Vgl. SCHEFER, S. 164 f. Vgl. auch GIEBEL.

438 *Anagoge* = «*élévation de l'âme dans la contemplation*», daselbst verglichen mit der christlichen ‹Erhebung des Herzens› (eigentlich des ‹Herzchakras›, vgl. 2.7.1), zit. *Proclus*

(notes complémentaires); vgl. [469]. – Zu *teleté, epopteia* vgl. SCHEFER. Vgl. auch Stufen im *Höhlengleichnis*, 3.4.2.

439 SCHEFER, S. 166., zit. GÖRGEMANNS.

440 Vgl. SCHEFER, Deckklappe.

441 Op. zit. S. 22.

442 Vgl. Platon, *Theaitetos*, 161b.

443 *Olympiodoros* berichtet über einen kathartischen Schritt, den die Pythagoreer im Beisein vieler machten und den die Betroffenen infolge *Scham* fast nicht aushielten: Die (platonischen) Philosophen übernahmen das Vorgehen, aber *abgeändert* (op. zit. 133/134, erwähnt 5.4.5.6.2).

444 Op. zit. 1, zu je *Timaios, Politeia, Phaidros, Theaitetos*. Vgl. dazu die Systematik[II 35]. – In Platons Akademie war der sakrale Mittelpunkt der den *Musen* geweihte Tempel *(Museion)*, an dessen Altar täglich geopfert wurde, zit. SCHEFER, S. 166 f.

445 *Olympiodoros*, 32/7–13. Für das kultische Umfeld der einzelnen Dialoge vgl. SCHEFER. Für die Mehrfachdeterminiertheit der Weisheitstexte vgl. BERNER, 1989.

446 Dies konnte ich erstmals für das platonische *Symposion* (1989) sowie für das *hippokratische Eidritual* aufzeigen (1997).

447 In der frz. *Proklos*-Übersetzung etwa wird von ‹*le haut moral*› gesprochen.

448 RIEDWEG weist auf die Popularität des staatlichen Mysterienkultes von Eleusis, op. zit., S. 69. Vgl. andererseits auch die von Heraklit kritisierten ‹*Phalloskulte*› oder ausschwärmende ‹*Mänaden*›, vgl. BERNER, 1997, S. 109.

449 Marinos, op. zit., Kap. 22; (), ‹entrückt› statt ‹begeistert›, ‹Kontemplation› statt ‹Betrachtung› v. d. V. Gemäss *Olympiodoros* (a. a. O.) ist ‹Tugend› – in entsprechenden Texten – nicht *wörtlich* zu verstehen (5.4.3.5).

450 SCHEFER, S. 33, zit. Platon, 7. Brief. *pragma* als ‹Mysterienerfahrung›, *mathemata* als Lernerfahrung, Hervorhebungen und () v. d. V. Zum ‹Unsagbaren› vgl. auch das gr. Wort ‹*arrheton*›, das auch ‹Mysterium› meint.

451 *Phaidros*, 250b5-c6, die Stelle habe ich als präsentisch (Temporamischung: *praesens divinum*, 2.6.3) und nicht wie üblicherweise als vergangen übersetzt (als «war damals»!). – Vgl. [III 313].

452 Vgl. 1. Korintherbrief.

453 Die Neuplatoniker gebrauchen ein Kodewort für die christliche Ära (*ho paron chronos*: in der ‹*jetzigen Zeit*›), um ihre Besorgtheit über die Änderungen anzubringen. Bezüglich *daimones-Engel* vgl. [176].

454 *Olympiodoros* hat in der 2. Hälfte des 6. Jh. noch eine Einführung in die platonische Philosophie anhand des *Alkibiades*-Dialoges gemacht (*Proclus*, S. LXIX f.).

455 Platon, *Politeia*, 514a-515a, H. v. d. V. – Das sog. ‹Sonnengleichnis› ebd. 517b-518b. Vgl. auch Platon, *Politeia*, 521c 6–7: Beschreibung des *Philosophie*-Weges als «Auffahrt vom nächtlichen Tage zum wahren Tage des Seienden.»

456 Vgl. *Proclus*, 153, 6–10 (zum *Alkibiades*-Dialog) vgl. 2 Arten *paideia*, 5.4.3.4. ‹*katageios*› löste vielleicht auch eine Assoziation wie ‹irdische Verhaftung› aus (vgl. auch folgenden *Höhlengleichnis*-Text). – Vgl. *Olympiodoros*, 40/10 f. *(metaphora)*.

457 Vgl. noch die frühchristliche Sitte, die Ungetauften vor dem Ritualraum zu versammeln. Vgl. auch die Schranken *(phragmata)* im *Höhlengleichnis* und die gleich genannten *Schrankenplatten* vor dem Initiatenraum in den frühchristlichen Kirchen.

458 Vgl. RIEDWEG, op. zit., S. 48/49, zit. verschiedene Quellen. Der *Hierophant* ist der höchste *Priester*; der *Epopte* (‹Schauender›, nicht ‹Zuschauer›!) ein Einweihungsgrad. Ich spreche von *heiligen ‹Symbolen›* (nicht ‹Gegenständen›). Zu den ‹Mysterienworten› vgl. ebd. S. 49 (Anm. 93): «*kai eipe te phone ta aporrheta*». Vgl. auch SCHEFER, S. 68. Vgl. auch MERKELBACH, 1995, S. 226, zit. Isis-Hymnus mit vielen Anspielungen auf Eleusis, u. a.: «das weihevolle Feuer, von dem man nicht sprechen darf».

459 Perser-Initiaten hatten bei Platon Vorbildcharakter, vgl. *‹Königsrede›* im *Alkibiades*, 5.5.

460 Zitat: CORBIN, S. 126 f. (zur *ismailitischen Gnosis)*. Der Mensch wird als ‹Zwischenstück› bezeichnet, m. E. vielleicht besser als ‹teilhabend an einem Zwischenbewusstsein›. – Vgl. Platon *Politeia* 518a, zweimal ‹Licht› und ‹Finsternis› genannt. Vgl. auch SCHEFER, S. 154: «vor der verfinsterten Sonne, der sinnlichen Wirklichkeit».

461 DIETZFELBINGER, S. 27. ‹GEIST› in Majuskeln v. d. V. ‹Dämonen› waren im Bewusstseinsspektrum polar wirkende Kräfte des *daimonions* (Zwischenbereich), welches die Christen in *positive* = ‹Engel› *(angeloi)* und *negative* =‹Dämonen› aufteilten, vgl. [176]. Vgl. auch CORBIN, S. 126 f. Dieser Schattenbereich hat wiederum viele Aspekte oder ‹Unterbereiche›.

462 Dieses Bewusstseinskonzept liegt noch der *byzantinischen Ikonographie* zugrunde (Abb. 41).

463 Fortsetzung *Höhlengleichnis*, Platon, Politeia, 516cd.

464 Vgl. *Politeia,* 517b.

465 Vgl. *Politeia*, 515cd ‹Torheit›: *aphrosyne vs. sophrosyne* (= ‹Initiationsstufe›, 5.5.6). Gr. *marmaryge* – aus therapeutischen Erfahrungen – mit ‹flimmernder Beschleunigung› übersetzt (v. d. V.).

466 Z. B. MERKELBACH, 1988, S. 270: Bild einer dionysischen ‹Kinderweihe›, resp. ist dies möglicherweise das Bild der ersten Stufe *paideia* als *paidika* (= Novize) mit verhülltem Kopf. Vgl. auch von *Mithras*-Ritualen sind Bilder von Initianden mit ‹Augenbinde› erhalten, z. B. in der Szenenfolge im *Mithräum* von *Capua Vetere (I). desmos* könnte auch ‹Binde› bedeuten (vgl. Platon, *Politeia*, 514a).

467 Vgl. RIEDWEG, S. 7 (zit. Hippolytos ref. I prooem. 2): «*biastheis proeimi* (mit Gewalt vorwärts zu gehen) *deixon autôn ta aporrheta mysteria, ha tois myoumenois meta megales axiopistias paradidoasin*».

468 Vgl. die Verbformen *‹wird losgelöst›* (Optativ Aorist), *‹wird irgendwie gezwungen›* (Optativ Präs.). Vgl. BERNER, 1997, S. 425 ff., für das hippokratische *Eidritual.*

469 Gr. *plous (‹Seefahrt›),* SCHEFER, S. 136 ff. (zit. REALE); vgl. auch MERKELBACH, S. 343: ‹Seereise› des Helden im antiken Roman. Hervorhebung v. d. V. Dieses Bild hat wohl auch die christliche Ikonographie beeinflusst (z. B. die Gemeinde, die sich in einem Schiff befindet).

470 Vgl. [451]; vgl. auch Systematik 5.6.3.1 *(psyche apolyomene* vs. *psyche apolelymene).*

471 *anesti* (ngr.) = Aorist v. *anistamai.* In den Evangelien ist die holistische Spannweite des Verbs von konkretem *Aufstehen* bis zum *Auferstehen* belegt (konkret z. B. Lk 4,39).

472 Ebenso wurde das *Eid*-Ritual der *Hippokratiker* mit *‹analepsis›:* ‹Auffahrtserleben› bezeichnet. Dieser Begriff bezeichnet heute noch die christliche ‹Auffahrt›. *Christus* ist übrigens der *soter*, der Erlöser, wie es auch *Apollon* war, der das Heil brachte *(sozein)*; aber auch der *geläuterte, nach innen gewandte Ödipus* wurde schliesslich zum *soter* von

Athen (vgl. *Sophokles'* späte Tragödie: *Ödipus auf Kolonos)*. Um das umfassende Heilwerden geht es letztlich auch im *Alkibiades*-Text *(soteria)*.

473 Vgl. JAKOBY. S. 133/134. Dieses Motiv zeigt bereits das *Gilgamesch-Epos* (babylonisch, 2000 v. Chr.); vgl. auch KORNFIELD, zit. *Nachiketa* im Reich des *Yama* (Todes) S. 67 ff. In den Märchen geht es durch einen tiefen Brunnen.

474 Vgl. auch Platon, *Politeia*, 621a: Psychen, die reinkarnieren, müssen vorher aus dem Fluss ‹*Lethe*› Vergessenheit/*Vergessen-Machen* trinken, vgl. 5.5.7.2.

475 Vgl. CORBIN, S. 126 f.: Er spricht ferner von ‹Unsichtbarkeit› infolge *Unbewusstheit*, aber auch *Überbewusstheit*. Vgl. Platon, Politeia, 515d ff.

476 Ebd. 518a.

477 Ebd. 515e (die dialogischen Antworten stehen in () v. d. V.).

478 SIMMEL, ein früher Psychoanalytiker, hatte festgestellt, dass Menschen nach Narkosen hellsichtig würden, was therapeutisch zu nützen wäre.[II 627]

479 FREUD hat den Begriff der ‹Zensur› gebraucht (erste Topik) und hat diesen als selektive Schranke zwischen den verschiedenen Bewusstseinssystemen festgesetzt (vgl. LAPLANCHE/PONTALIS).

480 Der Schattenbereich ist als psychokosmischer Zwischenbereich, als Bereich der Verstorbenen *(daimonion)* zu verstehen. Vgl. DIETZFELBINGER[461].

481 *Politeia* 516a. Spiegelbilder im Wasser werden in der *Pompeji*-Malerei oft abgebildet und müssten als *psychische Wahrnehmungsstufe* und nicht – wie gängig – mit ‹Narziss› gedeutet werden. Vgl. 5.5.8.5. – Vgl. auch SCHEEFER, S. 154 (zu den ‹Seefahrten›).

482 *Olympiodoros* 5. Vgl. Systematik[III 260].

483 *Politeia* 516ab.

484 Zit. BERNER (1997), S. 242 ff. zu den Aurahüllen, zit. *Hippocrate, Du régime* X, S. 11 ff.

485 *Politeia* 516b.

486 Die hohen Bewusstseinserfahrungen bei Platon können nicht nur *nicht geschrieben werden (‹ungeschriebene Lehre› oder ‹Prinzipienlehre›*, vgl. Tübinger Schule), sondern diese setzen eine *unsagbare Urerfahrung* voraus (SCHEFER).

487 Vgl. FREUD-Zitat vor Inhaltsübersicht (zit. nach BOYESEN).

Anmerkungen Teil II (Kapitel 4 bis 5.4.6)

Kapitel 4

1 Vgl. NICEV, S. 170 (zit. *Proclus*, 6/7–11).

2 *Olympiodoros* 123/20; vgl. ebd. 11,1 f. *«deuteron hoti dei Sokratikôs ta Sokratous manthanein»* (‹... auf sokratische Art das Sokratische lernen›). – Vgl. auch Platon, *Politeia* 9, 521c 6–7: Beschreibung des Prozesses als «Auffahrt vom nächtlichen Tage zum wahren Tage des Seienden» als Definition der wahren Philosophie.

3 *Proclus* 9, 1–7.

4 Vgl. Platon, *Symposion* 218b: «Manie und bacchisches Aussersichsein des Philosophen».

5 Platon, *Menon* 76e.

6 *Proclus* 5/6f.; ebd. 183/18 ff. betr. ‹Beratungstechnik› *(symboule): «Eikotos ara kai he palaia pheme ten symboulen hieron chrema proseireken»*- ‹Es ist daher mit gutem Recht, dass die alte Tradition die Beratungstechnik ein heiliges Vorgehen genannt hat.›

7 Ebd. 5,1 ff. (vgl. [I 367]). ‹Erkenne dich selbst› *(gnothi sauton)* war das ‹Programm› von Delphi und soll dort im Eingangsbereich des Apollontempels eingemeisselt gewesen sein.

8 Platon, *Sophistes,* 229d-230e (Erwähnung des *grossen Königs (basileus ho megas),* vgl. ‹*Königsrede*› bzw. *Proclus* 298, 10–12 *(«dia mias methodou…tes iaseos tropon»):* also *eine* (durchgängige) Therapiemethode anstatt einer Palette von verschiedensten Heiltechniken!

9 Vgl. RULLMANN, S. 48 (zit. Adolf SCHMIDT): «(dass die) allen als ‹sokratische Methode des Philosophierens› bekannte ‹in Wahrheit die Methode der Aspasia› gewesen sei, die ihr Schüler *Sokrates* in jungen Jahren von ihr erlernt habe».

10 Vgl. *Proclus* S. XII f. Und ebd.11/14–18 (Jamblichos' Wertung dieses Dialoges).

11 Vgl. *Proclus* 85,19 ff.

12 Vgl. KNIEST. Vgl. auch Platon, *Politeia* 517a.

13 *Olympiodoros* 11,3 f. das ‹*Allerheiligste*› *(adyta)* würde dann durch den *Parmenides*-Dialog dargestellt.

14 *Proklos* 174,8 ff. Die Stufen *(telestike, philosophia, dialektike)* werden hier als drei verschiedene ‹*katharseis*› genannt, was verwirrend ist (vgl. 4.2). – Zu den transkulturellen Entsprechungen vgl. PRYSE, S. 67: Er nennt für das *Neue Testament* vier Arten von Reinigungen bzw. *Reinigungsritualen*, und zwar durch die Elementarbereiche ‹*Wasser*›, ‹*Luft*› *(pneuma),* ‹*Feuer*› und ‹*Blut*›, die ihrerseits wiederum folgenden *Initiationsstufen* entsprechen: *kletoi* (‹Gerufene›) – *eklektoi* (‹Auserwählte›), *Letztere* mit weiteren Unterteilungen in: *psychikoi* (‹Psychiker›) – *pistoi* (‹Treue›, v. *pistis) – pneumatikoi* (‹Spirituelle›) – *teleioi* (‹Vollkommene›, v. *telos).* Vgl. auch 1.6.1.

15 Vgl. 2.3. Gr. *epistrophe*; *metastrepho*, christl. Tradition als *metanoia.* Vgl. auch *Proclus* 242/243.

16 Dazu gehört die Formel *gnothi sauton* (Platon, *Alkibiades,* 124b2 sowie 130e6 f., umschrieben). Diese Stufe wird auch ‹*andreia*› genannt (5.4.3.6).

17 Während der *Parmenides*-Dialog die GEIST-Ebene darstelle (*Olympiodoros* 11,5 f.). Auch hier wird jedoch ein erster *initiatischer Schritt (maieia)* erfolgen. Wir haben also bereits die Schwierigkeit, dass der kathartische Dialog eine kathartische (im engeren Sinne) und eine initiatische Phase aufweist (dazu 4.2).

18 Platon, *Symposion*, 218ab (ff.). – Zu dieser Einteilung in ‹kleine› und ‹grosse› Mysterien vgl. GIEBEL.

19 Der ‹Natterbiss› kann als vorausgehende Stufe einer *kundalini*-Erfahrung verstanden werden. Diese Zusammenhänge habe ich a. a. O. dargestellt (1989, S. 161). Ähnlich dazu auch *Proclus* (90/3 ff.): *«quand il a apaisé les tendances passionnelles de son âme et qu'il se trouve dans la sérénité (galene)»*.

20 *«hesychian an epoiesen echein ten psychen… kai esosen an ton bion»*: in Platon, *Protagoras,* 356e (vgl. *Hesychasten).* Vgl auch die Stufen von *paideia* in der *Königsrede* (5.4.3.4).

21 Op. zit. S. 73, Anm. 69. – *sophron* scheint m. E. dem *philosophos* zu entsprechen[35].

22 Typische EEG-Veränderungen. – Vgl. auch SOLE-LERIS, S. 83.

23 Vgl. Platon, Alkibiades, 134d4 ff. Vgl. auch ‹Höhlengleichnis›: ins Licht der Sonne bringen, Platon, *Politeia*, 315e ff. Vgl. ähnlich im *Symposion* 210e:» *entautha… katapsetai ti thaumaston ten physin kalon (= telos).*» – Zu ‹*Leib in Vollendung*› *(ta hymetera agatha)* vgl. die platonische Dreiteilung (Alk. 131a2 ff.: *hemis – ta hemetera – ta ton hemeteron).* Vgl. auch den Begriff ‹*mystischer Leib*›.

24 Vgl. auch *Olympiodoros*, Systematik zu 172 (Anmerkung), S. 109. Vgl. auch CORBIN für den Sufismus, z. B. S. 97.

25 SCHIMMEL, op. zit. S. 148. Vgl. auch WALSH.

26 Vgl. *Proclus*, 27/10 ff.: *Sokrates* gehe vorwiegend nach der *erotischen* Technik vor *(erotike),* aber auch nach der *dialektischen (dialektike)* wie auch nach der *maieutischen (maieutike).* Das jeweilige (vorwiegende) Vorgehen entspreche der Disposition *(oikeia energeia)* des Gegenübers (ebd. 29): «Denn durch die *erotische Methode* werden wir zum *Schönen (to kalon)* hinaufgeführt, durch die *Maieutik* zum *Weisen (to sophon)* und durch die *dialektische Methode* zum *Guten (to agathon).* – Vgl. auch die von *Olympiodoros* referierten Stufen psychischer Konzentration (4/15–5/10): *politikos* = ‹noch an den Körper gebunden›, *kathartikos* = ‹wo die Psyche allmählich vom Körper gelöst wird›, *theoretikos* = ‹wo sie gelöst ist› (5.6.3.1).

27 *Olympiodoros* 1–2/13.

28 Op. zit. 172/4–12, *politikos* wird hier nach dem Erkennen der *dreiteiligen* Psyche definiert[250]. M. E. könnte es sich um das ‹gemeinschaftliche›, d. h. *subtil-erotische* (tantrische) Vorgehen handeln.

29 Ich mache folgende Zuordnungen von *Temperamentsbezeichnung, Ekstaseform* und *Dialog*[27]: – Kultisch-spirituelles Temperament: *theologikos – theoleptos* (psycho-kosmische Einsichten, *Timaios)*; – künstlerisches Temperament: *theourgikos? – mousoleptos* (Werden und Vergehen, *Politeia).* Zu Letzterem ist die Bedeutung des *Mouseion* (Tempel) als sakraler Mittelpunkt der Platonischen Akademie zu erwähnen (vgl. SCHEFER, S. 166); – subtil-erotisches Temperament*: politikos – nympholeptos (*Brautmystik: *nymphe* = Kode ‹Braut›. *Phaidros)* Abb. 31; – kontemplativ-philosophisches Temperament: *theoretikos – kata philosophian enethousiase* (kontemplatives Leben, *Theaitetos).* – Zur *antiken Temperamentensystematik,* von der ich bei obigem Zuordnungsversuch ausgehe, vgl. BERNER, 1997, S. 333.

30 Vgl. *Proclus*, 28/10 ff., daselbst auch der Hinweis: Im *Theaitetos*-Dialog sei *Sokrates* vorwiegend *maieutisch.* Vgl. auch ebd. S. 140 (Kommentar zu pp. 22, 23) betr. dem (holistischen) Vorhandensein aller *epistemai* (‹Erkennungsmethoden›) in jedem Dialog. Die *subtil-erotische Terminologie* findet sich z. B. im *Symposion* in den Grad-Bezeichnungen: *paidika-eromenos–erastes*, vgl. BERNER, 1989 . Vgl. Tabelle[35].

31 Dabei dürften *eromenos* dem *philosophos* und *erastes* dem *theophiles* entsprechen, vgl. [35].

32 Vgl. für Platon und die Antike typische, holistische *Pars pro toto* vs. *totum pro parte*-Relationen. Vgl. entsprechende Reinigungsrituale der ‹Wasserstufe›, ‹Feuerstufe›, ‹Pneumastufe› … im *Neuen Testament*, PRYSE, S. 67, zit. [14].

33 Vgl. *Proclus, Notes complémentaires*, S. 437: ‹Stammbaum› der fragenden Verfahren *(tôn eroteseôn).*

34 *Olympiodoros* gebraucht z. B. für die Psyche-Bereiche hauptsächlich *gnostikon* und *zotikon* anstelle des dreigliedrigen platonischen Modells *(logistikon – epithymetikon – thy-*

moeides)[132, III 72]. – Vgl. Kommentar betr. schlechter Qualität des *Olympiodoros*-Kommentars (zum Alkibiades-Dialog), zit. in *Proclus* (Introduction).

35 Solche Entsprechungssysteme sind in den neuplatonischen Texten häufig und müssen schon in der Antike bekannt gewesen sein. – RIEDWEG, S. 21, vergleicht die platonische Mysteriennomenklatur mit derjenigen von Theon Sm. und von Clemens v. Alexandrien. Vgl. VAN DER WAERDEN, S. 65, erwähnt Pythagoreer-Gruppen›, die ebenfalls solche Initiationsstufen enthalten *(sebastikoi, politikoi, mathematikoi)*. Auch SCHEFER, S. 197, spricht hinsichtlich der Pythagoreer-Stufen von mit der platonischen Akademie vergleichbaren Initiationsgraden *(akousmatikoi, politikoi, mathematikoi, theoretikoi, philosophoi)* – Vgl. *Olympiodoros*, 88, nennt *paidika* neben *neos (Alkibiades*-Kommentar). Zu den Mysterienstufen vgl. GIEBEL und SCHEFER, S. 164.

36 Vgl. SCHEFER, S. 195 ff. (zit. den Religionsphilosophen PICHT): Platon hatte mehrmals pythagoreische Gemeinschaften in Unteritalien und Sizilien besucht, um sich mit ihrer Lehre und Lebensweise vertraut zu machen. In *Lokroi* soll er den Pythagoreer *Timaios* (vgl. gleichnamigen Dialog) kennengelernt haben. Ebd. S. 197 ff. zur Einweihungsstufung.

37 Vgl. BERNER, 1989, S. 133. – Stark geprägt von Platon (und Hippokrates) ist *die arabische Philosophie und Heilkunde (Avicenna),* die im Mittelalter wiederum das Abendland mit den antiken Texten befruchteten.

38 Entsprechend dem platonischen *Symposion*.

39 Am päpstlichen Institut Germanicum, zit. in KÜNG (2002).

40 = *Alkibiades protos* (Alk. pr.). Ich befasse mich dagegen nicht mit dem nicht authentischen *zweiten Alkibiades*-Dialog.

41 *Protagoras* geht m. E. nur bis zur *Aporie*-Phase.

42 *Symposion* 217e-219c.

43 Vgl. *Proclus*, S. XIX ff.

44 Ebd. S. XIII/XIV.

45 Vgl. *Proclus*, Introduction. Der Alkibiades-Kommentar des *Proklos* bricht bei 116b1ab.

46 Vgl. NICEV, S. 183, welcher *Olympiodoros*' kostbaren Beitrag zum Verständnis der Katharsis erkannt hat. In der hier zitierten *Proclus*-Ausgabe sind Teile des *Olympiodoros*-Kommentars ins Frz. übersetzt (Introduction).

47 *Proclus*, Introduction, S. LXIX-CIV; vgl. S. LXXV zur Kritik: *Olympiodoros* habe die metaphysische Ausrichtung des *Proklos* fallengelassen, zugunsten «de simples exégèses de caractère psychologique». – So beginnt *Olympiodoros* seine Einführung der platonischen Philosophie folgendermassen: da alle Menschen – gemäss *Aristoteles*' Theologie – auf Grund ihrer Anlage nach *schauendem Wissen (eidenai)* begehrten, sage er, *Olympiodoros*, alle hätten sie Sehnsucht nach der platonischen Philosophie ... und ihren *Ekstasen* (vgl. *Olympiodoros* 1[27]).

48 Vgl. Platon, *Alkibiades*, Anmerkung S. 529, 1.

49 Vgl. NICEV, S. 184, ist erstaunt, dass es sich um Heilen *(iasis)* handelt, wobei er das antike *Gegenbesetzungskonzept* beschreibt: Ein Gefühl würde durch ein anderes geheilt. A. a. O. lehnt er gar jegliches therapeutische Vorgehen als inakzeptabel ab *(‹inadmissible›)*. – Vgl. 5.5.6.2, zu den verschiedenen Ebenen des Heilens.

50 *Olympiodoros* 54/16–55/14 (Beschreibung von *drei* kathartischen Vorgehensweisen); bzw. ebd. 145/12–146/8 (Beschreibung der *fünf* kathartischen Vorgehensweisen), vgl.

auch NICEV, S. 183 ff. *Olympiodoros* weist später darauf hin, dass *Sokrates* eine *pythagoreische* Technik abgewandelt und dadurch intensiviert hat (vgl. ‹Grabritual›, 5.4.5.6.2). Zur sokratischen Therapie *(therapeia he Sokratike)* als *‹Gruppenprozess› (politike episteme),* wo *Sokrates* nach dem *‹homöopathischen Prinzip› heilte (iasis* auf dem Prinzip: ‹Gleiches mit Gleichem›), *Olympiodoros* 174,15–18 .

51 *Olympiodoros* (145/16 f.) zitiert dazu die Stelle (Platon, *Alkibiades*, 124a7b): «Oh Glückseliger, vertraue mir und dem Spruch von Delphi und *Erkenne-dich-selbst*, vgl. 5.4.5.1.

52 *Olympiodoros* erwähnt (142/11–13) ein Zitat, das zum Kapitel *protreptikon* gehöre (5.3) und wiederholt es jetzt nochmals ähnlich (145/22–146/2: *«echeis ti epitedeion pros to archein tes poleos, to physei hegemonikon, ei bouletheies touto dia paideias epikosmesai»).* Das Zitat findet sich so nicht in *Platon*: Die passendsten Stellen sind: *Alkibiades* 120a («wenn du also im Sinne hast, Führer dieser Stadt bzw. Gemeinschaft zu sein ...») sowie nach der 2. Aporie: 127d («Du musst nur guten Mutes sein ... Achtsamkeit üben» *(epimeleia* statt *paideia)).*

53 *‹stroke and kick›* (‹Streicheln und Treten›) kommt aus der strukturellen Familientherapie, vgl. SIMON/STIERLIN. Dieses Vorgehen kennzeichnet die ‹Königsrede›, vgl. 5.4. Vgl. auch Platon, *Sophistes* 229de/230a, wo zwei ‹therapeutische› Vorgehensweisen *(logoi didaskalikes)* erwähnt werden. Auch hier könnte es sich um jene ‹traditionelle Weise› handeln *(nouthetetike = ‹das Ermahnen›,* bald heftig anfassend, bald wieder sanfter zusprechend). Vgl. dazu auch Platon, *7. Brief*, 344b.

54 NICEV, S. 7 f. zit. *Aristoteles* (Polit. VIII 7, 1342a 4–16). Es werden also – je nach Temperament – verschiedene Formen von Katharsis angewendet (diejenige für die *‹eleemones›* und *‹phobetikoi›,* diejenige für die *Enthusiastiker* mittels heiliger Klänge). BURKERT (1990, S. 106, Anm. 32) betont die Bewusstseinsveränderung, entgegen ‹rein medizinischen› Interpretationen: «Doch weisen die Termini ‹besessen› *(katokochimoi)* und ‹heilige Melodien› *(hiera mele)* eindeutig auf die *Korybanten*, über die Platon am genauesten berichtet ...» (zit. Platon-Stellen). – Im *Aristoteles*-Zitat steht entsprechend *enthousiasmos* bzw. *exorgiazousin ten psychen*, vgl. I 444. Ich verstehe die Stelle noch etwas differenzierter als NICEV: Der Effekt der verschiedenen kathartischen Methoden (‹enthusiastische, religöse› und ‹tragische›) ist vergleichbar mit der *medizinischen Katharsis*, die vielfältige Konzepte *energetischen Ableitens* kannte (vgl. BERNER, 1997).

55 Vgl. ‹Wollegleichnis›, 5.4.3.8. Vgl. auch Systematik, BERNER, 1997, S. 353 f.

56 Vgl. dazu auch etwa Platon, *Protagoras*, 312c ff.: *«... ten psychen sautou paraschein therapeusai andri ... sophiste»* (‹dass du im Begriffe bist, deine Seele einem Sophisten ... zum Therapieren zu übergeben›) . – Der dialektische Tiefenprozess wurde auch *koine boule* (‹gemeinsame Beratung›) genannt, vgl. Platon: Alkibiades 119b.

Kapitel 5

57 Holistisch gesehen sollten also die *philosophischen Syllogismen* ursprünglich die subtileren Erkenntnisebenen, die *Therapiephasen* dagegen – als Instrumente dazu – den *psychi-*

schen Kosmos symbolisieren, vgl. *Proclus*, 12 f. Zur symbolischen Zuordnung von ‹Alkibiades› und ‹*Sokrates*› vgl. *Proclus* 45, und Tabelle ebd. S. 37, unten.

58 Philippe BORGEAUD (Genf) im Vortrag: ‹Quelques réflexions sur la ritualisation des émotions dans l'Antiquité classique› (Uni Zürich, 7.2.1907) stellt die Faszination der Antike für emotionale, kathartische Rituale fest, die als propädeutisch angesehen, aber nicht entsprechend gewertet worden seien. Dies gilt nicht für die klassische Antike, wie hier gezeigt werden soll. – Der Kirchenvater Augustinus – ehemaliger Neuplatoniker – scheint sich keiner kathartischen Tiefenreinigung mehr unterzogen zu haben (vgl. sein innerer Kampf in den *Confessiones*).

59 Diese Einteilung erfolge gemäss der ‹Gesprächstechnik› oder der ‹sprachlichen Gliederung› (*kata to lektikon, Proclus* 12/ 1 ff.). Sie sind Instrumente der Dialektik (*ta organa ta dialektikà, Proclus* 8), also mehr als ‹caractéristiques linguistiques›, oder ‹formes du style› (ebd.12/1), vgl. ebd., Notes complémentaires, S. 134/3.

Phasenaufzählung: Proclus 8,15–23 und (in dieser Reihenfolge) ebd. 12, 3 ff. (ohne *psogos).* Die unterschiedliche Reihenfolge liesse sich mit der geforderten Kodierung des Mysterienvorgehens erklären.

Olympiodoros 131,16/17 erwähnt als rhetorische Vorgehensweisen: *protrepein* + *apotrepein* + *epainein* + *psegein* (‹tadeln›) + *kategorein* (‹anklagen›) + *apologeisthai* (‹sich verteidigen›). Sie könnten als *gute* (sokratische) *Methode* oder ohne Methode *(eumethodo, amethodo)* angewandt werden. – Diese entsprächen m. E. der *rhetorischen* (paarweisen) *Dreiteilung*[23] der ‹*sokratischen Methode*›[60].

60 *Proklos* übernehme die Einteilung des Jamblichos (*Proclus*, Notes complémentaires S. 134, 3): «Dans sa division globale du dialogue, Jamblique combine donc les deux types qui avaient cours avant lui : soit en trois parties selon les caractéristiques linguistiques soit en dix parties selon les dix syllogismes». Die folgende Einteilung zeigt die uns interessierenden Phasen je paarweise zusammengefasst:

I : *epainos – elenchos*

II : *protrope – apotrope*

III : *maieia (– psogos)* () v. d. V.

Vgl. ebd. S. 135: Diese Dreier-Einteilung übernimmt *Olympiodoros* von *Proklos* und Iamblichos *(elenchos, protreptikon, maieia).* Dass diese Phasen nicht mehr verstanden werden, zeigt der frz. Kommentar, der gar die Zuordnungen verwechselt (*Proclus*, S. XXII): Frz. ‹*exhortation*› wird mit ‹*maieutikon*› übersetzt und frz. ‹accouchement› mit ‹*protreptikon*›!

61 vgl. Adolf ADAM, *Grundriss Liturgie, 2005, Herder.*

62 *Olympiodoros* 174/15–17. «*He therapeia he Sokratike… politike episteme*» (… ist eine ‹*Explorationsmethode in Gemeinschaft*›*).* Im Gegensatz zu den kollektiven Reinigungsprozessen im Theater (vgl. Disput) war es aber ein Einzelprozess, der mindestens teilweise in Gemeinschaft stattfand. Vgl. auch [50].

63 *Proclus* 85,86, vgl. 5.6.7.

Kapitel 5.1

64 Der Begriff *Joining* wurde in den *systemischen Therapien* als Anwärmephase geprägt.

65 *Proclus* 12,4 f. bzw. ebd. 8,21 f.

66 *Proclus* 18,15. Vgl. *Porphyrios, Jamblichos.*

67 Die *Umdeutung*, auch *reframing* genannt, ist eine in therapeutischer Absicht in Gang gesetzte Veränderung des *inneren Bezugsrahmens* (besonders: strukturelle Therapie, Kommunikationstherapie, Hypnotherapie, Neurolinguistisches Programmieren), vgl. SIMON/STIERLIN.

68 Das von *Sokrates* benützte *protos erastes* ist ein Kode für den ‹subtilen Erotiker› oder ‹Erosmeister›, vgl. auch BERNER (1989) S. 133. Der Begriff wird hier doppeldeutig als ‹Liebhaber› auf der Ebene des ‹Alltagseros› und als ‹Erosmeister› auf der Ebene des ‹doppelten Eros› verwendet (vgl. auch *megalophron),* da der Dialog einen Prozess der *erotike techne,* nämlich einen spirituellen Weg darstellt. Vgl. [I 292, I 432]. *Proklos* weist immer wieder und deutlich auf diesen Unterschied hin (*Proclus* 33 ff.). *Olympiodoros* (ebd. 13) unterstreicht, dass der Dialog bereits zu Beginn *(prooimion)* als subtil-erotisch definiert sei und stellt den *entheos erastes* (subtil Liebenden) dem *phortikos erastes* (ungebildet Liebenden) gegenüber. *entheos erastes* gebraucht auch *Proklos* (26,16). Vgl. auch ebd. 133 f. – *Olympiodoros* (ebd. 116/117) nennt *Sokrates* auch *didaskalos* (‹spiritueller Lehrer›); ferner definiert er den wahrhaftig Liebenden mit dem initiatischen Einheitserleben *(henosis,* ebd. 215,15).

Von den *platonischen Dialogen* ist hierzu besonders das *Symposion* zu erwähnen, wo Alkibiades selbst den Unterschied zwischen seinem sexuellen Ausagieren und *Sokrates'* subtil-erotischem Vorgehen in der Anfangsphase aufzeigt (218,34); ferner *Menon* 70b4*: erastes epi sophia;* vgl. auch *Phaidros* 249e, mit der Definition der vierten spirituellen Ekstaseform (Temperament des *‹Erotikers›): «ho eron ton kalon erastes kaleitai»* = ‹derjenige, der das Subtil-Schöne bzw. die Subtil-Schönen liebt, wird *erastes* genannt.›

69 *euelpis* (‹guter Hoffnung›) ist ein Mysterienbegriff im Sinne von ‹Hoffnung auf Rettung›, vgl. MERKELBACH (1995), S. 353 (Anm. 4).

70 Mysterienterminologie, vgl. auch MERKELBACH, je Glossar.

71 *Alkbiades* 104a. Das hypothetische *alethe legein* verwendet *Sokrates* für sich, vgl. ebd. 105c.

72 Zur Einordnung des *daimonion* als psycho-kosmischen Bereich vgl. 2.3.2 bzw. 3.4.2. *Sokrates* wurde von seinem *daimon* (‹Schutzengel›) gehindert, nicht adäquate Schritte zu tun (‹subtiles Coaching›).

73 Der *kairos* wurde auch personifiziert, z. B. auf dem Mysterienzyklus von Zypern, vgl. Abb. 22b. Vgl. 2.6.2[269].

74 Vgl. *Alkibiades* 127de. Vgl. auch MERKELBACH (1988) S. 52, zum für die Initiation üblichen Alter.

75 *Sokrates* unterstellt den psychischen Prozess von Anfang an dem ‹Gott›. Der ‹Gott› *(Apollon)* wird auch am Dialogende (135d) erwähnt. Die sokratischen Initiationen gehören zur apollinischen (delphischen) Tradition. Vgl. z. B. dreimalige *sakrale Wiederholungen* in der apollinischen Tradition, SCHEFER S. 134.

76 *Proclus* 132: Er engagiere sich unter seinem Niveau (pythagoreisch sei dies ein Wagnis).

77 Vgl. beispielsweise die Schrift des Rhetorikers *Gorgias*: *Encomium of Helena,* wo eine Lobrede *ad absurdum* durchexerziert wird.

78 Vgl. *Proclus* 103,23-.

79 *Olympiodoros* betont – angesichts des an Terrain gewinnenden Christentums –, auch *Sokrates* hätte allen Menschen helfen wollen (191, 8 f.).

80 Diese ‹Verdoppelung› der Realität finden wir auch bei anderen mystischen Weisheitslehrern wie *Parmenides, Aristoteles* bis zu *Thomas von Aquin.* Sie hat ihre exakte Entsprechung auch in Indien in der *Lehre der zwei Wissenschaften,* vgl. Zitat [I 256].

81 Verwendet in der Systemtherapie, wo die Therapeutin eher in die *regressive* Haltung *(‹down position›)* geht, was beim Klienten dann – infolge Homöostase-Prinzip – *Progression* auslöst *(‹up position›).* – *Sokrates* wendet diese Technik häufig an, vgl. z.B. *Theaitetos* 145d: «Ich komme über etwas Kleines in Ausweglosigkeit *(aporo)*...», d.h. jedoch: ‹über die *Erkenntnis*›!

82 Zit. E. Hermann, Basel, in 76 Ars Medici 2/2003. M.E. werden die *Schamgefühle* vielfach zu wenig beachtet, vgl. 5.2.7.3.

83 Op. zit. 1983, S.42.

84 Bereits hier finden Spiegelungsphänomene statt, die dann in der *maieia* (5.5.8.5) ihren Höhepunkt erreichen werden. *Sokrates* spiegelt alles, was Alkibiades möchte, intendiert jedoch alles auf höherer Ebene *(doppelter Eros).* Vgl. *Alkibiades* 104a.

85 Vgl. *Alkibiades* 106a-c: (Aufforderungen kursiv, v.d.V.). In der letzten Aufforderung sehe ich bereits die Form *eidô* (Konj), die zur späteren Ritualformel hinweist. Vgl. auch [75]. Die *erste Aufforderungsserie (Alkibiades* 104d-e3) wurde v.d.V. zusammengefasst. – Zum *Narzissmus* als gr. *hybris,* ist es hier Alkibiades, der sie auf *Sokrates projiziert* (Alkibiades 114d): *«hybristes ei»* (‹du treibst Übermut›). Zur *‹hybris›* vgl. auch *Proclus* 293: *«phlegontai ten psychen meth'hybreos»* (‹Aufgeblasenheit der Psyche›). Vgl. auch *Olympiodoros*: *philotimon ethos* (‹ehrgeiziges Temperament›, op. zit. 98). – Zur *Fragetechnik,* wonach der Gefragte zum Bekennenden wird, vgl. auch *Proclus* 171, 12–14. Die *sokratischen Interventionen* waren so zu führen, dass: *«‹wer antwortet, aussagt›»*, vgl. *Alkibiades* 113ab.

86 Der Begriff stammt von BATESON et al., ursprünglich aus der Schizophrenie-Therapie. Zu den Begriffen und Methoden der Kommunikationstherapie vgl. SIMON/STIERLIN (Vokabular).

87 Vgl. *Proclus* 105,6f: *«enargesteron men ton phainomenon epainon poei, plektikoteron de ton elenchon»,* zu Alkibiades 104a-c1. Es wird auch von ‹honigsüssen Worten› des *Sokrates* gesprochen.

88 Zu *dia-gignosko (dia-gnosis)* vgl. BERNER (1997), S.172ff.

89 Das *Arbeitsbündnis* wurde sehr differenziert von GREENSON definiert (2000, S.59): als «die relativ unneurotische, rationale Beziehung zwischen dem Patienten und dem Analytiker, die es dem Patienten ermöglicht, in der analytischen Situation zielstrebig zu arbeiten». Ziel ist Entwicklung und Veränderung auf die Zukunft hin. Das *Arbeitsbündnis* hebt sich von der *Übertragungsbeziehung* wie von der *realen Beziehung* ab. Zum *Joining* als *Arbeitsbündnis* vgl. SIMON/STIERLIN, S.173.

Kapitel 5.2

90 Zur Einteilung des *elenchos (‹partie réfutative›)* vgl. *Proclus,* Introduction, S.LXXXVI, Fussnote 3 (korr.). – Vgl. SCHEFER S.67; bzw. S.100 *(Symposion).* Vgl. auch LIDDELL & SCOTT: *«elenchon didonai tou biou»:* ‹to give an account of one's life›.

91 Vgl. NICEV, *l'énigme de la catharsis*; vgl. KNIEST, S.164.

92 *elenchos: 1. Widerlegungsschritt:* 106c4 *(«phere de...»)* – 113c6: Alkibiades will die Athener beraten über Recht und Unrecht, kennt sich darüber jedoch selbst nicht aus. – *2. Widerlegungs- und Vertiefungsschritt:* Überführung in die 1. Aporie: 113d1- 119a7:

Alkibiades ist über die höchsten Dinge unbewusst. Vgl. NICEV S. 168: Es sei nochmals eine *doxa.* M. E. handelt es sich jedoch um einen *Vertiefungsschritt auf eine andere Ebene* (vgl. zuvor *bema).*

93 *Bema* = Stufe zum Ritualraum (z. B. zum Chorraum der Kirchen), scheint hier einen neuen Bewusstseinsraum anzudeuten.

94 *Olympiodoros* (40,5 ff.) deutet die *Menge* als *Metapher (metaphora,* allerdings zu *enochlein, Alkibiades* 104d). Die *Athener* (106c,107), wie später die ‹Spartaner›, ‹Perser› (5.3.7) können die Nichteingeweihten darstellen *(apaideutoi,* 119b; *hoi polloi,* 111d), entsprechend der *Volksmenge (Politeia).* Vgl. auch *Proclus,* wo er die Menge (*plethos*) sowohl aussen, wie in der Psyche deutet (245,3–5).

95 *Alkibiades* 106d ff. Formen von *eidenai* («schauend wissen», hierzu gehört *oida*) sind in diesem Text bedeutsam und führen schliesslich zur Mysterienformel.

96 *Alkibiades* 106d, im Zusammenhang mit *mathein* (‹lernen›); *heuresis-zetesis* ist Mysterienterminologie, vgl. MERKELBACH (1995).

97 *Alkibiades,* 107b, *eidos* muss in diesem Kontext als ‹Initiierter› übersetzt werden. Vgl. dazu SCHEFER (S. 72): «(derjenige), der das ‹Lernen› *(manthanein)* bereits hinter sich hat und die Stufe des ‹Erfahrens› *(pathein)* bzw. ‹Schauens› *(horan)* erreicht hat». Zu *eidenai* (‹schauend wissen›) vgl. 5.5.8.5 und Glossar. Zu den verschiedenen Formen von *mathesis* vgl. *Proclus* 242: vom Göttlichen eingegeben oder als Wiedererinnerung von aussen angeregt.

98 *Alkibiades,* 109e. Der rhetorisch geschulte Alkibiades ist nicht ein faktisch Unwissender (vgl. *Proclus* 170, 1–4; *Olympiodoros* 112,6 f.), hat er doch eine für einen vornehmen Athener normale Ausbildung absolviert und wäre darin auch ein brauchbarer Berater (*symboulos axiochreos,* vgl. *Proclus,* 193/194 ff.): Aber gemessen an der ‹Erziehung› einer subtilen Gemeinschaft ist bei ihm alles verkürzt: Anstatt durch die subtile Schulung *(gymnastike-mousike-mathemata) sich körperlich-seelisch-geistig zu entwickeln,* hat er nur eine oberflächliche Bildung genossen *(palaiein* (Ringkampf), *kitharizein* (Leierspiel), *grammata* (Rhetorik), vgl. ebd.

99 So wird der sokratische Tiefenprozess genannt *(Alkibiades* 124c1).

100 Als Spiegelung des Verbergens/Verdrängens zwischen *Sokrates* bzw. Alkibiades*: eme lelethen – eme lelethas* (ebd. 106e); bzw. als: *s'auton lelethas – eme elathes* (ebd. 109d). Glossar.

101 *Alkibiades* 106d.

102 *Alkibiades* 107c; vgl. *Höhlengleichnis,* 3.4.2.

103 als *Musenkunst (mousike)* erwähnt, wovon die höchste die *Philosophie* war, vgl. Alkibiades 108cd und ebd. S. 543 Anmerkung. Die Leier als *Bild für die Seele* und die Musik als *Bild für deren subtiles Produkt,* ist hier immer auch präsent (vgl. *Proclus,* Notes complémentaires, S. 398, p. 252, Anm. 2).

104 *Alkibiades* 109b ff. Vgl. 5.4.3.5: Initiationsstufen *andreia, dikaiosyne.*

105 *Alkibiades* 110a. Der gesuchte Anfangszustand *(arche)* kann nicht gefunden werden (vgl. 5.2.4.1), im Gegensatz etwa zu *Theaitetos* 196: «*pas hemin ex arches ho logos zetesis gegonen epistemes*».

106 *para tôn pollôn* vs. (A-*pollon,* ebd. 110e); seine ‹Meinungen› sind also im Gegensatz zum Zustand eines in die *apollinische* Weisheitslehre Eingeweihten, der sich der *katharsis* unterzogen hat. Zu *doxa,* 3.3.2.

107 Alkibiades wird durch grosse Scham hindurchgehen, die bereits hier angetönt ist: (ebd. 109a); vgl. auch seine diesbezüglichen Aussagen im *Symposion.*

108 *Alkibiades* 112d; der Begriff *plane* (‹Verwirrungszustand›) gehört zur Mysterienterminologie, auch mit Personifizierung, vgl. *Paphos*-Mosaiken, Abb. 24.

109 *Alkibiades* 113b: «Und es ist behauptet worden, dass über Recht und Unrecht der schöne *Alkibiades*, der Sohn des *Kleinias, nichts verstehe (epistamai),* glaube es aber und wolle in die Versammlung gehen, um die Athener über etwas zu beraten, worüber er *nichts weiss (ouden oiden)*». Es erscheinen auch in der untenstehenden Deutung immer wieder Formen von *eidenai (oiden, oistha)* als nicht *‹geschaut habend wissen›*[98].

110 *Alkibiades* 114d *(hybristes ei).* Zur Spiegelung vgl. auch 5.1.1. *Olympiodoros* (113) deutet das komplexe Vorgehen von *Sokrates* und nennt Alkibiades in höchstem Masse *narzisstisch (hybristikotatos),* vgl. [85].

111 *Alkibiades* 115b ff.*; andreia* = 1. Initiationsstufe, vgl. 5.4.3.6.

112 *Alkibiades* 115c10 f. bzw. 116a8.

113 Mysterienterminologie, *Alkibiades* 116b *(eudaimones).* Ebd. 134e2 erscheint der Begriff unter den Verheissungen *(eudaimonesein).*

114 *Alkibiades* 116c1f; vgl. *Kalokagathie*! Vgl. auch *kalôs prattein.*

115 *Alkibiades* 116e2 ff., 117a.

116 *Alkibiades* 112d9, 117a10 ff. –118a[108]. Vgl. SCHEFER, S. 71: «Die Irrfahrt *(plane)* hatte nämlich in den Mysterien einen ganz bestimmten Platz: sie ging als negativ *suchendes Vorspiel* dem positiven *Erreichen des Ziels* voraus und bereitete den Mysten auf die unsagbare, glanzvolle Schau vor.» H. v. d. V.

117 *Alkibiades* 117d 8 ff.

118 *Alkibiades* 116d 7–11. Mit der Erwähnung Athener und Perparetherier (kl. Insel b. Euböa) wird die Aussage generalisiert.

119 *Alkibiades* 117d 7 ff.; es ist der Begriff, der im Christentum zu ‹Sünde› wurde.

120 Hier erscheint als Antipode zur dreifachen Glückseligkeitsformel (vgl. BERNER (1989) das dreimal Schlimme, *Alkibiades* 118a.

121 *Olympiodoros* (11,7) sagt, im *elenchos* zeige *Sokrates,* dass Alkibiades doppelt unbewusst sei, weil er das *‹Politische› (ta politikà)* nicht kenne *(agnoei),* und weil er glaube, es zu ‹wissen› *(eidenai).* Der *‹Politikòs›* (mehrschichtig) muss zuerst in sich die Gerechtigkeit aufgebaut haben, um sie wieder anderen Menschen erfahrbar werden zu lassen[I 89]. Zur Kodierung: Wenn das ‹Politische› mit den ‹höchsten Dingen› im *Alkibiades*-Text verbunden wird *(ta megista,* 118a), ist dies auch ein Kodebegriff für das Erleben in der Ritualgemeinschaft *(politeia).* Vgl. Glossar und [26, 28].

122 Es geht hier nicht um den konkreten Vormund, sondern vielmehr um den initiatischen Begleiter und ‹Ernährer› im Sinne des *tropheus,* vgl. 5.4.3.3.

123 *Alkibiades* 119b, vgl. *Höhlengleichnis* 3.4.2.

124 Zum lebensgeschichtlichen Aufarbeiten vgl. *Proclus* 238; vgl. auch *Olympiodoros* 89,13 ff. (erwähnt *historia).*

125 *Alkibiades* 119a 8 ff. Vgl. bei *Menon* ist der kathartische Prozess hier zu Ende.

126 *Proklos* spricht in diesem Zusammenhang vom ‹Recht› als ‹umfassendem Recht› *(enkosmios dike,* op. zit. 219), das von der *‹eunomia›* abhängt, wonach das Gerechte auch schön ist.

127 Vgl. *apaideutos*[123]; *Olympiodoros* spricht bezüglich des psychischen Prozesses: *archomenos paideuesthai*; vgl. Sophistes, 229d*;* vgl. *Höhlengleichnis: a-paideusia.* Vgl. Glossar und Systematik 4.2[35].

128 *Olympiodoros* (113, 22–24): *«echetai … en tais dialektikais erotesesin ho elenchôn tou elenchomenou mallon hyper tou somatos ta tes echidnes degmata.»* – Ein vergleichbares Bild wird von Platon im *Symposion* für die Eros-Prozesse gebraucht (vgl. BERNER, 1989, S. 161).

129 KNIEST, S. 103 zum *elenchos:* «kein Wissen mitteilen, sondern Affektlage hervorrufen».

130 *Olympiodoros* 137,15: *«ananepsas ho neos»: ‹der Novize ist wieder nüchtern›.*

131 Vgl. *Olympiodoros* 132, 1–5. Zur Systematik dieser zwei Feldbereiche: *«to men gnostikon … to de zotikon»*. Vgl. auch BERNER, 1997, S. 243. Zur *dreigliedrigen Psyche* vgl. [250], welches Modell im Folgenden auch diskutiert wird.

132 = ein Wort *(elenchos)* mit zwei Bedeutungen, *hier* aber m. E. mit *unterschiedlichem Geschlecht* (vgl. *Olympiodoros* 191,3, wo er den Plural verwendet *(dia tôn elenchôn).* – Gr. *gnostikon* scheint in anderen Einteilungen als *logistikon (‹logosgeleitete Psyche›)* – gr. *zotikon* seinerseits als *phytikon* bzw. *alogon:* Dieser sog. *‹irrationale› Bereich* wird im *dreigliedrigen platonischen* Seelenmodell m. E. noch in einen triebgesteuerten Bereich: *epithymetikon* (gröbere Emotionen) und einen sog. ‹muthaften›: *thymoeides* (feinere Emotionen) eingeteilt[250]. Nur Letzterer geht bei starkem Angsteinbruch weg und muss – und musste bereits sokratisch – *therapeutisch zurückgeholt* werden, vgl. [206]. Zu den *‹drei Seelenteilen›* vgl. auch *Politeia* 435e-436a und *Olympiodoros* 73.

133 Op. zit. 243,15 ff. Durch dieses Verfahren wird man *‹epitedeios› (‹würdig›)* für die Einweihung.

134 NZZ, 7.1.05, S. 13 ‹Psychologische Hilfe für Traumatisierte› (Seebeben ASIEN). – M. LEUZINGER-BOHLEBER: *Chronifizierende Depressionen: Indikationen für Psychoanalysen …* in *Psyche* 9/10 (2005), S. 808. In beiden Zitaten habe ich ‹Körper› durch *‹Leib›* ersetzt, da es sich bereits um ein Feldgeschehen handelt (vgl. 1.1.1).

135 NICEV, S. 94 ff. zit. *Gorgias*: Letzterer klassiert dieses Vorgehen als ‹zweideutige Kunstfertigkeiten› *(dissai technai)* des *Betrugs (goeteia)* und *Magie (mageia)*›, welche eigentlich *Fehlleitungen* der Psyche *(hamartemata!)* und *Täuschungen* der Vorstellungen seien *(apatemata).* Mantra (skrt.) = wiederholte kraftgeladene Silbe oder Silbenfolge.

136 *Sophistes* 230a. – Vgl. *Politeia* 412d/413: Er spricht von der Sorge, dass die Menschen (im ‹idealen Staat›) in keinem Alter *bezaubert noch gezwungen* würden *(goeteuomenoi mete biazomenoi),* die richtige Meinung zu verdrängen.

137 *Theaitetos* 161ab, *logôn thylakon.*

138 Vgl. NICEV S. 95 f., zit. Gorgias.

139 Vgl. dazu BERNER, 1997, S. 142.

140 Vgl. *Olympiodoros* 151, 15–18: dadurch mache er sie *‹selbstbewegt›*.

141 *Sophistes* 230d.

142 Im Gegensatz zu vielen unterschiedlichen Behandlungsmethoden, *Proclus* 298,10 ff. Vgl. [50].

143 *Sophistes* 230a-e .

144 Vgl. *Höhlengleichnis (Politeia* VII, 514b) und Neuplatoniker, die dasselbe Wort für die psychischen Abwehrvorgänge gebrauchen.

145 Das schlimmste Unbewusstsein *(eschate amathia,* vgl. *Alkibiades* 118b6), die grösste Verfehlung *(megiste hamartia, Ödipus*-Tragödie) muss sokratisch durch die grösste und

techniken *(megiste kai kyriotate katharseon)* aufgelöst werden[140]. Ebenso *Proclus* 170,18, wonach der *elenchos* bezüglich Katharsis: *«ta megista syntelei»* (‹das Grösste vollbringt›). Vgl. auch *Olympiodoros*: Die sokratische Katharsis sei die vollendetste *(anysimotatos)*[50]. Dazu brauchte es einen *begnadeten Therapeuten* wie *Sokrates (= daimonios aner*, vgl. *Symposion).*

146 *Sophistes* 231b, vgl. auch ebd. 229 ff. Zur Unterscheidung der sokratischen dialogischen Methode zur Rhetorik vgl. *Proclus* 169,11-170.

147 *Olympiodoros* 151,6 unterscheidet die *paideia* als zweiteilig: *propaideia-paideia.*

148 Darstellung v. d. V. aus obigem Zitat [146]. Die Angaben in Klammern sind extrapoliert: Ähnliche *generative* Modelle verwendet die Linguistik *(Transformationsgrammatik)* mit hierachischer Gliederung der *lexematischen Strukturen (Archilexeme, Lexeme),* vgl. CHOMSKY, GECKELER op. zit.

149 Zur Mysterientradition vgl. Systematik[35].

150 Zu den lehrenden/unterweisenden Verfahren (Studien) und der *paideia* vgl. *Sophistes* 229d.

151 Zum herkömmlichen *(patrion)* ‹warnenden› Vorgehen *(nouthetike)* vgl. *Sophistes* 229e, vgl. auch [50].

152 Vgl. *Proclus* 170, wo er darlegt, dass das *rhetorische* Vorgehen, das Alkibiades erwartet hätte, aus *prooimion* (‹Einführung›), *epilogos* (‹Erwägung›) und *agon* (‹Wettstreit›) bestanden hätte. – Das Wort *elenchos* überlebt als ‹Auflistung› im it. *elenco*: ‹Verzeichnis›, ‹Telefonbuch›.

153 *kataballein,* vgl. *Olympiodoros* 142; ebd. 191.

154 Vgl. *Alkibiades* 116a: *alethe legein.*

155 Vgl. «Es muss (etwas) vom Ursprung her genau bestimmt werden» *(‹ex arches diorizomai›), Theaitetos* 192a. Vgl. auch *Olympiodoros* 133 *(‹proton aition arrheton›).*

156 D. h. also über die Geburt hinaus, vgl. ‹Menschwerdung› in *Politeia X 621a;* vgl. 5.5.7.2.

157 Alkibiades 116d-117d (Deutung des Zwischenzustandes *plane).*

158 *«dia de ten psychen katiousan eis genesin». Olympiodoros* (48, 18–21) vergleicht dabei den Prozess mit dem ‹kretischen Mythos› (= initiatisch), wo *Ariadne Theseus* am Faden durchs Labyrinth geleitet. Zum minoischen Mysterienritual vgl. SCHEFER, S. 148.

159 Vgl. Plutarch, zit. MERKELBACH (1995, S. 287). MERKELBACH spricht vom ‹freiwilligen Tod› des Mysten. Vgl. auch die *Taufe* als Sterben und Neuwerden.

160 Vgl. *Phaidon* 80e.

161 Als Matrix PM IV, op. zit. S. 161.

162 Vgl. *Proclus* 304, 8 f.: *«pos emathe … kai pothen».*

163 Vgl. *Sophistes* 230b.

164 *Alkibiades* 109c-110e; einschlägige Begriffe kursiv und kleine – hier signifikante – Änderungen v. d. V.

165 *Alkibiades* 116e; dies ist die Definition des doppelten Unbewusstseins: das Verstricktsein im Konsens der Vielen (Vgl. *A-pollon* vs. *para ton pollon):* das in kodierten Texten mögliche Wortspiel ist nicht etymologisch zu verstehen.

166 *Alkibiades* 116d: «Wenn nun einer als Berater aufsteht – ob das nun bei den Athenern oder irgendwo ist – und ‹meint› zu verstehen, was recht und unrecht ist, und will doch behaupten zu wissen, das Gerechte sei bisweilen schlecht: würdest du ihn nicht auslachen, da doch auch du behauptest, das *Gerechte* und *Vorteilhafte* sei dasselbe?»

167 *Alkibiades* 116e 2–4.

168 Vgl. Beschreibung des Prozesses im *Sophistes* 230bc. ‹Therapeuten› für *kathairontes*, ebd. 230c.

169 Vgl. *Politeia* 413a: «*ou to ta onta doxazein aletheuein ... einai?*»

170 Vgl. *Theaitetos* 192ab, «ex *arches diorizomenous*» (‹vom Anfang her genau diesbezüglich zu unterscheiden›). *‹Prägungen›: gr. mnemeion, typos, sphragis.* Zu *eidenai* als ‹(geschaut habend) wissen›, vgl. 5.4.5.4 [764] bzw. 5.5.8.5.

171 Vgl. KORNFIELD, S. 58.

172 *Proclus* 170, im Gegensatz zu Vorgehensweisen der Rhetorik: *«ho tropos tôn logôn ho dialektikos, erotesesi ka apokrisesi teleioumenos».*

173 (ebd. Fortsetzung): Drittens vollende sie das Höchste hinsichtlich Reinigung *(ta megista syntelei).*

174 Vgl. *Politeia* 515d.

175 Vgl. HINZE, *Samkhya* 2.2.

176 *kathoran* weist als *‹Hinunterschauen›*, *‹aus der Ferne Schauen›* auf einen *Ausserkörperzustand* (vgl. ‹Lebensfilm›, NDE).

177 Op. zit. 230b, vgl. [167].

178 *Soph.* 230b ff.; *Proklos* 170.

179 Nämlich als: «über dieselben *‹Gegenstände› (= peri ton auton)* – in denselben *‹Beziehungen› (= pros ta auta)* – nach demselben *‹Sinn› (= kata tauta),* obwohl im Originaltext alle mit demselben hinweisenden Pronomen ‹dieses› *(ta auta),* aber mit unterschiedlichen Präpositionen erscheinen. Vgl. dazu die ‹Drei-Zeiten› in Homers *Ilias* (A 70) betr. den Seher *Kalchas: «hos ede ta t'eonta ta t'essomena pro t'eonta»:* ‹der erkannte, was ist, was sein wird und zuvor war›.

180 Gr. *arrheton* (für ‹Mysterium› = ‹unsagbar›). Zum ‹Ausplaudern› vgl. *Hippokratischer Eid* (8. Vers) *bzw. ‹Tempelschlaf›* als *Trancemethode* in BERNER, 1997.

181 Vgl. *Königsrede*: *‹Drei-Zeiten›* kodiert als *‹Mutter› (= Vergangenheit)* – *‹Gattin› (= Gegenwart)* – *‹Tochter›* (= Zukunft). Dies entsprechend auch im *Hippokratischen Eid* (‹Vorfahren-Brüder-Söhne›), vgl. BERNER, 1989, S. 396. In der *Ilias* wurde diese Fähigkeit des Sehers *Kalchas* folgendermassen beschrieben (A 70): *«hos ede ta t'eonta ta t'essomena pro t'eonta»*[179].

182 Vgl. NICEV, S. 96, zit. *Gorgias*: *«ton paroichomenon mnemen- ton paronton ennoian- ton mellonton pronoian»*: Die meisten seien aber nicht fähig, das Vergangene zu erinnern, die Gegenwart zu erkennen, die *Zukunft zu weissagen (manteuesthai to mellon).* Dies übersetzt NICEV frz. mit: *«saisir les choses dans leur complexité»!*

183 Op. zit. 170, 18–21.

184 Vgl. op. zit. 283 und Anm. *kataneusis, ananeusis*. Dieses Vorgehen des *Nickens* wird von Platon auch in *Politeia* 350e bzw. 351c erwähnt.

185 Zum Sich-Vergewissern unmittelbar vor der 1. *Aporie*, vgl. *Alkibiades* 116d; zum *Schwitzen*, *Erröten* und thematisierten Nicken, vgl. *Politeia* 350de. Vgl. [187].

186 Op. zit. 165: *«dia tou kata apotaden logou»* – im Gegensatz zur ‹dialektisch›-kurzen Methode: *«kata peusin (erotesin) kai apokrisin».* Im schwierigen griechischen Text steht, diese ‹Übersättigung eigne für die Körper(lichen)›. Ähnliche Darstellung der beiden Verfahren auch ebd. (*Olympiodoros* 56): Das ‹langatmige Verfahren› sei zum *Verwirren (periploke*, vgl. *Hypnotherapie)* und in *Trance bringen (katheudein poiei tous akroatas),* während die kurze, ‹dialektische› Technik zum *Wachwerden, Umkehr* und *Verweben*

(diegertikon, epistreptikon, diaploke) sei. – Zum Schema der *Fragetechniken* vgl. auch *Proclus (Notes complémentaires*, S, 437, stoisches Schema): *peustikai pleionos logou* (ausgedehnte Rede) *vs. dialektikai* (nur mit ‹ja› oder ‹nein›).

187 *Olympiodoros* 191: *kateklinen* (niederlegen): der Begriff stammt von der Tempelschlaf-(Trance-)Tradition. Zum Nüchternwerden (ebd. 137,15): *«ananepsas ho neos»*.

188 Op. zit.123,22; auch *«en to metaxy egeneto»:* ‹er gelangte in die Zwischenwelt›, ebd. 129,1.

189 Vgl. *methy* – ‹süsser Wein›, *methysko* – ‹betrunken machen›, *methysos* – ‹betrunken›, *methyo* – ‹betrunken sein›.

190 WASSON/ HOFMANN/ RUCK, S. 50.

191 Vgl. K. WALDNER (1995). *Masken und Phalloi*. In: BETTINGER/FUNK (Hgg.): *Maskeraden: Geschlechterdifferenz in der literarischen Inszenierung* (Berlin: Schmidt). Vgl. auch BURKERT (1990), S. 95 ff.

192 Vgl. Menon, 76e, wo *Sokrates* explizit. darauf hiweist, dass dieser vor den Einweihungen fortgeht.

193 Vgl. Fastenzeiten vor der Initiation, Quatemberfasten, Fastenzeit vor Ostern, und früher vor der Kommunion (als initiatisches Ritual).

194 Vgl. Aussagen eines indianischen Weisen, in SABINA, S. 78 (Hinweis von Michel BERNER, lic. phil.).

195 *Theaitetos* 149cd.

196 Ebd. 167a. Aus der Rede des *Sokrates* habe ich *sophistes* mit ‹Gesprächstherapeut› wiedergegeben, wie dies – mit Einschränkungen – auch von *Sokrates* gemacht wird (vgl. *Algorithmus*, 5.2.3).

197 Op. zit. 120.

198 Vgl. BERNER, 1997: Die alten Heilkunden vermochten die somatische Ebene noch nicht im naturwissenschaftlichen Sinne zu beeinflussen und heilten auch den Körper noch wesentlich über die körpernahen Energieebenen, vgl. 5.5.6.2.

199 *Olympiodoros* 56. Vgl. auch *Proclus, Notes complémentaires*, S. 386/387 (zu p. 232,4.)

200 *Proclus* (299) spricht hinsichtlich der kathartischen Methode des *Sokrates* von*: «he tes methodou dynamis katholikotate»*. Vgl. auch *Symposion* 215ce.

201 Op. zit. S. 54, 1983.

202 *Proklos, Peri henoseos kai kallous*, zit. nach NICEV, S. 177: Aus den Falschkonstrukten der Menge enständen *schlimme Phantasien* (*phantasiai ponerai*) und *verwickelte Gefühle (pathe poikila),* die nach den zitierten Angaben therapiert werden müssten.

203 *Sophistes* 229c ‹*(kat)eidos*›: vgl. ‹*eidos*›, wird für ‹Initiierter› gebraucht (= ‹subtil Wissender›).

204 Vgl. *Proclus*. 17 bzw. 170.

205 Op. zit. 219, 14–16, zum 1. *elenchos* (Ä. v. d. V.).

206 Op. zit. 5, 1–4. *peri autà* übersetze ich mit ‹Leib› gemäss der platonischen dreistufigen Systematik[III 151] (‹Körperattraktion›: *philosomaton*)

207 Vgl. Alk. 112ef; vgl. [206].

208 Vgl. Pythagoreer und zu schnelles Aus-dem-Körper gehen, erwähnt *Olympiodoros* 133, vgl. 5.2.6. Auch der bekannte Disput um die Katharsis fokussierte nachhaltige Auflösung der Verhaftungen.

209 Vgl. *Schierling-Lähmung* des Hierophanten *(Eleusis),* der dadurch impotent gemacht wurde (Eleusis, zit. SCHEFER, S. 86).

210 Vgl. die erwähnte Einteilung der Dialoge in *Syllogismen* (‹philosophische Schlüsse/Folgerungen›).

211 LIDDELL & SCOTT: – *a-poria/ a-poreo = Ausweglosigkeit, Engpass, Verlegenheit, Ruhelosigkeit, Mangel.* Zitat: NICEV, S. 174, zit. *Proklos.* Vgl. auch NICEV, S. 151: Für die Tragödie entsprechen sich *aporia* und *amphi-gnoia (‹Zweifel, Irrtum›, eigentlich ‹Doppelbewusstsein›).*

212 *Theaitetos,* 149a; die Ansprache als ‹mein Freund› *(hetaire)* weist auf die initiatische Verbundenheit der beiden, vgl. SCHEFER, S. 134 (Anm. 78) und Glossar. Vgl. 4.3.4 *(maieia).*

213 *Alkibiades* 116e (1. Aporie).

214 *Menon* 80a*: pharmattein* auch = ‹Eisen härten›.

215 = elektrisierender Fisch.

216 Im *Symposion* wird die Eros(kraft) als *Zauberer, Hexenmeister* mit denselben Wörtern beschrieben *(goes, pharmakeus).*

217 *elenchos = syllogismos antiphaseos, Proclus* 170, 22 f.

218 *para ten doxan,* erwähnt NICEV*; ekplexis, Proclus* 164,2 *zu Alkibiades* 106a.

219 Op. zit. 40,9 ff. (spricht von der ‹Menge als Metapher›). Zu *‹epilysis› (tes psyches)* vgl. *Psycho-analyse* und *Psycho-lyse,* auch 5.6.3.

220 Zit. GROF, S. 209.

221 Vgl. *Proclus* 298, 9 f. *(«hoi apo tôn koinôn epibolôn elenchoi»).*

222 Gr. *metabeblekenai* (von *metaballo),* op. zit. 228,10 f.

223 *Sokrates* spricht von *pathema,* Alkibiades 116e5.

224 *Alkibiades* 116de. Ä. v. d. V.

225 Op. zit. S. 138 bzw. S. 172 (Zitat).

226 Vgl. *Proclus, Notes complémentaires,* S. 438 f. (zu p. 323,1.): Erwähnt wird u. a. der *Aporie-Prozess* des *Porphyrios,* der drei Tage dauerte. Dies erklärt vielleicht u. a. die hochfrequente frühe Psychoanalyse!

227 *pathema = planasthai,* Alkibiades 116e5. Dieser Zustand *(plane)* eines psychischen Herumirrens ist die Etymologie von ‹*Planet*›: effektiv sprechen Menschen in diesem Zustand auch von ‹meteorologischen› Phänomenen, wie Sehen von ‹Galaxien›, z. T, auch von grossen Geschwindigkeiten.

228 *plane, methorion, mese agnoia, en metaxy, meson, mese doxa, tome,* vgl. *Olympiodoros,* unten.

229 Alkibiades 127d, 2. Aporie. Vgl. Schema *Therapiephasen* und *Bewusstseinszustände,* 5.

230 Nach dem *‹wie›* und *‹seit wann›* vgl. *Proclus* 304.

231 Vgl. *atechnos atopos, dedoika, Alkibiades* 116e-117d*;* vgl. *Olympiodoros,* 130, 8–12, wo er von diesen Zuständen und der ‹dialektischen Energie› *(dynamis)* des *Sokrates* spricht, wonach durch Erschütterung *(peplegmenoi)* geheilt wurde. – Das aktuelle *Panik-Syndrom* liesse sich gewinnbringend auf dem Hintergrund von Bewusstseinskonzepten diskutieren und therapeutisch angehen.

232 Gr. *narkan,* vgl. *Nark*ose[215] *(Menon,* 80ab).

233 *«en aphasia auton onta», Olympiodoros* 129,3.

234 Im Text als ‹ja›, ‹nein› fassbar, vgl. 117d[184].

235 Vgl. *Olympiodoros*; vgl. auch BERNER, 1997, S. 265 ff., ebd. auch Abbildungen 14 und 15.

236 Vgl. *Proclus* Übersetzung: *‹flottement dans tes réponses›.*

237 *Phaidon*, 81de: «die Psychen der Unentwickelten, die ... gezwungen werden umherzuirren *(planasthai),* indem sie für ihre schlechte Lebensweise büssen ... und so lange *irren* sie dort (in diesem Zwischenzustand) *herum,* bis sie durch die Begierde des ihnen noch anhaftenden Körperlichen *(somatoeides)* wieder gebunden werden in/an einen (neuen) Körper.»

238 Vgl. Menschwerdungsbeschreibung in *Politeia* 621: Alles ist ohne Leben *(«hosa ge phyei»).* In etruskischen Gräbern *(Tarquinia)* sind die *Bäume dort ohne Blätter* dargestellt.

239 Bild des *Silens Marsyas*, der sich mit der Gottheit *(Apollon)* messen wollte und durch Häutung (!) bestraft wird *(Paphos-Mosaiken*, vgl. Abb. 24).

240 Op. zit. 133: *«ho oikeion te aposiopesei exairei ton elenchon, toutestin anekpuston kai exaision esti kai aphraston touto.»* – Das *Zaudern (oknos)* gehört auch zu den Mysterienbegriffen und Erfahrungen, vgl. MERKELBACH (1995) S. 276. – *hyle aneidos* = formlose Materie vs. *eidos* = Formgebung (vgl. Idee 2.3.5). Vgl. auch SHELDRAKE.

241 Op. zit. S. 121.

242 Op. zit. 128,22 ff., zu 116e: *«Alla, ma tous theous ...»* (1. Aporie). – zu *‹phile›* (a. a. O. *‹hetaire›)* und den den initiatischen Stufen entsprechenden Anreden vgl. SCHEFER.

243 Op. zit. 123,20–29, zu 116e.

244 *Alkibiades* 116e–127d. Vgl. FREUDs Adaptation *unbewusst-vorbewusst-bewusst*, wobei er die Bewusstseinsbereiche aus der Hypnose gut kannte, in der Psychoanalyse aber weniger tief erleben liess! – Op. zit. 124,1 f. Ursache: *aitia.* () v. d. V.

245 G. BRUNS (in Psyche 59/2005, S. 820) zit. GREEN, zur ‹toten›, d. h. infolge eigenem Schicksalsschlag reaktionslosen Mutter. – Zu den Risiken der *Neuroleptika-Behandlung* vgl. Dieter LEHMKUHL: *Nihil Nocere!* In: *Soziale Psychiatrie* 04/2007, S. 4 f.: «So gibt es trotz der Wirksamkeit der NL in der Behandlung akuter Psychosen und bei der Verringerung der Rückfallrate *keinen Nachweis der Verbesserung des Langzeitverlaufes der Schizophrenie.*» H. v. d. V. Vgl. auch Volkmar ADERHOLD: *Mortalität durch Neuoleptika*, ebd. S. 5–10. – Zu *Antidepressiva-* und *Antipsychotika*-Behandlung vgl. Interview mit Robert WHITAKER: *Psychopharmaka – ein Angriff auf die Menschenwürde*, S. 1–13 (Originalartikel unter: http://akmhcweb.org/articles/BayAreaStreetSpiritWhitaker.htm. – Bezüglich *Hypknotika* (Schlafmittel) ist die ‹dissoziative Wirkung› bekannt und müsste als Loslösung der psychischen Felder diskutiert werden.

246 Auch *empathes* genannt; bzw. wird – nach der dreigliedrigen Systematik – hier noch zwischen *epithymetikon* und *thymoeides* unterschieden, vgl. folgenden Text.

247 *Alkibiades* 117d.

248 *Olympiodoros,* 131,2 ff.: *«entha logos esti tes diples kai haples agnoias»*.

249 Vgl. *Olympiodoros* 130,13–16. Gr. *elenchos* n. wird denn auch etwa wiedergegeben mit *epiplexis:* ‹Attacke, Tadel›, vgl. *Olympiodoros* 132,3.

250 *Olympiodoros* 132,1/2f. Für das Vorhergehende siehe auch [131]. – Vgl. auch andere Systematiken einer ‹dreiteiligen Psyche›, wo dieser ‹triebhafte Bereich› *epithymetikon* genannt wird – neben dem ‹muthaften› *thymoeides* – und im Gegensatz zum ‹logosgeleiteten› *logistikon* (verschiedene Systematiken). Vgl. dazu SCHEFER, S. 162. Zusammenhänge entstehen zu *thymos* (Energiekanal, *Chakren*ebene) und der dort wahrgenommenen *epithymiai* (‹Lust-Energien›)[III 72]. – Zu den antiken Modellen vgl. *Olympiodoros* 4–5 bzw. Schema *Olympiodoros* S. 54, Anm. – Vgl. auch BERNER (1989), S. 90 ff. (zu *thymos).*

[251] Op. zit. S. 164, bezüglich dem *Olympiodoros*-Kommentar des Alkibiades. Er erwähnt die ‹*katharsis ton doxon*› und die *katharsis ton pathon* (bzw. *ton pathematon).*

[252] Op. zit. S. 164: «Platon ne va pas au-delà de la *katharsis ton doxon*, car dans ses dialogues les sentiments jouent *un rôle secondaire* (!) pour qu'il soit nécessaire de parler de *katharsis ton pathon* (ou *ton pathematon).* Les interlocuteurs s'intéressent à la *connaissance* qui doit être établie et acquise. *Dans ce cas les sentiments sont quelque chose de secondaire et la katharsis ton doxon implique leur catharsis.*» H. v. d. V.

[253] Op. zit. S. 190 (Zitat von *Olympiodoros* 132, vgl. [131]. NICEV zitiert *Olympiodoros* falsch, indem er für die Reinigung des *gnostikon* das Vorgehen für das *zotikon* anführt, d. h. die *Olympiodoros*-Stelle griechisch falsch zitiert.

[254] 124,4 ff. (bzw. ebd. 142, S. 92); zur Attacke auch ebd. 130,13–16.

[255] *Proclus*, 170,21 f., vgl. [183] (Zitat).

[256] Alkibiades 118a.

[257] *Olympiodoros* 131,8 f.: vgl. hebr. *die* ‹Sünde› als Gottesferne.

[258] Vgl. *Phaidon* 81c: «*phobo tou aidoûs* (=Scham) *te kai Haidou (= Hades*, beide Genetiv)»: ‹die unrein abgelösten Seelen werden wieder ins Sichtbare hingezogen, aus Furcht vor *der Scham und dem Hades*›. Hier lässt sich an eine ‹implizite etymologische Deutung› des Wortes ‹Hades› denken, vgl. Phaidon-Ausgabe, Paderborn: Schöningh, 1959. (Auch Deutung *a-ïdos* (‹unsichtbar›) ist möglich, aber m. E. weniger einleuchtend).

[259] Op. zit. S. 173 zu PMII.

[260] Von *zoe* = ‹Leben›.

[261] Zur Definition von ‹psychodynamisch› vgl. auch STROTZKA, op. zit. S. 237 f. – Zu den verschiedenen psychischen Hauptfeldern wie *Astralfeld* (affektiv-emotional), *Mentalfeld, ätherisches Feld* etc. vgl. BERNER, 1997, S. 242 ff.

[262] *Olympiodoros* 132, 5 ff. zu *Alkibiades* 118b (nach[247]). Vgl. auch *Olympiodoros* 142,9 *(katabalon).*

[263] Alkibiades 118a. Vgl. auch das für Mysterientexte typische Phänomen der *Aussparung* oder *Sperrung.*

[264] Vgl. negative Dreierformel: Zur *Dreifaltigkeitsformel* im *Symposion* (204c5) als: «*habron kai teleon kai makariston*» (‹ist doch das subtilste Lieben das wahrhaft Schöne, und *zart und vollendet und glückselig).* Interessanterweise sind entsprechende *Dreierformeln der Glückseligkeit* transkulturell für höchste Bewusstseinszustände belegt (vgl. *Wörterbuch der östlichen Weisheitslehren: ‹triratna›).* Das Gegenteil der *Glückseligkeit (gr. eudaimonia)* ist eben die ‹*Antiglückseligkeit*› *(gr. kakodaimonia)*, vgl. *Proclus* 102,26.

[265] Op. zit. 131,9: «*antikeitai gar to makario to eponeidiston*», vgl. ‹*makariston*› in der positiven Dreierformel.

[266] Die Konfrontation mit dem total Negativen wird noch durch einen grammatikalisch *falschen* ‹*doppelten*› Superlativ unterstrichen *(aischistos* (‹*schimpflichst*›*)* = Superlativ, verdoppelt *zu: aischistotatos, Olympiodoros*, 124,7 (dagegen normale Superlativ-Formeln 142,7; 132,6/7). Im Platontext steht das erste Adjektiv nicht im Superlativ *(eponeidistos),* bei *Olympiodoros* dagegen*: eponeidistatos.*

[267] *Olympiodoros* 132,7 ff., mit Hinweis auf die Tragödie (ebd. 132,15 f.), verkürzt zu *Alkibiades* 118b4-, Ü. v. d. V.

[268] Op. zit. 132.

[269] *Alkibiades* 118b4 *(peponthas* Perfekt! v. *paschein).* Eine andere Deutung des Zauderns, wäre, dass *Sokrates* den *Einweihungswiderstand* des Menschen gespiegelt hätte, der sich

nie für den ‹Weg› entscheiden kann und so nie zum Ziel kommt. Dieser Aspekt *(oknos)* wurde in Mysterientraditionen als Mann personifiziert, der ein Seil flicht, das sein Esel Stück um Stück abfrisst (BURKERT (1990), S. 17; MERKELBACH (1995), S. 276). *Alkibiades* wird effektiv gleich nochmals zaudern, und nochmals eine kleine Auflösung über sich ergehen lassen müssen (bezüglich Perikles, bis Ende *elenchos*: «das kann ich nicht», 119a7).

270 Zitat geht weiter: «Aber nicht du allein befindest dich in diesen (Leidens)zustand, sondern auch *die vielen (hoi polloi vs. a-pollôn),* die unsere Stadt verwalten, bis auf wenige wohl und vielleicht deinen Vormund Perikles» (der in diesem Falle sein *geistiger Vormund/Ritualpate* gewesen wäre), Anm. v. d. V.

271 ‹zaudern›[240]; vgl. SCHEFER S. 106: «Die religiöse Ehrfurcht *(sebas)* verbietet dem *Wissenden,* die höchsten Dinge ‹in eine ungestimmte, unziemliche Öffentlichkeit hinauszuwerfen *(ekballein)*›». H. v. d. V. (Wissender = Initiierter, *eidos).* Zum rituellen ‹Zauderer› *(oknos)* vgl. auch MERKELBACH, S. 276.

272 Vgl. *Olympiodoros*, 132,15 f., wo er die *Tragödie* und *Euripides (Or. 1)* erwähnt. In der Tragödie erfolgte ja bekanntlich eine *kollektive Katharsis* (5.4.5.6.1). Vgl. dazu NICEV und die Diskussion um den diesbezüglichen *Disput* zwischen Platonikern und Aristotelikern. Aber auch in der christlichen *Messe* kann diese Struktur der Amplifizierung bis zum tiefsten Punkt mit der Energie*wandlung* (!) erkannt werden: die Dramatisierung der alten Energielehren. Das ‹Verstummen› *(aposiopesis, Olympiodoros* 133,1) zeigt womöglich eine Aussparungsstelle im Prozess an. Zum ‹Schweigen› vgl. MERKELBACH, S. 167 f.

273 Op. zit. 132,9 ff. (zu «Oh weh, Alkibiades», 118b). – Zum ‹sokratischen Drama› vgl. *Theaitetos* 150a (von *Sokrates* gesagt): «*tou hemou dramatos*»: – Zu ‹*an-epitedeios*› (ebd.): Es sei die pythagoreische Sitte für die für den Philosophieweg Unwürdigen (auch *anaxios*); dies ist ein initiatischer Begriff im Sinne von christlich «würdig und recht»; vgl. dazu auch SCHEFER, S. 98, zit. *Aristoteles*. Vgl. auch *Proklos* 244 *(houto gar an epitedeioi genoimetha)* und *Olympiodoros* 39 *(epitedeiotes). – homakoion:* ist ein pythagoreischer Begriff, der den pythagoreischen Novizenkreis bezeichnete (vgl. Eingeweihtengrade wie *‹hypekooi›, ‹akusmatikoi›, ‹mathematikoi›…*[35]*).* Es geht hier um die *Ritualgemeinschaft.* Das Wort ist nur für diese Stelle belegt *(= hapax legomenon),* vgl. grosser LIDDELL & SCOTT und THESAURUS.

274 MERKELBACH 1995, S. 164 ff., zit. FIRMICUS MATERNUS. (!) v. d. V. , da es sich im Ritual nicht um ein ‹*Spiel*› (vgl. Weinen), sondern um eine *Erfahrung im veränderten Bewusstsein* handelt! – Der Kult ist unbekannt: Eine Verbindung zu *Pythagoras* wäre hier jedoch möglich, da er 20 Jahre in Ägypten gelebt haben soll und dort in die höchsten Mysterien eingeweiht worden sei.

275 *homakoion= homoiôs akouein*, vgl. *Akusmatiker*-Grad.

276 *Olympiodoros* 133,8 ff. () v. d. V. – Das ‹*Nicht vor den Vielen*› *(«ou pros tous pollous»)* lässt auch hier das Programm der Platoniker anklingen, im Gegensatz etwa zum christlichen *Abendmahl*, wo in der Kelchsegnung gleichsam ein ‹Gegenprogramm› erscheint: «*peri ton pollon*» (‹für die Vielen›)!

277 *Dual (mono esmen),* Alkibiades 118b5; dies evtl. im Gegensatz zum ‹*koine boule*› als Setting der versammelten Gemeinschaft (ebd. 119b).

278 Vgl. SCHEFER, S. 195 ff.

279 Vgl. *Olympiodoros* 142,9 (‹klein gemacht›: *katabalon)*

280 *Olympiodoros* 124, 9: *«oute ho eidos ten hodon planatai».* – Dies hat auch JANET beobachtet: nach Auflösung des Traumatischen und Integration der abgespaltenen Persönlichkeitsanteile verschwindet die Hypnotisierbarkeit.

281 Vgl. *Höhlengleichnis, Politeia* 515c (erw. 3.4.2). Ferner kann auch noch der Zustand der *ekstatisch abgelösten Psyche bei den höheren Initiationen (theroretikos) unterschieden werden.*

282 Vgl. den zitierten Bericht vom *Trophonios-Orakel*[588].

283 Op. zit. 5: Stufe *kathartikos: psyche apolyomene tou somatos* (‹Psyche muss vom Körper gelöst werden›) – Stufe *theoretikos*: *psyche apolelymene tou somatos (‹Psyche ist vom Körper abgelöst›).*

284 Vgl auch PRÜCKNER, S.31, Abb. 3. Der Autor interpretiert die Pinakes als dem *Aphroditekult* zugehörig, interpretiert sie aber m. E. zu wenig subtil als *Tempelprostitution.* Infolge der häufigen *Hades-Persephone*-Thematik, wie auch der starken italischen Präsenz des *Demeterkultes,* ordne ich die Ritualtafeln – in Übereinstimmung mit dem Nationalmuseum von *Reggio/Ca*, das vom *Persephone-Heiligtum* spricht – diesem Kultbereich zu. Zusätzlich finden sich diese Motive übereinstimmend auch auf den *Pinakes* des *Demeterheiligtums in Naxos* (Sizilien). Pinakes ca. 490–450 v. Chr.

285 Das dt. Wort ‹Sarg› kommt tatsächlich von gr. *sarx* (‹Körper›, ‹Fleisch›), und könnte einen solchen rituellen Hintergrund haben. Bei Paulus erscheinen noch *Initiationsgrade*, und im *Zweiten (Neuen) Testament* werde noch von den ‹Exoterikern› *(hoi exo*, ‹die Nichteingeweihten›) als von den ‹Fleischlichen› (*hoi sarkikoi)* gesprochen (vs. *‹hoi eso›* = *‹hoi kletoi›*, ‹die Gerufenen› oder ‹Neophyten›), vgl. PRYSE, S. 21 und Anm.5, S. 67. – Vgl. auch *Karthäuserpraxis*, im eigenen Sarg zu schlafen.

286 Wiedergeburt, vgl. BURKERT (1990), S. 128, Anm. 59, zit. Sallustios: *anagennomenon* (‹wiedergeboren›). – *‹kenotaphion›* meint neben ‹leerem Grab› auch ‹Ehrengrab›. – In der westchristlichen Rezeption ist die ‹Wiedergeburt› (Auferstehung) weniger gewichtet worden, als Sterben und Tod, wobei der misshandelte Körper von Jesus vergöttlicht wurde. Das initiatische Geschehen ging verloren.

287 *Olympiodoros* 137,15 (zu *Alkibiades* 118c): *«ananepsas ho neos».*

288 Einfaches Unbewusstsein/Nichtwissen *(haple agnoia): «eidos, hoti ouk oiden»*, vgl. *Olympiodoros* 124. Die Psychoanalyse spricht hier ähnlich vom *‹System Vorbewusst›* (erste Topik).

289 Ebd.: *«oiomenos pote men eidenai, pote d'ou».*

290 119a7.

291 *COEX-Systeme* = spezifische Erinnerungskonstellationen (‹systems of condensed experience›), Begriff von GROF (S. 67); bzw. ebd. S. 41 (Zitat).

292 Dies ist bei Auflösung von Traumatisierungen und auch in der Traumarbeit *gut zu beobachten* (Themen in Träumen, die verschwinden).

293 Dieser zweifache Durchgang wird m. E. in Platons *Politeia* (518a, ‹Sonnengleichnis›) als *‹aus dem Licht in die Dunkelheit›* und *‹aus der Dunkelheit ins Licht›* angetönt. Vgl. auch *tibet. Totenbuch*. Auch die wichtige griechisch-orthodoxe Ikone *‹koimesis› (‹Hinüberschlafen Mariens›)* bildet diese Passage der Psyche der Verstorbenen ab, die von ihrem bereits verstorbenen Sohn (Jesus) zum Licht geleitet wird. Vgl. auch I 160.

294 Vgl. Platon *Phaidon* 81. Diese geläuterten Psychen gelangen auf die ‹Inseln der Seligen›.

295 Platon, *Phaidon* 80e/81a. Dem franz. Philosophen *MONTAIGNE* war dies noch geläufig.

296 *Politeia* 621a: «... auf der Ebene des Vergessens *(lethe)* gekommen,...dort... am Fluss ‹Sorglos› *(A-meleta)* gelagert». – Vgl. Drogenabhängige, die dieses Verdrängungspotenzial dauernd unterlaufen und Abgrenzungsdefizite haben, 5.2.5.

297 *Politeia* 412e-413bc. *akousios* übersetze ich mit ‹unbewusst›, *hekousios* mit ‹bewusst›.

298 HINZE erwähnt dies als Gefahr auf dem Bewusstseinsweg (Op. zit. 1996, S. 7). – Vgl. dazu die Versuchung Jesu am Anfang seiner Tätigkeit.

299 Vgl. Prüfungen erwähnt in *Politeia*, 413d,e. Zur Temperamentenlehre vgl. 5.5.6.2. – Zum ‹*Weggehen* von Erkenntnis(feldern)›: «*lethe gar epistemes exodos*» (Platon. *Symposion* 208a). – Diesen Aspekt der Verführung durch Lust klingt auch im *Römerbrief* des *Paulus* an (Röm. 12; Hinweis von Otto ACKERMANN).

300 Op. zit. (2004, *Moses der Ägypter).*

301 Vgl. dazu SZONDIs Zuordnung: individuelles Unbewusstes: *Symptom*sprache – familiäres Unbewusstes: Sprache der *Wahl* – kollektives Unbewusstes: Sprache des *Symbols* (vgl. 6.). Dieser Zugang müsste als *Resonanztheorie* differenzierter ausgearbeitet werden: ‹Wahl› (gr. *hairesis, krisis)* meint ‹Resonanzphänomen› und gilt generell für alle Bewusstseinsbereiche. – ANCELIN-SCHÜTZENBERGER erwähnt frappante transgenerationale Entsprechungen, bis zur Wiederholung einschlägiger Daten und Namen nicht Blutsverwandter in Stammbäumen (vgl. Abb. 46).

302 Op. zit. 332, 25–28. – Hierhin gehört die heutige *Resilienz*-Diskussion (psychische Belastbarkeit).

303 Op. zit. 117d. Vgl. auch *Olympiodoros* 103,20: das *doppelte Unbewusstsein,* nicht das *einfache*, sei die Ursache des Fehlens *(aitia hamartados).*

304 Vgl. *Olympiodoros* 23. Die Neuplatoniker, wie auch die byzantinische Tradition erklären, dass die Zwischenwelten von Engeln ‹aufgerollt› bzw. geöffnet würden. Auch *Sokrates* darf diesen Prozess erst mit dem ‹placet› seines Schutzengels angehen *(eilechos daimon).*

305 Op. zit. 131 *(«ditta gar ta hamartemata esti, e dia agnoian e dia bian»),* vgl. *Platon, Politeia* 412e[297]*: «ekballousin epilanthanomenoi doxan»: (dass sie weder bezaubert noch gezwungen werden)* diejenige Meinung verdrängenderweise fahren zu lassen, (die es für den besten Dienst an der ‹Stadt› (Psyche) braucht).

306 *megale hamartia* erwähnt NICEV S. 15*;* hinsichtlich des *Alkibiades*-Dialoges spricht *Olympiodoros* (124) vom doppelten Unbewusstsein als Ursache des Zwischenzustandes und der Fehlhaltung: «*planes aitia, hamartados aitia*».

307 Darauf weist der explizite Begriff *doxes hamartia*: ‹Fehlhandlung infolge falscher Grundvoraussetzung›, was bei Platon selbstverständlich war (zit. Thuc, in LIDDELL & SCOTT). Vgl. auch den antiken Disput um die Katharsis.

308 Zit. in BERNER, 1997, S. 142. Vgl. Auch *Paradiesmythos* und *Sündenfall* durch *Hybris.*

309 Als lat. *solve et coagula* bekannt, geht es jedoch auf die hippokratische ‹Säftelehre› *(chymia)* zurück, vgl. BERNER (1997). – Vgl. auch Lk 24, 48 «in seinem Namen *Umkehr (metanoia) und Auflösung der Sünden (aphesis hamartiôn)* ...» (das ‹*und*› *[= kai]* müsste vom Prozess her so und nicht als ‹*zur* Auflösung› übersetzt werden!).

310 Mt 16,18 ff., wo auch der *Hades* vorkommt (Studienübersetzung aus dem Griechischen, *Münchner Neues Testament*, Düsseldorf: Patmos,1988). Ähnlicher Auftrag auch an die Apostel, in Joh. 20, 22 f.

311 *Sophistes*, 230cd; vgl. holist. Reinigungsvorstellungen; ‹mehr aber nicht› *(pleio de me)* scheint Ritualformel zu sein (Vergleich mit dem Vorgehen der Arzttherapeuten hinsichtlich dem *soma).*

312 Vgl. NICEV, S. 191, zit. *Olympiodoros* 83,18–20 (zu *Alkibiades* 109): «*enkatadyomenou kai erythriontos... aischynomenou tou neou*» als Scham des Novizen über die Aporie gedeutet.

313 Vgl. *Politeia* 350d, wo *Schwitzen* und *Erröten* erwähnt werden. Vgl. auch BURKERT für die Mysterienerfahrung (1990).

314 *Politeia* 605e: Platon kritisiert hier die kathartische Wirksamkeit im kollektiven Mitgehen in der Tragödie.

315 Im *Symposion* 216b wird ‹sich schämen› *(aischynomai)* dreimal erwähnt.

316 Op. zit., S. 161: «Celui qui purifie l'âme de quelqu'un *(hoi kathairontes)* doit l'amener par la réfutation *(elenchos)* de ses opinions, à en avoir *honte. La honte n'intervient qu'après qu'on ait pris conscience de l'inconstistence des opinions soutenues.*» Vgl. auch *Proklos* 170 zit.[183]

317 In RUDOLF, S. 54.

318 *Sophistes*, 227d ff.: *stasis* vs. *nosos*, beide sind sie *kakia* und *aischos* (ich verstehe 128a9 als *«allo aischos»* (‹andere Hässlichkeit›), da beide *«kakia peri psychen» (‹schlechter Zustand, Schande der psyche›)* sind. Ich deute diese schwierige Stelle zwecks Verständlichkeit etwas aus. *nosos* muss als ‹Ungleichgewichtszustand› in der energetischen Heilkunde, also noch nicht als ‹Krankheit›, verstanden werden (vgl. BERNER, 1997*).* Zur Säfte- und Temperamentenlehre vgl. ebd. und 5.5.6.2.

319 Vgl. *Olympiodoros* 124/125. Das *doppelte Unbewusstsein* erscheint hier in negativen Superlativen (*aischistotate),* im Gegensatz zum *einfachen Unbewusstsein*, das als ‹unbewusst› auch ‹zum Schämen› *(aischiste)* sei.

320 *Sophistes*, 227d.

321 *Olympiodoros* 142 (zu *elenchos).*

322 Vgl. den transkulturellen, auch hippokratischen Ansatz: wenn der Mensch eins wäre, würde er nicht mehr leiden[262]. Zum hellsichtig-diagnostischen Ansatz vgl. BERNER (1997).

323 *Olympiodoros* 124,15 f. Vgl. Formeln des Schuldbekennens aus der älteren Messeliturgie: «aus meiner Schuld, aus meiner Schuld, aus meiner übergrossen Schuld».

324 Vgl. U. WIRTZ (1989): *Seelenmord.* M. E. gibt es jedoch *keinen* ‹Seelenmord›, da die hohen psychischen Ebenen *nie ‹zerstört›* werden und *potenziell immer als Ressource* wirken, im Gegensatz auch zum Ansatz der ‹strukturbezogenen Psychotherapie› (RUDOLF).

325 Op. zit.9.

326 Vgl. *Olympiodoros* 124,12 f.: *«mochtheras doxas entithesin autois».*

327 Bei nicht erfolgter ‹Genugtuung› *(timoria)* blieben die Psychen im Hades fixiert (vgl. Platons *Phaidon).*

328 *Alkibiades* 116d.

329 *Proklos* 170,22 f.; NICEV (S. 161) zitiert dazu *Aristoteles.*

330 Vgl. *Proklos* 105,5–8, (aber zu Alkibiades 104): «*... epainon poei plektikoteron de ton elenchon*».

331 Vgl. auch *Proklos* 12,25 f.

332 ‹Freischwebende Aufmerksamkeit› forderte FREUD als analytische Haltung des Psychotherapeuten.

333 *Alkibiades*, 124cd, wo *Sokrates* die ‹gemeinsame Beratung› *(koine boule* = ‹Tiefenprozess›) definiert: auch er geht (mit Alkibiades) durch die Reinigung, ist aber zugleich von Apollon begleitet. Die oft bezüglich *Sokrates* zitierte Formel: ‹*Ich weiss, dass ich nicht weiss*› müsste als *therapeutischer Begleitzustand* gedeutet werden: *Sokrates* war natürlich immer auch im hohen Zustand des *schauenden Wissens (eidos)*.

334 Zit. in NICEV, S. 8. *Jamblichos* (gest. 330 n. Chr.) unterscheidet noch das *Schlechte* und die *Folgen*. Vgl. platonisch-aristotelischer *Disput* um die Nachhaltigkeit der Katharsis als Phänomen der Masse oder als ‹Einzeltherapie›[62].

335 Vgl. so betitelter Artikel in Schweiz. Med. Forum 2007, 7: 468–469. In der Replik wird effektiv von «*funktioneller Störung im hippocampalen Bereich oder in den mediobasalen Temporallappenanteilen*» gesprochen, und die Forderung nach «*bildgebenden Verfahren*»(!) laut. Mit Psychotherapie lassen sich die Bilder des *psychischen Zustandes* jedoch *auf der adäquaten Ebene abrufen* und die Ausserkörperzustände auflösen.

336 Auch Fragebogen zu Dissoziativen Symptomen (FDS) werden heute zum Durchführen des Strukturierten Klinischen Interviews für Dissoziative Störungen (SKID-D) verwendet.

337 WALSH (S. 103) vergleicht solche Zustände und Syndrome mit schamanistischen Zuständen.

338 *elenchos* konnte so *mehrdeutig*-holistisch verwendet werden: – konnte das spezifische Verfahren bezeichnen, das den erstmaligen kognitiv-emotionalen Durchbruch, gleichsam die therapeutische Intialerfahrung beinhaltete; – konnte generell auch die (weiteren) Reinigungsprozesse vor der *didache* (vgl. *Symposion*, SCHEFER), d. h. vor weiteren Initiationen bezeichnen; – konnte als *pars pro toto* den *ganzen kathartischen Prozess* bezeichnen (inkl. *Protreptikon):* Vgl. *Olympiodoros* 116 (zu Alkibiades130c): nach 2 Tagen hätte *Sokrates* ihn ‹befreit› *(elenxai),* indem er sagte: «*he psyche estin anthropos*» *(‹die Seele ist Mensch›).*

339 Vgl. *Proklos*, 281: *genesiourgou lethe* (‹Verdrängen infolge Menschwerdung›).

340 Aus der Psyche, aus dem GEIST, aus Gott, gemäss *Olympiodoros*. Vgl. dazu auch *Augustinus*: «Der Tod, den die Menschen fürchten, ist die Trennung der Seele vom Körper. Der Tod, den die Menschen nicht fürchten, ist die Trennung von Gott.»

341 *Theaitetos* (210b-d). Dazu sagt der heutige Kommentar: «Die Untersuchung ist vorerst gescheitert»(!), entgegen Platon, er werde auf jeden Fall, ob er weiterfahre oder nicht, Gewinn aus dem *elenchos (exetasis)* ziehen, für sich und sein Umfeld. Vgl. auch *Menon* (76e), der sich nicht einweihen lässt. Auch im *Alkibiades*-Dialog fragt *Sokrates* nach dem *elenchos*, was Alkibiades nun zu tun gedenke, es hier zu belassen, oder einen Achtsamkeitsweg zu gehen (119a).

Kapitel 5.3

342 Vgl. *Olympiodoros* 142*:* Kapitelüberschrift «*arche tou b' tmematos*», d. h. ‹Beginn des zweiten Abschnitts›, zu *Alkibiades* 119a *bzw.* ebd. 190 f. *(‹tharrei›*, d. h., als ‹*chre tharrein*› identifiziert v. d. V., zu *Alkibiades* 127d9). Dagegen falsche Einteilung in *Proclus* S. 135

(zu p. 12), und ebd. *Commentaire d'Olympiodore*, S. LXXXVI (119a8–124a7!). Philologische Diskussion dazu in 5.3.2. – Einteilung *protrope–apotrope* vgl. *Proclus* 8 bzw. 12 (als ‹Therapieschritte›, vgl. [59]).

343 Weitere Wahrnehmungsprüfung *(elenchos)* bis zur *2. Aporie* (127d 6–8, anschliessend Beginn *maieia).*

344 Vgl. *Politeia* 515de/516a.

345 Op. zit. 14,13–16; vgl. dagegen Einteilung in 6 Therapieschritte[65]. – Zu *epitedeumata* (als ‹Voraussetzung› für die Einweihung), vgl. [351] *ti epitedeion*. Zu dieser ‹Eignung› vgl. auch SCHEFER, S. 98.

346 Auch das christliche *Messe*–Ritual enthält vor der ‹Wandlung› nochmals eine Reinigungsformel. Vgl. auch Reinigung bei den Indianern.

347 Diese Einteilung findet sich unter den von *Proklos* überlieferten ‹Therapieschritten› (vgl. 5.). Vgl. *Protreptikon* aus der christlichen Tradition, oder *apotropäische* Riten.

348 Vgl. *Proclus, Notes complémentaires*, S. 134. Das *protreptikon* wird hier von Alk. 119a8–124a7 angesetzt, und entsprechend auch ebd. (frz. *Olympiodoros*-Kommentar), S. LXXII: Hier sind die Teile *falsch* zugeordnet: ‹*maieutikon*› zu frz. ‹*exhortation*› bzw. ‹*protreptikon*› zu frz. ‹*accouchement*›. – Zur Wertung des *protreptikon* vgl. auch *Iamblichos* (330 n. Chr.): *adhortatio ad philosophiam (protreptikon)!* – Auch *Proklos* erwähnt die Einteilung in *drei* Kapitel, op. zit. 14,10 ff. (neben derjenigen in *sechs* Schritte, die dieser Studie zugrunde gelegt ist).

349 Auch in anderen platonischen Dialogen *(Symposion)* kann eine dreiteilige Grundstruktur erkannt werden, die ihrerseits wiederum dem *dreistufigen Einweihungsprozess* entspricht[35]. In der *dreiphasigen* Einteilung lässt sich übrigens die alte Grunderfahrung jeglichen Prozessgeschehens im Grossen wie im Kleinen ablesen (vgl. die ältere hippokratische ‹*Dreisäftelehre*›, als *Dreiphasenlehre*, BERNER, 1997), wie sie z. B. auch im Tempelbau *(Asklepieion Kos)* mit seinen *drei* Hauptebenen ablesbar ist: Ebene der *Reinigung*, der *Wandlung*, der *Einweihung*. Diese fundamentale Prozesseinteilung zeigt auch das *Messeritual*. Die *dreistufige Einteilung* des einzelnen Initiationsprozesses muss gleichsam als *Mikroprozess* verstanden werden, der in den *Makroprozess* eines ebenfalls *drei Grade* umfassenden übergeordneten Weisheitsweges führt (Holismus). Vgl. SCHEFER, S. 100: «Dabei fällt auf, dass sich die philosophische und die kultische Ebene nicht nur bezüglich Ablauf und Stufen berühren, sondern auch inhaltlich.»

350 *Proclus*, Notes complémentaires, S. 135 bzw. ebd. LXXII. Die darauf fussende (falsche) Einteilung geht bis *Alkibiades* 124a7, statt m. E. bis *Alkibiades 127d8*.

351 Op. zit. 142, alle Kodewörter auf den Bund hin übersetzt, entsprechend dem Zitat [357]: *ti epitedeion* als *gewisse Fähigkeit; hegemonikon*: zu *hegemon*, vgl. SCHEFER, S. 157 (‹Lehrer-Schüler›-Verhältnis); – *anegeirei (diegeirei)* im Zusammenhang mit *hypnos*. Der Begriff ‹*Erwachen*› wird auch in den östlichen Weisheitslehren verwendet. Zu den Kodewörtern (wie *pragma*, SCHEFER) vgl. Glossar.

352 Vgl. *Proclus, Notes complémentaires* S. 135: frz. «*aie bon espoir*» *(= euelpis eso)* für «gehorche mir und dem Spruch in Delphi *Erkenne-dich-selbst*» (Alk. 124b-).

353 Op. zit. 165, 9 ff.

354 *Alkibiades* 127d 6–8. (‹Wiedergeburt› ist nicht ‹Reinkarnation›!).

355 Vgl. MERKELBACH, 1995, §589 und Anm. 4.

356 *Alkibiades*, 127d9.

357 Op. zit. 191, 3–6: Er referiert *tharrei* (statt *chre tharrein*, Alk. 127d9). Der Text beginnt (190,13-): «Siehe da! Es wird Alkibiades deutlich geholfen, denn er ist vom *doppelten Unbewusstsein* ins *einfache Unbewusstsein* gelangt und bekennt, *‹nicht zu wissen›*. (Es folgt ein Hinweis auf Trancetechniken der hermetischen Tradition) … So brachte auch *Sokrates* – mittels eines *Zauberstabes (rhabdos), nämlich der dialektischen Methode* – die Dreisten in Trance *(kateklinen)* und umgekehrt richtete er die Niedergeworfenen *(katablethentes)* wieder auf und rief sie wieder herüber.»

358 RIEDWEG, S. 66, zitiert solche Zustände vor der Schau aus dem *Phaidros*-Dialog *(ponos, hamilla)*, auch *planai* ebd. S. 65 (vgl. Zwischenzustand 5.2.5). Vgl. auch LIDDELL & SCOTT entsprechend für den Neophyten: «*neo epeoike keisthai*» *(‹to lay down dead›)*. Im Alkibiades-Dialog wird für diesen *inneren Kampf* vorwiegend der Begriff *agon* gebraucht.

359 Mit kleinen Ungenauigkeiten wie *tharrei* statt *chre tharrein (Alkibiades,* 127d9), ferner *‹mathein›* statt *‹epimelethenai sautou›* (im Platontext).

360 Vgl. MERKELBACH, 1995, S. 164. Der Begriff erscheint entsprechend auch in anderen platonischen Dialogen, wie *Theaitetos bzw. Protagoras*. –Vgl. auch Bibel im kathartischen Kontext, Mt 9,2: «*tharsei, tekon, apheontai sou hai hamartiai*» (‹sei guten Mutes, mein Sohn, du wirst freigesprochen von deinen Sünden›)[804]. Vgl. auch das mehrmalige «*Fürchtet euch nicht*».

361 Ganzes *protreptikon (apotrope – protrope)*, Platon: *Alkibiades* 119a8–127d8.

362 *hegemon* nennt sich Platon (vgl. SCHEFER); *politeia* wird holistisch auch für ‹Psyche› bzw. ‹Gemeinschaft› verwendet, wie dies *Olympiodoros* etwa expliziert (156,5): «(*Sokrates*) wollte nicht den *Staat* der Athener mit dem persischen vergleichen, sondern die *Gemeinschaft (der Erotiker) mit Alkibiades*, um als ‹Erotiker› sich den Novizen möglichst vertraut zu machen».

363 Sklaven waren geschoren. Vgl. evtl. auch ‹Fellabstreifen› bei den Mysterien (‹Mensch im Fell› = ‹noch nicht richtiger Mensch›), MERKELBACH,1995, § 487.

364 Alkibiades 119a8-. Zum Therapieauftrag vgl. Alkibiades 106a-c[85].

365 *epi to ontôs agathon* (Singular!), *Proclus*, op. zit. 8,15–18.

366 Op. zit. 12,1–7; vgl. Alk. 120e3/4.

367 *tôn ontôs kakôn* (Plural!), *Proklos* 8,18 f.

368 Ebd. 12,7–9 (entspricht *epistrophe*, vgl. christl. *metanoia)*.

369 Vgl. Johannes vom Kreuz, spanischer Mystiker.

370 Vgl. Anrufung des *Apollon apotropaios* (besonders in der Komödie), zit. SCHEFER S. 123.

371 Zu den Begriffen vgl. OTTO, op. zit.

372 Op. zit, 8 bzw. 12, oder nur ‹*protrope* und Ähnliches mehr› erwähnt (ebd. 9).

373 Vgl. *Proklos* 40,3 ff., wonach die spirituellen Kräfte gebieten, dass man erst im Schutze der Weihen *(telete)* zu den negativen Kräften blicken dürfe. – *Da der Duktus des protreptikon jedoch vom Abschrecken zum Ermutigen tendiert, von der ‹Dunkelheit zum Licht›, steht in dieser Studie die Reihenfolge: apotrope, protrope.*

374 Vgl. Platon: *Alkibiades* 119b: «diejenigen, welche die Stadt führen, sind bis auf wenige unentwickelt …», weshalb er sie anlagemässig bei weitem übertreffe; bzw. 120c: «Die Spartaner Strategen und der Perserkönig werden um nichts besser sein als die andern».

375 Vgl. *oknos* = ‹Zauderer›, als Mysterienbegriff, MERKELBACH (1995), S. 276.

376 Beispiele dazu sehe ich in der Psychiaterin KÜBLER-ROSS und in ihrem schwierigen Sterbeprozess, oder im Biologen VARELA, der sich im Dokumentarfilm als Guru profiliert.

377 Vgl. NICEV S. 186, zit. *Olympiodoros.*

378 *anaxios,* vgl. Messeliturgie: ‹würdig und recht›.

379 Op. zit. 120b, «*sautou amelein*»: ‹deine spirituellen Anlagen vernachlässigen›; «*tosouton agona agonizesthai*»: ‹einen so grossen Kampf kämpfen› im Sinne von ‹so kleinen …› (da ironisch gemeint!).

380 = Energetische Erklärung! Vgl. *Olympiodoros* 146, 2–4 ff.

381 Vgl. op. zit. (1972), S. 245.

382 Vgl. ERICKSON.

383 Op. zit. S. 102, Hervorhebungen v. d. V.

384 Vgl. Deutung von *agon* (‹Wettkampf›) in Alkibiades 119c9. – Zum ‹äussersten Kampf für die Psyche› vgl. SCHEFER, S. 102 (Anm. 281), zit. Platon: *Phaidros* 247b6: «*entha de ponos te kai agon eschatos psyche prokeitai*» (in unmittelbarer Umgebung mysterienkultischer Schau).

385 Vgl. ‹dem Logos folgen, wie einem Gott›, zit. Plutarch (Mysterieneinweihung parallel zur philosophischen Einweihung), in MERKELBACH (1995), S. 168. – Vgl. auch *Olympiodoros*' Vergleich, *Sokrates* führe Alkibiades wie an einem Faden durchs Labyrinth.

386 Sie werden im Alkibiades-Dialog auch *deinoi* (‹gewaltig-furchtbar›) genannt. Alkibiades wurde z. B. wegen Mysterienprofanation von der Stadt Athen angeklagt. Vgl. auch Schamanen-Reisen und psychotische Zustände (WALSH) sowie Abhängigkeitsprobleme in (esoterischen) Gruppen.

387 Einen *agon* der Kräfte gab es auch in der *Komödie*, vgl. ZIMMERMANN. Hier überwog aber der Unterhaltungsaspekt (im Gegensatz zur *Tragödie* und deren Definition durch *Aristoteles*[780]).

388 «*epimeletheis sautou*», *Alkibiades* 120d, vgl. [374].

389 Der Begriff *deinos* kann auch im Spannungsfeld ‹anbetungswürdig vs. schrecklich› gesehen werden.

390 Vgl. MERKELBACH (1995, S. 268, Anm. 4) erwähnt *pavor* (‹Angst›) und *Hoffnung*, die beide zur Initiation gehörten.

391 *ameinon* (‹besser›) ist Mysterienbegriff und in der Einweihungsformel *(Dionysos-Sabazios*-Mysterien) enthalten: «*ephygon kakon, heuron ameinon*» (‹ich floh das Schlechte und fand das Bessere›), zit. SCHEFER, S. 66 (Anm. 19). – Zitat: *Alkibiades* 120e.

392 Z. B. lat. *altus* = ‹hoch› und ‹tief›; sacer = ‹heilig› und ‹verflucht›, vgl. Karl ABEL, bei dem sich FREUD inspirierte, zit. in BERNER (1997), S. 139.

393 Alkibiades 122c. Reihenfolge umgestellt: ‹Gleichmut› – ‹Tapferkeit›. Zu *andreia* (‹Tapferkeit›) scheinen die ‹*Spartanerstrategen*› assoziiert zu werden; zu *philoponia* vgl. *ponoi* (Mühen der Neophyten)[357]. Zu s*ophrosyne (‹Gleichmut›)* passen dann die ‹*Perserkönige*›.

394 Als *pais* ‹Kind› führt wohl zum *paidika (‹Novize›) im Symposion,* vgl. BERNER (1989), S. 133.

395 Diese Initiationsstufen oder -grade sind auch in Platons *Politeia* 429a, 430d enthalten.

396 *Olympiodoros* 107, mit dem Vergleich *himatia* (Mäntel) vs. *chitones* (Unterkleider).

397 Vgl. *Alkibiades* 119c: *pepaideumenoi.*

398 *philo-nikia:* ‹*nike*› als ‹Sieg im Kampf› führt zu subtiler Kompetenz (vgl. SCHEFER S. 105). Dies wird immer noch im byzantinischen *Kreuz* – in den untern zwei Spickeln – dargestellt, als ‹Sieg› *(nike)* und ‹Pracht› *(kallos).* Dies entspricht offenbar auch den *sefirot (chakren)* im *Lebensbaum (otz cheim)* der *Kabbala.* – Zu *philoponia* vgl. für den Entwicklungsweg*: «ponos te kai agon eschatos» (Phaidros* 247b6).

399 Die weiteren Grade ‹Gerechtigkeit›*(dikaiosyne)* und ‹Weisheit› *(sophia)* werden im Staat (427e ff.) zusammen mit ‹Tapferkeit› *(andreia)* und ‹Gleichmut› *(sophrosyne)* dargestellt (auch als ‹*weise*› und ‹*tapfer*› und ‹*gleichmütig*› und ‹*gerecht*›). ‹Gleichmut› (statt ‹Besonnenheit›) v. d. V., da dies besser der *apatheia* (Ponticus) entspricht, und weniger rational konnotiert ist.

400 Vgl. BERNER (1997) S. 143 resp. (1989) S. 121 (zit. MOOKERJEE/KHANNA, 1987, S. 36).

401 *Alkibiades* 126b *(polis* enstpricht auch *psyche): «... beltion te gignetai kai ameinon therapeuetai kai dioikeitai.»*

402 *Olympiodoros* 168,18 f., wonach die Tugenden wie ‹*andreia*› nicht wörtlich zu verstehen seien *(«ou tas kyrios aretas chre akouein»).*

403 *Evagrius Ponticus* (‹Wüstenvater›), A*cht Laster-Lehre*, S. 35: *Akedia* übersetzt v. d. V. (eigentlich gr. *akedeia);* Reihenfolge gemäss der folgenden *Tugendreihe* umgestellt, ‹Völlerei› statt ‹Gaumenlust› v. d. V. Diese Einteilung *(acht Laster)* entspricht noch der *polaren Vier-Säfte-Lehre (negative Reihe!),* die der antiken Katharsis zugrunde lag (5.5.6.2).

404 Paulus, *Galaterbrief* 5,22, als ‹Frucht des *pneuma*›, kleine Übersetzungsänderungen v. d. V. Die vorausgehende negative Reihe im *Galaterbrief* zeigt bereits deutlich die *Attraktionsgefahr des Negativen* und die christliche Tendenz, ‹den Sünden nachzujagen›. Interessant ist das Ersetzen des platonischen *eros* durch *agape* (vgl. BERNER, 1989)!

405 Ponticus, S. 34.

406 *praktiké* (Kontemplation der Welt der Geschöpfe) und *Kontemplation Gottes*, vgl. Evagrius Ponticus, *Praktikos* S. 34. Diejenigen, die in einer *Gemeinschaft leben (Tugendweg),* werden noch mit dem *platonischen Begriff ‹Zönobiten› (koinos bios)* genannt. – Schau: lat. *contemplatio* vs. platonisch *theoria.*

407 Vgl. [404] und Paulus' «*karpos tou pneumatos*», was ich mit ‹*Frucht des pneuma*›, ursprünglich der ‹kosmischen Atemenergie› übersetze, nicht mit ‹Frucht des Geistes› *(= nous!),* vgl. 2.3.2.

408 SCHEFER, S. 102, ‹Gespräch› in Anführungszeichen und Kursives v. d. V. – Dass es sich nicht um einen Willensakt handelt, beschreibt auch Jamblichos (für die kathartischen Prozesse in der Tragödie; zit. in NICEV, S. 8): «*enteuthen apokathairomenai peithoi kai ou pros bian anapauontai*».

409 Vgl. *Alkibiades* 120a 5–7 (paradox formuliert) und v. d. V. ausgedeutet; vgl. *Olympiodoros* deutet *polis* als ‹Seele›).

410 Vgl. *Alkibiades* 105c, wo Polarität bereits am guten König *Kyros* vs. dem feindlichen König der Perserkriege, *Xerxes,* herausgelesen werden kann. – *Olympiodoros* 166,3 ff., wonach Perser und Spartaner als *Gleichnis (parabolé)* gebraucht würden. Die Stelle scheint mir etwas unklar: Evtl. könnten die Lake*dämonier*-Strategen eher für die *andreia*-Stufe (‹Soldaten›-Grad wird über das *daimonion* erworben), die Perserkönige eher für die *sophrosyne*-Stufe stehen.

411 490–449 v. Chr. Perserkriege, folgt 431–404 v. Chr. der peloponnesische Krieg gegen Sparta und Verbündete, und schliesslich der Sizilienfeldzug als durch *Alkibiades* ausgelöstes Desaster. – Alkibiades 120d «wenn du sie fürchtest und sie für schrecklich hälst (*«phoboumenos te kai oiomenos deinous autous einai»).*

412 Vgl. *Xenophon: Kyrou paideia (‹paideia›* des guten Königs *Kyros); zu paideia* vgl. 5.4.3.4. – Zu *coincidentia oppositorum* vgl. BERNER (1989, S. 154), dargestellt an der *unio mystica* im *Symposion.*

413 *Persephone* auch dialektal als *Phersephatta* o. ä.; Noch heute wird im Neugriechischen *‹milaei pharsi›* (‹persisch›) für ‹fliessend sprechen› gebraucht. – Evtl. auch bei *Lakedaimon* Assoziation an *daimon.*

414 Vgl. ARCELLA S. 128 ff.; vgl. Petrus und ‹Schlüsselübergabe›[310]. Auch die *sieben Initiationsgrade* des *Mithraskultes* lassen Parallelen zum Christentum mit seinen *sieben Sakramenten* vermuten. – Entgegen dem sehr patriarchalen Persien (keine weiblichen Abbildungen an *Dareios*-Bauten!) werden in der *Königsrede (Alkibiades)* auch die Perserkönigin als ‹Mutter› und ‹Gattin› sehr bedeutsam sowie die Spartanerkönigin als *‹Mutter-Gattin-Tochter›* (= Beherrscherin der Drei-Zeiten?, 2.6.3).

415 Vgl. KNIEST, S. 158.

416 Auf solche Mehrdeutigkeiten verweist neben *Sokrates* auch *Olympiodoros* 174,10 ff.: «Perser und Spartaner sind unsere Gegner/Rivalen, *aber nicht so wie du meinst*»; bzw. ebd. 156,5–8. Die Spartanerstrategen werden auch ‹Könige› genannt (120a).

Kapitel 5.4

417 SCHEFER, S. 100, vgl. auch RIEDWEG (1987), S. 5 ff.

418 S. 111, zit. KRÄMER. () v. d. V.

419 *Olympiodoros* 151,15–152,2: *maieia-heuresis:* Reihenfolge umgestellt und () v. d. V. – Bereits die Neuplatoniker haben dieses pionierhafte Vorgehen *Sokrates* und nicht seiner Lehrerin *Aspasia von Milet* zugeordnet!

420 Zur Kreativität Platons vgl. RIEDWEG (1987), S. 17 (zum Erosmythos im *Symposion* und mögliche Anlehnung an *orphischen Mysterienlogos).*

421 *Olympiodoros* sagt hinsichtlich des aufkommenden Christentums: Es sei ja gerade auch *Sokrates*' Anliegen gewesen, dass jeder Mensch Erlösung erfahre.

422 *Olympiodoros* 151,3 ff.

423 Zu *geloios* (‹absurd›) u. ä. in den platonischen Texten als Verschlüsselungs-Hinweis, vgl. auch SCHEFER, S. 122 f.

424 *‹die besten (aristoi)* um den König›: Es dürfte sich um einen rituellen Männerbund handeln; vgl. *kallistos einai*, Alkibiades 131d.

425 *«ta mele tou paidos» (tes psyches?)* vgl. *physis tes psyches*, Alkibiades 121d7.

426 Ebd. 121d. Vgl. das sokratische Anliegen 5.4.3.4.

427 In der christlichen Messeliturgie entspricht dieser Lehrdialog *(didache)* mit der *‹Übergabe des Initiatenwissens› (paradosis)* der *Predigt* als ‹Verkündigung› *(kerygma).*

428 Zur positiven Deutung von *mageia* als *‹theôn therapeia›* vgl. auch 5.4.3.3. Gr. *Oromazes (Ormuzd,* aus altpers. *Ahura Mazda)* ist das mittels Flügelsonne dargestellte altiranische höchste Lichtprinzip.

429 *Thrakien*: Hinweis auf *orphische Mysterientradition*. Thrakien war für die Einweihungstradition so wichtig, dass Herodot für das Wort *threskeia* (‹(Mysterien)kult›) die Etymologie *Thrakien* angibt. Ngr. *threskeia* = ‹Religion›.

430 *Sokrates* begleitete dagegen Alkibiades seit Kindheit wie ein *tropheus* (‹Ritualpate›) und wird am Ende einen ‹jungen Vogel ausgebrütet haben›. – Evtl. Wortspiel *erastai – aristai*.

431 = subtile Entwicklung; vgl. noch frühchristlich als *kosmesis* personifiziert in den Kirchen dargestellt.

432 Vgl. *Gürtel* als Ritualzeichen z. B. der ‹tiefgegürteten Persephone› *(bathyzonos)*; vgl. Mysterienvilla *Pompeji* Abb. 31.

433 *Olympiodoros* gebraucht dafür den Mysterienbegriff *tharrein*. Vgl. 5.4.5.6.2.

434 dürfte wohl im Sinne von ‹Novize› *(paidika)* verstanden werden: Vgl. Ritualstelle bei MERKELBACH (1995), S. 353: «*tharsei… o meirakion*».

435 Vgl. symbolische Darstellung der *‹Drei-Zeiten›* (entspr. im *hippokratischen Eid: ‹Vorfahren, Brüder, Söhne,›* 2. Vers), vgl. 2.6.3.

436 *Olympiodoros* 174,10ff verdeutlicht die erw. Deutung der Kodierung noch weiter: «nicht jene waren die Kampfgefährten»[402].

437 Alkibiades 124b: scheint eine rituelle Ausschlussformel zu sein, vgl. *Hippokratischer Eid: «allo de oudeni»* (2. Vers).

438 *Olympiodoros* spricht hier von ‹aufblähen› *(onkoo)*. – In der *Königsrede* sind auch immer wieder Hinweise und Sperrungen, die auf «das Übrige» schliessen lassen, vgl. *Alkibiades* 122b.

439 Vgl. Joh. 1,1. Dagegen ist bei den Ägyptologen vielfach der Begriff ‹Initiation› kaschiert, etwa durch ‹exklusive Bewahrung von Geheimwissen›, GÖRG, S. 102, oder ASSMANN (2004, *‹Ägyptische Geheimnisse›)*, S. 142: «Wenn es eine solche Initiation wirklich gab…».

440 Vgl. Abb. 40: *Anchesenamun* und *Tutankhamun* in ‹rechtshändigem Ritual›, mit entwickelter Schlangenkraft, sie mit der *pneumatischen Federkrone* (vgl. BERNER, 1989, S. 126 ff.)

441 Op. zit. 159,17–19, zu Alkibiades 122a. Dies meint auch das christliche ‹Königereich der Himmel› *(basileia ton ouranon)*.

442 GÖRG (2002). Vgl. auch entsprechende Interpretation der ägyptischen Bildzyklen bei ASSMANN (2004, *‹Ägypt. Geheimnisse›)*, S. 71 ff. «Der Szenen-Zyklus in den *Mammisi* (‹Geburtskapellen›) der griechisch-römischen Zeit» bzw. ebd. S. 93, wo er die ‹ikonische Konstanz› dieser Initiationsstufen auflistet.

443 GÖRG (2002), S. 103, () v. d. V. Vgl. auch S. 110.

444 Vgl. BERNER (1989), S. 126 f. zu den von mir so gedeuteten ‹rechtshändigen Ritualen›. – GÖRG (2002), vgl. S. 103 ff. *Exklusive Empfängnis* und *wunderbare Geburt* seien Bilder zur besonderen Profilierung einer prominenten Gestalt. In der älteren Zeit wurde dies mittels Königinnen, später mittels Göttinnen dargestellt.

445 Vgl. ASSMANN (2004, *‹Ägypt. Geheimnisse›)*, S. 93, wo die erwähnten ‹fundamentalen Konstellationen› als 3. Stufe die *‹Umarmung und Anerkennung›* durch den Vater – (vgl. ‹Anbetung der Könige›) – und als 5. Stufe die ‹Krönung› aufweisen. – Vgl. ebd S. 74 sowie ‹Verkündigung› durch den Engel in der Bibel.

446 GÖRG (2002), S. 102: *Isis* und *Hathor* konnten ebenfalls als ‹Jungfrauen› angesprochen werden, um ihre *Ausnahmestellung bei der Geburt des Gottessohnes* zu betonen.

447 Ebd. S. 110.

448 ASSMANN (2004 ‹*Ägypt. Geheimnisse*›), S. 71 ff., () v. d. V.

449 Erläutert von *Olympiodoros* 157,14 ff.

450 Vgl. GÖRG, S. 113.

451 DASZEWSKI/MICHAELIDES sprechen von ‹einheitlichem Programm mit einer Botschaft›.

452 Als Begegnung von ‹Joachim und Anna am goldenen Tor›.

453 Erscheinen des *Maria*-Kindes im Weisheitsbereich (Tempel), Unterweisung durch den Hohepriester, zum Teil noch mit 3 Stufen: 1. Reinigung – 2. ‹Weberin›, wie in der Antike (5.4.3.8.2) – 3. auf höchster priesterlicher Stufe (vgl. *Minbar*) und ‹von Engeln genährt› (vgl. ‹Nektar und Ambrosia› der Antike).

454 Als ‹*Hinüberschlafen Mariens*› (gr. *koimesis,* lat. *dormitio)* mit der Erfahrung, dass die Seele beim Sterben hinausgeht und vom bereits verstorbenen Jesus in Empfang genommen und ‹hinübergebracht› wird.

455 2. Hälfte des 4. Jh. n. Chr., orphisch-dionysisch-neuplatonische Tradition, vgl. DASZEWSKI/ MICHAELIDES, S. 71, wonach die fünf Darstellungen ein ‹Programm› wiedergeben, mit einer ‹genau definierten Botschaft›, die der Autor aber offenbar *nicht zu entschlüsseln vermag*, ausser mit ‹dionysischem Charakter›.

456 Leserichtung: oberes Register links nach rechts, mittleres Register von rechts nach links, unteres Register wieder von links nach rechts zu *Apollon (= ‹Boustropheus›).* Vgl. dagegen DASZEWSKI/MICHAELIDES (S. 64) beginnen mit dem Geburtsbild und meinen, die Bilder wirkten ‹in ihrer Zusammenstellung zufällig› (ausser zweien); – Vgl. Platon, *Symposion* kann ähnlich als *tantrisches, subtiles Ritual gelesen* werden, BERNER (1989).

457 Zu den dionysischen Kulten vgl. MERKELBACH (1988). Der ‹*Hirte*› ist ein Initiations-Grad.

458 ‹Gefieder der Seele› ist platonischer Kode (vgl. *Phaidros).* Vgl. Ende Alkibiades-Dialog (135e), wo *Sokrates* sich mit einem *Storch (pelargos)* vergleicht, der ein Junges ausgebrütet hat. – Vgl. auch ‹Zeugung› von *Horus (Falke)* bzw. ‹Zeugung› von *Jesus* mittels *Taube*.

459 Vgl. Platon, *Symposion* 209cd: Unterscheidung der leiblichen und der subtil gezeugten ‹Kinder›. Vgl. auch Alk. 119c.

460 Leichter Anachronismus der konkreten Namen, erwähnt in Platon, *Alkibiades*, S. 593, Anm. 61.

461 *pelargos, Alkibiades* 135e1. – Zur *gefiederten* oder *geflügelten* Seele vgl. Phaidros, 245–246c.

462 Op. zit. 156, 5–8 (neben *neos* = ‹Novize› steht auch *paidika)* zu Alkibiades 120e; *politeia* ist hier Kode; *anagomai* ‹in See stechen› (vgl. ‹Seefahrt›[I 469]).

463 *Proclus* 203: «*ho de politikos dia panton esti phronimos*» und ebd. *(Notes complémentaires*, S. 398 f., Anm. 3): Er mache den Vergleich zwischen dem Lernen des Alkibiades und demjenigen im ‹Staat› *(Zité Parfaite)*; vgl. auch Augustinus, *Civitas Dei.*

464 *Tetraktys*, vgl. BERNER (1997), S. 388.

465 Vgl. auch den *Lehrdialog* anderer platonischer Dialoge, wie des *Symposion.*

466 Alkibiades 122a, entsprechend der Lehre in *Politeia* 427bc (und ff.): *Apollon*-Tradition als ‹*Tradition der Väter*› *(patrios)*. Vgl. auch *Olympiodoros* 157 zur persischen Verehrung der ‹himmlischen Wesen› *(ta kat' ouranon)* und zur ‹Sonnenverehrung›. – Entspre-

chende Gleichsetzungen finden sich z. B. im Grabmal des *Antiochos I* in *Namrud Dag (Anatolien),* wo die Gottheitsstatuen mit *Zeus-Oromazes* bzw. *Apollon-Mithras* bezeichnet sind (gr. *Oromazes*, dt. *Ormuzd).* Vgl. auch den grossen *Isis-Hymnos*, mit den Namen, unter denen sie bei den anderen Völkern verehrt wird (zit. MERKELBACH, 1995).

467 SCHEFER, S. 120 ff. – Der *Alkbiades*-Dialog enthält viele Hinweise auf die delphische Tradition *(gnothi sauton).*

468 *Politeia* (427c): *patrios* muss als ‹Tradition der Väter› und nicht als ‹*vaterländisch*› übersetzt werden. – Vgl. auch die alte *thrakisch*e, Griechenland beeinflussende Einweihungstradition, die ebenfalls eine ‹Königsideologie› und viele Parallelen, bis zu *Apollon* aufwies (vgl. Ausstellungskatalog ‹*Das Gold der Thraker*›, Antikenmuseum Basel 2007, S. 72 f.).

469 *Alkibiades* 124c, *epiphaneia* ist nicht mit ‹*Ruhm*› zu übersetzen. – Vgl. auch *Apollon* als Einheitserfahrung: ‹*a-pollon*› *(‹nicht der Vielen›).* Vgl. auch *Olympiodoros* (op. zit. 136,7): «*hoti chorizei heauton ek ton pollon*» (‹dass er sich von der Menge trenne›).

470 STEINER (1989).

471 Kirchen wurden nach der aufgehenden Sonne = Christus ausgerichtet; vorchristlich wurde im Tempel das Kultbild durch die aufgehende Sonne beschienen! Auch in hebräischen Schriften (PRYSE) wird der Gesalbte, der *messiah* als *Sonne* dargestellt.

472 Alkibiades, 121a8: «Wir und unsere Väter sind nur Bürger». Vgl. *Olympiodoros*' Hinweis, auch *Sokrates* hätte die Erlösung *aller Menschen* gewollt (Zeit des Frühchristentums).

473 Joh. 1,9 ff., zit. [I 278]. Vgl. auch «Gott von Gott, Licht vom Lichte, wahrer Gott vom wahren Gott, gezeugt und nicht geschaffen ...»

474 Alkibiades 121c: «Ist aber der älteste Sohn geboren, auf den die Herrschaft *(arche)* kommt, so feiern zuerst alle in des Königs Reich, über die er herrscht ein Fest, und von da an begeht immer an diesem Tage ganz Asien feierlich und kultisch das Geburtsfest des Königs.» – Die Geburt als solche gehörte in der Antike in die Intimität des *Frauenbereichs.*

475 Vgl. MERKELBACH (1988), S. 43 f. (Zeichnung): Hermes bringt das *Dionysos-Kind* zu den Nymphen, dann wird es gebadet. – Vgl. ASSMANN (2004 ‹*Ägypt. Gehemnisse*›) erwähnt die ‹Präsentation des Kindes vor der Neunheit durch Milch- und Nilgott›. – Der ‹Kranz›, ebenso wie der persische *Ring der Unsterblichkeit* könnte ein Zeichen der Initiation sein: In der pompejanischen Mysterienvilla wird die Initiandin nach dem Mysterium ebenfalls bekränzt.

476 ‹*Silen*› (Begleiter des Dionysos, mit spitzen Ohren) ist ein dionysischer Grad, ebenso *nymphe* und *anatrophe,* vgl. MERKELBACH (1988) und ARCELLA.

477 In einem weiteren Bild werden es *zwei* solcher Blumen sein (Beziehung zum erziehenden *Tropheus?).* – Der *Badzuber* findet sich ganz entsprechend auch in den Geburtsszenen der christlichen Ikonographie (z. B. in Zypern).

478 = Symbole für *Unsterblichkeit, ewige Jugend* und *Glückseligkeit,* mit denen er genährt wird; vgl. ‹Novizin› *Maria* in der byzantischen Ikonographie als ‹von Engeln genährt› (Chora-Kirche, *Istanbul).*

479 DASZEWSKI/MICHAELIDES, S. 39, zit. *Dionysiaka* des *Nonnos*, 5. Jh.

480 *Olympiodoros*, 190 f. erwähnt sokratische *Trance*technik mit Verweis auf die *Hermes*-Tradition.

481 Vgl. *Olympiodoros*, 157, 14–20: zu *Alkibiades* 121c. Zu *deiknysin* vgl. SCHEFER, S. 68: *deiknys (‹Mysterienführer›)* bzw. *das ‹Zeigen› (deiknymena)* am Höhepunkt der Mysterien. – Das volksetymologische Wortspiel *(eniautos-en heauto)* könnte deutsch etwa folgendermassen wiedergegeben werden: ‹Jährlich› oder ‹bewährlich› nennt man, was in einem die Sonne ‹bewahrt› (Vorschlag von Otto ACKERMANN). – Zu den Licht- und Selbstaspekten der Mysterienerfahrung vgl. 5.5.8.3.

482 *hypekooi* übersetze ich im Sinne von *(‹Zuhörer in der) Gemeinschaft›* (vgl. *akroates,* Ol. 56,24), da später noch *homakoion* folgt, das etwa für *‹pythagoreischen Ritualbund›* gebraucht wurde [273]. – Vgl. Abb. 21 (Zypernzyklus): alle sind bekränzt und mit Grussgeste.

483 Vgl. Mt. 2. – Vgl. ähnlich auch die ‹Geburt des *Achilles*›, ebenfalls Mosaik aus Paphos, DASZEWSKI/MICHAELIDES, S. 61 ff.

484 Vgl. hippokratische Schrift: *Parangeliai,* wo die subtile Erziehung eines Kindes in Ärzte-Familien erwähnt wird.

485 Op. zit. 48,17 f. Hier wird diese ‹Spaltung› als therapeutisch gewagter Vorgang der Pythagoreer beschrieben: *«aposchisai heauten tes monados»*. Vgl. auch *Olympiodoros* 216,6 f., wo *genesis* als *heuresis* definiert wird.

486 *Politeia* VII, 518a.

487 *peri diaites,* IV, S. 6. Vgl. *Phaidon,* 75e *(«prin genesthai, gignomenoi apolesamen»).*

488 Z. B. *arche* (121c, 2x) als ‹Herrschaft› gedeutet, kann aber auch *‹Urbeginn›* meinen.

489 Op. zit. 1983, S. 117 ff.

490 Vgl. dazu Platon, *Phaidros* 246c.

491 Mythen aus verschiedenen Kulturen sprechen vom *Fluss des Vergessens* oder von *einem Engel, der auf das nun eintretende Vergessen hinweist,* vgl. *babylon. Talmud, Nidda.*

492 Op. zit., S. 147.

493 *Alkibiades* 123de, hier *‹erastes›* genannt.

494 *Dii gentiles*; vgl. *Odyssee*, 11. Gesang.

495 Am *Solstizium* gefeiert? – Vgl. *Natalis Solis invicti (Mithras*-Sonnenwende), das zu *Weihnachten* wurde (5.5.8.3)! - Vgl. MERKELBACH (1995, S. 274) macht Verbindung zwischen *christlicher Ostern* – am *Sonntag* nach dem *Frühlings-Aequinoctium* – und dem *antiken,* von Apuleius geschilderten *Ritualfest* am *Vollmond*tag nach dem *Frühlings-Aequinoctium.*

496 Zit. nach RIEDWEG, S. 28, Anm. 114.

497 *eunouchos* für die ‹Perser›, für *Sokrates* mit *erastes* bezeichnet, vgl. Alkibiades 121d, 123d/e; ‹Amme› *(anatrophe)* ist auch dionysischer Grad (vgl. Mysterienvilla). In *anatrophe* und *tropheus* könnte auch eine sprachliche ‹Verdoppelung› oder ein Hinführen auf die subtile Ebene des *doppelten Eros* gesehen werden.

498 Sog. *Papposilen*. Mit einem alten *Silen* (dionysischer Grad) wird auch *Sokrates* verglichen, z. B. im *Symposion*, oder als Typus in der Mysterienvilla *(Pompeji)* dargestellt (Abb. 27).

499 *‹Nymphe›* ist dionysischer Grad: ‹Braut› (vgl. ‹Bräute Christi›). Die *Nereiden* (‹Meernymphen›) *Doris, Thetis, Galathea* imponieren als königlich initiierte Frauen (vgl. *Königsrede*). Die Frauen, vor allem *Thetis* (Mutter des *Achilles*, in der Mitte), ist identisch mit *Leda* im 1. Bild dargestellt.

500 GROF, S. 166, erwähnt für die Geburtsmatrix II das *Wüten elementarer Kräfte,* wie Meeresstürme (vgl. Abb 22a). – Zum Abwendungsgestus vgl. Mysterienvilla Pompeji

(Engel, vgl. Abb. 43) sowie Parallelstelle zum ‹abwendenden *daimon*› *Proclus*, 83, 10–14 (mit folgender Parallele zu *Sokrates* und seinem *Daimon).*

501 ‹*Suche nach Grund*› ist ein Kode platonischer ‹Seefahrt›, vgl. SCHEFER. Zum ‹Aufruhr der Materie› als ‹Meeresgetümmel› bei Platon, vgl. MERKELBACH (1995), S. 276 (Anm. 2, zit. *Porphyrios).*

502 Vgl. *Königsrede*. – Vgl. *Politeia*, 430a, wo *trophe* (‹subtile Erziehung›) als ‹aufs Subtilste den Gesetzen vertrauen› beschrieben wird *(«kallista tous nomous peisthentes»).*

503 Diese (auf der beschädigten Inschrift) indentifizierte *Krisis* wird auf einem syrischen Mosaik an der entsprechenden Stelle mit *Nike* (‹Sieg›) abgebildet.

504 Eine weitere Himmelskraft (Mondgottheit *Selene)* wird von DASZEWSKI/MICHAELIDES angenommen.

505 Vgl. MERKELBACH (1995), S. 275.

506 *Isis Pelagia* wird mit dem ‹aufgeblähten Gewand› als Segel auf der ‹hohen Seefahrt› abgebildet, MERKELBACH (1995), Abb. 100,101.

507 ‹Krönung› ist bereits aus den ‹ägyptischen Initiationsstufen› (‹fundamentale Konstellationen›) belegt, vgl. [445]. Auch im Ritual der *Mysterienvilla (Pompeji)* folgt – nach der ‹Hadesfahrt› (Mänade mit aufgeblähtem Schleier und apotropäischer Geste) – eine ‹Krönung› mit Fichtenkranz, durch zwei Frauen (Abb. 44). Vgl. auch ‹*Krönung Mariens*› im Himmel.

508 MERKELBACH (1988), S. 43 f., *paidagogos kai tropheus,* vgl. auch *Papposilen*[497, 498].

509 *Olympiodoros* 190/191.

510 Auch die Ahnenkräfte der *Königsrede*, *Perseus* und *Herakles*, wurden als ‹geflügelt› verehrt, gemäss *Olympiodoros.*

511 Bei der *Präsentation des Neugeborenen und der Übergabe* an den *tropheus* (Abb. 21) ist an derselben Stelle erst die *eine Blume* (vgl. auch den platonischen *doppelten* Eros – *diplous eros*).

512 *Sophistes*, 229d: Das Vorgehen der Auflösung des *doppelten Unbewusstseins* werde – ‹unter uns gesagt› – *paideia* genannt *(«enthade ge paideian di' hemon keklesthai»).*

513 Vgl. BERNER, 1989.

514 Die *Geisteswissenschaften* lassen noch das *Trivium* erkennen, die *Naturwissenschaften* das *Quadrivium*[181].

515 Alkibiades 121e. Vgl. SCHEFER, S. 162 f.

516 Op. zit. 154,5 ff. bzw. ebd. 161,2 ff., wobei die zweite Stelle durch die erste klar wird: Der Überbegriff *paideia* würde von *Sokrates* in *propaideia (trophe)* und *paideia* unterschieden (nach den alten 7-jährigen Zyklen).

517 Das Bild ist stark beschädigt: DASZEWSKI/MICHAELIDES sprechen von einem ‹*jungen*› Dionysos, der m. E. aber nicht ersichtlich ist.

518 Vgl. im vorherigen Meeresbild wurden die ‹*Meeresnymphen*› von einem ‹*Meereskentauren*› getragen. Das Bild ist in der Komposition demjenigen der ‹*Wagenfahrt des Dionysos und Ariadne*› sehr ähnlich (MERKELBACH, 1988, Abb. 6, Haus des *L. Fronto, Pompeji*). Hier handelt es sich allerdings um den erwachsenen Dionysos mit Ariadne, der Wagen wird ferner von Stieren gezogen; eine Parallele mit Kentauren ist als ‹Triumphzug des Dionysos› auf einem Sarkophag abgebildet (Konservatorenpalast), ebd. Abb. 75. – Vgl. Alkibiades 121e, wonach die ‹Knaben› mit sieben Jahren Pferde, Reitkunst und Jagd kennenlernen (zu *trophe).*

519 *cista mystica* und die Trägerinnen als *kistaphoroi* (dionysischer Grad). Vgl. auch *Liknon* (‹Getreideschwinge›), ebenfalls wichtiger dionysischer Kultgegenstand und deren Trägerinnen *(liknophoroi* = dionysischer Grad), MERKELBACH (1988), S. 18.

520 Zu den Dionysos-Kulten gehörten Blumen, zum Tempel Blumenbeete, vgl. MERKELBACH (1988), S. 141 ff. Vielleicht weist das ‹Steingefäss› auf einen kultischen Bereich *(temenos)*.

521 Für die alten Energielehren sind generell 7-jährige Entwicklungsperioden wichtig, vgl. [516].

522 *meirakion*, Alkibiades 123e4, vgl. MERKELBACH (1995), S. 353 (im rituellen Kontext: *«tharsei, ephe, o meirakion»)*.

523 *epitropos* (vgl. *tropheus) Alkibiades* 124c. Vgl. dazu MERKELBACH (1995), wo *Sarapis* als höchster *tropheus* angesprochen wird. Vgl. Abb. 24 *(Apollon)*.

524 Alkibiades 121e-122a, *«basileioi paidagogoi... aristoi doxantes»*, erläutert durch *Olympiodoros* 159.

525 *Alkibiades* 122a *(Königsrede): mageia = theon therapeia*, wie der Begriff z. B. in den frz. *trois rois mages (*‹drei weise Könige›) erhalten ist. Auch *Olympiodoros* weist auf die hohe Konnotation dieses Begriffs hin.

526 Dass ‹Magier› für ‹Priester› gebraucht wurde, deutete bereits *Apuleius*, op. zit.

527 Das *Fell ablegen* gehörte zu den Initiationsriten, vgl. MERKELBACH (1995), S. 272 ff. Nach dem Ausziehen des Felles (vgl. Häutung?) wurde der Initiand zum ‹Menschen›. – Skythen (wie Thraker: Orphik) sind hier vielleicht die Repräsentanten einer alten Ritualtradition.

528 *Politeia* 605.

529 *epimeleia te kai sophia*, Alkibiades 123d *(Hendiadyoin)*.

530 Alkibiades, 122a.

531 Vgl. *Politeia* 427b, ausgeführt als Anordnungen *Apollons*: «die Gründungen der Mysterien und Kulte der Gottheiten, die Verehrung der Dämonen und Heroen, die Beisetzung der Verstorbenen...» – In den aus energetischen Heilkonzepten wie der Homöopathie bekannten Aurafeldkonzepten dürfte es sich hier um das *spirituelle Feld/ Feld des Selbst* handeln, vgl. BERNER (1997), S. 243 (zit. WHITMONT). – In der Einteilung nach *Elementarenergien* geht es um den ‹*Luftbereich*›.

532 Gemäss den in obiger Anmerkung erwähnten Aurafeldkonzepten handelt es sich hier um das *mentale Feld*. – In der Einteilung nach Elementarenergien handelt es sich um den ‹*Feuerbereich*›.

533 Wortspiel *archon basileus*. Vgl. BURKERT (1990), S. 12: «Die Mysterien (von *Eleusis*) wurden von der Polis Athen organisiert und vom ‹König›, dem *archon basileus*, beaufsichtigt». Die Umkehrung der Wortfolge zu: *«basileus, archon...»* könnte auf die *Umkehr* zum inneren Königtum hinweisen (Alk. 122a). – In der Einteilung nach Aurafeldern wäre dies das *emotionale Feld*. – In der Einteilung nach Elementarenergien handelt es sich um den ‹Wasserbereich›.

534 Aufgrund der Vorgehensweisen zur Erlangung der ‹Tapferkeit› (Hadesfahrt) übersetze ich ‹*adees*› als Verstärkung von ‹*aphobos*› mit: ‹frei von Todesangst› (5.4.3.6.1). – In der Einteilung nach Aurafeldern wäre dies das vitale, ätherische Chi-Feld. In der Einteilung nach Elementarkräften handelt es sich um den ‹Erdbereich›.

535 Op. zit. 155 bzw. ebd. 154, wonach Platon die Einteilung der persischen *paideia* gemäss dem Geschichtsschreiber *Xenophon* mache (Perserkriege).

536 *Politeia* 427 d ff.

537 *Politeia* 427 b, *hiera* nicht mit ‹Tempel›, sondern mit ‹Mysterien› übersetzt v. d. V.

538 *Politeia,* 434d/e bzw. ebd. 431b: «unsere *neue* Stadt»; bzw. Alkibiades 126c; vgl. [189].

539 Vgl. KNIEST, S. 90/91, zit. *Gorgias*, 485c.

540 SCHEFER (S. XII) weist auf die Parallele des platonischen Weges mit dem *Labyrinthtanz der ältesten kretischen Mysterien,* wo zunächst auch eine Sackgasse, dann die Wendung um 180 Grad und der Weg ins Freie erlebt wurden. Auch der Ritualdurchgang im *hippokratischen Eid* folgt diesem Prinzip. – *Ritualgeste*: In sehr alten syrischen Liturgien wird das *Kreuzzeichen* (Segnung über den *Chakren*, BERNER, 1989, S. 169 ff.): *von oben nach unten (katabasis)* und sinnigerweise auch wieder *von unten nach oben (anabasis)* vollzogen, wie dies sonst verloren ging. – Thrakische *rites de passage* betrauern das Neugeborene wegen der Leiden, die es durchzustehen haben wird, und beglückwünschen den Verstorbenen wegen der Leiden, denen er nun entflohen ist (vgl. *Herodot: Historien).*

541 Vgl. SCHIMMEL, S. 397, als ‹zweifacher Weg› in der Sufi-Mystik. Vgl. auch Bibel *(metanoia).*

542 Vgl. Platon, *Protagoras* (324d), wonach ‹Tugend› letztlich nicht gelehrt werden kann, sondern erfahren werden muss. – Vgl. auch den Spruch von *Aristoteles*: *me mathein, pathein* (‹nicht lernen, sondern erfahren›).

543 *Olympiodoros* erwähnt diese ‹Wende› *(trope*, 173,8 f.): «*hothen kai hopou errepsen ho Alkibiades tropen epoiese*».

544 Es scheinen dies die ersten vier Stufen zu sein (die letzten der Menschwerdung, vgl. 5.5.6.2), wobei der lebenslange Bewusstseinsweg weiter geht. Vgl. dazu auch SCHEFER, S. 163, wonach es – in der platonischen Akademie – viele Jahre brauchte, um zum ‹höchsten Lernfach› aufzusteigen.

545 Vgl. Dialogende 135e: *Sokrates* sagt, die nächste Stufe werde ‹Gerechtigkeit› sein. Die weiteren sind höhere Einweihungsstufen.

546 *Alkibiades*, 122a/b.

547 In der Einteilung nach Aurafeldern wäre dies das vitale, ätherische Chi-Feld. – In der Einteilung nach Elementarkräften handelt es sich um den ‹Erdbereich›.

548 *Politeia,* 429–430c, Definition von *andreia (stratiotes: ‹Soldat›*, ebd. 430a). Freie Übersetzung und Zusammenfassung v. d. V. Vgl. *andreia* in *Alkibiades* 115b/d. *strateuetai*, ebd. 429b3.

549 *Apollon* wird in *Politeia*, 427b als derjenige eingeführt, der dieser initiatischen Tradition die «grössten, schönsten und ersten aller Gesetze *(nomothetemata)*» gestiftet hat.

550 Im Alkibiades, 120d, als *‹furchtbar›* bezeichnet. – Vgl. *Oromazes* vs. *Ahriman (*altpersisch). Vgl. dazu auch *Hölle-Paradies*-Abbildungen in Kirchen *(Ganagobie*, F). Zu therapeutischen Erfahrungen vgl. GROF, S. 117 ff.

551 Op. zit. S. 126.

552 Vgl. *Königsrede*, Alkibiades 121d, *‹gräden› (katorthoo);* vgl. ‹*schräglaufende* Energie› in der chinesischen Medizin.

553 Op. zit, S. 127.

554 = *geheime Offenbarung* (‹Apokalypse› 1/17 f.) zu ‹fürchte dich nicht› vgl. 5.4.5.5: *Apokalypse* heisst eigentlich *‹Entschleierung›*.

555 Bereits in der die griechischen Mysterien beeinflussenden *thrakischen* Mysterientradition [468]. Vgl. BURKERT (1990).

556 Op. zit., 39/40, zum hohen Erosweg.

557 Op. zit. 251a.

558 Vgl. SCHEFER, S. 218.

559 Zit. MERKELBACH (1995, S. 174). Änderungen v. d. V. Er zitiert einen Text von *Plutarch* (1. Jh. n. Chr.) mit der griechischen Wortverbindung zwischen *Einweihung (telete/teleisthai)* und *Tod (teleute/teleutan),* vom *Phaidros*-Dialog angeregt (vgl. RIEDWEG, op. zit. S. 66). – Vgl. in der Mysterienvilla in *Pompeji* erscheint die Eingeweihte mit erloschener Fackel nach der Unterweltsreise (Abb. 34).

560 *Met.* 11,23,7, zit. nach SCHEFER, S. 218 (lat. Text). Es geht um die Einweihung des *Lucius-Apuleius* in die *Isis*-Mysterien, wo die Abfolge evtl. von *Apuleius* kodiert ist. Dies sei die einzige antike Mysterienerfahrung in *Ich-Form* (vgl. BURKERT, 1990). *Apuleius* lebte im 2. Jh. n. Chr. in Libyen: Vgl. auch sein Werk *De magia*, op. zit. Die *Isis-Mysterien.* haben vieles mit den *Eleusinien* gemeinsam *(Demeter-Persephone*-Mysterien), und diese wiederum werden von den Neuplatonikern mit der *platonischen Initiation* verglichen. – Zum mystischen Erleben der ‹Sonne um Mitternacht› vgl. CORBIN.

561 Vgl. [548] hinsichtlich des Furchtbaren, «was es ist und wie es beschaffen ist».

562 Diese Thematik wird in den *Pinakes* von *Lokroi* (Ritualtafeln) dargestellt, die wiederum als *initiatische Zyklen* verstanden werden können.

563 Etwa um 800 v. Chr. datiert. *Odyssee* X, 490 ff.: *Persephone* wird hier ‹*epaine*› genannt (vgl. *epainos (Alk.)* ‹Lob›-Phase) bzw. mit anderen (euphemistischen) Bezeichnungen wie ‹erhabene› *(‹agaue Persephoneia›,* Od. XI, 635).

564 Vgl. RIEDWEG, S. 68; vgl. [462].

565 *Demeter-Persephone*-Mysterien *(= Eleusinien),* wo *Persephone* – assoziiert mit ‹*persischer Stimme*› – eine Verbindung zur ‹persischen Königin und ihrem subtilen Reich› der *Königsrede* zulässt.

566 Babylonisch, um 2000 v. Chr.

567 Diese ‹Reise des *Aeneas*›, des mythischen Stammvaters der Römer, ist der ‹Reise des Griechen *Odysseus*› nachgebildet.

568 Epos um den trojanischen Krieg, Il. 9,158 f. Vgl. meine Deutung der *Galle*-Transformation (Temperamentenlehre) in der *Ilias* (BERNER, 1997, S. 309 ff.).

569 Od. X. 490 ff. Epos der Irrfahrten des *Odysseus* auf der Heimkehr von Troja. Vgl. auch Platons ‹Seefahrten› *(plous)*. Vgl. archaisch anmutende Totenrituale mit Schiffen im heutigen Griechenland, wie sie z. B. im griechischen *Eleni*-Film eindrücklich dargestellt sind.

570 Das Überschreiten der Bewusstseinsbereiche wird auch in heutigen Therapien noch mit ‹Flüssen› beschrieben.

571 Od. X,515 ff. (und Od. XI,25 ff.). Zur ‹*ambrosischen*› unsterblichen Nacht *(nyx ambrotos)* vgl. Od. XI,330. Es scheint sich hier um einen rituellen Trank *kykeon* zu handeln, der für *Eleusis* bekannt ist, aber auch von den Pythagoreern und Hippokratikern überliefert ist (vgl. BERNER, 1997, S. 118 f.).

572 WALSH erwähnt solche schamanistischen Vorgehensweisen.

573 Od. XI,35 ff.

574 Ausser dem Seher *Teiresias*, Od. X,491, der von Persephone ‹Geist› über den Tod hinaus hatte. Zum Dasein dieser Toten vgl. *Phaidon* (81de), *planasthai.*

575 Od. XI,635 bzw. 386.

576 Od. XI,229 ff.

577 Od. XI,476 bzw. ebd. 632.

578 Od. XI,539; *asphodelos* ist eine Lilienart; vgl. Verbindung: Persephone hat vor ihrer Hadesfahrt möglicherweise von einer solchen Pflanze als *Psychopharmakon* gegessen (KERENYI*)*.

579 Od. XI,602–631 *(thalia)*. Vgl. Bibel: ‹himmlisches Gastmahl›.

580 Od. XI,395–398.

581 Od. XI,633–635.

582 Das Gorgonenhaupt auf dem Schild der *Athena* versteinerte all diejenigen, die es anschauten. Vgl. [556].

583 *Ilias* XXIII, 72 ff. – Noch aus der biblischen *Pfingstbeschreibung* kann ein Totenritual – und zwar am letzten, am *50. Tag* (gr. *pentekoste hemera)* vollzogen – herausgelesen werden.

584 Vgl. *Politeia* IV, 427b, wo zu den wichtigsten Anordnungen Apollons neben Mysterien und Opferriten, Verehrung von Gottheiten, Dämonen und Heroen auch die Beisetzung der Verstorbenen und die Totenrituale erwähnt werden. – Zur Heilkunde vgl. BERNER (1997). Vgl. auch Bibel («sein Blut komme über uns und unsere Kinder»).

585 Vgl. *Phaidon*, 81d*: skioeide phantasmata, planasthai* (vgl. *plane*, ‹Zwischenzustand›).

586 GÖRG, 1998, S. 191 ff.

587 Vgl. die diesbezügliche Kritik der Platoniker an der *Tragödie* (5.4.5.6.1*)*.

588 Zit. in ROSENBERGER, S. 35 ff., H. v. d. V. Von Plutarch in seiner Schrift über *Sokrates*.

589 Dieser Ausdruck wurde auch für *Trancezustände* an den *Asklepieien* gebraucht (BERNER, 1997).

590 Eine andere Überlieferung hat hier noch: «Die leuchtenden Sterne über ihm seien Seelen auf dem Weg zur Wiedergeburt.»

591 Er wurde wegen Mysterienprofanation angeklagt.

592 ROSENBERGER, S. 35. Er spricht von ‹ausgeprägtesten Durchgangsriten›.

593 Ebd., S. 40.

594 Vgl. auch SCHEFER, S. 160, wonach der ‹Pate› des Mysten (auch *mystagogos)* und der Myste gemeinsam an den Reinigungen teilnehmen (vgl. *Alkibiades* 124d).

595 *Olympiodoros* (190/191) bringt diesen Vergleich mit dem Zauberstab (gr. *rhabdos),* womit in der hermetischen Tradition der Versenkungsprozess gemacht wurde. Auch ein rezitierender *Rhapsode* hatte einen *rhabdos.*

596 S. 119, Hervorhebung v. d. V.

597 *Alkibiades* 115d–116b.

598 *kaloskagathos, kallista,* Vgl. Abb. 22b.

599 Od. XII, 22 *(disthanes)*.

600 Vgl. *Alkibiades*, 115b: *andreia* ist etwas anderes als Tod *(thanatos)*. Vgl. auch JÄGER (2004). Vgl. auch die zit. Wortverbindung zwischen ‹Eingeweihtwerden› und ‹Sterben› im Griechischen *(telesthai-teleutan)*[559]. – Vgl. auch *psychomachia* für ‹Todeskampf›.

601 Vgl. *Olympiodoros* 5*: «psyche apolyomene tou somatos»*.

602 Vgl. das biblische Bild *‹ein Leib werden›*, d. h. ein verbundenes Gruppenfeld. Vgl. *politikos* als ‹Mitglied der Kultgemeinschaft› (Kode!). Zum verstärkenden Feldeffekt vgl. BERNER (1989).

603 Gr. *aner/andros* = ‹Mann›.

604 *andreia (Politeia,* 430c/d) wird als ‹*diejenige des Bundes*› (= *politike)* definiert und ist hier als *Kode*, und nicht als ‹bürgerliche, politische› zu interpretieren (Glossar). Zum Abgrenzungspotenzial vgl. auch BERNER, 1997, S. 176 ff.

605 PRYSE, S. 24.

606 *Politeia* 429e: ‹energetische Kriterien›: *kata dynamin*; vgl. dazu auch die Formel aus dem *hipp. Eid: kata dynamin kai krisin* (BERNER,1997, S. 390). – ‹ausgesucht›: *exelegometha* [547].

607 Bereits bei Homer *(Ilias)* ist eine Überhöhung der Soldaten (Krieger-)Ethik zu beobachten. – Im *Alkibiades*-Dialog wird evtl. eher *politikos* gebraucht für den Grad des ‹Soldaten›. ‹Soldaten› werden zwar auch, im Zusammenhang mit dem Wettstreit hinsichtlich Spartaner- und Perserkönigen, erwähnt (ebd. 119e).

608 In Ravenna ist Christus selbst als Soldat dargestellt (vgl Bild in BERNER, 1989); zum Mithrasgrad und zur *Militia Christi,* vgl. ARCELLA, S. 121–124.

609 Vgl. *Olympiodoros* 150: «*dei … kai ton organon doratos kai aspidos*» zu *Alkibiades* 120c (‹gerüstet›).

610 Vgl. *Politeia*, 429b: *propolemeo, strateuomai.*

611 Vgl. auch *Athena* mit Helm: In der energetischen Welt polarer Kräfte *(yin-yang)* haben beide Geschlechter Anteil sowohl an den weiblichen, wie an den männlichen Kräften. Die Griechen nannten sie je ‹Wasser› und ‹Feuer› (vgl. BERNER, 1997).

612 Vgl. *Alkibiades* 119e *(stratiotes).*

613 Auch die kriegerische Terminologie des Christentums, z. B. der Erzengel Michael als ‹Oberbefehlshaber› und die ‹himmlischen Heerscharen› auch der hebräischen Bibel müssten subtiler verstanden und formuliert werden.

614 Als Taufformel: «*widersagt ihr dem Bösen und all seinen Machenschaften*». Auch Jesus wurde geprüft, ob er den Versuchungen des Bösen standhielte.

615 Text vgl. GÖRG (2004). Vgl. auch Zitat aus der Apokalypse 554. – Zu den *rechtshändigen* Ritualen vgl. [440]

616 Eph. 6/10–17. Neben *Wahrheit* und *Gerechtigkei*t gehört das ‹*Gegürtetsein*› (‹hochgegürtet›) zum initiatischen Vokabular; zu den ‹Schuhen der Bereitschaft›, vgl. die *Kothurnstiefel* der dionysischen Kulte (z. B. Mysterienvilla *Pompeji*, Kultsaal); zu den *Leib-Zonen (chakren)* vgl. 2.7.

617 Vgl. dazu die grausigen, blutrünstigen Bilder der *Offenbarung (Apokalypse) des Johannes*, die im griechisch-orthodoxen Christentum noch im Mittelalter nicht ‹kanonisch› war.

618 Diese tragen heute noch antike intiatische Grade und Titel wie ‹Hirte›, ‹Oberhirte› (dionysische Mysterien, vgl. MERKELBACH, 1988) oder ‹*Pontifex Maximus*› (‹oberster Brückenbauer zwischen den Welten›) als Titel des höchsten Priesters in Rom.

619 GROF (1983), S. 120.

620 Op. zit. (1983), S. 117 ff.

621 Ebd. S. 147. Auch eine Umkehr!

622 In der antiken Ikonographie wurde dies, m. E., als *Kleid, das sich wie ein Segel aufbauscht* dargestellt, z. B. bei *Isis,* oder bei der *Mänade* der Mysterienvilla, *Pompeji.*

623 Waris DIRIE: ‹Wüstenblume› (Augsburg, Schneekluth, 1998). Ihre tragische Situation heute bestätigt die Retraumatisierungsgefahr bei ständigem Umgang mit dem Trauma.

624 In der Tempelschlaf-Trance wurde die Gottheit erlebt, die heilte (vgl. BERNER (1997), S. 265 ff. Vgl. auch Vorstellungen vom ‹inneren Heiler›.

625 Vgl. *Plutarch* zu den eleusisinischen Mysterien, zit. MERKELBACH (1995), S. 174. Vgl. auch Platons *Philosophieren:* meint im besten Sinne ‹Sterben lernen›.

626 Als Fixierung in den leibnahen Bewusstseinsräumen, ähnlich den *perinatalen Matrizen* von GROF. – Vgl. detaillierte Darstellung 5.5.6.2.

627 BERNER (1997), S. 255 (zit. SCHULTZ-VENRATH).

628 Während GROF Bewusstseinsebenen differenziert, ist das generelle Fehlen eines überräumlich-überzeitlichen psychischen Feldmodells offensichtlich (z. B. Widersprüche bezüglich *transgenerationalen Speicherungsvorgängen (‹Ahnen-Erinnerungen›),* wenn nur der *genetische Code* und traditionelle Modelle zur Verfügung stehen (ebd. S. 189).

629 Vgl. z. *B. Theaitetos,* 210c (Zustand am Ende der Katharsis).

630 *Politeia*, 429d/e; Vgl. auch das *Purpur*gewand, mit dem *Hermes* den *Dionysos* trägt, Abb. 21.

631 Vgl. BERNER (1989), S. 133 ff. *(paidika* müsste antatt *paidikos* stehen); *chroma (‹Farbe›)* weist evtl. auf *chroa* (‹Aura›).

632 *gymnastike* meinte auch *Yoga*–Arten. – Für den subtilen Entwicklungsweg waren 3 Pfeiler wichtig: *mathesis (‹Lernen›), askesis (‹Üben›), epimeleia (‹Achtsamkeitsweg›),* vgl. *Alkibiades*-Dialog.

633 *peisthentes nomous (Politeia* 430a): vgl. auch die Begründung der *Apollon*-Tradition in *Politeia*, 427b *(nomothesia).* Vgl. auch *Alkibiades*-Dialog, *Ziel der Königsrede: «peithomenos emoi te kai to en Delphois grammati, gnothi sauton»*, d.h.: «vertraue mir und der delphischen (= ‹apollinischen›) Inschrift: Erkenne-dich-selbst».

634 *Philosophia* wird von *Sokrates basiliké techne* (‹königliche Kunst›) genannt, vgl. *Euthydemos* 291b ff.

635 Op. zit., 156,5 ff. (zur *Königsrede*, 120e); hier stehen die 1. Einweihungsstufen *neos* (Dialektik) und *paidika (Erotik)* nebeneinander[35]. Vgl. auch ebd. 215, Definition des subtil-erotischen spirituellen Pfades durch die *Gleichheit der Anlage (homoetheia)* und die *Gleichheit der Lebensführung (homozoia).* Zu *paidika*, vgl. *Symposion,* und BERNER, 1989, S. 133 ff.

636 BERNER (1989), zum platonischen *Symposion* als *hohem Eros-Ritual.* Ebd. auch Darstellung des hohen Eros zwischen den beiden spanischen Mystikern (16. Jh.).

637 *Sokrates* macht im *Symposion* den Unterschied zwischen ‹doppeltem Eros› *(diplous eros)* und ‹Allerweltseros›; eine ‹Verdoppelung› findet sich auch im ‹Sehen› vs. ‹Schauen› *(diple ospsis),* vgl. BERNER (1989). Die Symbolik der Verdoppelung könnte auch im *zypriotischen Bildzyklus* gesehen werden: *eine* Blume beim Beginn (Abb. 21), *zwei* Blumen beim Triumphzug (Abb. 23).

638 *Phaidros*, 251b, Fortsetzung zu Zitat [557]. Diese Stelle hat eine Resonanz zur Beschreibung subtil-erotischer Erfahrung als ‹Bewässerung des Gartens›, bei der Mystikerin *Teresa v. Avila* (vgl. BERNER, 1989, S. 163).

639 Von *Sokrates* mit Hinweis auf die *weibliche Erosentwicklung* so genannt: Gr. *kalos* wäre eigentlich mit ‹subtil-schön› zu übersetzen.

640 S. 146, betr. einer *Charmides*-Stelle. H. v. d. V.

641 ASSMANN (2004, *Moses),* zit. Plutarch, S. 177. *Proklos* zitiere die Inschrift verändert und nenne das Gewand *chiton.* – Vgl. *Drei-Zeiten* erwähnt 2.6.3.

642 Op. zit. 107,7 ff.: «*...ephietai he psyche tes skeues tes exothen ton himation ... ennoian gar echousa ton endothen chitonon autes, tou augoeidous, kai tou pneumatikou kai tou ostreinou.*» Bei der inneren Schau offenbare sich also das *sonnenhaft Glänzende*, das *Spiri-*

tuelle, das ‹*Austernhafte*› (‹Auster› = antikes Bild für die Psyche, die ‹Perle› enthaltend), vgl. III 160.

643 *Olympiodoros*, 216,17 ff. (Vergleich mit *Odyssee*).

644 Vgl. BERNER (1989), S. 184 f.

645 *Paulus*, 1. Kor. 13, 4–8 (übers. nach dem griechischen Text v. d. V.). Zu *eros* vs. *agape* vgl. BERNER, 1989, S. 16 ff. Vgl. auch LOTZ, op. zit.

646 Papst Gregor I. erklärte *Maria Magdalena* im Jahre 591 zur *Hure*, vgl. SOUTHERN, S. 77.

647 Vgl. PRÜCKNER, Tafel 4/4.

648 Ebd. 179 (es geht um die Gemeinschaften, die einander lieben und um den ‹*politikos*›-Grad), wo für die Geschlechter unterschiedliche Initiationswege beschrieben werden: «*oute ho aner (symphonei) te gynaiki en te gnosei te peri talasiourgian*». Ähnlich ebd. 184 *(hippika vs. talasiourgia)* bzw. ebd. 188. ‹Wollespinnen› als *weibliche* Unterweisungsform. Vgl. auch Maria mit Spindel auf Empfängnisbildern.

649 Vgl. *homerische Epen* sowie Ritualtafeln *Lokroi*, Abb. 28 .

650 *Chora*-Kirche Konstantinopel/Istanbul, Abb. 29b.

651 Vgl. JÄGER, S. 57: «Die östlichen Religionen haben beides: eine *Theologie* und eine *Praxis*, die in die Erfahrung führt… ‹*Tantra*›.»

652 H. KOCH, op. zit., S. 112 f. (Abb. 30). Die Autorin spricht von ‹*Audienzpalast*› *(Apadana)* des *Dareios* (ebd. S. 81). Ich sehe darin einen *Kultbereich*, wie er für die altorientalischen Stadtgründungen typisch war. An der Südseite der ‹Palastterrasse› beruft sich *Dareios* auf *Ahura Mazda (Ormuzd)*, der ihn beauftragt hatte, das befestigte ‹Zentrum› zu bauen. Die Könige hatten auch Priesterfunktion (vgl. Königsgräber *Persepolis)*. In der Mitte des Aufgangs thront der König *(Dareios)* mit Fussschemel, das Szepter in der Rechten und *zwei Lotosblüten* in der Linken, sein Sohn *(Xerxes)* steht daneben (vgl. ‹zur Rechten des Vaters›). – Der ‹Lebensbaum› (vgl. Seelenbild) hat als Motiv im Iran bis heute in den Moscheen überlebt.

653 *Alkibiades*, 123d. Die persische Königin, die hier spricht, ist *Amestris*, Gemahlin des *Xerxes*, (Schwiegertochter des *Dareios)* und Mutter das *Artaxerxes*. – *Xerxes* hatte übrigens die Prozession der Völkergemeinschaften, die *Dareios* an der Ost-Seite (des *Apadana* in *Persepolis)* errichtet hatte, an der Nordseite kopieren lassen.

654 Die persische Tradition hatte eine weite Ausstrahlung: persisch-initiatischen Ursprungs (babylonisches Exil) sei auch das *jüdische Lichterfest chanukka, mit seinem stufenweisen Anzünden der Lichter*, mdl. Information Rabbiner Dr. Tovia BEN-CHORIN, Jerusalem. Vgl. auch das Symbol der *Flügelsonne* (*Oromazes/Ormuzd/Ahura Mazda)*, das sich ebenfalls in Ägypten findet.

655 Vgl. *psyche apolyomene*, bei *Olympiodoros* 5, und ebd. 48: Vergleich, wo *Sokrates* den Alkibiades am *Faden (mitos)* durchs *psychische Labyrinth* zurück zur *genesis* (Wiedergeburt) führt.

656 Vorbereitung zur weissen Qualität (Färbergleichnis[630]), vgl. Ritualkleider (Taufkleid).

657 Vgl. Schale der *Pythia*, Wissen um die ‹Drei-Zeiten›; Vgl. Italische *Demeter*-Kulte: ‹*Omphalos*-Schale›.

658 Vgl. *Königsrede* und *Politeia* 627b (höchste priesterliche Kompetenz der apollinischen Tradition).

659 Dies betrifft *genesis, trophe* und *paideia (Alkibiades* 122b). Das Vorgehen wird als *antiparastasis* gedeutet von *Olympiodoros* 150,14 f. (zu Alk. 120c).

660 Umfassend dargestellt in BERNER, 1997.

661 Vgl. Alk. 122b/c, in dieser Reihenfolge. Es geht darum, worauf ‹hinzublicken sei› *(apoblepsai)*. Die vier ‹Paare› machen m. E. nur durch Aufdeckung der starken Verschlüsselung Sinn (alles Pluralformen), wie sie auch *Olympiodoros* als Vergleich mit der Umweltlehre *(diaita)* antönt (op. zit. 161).

662 Zum Teil als *ploutous* ‹Reichtümer› zusammengefasst, aber auch als ‹Gold› *(chrysion/chrysos)* und ‹Silber› *(argyrion/argyros*, Alk. 122e/123a9).

663 *«tryphas kai esthetas himation helxeis»:* zu den Kleidern als ‹Hüllen der Seele› vgl. [642].

664 *«myron aloiphas»* übersetze ich statt ‹Duft von Salben› als Kodierung*: aloiphe: ‹Fettsalbe› vs. myron: ‹Salbenwein› (‹Balsam›).*

665 *«theraponton plethous akolouthias»*, lässt sich m. E. mit dem Kode der ‹Fülle› so verstehen.

666 Vgl. BERNER (1989), S. 153 ff. zu *Symposion* (204c), als ‹transkulturelle Dreifaltigkeitsformel› im heiligsten Moment genannt: *«esti to eraston to to onti kalon kai habron kai teleon kai makariston»*.

667 Die Legierung von ‹Gold und Silber› hiess in der Antike ‹Elektron› und schmückte die Spitze der Obelisken. Gr. *chymia* hiess die hyppokratische *Säftelehre (chymoi),* die sich als höchste Legierung, als *chymische Hochzeit* vollendete. *chymia* –> arab. *al-chimia,* vgl. BERNER 1997.

668 Vgl. BERNER (1997), S. 185.

669 Op. zit. 161/162: als ‹selbstbewegt› – ‹fremdbewegt› – ‹unbewegt›, gemäss platonischer Systematik. – Vgl. auch *Symposion* 218e, wo der homerische Tausch einer ‹goldenen gegen eine eherne Rüstung› gleichnishaft verwendet wird.

670 Vgl. in platonischen Texten die Unterscheidung zwischen hohen mystischen Erfahrungen, dem *Mysteriengeheimnis*, das nicht mehr sprachlich ausgedrückt werden *kann (arrheton, Aussparungsstellen 2. Grades)* und dem *Mysterienwissen für Eingeweihte*, das nicht ausgeplaudert werden *darf (aporrheton):* hier (Alk. 122d): *«mede … arrheton», Aussparungsstelle 1. Grades*, nach SCHEFER, S. 80. – Vgl. auch *Olympiodoros* (zur *Königsrede),* wonach er *durch Schweigen Grösseres rätselhaft antöne.*

671 Alkibiades gab Unsummen für Pferde aus, ZIMMERMANN S. 144.

672 [642, 643] und *Proklos* 301 (frz. Übers.: *«les âmes doivent revêtir cette pureté en purifiant à fond leurs enveloppements naturels et en maintenat leurs tuniques à l'abri de la souillure provenant de la génésis, mais elles ne doivent pas tout faire consister dans la pureté des tuniques apparentes.»*

673 Vgl. Abb. 22b, Zypernzyklus: sog. ‹Schönheitswettbewerb›; vgl. auch *rituelles Ablegen der Eitelkeit* durch einen als ‹üppig geschmückte Frau verkleideten Mann›, erwähnt MERKELBACH (1995), S. 275.

674 Ausführlich in BERNER (1997), S. 201 ff.

675 Für das 3. und 4. Leitkriterienpaar fand ich bei den Neuplatonikern weniger ausführliche Beschreibungen; sie können aber in meiner Hippokrates-Studie umfassend nachgelesen werden. – Zur Unterscheidung von *Depression* und *Burnout* vgl. Klassifikation ICD-10.

676 Umfassend dargestellt in BERNER (1997), S. 136 ff.

677 *Sokrates* führt sie wiederum *umgekehrt* auf *(sophrosyne-andreia*, Kode), von der höheren Initiationsstufe zur niederen Stufe.

678 Alkibiades, 122c, entsprechend *paidika* (im *Symposion* und auch bei *Olympiodoros* a. a. O.). *Olympiodoros* führt dies aus: «*neos gar ei*» (du bist nun ein Neophyt)[357].

679 Zu *philoponia* vgl. Anm. [358]. – Zu *philonikia:* Noch im griechisch-orthodoxen Kreuz (Kreuzspickel) ist – wie im kabbalistischen Lebensbaum – *nike* als ‹Sieg› (neben *kallos* ‹Schönheit› im anderen untern Spickel) enthalten. – Zu *philotimia* vgl. *onomastos* (‹berühmt›) in Alk.124b.

680 Möglicherweise über die Lautassoziation: gr. *spartiates* für *stratiotes* = ‹Soldat›, wie dies in den antiken – nicht nur platonischen Texten – zwecks Kodierung üblich ist. Vgl. dazu *eros-echeos* (G ‹Natter›) im *Symposion (*BERNER, 1989, S. 161).

681 Vgl. Alk. 123de.

682 Auch etwa mit *physis tes psyches* bezeichnet (Alk. 123e); vgl. auch: *physis philei kryptesthai (‹die Anlage liebt es sich zu verbergen›).*

683 Vgl. bereits in der Systematik der diagnostischen Leitkriterien. In den heilkundlichen Systematiken kommt ‹Feuer› – ‹Wasser› ebenfalls zweimal, sowohl in der Systematik der *Leitkriterien,* als auch in derjenigen der *Elementarenergien* vor; vgl. BERNER (1997).

684 In frühchristlichen Kirchen ist *ktesis* neben *kosmesis* (‹Entwicklungsgrad›) allegorisch dargestellt (Bsp. in *Libyen).*

685 Alk. 123bc. Dieser ‹Gewährsmann› *(aner axiopistos)* ist, nach *Olympiodoros, Xenophon (Anabasis).*

686 Tempel *Amenophis' des Dritten*, vgl. B. MERZ, op. zit., S. 48 ff. Die Abbildung der Entsprechung von Tempel und Leib (durch SCHALLER) orientiert sich jedoch wiederum nach dem *Körper,* und leider nicht nach dem *Energieleib (chakren-*System, vgl. 2.7.1).

687 Vgl. BERNER, 1997.

688 Peter DAWKIN, Architekt und Geomant, konnte in den Tempelorten des *Nillaufes* die *Chakren-*Folge entdecken sowie Ähnliches auch für die heiligen Stätten in *Israel* (Jordanlauf-Totes Meer).

689 So bezeichnet von K. KERENYI (1978), vier weibliche Entwicklungsstufen oder Initiationsgrade enthaltend: *Hera pais* (‹Kind›) – *Hera nymphe* (‹Braut›) – *Hera meter* (‹Mutter›) – *Hera chera* (‹weise Frau›). – Vgl. auch die Ebene des Hera-Tempels auf Samos.

690 Op. zit. 163; *kosmos* als ‹(entwickelte) Frauenwelt›, nicht einfach als ‹Schmuck› zu übersetzen, wie in der *Alkibiades-*Übersetzung (op. zit.), sonst ergibt sich kein Sinn. Vgl. LIDDELL & SCOTT *(mundus muliebris).*

691 Vgl. alte Städtegründungen, z. B. von Rom, werden ähnlich beschrieben.

692 Liesse sich auch mit *‹Allfreude›* übersetzen, in der *Dareios-*Zeit mit *paridaïza,* ‹Eingehegtes, Umzäuntes›, wiedergegeben, das zum ‹Paradies› geworden ist. Mitteilung von Prof. Dr. Heidemarie KOCH, Marburg. Dieser Feueraltar steht heute im Garten des *Naranjestan-*Palastes (in *Schiras).*

693 *paridaïza* ist avestisch, vgl. dazu MAZZOLENI/PAPPALARDO, op. zit., S. 32.

694 Vgl. die Ritualgärten des *D. Octavius Quartio* in *Pompeji (Nil-*Anlage), oder der *Hadriansvilla* in *Tivoli.* Sie erscheinen auf vielen römischen Malereien und Mosaiken, zum Teil mit *Jagdszenen*, die wiederum nicht nur konkret, sondern auch als innerer Prozess zu deuten sind (vgl. *zetesis-heuresis).*

695 Vgl. auch Abb. 21 und 23 (Zypernzyklus): ausgegrenzter Bereich mit *einer* bzw. mit *zwei* Blumen vielleicht als Hinweis auf das *kultivierte, eingefriedete Sich-Entwickeln im Mysterienbund.*

696 Vgl. *Olympiodoros*, op. zit. 146. Ähnlich spricht auch die Mystikerin Teresa v. Avila über die Energieentwicklung als ‹*Bewässerung des Gartens*› (vgl. BERNER, 1989).

697 Neben der konkreten Lebensgeschichte des Alkibiades.

698 Zu gr. *telete* (‹Einweihung›). Vgl. MERKELBACH (1988), S. 18: die ‹die mit der *Umgürtung*› *(apo katazoseos)*; vgl. auch die ‹*Gekrönte*› (Abb. 22b, Zypernzyklus). Die dionysischen Mysterien waren den eleusinischen verwandt.

699 SCHEFER, S. 220, vgl. auch ebd. S. 115. Wie ihre Mutter, *Demeter*, so wurde auch sie, als ein (zyklischer) Aspekt von *Demeter*, wiederum ‹Mutter›: Beide sind sie in den grossen weiblichen initiatischen Zyklus durch Unterweltserfahrung von der Initiandin *(‹Kind›)* zur *Braut – Mutter – weisen Frau* eingewoben (= Hauptstufen der weiblichen Kulte)[689].

700 Vgl. *Proclus* 5, 1–8. Die *Eleusinien* sind eine der *ältesten Kulttraditionen der Griechen*. Vgl. auch RIEDWEG.

701 SCHEFER, S. 164. Der psychische Prozess von *zetesis–heuresis* ist ebenfalls für die *Isis*-Mysterien typisch; vgl. auch afr. *Queste*.

702 SCHEFER, S. 147 (‹Seefahrten›). Diese ‹Seefahrten› enthalten auch *psychische Irrfahrten*.

703 *Menon* 81bc: «Denn von welchen *Persephone* schon die *Strafen* des alten *Schmerzes* genommen, deren Psychen gibt sie der oberen *Sonne* im neunten Jahre zurück, aus welchen dann ruhmvolle, tatenreiche *Könige* und an Weisheit grösste Männer hervorgehen, und von da an als *heilige Heroen* unter den Menschen genannt werden.»

704 Alk.123e: «*para sphisin apoblepsasa panta ta toiauta*». Alkibiades spricht hier nicht, wie denn *Olympiodoros* immer wieder auf Trancevorgehen hinweist[186]. Für ‹*plötzliches Finden*› vgl. *Politeia*, 432d: «*iou iou eipon*»; zur Stufe *dikaiosyne (‹Gerechtigkeit›)*.

705 Alk. 123c-124a. – Vgl. zum *Staunen (thauma/thaumazein)* als ‹Beginn der Philosophie›: *Olympiodoros* 24/25. Vgl. auch SCHEFER, S. 216. – Vgl. auch MERKELBACH (1995, S. 357 ff., § 598) zum *Staunen über das Wunder* als initiatischer Begriff. Vgl. Eignungsprüfungen der Mysten vor der Einweihung, zit. SCHEFER, S. 164 f.

706 gr. = *basiliké techne*, vgl. Alk. S. 631, Anm. 82 zu *Euthydemos* 291b ff. Diesen letzten Satz habe ich extrapoliert.

707 *physis tes psyches*. Ich mache hier einen Deutungsversuch; womöglich handelt es sich noch um andere Zuordnungen.

708 Oben = *ktesis*? Vgl. *megethos* als Feldstrahlung (Aura) in *Ilias* XXIII, 65 ff. *(Patroklos*-Stelle, zit. BERNER, 1989, S. 85 f.).

709 Als: *Sie sieht, ‹was war – ist – sein wird›* (vgl. *hippokratischer Eid*, 2. Vers, BERNER, 1997, S. 396). – Vgl. JÄGER: ‹*Praeexistenz – Existenz – Postexistenz*›.

710 Dies scheint durch die Diagnose der patriarchal niedergestellteren Frauen ausgedrückt (Alk. 124a, *Sokrates* spricht): «Dünkt es dich nicht schmählich, wenn die (initiierten) Frauen unserer Gegner es besser einsehen, wie wir wohl sein müssten, um es mit ihnen aufzunehmen, als wir selbst von uns selbst?» – Die ‹*Königin(nen)*› könnten dann – im Hinblick auf die höhere Bewussteinsentwicklung zu *Apollon* hin – folgendermassen deutbar sein: von *Persephone* zu *Apollon*.

711 Vgl. Alk. 123e (als Verben: «*mathonta kai epimelethenta hautou kai askesanta*»). Vgl. *Olympiodoros* 169: ‹Lernen› *(mathesis)* werde durch ‹Logos› erworben, ‹Üben› *(askesis)* erfolge in der ‹nicht logosgeleiteten Psyche›, der ‹Achtsamkeitsweg› *(epimeleia)* sei beiden gemeinsam.

712 Vgl. im bezogenen Weltbild sind die Energieprozesse reziprok (Resonanz).

713 Vgl. SCHEFER, S. 216, zit. BURKERT (vgl. Anmerkung 647).

714 Zu den Begriffen vgl. OTTO, op. zit. Vgl. auch SCHEFER, S. 216.

715 SCHEFER sieht hier einen grundlegenden Unterschied zwischen *Todesangst* der Mysterien vs. *Staunen* der Philosophie. Entgegen RIEDWEG (S. 68, zu *Phaidros)* sehe ich nicht nur einen ‹fast ausschliesslichen› Bezug zur ‹Höchststufe der (eleusinischen) Initiation›, sondern – in den kathartischen Dialogen – wesentlich auch die vorgängigen ‹Irrfahrten› *(planai),* vgl. 5.2.5.

716 Vgl. *Apuleius*[560]: «Götter der Tiefe und der Höhe». Vgl. auch *Plutarch*-Zitat [559].

717 Vgl. SCHEFER, S. 105. ‹Glückseligkeit› ist transkulturell durch 3-er Formeln gekennzeichnet, vgl. BERNER (1989) ‹Dreifaltigkeitsformeln›.

718 Alk. 124ab: M. E. sollte kein Komma vor *gnothi* stehen, da es noch nicht der direkte Anspruch des Meisters in der Mysteriensituation ist (dieser wird, verhüllt, erst in der *maieia*-Phase, 5.5, erfolgen).

719 Vgl. RIEDWEG S. 50. Hier ist im *Alkibiades*-Dialog wieder durch eine Sperrung (Aussparungsstelle) gekennzeichnet.

720 Noch 3 weitere Hinweise auf delphische Tradition: Alk. 129a bzw. 129b bzw. 132c.

721 Vgl. SCHEFER, S. 165 (H. v. d. V.): «Den Höhepunkt und Abschluss der lehrhaften Einweihung bildete dann die Offenbarung *(legein, eklegein* etc.) bzw. heilige Rede *(hieros logos),* die es *zu verschweigen* galt: sie gipfelte in der Verkündigung der *Mysterienformel.»* – Beim Schicksal von Alkibiades brauchte evtl. alles mehr Zeit!

722 *Olympiodoros* 142,4 ff. Vgl. auch *Proclus*, op. zit., S. 135 *(Notes complémentaires*, zu p. 12), wo der heutige Kommentar *Olympiodoros* zitiert und das *protreptikon* vor dieser Stelle (Alk. 124a7) enden lässt. A. a. O. dagegen sagt *Olympiodoros* zur *gnothi sauton*-Stelle (171,17-): Niemand fordere einen, der etwas bereits tue, auf, dies zu tun; nun aber fordere er (*Sokrates*) ihn auf, *sich selbst zu erkennen.*

723 Vgl. z. B. Ähnliches in der Komödie, SCHEFER, S. 123. Apollon wird nicht direkt genannt *(arrheton).*

724 SCHEFER, S. 176 ff. Zur ‹delphischen Theologie› gehörten Orakelantworten, die *hieroi logoi* (‹heilige Reden› der Einweihungen) und die ‹Sprüche der sieben Weisen› (u. a. *gnothi sauton).*

725 *Olympiodoros* 4,4 *(«anagein spoudazei ta paidika … kai dia tes autes hodou hes kai autos anechthe; legetai de pros philosophian elthein ek tou Pythikou grammatos tou ‹gnothi sauton›.»).* SCHEFER, S. 178 zit. dazu das Zeugnis von *Aristoteles.*

726 Vgl. *Phaidros* 244ab *(«he en Delphois prophetis»).* Gemeinsame Trance: *syneimi (synousia)* müsste so übersetzt werden, vgl. SCHEFER-Zitat [III 188] (und Glossar), ähnlich wie *symprosmignymi* im Zitat [I 257]. Vgl. dazu *Olympiodoros,* 175,7–10 (zum ‹erotischen Vorgehen›), wonach *Sokrates* im gemeinsamen Tiefenprozess *(koine boule)* mit dem Novizen *(paidika)* sowohl im Zustand des ‹gemeinsamen Nichtwissens› *(synagnoein)* war, wie im Zustand des Verständigen *(epistemon),* der wissend schaute *(eidenai).*

727 BERNER (1997), S. 265 ff.

728 *Olympiodoros* 191,2: *kateklinen.* Vgl. dazu LIDDELL & SCOTT.

729 *Olympiodoros* 11,3–6, *propylaia* (‹Vorhalle›).

730 Vgl. *Thyrsos-/Narthex*-Stab (von Platon erwähntes Einweihungszeichen) ist noch heute bei den *Kopten* gebräuchlich. Die platonischen *teleoumenoi* wurden zu den christlichen *katechoumenoi.*

731 *Proclus* 5,1–9 (Fortsetzung Zitat): «Und woher muss man denn die *Reinigung (katharsis) und Vollendung (teleiosis)* unserer selbst beginnen, wenn nicht von daher, wie es der *delphische Gott* gebot?»

732 *Charmides* 164e/165a; vgl. SCHEFER, S. 177.

733 *Olympiodoros* 48,18–21.

734 Lat. *sursum corda*: ‹*erhebet die Herzen*› wird erwähnt in *Proclus, Notes complémentaires*, S. 128 (zu p. 4, Anm. 5.). Vgl. auch subtile Begriffe wie *megaletor (‹Grossherzigkeit›), makrothymia* (‹Zustand von Seelenweite›). Das ‹Ausweiten der Psyche› ist m. E. in der antiken *Ikonographie* schön mittels segelartig ausgeweiteter Oberkleider *(Isis)* dargestellt.

735 *Proclus* 5,9 ff. zu *xynienai,* vgl. auch *koinonia tou nou* (‹Kommunion›, *Proclus,*183).

736 *‹tat tvam asi›*: ‹das bist du›, vgl. Wörterbuch östlicher Weisheitslehren; zit. auch in SÖLLE, op. zit.

737 Nach der 2. Aporie spricht *Sokrates* von seiner *manteia* (‹Weissagungskunst›, Alk. 127e5).

738 Fr. B93 (Überlieferung von *Heraklit)* nach CAPELLE, *Vorsokratiker*, S. 138. ‹untersteht› statt ‹gehört› v. d. V. ; zit. in BERNER (1997), S. 216.

739 Alk. 124b: «Und wenn du diese (Kunst der Achtsamkeit) verfehlst, wirst du auch verfehlen, bei Griechen und Ausländern berühmt zu werden, was du doch zu lieben scheinst, wie *kein anderer etwas anderes (oudeis allos allou).*» Letzteres scheint mir eine starke Ausschlussformel zu sein, wie etwa im *2. hippokratischen Eidvers: «allo de oudeni» (‹sonst aber niemandem›).* Ähnliche Formeln werden *‹Gift im Schwanz›* = *‹venenum in cauda›* genannt, LICHTENTAELER, op. zit. Zur Abwendung im *hippokratischen Eid* vgl. BERNER (1997), S. 432 ff.; daselbst auch solches Vorgehen für die *Seligpreisungen* erwähnt. Vgl. in diesem Sinne wird die Kohärenz der Gemeinschaft gefestigt, vgl. [735].

740 BERNER, 1997, zu ‹Prodiagnose als Präventivdiagnose›, S. 237 ff. – Zur orakelhaften Diagnose vgl. *vaticinium ex eventu.*

741 Alk. 124b *alethe legein («alethe eirekoti»),* = ritualisiert? Vgl. griechisch-orthodoxe Osternachtsliturgie: *«Christos anesti – alethos anesti»* (‹… ist wahrhaft auferstanden›).

742 Alk. 124d*: «ouk apporrheteon oude malakisteon».*

743 *koine boule* (dialogische Versenkungstechnik) ist die Art des Vorgehens. Vgl. *Symposion: «tini tropo»?* Zu ‹gut und böse› vgl. Alk. 124c: *beltistoi* bzw. 124e: *aristoi* bzw. 125b *(«legeis tous agathous andras einai kai kakous»?).* Dazu vgl. die bereits erw. Mysterienformel *(Dionysos-Sabazios-Mysterien): «ephygon kakon … heuron ameinon»* (zit. nach SCHEFER, S. 66, Anm. 19).

744 *epiphaneia* ist hier nicht nur mit ‹Ruhm› zu übersetzen, wie *Olympiodoros* erklärt (op. zit. 175), wonach *epiphaneia* wörtlich das *Erscheinen der Gottheit* bezeichne, hier aber auch für den ehrgeizigen Alkibiades, also doppelbödig gebraucht werde.

745 Alk. 126b: = ‹subtiles Schauen›, 2.7.1; vgl. BERNER (1989), S. 85 f.

746 = ‹subtiles Hören›, vgl. *akousmata*?

747 Alk. 126d, vgl. BERNER (1989), zu *homonoia* im *Symposion.*

748 Vgl. BERNER (1997), S. 394 f. zum *hipp. Eid*: *«biou koinosasthai»*. Von *koinos bios* sind auch die *‹Zönobiten›* abgeleitet[406].

749 *philosophia* (extrapoliert) = *basilike techne,* wird nicht ausgesprochen: gehört zu den Interna der Gemeinschaft![706]

750 Alk.127d6–8: *lelethenai (emauton)* als ‹*längst vor mir verborgen haben/mir unbewusst entgangen sein/ vergessen gemacht haben*› übersetze ich mit dem psychoanalytischen Begriff ‹*verdrängen*›. Vgl. Entsprechendes in vielen Platon-Stellen, wie *Philebos* 19c2f.: «*me lanthanein auton hauton*» (‹sich vor sich selbst nicht verbergen› als ‹nicht verdrängen›) zur ‹*zweiten Seefahrt*›.

751 Alk.109d*: s'auton lelethas – eme elathes;* vgl. ebd. 106e. Vgl. *Phaidros* 249d *(«enthousiazon de lelethe tous pollous»).*

752 1. Aporie (Alk.116e): *«Alla ma tous theous, o Sokrates, ouk oid' egoge oud' ho ti lego…»* (doppelte Verneinung: *ouk/oude* = ‹doppeltes Unbewusstsein›) vs. 2. Aporie (Alk. (127d): *«Alla ma tous theous, o Sokrates, oud' autos oid' ho ti lego»* (einfache Verneinung= ‹einfaches Unbewusstsein›).

753 Die in diesem Dialog so nicht vorkommt, aber immer präsent ist.

754 Op. zit. 191ff. *(elenchos* ist Pl., als ‹Vorgehensweisen›). Im Vorspann ebd. 190,12 ff. weist *Olympiodoros* darauf hin, dass Aklibiades geholfen werde.

755 Zum *rhabdos* vgl. BERNER (1997, S. 386): Das *Eidritual* wurde als ‹Aufrichten des Stabes› bezeichnet. Vgl. auch *Rhapsode* (mit *rhabdos).*

756 Vgl. LIDDELL & SCOTT.

757 Ebd. 190, 13ff. *agnoo* für das platonische: «*(oud'autos oida…) lelethenai emauton*» [750].

758 Es wird denn noch weitere Erfahrungen auf diesem Weg des *gnothi sauton* geben (5.5). Die beiden Stellen waren durch ihre Gewichtung so verbunden, dass *Olympiodoros* sie ja verwechselte: Alk. 124ab bzw. 127d.

759 Op. zit. 146,19 (zu Alk. 119b, *koine boule).*

760 Ebd. 9,9f. (im Zusammenhang mit *der Mysterienformel)* – Zitat ebd. 173,8f.: *tropé* kann auch ‹*Sonnenwende*› bedeuten. So wie ich den ‹bipolaren› Diskurs (zwischen Früchten und Dornen) verstehe, geht es letztlich um den *positiven Wandel* – im Zusammenhang mit dem *Erkenne-dich-selbst (gnothi sauton)* und dem *Achtsamkeitsweg* –, den *Olympiodoros* fälschlich bereits *Alkibiades* 124a7 zuordnet (vgl. 5.3.2).

761 Op. zit. 32, 7–13 (vgl. ‹Sonnengleichnis›).

762 Vgl. z.B. hippokratische Diätetik, wo sich Yin und Yang ‹bis zum Minimum und bis zum Maximum› je entwickeln, zit. in BERNER (1997), S. 178f.

763 Mdl. Mitteilung von Prof. Dr. Eveline KRUMMEN, Innsbruck.

764 Vgl. BURKERT (1990) gebraucht den Begriff für die Mysterieninitiation.

765 Vgl. *Proclus* (S. XIII) : *«L'Alcibiade assure donc la conversion qui, pour un ancien, est toujours à l'origine de l'étude de la philosophie.»*

766 Alk. 127d9ff.

767 Op. zit. (1995), S. 164f. (*Isis*-Tradition).

768 Op. zit. 191,4ff., referiert sie jedoch als *tharrei!.* Zur Verwechslung mit Alk. 124a7 *(‹gnothi sauton›* als *‹euelpis eso›*[351]*)*, vgl. 5.3.2. – Die Jahresangabe (50) aus dem Platontext steht hier als *demotisches* Zeichen (ägyptisch). Ferner, statt platonisch *epimelethenai,* steht bei *Olympiodoros mathein.*

769 Letztere sind 2 Zitate *(kursiv)*: 1. Zitat aus *Politeia* 536d; 2. Zitat: Hom. X,71. Vgl. dazu LIDDELL & SCOTT *neo epeoike keisthai*: ‹to lay down dead›.

770 Vgl. *Phaidros*, 247b6*: «ponos te kai agon eschatos»: ‹Not und äusserster psychischer Kampf›.*

771 *Olympiodoros* (191,6–9). Dass auch noch mit 50 Jahren ein solcher Prozess möglich sei, wie wohl schwieriger, sagt bereits *Sokrates* (Alk. 127de), und *Olympiodoros* verdeutlicht:

Das ‹schwierig› meine nicht ‹unmöglich›, da ja *Sokrates* allen Menschen hätte helfen wollen, jungen wie alten. – Zu einer evtl. Anspielung auf dieses Alter (50) für *fortgeschrittene Initiierte*, vgl. SCHEFER S. 164.

772 Dies ist auch ein Kode, den *Olympiodoros gebraucht (euelpis eso);* ferner kommt das Thema der *‹Hoffnung› (elpis/euelpis)* seit dem Dialoganfang vor *(Alkibiades* 104cd).

773 Alk. 127e, *«beltion schesomen». Sokrates* stellt den ganzen Prozess bis zum Dialogende unter den *Willen der Gottheit* (135d).

774 So nennt *Sokrates* Alkibiades sogar bei der harten Konfrontation*: o beltiste* (‹Bester›, Alk. 118b); *o ariste* (‹Edelster›, ebd.119c); vorher *o phile*: Anrede von ‹Mitinitiierten› (SCHEFER, S. 156).

775 Vgl. *Theaitetos* 151b; zur harten Konfrontation z. B. Alk. 116e.[269]

776 Dies führt *Sokrates* dem Sophisten *Thrasimachos* gegenüber aus *(Politeia* 336d,e); vgl. auch *Euthydemos* 288d.

777 NICEV hat diesem Thema die hier oft zitierte Studie gewidmet. Zur Polemik der beiden Philosophen(schulen) vgl. ebd. S. 12 ff. Die einschlägigen Abhandlungen dazu scheinen verloren. FREUD erwähnt, wie bereits aufgezeigt, nur den aristotelischen Part und nicht den für die Psychoanalyse relevanten sokratischen![334]

778 Auch dieser *König* mag die *Königsrede* im Alkibiades-Dialog beeinflusst haben.

779 Umfassend *Trilogie* (z. B. *Laios – Ödipus rex – Ödipus auf Kolonos)* + Satyrspiel, mdl. Mitteilung Prof. Dr. Heidi FRONING, Marburg.

780 *Aristoteles*, *Poetik* 6, 1449b,24–28, zit. nach NICEV, S. 33 f. (mit frz. Übersetzung); ‹Psychodrama› für *‹mimesis›* v. d. V. ‹Reinigung der entsprechenden Gefühlsregungen›: *«katharsin ton toiouton pathematon». Praxis* könnte evtl. auch im Sinne von *pragma* als *‹kultische Handlung›* übersetzt werden, vgl. [784]. Zur Auslegung dieser Tragödiendefinition sind Bände geschrieben worden.

781 Op. zit. S. 248, *zu ‹Kathartische Methode oder kathartische Heilverfahren›*: «Der Ausdruck ‹Katharsis› ist ein griechisches Wort, das ‹Reinigung›, ‹Sühnung› bedeutet. *Aristoteles* hat es benutzt, um die Wirkung zu bezeichnen, die die Tragödie im Zuschauer weckte: «Die Tragödie ist die Nachahmung einer edlen und abgeschlossenen Handlung … derart … dass mit Hilfe von Mitleid und Furcht eine Reinigung von eben diesen Affekten bewerkstelligt wird» *(Aristoteles, Poetik).»*

782 Vgl. BERNER (1989), S. 42, zit. BERMAN, op. zit. Vgl. dazu Platon, *Politeia* 603c: *«tes poieseos mimetike»: ‹dichtende Darstellungskunst›* (Kritik Platons).

783 Op. zit. S. 12: *«la notion de psychthérapie est inadmissible»*! Ebd. spricht er auch von ‹Nachahmung› *(mimesis)*. Vgl. dagegen die unterschiedlichen Formen psychischer Katharsis 4.4.

784 Um 300 n. Chr., zit. NICEV S. 8. Die Tragödie wurde kultisch, auch als eine Art *Mysterienfeier* verstanden. Vgl. [334].

785 Auch *Sokrates* spricht von seinem Vorgehen auch als von seinem ‹drama›, *Theaitetos* 150a.

786 Das Überzeugt-Werden ist auch bei *Sokrates* wichtig: *peithomenos* (Alk. 124b).

787 *Politeia* 604a-605cd. Kritik an Malerei und vor allem *Dichtkunst*, besonders auch an Tragödie und Komödie.

788 Für dieses bräuchte es das ‹Aufarbeiten des Gewordenen› *(to bouleuesthai peri to gegonos)*. – Vgl. Ähnliches auch zur Komödie, *Politeia* 606b.

789 = *aner agathos*, *Politeia* 606b, erwähnt in Alk. 127d.

790 Vgl. NICEV.

791 Sei dieser anlagemässig oder durch ein Unglück leidend, *Protagoras* 323c-e.

792 *Politeia* 336e-337d (der Sophist *Thrasymachos* ist empört über *Sokrates'* und *Polemarchos'* Tiefenprozess bezüglich ‹Gerechtigkeit›; *Sokrates* kehrt die Rollen um).

793 Hier wird auch deutlich, dass der ‹Wissende› als *‹Initiierter›* (d. h. als ‹Geschaut-Habender›) und der ‹Nichtwissende› als *‹Neophyt›* (‹Gereinigter, d. h. ‹Noch-nicht-Geschaut-Habender›) zu übersetzen sind; vgl. zu *eidos* (Eingeweihter) SCHEFER, S. 7 und Glossar.

794 Zum platonischen *epitedeios* (‹würdig› für die Initiation) vgl. auch SCHEFER, S. 67. Vgl. *axios, epitedeios* werden auch im *Alkibiades*-Dialog gebraucht. Vgl. [I 338].

795 Vgl. SCHEFER, S. 73 bzw. S. 88.

796 MERKELBACH (1995), S. 164/165: Dies erinnere an die Totenklagen von *Isis* und *Nephtys* an der Bahre des *Osiris*. ‹gespielt› (…) ausgelassen v. d. V., weil es sich m. E. nicht um ‹gespielte Totenklagen›, sondern um einen energetischen Zustand der Verbundenheit handelt. ‹Guten Mutes› statt ‹getrost› v. d. V.

797 Längere Passage aus *Olympiodoros* 132,9 ff., vgl. [273]. *homakoion* ist nur für diese Stelle belegt *(hapax legomenon)* und bezeichnet – ähnlich den Akusmatikern – den pythagoreischen Kreis (v. *akouo* ‹zuhören›). – Vgl. auch den mithräischen Einweihungsgrad *‹nymphus›*, als ‹Puppenstadium›, ARCELLA, S. 116 ff.

798 Nach Alk. 118b.

799 *Olympiodoros* 190/191 *(kateklinen)* bzw. ebd. 133/134. Vgl. [357, 770].

800 Vgl. *griechisches ‹kyrie eleison›* in der lateinischen Messe! Lat. Ritualbeschrieb und gr. Formel in MERKELBACH (1995), S. 165, Anm. 2.

801 *beltion* und *ameinon* Alk. 126b.

802 Zit. SCHEFER (S. 66, Anm. 19), als Einweihungsformel. Zum polaren Spannungsfeld vgl. auch [389].

803 Alk. 127e *(beltion schesomen).*

804 Mt. 9,2: «*tharsei (= tharrei), teknon, apheontai sou hai hamartiai*». Auch hier muss es sich um eine ursprünglich rituelle Formel handeln, da die Schriftgelehrten dieses Vorgehen als *Blasphemie* ansahen.

805 *‹Herr erbarme dich unser – Christus erbarme dich unser – Herr erbarme dich unser›*. In der griechisch-orthodoxen Liturgie werden die *‹Noch-nicht-Initiierten›* noch heute vor dem *Wandlungsteil (Mysterium)* aufgerufen, den Ritualraum zu verlassen.

806 Im Sinne einer rituellen Chakrenfolge übersetzt v. d. V., BERNER, 1997, S. 490 f.

807 *2. Vers* (‹Trauer/Schmerz›) – *5. Vers* (‹Mitfühlen›): Mt. 5,7, Ü. v. d. V.: «Glückselig sind diejenigen, die mitfühlen und mitleiden können *(eleemones),* denn auch sie werden Mitgefühl erfahren *(eleethesontai).*»

808 Vgl. *Dalai Lama: an open heart, practicing compassion in every day life*, op. zit.

809 *Theaitetos* 210c.

810 GROF, S. 161.

Anmerkungen Teil III (Kapitel 5.5 bis 6)

Kapitel 5.5

1 Für die geänderte Phaseneinteilung siehe 5.3.2. Ich gehe nach den genannten *Phasen des Proklos*, indem ich *Verheissung-Verwünschung* (‹Gift im Schwanz›, ab 134d4-) dann als letzte und *Schutzphase (psogos)* diskutiere (5.6).

2 Vgl. *Proclus*, 8,19 f., wo die *maieia* so definiert wird, als «*probole ton adiastrophon logon*».

3 JÄGER (2004), S. 57. Vgl. auch WALSH, S. 80: «In etlichen Eingeborenenkulturen bestehen die sogenannten Übergangsriten (rites de passage) aus Tod-Wiedergeburt-Ritualen, die bei wichtigen Lebensabschnitten inszeniert werden.» – Vgl. ‹*Kannon*›-Ausstellung, *Rietbergmuseum Zürich*, 2007: Eine Statue aus dem chinesischen Buddhismus beschriftet mit: ‹Guanyin in der Haltung *königlicher Lässigkeit*› (= ‹Gleichmut›, gr. *sophrosyne).*

4 Op. zit. 151,15–152,2.

5 Ebd. 245e 3–5 (und Fortsetzung).

6 Vgl. BERNER (1989); vgl. auch viele Platonstellen wie *Politeia* (608a), wo der *subtile* gegenüber dem *Allerweltseros* unterschieden wird *(ho ton pollon eros* = ‹Sex›).

7 Die Formel wird, wie erwähnt, nicht mehr direkt ausgesprochen, vgl. 5.4.5.1.

8 = *basiliké techne,* vgl. ‹*Königsrede*›. Frage nach der ‹Kunst› vgl. Alk. 128e.

9 Op. zit. 8,19 f. *(adiastrophoi logoi):* Ich übersetze den holistischen Begriff *logoi* nicht, es kann sich um ‹Bewusstseinsebenen› wie deren ‹Inhalte› handeln.

10 Ebd. 12,10–12. *epimeleia* = ‹Achtsamkeitspfad›.

11 Ebd.14,16–19. In der letzten Aussage, die sich mit der vorausgehenden deckt, geht *Proklos* – der die hier übernommenen *sechs* Therapiephasen überlieferte – nicht danach, sondern nach der gängigen Einteilung des Philosophen *Jamblichos* in bloss *drei* Kapitel *(elenchos, protreptikon, maieia)!* Vgl. 5. Zu dieser Einteilung vgl. ebd. S. 134 f.

12 Op. zit.12,5.

13 Er ist Sohn einer Hebamme, wie *Hermes,* als Sohn der Göttin *Maia,* zum Führer in die unbewussten Welten wurde!

14 Op. zit. 116,5 f. Ich übersetze dieses «*enen (men elenxai)*» als ‹Zeitspanne von zwei Tagen›. – Dies wäre ein Hinweis, dass *Sokrates* die Formel *(gnothi sauton)* im entscheidenden Moment sprach. Umstellung ‹Psyche›, ‹Mensch› v. d. V.

15 Ebd. 171/10ff; Vorausgehend wird die ganze Formel *gnothi sauton* gesetzt, nachher werden die beiden Teile gesondert betrachtet, wobei ich der Klarheit halber den andern Teil je in Klammer setze. *Alogos (psyche)* gebe ich mit ‹*logos-ungeleitet*› wieder (nicht = ‹*alogisch*›*!).* Im Ngr. hat der Begriff für ‹Pferd› *(alogos)* überlebt. Im Heer wurden die *logosgeleiteten Wesen* (= Menschen) von den *logos-ungeleiteten* (= Tiere) unterschieden.

16 Op. zit. 213: «*symperasma dia to methyein ta erotika*».

17 Alk. 129a.

18 Vgl. SCHEFER. Auffällig ist, wie bereits gesagt, dass in diesem und in anderen Dialogen die Gottheit *Apollon* zwar angetönt, aber nie genannt wird, also *unaussprechbar, mysterion (arrheton)* bleibt. Eben hat *Sokrates* vom ‹*pythischen Tempel*› gesprochen, also wiederum nicht von demjenigen des *Apollon*! Ist es Zufall, dass die auf der platonischen

Theologie aufbauenden Kirchenväter gerade in der Segnung des Kelches im *Abendmahl, dem christlichen Mysterium,* das Gegenteil von *A-pollon,* nämlich *peri pollon* = *‹für die Vielen›* setzen (Mt. 26,28)? Eine Lautassoziation *a-pollon* ist nicht etymologisch zu verstehen.

19 Alk. 129a: Ich übersetze *gnontes* mit *‹erfahren und erkennen›*

20 Ebd. und Hinweis auf *rituelles Tun (tin' an tropon…?* ebd. 129b). Ähnliche Fragen zur Form des Rituals finden sich auch im *Symposion* (vgl. BERNER, 1989, S. 124) und im *hippokratischen Eid.*

21 Alk. 129e; *chromenos* = auch ‹Orakel *benützen*›.

22 *Olympiodoros* 203, 5–8 (zu Alk. 129b-130), () v. d. V.

23 HINZE, S. 33 (Zitat); *Phaidon*, 77b ff.

24 Alk. 130c.

25 Alk. 130c, S. 619, in Anm. erwähnt.

26 SCHEFER, S. 78 ff., zit. KRÄMER*;* ‹Gespräch› v. d. V.

27 *apodeichthenai*, vgl. das ‹Zeigen› im Mysterium, SCHEFER, S. 157 *(deiknys).*

28 Alk. 130d. Evtl. ginge es um weitere Ausserkörpererfahrungen, die Alkibiades abwehrt. Kodewörter kursiv, ‹weite Betrachtung› statt ‹Untersuchung› *(polle skepsis)* v. d. V.

29 Vom ‹plötzlich Entdecken› *(heuresis)* in der *maieia*-Phase spricht *Proklos*, op. zit. 14, 18, [11]. Dies wird häufig als eine ‹Entdeckung› oder ‹Fund› im Sinne des *‹heureka›* umschrieben, jedoch ausgespart.

30 Alk. 130d3–7. Der schwierige griechische Text lautet: «… *auto to auto, nyn de anti tou autou auto hekaston eskemmetha*», wo im zweiten Glied eigentlich die Ergänzung (Konjektur): *‹anti autou tou autou auto hekaston›* erwartet würde. Hier könnte bereits formal die Aussparung erkannt werden – in dem das ‹Spiegelungsphänomen› der Selbsterfahrung fehlt – wodurch schon die platonische Tradition die Stelle kontrovers auslegte (von *Olympiodoros* zit.). Für spätere Interpretationsdivergenzen zitiere ich aus dem textkrit. Apparat der *Oxoniensis*: SCHLEIERMACHER liest: *autou autou;* STALLBAUM *autou kath' auto*; STEPHANUS: *autou auto* (Literaturhinweis von Otto ACKERMANN, lic. phil., *Fontnas CH).*

31 Wie dies z. B. noch als Bewusstseinsspektrum den griechisch-orthodoxen Ikonen zugrunde liegt (vgl. H. FISCHER: *Die Welt der Ikonen*, op. zit., S. 18 f.).

32 Gemäss der Einteilung in ‹kleine und grosse Mysterien› *(myesis* und *epopteia)* müsste es sich im *Alkibiades*-Dialog um eine *Verschlüsselung ‹ersten Grades›* handeln (SCHEFER, S. 80). Dazu gehörte das Mysterienwissen, das in den *heiligen Reden (hieroi logoi),* wie z. B. in der *Königsrede*, enthalten war und das nicht hinausgetragen werden durfte, im Gegensatz zu anderem, das hier ‹nicht zu verschweigen› war *(ouk aporrheteon,* Alk. 124d).

33 Auch hier geht es um die Erfahrung des Selbst*: «auto pros heauto», Charmides* 169a-e.

34 *Charmides* 169d6, Übersetzung unverständlich, daher korr. v. d. V.: ‹auf einer höheren Ebene›/‹in höherem Masse› statt ‹leichter› für gr. *mallon.*

35 SCHEFER. – Vgl. *Olympiodoros* 178,5 ff., *«ho de philosophos panta ta onta oiden»*; wie auch im ind. Samkhya, HINZE, S. 136 f.

36 *Charmides* 169da.

37 *Charmides* 169d9 f. (Es geht um Erkenntnis der Erkenntnis: ‹Metaebene›.)

38 So wäre *episteme tes epistemes* oder *auto to auto*: Identifikation und Resonanz mit sich selbst.

39 Op. zit. *(Wiederkehr der Mystik)*, S. 105 ff.

40 *Sophrosyne* – in dieser Studie mit ‹stoischem *Gleichmut*› – wird auch etwa mit ‹Besonnenheit›, ‹Gelassenheit›, ‹Enthaltsamkeit› wiedergegeben, vgl. *apatheia.* – Ist die Antwort auf das *Erkenne-dich-selbst* in der Tapferkeitsstufe: *‹ich weiss, dass ich nicht weiss›*, so ist sie in der Gleichmutsstufe: *‹Die Psyche ist Mensch.›*

41 Am Ende des Dialogs ist *Alkibiades* so weit fortgeschritten, dass er sich fortan der nächsten Stufe, der *‹Gerechtigkeit›* widmen will (zu den Stufen der platonischen *paideia* vgl. 5.4.3.4.) – Vgl. auch *Olympiodoros* 174,15 ff. *«he therapeia he sokratike … he politike episteme»*. Vgl. auch [II 482] zum Verbundensein mit der Gruppe, im Kommentar zur ‹Wiedergeburt› in der *Königsrede* (ebd.).

42 Op. zit. (1988) und viele Belegstellen wie S. 141, §151.

43 Op. zit. (1988), S. 127, Anm. 13.

44 SCHEFER, S. 139, (Anm. 109), mit Parallele zum *Phaidon*, wo *Sokrates* im Sterbeprozess, wie der Hierophant, bis zum Unterleib durch das Schierlingsgift gelähmt ist.

45 Vgl. z. B. Pädophilenverfahren gegen Kleriker.

46 Alk. 131b sowie ebd. 133c, 134b, 134d. Vgl. Charm. 169d *(to gignoskein auton kai to sophronein).*

47 *Evagrius Ponticus* (gest. 399 n. Chr), op. zit., S. 34. Die Frage ist, ob hier ‹seiend› *(onta)* stehen müsste, wie ich *‹existierende›* *Dinge* ersetzt habe. *Olympiodoros* referiert für die Stufe des *kathartikos,* dass er an der *mediopatheia* erkannt würde, der *theoretikos* an der *apatheia,* vgl. Systematik[260], vgl. [II 399].

48 DIETZFELBINGER, S. 95, H. v. d. V.

49 Vgl. DIETZFELBINGER, S. 226 ff. *Gnosis* sind Mysterien antiker Prägung.

50 Vgl. ‹Sünden› vs. ‹Tugenden› 5.3.6.

51 Vgl. Philosoph. Wörterbuch, S. 98, *Clemens von Alexandria*, ‹Apathie›.

52 Op. zit. (1978) S. 104 f.

53 Alk. 122a, *Königsrede.* Zur Wertigkeit des Lehrdialogs vgl. [II 427].

54 Vgl. zu *sophrosyne, Politeia* 430d.

55 *polloi* vs. *a-polloi* > *(A-pollon).*

56 *Politeia* 429a ff. Vgl. daselbst zu *doxa*: «Rettung durch die *doxa*, die durch die traditionelle Unterweisung bezüglich des … ‹Negativen› erworben worden ist…»

57 Interessanterweise wurden für die ‹Tapferkeitsstufe› *(andreia)* noch alle vier kritischen, zu reinigenden Bereiche erwähnt, wobei der Angstbereich durch Nahtoderfahrung während der Tapferkeits-Stufe zu neutralisieren war. In der nun folgenden ‹Gleichmutsstufe› *(sophrosyne)* werden entsprechend nur noch drei kritische Bereiche genannt, die es zu überwinden gilt (*Politeia* 430d, vgl. 5.5.6.2). – Vgl. auch Protagoras (353 ff.) zum sokratischen Umgang mit Lust und Unlust (‹Messkunst›) und dem Überwinden der Abhängigkeiten zwecks Heilwerden (*soteria*, ebd. 357a).

58 Op. zit., S. 64

59 *Politeia* 430e bzw. ausgeführt ebd. 429bd und 430b (‹Laugen›)[II 630].

60 *Olympiodoros* 197, 20 ff., zu den Energien als ‹erstem Besitz der Psyche›. Vgl. *Apuleius:* Zitat mit dem Erleben der ‹Elementarenergien›[II 560]. Im Zoroastrismus ist die Verehrung der Elementarkräfte ‹Erde›, ‹Wasser›, ‹Feuer›, ‹Luft› bis heute zentral (vgl. *andreia-sophrosyne*-Stufe der Königsrede). Vgl. auch platonischen Menschwerdungsmythos (5.5.7.2). Ebenso lassen sich bei Heraklit die Elementarkräfte als Stufen der Menschwerdung erkennen, zit. BERNER (1997), S. 63 f. Für das ind. Samkhya entsprechen

sie den letzten vier Tattvas im Menschwerdungsprozess (vgl. HINZE, 1996, S. 24 ff.). Das Modell findet sich auch im tibet. Totenbuch mit dem Durchgang der Bewusstseinsebenen im Sterbeprozess (FREMANTLE/TRUNGPA).
In der *Bibel* wird die (unaussprechbare) Gotteserfahrung des *Elija* mit den *Elementarerfahrungen* folgendermassen angetönt (1 Könige, 19/12, nach BUBER; ‹Wasser› fehlt, Wüstenvolk!): «Und Er sprach: geh heraus und tritt hin auf den Berg vor Ihn! Und siehe, Er wird vorübergehen. Und ein grosser starker *Wind*, der die Berge zerriss und die Felsen zerbrach, kam vor Ihm her; Er war aber nicht im Winde. Nach dem Wind aber kam ein *Erd*beben; aber Er war nicht im *Erd*beben. Und nach dem Erdbeben kam ein *Feuer*; aber Er war nicht im Feuer. Und nach dem Feuer kam eine Stimme verschwebenden Schweigens.»

61 gr. *chymia*, lat. *Humores*lehre, umfassend dagestellt in BERNER (1997), S. 272 ff. Vgl. 5.5.6.2.

62 *Sophistes* 228b. Vgl. auch *Olympiodoros* 42,10 ff.

63 *Sophistes* 228a; m. E. im Gegensatz zum ‹Aufruhrzustand› *(stasis)* des doppelten Unbewusstseins: Vgl. das Konzept ist ähnlich auch in *Proklos* 281,6 ff.

64 Das folgende Schema entspricht dem vereinfachten hippokratischen ‹Säftemodell›, BERNER (1997), S. 354. Wegen der Anschaulichkeit habe ich – ausser beim Erotiker – die hippokratischen Namen verwendet.

65 BERNER (1997), S. 356 ff.

66 Op. zit. S. 87, H. v. d. V., sowie kl. Änderung

67 Vgl. *Olympiodoros* unterscheidet als Heilebenen *iatrike, gymnastike, philosophia.*

68 Vgl. BERNER (1997), S. 342, als Bsp. *Sokrates.*

69 Der *Erotiker* entspricht im hippokratischen Modell dem ‹*Blutstyp*› (gr. *haima* > eig. ‹Hämatiker› > lat. *Sanguiniker*, vgl. BERNER,1997, S. 353 ff.). In SZONDIs Triebmodell entspricht dies dem *S-Vektor*. – *Hedonistisches* Sexualverhalten *(akolastos/hedone)* vs. *subtiler Eros:* Alk. 131e ff.: nur *Sokrates* ist *erastes* = Kode für Erosmeister. – *Sophistes: thymos vs. hedonai.* – *Politeia* 608a: *«paidikos te kai ho ton pollon eros»* (‹kindische und Allerweltsliebe›). Vgl. auch BERNER (1989). *Eros, die subtile Energie.*

70 «Denn eine stoische Frau wird sich auch im bakchischen Fest nicht verführen lassen», es komme auf die *physis* (‹Anlage›) an. MERKELBACH (1988), S. 122.

71 *Politeia* 432a, zusammengefasst v. d. V. Die mittlere ‹Mischung› *(krasis)* ist im Temperamentenmodell bedeutsam; vgl. ähnlich auch *Protagoras* 357ab. – Für die Zusammenhänge der energetischen Parameter in der antiken Heilkunde vgl. BERNER (1997). Vgl. 5.4.4.

72 Vgl. *Sophistes*, 228b, Polaritätenpaare: *hedonai* vs. *thymos (‹gut entwickeltes Chakrenfeld›)*, vgl. BERNER (1989). *Olympiodoros* 73, macht Zuordnungen: Jede ‹Tugendstufe› durchwandert einen Bereich der Psyche: *andreia: dia tou thymikou* (Angstbewältigung) – *sophrosyne: dia tou epithymetikou* (triebhafte Abhängigkeitsbewältigung etc.). – CAVE! *Die antiken heilkundlichen Begriffe sind wertneutral (Polaritäten, Holismus):* Die Begriffsverwirrung entsteht für uns heute, wenn *hedonai* für alle vier Phasen gebraucht werden, ferner, wenn *epithymiai* (Strebungen) sowohl ‹wertneutral›, wie für negative Formen (als ‹Begierden›, ‹Süchte›) gebraucht werden.[II 250]

73 Vgl. *Höhlengleichnis*: «an Hals und Schenkel festgemacht», vgl. 3.4.2

74 Ind. *chakren*, gr. *kykloi bzw. sphairai*, hebr. *sefirot* (Kabbala), 2.7.1.

75 Op. zit. 39,11 ff.

76 Vgl. *Politeia* 413de. *exetaseis*. Vgl. 5.3.6. Vgl. *Olympiodoros* (215,13 ff.) definiert den *subtilen Eros*. Vgl. auch ‹Vorbereitungsbilder› vor dem Ritual, in der *Mysterienvilla, Pompeji*. Auch Alkibiades wird ein *‹vielfach Geprüfter› (pollachou elenchtheis, Olympiodoros* 196,22, zur 2. Aporie, Alk.127d) und somit bereit für den Schritt der ‹Wiedergeburt›.

77 Vgl. auch *website* von WILBER.

78 ‹Volksliebhaber› (Alk.132a ff.; 131e ff.; 135e): *‹erastes›* ist Kode, vgl. ‹Spiegelung› 5.5.8.5.

79 *Phaidros* 249d *(lelethe tous pollous):* mit derselben Formulierung wie im *Alkibiades*-Dialog *(sauton lelethas,* 109d).

80 *Sokrates* erwähnt *Sappho* als weibliches Pendant subtiler Erosentwicklung.

81 Erwähnt LAPLANCHE/PONTALIS: ‹Eros›. Zu seinen platonisch inspirierten *‹erogenen* Zonen› in BERNER (1989).

82 Op. zit. S. 231.

83 LESKY, zit. in BERNER (1989).

84 *Olympiodoros* 220,7 f. «Der subtile Erotiker lässt es nicht zu, Unentwickelte zu lieben.»

85 Vgl. hippokratisches Säfte- und Temperamentenmodell*: cholé* (‹gelbe Galle›); SZONDI-Triebmodell: P-Vektor. Die *Transformationsstufe* ist im *Sophistes* (228b) nicht erwähnt, da diese evtl. bereits als *‹andreia›* erarbeitet ist, vgl. 5.5.6.2.

86 Vgl. ZIMMERMANN, S. 146.

87 *akolastos;* allgemein *ametria,* vgl. *Sophistes* 228.

88 Vgl. *Proclus,* 154, 24–155,10: *thymoeides (‹l'irascible›).* Der Entwicklungsweg geht hier etwa vom ‹aufbrausenden› zum ‹mutig-selbstsicheren›. Vgl. [72].

89 Zit. NICEV, S. 184, zit. aus *De ira* I, 8,7: «*Quid ergo? Non aliquando in ira quoque et dimittunt incolumes (unversehrt/fleckenlos) intactosque quos oderunt et a nocendo abstinent? – Faciunt. Quando? Cum affectus repercussit affectum et aut metus aut cupiditas aliquid impetravit*». Als Beispiel aristotelischer Katharsis, vgl. 4.4.

90 Vgl. BERNER (1997), S. 309 ff. (‹Galle›-Prozesse). Das Epos beginnt mit dem Wort ‹Zorn› *(menis).*

91 Z. B. *erotischer* bzw. *kultisch-religiöser* bzw. hoher *künstlerischer* bzw. *mantisch-therapeutischer* Weg, vgl. BERNER, (1997), S. 333.

92 *‹Phlegmatiker›* stammt aus dem *hippokratischen* Modell: *phlegma* (‹Schleim›). – Platonische und neuplatonische Begriffe sind hier *hybris, philotimia, philarchos, philoneikon eidos* … – *Transformationsstufe: Sophistes* 228b: *epithymiai* vs. *doxa (‹Glanz›, ‹Ruhm›).*

93 ZIMMERMANN, S. 146.

94 Prokl. 243/10 f., S. 292.

95 Vgl. erste Konfrontationen durch *Sokrates* (Alk. 104a).

96 Alk. 134c. ‹Gerechtigkeit› *(dikaiosyne)* wird eine Initiations-Stufe nach dem Alkibiades-Dialog sein.

97 Indem er sagt: «*phainetai*» (‹es scheint so›). Es folgt dann aber noch eine längere Integration ins Gute, den ‹Tugendweg› und ein Abhalten vom Negativen, vgl. *Integrations-* und *Schutzphase*, 5.6.

98 Zur ‹grossen Verstrickung› *(megale hamartia)* in der Tragödie, vgl. NICEV. Übrigens gilt diese *Hybris* auch für die Mutter von Ödipus, *Jokaste*, die die göttliche Weissagung umgehen wollte.

99 *philochrematos ‹habsüchtig›* bei *Olympiodoros. Transformationsstufe: Sophistes* 228b: *Trauermuster (lypai) vs. mentale Strategien? (logos).*

100 Er gab z. B. Unsummen für Pferde aus und benützte militärische Expeditionen zur Konsolidierung seiner Finanzen, vgl. ZIMMERMANN, S. 144.

101 Vgl. Alk. 118c-119a. Von seinem Bruder sagt Alkibiades, er sei ein ‹verrückter Mensch› *(mainomenos anthropos,* Alk. 118e).

102 Alk. 134b.

103 Alk. 122b ff.

104 Entsprechend den *d/m-Faktoren* der szondianischen Typologie, op. zit. 1972.

105 Vgl. LAPLANCHE/PONTALIS, S. 297 ff. ‹Lustprinzip›.

106 WILBER brauchte diesen Begriff für unsere Kultur.

107 *«tois beltista men physin, beltista de paideutheisin», Politeia,* 431c.

108 Alk. 122a*; archein* ist doppeldeutig, Gang zur *arche* (‹Urgrund›)! vgl. *Olympiodoros* 87,12 (bei den Stoikern): *«ho eidos (‹Initiierter›) pos dei archein archon estin, ei kai me kechretai te arche».*

109 Ich verstehe hier alles hinsichtlich der Psyche *(=‹polis›), Politeia* 433c.

110 *aute hautes, Politeia* 431d5.

111 *hedone kai lype*, Platon: *Protagoras* 357a (nach Leitkriterien) bzw. ebd. 356a.

112 Ebd. 356e.

113 *Politeia* 604e *«phronimon kai hesychion ethos»,* welch erstrebenswerter Zustand von den Dichtern und vor allem für die Bühne nicht leicht darzustellen noch nachzuempfinden sei (im Gegensatz zu den ungeläuterten Gemütsverfassungen). Dies ist etwas anderes, als unser heutiges maskenhaftes *Cool*-Sein! Zu *hesychia* bei den Mysten, vgl. auch SCHEFER SS. 73, 139. Vgl. auch ‹Nirvana› asiatischer Traditionen.

114 = ‹psychische Belastbarkeit› (Hinweis auf J. S. Bach von Prof. Dr. med. Luise REDDEMANN).

115 Alk. 135e (Dialogende).

116 Vgl. SCHEFER, wonach jeder platonische Dialog letztlich in eine Mysterienerfahrung mündet.

117 Sog. ‹*Pariser Unsterblichkeitsliturgie*›, aus Alexandria, (zit. MERKELBACH (1995), S. 178 ff.; ganzer Text *Abrasax III*). Sie wurde als ‹heiliges Theater› am *Sarapis*-Tempel kultisch vollzogen. Das Podest wurde im Laufe der Zeremonie gehoben. Zweites Mal (Gott) statt ‹Aion› und kursiv v. d. V. Zu ‹*Notwendigkeit*› (gr. *ananke):* daraus hat L. SZONDI seine Theorie des ‹Zwangsschicksals› (vs. ‹Freiheitsschicksal›) begründet. Hier wäre aber das ‹Zwangsschicksal› als Reinkarnationszwang verstanden!- Vgl. 5.4.3.

118 Ebd. S. 181, vgl. *Politeia* 427b, die ‹Einrichtungen des delphischen Apollon›.

119 Vgl. *Proklos* 281, zum ‹Vergessen›, zu den ‹verschlossenen Türen› und letzlich zum ‹Wiederfinden des Wissens›.

120 *Politeia* 620de. Text zusammengefasst v. d. V. Die *Moiren* werden auch abgebildet, z. B. im ‹*Geburtsbild*›/*Bad* des *Achilleus,* aus Paphos (DASZEWSKI/MICHAELIDES, S. 61).

121 Dieser Dialog wird von *Proklos* als typisch für das *maieutische Vorgehen* des *Sokrates* diskutiert, vgl. op. zit. 28/4.

122 *Theaitetos* 148e ff. Vgl. *Timarchos*, ebenfalls Schüler des *Sokrates*, der die sokratischen Erfahrungen am *Trophonios*-Orakel intensivieren wollte[II 588].

123 Ebd. vgl. «*ouk oida … pepontha*» (‹*ist leidensbewusst*›). Ganz ähnlich in der *zweiten Aporie*, Alk. 127d (A: «*oude autos oida…*» – *S.* «*… esthou peponthos*»).

124 Vgl. *Theaitetos* 151a ff.

125 Auch er, *Sokrates*, ist Sohn einer Hebamme *(maia)*, was ihn assoziativ mit *Hermes/Merkur* verbindet, dem göttlichen Führer in andere Bewusstseinswelten, Sohn der Göttin *Maia (= ‹Hebamme›). Olympiodoros* erwähnt diese Parallele zur ‹Hermes-Tradition›, op. zit. 190,15 ff.

126 Es ist den Menschen verborgen (oder: Der Mensch im Zustand der Urverdrängung weiss nicht *(leletha))*, dass er letztlich diese Fähigkeit zur ‹*Wiedergeburt*› hat (Entbergung = Wahrheit/*a-letheia)*. Weil sie es *nicht wissen/nicht geschaut haben (ouk eidotes)*, sagen sie von ihm, er sei ein ungebildeter Typ, der die Menschen in die *Ausweglosigkeit (Aporie)* bringe. *Theaitetos* wird nun zu einem Wissen gelangen *(eu isthi)*, das er jenen aber nicht verraten darf. Er darf also nicht mit Uneingeweihten *(ouk eidotes)* über das sprechen, was *Sokrates* eigentlich tut: d. h., die ‹Geburtshilfekunst› *(maieia)* darf nicht mehr hinausgetragen werden *(= aporrheton)*.

127 BURKERT, 1990. S. 24 (zur *Isis-Weihe* des *Apuleius)*: «Eine neue psychische Krise entwickelt sich, mit Angstgefühlen, Schlafstörungen, Traumvisionen: eine nochmalige Weihe scheint angezeigt.» – *Sokrates* vergleicht den Zustand vor der Aporie mit demjenigen schwangerer Frauen: diese sind in einer Extremsituation, wo Schmerzen und Angst vor dem Übergang in etwas Neues vorherrschen und auch sie rufen eine Gottheit zu Hilfe (*Artemis*, die Schwester von *Apollon)*.

128 Nun *(Lehrdialog)* wird *Theaitetos* das Wissen übergeben, anhand des Bildes der ‹*Hebammenkunst*› *der Frauen*. Was es nämlich mit seiner *(Männer!)-Kunst* auf sich hat, kann am ehesten mit der *Geburtshilfe der Frauen* verglichen werden. Diese Kunst *(maieuesthai)* wurde von der Göttin *Artemis* an selbst nicht mehr gebärende (weise) Frauen *übertragen* (vgl. ‹Mantra›: «*alochos ousa ten locheian eileche*»). – *maia* heisst übrigens auch die ‹weise, heilkundige *Lebensphase der Frau*›: *kore – nymphe – meter – maia*. – Anhand der Artemis-Tradition geht es im Lehrdialog hier auch um *einen genealogischen (Abstammungs-) Mythos dessen, was Sokrates tut*. Entsprechend der *Artemis*-Tradition hat auch er, *Sokrates*, seine *maieutische* Fähigkeit *(maieutikos*, 151bc) durch Weihe erhalten (und zwar von *Artemis'* Bruder, *von Apollon, der Lichtkraft)*. Und auf ihn beruft er sich immer wieder, ohne ihn zu nennen.

129 Auch *Sokrates* selbst sei früher durch diesen Zustand gegangen. Daher kann er die Indikation dazu besser stellen, als *wer dies an sich selbst noch nie erlebt hat (Theaitetos* 149c). Die nötige *Selbsterfahrung* gehörte also schon immer zum qualifizierten therapeutischen Vorgehen. Dagegen erscheint *Sokrates'* Unterscheidung, die Männer machten einen psychisch-geistigen Geburtsprozess, die Frauen dagegen einen somatischen, heute reichlich sexistisch. Unsere Kultur beginnt sich ja eben von dieser patriarchalen Bahnung und Fixierung des Frauenbildes auf die Mutterrolle zu lösen!

130 *Theaitetos* 151a ff. – Geburtshelferinnen können lange vor anderen diagnostizieren, ob eine Frau schwanger ist oder nicht (vgl. auch hellsichtige Diagnostik des *Sokrates*). Und tatsächlich vermögen sie die Wehen sowohl durch Arzneien *(pharmaka)* als auch durch Besprechungen zu fördern oder zu hemmen, und wenn sie wollen, sowohl Schwergebärende zur Geburt bringen, als auch, wenn beschlossen ist abzutreiben, wenn es noch klein ist (*neon: Fetus,* vgl. *Neophyt*), abzutreiben. *Sokrates* braucht also für das ‹Auflösen› eigenartigerweise ein ‹Abtreibungsbild› (149d): Da *konkrete* Abtreibung heute vielfach

nachher therapeutisch aufgelöst werden muss, scheint es mir kein subtiler (männlicher) Vergleich. Dies war im *hippokratischen Eid* denn auch verboten! – Dazu ist zu erwähnen, dass in der alten ‹Frauenheilkunde› Frauen zum Teil (geheime), yogaartige Techniken kannten, um abzutreiben.

131 Vgl. *Menon* 80a[II 214]. Die Neuplatoniker machen die Parallele zwischen sokratischem ‹Plagen› *(enochleo)* und ‹In-die-Ausweglosigkeit-Bringen› *aporeo.*

132 Vgl. BERNER, 1989.

133 Vgl. *Theaitetos* 149e-150a *(gennao-tikto).* Weiter seien die Geburtshelferinnen mächtige ‹Kupplerinnen›, insofern sie wüssten, wer mit wem die besten ‹Kinder› zeugen würde. Sie würden sich also nicht erst um das Einsammeln der ‹Früchte› kümmern, sondern bereits um ‹Boden› und ‹Samen› (Hippokrates: *Parangeliai).* Eigentlich steht es nur wahren ‹Hebammen› zu, richtige Verbindungen (hl. Hochzeiten) zu stiften. Zum *Symposion* vgl. BERNER (1989), S. 153 ff.

134 *‹techne tes maieuseos›* neben *maieuesthai* (*Theaitetos* 150b). Platon deutet die psychische Gebärtechnik hier nur für Männer seiner Gemeinschaft (im *Symposion* sagt er allerdings, die sutbilen Eros-Prozesse gelten für Männer und für Frauen).

135 *Theaitetos* 150a ff.: *‹to emon drama›* nicht als ‹Spiel› zu übersetzen, sondern als ‹kultisches Tun› (vgl. etwa *«dromena de kai deiknymena ta hiera»*, zit. MERKELBACH, 1995, S. 168, 4. Anm., zu *Eleusis).* Dies ist die sokratische *Technik und Fähigkeit,* zu prüfen, ob Falsches (‹Schattenbild›) beim Initianden hervorkomme, oder ob ein Gedanke/Meinung überlebenswürdig und wahr sei (die Gedankenfolge ist umgestellt).

136 = *ideai/eide anthropines physeos,* vgl. 2.3.5.

137 Denn, während ein ‹Mondkalb› sehr wohl vom Wahren unterschieden werden könnte, ist es zwischen *eidos-eidolon* aber nicht leicht zu unterscheiden *(me rhadion diagnonai)!* Vgl. SCHLEIERMACHER-Übersetzung mit ‹Mondkalb›: *Theaitetos* 150b, 151c. – *Sokrates'* Kunst unterscheide sich nun insofern wesentlich, dass es bei den Frauen nie vorkomme, *manchmal Schattenbilder, manchmal aber Wahrhaftige(s) zu gebären* und *dass es nicht leicht sei, dies zu unterscheiden.*

138 Ebd. 150c. Die welche ihm vorwerfen, er frage nur und gäbe keine Antworten, weil er nichts Kluges wüsste, hätten recht. Der Grund dafür sei göttliche Verpflichtung: *der Gott nötige ihn, Geburtshilfe zu leisten, selbst ‹(er)zeugen› jedoch verbiete er ihm.*

139 Ebd. 151a: Auch hier wird er von seinem *Daimon* (Schutzengel) geleitet und zurückgehalten. Dies ist wohl auch eine Parallele zum ‹Abtreiben›: sein Ablösen und Wegschicken (*apolyein/ambliskein)* nicht nur von falschen Persönlichkeitsanteilen, sondern auch von Menschen, die er nicht (mehr) in Therapie nehmen darf: Denn nach der Trennung konzentrierten sie sich wieder auf Schattenhaftes und verlören teils das durch ihn ans Licht Gebrachte. Sie achteten das Falsche mehr (als das Wahre) und lebten wieder auf dieser Ebene.

140 Bei *Sokrates* wurde dies mit ‹innerem Beratungsprozess› *(koine boule* bzw. *bouleuesthai)* bezeichnet.

141 Er spricht von ‹weisen› und *‹göttlich sprechenden› (thespesios)* Männern, ebd. 151b.

142 Er hat ihm das *maieutische (sokratische)* Vorgehen so ausführlich dargelegt *(didache),* weil er spürt, dass *Theaitetos* ‹Geburtsschmerzen› hat. Er soll sich ihm als einem kundigen Therapeuten/*maieutikos* übergeben.

143 Dazu ein ‹späterer Bericht› des Alkibiades, was dieses sokratische Konfrontieren bei ihm für Widerstände auslöste, vgl. *Symposion* 216ab.

144 *Theaitatos* 151d-.

145 Vgl. *Olympiodoros* 124,4. Vgl. 260 sowie *Olympiodoros* 5,1: «*kathartikos men gar esti psyche apolyomene tou somatos*» (‹*kathartisch/Kathartiker ist, wo die Psyche vom Körper abgelöst wird*›). Vgl. *chorismos* (‹*Trennung*›) von Seiendem und Gewordenem.

146 *Olympiodoros* 5,1–6. Vgl. Systematik[260]: Als *politikos (Novize)* war er noch in diesen Bindungen, als *kathartikos* dann in Ablösung, als *theoretikos* abgelöst. Vgl. auch Schema (*Olympiodoros* S. 7, Anmerkungen zu 4,17-).

147 *Olympiodoros* 172,8: «*kathartikos, hote tis gno heauton apolyomenon ton pathon*».

148 *Olympiodoros* 5,6f [146]: «*theoretikos de esti psyche apolelymene tou somatos*».

149 Erwähnt im Interview Onno VAN DER HART mit Michaela HUBER. Zeitschrift Trauma & Gewalt, Heft 1, Februar 2007.

150 *Phaidon* 77b.

151 *Alkibiades* 130c ff.

152 Ich unterscheide ‹*Körper*› als den medizinisch-organischen Körper, von ‹*Leib*›, wo auch die körpernahen Energieebenen mitempfunden sind. Die antike Heilkunde kannte in diesem Sinne den naturwissenschaftlichen Körper noch nicht.

153 Alk. 130d.

154 Alk. 129e ff.: *chromenos* = auch ‹*Orakel benützen*›; Zum ‹Regieren›: *archei* (Alk. 130b). Vgl. Buchtitel ECCLES: *Wie das Selbst sein Gehirn steuert.*

155 (*Olympiodoros* 5: «*psychen logiken* (vgl. *gnostikon) organo kechremenen to somati; monos de ho politikos organo kechretai to somati, deomenos (deo ‹binden›) estin hote thymou…, alla kai epithymias… Oute de ho kathartikos, oute ho theoretikos deitai (deo ‹brauchen›) tou somatos*». Diese Erfahrung als Resultat der konsequenten *Trennung* von Seiendem und Gewordenem wird auch *chorismos* genannt, SCHEFER S. 179.[260]

156 «*ho de kata peusin logos prepei tois asomatois ameresin ousin*», *Olympiodoros* 165,4 f., vgl. [II 136].

157 Vgl. Kirche ‹*Asomatos*› bei *Zia* auf *Kos* (GR).

158 *Phaidon* 75bc. Vgl. *Proklos* 281, 1–8.

159 «*he psyche estin anthropos*», *Alkibiades* 130c,5 f. (im platonischen Text ist dies noch nicht der Erfahrungsmoment, sondern wohl nur prognostischer Hinweis auf das spätere Erleben, vgl. 5.6.3.

160 Vgl. *Olympiodoros* (107,9).

161 *Alkibiades* 132b; vgl. auch *Proklos* 280/281, zum Wiedererinnern der Psychen.

162 Auch *Dionysos* sah vor dem Sterben seine Seele (als *eidolon).*

163 Vgl. auch GROFs ‹perinatale Matrizes› als wichtige Prägungen für das Leben[II 489].

164 *maieuesthai* kann eine *Kodierung von mainesthai enthalten:* Mittels *Wegfall* (!) und *Umkehr* (!) (eines Buchstabens) wird eine unaussprechbare Erfahrung angetönt, wie dies im Mysterienumfeld gemacht wurde (Bsp. *eros-echeos:* BERNER, 1989, S. 161). Denn es mutet irgendwie *paradox* (= ‹kodeverdächtig›) an, dass gerade derjenige Erfahrungsbereich der Frauen, den die Männer *nicht* erleben können, zur Darstellung des Tuns im *ausschliesslichen Männerbund* dient! Aber auch Frauenrituale scheinen diese Schwangerschaftsstufe *auch psychisch* verstanden zu haben: In dem *Sokrates* nahestehenden Ritual (Mysterienvilla, *Pompeji)* wird eine Schwangere dargestellt (Abb. 36). Frauengemeinschaften kannten sogar hohe Ekstasetechniken (*Mänaden* = von *mainesthai)* ohne bewusstseinsverändernde Substanzen, gemäss neueren Forschungen (WALDNER, K.

(1995) *Masken und Phalloi*, in BETTINGER/FUNK (Hrsg.) Maskeraden. Geschlechterdifferenz in der literarischen Inszenierung).

165 *Phaidros* 249d-e: hier wird ausführlich von der *erotischen Ekstase* (fürs *erotische Temperament)* und vom vollendeten *Erosmeister (erastes),* mit denselben Begriffen berichtet. Vgl. auch *theia mania* = ‹göttliche Ekstase›, BERNER (1997), S. 332 ff.

166 Alk. 135e.

167 Vgl. [79]. *Sokrates* wird ferner im *Alkibiades*-Dialog: *atopos* (‹sonderbar›) und im *Theaitetos*-Dialog noch potenziert: *atopotatos* genannt.

168 Op. zit. S. 103 f., bezüglich *Sufismus* (Kubra) in Zusammenhang mit christlichen Praktiken. Ich erwähne dazu Kodierungen wie *Maria* = ‹mystische Seele›, *Jesus* als ‹göttliches Kind› = ‹Selbst›.

169 *Phaidon*, 77e; «*en hemin pais… me dedienai ton thanaton hosper ta mormolykeia*» (Pl.); vgl. *paideia.*

170 MERKELBACH, 1995, S. 226, § 411, 14.

171 Alk. 124c, hier noch als Verheissung, dass ihm nur durch *Sokrates* diese Erfahrung zuteil wird. Sie ist so verhalten, dass der Begriff *(epiphaneia)* hier mit ‹Ruhm› übersetzt wird. *Olympiodoros* weist jedoch darauf hin, dass *epiphaneia* zunächst für die Gegenwart Gottes stehe, und dann erst in obigem Sinne gebraucht werden könne.

172 SCHEFER S. 179 zu *chorismos* (‹Trennung›). Zur Bedeutung der apollinischen Epiphanie vgl. ebd. S. 175 ff.

173 Op. zit. S. 100 (für das *Symposion*, (Mysterieneinweihung) erg. v. d. V.), vgl. auch ebd. S. 68.

174 Zit. MERKELBACH (1995), S. 168, zit. Plutarch, 46–120 n. Chr. (H. und gr. Begriffe ergänzt, nach Logos () weggelassen v. d. V). Die Analogie Philosophie/Mysterium wird durch *Aristoteles* bestätigt, SCHEFER, S. 99 ff. Vgl. auch ähnliches Bild bei *Proklos* 281: «*l'invasion tumultueuse des passions nées de cet oubli (lethe)*».

175 Vgl. *Höhlengleichnis* (Zitat)[I 477], vgl. auch *Sonnengleichnis, Politeia* 517b ff.

176 Op. zit. (nach NICEV, S. 190, oben). *Sokrates* bringt die *logoi* zur Welt, wie die Hebammen die Embryos: *phosphorousin (‹ans Licht bringen›).*

177 *Proklos*, op. zit. 9/18. Das Zusammensein mit *Sokrates (synousia)* ist das *Schauen unseres Seins (theoria tes ousias hemon)* oder das *Wiedererinnern unseres wahren Seins;* vgl. auch ebd. 134,2 f.

178 Ebd. 7,13 f. ‹*philosophou theoria*› übersetzt als frz. ‹*spéculation philosophique*›.

179 Zit. nach WALSH, S. 77. Generell wurde die Mysterienerfahrung als Prozess ‹von der Dunkelheit zum Licht› umschrieben, lat. *per aspera ad astra.*

180 Op. zit. S. 134 (aus dem Ital. übers. v. d. V., vgl. S 132 ff.). Der Autor macht einen Hinweis auf das *Ritual des Pariser Papyrus* (vgl. ‹Unsterblichkeitsliturgie›[117]), wobei – trotz MERKELBACHs Distanzierung (op. zit., S. 168, Anm.1) – rituelle, transkulturelle Parallelen anzunehmen sind: *gleiche Resonanz lässt gleiche Bilder entstehen!*

181 Mdl. Information von Dr. Tovia Ben-Chorin, Jerusalem.

182 Drehung der (antiken) Kultorte von Westen (Kultbild) nach Osten (Altar), Bsp.: Kathedrale von Syrakus (urspr. Athena-Tempel). Die Wochentage wurden je einem Gestirn zugeordnet (gemäss erster *Hora* des Tages).

183 SCHIMMEL, op. zit., S. 170.

184 Vgl. WALSH, op. zit., S. 76 ff.

185 Op. zit., S. 47. Vergleich von ‹*Nous des Hermes*› und ‹*Hirte des Hermas*›. Es folgt dann ein ähnlicher ‹Dialog› über das, was der Initiand hören und wissen wolle, wie im Erlebnis am *Trophonios*-Orakel[II 588], ferner mit Rückfrage an die Vision. Auch in diesem Zitat erscheint wieder der Kode für Trance: ‹zwischen Wachen und Schlafen› (vgl. BERNER (1997) zum *Tempelschlaf* in Kos), H. v. d. V.

186 Immer natürlich bei stillgelegtem Körper (Ausweitungszustände). Vgl. BERNER (1989) S. 183 ff. (als hohes Tantra zwischen den beiden gedeutet).

187 Alk. 133c: «*estin … theioteron e touto peri ho to eidenai te kai phronein?*»

188 5.5.8.6. Vgl. auch SCHEFER, op. zit. S. 116: «Platon beschreibt diese höchste und abschliessende Erkenntnis als reines ‹Schauen› *(nous, noesis, phronesis),* als einfaches ‹Berühren› *(ephaptesthai, thinganein)* sowie unmittelbares ‹Sichvereinigen› *(syneinai)* und verbindet sie immer wieder mit einem überwältigenden Lichteindruck.» – Vgl. ebd. S. 183: Apollon und die Verbindung zum ganz besonderen Lichtschein *aigle.*

189 Alk. 131d *(euprosopos).*

190 Vgl. BERNER, 1989. – *Per-sonare* ist Volksetymologie (*persona* aus etrusk. *phersu* ‹Maske›).

191 Olympiodoros 216,17 f., *apodysis (‹Ausziehen›)* als *pharmakon (‹Therapeutikum›)* des *Sokrates.*

192 Ebd. *alexipharmaka* mit Deutung, dass es bei *Sokrates* nicht um ein *pharmakon* gehe (wie bei Odysseus mit Kirke), sondern um die sokratische Technik. Die *Wandlung als Verwandlung,* die zentrale Erfahrung am Anfang des Mysterienprozesses, wurde zum Teil mit dem Ablegen eines *Felles* oder einer *Maske* konkretisiert, vgl. MERKELBACH, (1995) S. 272 f.

193 Op. zit., S. 112.

194 SCHIMMEL, op. zit., S. 207.

195 Vgl. Abbildung ‹Braut› in der Mysterienvilla *(Pompeji, Abb. 31).*

196 ARCELLA, op. zit., S. 116 ff. Ferner waren *Nymphen* auch Wesenheiten an Gewässern, besonders auch ‹Seelen vor der Inkarnation› (ebd. S. 117, zit. *Porphyrios).* Das deutsche Wort ‹Seele› ist übrigens von einem ‹Wesen am See› abgeleitet!

197 Alk. 130d-133c19 (*Olympiodoros*, op. zit. 213–216, referiert dieses erotische Vorgehen zwischen *erastes* (‹Meister›) und *eromenos* (‹Adept›) ebenfalls (zu Alk.130d-133c, korr.) und beginnt mit Zitat: «*oukoun kalos echei …*» (Alk. 130d).

198 Alk. 130e (ist die 2. Erwähnung in der *maieia).*

199 Vgl. ‹*tin'an tropon*› Alk. 129b; 132c (vgl. *Symposion).* Bezüglich Formel vgl. auch Messeritual: «es ist würdig und recht …». – Zitat Alk. 130d: «*kalos echei … eme kai se prosomileîn … te psyche pros ten psychen.*»

200 Zitate: Alk.131c bzw. 131d. Vgl. *Olympiodoros* 215 f., als Aufbauen des *anteros* (Gegenliebe); ferner der Vergleich des *Sokrates* als Führer, wie *Hermes* den *Odysseus* führte (alte Tradition, aber ohne *pharmakon*, sondern mit Tiefenprozess *(apodysis)).*

201 Gerade hier sind viele einschlägige Begriffe nur rational übersetzt, wie *theoria/theoretikos* als ‹*theoretisch*› und nicht ‹*kontemplativ*›.

202 Olympiodoros 215/13 ff., ebenso den Trancezustand als ‹*methyein*› (ebd. 213,4).

203 *erastes* = ‹*vollendet Liebender*› (BERNER 1989, S. 133, zum *Symposion).* Den *Superlativ* deute ich als ‹hohe Einweihungsstufe› im Sinne eines ‹Erosmeisters›. Es entsteht folgende Stufung: *paidika – eromenos – erastes*; vgl. Systematik[II 35].

204 Olympiodoros 215 bzw. 220.

205 Vgl. *Symposion* 222ab bzw. *Kalokagathie*!

206 *beltion, kallistos* Alk.131d. Letzteres ist nicht nur mit ‹recht schön› zu übersetzen!

207 Alk. 131de. Vgl. *ego eimi* (131d) war auch die antike Formel der *Gottesoffenbarung* (vgl. MERKELBACH).

208 Mt 28,20b (= Schlusssatz des *Matthäus-Evangeliums).*

209 Alk. 131d. Auch *Olympiodoros* bestätigt, dass Alkibiades nun im Zustand des *anteros* sei (op. zit. 220, «*anterasthai hypo ton paidikon*»).

210 Vgl. etwa christliche Ritualparallele (Messe): «bereitet das Herz dem Herrn».

211 Alk. 131e (Formel). Vgl. Anklänge in den Namen *Sophron*-iskos *(sophron)* und Phainarete *(arete).*

212 Alk. 131e*: «alethe»;* vgl. Osterliturgie: «*alethos anesti*» als Antwort: ‹er ist wahrhaftig auferstanden›.

213 Vgl. [203]; Dies kann anhand von *Olympiodoros*' Assoziation (ebd. 220): *«ho gar eros hos erromenos on (dio kai houtos onomastai)»* angenommen werden. *Olympiodoros* hat evtl. eine Assoziation (oder macht einen Fehler) und gibt *eromenos* als *erromenos* (‹*mächtig*›) wieder (220/8). Vgl. auch ebd. 7,10-. – Vgl. auch die unten erwähnten Stufen *kathartikos vs. theoretikos*[260].

214 Vgl. *Olympiodoros* 220.

215 Vgl. zum *kairos*, BERNER (1997), S. 134 ff.

216 Alk.132bc, vgl. [195]. Es geht um die Erfahrung einer bestimmten Stufe des *Schauens.*

217 Alk.132d6.

218 Ebd. 7,11 ff.

219 Alk. 132e/133ab, holistische Begriffe kursiv v. d. V. *eidolon* ‹Abbild› – ‹Seelenbild›.

220 Wurzeln des griechischen Paradigmas ‹Sehen-Schauen› OR-ID-OP. – Vgl. detailliert in BERNER, 1989, S. 100 ff. (‹Augenpotenzial›).

221 Alk. 133a. Zu unterscheiden ist etwa *omma* (‹Augenlichtzentrum›) von *ophthalmos* (‹Auge› als Organ), vgl. BERNER (1989).

222 Op. zit. 7,14 f.: «*eis to (meros) ten optiken empepisteumenon energeian*».

223 Alk. 132e. bzw. 133c: *katoptron:* ‹Spiegel›, auch ‹Reflex›.

224 Vgl. *Spiegel* auf den *pinakes* von Lokroi. Das ‹Spiegelbild› *(eidolon)* ist seit den ältesten griechischen Epen als das unsterbliche Seelenbild da (*Ilias* XXIII,72: *eidola kamonton).*

225 Wo nicht die Sich-Spiegelnde, sondern der Zuschauer das Bild sieht. Paradoxes, ‹Absurdes› *(geloios)* ist ein Hinweis auf Kodierung.

226 Alk. 133b (vgl. *topos- vs. a-topos)!* Etwas ‹Gleichartiges› scheint auf verschiedene ‹Pfade› hinzuweisen (Erotik, Philosophie etc. als verschiedene ‹Tore zur Glückseligkeit›).

227 Vgl. Interpretation BERNER, 1989.

228 Alk. 133c13–15.

229 Alk. 133b2-: *«Ophthalmos. …(idein) hauton, eis ophthalmon auto (blepteon)»:* ‹Wenn also eine Auge sich selbst schauen will, muss es in ein Auge schauen›; oder weiter ausgeführt (Alk. 133 b7/8): «*psyche…gnosesthai hauten, eis psychen aute (blepteon)*»: ‹wenn die *Psyche sich selbst* erkennen will, muss sie *selbst* in eine *psyche* schauen›.

230 Alk. 130d 3–5 «*(skepteon eie) auto to auto*», evtl. mit folgender Aussparung «*anti (autou) tou autou*» vgl. [30]

231 Vgl. *Proclus*, op. zit. S. XVIII ff. Vgl. auch *Olympiodoros* 215,5*: «ho logos pros heauton epistrephei.»*

232 1. Kor. 13,12: «Denn wir sehen jetzt (nur wie) mittels eines *Spiegels* in rätselhafter Gestalt, dann aber von *Angesicht zu Angesicht.»* – Vgl. dazu die Umschreibung (Alk. 133a): *«… to prosopon emphainetai en tou katantikry opsei hosper en katoptro»:* (wenn jemand in ein Auge hineinsieht), erscheint sein Gesicht im gegenüberliegenden Sehbereich wie in einem Spiegel.

233 Ebd. 133c; ich setzte für *theos* nicht ‹Gott›, sondern die ‹göttliche Kraft›, weil Gott *(THEOS)* als Einheitserfahrung nicht genannt werden darf, nur der Bereich der göttlichen Kräfte *(theion-theoi)*. Vgl. dazu den erwähnten Begriff *epiphaneia.*

234 *homoion* Alk. 133a; vgl. BERNER (1989), S. 180 ff.

235 Ebd. 133c: *nai* (‹ja›). Ich übersetze *theos* (klein geschrieben) hier nicht mit ‹Gott› (gross geschrieben).

236 *Symposion* 211e3-212a5, für die hohe Initiationsstufe des *‹theophiles›*[II 35].

237 Alk. 133c; und nach *Olympiodoros* sei *eromenos* in einer anderen Systematik *kathartikos*[II 35]. Vgl. daselbst auch die Stufen *myesis* vs. *telete.* – *Proklos*, op. zit. 8 *(psogos)* spricht von den *‹Einzuweihenden›: teleioumenoi*, im Gegensatz zum Begriff *tetelesmenoi* (‹Eingeweihte›), bei MERKELBACH, 1995.

238 Platon: *Briefe* 341c6-d2. *pragma* (als ‹Kode› für unsagbare Erfahrung) wird erwähnt als ‹Zusammensein in ihrem Umfeld› *(synousia peri to pragma).*

239 1. Stelle *Olympiodoros* 7/11 ff; *kore* (Pupille, bedeutet ‹Mädchen›, ‹Püppchen›).

240 Frz. Übersetzung in *Proclus*, S. LXXXI : *«tu verras en moi un intellect (!) et un dieu».*

241 Er interpretiert, dass es sich um einen *Meister (demiourgos)* handelt, ferner um den *selbstbewegten* Seelenteil; ferner sind Ungenauigkeiten: *‹theon te kai phronesin› (Alk.)* wird zu *‹noun kai theon›*, vgl. *Proclus, Le Commentaire d'Olympiodore*, S. LXXXI, Anm. 2, [240].

242 *Olympiodoros* 217/4 ff. Stellen gekürzt, wo Parallelen zum Zitat [239] sind.

243 Vgl. GOETHE!

244 Es gibt einige Stellen, wo er auf die ‹jetzigen›, qua christlichen Strömungen hinweist *(to paron).*

245 Bzw. der den *Olympiodoros*-Text redigierende Student.

246 *Proclus*, op. zit., comm. S. LXXXVIII*: «tous les éléments métaphysiques ont été soigneusement édulcorés pour devenir acceptables à tout le monde.»* Hier ist ein Teil von *Olympiodoros' Alkibiades*-Kommentar übersetzt.

247 *Symposion* 216e.

248 *Theaitetos* 183e: *«kai moi ephane bathos ti echein pantapasi gennaion».* – Zur erotischen Entwicklung vgl. auch *Olympiodoros* 215.

249 255cd. Zur Entwicklung mit dem Bild des ‹Seelengespanns›, vgl. auch ebd. 254e. Vgl. BERNER, 1989, S. 109 ff. (Energiemodell im *Phaidros)!* – Zu den Flügeln der Seele vgl. *Olympiodoros* 156/157,5 f. (er erwähnt den *‹geflügelten›* Perseus (*pt-eros),* welcher Begriff ein subtiler Kode ist).

250 *omma-ophthalmos*, zit. BERNER (1989), S. 110.

251 221e-222a. *‹noun echontas›* mit *‹geistvoll›* (nicht mit ‹Vernunft›) übersetzt v. d. V, ferner *‹kalos kagathos›* mit *‹subtil-schön›* (nicht mit ‹gut und tüchtig›)!

252 Vgl. Alk. 133c. Vgl. auch JUNG (zum *Selbst).*

253 FISCHER, S. 16 und Abb. 42.

254 Op. zit. (1983), S. 172 bzw. S. 175; (PM I-PM IV= perinatale Matrizes).

255 Op. zit. 8,22 f. Alle hier dargestellten Phasen, auch die Schlussphase *(psogos),* seien eine *conditio sine qua non* für den Prozess des Sich-selbst-Erkennens (ebd.).

256 Vgl. SCHEFER, S. 140, zu den ‹dreifachen Seligpreisungen› *(Phaidon,* vgl. ‹Dreiheitsformeln›). – Zur rituellen Gestik vgl. auch die Darstellung in der Mysterienvilla *(Pompeji),* wo die Initiierte von zwei Frauen mit einem Fichten-Kranz gesegnet wird und wo der ‹Schutz-*Daimon*› die Welten trennt (Abb. 43, Interpretation v. d. V.). – Dreifach ist in den *Seligpreisungen* der Bibel der letzte (7.) Vers, übersetzt in BERNER (1997), S. 490 f. [II 806].

257 Alk. 134d-e2.

258 Interpretation nach Ritualkriterien v. d. V.: Dieses ist dann das rituelle *Schlussbild.* Die (gängige) Deutung als ‹Flagellation› (Geisselung) ist m. E. *unvereinbar* mit der antiken Ritualistik: Auf dem Höhepunkt des subtilen Eros-Rituals – nach dem Schauen des Mysteriums – folgt keine Bestrafung! Deshalb wird der Zyklus hier v. d. V. beendet: Das nächste Bild ist dann die beginnende Katharsis eines neuen Einweihungszyklus. Bei *Proklos* habe ich die Erläuterung dazu gefunden: Vgl. Zitat [308].

259 A. a. O bringt er noch weitere (höhere) Stufen, wie den ‹*Theologen*› *(theologikos)* und den ‹*Enthusiasten*› *(enthousiastikos).* Alle drei Zustände gehörten bereits zur *logosgeleiteten* Psyche *(logike psyche):* beim *politikos* wäre die Wandlung *(alogon > logos),* beim *kathartikos (logos > Selbstbereich)* und beim *theoretikos (logos > kreitto/‹Stärkeres›).* M. E. ‹bestätigt› *Sokrates* bei Alkibiades nur die *politikos*-Stufe (Alk. 133e10).

260 Vgl. *Königsrede*, und neuplat. Modell in *Olympiodoros* (4,15–5,10, zit. *Damaskios).* Vgl. auch weitere *Schemata* (*Olympiodoros* S. 134, Anm. zu 215,6-, und ebd. S. 131, Anm. zu 209,24-). Zur Korrelation von Bewusstseinsräumen und Initiationsgraden vgl. *Olympiodoros* 73.

261 ‹dem Knechtischen› 135c; zum *Auflösen des Elends (athliotetos apallattetai)* ebd. 134 b.

262 ‹*lysis und iasis*›, Heilung von *a-phrosyne* wird zu *sophrosyne* (nicht erwähnt, *Politeia* 515c) bzw. im ‹Sonnengleichnis› (ebd. 517c, zu ‹*emphronos praxein*›*).* Vgl. 3.4.2 *(Höhlengleichnis).*

263 Gr. (epi-)*lysis* ist auch in Psycho-*analyse* oder *Psycho-lyse* (GROF). *Olympiodoros* 40,12: Das Lösen der Fesseln – der Aporie der Psyche – würde *epilysis* genannt. Zum definitiven Lösen der ‹Fesseln› *(desmos)* vgl. den Sterbedialog *Phaidon:* hier ist die definitive Lösung vom ‹*Gefängnis*› *(desmoterion)* im Sterben.

264 Entsprechend konnte auch *aporia* (‹Ausweglosigkeit›) für den ganzen Prozess, oder für den einzelnen Aporieschritt stehen.

265 Im 5. Jh. v. Chr. in der *hippokratischen Diätetik* belegt, vgl. BERNER, 1997 (zu *chymia).*

266 Mt 16,18 f. (Auftrag an Petrus), gemäss Einheitsübersetzung (‹Himmel› muss im Pl. stehen, v. d. V.).

267 *Proclus,* Comm. S. 438 (zu p. 323, Anm. 1): «... l'élève soulevant en présence de son maître une aporie et *recevant la solution de cette aporie* (c'est, par ex., le cas de Porphyre qui ‹*trois jours durant*› soulève devant Plotin *des apories sur l'âme*; c'est aussi le cas de *Proclus* ...» (H. v. d. V.). – Vgl. auch *Olympiodoros* 25, 20 f.: solche, die lange bei ihren Lehrern ihre Zeit vertrieben, andere weniger lang.

268 *diairesis*, vgl. ebd. *Proclus*, comm, S. 438 f., Anm. 1.

269 *Olympiodoros* 116,5 f. *(enen?).*

270 Vgl. Alk. 135c8: «*pheugein ... ten douloprepeian*» bzw. ebd. 135b11: «*to g'ameinon kai kallion*».

271 *Sophistes*, 230cd.

272 *Proklos*, 28/4–9. Er erwähnt weiter, dass *Sokrates* im *Alkibiades*-Dialog vor allem ‹*erotisch*› vorgehe (hohes Tantra) und unterscheidet – bezüglich der platonischen Dialoge – *erotisches, maieutisches* und *dialektisches* Vorgehen.

273 Die frz. Übersetzung ‹er überliess ihn sich selbst› (für ‹sprach ihn los›: *aphiesin)* stimmt sinngemäss nicht, weil *Sokrates* auf den folgenden Tag wieder abmacht.

274 *Theaitetos* 210c1–5. Vgl. dazu auch *Proklos* 155,27 (*anemiaion* ‹Windei›).

275 Und ist fähig, mehr ‹*vom Besseren*› aufzubauen *(beltionon pleres,* ebd. *Theaitetos).* Er ist dadurch für den nächsten Einweihungsschritt ‹bereit› *(epitedeios,* vgl. *Olympiodoros* 142,11). Im *elenchos* war Alkibiades dagegen beispielsweise noch *an-epitedeios*.

276 Vgl. LIDDELL & SCOTT: ‹*aphiemi*›: to let go as an *aphetos*, consecrate› *(aphiemi* in der Bedeutung ‹discharge›, lat. emittere). – *Aphiemi* kann holistisch das Auflösen von einer *doxa,* wie das Ablösen des *ganzen Menschen* bedeuten, vgl. *Protagoras (aphiemi… tharresas).*

277 Zitierte Ausgabe, S. 367 (Kommentar): «6. Schluss: Die Untersuchung ist vorerst *gescheitert*».

278 Jesus sagt da: «Denn was ist leichter zu sagen: deine Sünden/Verstrickungen sind dir *vergeben*, oder zu sagen: Steh auf *(egeire* = ‹wach auf›) und geh umher?» Mt 9/5-, wo Jesus auch seine ‹Kompetenz› dazu erwähnt *(exousia).*

279 *Aischylos, Eumeniden* 79–84. Vgl. Alk. 134b: *athliotetos apallattetai* (‹*vom Elend erlöst werden*›).

280 Vgl. auch die eben erwähnte begriffliche Übereinstimmung: *athliotetos apallattetai* (Alk. 134b); ‹Gericht› könnte hier dem Lebensfilm entsprechen.

281 Perikope vom ‹Hauptmann von *Kapharnaum*›, Mt 8, 5–13, vgl. Lk 7, 1–10.

282 Die christliche Taufe fand zu *Ostern* statt, am Sonntag nach dem *Frühlings-Aequinoctium*, mit Parallelen zu einem antiken Initiationsfest am Vollmondtag des Frühlings-Aequinoctium (MERKELBACH, S. 274 bzw. 272 ff.). Vgl. dazu Sonnenfest *Olympiodoros.*[II 481]

283 MERKELBACH, S. 273. Vgl. Symbolik der Kleiderhüllen[191].

284 Vgl. [II 771].

285 Vgl. Schema der ‹Umkehren› *(epistrephonta, epistrophe)*[260].

286 Vgl. *transkulturelle Dreiheitsformeln für Glückseligkeit*, zit. in BERNER (1989)[256]. Ich schlage vor, von ‹Glückseligkeit› zu sprechen, nicht nur von ‹Seligkeit›, auch aus transkulturellen Erwägungen (vgl. gr. *eudaimonia*, ind. *ananda* = ‹ohne Ende›, BERNER 1989).

287 Vgl. *Seneca* (röm. Philosoph): Reich seien nicht diejenigen, die viel besässen, sondern diejenigen, die wenig Wünsche hätten.

288 *dikaiôs, sophronôs, theophilôs*, Alk. 134d; vgl. Antiglückseligkeitsformel[II 262].

289 Vgl. *Sonnengleichnis*. – Alk. 134d4 f., zu *praxete: pragma* kann auch für ‹kultische Handlungen› gebraucht werden, vgl. SCHEFER.

290 Alk. 134e1f. *Sokrates* scheint also die initiatischen Verheissungen – dank seiner Hellsichtigkeit – mit einigen Vorbehalten geäussert zu haben. Zu seiner *manteia* vgl. Alk. 127e.

291 Vgl. BERNER (1989), S. 153. Vgl. ‹transkulturelle Dreiheitsformeln›. Vgl. auch *Symposion* 211de: *Diotimas* Lehre (Schau des Urschönen), ebenfalls mit ‹Triaden› *(Deutlichkeit, Reinheit, Unvermischtheit* vs. menschliches *Fleisch, Farben*, irdischer *Tand).*

292 *Seligpreisungen* (letzter Vers): in BERNER (1997), S. 491, übersetzt v. d. V. – Zu den transkulturellen ‹Dreiheitsformeln› vgl. *Triratna*, Lexikon der östlichen Weisheitslehren. Bsp. aus dem jüdisch-christlichen Traditionsgut in BERNER, 1989, S. 170.

293 Vgl. lat. *venenum in cauda*, LICHTENTHAELER, zit. in BERNER, 1997, S. 432 f.

294 Alkibiades 134e4 ff. – Vgl. auch *Phaidros* 250a, wonach das geschaute Heilige wieder verdrängt wird *(lethe).*

295 Op. zit. (1972) S. 175, zur Messe.

296 Alk. 135d6: «*ean theos ethele*», ‹*so Gott will*›!

297 Vgl. Alk. 135b9. Hier wird die subtile *(doppelte)* Erziehung angesprochen, die bedeutsam ist «nicht nur für das Kind, sondern auch für den *Mann*»: *pais (= paidika)* ist Kode. Diese Wertung als ‹*Neophyt*› wird von *Olympiodoros* bestätigt *(neos* bzw. *eromenos)* [II 357].

298 Das ‹Ziel› *(telos)* des Dialogs sei die ‹subtile Gegenliebe› *(anteros)*. In der Antike dauerten diese Meister-Schüler-Beziehung lebenslang, wie sie z. B. im *hippokratischen Einweihungsritual*, dem ‹*Eid*› deutlich ausgesprochen wurde. Erwähnt sei auch die *Profess* der monastischen Tradition. Zur Einbindung vgl. [211].

299 Alk. 135d7 ff.: «*metabalein to schema*» (vgl. *anteros, epistrophe).*

300 Vgl. *Proclus* comm. S. LXXXVII *(anteros).*

301 Alk. 135e-.

302 Zweimal sind die Verben reziprok, im Aktiv bzw. Passiv *(paidagogeo-paidagogeomai)*, vgl. *paideia* = ‹subtile Pädagogik› 5.4.3.4. Vgl. *Phaidros.*

303 Vgl. *Proclus* comm. S. LXXXVII, zit. *Olympiodoros* mit dem Vergleich der Störche, die ihre alten Eltern betreuen. Vgl. die Verpflichtung im *hipp. Eid*, für den Meister zu sorgen, wenn er es braucht. – Zusätzlich sei der ‹Storch› ein Hinweis auf die Gabe der Weissagung (vgl. *Proclus* 5,19–21). – Als Querverweis aus der *Mithrastradition* kann evtl. der Grad des ‹*Raben*› genannt werden, der vom ‹*Pater*› begleitet wird (vgl. ARCELLA). Das Wortspiel *pt-eros* ist nicht etymologisch zu verstehen.

304 Betr. Ahnentradition: *Perseus* und *Herakles* seien als *Geflügelte* verehrt worden, denn sie hätten sich der Katharsis unterzogen und hätten somit das ‹*geflügelte Sein*› erlangt. Vgl. *Phaidros*-Zitat [249].

305 *diateleo-telos*, Alk. 135e. Die Interpretation einer Weissagung des weiteren Schicksals *(vaticinatio ex eventu)* wird in der *Alkibiades*-Ausgabe (op. zit., Anm. 90, zu Alk. 135e) ebenfalls erwähnt. – Zum Mysterienbegriff ‹vollenden› (*diateleo* u. ä.) vgl. Parallelen im *hippokratischen Eid*: «*epitelea poiesein*» *(1. Vers)* – «*epitelea poieonti*» (9. Vers, = Vollendung; Verbformen!), vgl. BERNER, 1997.

306 *Symposion* 216ab.

307 Vgl. JUNG (1976), S. 176 ff. (im Zusammenhang mit einem Übertragungstraum).

308 Op. zit. 83,10 ff.

309 Der *Daimon* des *Sokrates* wird a. a. O. auch ‹Schutzengel› genannt *(eleichos daimon* bei *Olympiodoros*); *daimon* war positiv und negativ (Polaritäten): Das Christentum nannte später den positiven Pol ‹Engel›, den negativen ‹Dämonen›.

310 Obwohl *Olympiodoros* (bereits zitierte) Hinweise macht wie: *Sokrates* habe den *Alkibiades* vollständig befreien wollen, oder: er hätte ihn nach 2 Tagen ‹befreit›, wo Alkibiades ‹erfahren habe›, *die Psyche sei der Mensch* (*Olympiodoros* 116, 5 f.).

311 Vgl. Darstellung[93]. Vgl. dazu auch *Proclus* 85,86, wo er Fragen diskutiert wie: warum *Sokrates* sich überhaupt mit Alkibiades beschäftigt habe. Er erwähnt auch *Xenophon*,

wonach Alkibiades erst richtig durch Macht und Reichtum verführt wurde und sich verging, nachdem er *Sokrates* verlassen hatte. Vgl. auch KNIEST zum Schicksal von Alkibiades.

312 Vgl. RUDOLF. Dieses Misslingen ist bei den Neuplatonikern immer noch Thema, z. B. warum der *Daimon* des *Sokrates* die Begegnung mit Alkibiades zugelassen habe, da sie ja keinen Nutzen brachte, vgl. *Proclus* 85/86. – Auch die Urchristen standen im Erklärungsnotstand, warum ihr Meister wie ein Verbrecher am Kreuz sterben musste, was die nachmalige Erlösungstheologie mitbestimmte.

313 Zur Schwierigkeit des Erkennens von Abbildern der *dikaiosyne* (‹Gerechtigkeit›) und *sophrosyne* (‹Gleichmut›), wenn man nicht im hohen körperlosen Ausweitungszustand sei: *Phaidros*, 250b6-c6; die Stelle wurde bereits in 3.4.1 erwähnt *(Praesens divinum)*[1451]. Der Austernvergleich war ein bekannter Topos, den auch *Olympiodoros* gebraucht, vgl. [160], und viel später noch die spanische Mystikerin Teresa von Avila.

314 Einteilung SZONDIs.

Bibliografie

Achtnich, M. (1987) *Der Berufsbilder-Test.* Bern: Huber.

Adam, A. (2005). *Grundriss Liturgie.* Freiburg: Herder.

Ancelin Schützenberger, A. (1993). *Aïe, mes aïeux!* Paris: Desclée de Brouwer.

Apuleius (2002). *De Magia.* Eingeführt, übersetzt und mit interpret. Essays versehen von J. Hammerstaedt, P. Habermehl, F. Lamberti, A. Ritter und P. Schenk. Darmstadt: Wissenschaftliche Buchgesllschaft.

Arcella, S. (2002). *I Misteri del Sole.* Il culto di Mithra nell'Italia Antica. Napoli: ed. Controcorrente.

Argelander, H. (1970). *Das Erstinterview in der Psychotherapie.* Darmstadt: wissenschaftliche Buchgesellschaft.

Aristoteles (1982). *Poetik.* Ditzingen: Reclam.

Assmann, J. (2004). *Ägyptische Geheimnisse.* München: Wilhelm Fink.

Assmann, J. (2000). *Weisheit und Mysterium.* Das Bild der Griechen von Ägypten. München. C. H. Beck.

Assmann, J. (2004). *Moses der Ägypter.* Entzifferung einer Gedächtnisspur. Frankfurt a. M.: Fischer.

Bachmann, M., Hofmeier, T. (1999). *Geheimnisse der Alchemie.* Basel: Schwabe.

Balint, M. (1976). *Der Arzt, sein Patient und die Krankheit.* Stuttgart. Klett.

Bateson, G., Jackson, D., Haley, J. (2002). *Schizophrenie und Familie.* Frankfurt a. M.: Surkamp.

Bauer, J. (2006). *Warum ich fühle, was du fühlst.* Intuitive Kommunikation und das Geheimnis der Spiegelneuronen. München: Heine.

Baumer, C. (2005). *Frühes Christentum zwischen Euphrat und Jangtse.* Stuttgart: Urachhaus.

Ben-Chorin, T., Jepsen, M., Langer, M. (1996). *Ein einziger Blick deiner Augen. Das Hohelied der Liebe.* Innsbruck: Tyrolia.

Benz, A. (1997). *Die Zukunft des Universums. Zufall, Chaos, Gott?* Düsseldorf: Patmos.

Berman, M. (1983). *Wiederverzauberung der Welt.* Am Ende des Newton'schen Zeitalters. München: Dianus-Trikont.

Berner, A. (1974). *Psycholinguistik der Romanismen im älteren Schweizerdeutschen.* Studia linguistica Alemannica Bd. 4. Frauenfeld: Huber.

Berner, A. (1989). *Eros, die subtile Energie.* Studie zur anthropologischen Psychologie des zwischenmenschlichen Potenzials. Basel: Schwabe.

Berner, A. (1997). *Hippokrates und die Heilenergie.* Alte und neue Modelle für eine holistische Therapeutik. Basel: Schwabe.

Bieri, P. (Hrsg.) (1981). *Analytische Philosophie des Geistes.* Königstein/Ts.: Hain.

Boadella, D. (1989). *Biosynthese-Therapie: Grundlagen einer neuen Körper-Psychotherapie.* Oldenburg: Transform.

Bohm, D., Capra, F., Ferguson, M., Pribram, K. H., Wilber, K. (Hrsg. 1986). *Das holographische Weltbild.* Wissenschaft und Forschung auf dem Weg zu einem ganzheitlichen Weltverständnis. Bern: Scherz.

Bohm, D. (1987). *Die implizite Ordnung.* Grundlagen eines dynamischen Holismus. München: Dianus-Trikont.

Bongartz, B. u. W. (1992). *Hypnose.* Wie sie wirkt und wem sie hilft. Reinbek: Rowohlt.

Bösch, J. (2002). *Spirituelles Heilen und Schulmedizin.* Eine Wissenschaft am Neuanfang. Bern: Lokwort.

Boszormenyi-Nagy, I., Spark, G. M. (1981). *Unsichtbare Bindungen.* Die Dynamik familiärer Systeme. Stuttgart: Klett-Cotta.

Boyesen, G. (1987). *Über den Körper die Seele heilen.* Biodynamische Psychologie und Psychotherapie. München: Kösel.

Brennan, B. (2003). *Licht-Heilung.* München: Goldmann.

Briesch, K. –H. (2006). Bindung und Trauma. Risiken und Schutzfaktoren für die Entwicklung von Kindern. Stuttgart: Klett-Cotta.

Brown, M. (1985). *Die heilende Berührung.* Die Methode des direkten Körperkontaktes in der körperorientierten Psychotherapie. Essen: SYNTHESIS.

Bruns, G. (2005). *Zweifeln am Dasein. Aus der Behandlung eines depressiven Patienten.* In *Psyche* 9/10, 59. Jahrg. 816–842, 2005.

Brunton, P. (1994). *Meditation.* Praktische Wege zum Überselbst. Grafing: Aquamarin.

Buber, M. (1972). *Ich und Du.* Köln: Hegner.

Burkert, W. (1962). *Weisheit und Wissenschaft, Studien zu Pythagoras, Philolaos und Platon.* Erlanger Beiträge zur Sprach- und Kunstwissenschaft 10, Nürnberg.

Burkert, W. (1990). *Antike Mysterien,* Funktionen und Gehalt. München: Beck.

Burkhardt, H.(1973). *Die unverstandene Sinnlichkeit.* Entwurf einer Anthropologie der Sinnlichkeit. Wiesbaden: Limes.

Capra, F. (1986). *Wendezeit.* Bausteine für ein neues Weltbild. Bern: Scherz.

Chia, M. (1985). *Tao Yoga.* Praktisches Lehrbuch zur Erweckung der heilenden Kraft *Chi.* Interlaken: Ansata.

Chomsky, N. (1995). *Thesen zur Theorie der generativen Grammatik.* Weinheim: Beltz, Athenäum.

Ciompi, L. (1997). *Die emotionalen Grundlagen des Denkens. Entwurf einer fraktalen Affektlogik.* Göttingen: Vandenhoeck & Ruprecht.

Corbin, H. (1989). *Die smaragdene Vision. Der Lichtmensch im persischen Sufismus* (Übers. und Einleitung v. A. Schimmel). München: Diederichs.

Csikszentmihalyi, M. (1992). *Flow. Das Geheimnis des Glücks.* Stuttgart: Klett-Cotta.

The Dalai Lama (2001). *An open heart.* Practicing compassion in every day life. Boston: Little, Brown and company.

Danforth, L. M., Tsiaras, A. (1982). *The death Rituals of rural Greece.* Princeton: University Press.

Dargyay, E. K. (2008). *Das tibetische Buch der Toten.* Frankfurt: O. W. Barth.

Daszewski, W. A. (1985). *Dionysos der Erlöser. Griechische Mythen im spätantiken Cypern.* Mainz/Rhein: Philipp von Zabern.

Daszewski, W. A., Michaelides, D. (1989). *Führer der Paphos Mosaiken.* Hrsg. von der kulturellen Stiftung der Bank of Cyprus in Zusammenarbeit mit dem Departement of Antiquities (ISBN 9963-42-012-5).

Dietz, K. –M. (1989). *Metamorphosen des Geistes.* Stuttgart: Freies Geistesleben.

Dietzfelbinger, K. (1998/2). *Mysterienschulen. Vom alten Ägypten über das Urchristentum bis zu den Rosenkreuzern der Neuzeit.* München: Diederichs.

Douglas-Klotz, N. (1992). *Das Vaterunser.* Meditationen und Körperübungen zum kosmischen Jesusgebet. München: Knaur.

Drewermann, E. (1995). *Dein Name ist wie der Geschmack des Lebens: tiefenpsychologische Deutung der Kindheitsgeschichte nach dem Lukasevangelium.* Freiburg i. B.: Herder.

Dürckheim, K. Graf (1983). *Hara. Die Erdmitte des Menschen.* Bern: Barth.

Dürr, H. –P., Österreicher, M. (1980). *Wir erleben mehr als wir begreifen.* Quantenphysik und Lebensfragen. Freiburg: Herder.

Eccles, J. C. (1996). *Wie das Selbst sein Gehirn steuert.* München: Piper Tb.

Eccles, J. C. siehe Popper, K. R.

Eichmann, A. (2007). *Macht euch die Erde untertan.* Ein missverstandener biblischer Auftrag. Die heutige ökologische Krise und was der biblische Schöpfungsglaube dazu zu sagen hat. Norderstedt: Books on Demand GmbH.

Eliade, M. (1975). *Schamanismus und archaische Ekstasetechnik.* Frankfurt a. M.: Suhrkamp.

Engel, G. (1980). *The clinical application of the biopsychoscial model.* Am J Psychiatry 1980 535–544.

Enomyia-Lassalle, H. M. (1974). *Zen-Buddhismus.* Köln: J. P. Bachem.

Erickson, M. H., Rossi, E. L., Rossi, S. L. (1978). *Hypnose.* Induktion – Psychotherapeutische Abwendung – Beispiele. München: Pfeiffer.

Erikson, E. H. (1980). *Identität und Lebenszyklus.* Frankfurt a. M.: Suhrkamp.

Erler, M. (2007). *Platon.* Die Philosophie der Antike 2/2. Basel: Schwabe.

Fischer, H. (1996). *Die Welt der Ikonen.* Frankfurt a. M.: Insel Verlag.

Fontaine, J. (1986). *Heilung beginnt im Unsichtbaren.* Entdeckungsreise zur Medizin des Energiekörpers. München: Kösel.

Fremantle, F., Trungpa, C. (1995). *Das Totenbuch der Tibeter.* München: Diederichs.

Freud, S. (1996). *Gesammelte Werke.* Frankfurt a. M.: S. Fischer.

Fromm, E. (1978). *Haben oder Sein.* Die seelischen Grundlagen einer neuen Gesellschaft. Zürich: Ex Libris.

Gebser, J. (1986/2. Aufl.). *Ursprung und Gegenwart.* 1. Teil: Die Fundamente der aperspektivischen Welt. 2. Teil: Die Manifestationen der aperspektivischen Welt. München: dtv.

Geckeler, H. (1993). *Strukturelle Wortfeldforschung heute.* In: Studien zur Wortfeldtheorie. Leuzeier, P. R. (Hrsg.). Tübingen: Niemeyer.

Gendlin, E. (2004). *Focusing: Selbsthilfe bei der Lösung persönlicher Probleme.* Reinbek b. H.: Rowohlt.

Giebel, M. (1990). *Das Geheimnis der Mysterien.* Antike Kulte in Griechenland, Rom und Aegypten. Zürich: Artemis.

Göbel, C. (2002). *Griechische Selbsterkenntnis.* Platon-Parmenides-Stoa-Aristipp. Ursprünge des Philosophierens Bd. 3. Kohlhammer.

Görg, M. (2002). *Mythos, Glaube und Geschichte.* Die Bilder des christlichen Credo und ihre Wurzeln im alten Ägypten. Düsseldorf: Patmos.

Görg, M. (1998). *Ein Haus im Totenreich.* Jenseitsvorstellungen in Israel und Aegypten. Düsseldorf: Patmos.

Goleman, D. (1997). *Emotionale Intelligenz.* München: dtv.

Goleman, D. (2001). *Die heilende Kraft der Gefühle:* Gespräche mit dem Dalai Lama über Achtsamkeit, Emotion und Gesundheit. München: dtv.

Gorgias (1982). *Encomium of Helen.* Edited by Mac Dowell D. M. Bristol.

Grawe, K. (1998). *Psycholgische Therapie.* Göttingen. Hogrefe.

Greenson, R. R. (1995). *Technik und Praxis der Psychoanalyse.* Stuttgart: Klett-Cotta.

Grimbert, P. (2004). *Un secret.* Grasset.

Grof, S. (1985). *Geburt, Tod und Transzendenz.* Neue Dimensionen in der Psychologie. München: Kösel.

Grof, S. (1983/2). *Topographie des Unbewussten.* LSD im Dienst der tiefenpsychologischen Forschung. Stuttgart: Klett-Cotta.

Grün, A. (1997). *Der Himmel beginnt in dir.* Das Wissen der Wüstenväter für heute. Freiburg-Basel-Wien

Haefliger, J. B. (1994). *Posttraumatische Belastungsstörung.* Ars Medici 3, 161–163.

Haas, A. (1971). *Nim din Selbes war.* Freiburg, Schweiz: Universitätsverlag.

Hart, O. van der et al. (2008). *Das verfolgte Selbst.* Paderborn: Junfermann.

Haley, J. (1981). *Ablösungsprobleme Jugendlicher.* Familientherapie – Beispiele – Lösungen. München: Pfeiffer.

Hell, D. (2003). *Seelenhunger.* Der fühlende Mensch und die Wissenschaften vom Leben. Bern: Huber.

Heraklit (1989). *Fragmente.* Snell, B. (Hrsg.). griechisch und deutsch. München: Artemis.

Herrera, H. (1986). *Frida Kahlo.* Malerin der Schmerzen, Rebellin gegen das Unabänderliche. Bern: Scherz.

Hinze, O. M. (1983). *TANTRA VIDYA.* Wissenschaft des Tantra. Freiburg i. Br.: Aurum-Verlag.

Hinze, O. M., Hugentobler Theodora (1996). *Der Lichtweg des Samkhya.* Moos-Weiler/Bodensee. Akademie für Phänomenologie und Ganzheitswissenschaft.

Hinze, O. M. (1998). *Der Göttliche Tanz.* Werden und Vergehen im Lichte des tantrischen Yoga. Zum Wesen der Materie. Moos-Weiler/Bodensee. Akademie für Phänomenologie und Ganzheitswissenschaft.

Hippocrate (1967). *Du régime* (= Diätetik). Joly, R. (Hrsg.). Paris: Les Belles Lettres.

Hofman, A. (siehe Wasson, der Weg nach Eleusis).

Hofmann, A. (1993). *LSD – mein Sorgenkind.* Die Entdeckung einer «Wunderdroge». München: dtv/Klett-Cotta.

Högger, R. (1993). *Wasserschlange und Sonnenvogel.* Die andere Seite der Entwicklungshilfe. Frauenfeld: Im Waldgut AG.

Huber, P. (1978). *Athos,* Leben, Glaube, Kunst. Zürich: Ex Libris.

Hüther, G., Krens, I. (2005). *Das Geheimnis der ersten neun Monate.* Unsere frühesten Prägungen. Düsseldorf: Walter.

Itten, J. (1961). *Kunst der Farbe.* Subjektives Erleben und objektives Erkennen als Wege zur Kunst. Ravensburg: O. Maier.

Jäger, Willigis (2001). *Couch oder Kirche.* Publik Forum 13, S.38.

Jäger, Willigis (2004). *Wiederkehr der Mystik.* Das Ewige im Jetzt erfahren. Freiburg: Herder.

Jakoby, B. (2003/8). *Auch du lebst ewig.* Die Ergebnisse der modernen Sterbeforschung. München. Langen Müller.

Janet, P. (1854). *Der Geisteszustand des Hysterischen.* Leipzig & Wien.

Janov, A. (1974). *Anatomie der Neurose;* die wissenschaftliche Grundlage der Urschrei-Therapie. Frankfurt a. M.: Fischer.

Jenny-Kappers, T. (1986). *Muttergöttin und Gottesmutter in Ephesos.* Von Artemis zu Maria. Zürich: Daimon.

Jung, C. G. und Kerényi, K. (1951). *Einführung in das Wesen der Mythologie.* Das göttliche Kind – Das göttliche Mädchen. Zürich: Rhein-Verlag.

Jung, C. G. (1976). *Erinnerungen, Träume, Gedanken.* Aufgezeichnet und herausgegeben von Aniela Jaffé. Zürich: Ex Libris.

Jung, C. G. (1972). *Psychologie und Religion.* Olten: Walter.

Kalogerakos, I. G. (1996). *Seele und Unsterblichkeit.* Untersuchungen zur Vorsokratik bis Empedokles. Beiträge zur Altertumskunde Bd.52. Stuttgart: Teubner.

Kayser, H. (1958). *Paestum.* Die Nomoi der drei altgriechischen Tempel zu Paestum. Heidelberg: Lambert Schneider.

Keel, O., Schroer, S. (2002). *Schöpfung. Biblische Theologien im Kontext altorientalischer Religionen.* Freiburg (Schweiz), Göttingen: Vandenhoeck & Ruprecht.

Kelber, W. (1976). *Die Logoslehre von Heraklit bis Origenes*. Stuttgart: Urach-Haus.

Kerényi, K. (1978). *Auf Spuren des Mythos*. Wiesbaden: VMA - Verlag.

Kerényi, K. siehe Jung C. G. (1951).

Kerény, K. (1942). *Der grosse Daimon des Symposion* (Albae Vigiliae 13). Amsterdam, Leipzig: Pantheon.

Kniest, C. (2003). *Sokrates zur Einführung*. Hamburg: IUNIUS.

Koch, G. (1995). *Frühchristliche Kunst*. Stuttgart: Kohlhammer.

Koch, H. (2000). *Es kündet Dareios der König.. Vom Leben im persischen Grossreich*. Mainz: Ph. von Zabern.

Kohut, H. (1974). *Narzissmus*. Eine Theorie der Behandlung narzisstischer Persönlichkeitsstörungen. Frankfurt a. M.: Suhrkamp.

Kok Sui Choa (1996). *Grundlagen des Pranaheilens*. Freiburg: Bauer.

Kornfield, J. (2001). *Das Tor des Erwachens*. Wie Erleuchtung das tägliche Leben verändert. München: Kösel.

Krämer, H. J. (siehe Schefer).

Kübler-Ross, E. (1971). *Interviews mit Sterbenden*. Stuttgart: Kreuz-Verlag.

Küng, H. (1990). *Projekt Weltethos*. München: Piper.

Küng, H. (2002). *Erinnerungen*. München: Piper

Kunz, H. (2006). *Die eine Welt und die Weisen des In-der-Welt-Seins*. Bemerkungen zu den Voraussetzungen der daseinsanalytisch-anthropologischen Interpretationen psychopathologischer Phänomene. (Gesammelte Schriften, Bd. 6). Frauenfeld: Huber.

Langholf, V. (1990). *Die kathartische Methode*. Klassische Philologie, literarische Tradition und Wissenschaftstheorien in der Frühgeschichte der Psychoanalyse. Medizinhistorisches Journal, 1/2.

Laplanche, J., Pontalis, J. –B. (1973). *Das Vokabular der Psychoanalyse*. Siehe Wörterbücher.

Lesky, A. (1976). *Vom Eros der Hellenen*. Göttingen: Vandenhoeck & Ruprecht.

Leutz, G. (1974). *Das klassische Psychodrama nach J. L. Moreno*. Berlin: Springer.

Leuzinger-Bohleber, M. (2005). *Chronifizierende Depressionen: Indikationen für Psychoanalyse….* in Psyche 9/10, 59. Jhrg., 789–815, 2005.

Lichtenthaeler, Ch. (1984). *Der Eid des Hippokrates*. Ursprung und Bedeutung. Köln: Deutscher Ärzte-Verlag.

Lotz J. B. (1979). *Die Drei-Einheit der Liebe*. Eros-Philia-Agape. Frankfurt a. M.: Knecht.

Madert, K.K. (2003). *Trauma und Spiritualität.* In: transpersonale Psychologie und Psychotherapie, 1/2003, 18–35.

Mächler, C. (1998). *Der sanfte Weg der Umgestaltung.* Change-Management mit dem Enneagramm. München: Heyne.

Malinowski, B. (1926). *Myth in Primitive Psychology.* London: Trubner & Co.

Marinus (1814). *Marini Vita Procli.* Boissonade, J.F. (ed.). Lipsiae/Leipzig.

Mazzoleni, D., Pappalardo, U. (2004). *Fresques des Villas Romaines.* Paris: Zitadelles et Mazenod.

Meier-Seethaler, C. (1989). *Ursprünge und Befreiungen.* Eine dissidente Kulturtheorie. Zürich: Arche.

Meiners, C. (1776). *Über die Mysterien der Alten, besonders die Eleusinischen Geheimnisse.* Leipzig.

Mentzo, S. (1999). *Neurotische Konfliktverarbeitung.* Einführung in die psychoanalytische Neurosenlehre unter Berücksichtigung neuer Perspektiven. Frankfurt a.M.: Fischer.

Merkelbach, R. (1995). *Isis regina – Zeus Sarapis.* Die griechisch-ägyptische Religion nach den Quellen dargestellt. Stuttgart: Teubner.

Merkelbach, R. (1988). *Die Hirten des Dionysos.* Die Dionysos-Mysterien der römischen Kaiserzeit und der bukolische Roman des Longus. Stuttgart: Teubner.

Merz, B. (1989). *Orte der Kraft.* Wenig bekannte kosmo-terrestrische Energien. Chardonne/CH: Institut de Recherches en Géobiologie.

Mesmer, F.A. (1781). *Abhandlung über die Entdeckung des thierischen Magnetismus.* Karlsruhe.

Middendorf, I. (2001). *Der erfahrbare Atem.* Eine Atemlehre. Paderborn: Junfermann.

Milindapanha (1985). *Die Fragen des Königs Milinda.* Zwiegespräch zwischen einem Griechenkönig und einem buddhistischen Mönch. (Herausgegeben und teilweise neu übersetzt von Nyanaponika). Interlaken: Ansata.

Mindell, A. (1998). *Traumkörper und Meditation.* Zürich, Düsseldorf: Walter.

Mookerjee, A., Khanna, M. (1987). *Die Welt des Tantra.* Die umfassende Darstellung des wahren Tantra-Weges und seiner Praktiken. Bern: Barth, bei Scherz.

Moreno vgl. Leutz

Moser, U. (2005). M. Leuzinger-Bohleber/I. v. Zeppelin Hrsg. *Psychische Mikrowelten - Neuere Aufsätze.* Göttingen. Vandenhoeck & Ruprecht.

Ničev, A. (1970). *L'énigme de la catharsis tragique dans Aristote.* Sofia: Editions de l'académie Bulgare des Sciences.

Nietzsche, F. (1953). *Die Geburt der Tragödie aus dem Geiste der Musik.* Stuttgart: Reclam (7131).

Olympiodorus (1956). *Commentary on the First Alcibiades of Plato.* Critical text and indices by Westerink, L. G. (Hrsg.). Griechisch. Amsterdam: North-Holland Publishing Company.

Otto, R. (1971). *Das Heilige.* Über das Irrationale in der Idee des Göttlichen und sein Verhältnis zum Rationalen. München: Beck.

Pahlavi, Farah (2003). *Mémoires.* Paris: XO Editions.

Pearsall, P. (1999). *Heilung aus dem Herzen.* Die Körper-Seele-Verbindung und die Entdeckung der Lebensenergie. München: Goldmann.

Peat, F. D. (1992). *Synchronizität:* Die verborgene Ordnung. Bern: Barth, bei Scherz.

Platon (1991). *Sämtliche Werke.* Frankfurt: Insel-Verlag.

Platon (1990). *Alkibiades I.* Bearbeitet von Hofmann, H. Darmstadt: Wissenschaftliche Buchgesellschaft. *(Alle Alkibiades-Zitate sind aus dieser griechisch-deutschen Ausgabe)*

Polignac, F. de (1984). *La naissance de la zité grecque.* Paris: La Découverte.

Ponticus Evagrius (1997). *Praktikos.* Über das Gebet. Übersetzung und Einleitung v. Bamberger, J. E. Münsterschwarzach: Vier-Türme-Verlag.

Popper, K. R., Eccles J. C. (1977). *Das Ich und sein Gehirn.*

Proklos (1985/86). *Proclus sur le premier Alcibiade de Platon.* Texte établi et traduit par Segonds, A. Ph. (Hrsg.). Paris: Les Belles Lettres.

Prückner, H. (1968). *Die lokrischen Tonreliefs.* Beiträge zur Kultgeschichte von Lokroi Epizephyrioi. Mainz: Philipp von Zabern.

Pryse, J. M. (1995). *Reinkarnation im Neuen Testament.* Interlaken: Ansata.

Rank, O. (1924). *Das Trauma der Geburt:* Und seine Bedeutung für die Psychoanalyse. Leipzig, Wien, Zürich. – (1988) Frankfurt a. M.: Fischer.

Rappe, G. (1995). *Archaische Leiberfahrung.* Berlin: Akad. Verlag.

Reale vgl. Rudolph.

Reddemann, L. (2004). *Psychodynamisch imaginative Traumatherapie.* Stuttgart: Klett/Cotta.

Reich, W. (1989) *Charakteranalyse.* Köln: Kiepenheuer & Witsch.

Richter, H. E. (1979). *Der Gotteskomplex.* Reinbek: Rowohlt.

Riedweg, C. (1987). *Mysterienterminologie bei Platon, Philon und Klemens von Alexandrien.* Berlin/New York: Walter de Gruyter.

Rogers, C. R. (1981). *Der neue Mensch.* Stuttgart: Klett-Cotta.

Rohr, R., Ebert, A. (1989). *Das Enneagramm.* Die 9 Gesichter der Seele. München: Claudius.

Romilly, J. de (1992). *Pourquoi la Grèce?* Paris: France Loisirs.

Rosenberg, A. (1971). *Die Seelenreise.* Wiedergeburt, Seelenwanderung oder Aufstieg durch die Sphären. Bietigheim: Turm Verlag.

Rosenberger, V. (2001). *Griechische Orakel.* Eine Kulturgeschichte. Darmstadt: Wissenschaftliche Buchgesellschaft.

Ruch, H. (2001). *Unsere Geschichte – unser Potenzial.* Wie vorgeburtliche Erlebnisse und Geburt unser Leben prägen. Petersberg: Via Nova.

Rudolf, E. (1996). (Hg). *Polis und Kosmos. Naturphilosophie und politische Philosophie bei Platon.* Darmstadt: Wissenschaftliche Buchgesellschaft.

Rudolf, G. (2004). *Strukturbezogene Psychotherapie.* Leitfaden zur psychodynamischen Therapie struktureller Störungen. Stuttgart: Schattauer.

Rullmann, M. (1993). *Philosophinnen.* Von der Antike bis zur Aufklärung. Unter Mitarbeit von G. Gründken und M. Mrotzek. Zürich: Ebersbach im eFeF-Verlag.

Sabina, Maria. (1996). *Botin der heiligen Pilze.* Vom traditionellen Schamanentum zur weltweiten Pilzkultur. Solothurn: Nachtschatten.

Saussure, F. de (1972). *Cours de linguistique générale.* Publié par Bally C. et Séchehaye A. Paris: Payot.

Scharfetter, C. (1997). *Der spirituelle Weg und seine Gefahren: Spiritualität, Begriff, Typen, Bewußtseinsbereiche, Induktoren und Inhalte, Meditation, spirituelle Krise, Sekten und totalitäre Kulte.* Stuttgart: Enke.

Schefer, C. (2001). *Platons unsagbare Erfahrung.* Ein anderer Zugang zu Platon. Basel: Schwabe.

Scheliha, R. von (1975). *Die Komödien des Aristophanes.* Amsterdam: Castrum Peregrini Presse.

Scherer, K.R., Ekman, P. (Hrsg.) (1984). *Approaches to Emotion.* Hillsdale, N.J.

Schimmel, A. (1995). *Mystische Dimensionen des Islam.* Die Geschichte des Sufismus. München: Diederichs.

Schlesier, R.(1999). Auf den Spuren von Freuds Ödipus. In: Antike Mythen in der europäischen Tradition. Heinz Hoffmann (Hrsg.) Tübingen: Attempto Verlag (S. 281–300).

Séchehaye, M. (1955). *Die symbolische Wunscherfüllung.* Bern, Stuttgart: Huber.

Shazer, S. de (1990). *Wege der erfolgreichen Kurztherapie.* Stuttgart: Klett-Cotta.

Sheldrake, R. (1983). *Das schöpferische Universum.* Die Theorie des morphogenetischen Feldes. München: Meyster.

Sheldrake, R., Fox, M. (1998). *Die Seele ist ein Feld.* Der Dialog zwischen Wissenschaft und Spiritualität. Bern: Scherz.

Snell, B. (1975). *Die Entdeckung des Geistes.* Studien zur Entstehung des europäischen Denkens bei den Griechen. Göttingen: Vandenhoeck & Ruprecht.

Simon, F. B. / Stierlin, H. (2004). *Die Sprache der Familientherapie.* Stuttgart: Klett-Cotta. siehe unter Wörterbücher.

Sölle, D. (1997). *Mystik und Widerstand.* Hamburg: Hoffmann und Campe.

Solé-Leris, A. (1994). *Die Meditation, die der Buddha selber lehrte.* Wie man Ruhe und Klarblick gewinnen kann. Freiburg: Herder.

Southern, A. (2006). *Himmlische Frauen.* Fromm und rebellisch, schön und sündhaft. München: Elisabeth Sandmann.

Spitz, R. (1974). *Vom Säugling zum Kleinkind.* Naturgeschichte der Mutter-Kind-Beziehungen im ersten Lebensjahr. Stuttgart: Klett.

Steiner, R. (1978). *Theosophie. Einführung in die übersinnliche Welterkenntnis und Menschenbestimmung.* Dornach /Schweiz: Rudolf Steiner Verlag.

Steiner, R. (1989). *Das Christentum als mystische Tatsache und die Mysterien des Altertums.* Dornach /Schweiz: Rudolf Steiner Verlag.

Stierlin, H. (1975). *Von der Psychoanalyse zur Familientherapie.* Stuttgart: Klett.

Stierlin H. (1995). *Delegation und Familie.* Frankfurt a. M: Suhrkamp.

Sträuli, R. (1987). *Origenes – der Diamantene.* Zürich: ABZ Verlag.

Strotzka, H. (1978) (Hrsg.). *Psychotherapie: Grundlagen, Verfahren, Indikationen.* München: Urban & Schwarzenberg.

Szondi, L. (1987). *Schicksalsanalyse.* Wahl in Liebe, Freundschaft, Beruf, Krankheit und Tod. Basel: Schwabe.

Szondi, L. (1992). *Lehrbuch der experimentellen Triebdiagnostik.* Bern: Huber.

Szlezák, T. (1997). *Das Höhlengleichnis.* In: Höffe, O. (Hrsg.) Platon, Politeia, S. 205–228.

Tajadod, N. (2003). *Das unbekannte Persien.* Magier, Ketzer und Christen. Düsseldorf: Patmos.

Tart, C. T. (1978). *Transpersonale Psychologie.* Olten: Walter.

Teichmann, F. (1985). *Der Mensch und sein Tempel.* Griechenland. Stuttgart: Urachhaus. k

Teichmann, F. (1991). *CHARTRES. Schule und Kathedrale.* Stuttgart: Urachhaus.

Teresa von Avila (1979). *Die innere Burg.* Hrsg. und übers. von Vogelsang F. Zürich: Diogenes.

Das Totenbuch der Tibeter, siehe Fremantle F. und Trungpa Ch.

Tournier, P. (1984). *Krankheit und Lebensprobleme.* Basel, Stuttgart: Schwabe.

Ühli, E. (1979). *Mythos und Kunst der Griechen im Geiste ihrer Mysterien*. Dornach: Philosophisch-anthropologischer Verlag Goetheanum.

Ullmann, S. (1972). Grundzüge der Semantik. Berlin, New York, de Gruyter.

Uslar, D. von (1964). *Traum als Welt*. Untersuchungen zur Ontologie und Phänomenologie des Traumes. Pfullingen: Neske.

Varela F., Maturana H., Uribe R. (1974). *Autopoiesis*: The organisation of Living Systems, its Characterization and a Model. Biosystems 5, 187–196, 1974.

Waerden, B. L. van der (1979). *Die Pythagoreer*. Religiöse Bruderschaft und Schule der Wissenschaft. Zürich: Artemis.

Walsh, R. N. (1992). *Der Geist des Schamanismus* (engl. Originalausgabe *The Spirit of Shamanism*, 1990 L. A.). Olten: Walter-Verlag.

Wasson, R. G., Hofmann, A., Ruck, C. A. P (1984). *Der Weg nach Eleusis*. Das Geheimnis der Mysterien. Frankfurt a. M: Insel.

Watkins, J. G., Watkins, H. H. (2003). *Ego States*. Theorie und Therapie. Ein Handbuch. Heidelberg: Carl Auer-Systeme.

Watzlawick, P. (1982). *Die Möglichkeit des Andersseins*. Zur Technik der therapeutischen Kommunikation. Bern: Huber.

Whitmont, E. C. (1993). *Die Alchemie des Heilens*. Göttingen: Burgdorf.

Wilber, K. (1991). *Das Spektrum des Bewusstseins*. Eine Synthese östlicher und westlicher Psychologie. Reinbek: Rowohlt.

Wilber, K. (1999). *Das Wahre, Schöne, Gute*. Geist und Kulwtur im 3. Jahrtausend. (Originalausgabe «*The Eye of Spirit*. An Integral Vision for a World Gone Slightly Mad»). Frankfurt a. M: Krüger.

Wittgenstein, L. (2001). *Philosophische Untersuchungen*. Kritisch-genetische Edition. Herausgegeben von Joachim Schulte. Wissenschaftliche Buchgesellschaft. Frankfurt am Main.

Zimmermann, B. (1998). *Die griechische Komödie*. Düsseldorf/Zürich: Artemis & Winkler.

Zohar, D., Marshall, I. (2000). *SQ Spirituelle Intelligenz*. Bern: Scherz.

Zukav, G. (2002). *The seat of the soul* . New York: Fireside.

Wörterbücher und Manuale

Historisches Wörterbuch der Philosophie (1971–2007). Ritter, J., Gründer, K., Gabriel, G. (Hgg.). Basel: Schwabe.

LIDDELL and SCOTT'S (1992). *An intermediate GREEK-ENGLISH LEXICON*. London: Butler & Tanner.

ICD-10 (1993). *Internationale Klassifikation psychischer Störungen*. Klinisch-diagnostische Leitlinien. Dilling H., Mombour W., Schmidt M. H. (Hgg). Bern: Hans Huber.

Laag, H. (1990). *Kleines Wörterbuch der frühchristlichen Kunst und Archäologie*. Wiesbaden: Fourier Verlag.

Laplanche, J., Pontalis, J. –B. (1973). *Das Vokabular der Psychoanalyse*. Frankfurt a. M.: Suhrkamp.

Lexikon Christlicher Symbole (2007). Forstner, D., Becker, R. (Hgg.). Wiesbaden: Marixverlag.

Meyer, U, Bennent-Vahle, H. (Hrsg.)(1994). *Philosophinnen-Lexikon*. Aachen: Ein-Fach-Verlag.

Philosophisches Wörterbuch. Schmidt, H. (Hrsg.) (1978). Stuttgart: Kröner.

Reallexikon für Antike und Christentum (1950–1983). Klauser, T. (Hrsg.). Stuttgart: Hiersemann.

Simon F. B./Stierlin H. (2004). *Die Sprache der Familientherapie*. Ein Vokabular. Stuttgart: Klett-Cotta.

Lexikon der östlichen Weisheitslehren. Buddhismus – Hinduismus – Taoismus – Zen (1986). Bern: Scherz.

Weltatlas der alten Kulturen: Griechenland (1984). Levi, P. (Hrsg.). München: Christian Verlag

Verzeichnis der Abbildungen

Personenregister

A

B

C

D

E

F

G

H

J

K

L

M

N

O

P

R

S

T

U

V

W

Z

Sachregister

A

B

C

D

E

F

G

H

J

K

L

M

N

O

P

Q

R

S

U

W

Y

Z